M. Biechele

Anleitung zur Erkennung und Prüfung der Arzneimittel des Deutschen Arzneibuches

zugleich ein Leitfaden für Apothekenvisitatoren

Siebzehnte Auflage

bearbeitet von

Prof. Dr.-Ing. habil. Hans Kaiser

Stuttgart

Auf Grund der 6. Ausgabe des Deutschen Arzneibuches, einschließlich der amtlichen Nachträge, vollständig neu bearbeitet und mit Erläuterungen,
Hilfstafeln und Zusammenstellungen über Reagenzien und Geräte
sowie über die Aufbewahrung der Arzneimittel versehen

Mit 17 Abbildungen

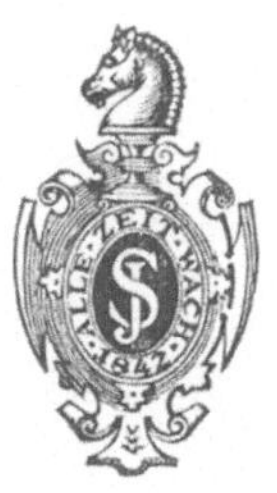

Springer-Verlag

Berlin / Göttingen / Heidelberg

1953

Berichtigung.

Im Vorwort muß es in der 19. Zeile von oben Reinheitsprüfungen
statt Einheitsprüfungen heißen.

Biechele-Kaiser, Anleitung. 17. Aufl.

ISBN 978-3-642-52637-4   ISBN 978-3-642-52636-7 (eBook)
DOI 10.1007/978-3-642-52636-7

Softcover reprint of the hardcover 17th edition 1953

Vorwort zur siebzehnten Auflage.

Im Andenken an Dr. Richard Brieger habe ich gern der Bitte des Verlages entsprochen und die 17. Auflage des Biechele-Brieger neu bearbeitet.

Da Herzog-Hanner, ,,Die chemischen und physikalischen Prüfungsmethoden des Deutschen Arzneibuches" und Frerichs, ,,Die Prüfung der Arzneistoffe nach dem Deutschen Arzneibuch" nach dem Tode der Verfasser nicht wieder neu erscheinen können, habe ich in die Neubearbeitung des Biechele-Brieger mit Zustimmung des Verlages verschiedenes Wichtige aus diesen beiden Büchern mitverarbeitet.

Somit erscheint der Biechele-Brieger in neuem Gewand, vollständig umgearbeitet und wesentlich vermehrt. Dabei wurden nicht nur Bemerkungen zu allgemeinen Prüfungsmethoden des Arzneibuches, zu Fetten und Ölen, zu ätherischen Ölen, zu Alkaloid-, Silber-, Quecksilber-, Eisen-, Arsen- und Antimonbestimmungen, zur Maßanalyse und zum Verzeichnis der Reagenzien, die zur Prüfung der Arzneimittel erforderlich sind, neu aufgenommen, sondern auch bei den einzelnen Artikeln in der alphabetischen Reihenfolge der lateinischen Namen wurden alle wichtigen Neuerungen der letzten 23 Jahre behandelt. Über die Mitteilungen von Frerichs sowie Herzog und Hanner hinaus wurden auch die ,,Verbesserungsvorschläge zu den Identitätsreaktionen, Einheitsprüfungen und Gehaltsbestimmungen des DAB 6" von Professor Dr. W. Peyer† und Dr. F. Demelius (Südd. Apothekerzeitung 1949, 419 ff.) sowie mit besonderer Erlaubnis von Professor Dr. W. Awe wichtige Neuerungen aus seinen ,,Erläuterungen der maßanalytischen Bestimmungen des DAB 6" (Pharmazeutisches Taschenbuch 1944, Bd. 2, 793 ff.), soweit es im Rahmen der neuen Auflage möglich war, berücksichtigt. Da verschiedene Untersuchungslaboratorien der pharmazeutisch-chemischen Industrie vor allen Dingen Wert darauf legten, die ergänzenden Mitteilungen von Dr. Herzog und Hanner in der neuen Auflage vorzufinden, wurde auch diesem Wunsch nach Möglichkeit Rechnung getragen.

Der Verfasser war sich bewußt, daß die Lösung der Aufgabe zunächst fast unmöglich schien, aber es wurde wenigstens versucht, den gestellten Aufgaben nach besten Kräften gerecht zu werden. Dem Entgegenkommen des Verlags bin ich zu besonderem Dank verpflichtet.

Möge der Biechele-Brieger im neuen Gewande eine freundliche Aufnahme finden. Für jede fördernde Kritik sage ich im voraus Dank.

Stuttgart, im Juli 1953.

Hans Kaiser.

Inhaltsverzeichnis.

Abgesehen von der gründlichen Bearbeitung des gesamten Inhalts, wurden
die mit einem Stern versehenen Abschnitte neu aufgenommen.

Allgemeine Bestimmungen.

(In der Fassung des DAB 6. Mit Erläuterungen, die durch Ziffern und Petitdruck
gekennzeichnet sind.)

Nachstehend sind zunächst allgemeine Richtlinien für die Schreibweise der Formeln und diejenigen allgemeinen fachtechnischen Erläuterungen zusammengestellt,
die für das Verständnis der betreffenden Bestimmungen in den Einzelartikeln des
Arzneibuchs notwendig sind. Der zweite Teil dieser allgemeinen Bestimmungen
enthält die Beschreibung von Untersuchungsverfahren, die für eine größere Zahl
von Artikeln des Arzneibuchs gelten und hier aufgeführt sind, um die jedesmalige
Wiederholung bei den betreffenden Artikeln zu vermeiden.

Allgemeine Richtlinien für die Schreibweise der Formeln.

In Ringformeln sind die Bindungen durch einen - , in Verbindungen mit offener
Kohlenstoffkette durch einen · gekennzeichnet.

Die Hydroxyl- und die Aminogruppen sind ohne einen · mit dem Radikal verbunden.

Säureradikale, die am Stickstoff hängen, sind in Klammern gesetzt.

Bei Salzen organischer Basen ist die Formel der Base in Klammer gesetzt, die
Formel der Säure schließt sich ohne · an.

Die Karboxylgruppe ist CO_2H geschrieben.

Das Kristallwasser ist mit der Formel durch ein + verbunden.

Wo die Anschaulichkeit des Formelbildes es erforderte, ist in einzelnen Fällen
von den vorstehenden Richtlinien bewußt abgewichen worden[1].

Allgemeine fachtechnische Erläuterungen.

1. Wo in den Vorschriften zur Herstellung oder Prüfung von Arzneimitteln von
Teilen die Rede ist, sind darunter Gewichtsteile[2] zu verstehen, sofern nicht im
Einzelfall etwas anderes ausdrücklich bestimmt ist.

Prozentangaben beziehen sich ebenso, sofern nichts anderes bestimmt ist, auf
Gewichtsprozent.

2. Unter *Wasser* ist destilliertes Wasser zu verstehen.

3. Unter *Lösungen* sind, soweit nicht etwas anderes ausdrücklich vorgeschrieben
oder aus dem Zusammenhang zu entnehmen ist, wäßrige Lösungen zu verstehen.

---

[1] Und in diesem Buche auch von der Schreibweise des Arzneibuchs.

[2] Diese Angabe ist nicht immer eingehalten worden. Zum Beispiel ist bei Oleum
Cacao bei der Prüfung auf Talg usw. vermutlich statt 2 (Gewichts-) Teilen Äther
2 ccm zu setzen. Bei Oleum Citronellae muß es bei der Prüfung auf Löslichkeit in
der Alkohol-Wasser-Mischung ebenso 4 Raumteile absol. Alkohol und 1 Raumteil
Wasser heißen.

4. In den Vorschriften zur Herstellung von *Lösungen in einem bestimmten Verhältnis* bedeuten die Ausdrücke 1 + 9, 1 + 19 usw., daß ein Teil des Stoffes in 9, 19 usw. Teilen[1] des Lösungsmittels zu lösen ist.

5. Die zahlenmäßigen Angaben über die *Löslichkeit* der einzelnen Stoffe stellen keine wissenschaftlich genauen Werte dar, sind vielmehr den praktischen Bedürfnissen des Apothekers angepaßt worden. Auch die Angabe, daß ein Stoff in einem Lösungsmittel *unlöslich* ist, ist nicht vom streng wissenschaftlichen, sondern vom praktischen Standpunkt aus zu verstehen.

6. Über die Menge der Rückstände, die beim Verdunsten, Verdampfen oder Verbrennen der Stoffe hinterbleiben muß oder darf, sind nach Möglichkeit zahlenmäßige Bestimmungen getroffen worden. Liegt diese Menge unterhalb 0,001 g[2], so ist sie mit Rücksicht auf die dem Apotheker zur Verfügung stehende Waage als *kein wägbarer Rückstand* bezeichnet worden.

7. Die Angaben über die *Dichte* beziehen sich, sofern nichts anderes angegeben ist, auf die Temperatur von 20°[3]. Die Dichte bedeutet dabei das Verhältnis der einen gewissen Rauminhalt ausfüllenden Masse der Flüssigkeit bei 20° zu der Masse destilliertes Wasser, die bei 4° den gleichen Rauminhalt hat, also ein Dichteverhältnis[4], nämlich den Quotient der Dichte der Flüssigkeit bei 20° durch die Dichte des Wassers bei 4°[5]. Die Dichtezahlen geben also an, wieviel Gramm 1 ccm Flüssigkeit von 20° im luftleeren Raume wiegen würde[6]. Der Berechnung ist die Formel zugrunde gelegt

$$d = \frac{m}{w} \cdot 0{,}99703 + 0{,}0012 \,^{[7]},$$

---

[1] Also Gewichtsteilen.

[2] Hieraus geht deutlich hervor, daß also 1 mg nicht mehr als unwägbar betrachtet wird. Beträgt vielmehr der Glührückstand 1 mg, so ist er, falls „kein wägbarer Rückstand" verlangt wird, zu beanstanden.

[3] Nur bei Oleum Rosae ist 30° angegeben. — Nach dem Wortlaut dieses Satzes könnte also nur d 20°/20° gemeint sein. Es müssen stets zwei Temperaturen angegeben werden, nämlich erstens die Temperatur, bei der gemessen wird, und zweitens die Temperatur, auf die man sich bezieht. Die Dichte ist eine Zahl, die angibt, wieviel mal schwerer eine beliebige Raummenge eines Stoffes ist als die gleich große Raummenge eines anderen Stoffes, der als Einheit gewählt wurde. Da als Einheit jetzt allgemein das Kubikzentimeter gilt, d. h. derjenige Raum, den 1 g Wasser bei 4° C und bei 0 mm Luftdruck einnimmt, während früher als Einheit der Raum galt, den 1 g Wasser bei 15° und gewöhnlichem Luftdruck einnimmt, und da die Dichte von der jeweils herrschenden Temperatur abhängt, so ist es unerläßlich, die Bezugstemperatur anzugeben. Die Dichte des Wassers von 15° ist 0,99913 (bezogen auf die des Wassers von 4° = 1). Die Dichte ist also *stets* ein Quotient. Die Angabe 20° könnte also, wenn überhaupt, nur als 20°/20° ausgelegt werden. Das ist jedoch nicht gemeint, wie sich aus den weiteren Angaben ersehen läßt.

[4] Siehe dazu [1]. Diese Ausdrucksweise ist recht unbeholfen, die Dichte ist stets ein Quotient.

[5] Also d 20°/4°. Es fehlt aber der Hinweis auf den Luftdruck, denn die Dichte des Wassers = 1 bei 4° C hat stets 0 mm Luftdruck zur Voraussetzung, während d 20°/4° zunächst nur besagt, daß die Flüssigkeit bei 20° und bei gewöhnlichem Luftdruck gewogen wurde. Eine Wägung im luftleeren Raume ist natürlich nicht möglich, es muß also eine Umrechnung erfolgen.

[6] Jetzt wird die Definition vervollständigt, also **die Arzneibuchdichte ist der Quotient aus dem Gewicht einer bestimmten Raummenge Substanz, gewogen bei 20° im luftleeren Raume, und dem Gewichte der gleichen Raummenge Wasser von 4°, ebenfalls im luftleeren Raum gewogen.**

[7] Diese Formel ist zunächst unklar. Es besteht die Relation

$$d = \frac{m}{w} \varrho + \left(1 - \frac{m}{w}\right) \lambda, \tag{I}$$

worin d die gesuchte Dichte, m das Gewicht der zu untersuchenden Flüssigkeit und w das Gewicht eines gleichen Rauminhalts Wasser bezeichnen, beide bei 20° und gewogen in Luft. Eine genaue Berechnung der Dichte nach der Formel des Arzneibuches setzt die Dichtebestimmung mittels Pyknometer voraus.

wobei ist

$m =$ Gewicht der zu untersuchenden Flüssigkeit bei 20° und 760 mm Luftdruck,

$w =$ Gewicht des Wassers bei 20° und 760 mm Luftdruck, dessen Dichte bezogen auf Wasser von 4° bei 0 mm $= Q$ ist;

$\lambda =$ Dichte der Luft bezogen auf Wasser ($= 0{,}00120$).

Die Formel (I) ist umzuformen:

$$d = \frac{m}{w}\, Q + \left(\lambda - \lambda\, \frac{m}{w}\right), \qquad \text{(II)}$$

$$d = \frac{m}{w}\, Q + \lambda - \lambda\, \frac{m}{w}, \qquad \text{(III)}$$

$$d = \frac{m}{w}\, Q - \frac{m}{w}\, \lambda + \lambda, \qquad \text{(IV)}$$

$$d = \frac{m}{w}\, (Q - \lambda) + \lambda, \qquad \text{(V)}$$

für $Q = 0{,}998230$ und $\lambda = 0{,}00120$ ist

$$d = \frac{m}{w}\, (0{,}998230 - 0{,}00120) + 0{,}00120, \qquad \text{(VI)}$$

$$d = \frac{m}{w}\, 0{,}997030 + 0{,}00120. \qquad \text{(VII)}$$

Das Arzneibuch hat je die letzte Null fortgelassen.

Wenn man in der Gleichung (I) in dem Ausdruck

$$\left(1 - \frac{m}{w}\right) \lambda$$

den Grenzfall $m = w$ annimmt, so wird daraus

$$(1 - 1)\, \lambda,$$

also Null, und die Gleichung (I) nimmt dann die Form von

$$d = \frac{m}{w}\, Q, \qquad \text{(I a)}$$

d. h., der Einfluß des Luftgewichtes ist auszuschalten. Wenn man z. B. $\frac{m}{w} = 0{,}900$ annimmt, so ist d nach (VII) $= 0{,}89853$, also $= 0{,}899$, während d nach (I a) $= 0{,}89841$ also $= 0{,}898$ ist. Ebenso ist für $\frac{m}{w} = 1{,}300$ d (VII) $= 1{,}2973 = 1{,}297$, d (I a) $= 1{,}2977 = 1{,}298$. Mit andern Worten, bestimmt man die Dichte, wie vom Arzneibuch vorgesehen, nur auf 3 Dezimalen, so daß also bei dieser 3. Dezimale schon eine gewisse Ungenauigkeit in Kauf zu nehmen ist, so können die durch den Luftauftrieb zu erwartenden Differenzen, die bei nahe an 1,0000 liegenden Dichten nicht einmal eine Einheit der dritten Dezimale ausmachen, vernachlässigt werden. Somit: Das Arzneibuch verlangt theoretisch eine Genauigkeit, deren Einhaltung es praktisch (durch die Angaben der Dichte auf nur 3 Dezimalen) wieder ausschließt.

Eine Übersicht[1] über die zwischen 10 und 25° eintretenden Veränderungen der Dichten ist in Anlage V gegeben.

Eine Übersicht über die Dichte der Flüssigkeiten bei 15°, bezogen auf die Dichte des Wassers bei 15° als Einheit, ist in Anlage VI gegeben ($=$ spezifisches Gewicht des DAB, 5. Ausgabe).

8. Die *Temperaturangaben* beziehen sich auf das hundertteilige Thermometer. Die Angaben gelten, sofern nichts anderes angegeben ist, für die Temperatur von 20°. Unter *Zimmertemperatur* ist eine Temperatur von 15 bis 20° verstanden. Es dürfen nur amtlich geprüfte und beglaubigte Thermometer verwendet werden.

Zur Nachprüfung der *Fundamentalpunkte des Thermometers*, die sich durch thermische Nachwirkung bei der Ausdehnung des Glases im Laufe der Zeit[2] ändern können, ist nach der unter 29b gegebenen Vorschrift[3] der Siedepunkt des destillierten Wassers zu bestimmen. Ist t_b der abgelesene Siedepunkt, t_w der dem Barometerstand[4] entsprechende wahre Siedepunkt (s. Anlage VII), so ist zu allen Angaben dieses Thermometers der Wert $(t_w - t_b)$ zuzuzählen oder der Wert $(t_b - t_w)$ abzuziehen.

Gegebenenfalls ist auch der Nullpunkt[5] nachzuprüfen durch Bestimmung des Schmelzpunktes des Eises. Das Thermometer wird bis über den Nullpunkt in ein Gefäß mit Wasser getaucht, in dem sich feingestoßenes Eis befindet, und unter Umrühren sowie zeitweisem Anklopfen des Thermometers gewartet, bis der Thermometerstand sich nicht mehr ändert. Beim Ablesen darf das Thermometer nur so weit aus dem Wasser-Eis-Gemisch herausgezogen werden, daß der Nullpunkt gerade sichtbar ist.

Sofern keine besonderen Angaben gemacht sind und sofern es sich um wäßrige Flüssigkeiten handelt, versteht man unter dem Ausdruck *kalt* Temperaturangaben von etwa 15 bis 20°, unter dem Ausdruck *warm* solche von etwa 50 bis 60° und unter dem Ausdruck *heiß* solche von über 80°.

9. Unter einem *Wasser*bad ist, wenn nicht im Einzelfalle die Temperatur des Wassers vorgeschrieben ist, ein Wasserbad mit siedendem Wasser zu verstehen. An Stelle des Wasserbads kann ein Dampfbad benutzt werden, bei dem etwa 100° heißer Wasserdampf[6] zur Verwendung gelangt.

---

[1] Folgende DAB 6-Artikel sind nicht darin enthalten: Balsamum Copaivae, Balsamum peruvianum, Bromum, Mel, Nitroglycerinum solutum, Ol. Rosae, ebenso sind von den Reagenzien nicht aufgenommen: Alkohol 96 Vol.-%, 90 Vol.-%, 70 Vol.-%, Amylalkohol, Benzol, Pentan, Petroläther, Salizylaldehyd, Salzsäure, rauchende, Schwefelkohlenstoff, Tetrachlorkohlenstoff. Für diese besteht also keine Umrechnungs- oder Ablesemöglichkeit aus der Anlage V des Arzneibuchs, und mithin kann die Bestimmung ihrer Dichte nicht mit den „neuen Reitergewichten" vorgenommen werden, sondern nur mit dem Pyknometer.

[2] Diese unbestimmte Angabe gibt keinen Anhalt, in welchen Zeiträumen eine Nachprüfung angezeigt ist. Ein- bis zweimal jährlich dürfte in allen Fällen ausreichen.

[3] Also mit dem S. XLIV abgebildeten Apparat.

[4] Ein Barometer gehört nicht zu den durch die Einführungsverordnung zum Arzneibuche vorgeschriebenen Geräten. Es kann daher nicht verlangt werden, daß der Apotheker ein Barometer besitzt, ohne das jedoch andererseits die Prüfung der Thermometer nicht ausführbar ist.

[5] Diese Bestimmung ist vom Barometerstand praktisch unabhängig. Aus der Richtigkeit des Thermometerstandes bei 0° sind jedoch Rückschlüsse auf die Richtigkeit bei sämtlichen andern Graden der Skala nicht zulässig. **Überhaupt gestattet die Prüfung bei einer bestimmten Temperatur nur die Anbringung einer Korrektur für eben diese Temperatur und nicht für eine beliebige andere.** Wenn für 100° eine Korrektur bestimmt wird, muß der Fehler bei 250° nicht der gleiche sein.

[6] Dampf aus Hochdruckdampfbereitern kann ebenfalls verwendet werden, denn seine Temperatur ist nur so lange höher, als er unter Druck steht, sobald er — und das ist bei der direkten Dampfbadbeheizung selbstverständlich — entspannt ist, hat er nur 100° Temperatur.

10. Die Angaben über die *Drehung des polarisierten Lichstrahls*[1] beziehen sich auf Natriumlicht und, wenn nichts anderes angegeben ist, auf eine Temperatur von 20°. Bei den ätherischen Ölen handelt es sich um den unmittelbar abgelesenen Drehungswinkel im 100-mm-Rohr $\alpha_D^{20°}$, bei Kampher, Skopolaminhydrobromid, Zucker und anderen Stoffen um die spezifische Drehung[2] $[\alpha]_D^{20°}$.

11. Die *mikroskopischen Größenbestimmungen* sind in μ, $1\,\mu = {}^1/_{1000}$ mm, angegeben[3]. Der absolute Wert der Okularmikrometerteilung ist für jede Vergrößerung an einem Objektmikrometer[4] zu bestimmen.

Für Beobachtungen mit der *Lupe* ist eine solche mit sechsfacher Vergrößerung zu verwenden.

12. Das *Maß der Zerkleinerung* ist in der Weise bestimmt, daß

grobzerschnittene Drogen mittels eines Siebes von 4 mm Maschenweite (Nr. 1),

mittelfeinzerschnittene Drogen mittels eines Siebes von 3 mm Maschenweite (Nr. 2),

feinzerschnittene Drogen mittels eines Siebes von 2 mm Maschenweite (Nr. 3),

grobgepulverte Arzneimittel mittels eines Siebes von annähernd 0,75 mm Maschenweite (Nr. 4),

mittelfeingepulverte Arzneimittel mittels eines Siebes von annähernd 0,30 mm Maschenweite (Nr. 5),

feingepulverte Arzneimittel mittels eines Siebes von annähernd 0,15 mm Maschenweite (Nr. 6) hergestellt sein müssen.

Die bei der Herstellung der zerschnittenen Drogen entstehenden feineren Teile sind zu entfernen, wenn die zerschnittenen Drogen als solche abgegeben werden oder zur Bereitung von Teegemischen Verwendung finden[5]. Werden die zerschnittenen Drogen zur Herstellung arzneilicher Zubereitungen mit einem Lösungsmittel aus-

---

[1,2] Vergleiche hierzu die ausführlichen Erörterungen S. 33 bis 46.

[3] Die Messung des Objekts geschieht in der Weise, daß man das Okularmikrometer auf die Blende zwischen Okular- und Kollektivlinse legt und das Mikroskop so einstellt, daß die Teilstriche des Mikrometers deutlich sichtbar werden. Das Objekt bringt man auf dem Objektträger in den mittleren Teil des Sehfelds und dreht dann das Okular um seine Achse, so daß die Teilstriche des Okularmikrometers zu dem Durchmesser des Objekts rechtwinklig stehen. Man hat dann nur nötig, die Teilstriche, welche das Objekt decken, abzuzählen und diese mit dem Werte einer Abteilung des Okularmikrometers zu multiplizieren. Werden z. B. 24 Abteilungen des Okularmikrometers vom Objekt gedeckt und eine Abteilung des Mikrometers entspricht 0,0027 Mikromillimeter, so beträgt die Länge des Objekts $24 \times 0,0027 = 0,064$ Mikromillimeter oder 64 μ.

[4] Das Objektmikrometer besteht aus einem gläsernen Objektträger, auf dem ein in ${}^1/_{100}$ mm geteilter Maßstab eingeritzt ist. Das Okularmikrometer, auf dem 5 mm in 50 Teilen eingeritzt sind, legt man auf die Blende zwischen Okular- und Kollektivlinse mit der Skala nach oben. Auf den Objekttisch legt man das Objektmikrometer und betrachtet nun bei *ausgezogenem Tubus*, wieviel Abteilungen des Okularmikrometers einer Anzahl von Abteilungen des Objektmikrometers entsprechen, worauf man den wahren Wert je einer Abteilung des Okularmikrometers berechnet.

Decken z. B. 18 Abteilungen des Okularmikrometers 5 Abteilungen des Objektmikrometers, so entsprechen letztere 0,05 mm, und der Wert einer Abteilung des Okularmikrometers ist $\frac{0,05}{18} = 0,027$ mm $= 2,7\,\mu$. Auf diese Weise wird der Wert für jedes System besonders bestimmt und notiert.

[5] Diese Vorschrift ist auch bei der Prüfung der Drogen von Bedeutung. Obwohl das Arzneibuch z. B. bei Alkaloid- und bei Aschenbestimmungen nur eine Zahl für jede Droge angibt, können sich bei den verschiedenen Zerkleinerungsgraden der gleichen Droge verschiedene Werte ergeben, da nicht alle Teile gleich gehaltvoll sind und sich nicht gleichartig beim Zerkleinern verhalten.

gezogen, so dürfen die feineren Teile nicht entfernt werden, sofern nicht etwas anderes bestimmt ist. Bei der Herstellung der Pulver in den verschiedenen Feinheitsgraden sind die Arzneimittel unter möglichster Vermeidung zu weit gehender Zerkleinerung restlos in die vorgeschriebene Korngröße zu bringen[1]; die dabei entstehenden feineren Teile dürfen ebenso wie die beim Zerquetschen von Drogen entstehenden feinen Teile nicht entfernt werden.

13. Die Wirkung einiger Arzneimittel, wie weißer Ton, medizinische Kohle, gepulverte Holzkohle, beruht darauf, daß sie bestimmte Stoffe auf ihrer Oberfläche adsorbieren. Durch geeignete, im Einzelfall angegebene Versuchsanordnungen ist das *Adsorptionzvermögen*[2] solcher Arzneimittel zu prüfen.

14. Zur Abzählung von Tropfen ist der im Brüsseler Übereinkommen vereinbarte *Normal-Tropfenzähler* zu verwenden, der 20 Tropfen destilliertes Wasser im Gewicht von 1 g bei einer Temperatur von 15°[3] liefern soll.

15. Unter dem bei der Prüfung einiger ätherischer Öle vorgesehenen *Kassiakölbchen* ist ein Standkölbchen von 100 ccm Inhalt mit langem Halse von 0,8 cm innerer Weite und etwa 16 cm Länge zu verstehen, der in $^1/_{10}$ ccm eingeteilt ist.

Unter einem für den gleichen Zweck vorgeschriebenen *Azetylierungskölbchen* ist ein eiförmiges Rundkölbchen von etwa 100 ccm Inhalt zu verstehen, das mit einem eingeschliffenen Kühlrohr versehen ist.

16. Bei der *Anfertigung der arzneilichen Zubereitungen*, wie Extrakte, Teegemische, Salben, Tinkturen usw., sind, sofern nicht besondere Vorschriften hierfür gegeben sind, die in dem betreffenden allgemeinen Artikel gegebenen Anweisungen zu befolgen.

17. Bei Ausführung der *Sterilisation* gelten die folgenden Richtlinien.

Sterilisieren heißt einen Gegenstand vollkommen keimfrei machen.

Desinfizieren heißt einen Gegenstand in den Zustand versetzen, daß er nicht mehr infizieren kann.

Die *Sterilisation* ist nach den Regeln der bakteriologischen Technik vorzunehmen. Bei der Ausführung aller Sterilisation ist es unbedingt erforderlich, daß die Hände, die Kleidung (Arbeitsmantel), Arbeitsgeräte, insbesondere auch Wischtücher und Arbeitstische, sauber sind. Als steril darf ein Gegenstand nur dann bezeichnet werden, wenn er frei von allen lebenden Mikroorganismen (vegetativen Formen und Dauerformen) ist. Die Sterilisation muß je nach Art des Gegenstandes verschieden ausgeführt werden, und zwar durch direktes Erhitzen, durch Erhitzen in heißer Luft, durch Auskochen mit Wasser, durch Behandeln mit strömendem oder gespanntem Wasserdampf oder durch keimtötende Stoffe.

Die Zeitdauer des Erhitzens wird bei allen Verfahren erst von dem Zeitpunkt an gerechnet, bei dem der Gegenstand oder die Flüssigkeit die vorgeschriebene Temperatur eben angenommen hat.

Gegenstände aus Glas, Porzellan und Metall, insbesondere Arzneigläser, Trichter, Schalen, Reibschalen, werden entweder durch zweistündiges Erhitzen im Lufttrockenschrank auf etwa 160° oder durch halbstündiges Erhitzen im strömenden Wasserdampf oder durch viertelstündiges Erhitzen im Autoklaven bei etwa 115° sterilisiert. Auch halbstündiges Auskochen mit etwa 1%iger Natriumkarbonatlösung

---

[1] Wenn diese Vorschrift stets innegehalten würde, so dürfte zwischen Pulver und ganzer Droge kein Unterschied in irgendeiner Beziehung bestehen. Drogenpulver des Handels mit sehr hohem Aschengehalt und mit übermäßigem Gehalt an Kalziumoxalat im mikroskopischen Bilde sind daher verdächtig, nicht aus ganzer Droge, sondern aus Absiebsel zu bestehen.

[2] Zu beachten ist, daß das Adsorptionsvermögen nicht nur vom Adsorptionsmittel, sondern auch von der zu adsorbierenden Substanz abhängt, so daß mehrere Adsorptionsmittel nur immer in bezug auf dieselbe zu adsorbierende Substanz verglichen werden können.

[3] Hier ist also die Temperatur von 15° beibehalten worden.

kann angewendet werden; in diesem Falle ist Nachspülung mit keimfreiem Wasser erforderlich.

Kautschukgegenstände, wie Gummistopfen, werden eine halbe Stunde lang in Wasser oder in 1%iger Natriumkarbonatlösung gekocht. Im letzteren Falle ist Abspülen mit keimfreiem Wasser erforderlich.

Verbandstoffe werden entweder eine Viertelstunde lang mit gespanntem Wasserdampf von etwa 115° oder eine halbe Stunde lang mit strömendem Wasserdampf behandelt, wobei die Dauer der Erhitzung von dem Zeitpunkt an gerechnet wird, bei dem im Innern des Gegenstandes die vorgeschriebene Temperatur erreicht ist. Die Verbandstoffe müssen sich dabei in einer Umhüllung befinden, die dem Dampf das Eindringen gestattet und anderseits eine nachträgliche Verunreinigung mit Keimen verhindert.

Papierfilter werden wie Verbandstoffe sterilisiert.

Wasser und solche Lösungen, die durch Erhitzen nicht verändert werden, sind entweder eine halbe Stunde lang im schwachen Sieden zu erhalten, oder ebensolange im strömenden Wasserdampf, oder eine Viertelstunde lang im Autoklaven bei etwa 115° zu erhitzen.

Glyzerin, Fette, Öle, flüssiges Paraffin werden durch zweistündiges Erhitzen auf 120° sterilisiert.

Pulverförmige Arzneimittel, wie weißer Ton, Zinkoxyd, sind bei etwa 160° 2 Stunden lang im Lufttrockenschrank zu erhitzen und im bedeckten Gefäß zum Erkalten stehenzulassen. Die Dauer des Erhitzens wird von dem Zeitpunkt an berechnet, bei dem im Innern des Pulvers die vorgeschriebene Temperatur erreicht ist.

Pulverförmige Arzneimittel, die beim trockenen Erhitzen verändert werden, sind mit Weingeist zu durchfeuchten und bei einer 60° nicht übersteigenden Temperatur zu trocknen.

Flüssigkeiten und Lösungen, die bei den vorgenannten Verfahren verändert werden, sind durch *fraktionierte Sterilisation* in einer im allgemeinen für praktische Zwecke ausreichenden Weise von Keimen zu befreien. Die fraktionierte Sterilisation wird in der Weise vorgenommen, daß man die Flüssigkeiten oder Lösungen an mindestens 4 aufeinanderfolgenden Tagen je 40 bis 60 Minuten lang einer Temperatur von 70 bis 80° aussetzt und sie in der Zwischenzeit bei einer Temperatur von etwa 30° hält[1].

Flüssigkeiten und Lösungen, die bei den vorgenannten Verfahren der Sterilisation verändert werden, können nur unter Beobachtung besonderer Vorsichtsmaßregeln durch Filtration vermittels sterilisierter Filterkerzen in ausreichender Weise von Keimen befreit werden. Flüssigkeiten und Lösungen, die nach dem Verfahren der fraktionierten Sterilisation behandelt oder durch Filterkerzen filtriert wurden, können nicht unbedingt als steril bezeichnet werden.

Emulsionen, Aufschwemmungen, Anreibungen pulverförmiger Arzneimittel mit Glyzerin, Fetten, Ölen, flüssigem Paraffin sowie Lösungen, die schon beim Erwärmen auf 70 bis 80° verändert werden, sind, sofern letztere nicht durch Filtration vermittels Filterkerzen soweit als möglich keimfrei gemacht werden, nach den Regeln der *aseptischen Arzneibereitung* herzustellen, wenn eine regelrechte Sterilisation in Anbetracht der einzelnen Bestandteile nicht möglich ist. In diesem Falle sind die zur Zubereitung erforderlichen Arzneimittel soweit als möglich zu sterilisieren, mit sterilisierten Geräten zu verarbeiten und in sterilisierte Gefäße einzufüllen. Soweit eine Sterilisation der Geräte nicht möglich ist, sind diese mit steriler Watte und Weingeist zu reinigen.

Arzneizubereitungen, die nach den Regeln der *aseptischen Arzneibereitung* hergestellt wurden, können nicht unbedingt als steril bezeichnet werden.

---

[1] Dieses Verfahren dürfte der Apotheker nur in Ausnahmefällen anwenden **können.**

Untersuchungsverfahren.

18. Die Untersuchungen der Arzneimittel sind an *Durchschnittsproben*[1] vorzunehmen, die durch sorgfältiges Mischen der Gesamtmenge des zu untersuchenden Arzneimittels hergestellt wurden.

19. Die chemischen Untersuchungen sind, soweit anderes nicht bestimmt ist, in *Probierrohren* von ungefähr 15 mm Weite auszuführen. Soweit im Einzelfall keine anderen Vorschriften gegeben sind, sind für die einzelnen Untersuchungen 5 ccm[2] der zu prüfenden Flüssigkeit oder Lösung zu verwenden. Die Beobachtung des Probierrohrinhalts hat von oben her[3] durch die ganze Flüssigkeitsschicht hindurch zu erfolgen.

20. Für die Auslegung[4] der Begriffe „*Opaleszenz*", „*opalisierende Trübung*", „*Trübung*" sind nachstehende Angaben[5] maßgebend.

a) *Opaleszenz* ist das Höchstmaß der Trübung, die entsteht, wenn 5 ccm einer Mischung von 1 ccm $^1/_{100}$-Normal-Salzsäure und 99 ccm Wasser mit 0,5 ccm $^1/_{10}$-Normal-Silbernitratlösung versetzt werden. Die Beobachtung ist 5 Minuten nach dem Zusatz der $^1/_{10}$-Normal-Silbernitratlösung gegen eine dunkle Unterlage[6] bei auffallendem Lichte vorzunehmen[7].

b) *Opalisierende Trübung* ist das Höchstmaß der Trübung, die entsteht, wenn 5 ccm einer Mischung von 2 ccm $^1/_{100}$-Normal-Salzsäure und 98 ccm Wasser mit 0,5 ccm $^1/_{10}$-Normal-Silbernitratlösung versetzt werden. Die Beobachtung erfolgt, wie unter a) angegeben ist.

c) T r ü b u n g ist das Höchstmaß der Trübung, die entsteht, wenn 5 ccm einer Mischung von 4 ccm $^1/_{100}$-Normal-Salzsäure und 96 ccm Wasser mit 0,5 ccm $^1/_{10}$-Normal-Silbernitratlösung versetzt werden. Die Beobachtung erfolgt, wie unter a) angegeben ist.

---

[1] Die Forderung, zur Untersuchung stets *Durchschnittsproben* zu verwenden, die nach gutem Mischen gezogen werden sollen, ist trotz ihrer Selbstverständlichkeit größter Beachtung wert, es wird sehr oft hiergegen verstoßen, indem insbesondere aus Glasgefäßen oder Beuteln nur von oben her Substanz zu den Proben entnommen wird. Fälscher rechnen oft mit dieser Gewohnheit und füllen obenauf in die Packungen einwandfreie Waren.

[2] Das kann aber nur als „etwa 5 ccm" aufgefaßt werden. Genaues Abmessen lag wohl nicht in der Absicht der Verfasser des Arzneibuches. Im Text dieses Buches sind diejenigen Mengen Lösung, die zu den Reaktionen insgesamt erforderlich sind, in der Regel angegeben. Sind z.B. 5 Reaktionen mit je 5 ccm auszuführen, so wird man der Vorschrift genügen, wenn man 25 ccm Lösung gleichmäßig auf 5 Probierrohre verteilt.

[3] Wichtig. Opaleszenz z. B. zeigt sich häufig erst in dickerer Schicht. Sollen weiße Trübungen festgestellt werden, so empfiehlt es sich, gegen dunklen Untergrund (schwarzes Glanzpapier) zu beobachten, während man dunklere Färbungen gegen weißes Papier beobachtet.

[4] Aber nicht immer für die Anwendung bei den einzelnen Arzneibuchartikeln. Es finden sich im Arzneibuchtext recht häufig Wendungen, die ein Einordnen in dieses Schema nicht ohne weiteres zulassen.

[5] Wie sich aus den nachstehenden Vergleichsreaktionen ergibt, nur bei der Prüfung auf Salzsäure bzw. Chloride maßgebend, da die Chlorsilberhydrosole, die hier als Vergleichstrübungen Anwendung finden, recht unbeständig, lichtempfindlich usw. sind. Trotzdem die 3 Reaktionen quantitativen Charakter haben, kann auf Grund des Vergleichs nicht etwa auf den tatsächlichen Chloridgehalt der zu untersuchenden Substanz geschlossen werden, da die Intensität der Trübung nicht nur von der Menge der Cl'- und Ag'-Ionen abhängt, sondern auch von den physikalisch-chemischen Eigenschaften der zu prüfenden Substanz.

[6] Schwarzes Glanzpapier.

[7] Also in der gleichen Art und Weise, wie es in Ziffer 19 beschrieben ist.

21. Die *volumetrischen Lösungen*[1] sind vor dem Gebrauch nach den in Anlage III gegebenen Vorschriften auf ihren jeweiligen Wirkungswert zu prüfen. Der nach diesen Vorschriften zu berechnende Faktor[2] (F) gibt an, wieviel Kubikzentimeter einer Lösung von dem genau vorgeschriebenen Gehalt (normal, $^1/_2$-, $^1/_{10}$- oder $^1/_{100}$-normal) *einem* Kubikzentimeter der zu prüfenden Lösung entsprechen. Dieser Faktor ist unter Angabe des Datums auf der Vorratsflasche zu vermerken[3]. Die bei maßanalytischen Wertbestimmungen jeweils verbrauchte Anzahl Kubikzentimeter ist mit diesem Faktor zu multiplizieren, wodurch man die Anzahl der Kubikzentimeter der Titrationsflüssigkeit erhält, deren Gehalt genau der vorgeschriebene (normal, $^1/_2$-, $^1/_{10}$- oder $^1/_{100}$-normal) ist.

Soll eine bestimmte Anzahl Kubikzentimeter einer genauen Normal-, $^1/_2$-Normal-, $^1/_{10}$-Normal- oder $^1/_{100}$-Normallösung verwendet werden (wenn etwa zurückzutitrieren ist), so ist bei Verwendung einer Lösung von nicht genau dem vorgeschriebenen Gehalt die angegebene Anzahl Kubikzentimeter mit $\dfrac{1}{F}$ zu multiplizieren, um die erforderliche Anzahl Kubikzentimeter dieser Normallösung zu ermitteln[4].

22. Bei den *maßanalytischen Bestimmungen*[5] sind *amtlich geprüfte und beglaubigte Meßgfäße*[6] (s. S. 11) zu verwenden.

---

[1] Es ist zwar in Ziffer 8 der Allgemeinen fachtechnischen Erläuterungen gesagt, daß, wenn nichts Besonderes angegeben ist, eine Temperatur von 20° einzuhalten ist. Bei der außerordentlichen Wichtigkeit, die die Beobachtung der Temperatur jedoch für die volumetrischen Lösungen hat, wäre ein Hinweis darauf an dieser Stelle oder in der dazugehörigen Anlage III durchaus am Platze gewesen, denn es ist hierbei auch noch die Tatsache zu beachten, daß die Ausdehnung der einzelnen Normallösungen verschieden groß ist. (Siehe hierzu ANSELMINO-BRIEGER: Pharmazeutisches Rechenbuch Tafel 6, Einfluß der Temperatur auf den Normalitätsfaktor von Normallösungen.) In den Apothekenlaboratorien werden größere Temperaturschwankungen nicht selten sein. Man darf zwar Normallösungen, die gleichzeitig bei 20° her- und eingestellt worden sind, im Winter, wenn die Lufttemperatur im Laboratorium nur 12° beträgt, zur Not noch gegeneinander titrieren, obwohl absolute Genauigkeit auch hier schon fehlt. Hat man aber etwa im Winter bei 12° eine $^1/_{10}$-Normal-Natriumchloridlösung hergestellt und wollte man diese im Sommer zur Titerherstellung einer Silbernitratlösung benutzen, so wäre der Fehler nicht unerheblich.

[2] Auch vielfach Titer, richtiger aber Normalitätsfaktor genannt.

[3] Darüber, daß die Titerbeständigkeit der Normallösungen sehr verschieden ist, und wie verschieden sie ist, wird leider nichts gesagt. Direkte Schlüsse lassen sich also aus der Datumsangabe nicht ziehen.

[4] In vielen Fällen dürfte es ebenso zweckmäßig sein, auch von der ca-Normallösung die runde Zahl Kubikzentimeter mit der Pipette zu entnehmen und nur den mit F multiplizierten Wert in die Berechnung einzusetzen.

[5] Die zur Untersuchung erforderlichen Mengen der zu prüfenden Substanz sind entweder mit der Hand- oder Rezeptur- bzw. Analysenwaage abzuwägen. Während in den beiden ersten Fällen Abwägen der im Arzneibuch angegebenen Menge möglich ist, so daß also auch der Verbrauch an Normallösung innerhalb der vom Arzneibuch angegebenen Grenzen liegen muß und darin abgelesen werden kann, ist dies bei Wägungen mit der Analysenwaage nicht der Fall, denn mit ihr wird das Gewicht einer einmal aufgelegten Substanzmenge bestimmt. Demzufolge sagt das Arzneibuch auch „Etwa 5 g, genau gewogen", und gibt dann den Verbrauch „für je 5 g" an. Es ist nun wichtig für den Apotheker, vorher zu wissen, welcher Normallösungsverbrauch in jedem Einzelfalle der Arzneibuchforderung entsprechen würde, damit er bei größerer Einwaage die Analyse auch richtig anlegt. Um die Berechnung zu erleichtern, sind bei allen mit der Analysenwaage zu wägenden Analysensubstanzen Rechenhilfen angegeben.

Für die *Benutzung* der Meßgefäße ist folgendes zu beachten.

1. Alle Geräte sollen rein sein. Als unrein zu beanstanden sind Geräte auf Auslauf, bei denen Tropfen während des Auslaufs an der Wandung hängenbleiben,

Beispiel: Acidum formicicum:

Verdünnen von etwa 5 g (genau gewogen) Ameisensäure mit 20 ccm Wasser, Zusatz einiger Tropfen Phenolphthaleinlösung und Titration mit Normal-Kalilauge, bis bleibende Rotfärbung eintritt.

Die **vorgeschriebene Stärke,** wenn bis zu diesem Punkte für je 5 g Ameisensäure 26,1 bis 27,2 ccm Normal-Kalilauge verbraucht werden.

1 ccm Normal-Kalilauge = 0,04602 g Ameisensäure, 26,1 bis 27,2 ccm = 1,20 bis 1,25 g Ameisensäure. Diese Menge soll in 5 g Ameisensäure enthalten sein. In 100 g sollen daher

$$\frac{1,20 \text{ bis } 1,25 \cdot 100}{5,0} = 24 \text{ bis } 25 \text{ g}$$

reine Ameisensäure enthalten sein.

Die Einwaage betrug nun aber 5,322 g. Wieviel Normal-Kalilauge wird erforderlich sein? Die Antwort gibt die Ameisensäuretafel, und zwar errechnet man die erforderliche Menge entweder aus der Additionstafel oder aus der Formel.

Ameisensäuretafel.

g	24% ccm	g	25% ccm
1	521	1	543
2	1043	2	1086
3	1564	3	1629
4	2086	4	2172
5	**26,07**	5	**27,16**
6	3129	6	3259
7	3650	7	3802
8	4172	8	4345
9	4693	9	4889

Zur Berechnung aus der Formel $\frac{g}{F} T$; $\log T_{(24)}$ 71726. $\log T_{(25)}$ 73499.

Der Gebrauch der Additionstafel ist der, daß durch Addition die Anzahl der Kubikzentimeter ermittelt wird, wobei erst **nach** erfolgter Addition abzurunden ist. Also

5,000	26,07	27,16
300	1,564	1,629
20	1043	1086
2	1043	1086
5,322	27,74873	28,90846

abgerundet 27,7 für 24%, 28,9 für 25%.

Man hat also die Zahl 5,322 in ihre Teile zerlegt: 5,000 g, 300 mg, 20 mg, 2 mg und hat die zugehörigen Kubikzentimeterzahlen aus der Tabelle abgelesen, unter Berücksichtigung ihrer Stellung zum Komma durch Verschieben nach rechts untereinander geschrieben, addiert und dann abgerundet.

Also bei einer Einwaage von 5,322 g sind (ohne Berücksichtigung des Faktors F) 27,7 bis 28,9 ccm Normal-Kalilauge erforderlich.

sowie Geräte auf Einguß, wenn der Flüssigkeitsmeniskus sich schlecht aus-
bildet. Die Geräte können mit Seifenlösung, mit weingeistiger Kalilauge oder
mit einer Lösung von 1 Teil Kaliumdichromat in 10 Teilen Schwefelsäure gereinigt[1] werden.

2. Bei Kolben und Meßgläsern soll der untere Rand des Meniskus der eingefüllten
Flüssigkeit mit der ringförmigen Strichmarke zusammenfallen.

3. Bei Büretten und Pipetten läßt man die Flüssigkeit etwa 1 cm über die oberste
Ringmarke aufsteigen und stellt dann durch Ablassen der Flüssigkeit auf die Marke
ein. Wegen des Nachlaufs der Flüssigkeit hat man besondere Vorsichtsmaßregeln
einzuhalten.

a) Pipetten mit einer Marke auf Ausguß hält man senkrecht und läßt dann die
Flüssigkeit von der Marke aus in ein Gefäß ablaufen, und zwar so, daß man die
Mündung des Ablaufrohrs der Pipette an die Wandung des Gefäßes anlegt. Hat der
zusammenhängende Ausfluß aufgehört, so streicht man die Spitze der Pipette an
dem Gefäß ab, und zwar, wenn auf der Pipette keine Wartezeit vermerkt ist, nach
15 Sekunden, sonst nach der angegebenen Wartezeit.

b) Büretten läßt man bei vollständig geöffnetem Hahn[2] frei in das Auffanggefäß
ablaufen. Bei Titrationen liest man den erreichten Stand der Flüssigkeit in der
Bürette ab, sobald die Titration beendet ist. Will man aber eine bestimmte Menge
Normallösung in das Gefäß bringen, so muß man den Ablauf der Flüssigkeit unterbrechen, wenn die Flüssigkeit etwa 5 mm oberhalb der Endmarke steht. Nach
Ablauf von 30 Sekunden oder der auf der Bürette vermerkten Wartezeit hat man
die Flüssigkeit genau auf die Marke einzustellen und die Ablaufspitze an dem Gefäß
abzustreichen.

Wer logarithmisch rechnen kann, kommt mit der Formel $\dfrac{g}{F}\,T$ schneller zum
Ziele. T ist ein Faktor, der für die einzelnen Stoffe berechnet worden ist, und es
sind bei den in Betracht kommenden Stoffen jeweils die Logarithmen dieser Fak-
toren T angegeben. g ist die Einwaage bzw. der zur Analyse verwendete Teil der
Einwaage. Also bei Ameisensäure „etwa 5 g", bei Acidum arsenicosum aber „etwa
$^1/_{10}$ g", denn dabei beträgt die Einwaage „etwa 1 g" und wird zu 100 ccm gelöst,
von denen zur Analyse selbst 10 ccm verwendet werden. Wir rechnen also $\dfrac{5,322}{F}\,T$.

Nehmen wir $F = 1$, so ergibt sich

für 24%	25%
72 607	72 607
71 726	73 499
44 333	46 106
27,7 ccm	28,9 ccm

So errechnet man den voraussichtlichen Verbrauch.

[6] Diese sind unter Zugrundelegung des wahren Litergewichts geeicht, d. h. also,
1 Literkolben faßt bei 20° 1000 g Wasser von 4°, im luftleeren Raume gewogen.
Ältere Geräte sind oft auf das Mohrsche Liter geeicht, d. h., 1 Literkolben faßt 1000 g
Wasser von 15° bzw. 17,5°, gewogen bei gewöhnlichem Luftdruck.

[1] Häufig wird ein Reinigungsmittel nicht ausreichen, dann empfiehlt es sich, erst
Seifenlösung, dann destilliertes Wasser und nachher Dichromat-Schwefelsäure anzuwenden. Ein vorzügliches Reinigungsmittel stellt der aus Filtrierpapierabfällen mit
heißem Wasser durch Anschütteln erhaltene Papierbrei dar.

[2] Sehr wichtig. Wenn also der zu erwartende Verbrauch an Normallösung nicht
bekannt ist, so daß man sich langsam an den Endpunkt heran titrieren muß, so
kann dieser erste Versuch nur als Vororientierung gewertet werden. Die Ablesung
wird nur richtig, wenn man bis nahe an den Endpunkt „bei vollständig geöffnetem
Hahne" ablaufen läßt und nur die letzten Tropfen einzeln zugibt.

c) Bei Meßpipetten hat man die Ablaufspitze an die Wand des Auffanggefäßes zu legen, den Flüssigkeitsstrom zu unterbrechen, wenn die Flüssigkeit etwa 5 mm oberhalb der Endmarke angelangt ist, 15 Sekunden zu warten und dann auf die Endmarke einzustellen.

d) In den Fällen, in denen die Flüssigkeiten mit einer über 0,1 ccm hinausgehenden Genauigkeit[1] abgemessen werden sollen, sind *Feinbüretten* zu verwenden.

Unter einer *Feinbürette* ist eine Bürette von etwa 60 cm Länge zu verstehen, die 10 ccm Flüssigkeit faßt und deren Skala in $^1/_{50}$ ccm eingeteilt ist. Die Abflußvorrichtung der Feinbürette muß so beschaffen sein, daß etwa 40 Tropfen Wasser[2] 1 ccm entsprechen.

23. Sind bei *maßanalytischen Bestimmungen*[3] die zu untersuchenden Stoffe in Weingeist oder Äther[4] zu lösen, so ist das Lösungsmittel vor seiner Verwendung zunächst zu neutralisieren, wobei der Indikator[5] zu benutzen ist, der für die Untersuchung selbst vorgeschrieben ist.

24. Für die *Gehaltsbestimmungen* in Drogen sind diese, sofern nicht etwas anderes vorgeschrieben ist, in lufttrockenem Zustand zu verwenden. Die für den Gehalt an wirksamen Stoffen aufgestellten Forderungen gelten sowohl für die unzerkleinerten als auch für die zerschnittenen und die gepulverten Drogen[6].

25. Für die *Untersuchung* der Drogen ist noch folgendes zu beachten.

a) Ausdrücke wie *Glyzerinpräparat, Chloralhydratpräparat* usw. bedeuten, daß feine Schnitte durch Drogen oder kleine Mengen von Pulver in Glyzerin, Chloralhydratlösung usw. auf dem Objektträger einzulegen und mit einem Deckglas zu bedecken sind.

b) Die *Mikrosublimation* wird in folgender Weise ausgeführt. Einige kleine, mit der Schere oder dem Messer hergestellte Schnitzel einer Droge oder einige Milligramm Pulver werden auf einen Objektträger gebracht, den man auf ein mit Asbesteinlage versehenes Drahtnetz oder eine Asbestplatte legt. Auf das eine Ende des Objektträgers legt man ein oder mehrere Stückchen Glas, dann bedeckt man mit einem zweiten Objektträger so, daß er mit dem einen Ende auf dem Glasstückchen, mit dem anderen auf dem ersten Objektträger ruht. Seine Unterseite muß sich dann etwa 1 mm über dem Präparat befinden. Die Erhitzung erfolgt durch ein kleines, etwa 1 cm hohes Gasflämmchen[7], dessen Spitze sich etwa 7 cm[8] unter der Asbest-

---

[1] Für die Verwendung der Feinbürette ist also lediglich die Angabe des Arzneibuches über die Menge der zu verbrauchenden Normallösung maßgebend. Beispiel: Extractum Chinae fluidum, Angabe 3,4 ccm Normal-Salzsäure, also einfache Bürette. Hieße es dagegen 3,40 ccm, so wäre die Feinbürette zu verwenden.

[2] Also ist ein Tropfen $^1/_{40}$ ccm Wasser und nicht $^1/_{50}$. Weniger als einen ganzen Tropfen kann man aus dem Hahn austreten lassen und mit dem Glasstabe abstreichen.

[3] Nicht nur bei diesen. Wenn z. B. die Reaktion einer alkoholischen Lösung gegen Lackmuspapier oder Phenolphthalein, sei es sofort oder nach Zusatz einer bestimmten Alkalimenge, zu prüfen ist, so gilt das gleiche.

[4] Und ebenso Xylol, Benzol, die ja mit Säuren gewaschen werden und deshalb saure Reaktion besitzen können.

[5] Es ist also nicht immer nach der in den Einzelartikeln gegebenen Reihenfolge zu arbeiten, sondern erst der Indikator zum Alkohol usw. zu setzen, zu neutralisieren und dann erst die zu untersuchende Substanz zuzugeben.

[6] Wichtig. Voraussetzung ist also, daß die Drogen restlos zerkleinert wurden und nicht Absiebsel oder dgl. verwendet wird.

[7] Mikrobrenner bzw. Sparflamme eines Bunsenbrenners.

[8] Diese Angabe dürfte auf einem Druckfehler beruhen. Vermutlich sind 3 cm gemeint; in einzelnen Fällen wird man die Flamme sogar noch mehr nähern müssen, um Sublimate zu erhalten. Je langsamer man sublimiert, um so schöner fallen die Sublimate aus.

platte befinden muß. Der Objektträger mit dem Sublimat wird so oft nach 1 bis 2 Minuten gegen einen anderen umgewechselt, bis kein Sublimat mehr entsteht. Die Untersuchung hat sofort und nochmals nach 24 Stunden stattzufinden.

c) Die *Mikrodestillation* wird in einem kleinen, auf einem Asbestdrahtnetz oder einer Asbestplatte stehenden Glasschälchen vorgenommen, das in gleicher Weise wie bei der Mikrosublimation erhitzt wird. Das Schälchen wird mit einem Uhrglas bedeckt, in das man der besseren Kühlung wegen einige Tropfen Wasser geben kann. Das Destillat sammelt sich als hängender Tropfen an der Unterseite des Uhrglases, von der es auf den Objektträger übertragen wird.

26. Die *Bestimmung des ätherischen Öles*[1] in Drogen wird in folgender Weise ausgeführt (neuere Methoden hier anzuführen, wäre verfrüht!).

Wenn bei einzelnen Drogen nichts anderes angegeben ist, so werden 10 g des Drogenpulvers — unzerkleinerte Drogen sind zunächst in ein grobes Pulver zu verwandeln — in einem Rundkolben von etwa 1 Liter Inhalt mit 300 ccm Wasser übergossen und nach Hinzufügung einiger Tariergranaten, die mit roher Salzsäure gereinigt und mit Wasser nachgespült worden sind, unter Verwendung eines gewöhnlichen, zweimal rechtwinklig gebogenen, etwa 30 cm langen Destillationsrohrs und eines senkrecht absteigenden, kurzen Kühlers, dessen Rohr etwa 55 cm und dessen Kühlmantel etwa 22 cm lang ist, der Destillation unterworfen. Die Erhitzung des Kolbens erfolgt auf dem Drahtnetz mit Hilfe eines kräftigen Bunsenbrenners. Als Vorlage dient ein Kolben oder Scheidetrichter[2] von etwa 300 ccm Inhalt, den man bei 150 und 200 ccm mit einer Marke versehen hat. Sobald 150 ccm Destillat übergegangen sind, wird die Flamme vorübergehend entfernt und nach dem Aufhören des Siedens der Inhalt des Kolbens ohne Lösung der Verschlüsse durch vorsichtiges Umschwenken in drehende Bewegung versetzt, bis die der Kolbenwand anhaftenden Pulverteilchen wieder in der Flüssigkeit verteilt sind. Sodann wird erneut zum Sieden erhitzt, bis nochmals 50 ccm übergegangen sind. Hierbei ist die Kühlung vorübergehend abzustellen, falls das Kühlrohr durch Abscheidung von ätherischem Öl verursachte Trübungen erkennen läßt, jedoch nur eben bis zum Verschwinden dieser Trübungen. Ein Eintauchen des Kühlrohrs in das Destillat ist zu vermeiden. Das erhaltene Destillat, etwa 200 ccm, wird im Scheidetrichter mit 60 g Natriumchlorid versetzt und die Lösung dreimal mit je 20 ccm Pentan[3] ausgeschüttelt. Die vereinigten Ausschüttelungen läßt man einige Minuten lang stehen und führt sie dann in ein gewogenes, weithalsiges Kölbchen von 100 ccm Inhalt über, wobei genau darauf zu achten ist, daß keine Tröpfchen der Salzlösung mit in das Kölbchen gelangen. Das Pentan wird sodann auf einem mäßig erwärmten Wasserbad[4] vor-

---

[1] Obwohl zur Bestimmung Drogenpulver zu verwenden ist, sind die bei den einzelnen Artikeln geforderten Zahlen wohl als auf unzerkleinerte Drogen bezüglich zu verstehen. Gekaufte, aber auch selbst hergestellte Pulver werden infolge der beim Zerkleinern oft unvermeidlichen Verluste an äth. Öl einen geringeren als den geforderten Gehalt aufweisen.

[2] Besser Scheidetrichter.

[3] Das für die Bestimmung erforderliche Pentan ist einer der besonders leicht siedenden Anteile des Petroläthers, man kann ihn sich also selbst aus Petroläther herausfraktionieren, wenn man über genügend niedrig siedende Anteile enthaltenden Petroläther verfügt. Das Pentan ist bei sehr niedriger Temperatur und nicht etwa im Laboratorium unter den Reagenzien aufzubewahren, denn bei Sommerwärme kann es vorkommen, daß es auch ohne besondere Erwärmung zu sieden beginnt (Kp. 32°!).

[4] Da das Pentan bei etwa 32° siedet, so genügt eine Wasserbadtemperatur von 40 bis 50°. Wer nicht über einen so gut wirkenden Kühler verfügt, daß restlose Kondensation der Pentandämpfe und damit Feuergefahr ausgeschlossen ist, sollte nicht auf dem Wasserbade, sondern durch Eintauchen in erwärmtes Wasser, fern von jeder Flamme abdestillieren.

sichtig abdestilliert. Die letzten Anteile des Lösungsmittels entfernt man durch sehr vorsichtiges Einblasen von trockener Luft[1], setzt das Kölbchen eine halbe Stunde lang in den Exsikkator und stellt das Gewicht fest. Nach weiterem, viertelstündigem Stehenlassen im Exsikkator darf der Gewichtsverlust nur wenige Milligramm betragen, andernfalls ist das Kölbchen im Exsikkator so lange zu belassen, bis die Differenz der in viertelstündigen Zwischenräumen erfolgenden Wägungen höchstens 0,002 g beträgt.

27. Die *Bestimmung* des *Schmelzpunkts*.

a) Bei allen Stoffen, ausgenommen Fette und fettähnliche Stoffe, und soweit nicht in besonderen Fällen etwas anderes vorgeschrieben ist, wird die Bestimmung des Schmelzpunkts in einem dünnwandigen, am unteren Ende zugeschmolzenen Glasröhrchen von höchstens 1 mm lichter Weite ausgeführt. In dieses bringt man so viel von der feingepulverten, vorher in einem Exsikkator über Schwefelsäure und, wenn nichts anderes vorgeschrieben ist, wenigstens 24 Stunden lang getrockneten Substanz, daß sich nach dem Zusammenrütteln auf dem Boden des Röhrchens eine 2 bis höchstens 3 mm hochstehende Schicht bildet. Das Röhrchen wird hierauf an einem geeigneten Thermometer derart befestigt, daß die Substanz sich in gleicher Höhe mit dem Quecksilbergefäß des Thermometers befindet. Darauf wird das Ganze in ein etwa 15 mm weites und etwa 30 cm langes Probierrohr gebracht, in dem sich eine etwa 5 cm hohe Schwefelsäureschicht befindet. Das obere, offene Ende des Schmelzröhrchens muß aus der Schwefelsäureschicht herausragen. Das Probierrohr setzt man in einen Rundkolben ein, dessen Hals etwa 3 cm weit und etwa 20 cm lang ist und dessen Kugel einen Inhalt von etwa 80 bis 100 ccm hat. Die Kugel enthält so viel Schwefelsäure, daß nach dem Einbringen des Probierrohrs die Schwefelsäure etwa zwei Drittel des Halses anfüllt. Die Schwefelsäure wird erwärmt und die Temperatur von 10° unterhalb des zu erwartenden Schmelzpunkts ab, soweit nichts anderes vorgeschrieben ist[2], so langsam gesteigert, daß zur Erhöhung um 1° mindestens eine halbe Minute erforderlich ist. Die Temperatur, bei der die undurchsichtige Substanz durchsichtig wird und zu durchsichtigen Tröpfchen zusammenfließt[3], ist als der Schmelzpunkt anzusehen.

b) Die Bestimmung des Schmelzpunkts der Fette und der fettähnlichen Stoffe wird in einem dünnwandigen, an beiden Enden offenen Glasröhrchen von etwa 1 mm lichter Weite ausgeführt. In dieses bringt man so viel des zu untersuchenden und nötigenfalls[4] zu schmelzenden Fettes, daß es eine etwa 1 cm hoch auf dem Boden stehende Schicht bildet. Bei Anwendung geschmolzenen Fettes läßt man das Röhr-

---

[1] Das Einblasen trockener Luft kann man auch durch ein Hindurchsaugen solcher ersetzen, was leichter zu bewerkstelligen sein dürfte. Die Luft muß wirklich trocken sein, was bei der Luft des Apothekenlaboratoriums selten zutrifft. Aus feuchter Luft kondensiert sich nämlich infolge der Abkühlung beim Verdunsten des Pentans Wasserdampf, der das Gewicht des Öls erhöht. Man wird also gut tun, sich für das Kölbchen vor Beginn der Bestimmung einen doppelt durchbohrten Stopfen mit zwei kurzen rechtwinklig gebogenen Glasrohren vorzubereiten. Das eine Glasrohr wird mit der Saugpumpe, das andere mit einem Chlorkalziumrohr verbunden, das gegen den Kolben durch ein Wattefilter abgeschlossen ist, damit nicht Chlorkalziumstaub eingesaugt wird. Das Einblasen könnte mit einem Handgebläse aus Gummi geschehen, auch hierbei dürfte sich die Zwischenschaltung eines Chlorkalziumrohrs empfehlen.

[2] Zum Beispiel Acid. acetylosalicyl. und Terpinum hydratum.

[3] Das Durchsichtigwerden und das Zusammenfließen ist nicht identisch, sondern bezeichnet Beginn und Ende eines Intervalls.

[4] Möglichst nicht zu schmelzen. Durch Einbohren des Schmelzpunktröhrchens in die Fettmasse unter Drehen und leichtem Druck wird man das Röhrchen stets ohne Schmelzen füllen können.

chen mindestens 24 Stunden lang bei niedriger Temperatur[1] (etwa 10°) liegen, um das Fett völlig zum Erstarren zu bringen. Erst dann ist das Röhrchen mit einem geeigneten Thermometer zu verbinden und in ein etwa 30 mm weites Probierrohr zu bringen, in dem sich das zum Erwärmen dienende Wasser befindet. Das Erwärmen muß allmählich und unter häufigem Umrühren des Wassers geschehen. Der Wärmegrad, bei dem das Fettsäulchen durchsichtig wird und in die Höhe schnellt[2], ist als der Schmelzpunkt anzusehen.

28. Zur *Bestimmung des Erstarrungspunkts* werden etwa 10 g des zu untersuchenden Stoffes in einem Probierrohr, in dem sich ein geeignetes Thermometer befindet, vorsichtig geschmolzen. Durch Eintauchen in Wasser, dessen Temperatur etwa 5° niedriger als der zu erwartende Erstarrungspunkt ist, wird die Schmelze auf etwa 2° unter den Erstarrungspunkt abgekühlt und darauf durch Rühren mit dem Thermometer, nötigenfalls durch Einimpfen eines kleinen Kristalls des zu untersuchenden Stoffes, zum Erstarren gebracht. Die während des Erstarrens beobachtete höchste Temperatur[3] ist als der Erstarrungspunkt anzusehen.

29. Die *Bestimmung des Siedepunkts.* Unter dem Siedepunkt einer Flüssigkeit versteht man im allgemeinen diejenige Temperatur, bei der ihr Dampfdruck gleich dem Luftdruck ist. Die in den einzelnen Artikeln angegebenen Siedepunkte beziehen sich auf den Luftdruck von 760 mm Quecksilber. Für die hiervon abweichenden Barometerstände zwischen 650 und 800 mm enthält die Anlage VII eine Tabelle[4] der zugehörigen Siedepunkte.

Zur Bestimmung des Siedepunkts kommen zwei[5] Verfahren zur Anwendung.

a) Soll durch die Untersuchung lediglich die Identität[6] eines Arzneimittels festgestellt werden, so bedient man sich des zur Bestimmung des Schmelzpunkts unter 27a beschriebenen Apparats, indem man an dem Thermometer in der gleichen Weise, wie oben beschrieben, ein dünnwandiges, an einem Ende zugeschmolzenes Glasröhrchen von 3 mm lichter Weite befestigt und in dieses 1 bis 2 Tropfen der zu untersuchenden Flüssigkeit sowie — zur Verhütung des Siedeverzugs — ein unten offenes Kapillarröhrchen gibt, das in einer Entfernung von 2 mm vom eintauchenden Ende eine zugeschmolzene Stelle hat. Man verfährt alsdann weiter wie bei der Bestimmung des Schmelzpunkts. Die Temperatur, bei der aus der Flüssigkeit eine ununterbrochene[7] Reihe von Bläschen aufzusteigen beginnt, ist als der[8] Siedepunkt anzusehen.

b) Soll durch die Bestimmung des Siedepunkts der Reinheitsgrad eines Stoffes festgestellt werden, so ist der Stoff aus dem nachfolgend beschriebenen und abgebildeten Apparat zu destillieren (Abb. 1). Als Siedegefäß wird für die verschiedenen,

---

[1] Das genügt durchaus nicht immer. Selbst dann nicht, wenn man Eis anwendet. Zum Beispiel Oleum Cacao nimmt erst nach vierwöchentlicher Lagerung seinen eigentlichen Schmelzpunkt wieder an. Einstechen des Röhrchens in die Fettmasse ist daher stets vorzuziehen.

[2] Das ist bereits der Fall, wenn nur die Randpartie weich wird. Möglichst enge Röhrchen und langsames Erhitzen sind geboten.

[3] Im Augenblick des Erstarrens schnellt das Thermometer in die Höhe.

[4] Nicht für alle Arzneimittel und nicht für Reagenzien, für die das noch wichtiger wäre, da der Siedepunkt häufig als einziges Reinheitsmerkmal angegeben ist.

[5] Eigentlich 3; *a* und *b* mit dem besonderen Siedeaufsatz und *b* mit dem Fraktionierkolben.

[6] Vorschriften, wann Identitäts- und wann Reinheitsprüfung vorzunehmen ist, fehlen.

[7] Ununterbrochen ist wichtig. Einzelne, schon bei niedrigen Temperaturen aus dem Siedestäbchen aufsteigende Luftbläschen sind bedeutungslos.

[8] Ergänze: unkorrigierte. Unkorrigiert sowohl bezüglich Luftdruck, als auch bezüglich der Thermometerkorrektur für den nicht im Heizbad befindlichen Teil des Thermometers. Das ist beim Vergleich mit Handbuchangaben zu berücksichtigen.

nachstehend genauer unterschiedenen Zwecke entweder das Siederohr a_1 verwendet oder der Siedekolben a_2. Das Siederohr a_1 besteht aus einem starkwandigen Probierrohr von 180 mm Höhe und 20 mm lichter Weite, während der Siedekolben a_2 aus einem ähnlichen Rohr besteht, das am unteren Ende zu einer Kugel von etwa 5 cm Durchmesser ausgeblasen ist. Zunächst wird in das Siedegefäß a_1 oder a_2 eine etwa 2 cm hohe Schicht trockene Tariergranaten b, die einen Durchmesser von 2 bis 2,5 mm haben und mit roher Salzsäure gereinigt worden sind, oder ein Siedestäbchen gebracht. Dann werden etwa 15 ccm der zu prüfenden Flüssigkeit in das Siedegefäß gebracht. Auf dem Siedegefäß wird mittels eines Korkes der Siedeaufsatz befestigt. Dieser besteht aus einem Dampfrohr d von 9 mm lichter Weite und etwa 210 mm Höhe, dessen oberer Teil von dem angeschmolzenen Dampfmantel f von etwa 20 mm Weite und 140 mm Länge umgeben ist. Das obere, etwas verjüngte Ende des Dampfmantels ist mit einem Korke verschlossen, in dem das Thermometer g befestigt wird. An dem unteren Ende des Dampfmantels ist ein Abzugsrohr h von etwa 210 mm Länge angebracht.

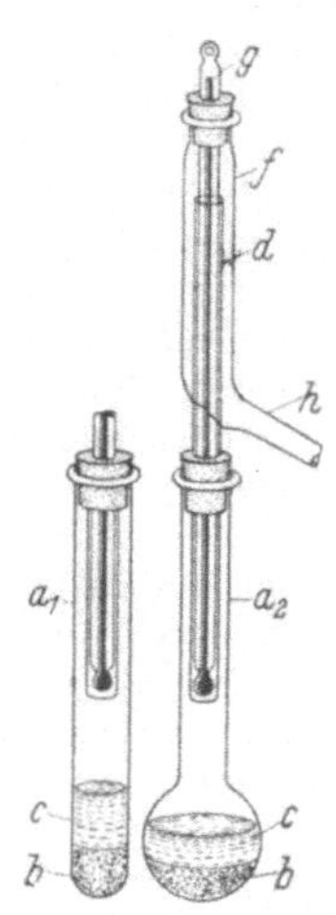

Abb. 1

Ausführung der Bestimmungen bei Flüssigkeiten, die unterhalb 100° sieden.

Das Siederohr a_1 ist in die Mitte einer Asbestplatte von 100 mm Seitenlänge, die an dieser Stelle eine runde Öffnung von 20 mm Durchmesser hat, zu stellen. Diese Öffnung ist von unten durch ein Messingdrahtnetz von etwa 1 mm Maschenweite zu schließen. Die Flammenhöhe ist so zu regeln, daß Äther in schwachem, die übrigen Flüssigkeiten in lebhaftem Sieden erhalten werden. Das Abzugsrohr ist während der Destillation mit einem Kühler zu verbinden.

Ausführung der Bestimmungen bei Flüssigkeiten, die oberhalb 100° sieden.

Der Siedekolben a_2 ist auf ein Messingdrahtnetz von etwa 3 mm Maschenweite zu stellen. Die Flammenhöhe ist so zu regeln, daß nach vorsichtigem Anwärmen die Flüssigkeiten zu außerordentlich lebhaftem Sieden erhitzt werden. Sobald die ersten Tropfen übergehen, ist die Flamme derart zu verkleinern, daß in der Minute etwa 60 Tropfen überdestillieren. Das Abzugsrohr ist während der Destillation mit einem Kühlrohr zu verbinden.

Bei diesen Bestimmungen muß fast die gesamte Flüssigkeitsmenge innerhalb der im Einzelfall angegebenen Temperaturgrenzen übergehen. Vorlauf und Rückstand dürfen nur ganz gering sein[1].

Bei der Prüfung von Flüssigkeiten wie Petroleumbenzin, rohes Kresol usw., bei denen innerhalb gewisser Temperaturgrenzen bestimmte Anteilsmengen übergehen sollen, sind als Siedegefäße die üblichen Fraktionierkölbchen zu verwenden. Das Erhitzen ist dann bei Flüssigkeiten, die unterhalb 75° sieden, auf dem Wasserbad vorzunehmen, in den übrigen Fällen über freier Flamme auf dem Drahtnetz.

30. Der nach dem *Verbrennen hinterbleibende Rückstand* wird in folgender Weise ermittelt.

Eine dem Einzelfall angemessene Menge Substanz wird in einem ausgeglühten und gewogenen, schräggestellten Tiegel durch eine mäßig starke Flamme[2] verascht.

---

[1] Dieser Apparat ist also nur zu verwenden, wenn eine bei einer einheitlichen Temperatur siedende Substanz vorliegt.

[2] In der Flammenspitze. Ist der ganze Tiegel von der Flamme umhüllt, so fehlt der Luft die Zutrittsmöglichkeit.

In den Fällen, in denen sich bei der Veraschung schwerverbrennliche Kohle bildet, wird, um die Verbrennung der Hauptmenge der Kohle zu beschleunigen, die Flamme mehrmals für kurze Zeit entfernt[1]. Wird durch fortgesetzes Erhitzen eine weitere oder völlige Veraschung nicht erreicht, so wird die Kohle[2] mit heißem Wasser übergossen und der gesamte Tiegelinhalt durch ein Filter von bekanntem Aschengehalt filtriert. Das Filter wird mit möglichst wenig Wasser[3] nachgewaschen, mit dem darauf verbliebenen Rückstand in den Tiegel gebracht, darin getrocknet[4] und verascht. Sobald keine Kohle mehr sichtbar und der Tiegel erkaltet ist, wird das Filtrat und das zum Nachspülen benutzte Waschwasser in dem Tiegel auf dem Wasserbad eingedampft. Der nunmehr verbliebene Rückstand wird nochmals kurze Zeit schwach geglüht und nach dem Erkalten des Tiegels gewogen. Von dem ermittelten Gewicht ist der Aschengehalt des Filters abzuziehen.

Bei der *Veraschung von Drogen*[5] wird, sofern bei den einzelnen Artikeln nichts anderes vorgeschrieben ist, in folgender Weise verfahren.

Ein Porzellantiegel wird bis zu etwa einem Drittel mit gereinigtem Sand gefüllt, geglüht und nach halbstündigem Stehen im Exsikkator gewogen. Die Reinigung des Sandes hat in der Weise zu geschehen, daß man Seesand mit Salzsäure digeriert und dann mit Wasser vollkommen auswäscht; hierauf wird der Sand getrocknet und geglüht[6]. Von der zu veraschenden Substanz schichtet man 0,5 bis 2 g auf den Sand, wägt genau, mischt mit einem Glasstab oder Silberspatel die Substanz unter den Sand und wischt den Glasstab oder Spatel mit einer Federfahne über dem Tiegel ab. Die Verbrennung leitet man unter Schrägstellung des Tiegels vom Rande des letzteren aus mit möglichst kleiner Flamme ein und schiebt, indem man die Flamme vergrößert, allmählich den Brenner nach dem Boden des Tiegels hin. In den meisten Fällen geht auf diese Weise die Veraschung glatt und rasch vor sich, was an der Farbe des Sandes leicht zu erkennen ist. Verascht die Substanz sehr träge, so läßt man erkalten und bringt durch Schräghalten des Tiegels und leichtes Gegenklopfen den Inhalt in die Lage, daß er einen Teil des Tiegelbodens frei läßt. Auf diesen träufelt man nun 5 bis 10 Tropfen rauchende Salpetersäure, bringt den Sand wieder in horizontale Lage und erhitzt auf einer Asbestplatte über ganz kleiner Flamme[7] bis zur Trockne und glüht alsdann über freier Flamme. Nun mischt man den erkalteten Tiegelinhalt mit etwas gepulverter Oxalsäure[8], glüht nochmals kurze Zeit und wägt nach halbstündigem Stehenlassen im Exsikkator[9].

Den Sand kann man wiederholt zu Veraschungen benutzen. Bei *Safran* empfiehlt

---

[1] Wobei gewöhnlich Aufglimmen der Masse zu beobachten ist.

[2] Nach dem Zerdrücken mit einem Glasstäbchen, das dann mit Wasser abgespritzt wird.

[3] Aber einer ausreichenden Menge, sonst verknistert und verspritzt leicht Salz beim Veraschen.

[4] Trocknen im Trichter im Trockenschrank und erst nachheriges Einbringen des Filters in den Tiegel sind ratsam. Trocknen über offener Flamme führt leicht zu Verlusten.

[5] Über den Zerkleinerungsgrad sagt das Arzneibuch nichts aus.

[6] Es empfiehlt sich, eine größere Menge so gereinigten Sandes in einem Glasstopfenglase vorrätig zu halten.

[7] Abzug!

[8] Um die Nitrate in Karbonate (über die Oxalate) überzuführen.

[9] Die sehr wichtige Bestimmung des Säureunlöslichen in der Asche ist auf diese Weise unmöglich. Drogen mit abnorm hohem Gehalt an Asche sollten aber erst dann verworfen werden, wenn die Bestimmung des Säureunlöslichen in der Asche ergibt, daß der hohe Aschegehalt nicht physiologisch ist, sondern auf Verunreinigung der Droge zurückzuführen ist. Bei Pulvern ist ein hoher Aschegehalt verdächtig, es ist dann auch mikroskopisch zu prüfen, ob sich das Pulver (z. B. durch abnorme Kalziumoxalat) als Absiebsel erweist.

es sich, diesen erst auf dem Sande zur Verkohlung zu bringen und dann nach genügender Abkühlung die Kohle unter den Sand zu mischen.

31. Bestimmung von *Säuregrad, Säurezahl, Verseifungszahl, Esterzahl.*

a) Unter *Säuregrad* eines Fettes oder Öles versteht man die Anzahl Kubikzentimeter Normal-Kalilauge, die notwendig ist, um die in 100 g Fett oder Öl vorhandene freie Säure zu neutralisieren.

Zur Bestimmung der freien Säure werden 5 bis 10 g Fett oder Öl in 30 bis 40 ccm einer säurefreien[1] Mischung gleicher Raumteile Äther und absoluten Alkohols gelöst und mit $^1/_{10}$-Normal-Kalilauge[2] unter Zusatz von 1 ccm Phenolphthaleinlösung als Indikator titriert. Scheidet sich während der Titration ein Teil des Fettes oder Öles aus, so muß ein weiterer Zusatz von Äther-Alkohol-Mischung erfolgen[3].

b) Die *Säurezahl* gibt an, wieviel Milligramm Kaliumhydroxyd notwendig sind, um die in 1 g Wachs, Walrat, Harz oder Balsam[4] vorhandene freie Säure zu neutralisieren.

Die Bestimmung wird nach den bei den einzelnen Artikeln gegebenen Vorschriften[5] ausgeführt. Die Mengen sind genau zu wägen[6].

---

[1] Es ist besser, in anderer Reihenfolge zu verfahren. Man mische Äther und Alkohol, setze 1 ccm Phenolphthalein zu und so viel $^1/_{10}$-Normal-Kalilauge, daß eine eben bemerkbare Rosafärbung einige Sekunden bestehen bleibt. Dann wäge man das Öl ein und titriere.

[2] Titriert wird mit $^1/_{10}$-Normal-Kalilauge, der Säuregrad wird aber in ccm $^1/_1$-Normal-Kalilauge ausgedrückt.

[3] Berechnung:

$$\text{Säuregrad} = \frac{F \cdot \text{Anzahl ccm } ^1/_{10}\text{-Normal-Kalilauge} \cdot 100}{10 \cdot \text{Fetteinwaage}}.$$

[4] Natürlich auch in Fetten oder fetten Ölen. Säuregrad 100 = Säurezahl 56,11.

[5] Mit $^1/_2$-Normal-Kalilauge (weingeistiger).

[6] Berechnung:

$$\text{Säurezahl} = \frac{F \cdot \text{Anzahl ccm } ^1/_2\text{-Normal-Kalilauge} \cdot 28,055 \cdot 1000}{\text{mg Fetteinwaage}}.$$

Zur Berechnung kann auch die Kaliumhydroxydtafel verwendet werden, aus der die Anzahl Milligramm Kaliumhydroxyd durch Addition aus der Anzahl der Kubikzentimeter errechnet werden können.

Beispiel: Wieviel Milligramm Kaliumhydroxyd entsprechen 12,3 ccm $^1/_2$-Normal-Kalilauge?

Antwort:

10	280,55	
2	56,110	
0,3	8,4165	
	345,0765 mg.	

Die selbstverständliche Abrundung ist erst nach beendeter Berechnung vorzunehmen.

Kaliumhydroxydtafel.

a) $^1/_2$-Normal-Kalilauge.		b) $^1/_{10}$-Normal-Kalilauge.	
ccm	mg KOH	ccm	mg KOH
1	28,055	1	5,611
2	56,110	2	11,222
3	84,165	3	16,833
4	112,220	4	22,444
5	140,275	5	28,055
6	168,330	6	33,666
7	196,385	7	39,277
8	224,440	8	44,888
9	252,495	9	50,499

c) Die *Verseifungszahl*[1] gibt an, wieviel Milligramm Kaliumhydroxyd zur Bindung der in 1 g Fett, Öl, Wachs oder Balsam enthaltenen freien Säure und zur Verseifung der Ester verbraucht sind. Die Mengen sind genau zu wägen.

Die Bestimmung der Verseifungszahl wird, sofern bei einzelnen Artikeln nicht besondere Vorschriften gegeben sind, in folgender Weise ausgeführt:

Man wägt 1 bis 2 g des zu untersuchenden Stoffes in einem Kölbchen aus Jenaer Glas von 150 ccm Inhalt ab, setzt 25 ccm weingeistige $^1/_2$-Normal-Kalilauge hinzu, verschließt das Kölbchen mit einem durchbohrten Korke, durch dessen Öffnung ein 75 cm langes Kühlrohr aus Kaliglas führt, erhitzt die Mischung unter häufigem Umschwenken auf dem Wasserbad und erhält sie etwa eine halbe Stunde lang im schwachen Sieden, bis die Flüssigkeit klar geworden ist. Um die Verseifung zu vervollständigen, mischt man den Kolbeninhalt durch wiederholtes, vorsichtiges Umschwenken, wobei darauf zu achten ist, daß die Flüssigkeit nicht an den Kork oder das Kühlrohr spritzt. Man titriert alsdann in der noch heißen Lösung nach Zusatz von 1 ccm Phenolphthaleinlösung sofort mit $^1/_2$-Normal-Salzsäure den Überschuß an Kalilauge zurück (1 ccm $^1/_2$-Normal-Salzsäure = 28,055 mg Kaliumhydroxyd, Phenolphthalein als Indikator).

Bei jeder Versuchsreihe sind mehrere[2] blinde Versuche in gleicher Weise, aber ohne Anwendung des betreffenden Stoffes auszuführen, um den Wirkungswert der weingeistigen Kalilauge gegenüber der $^1/_2$-Normal-Salzsäure festzustellen.

d) Die *Esterzahl* gibt an, wieviel Milligramm Kaliumhydroxyd zur Verseifung der in 1 g ätherischem Öle, Wachs usw. vorhandenen Ester verbraucht sind. Die Mengen sind genau zu wägen.

Die Esterzahl[3] ergibt sich somit als Differenz zwischen Verseifungs- und Säurezahl.

Die Bestimmung der Esterzahl erfolgt nach der im Einzelfalle gegebenen Vorschrift.

e) Für die Bestimmung der *unverseifbaren Anteile* in Ölen ist nachstehende Vorschrift[4] anzuwenden.

---

[1] Berechnung: Verseifungszahl =

$$\frac{F \cdot (25 - \text{Anzahl ccm } ^1/_2\text{-Normal-Salzsäure}) \cdot 28,055 \cdot 1000}{\text{mg Fetteinwaage}}.$$

Zur Berechnung ist auch die Kaliumhydroxydtafel zu verwenden.

[2] Gewöhnlich zwei.

[3] Die Berechnung erfolgt entweder als Differenz von V. Z. und S. Z. oder ebenso wie die der V. Z., falls sie direkt bestimmt wird.

[4] Diese Vorschrift ist sehr lückenhaft. Die erste Verseifung hat durch Kochen am Rückflußkühler zu geschehen, und zwar ist die Lösung des Kaliumhydroxyds in Weingeist jedesmal frisch zu bereiten. Nach halbstündigem Sieden ist abzukühlen und mit 60 ccm Wasser zu verdünnen, indem die Seifenlösung in einen Schütteltrichter gegossen und der Verseifungskolben mit dem Wasser nachgespült wird. Dann wird, wie vorgeschrieben, dreimal mit je 30 ccm Petroläther ausgeschüttelt. Beim Ausschütteln ist nicht zu heftig durchzuschütteln, sonst entstehen leicht Emulsionen, die nur schwer trennbar sind. Dies ist besonders dann der Fall, wenn viel Unverseifbares zugegen ist. Da geringe Mengen Seife stets in den Petroläther übergehen, die auch nicht durch das Waschen mit Wasser völlig entfernt werden können, und da viele Fette Bestandteile enthalten, die schwer verseifbar sind und daher bei der ersten Verseifung unverseift bleiben können, so kann der nach dem Abdestillieren des Petroläthers verbleibende Rückstand noch nicht als Unverseifbares gewogen werden. Der Rückstand muß vielmehr einer weiteren Reinigung unterworfen werden. Zu diesem Zwecke wird er nochmals verseift. Nunmehr werden die Angaben des Arzneibuches ganz ungenau. Die zweite Verseifung sollte mit möglichst kleinen Mengen Ätzkali vorgenommen werden und natürlich auch nicht mit 50 ccm Alkohol. Eine orientierende Wägung ist daher zu empfehlen, um die Mengenverhältnisse dem ersten Verseifungsansatz anpassen zu können. 0,5 g Ätzkali in 10 ccm Weingeist

10 g Öl werden mit 5 g Kaliumhydroxyd und 50 ccm Weingeist verseift; die Seifenlösung wird mit 60 ccm Wasser verdünnt und dreimal mit je 30 ccm Petroläther ausgeschüttelt. Die mit Wasser gewaschene Petrolätherlösung wird verdunstet, der Rückstand nochmals mit weingeistiger Kalilauge verseift und die Seifenlösung in der gleichen Weise mit Wasser verdünnt und mit Petroläther ausgeschüttelt. Die durch Schütteln mit Kalziumsulfatlösung von den letzten Seifenanteilen befreite Petrolätherlösung wird verdunstet, der Rückstand getrocknet und gewogen.

32. Die *Jodzahl* gibt an, wieviel Teile Jod der von 100 Teilen Fett oder Öl gebundenen Brommenge[1] unter den Bedingungen des nachstehenden Verfahrens äquivalent sind.

Man bringt von Fetten oder Ölen mit vermutlichen Jodzahlen von 200 bis 150 = 0,15 bis 0,2 g, von 150 bis 100 = 0,2 bis 0,3 g, von 100 bis 50 = 0,3 bis 0,6 g, von 50 bis 20 = 0,6 bis 1,0 g, mit kleineren Jodzahlen = 1 bis 2 g in eine Flasche von etwa 200 ccm Inhalt mit *eingeschliffenem, gut* schließendem Glasstopfen, der durch Bestreichen mit konzentrierter Phosphorsäure abgedichtet wird[2], und löst das Fett oder Öl in 10 ccm Tetrachlorkohlenstoff, nötigenfalls unter vorsichtigem Erwärmen, auf. Die Mengen sind genau zu wägen. Dann läßt man bei Zimmertemperatur aus einer Pipette 50 ccm $^1/_{10}$-Normal-Kaliumbromatlösung zufließen, fügt 1 g grobgepulvertes Kaliumbromid und 10 ccm verdünnte Salzsäure[3] hinzu, verschließt die Flasche schnell, schüttelt kräftig durch, bis das Kaliumbromid vollständig in Lösung gegangen ist, und läßt das Gemisch 2 Stunden lang im *Dunkeln*[4] stehen, wobei in der ersten Stunde mehrmals umzuschütteln ist. Nach dieser Zeit ist die Reaktion im allgemeinen beendet; bei trocknenden Ölen oder Tranen jedoch ist eine 20stündige Einwirkungsdauer erforderlich. Man fügt dann unter vorsichtigem Lüften des Glasstopfens genau 10 ccm etwa $^1/_2$-Normal-Natriumarsenitlösung[5] hinzu, schüttelt um, bis Entfärbung eingetreten ist, setzt 20 ccm rauchende Salz-

---

dürften stets ausreichen. Die Petroläthermenge darf aber **nicht** entsprechend verkleinert werden, da zwar die Menge des Verseifbaren, nicht aber die des Unverseifbaren kleiner geworden ist. Das Schütteln mit Kalziumsulfatlösung bezweckt die Überführung der letzten Seifenreste in Kalkseife, die in Petroläther ganz unlöslich ist. Es kann dann eine Filtration des Petroläthers erforderlich werden.

Auf folgendes ist besonders zu achten. Der Petroläther ist sorgfältig darauf zu prüfen, daß er nicht selbst höhersiedende Anteile enthält, die Unverseifbares vortäuschen. Gewisse unverseifbare Körper, Sterine, sind in Petroläther recht schwer löslich, in Wasser oder verdünntem Weingeist aber nicht völlig unlöslich, so daß die Resultate dadurch ungenau werden können. Man kann dem begegnen, indem man nach der Verseifung den Weingeist auf dem Wasserbade teilweise abdunstet oder indem man an Stelle von Wasser eine 10% Chlorkalium enthaltende wäßrige Lösung zum Verdünnen und Waschen verwendet.

[1] Sog. bromometrische Jodzahl. Diese WINKLERsche Methode erfordert sorgfältigstes Arbeiten.

[2] Das Abdichten mit Phosphorsäure hat vor dem Abdichten mit Wasser keine erheblichen Vorzüge.

[3] $KBrO_3 + 5 KBr + 6 HCl = 6 KCl + 3 H_2O + 3 Br_2$. Die $^1/_{10}$-Normal-Kaliumbromatlösung ist nicht betreffs BrO_3' $^1/_{10}$-normal, sondern sie ist so eingestellt, daß sie mit der entsprechenden Menge KBr und Säure gemäß obiger Gleichung eine $^1/_{10}$-Normal-Bromlösung liefert.

[4] Besonders wichtig. Das Reaktionsgemenge ist sehr lichtempfindlich, besonders das über der Flüssigkeit stehende Bromdampf-Luft-Gemisch. Man stelle daher den Jodzahlkolben in eine verschlossene Pappdose, in die der Kolben genau hineinpaßt, so daß das Schütteln in der Pappdose vorgenommen werden kann.

[5] $As_2O_3 + 2 Br_2 + 2 H_2O = As_2O_5 + 4 HBr$. Auch die $^1/_2$-Normal-Natriumarsenitlösung ist nicht $^1/_2$-normal bezüglich des Molekulargewichtes der As_2O_3, sondern bezüglich der $^1/_{10}$-Normal-Bromlösung.

säure hinzu und titriert unter Umschwenken mit $^1/_{10}$-Normal-Kaliumbromatlösung[1] bis zum Auftreten einer eben sichtbaren, schwach blaßgelben Färbung. Die Titration muß bei auffallendem, gutem Tageslicht vor einem unmittelbar hinter den Glaskolben oder die Flasche gehaltenen weißen Papierblatt ausgeführt werden.

Wird die Titration bei ungünstigem Tageslicht oder bei Lampenlicht ausgeführt, so setzt man der entfärbten, sauren Lösung 2 Tropfen Indigokarminlösung hinzu und titriert unter lebhaftem Umschwenken mit $^1/_{10}$-Normal-Kaliumbromatlösung bis zur Entfärbung[2] unter Verwendung einer weißen Unterlage. Sobald die Lösung während der Titration blasser wird, setzt man noch 1 Tropfen des Indikators hinzu; das Reaktionsgemisch ist gegen Ende der Titration vor jedem weiteren, tropfenweisen Zusatz der Kaliumbromatlösung einige Male umzuschütteln.

Bei jeder Versuchsreihe sind mehrere[3] blinde Versuche zur Feststellung des Wirkungswerts der etwa $^1/_2$-Normal-Natriumarsenitlösung gegenüber der $^1/_{10}$-Normal-Kaliumbromatlösung in der Weise auszuführen, daß man 10 ccm Tetrachlorkohlenstoff, 25 ccm $^{4}1/_{10}$-Normal-Kaliumbromatlösung, 25 ccm Wasser, 1 g grobgepulvertes Kaliumbromid und 10 ccm verdünnte Salzsäure in der oben angegebenen Weise und unter den gleichen Zeitverhältnissen im *Dunkeln* aufeinander einwirken läßt; dann gibt man aus einer Pipette 10 ccm[5] der etwa $^1/_2$-Normal-Natriumarsenitlösung und 20 ccm rauchende Salzsäure hinzu und titriert mit $^1/_{10}$-Normal-Kaliumbromatlösung.

Die Jodzahl (Jodbromzahl) berechnet sich nach dem Ansatz

$$\frac{(a - b) \cdot 1{,}2692}{f} \; ;$$

hierbei bedeuten a die bei der Bestimmung der Jodzahl des Fettes oder Öles verbrauchte (50 ccm, vermehrt um die bei der Titration zugesetzte) Anzahl Kubikzentimeter $^1/_{10}$-Normal-Kaliumbromatlösung, b die beim blinden Versuch verbrauchte (25 ccm, vermehrt um die bei der Titration zugesetzte) Anzahl Kubikzentimeter $^1/_{10}$-Normal-Kaliumbromatlösung, f die angewandte Fett- oder Ölmenge in Gramm.

Es ist darauf zu achten, daß die durch das Fett gebundene und die nicht gebundene Brommenge annähernd gleich groß sind, d. h., $(a - b)$ soll annähernd 25 betragen; andernfalls ist zum mindesten bei höheren Jodzahlen die Bestimmung unter Verwendung entsprechend größerer oder kleinerer Fett- oder Ölmengen zu wiederholen.

Da bei diesen Bestimmungen die geringsten Versuchsfehler[6] auf das Ergebnis von

---

[1] Der Arsenitüberschuß wird also zurücktitriert, denn 50 ccm $^1/_{10}$-Normal-Kaliumbromatlösung sind 10 ccm $^1/_2$-Normal-Natriumarsenitlösung äquivalent. Ist also die Jodzahl $= 0$, so müßte schon der erste Tropfen der $^1/_{10}$-Normal-Kaliumbromatlösung an dieser Stelle den Umschlag hervorrufen. Da aber die $^1/_2$-Normal-Natriumarsenitlösung nicht genau, sondern nur etwa $^1/_2$-normal ist, so ist noch ein blinder Versuch erforderlich.

[2] Infolge Zerstörung des Farbstoffs.

[3] Zwei.

[4] Also die Hälfte des eigentlichen Versuchs.

[5] Also ebensoviel wie beim eigentlichen Versuche, so daß also zum Zurücktitrieren etwa 25 ccm $^1/_{10}$-Normal-Kaliumbromat erforderlich sein müßten.

[6] I. Ungenaue Wägungen. Da die Waage des Apothekers nur Milligramme zu wägen gestattet, so liegt der dadurch veranlaßte Wägefehler bei 0,15 bis 0,3 g schon recht hoch. Andererseits ist die Spanne für die Jodzahlen eine so große, daß sie bei sorgsamem Arbeiten die Fehlermöglichkeit um ein Vielfaches übersteigt. II. Verlust durch Lichteinwirkung, worauf besonders zu achten ist, siehe Anm. 4. III. Bromverluste bei Öffnen des Glases. Diese Fehlermöglichkeit ist aber nur eine vermeintliche, da der Fehler nach WINKLER nur etwa 0,05 ccm $^1/_{10}$-normal ausmacht und zudem bei blindem Versuch gleich groß ist.

merklichem Einfluß sind, ist peinlich genaues Arbeiten und die Anstellung von Doppelversuchen erforderlich.

33. Die *Bestimmung der Alkoholzahl in Tinkturen* und die *Prüfung auf Methylalkohol — Methanol — und Azeton* erfolgen nach den nachstehenden Vorschriften[1].

Aus einer alkoholischen Lösung läßt sich der Alkohol durch Zusatz von Pottasche aussalzen, da bekanntlich die Alkalikarbonate leicht in Wasser löslich, dagegen in Alkohol unlöslich sind. Schüttelt man eine alkoholische Flüssigkeit mit Kaliumkarbonat *im Überschuß* und läßt absetzen, so scheiden sich 3 Schichten ab: 1. Eine untere Schicht von festem K_2CO_3, 2. eine mittlere Schicht von gesättigter Pottaschelösung, 3. eine obere Schicht von Alkoholhydrat, dem die Zusammensetzung $4C_2H_5 \cdot OH + H_2O$ zukommt, entsprechend 91,089 Gewichtsprozent Alkohol.

Eine Bestimmung des Alkoholgehalts durch direkte Zugabe der Pottasche zu den Tinkturen ist wegen der dabei entstehenden Emulsionsbildung unmöglich, eine Destillation der Tinktur daher notwendig.

Zur Bestimmung der *Alkoholzahl* in Tinkturen bedient man sich des zur Bestimmung des Siedepunkts unter 29b beschriebenen Apparates mit dem Siedekolben a_2 und angeschlossenem Kühler. Hierbei wird das untere Ende des Kühlers mit einem Vorstoß, dessen oberer Teil bei 1,3 cm lichter Weite 2,5 cm und dessen unterer Teil bei 0,5 cm lichter Weite 15 cm lang ist, derart verbunden, daß der absteigende Teil des Vorstoßes senkrecht steht. In den Siedekolben wird zur Verhütung des Siedeverzugs ein Siedestäbchen gegeben. Als Vorlage dient ein in 0,1 ccm eingeteilter Glaszylinder von 25 ccm Inhalt.

Der Siedekolben wird, sofern nicht besondere Vorschriften gegeben sind, mit einer Mischung von 10 g der zu prüfenden Tinktur und 5 g Wasser beschickt. Darauf wird mit schwach exzentrisch gestellter Flamme das in der Mitte der Asbestplatte befindliche Drahtnetz derart erhitzt, daß es in seiner ganzen Ausdehnung rotglühend wird. Bei beginnendem Sieden ist die Höhe der Flamme so einzustellen, daß die Flüssigkeit gleichmäßig und stark siedet. Bei den mit verdünntem Weingeist bereiteten Tinkturen sind etwa 11 ccm, bei den mit Weingeist bereiteten etwa 13 ccm, bei Tinctura Opii crocata und Tinctura Opii simplex etwa 9 ccm abzudestillieren.

Das in dem Glaszylinder aufgefangene Destillat wird mit so viel Kaliumkarbonat kräftig durchgeschüttelt, daß eine mindestens 0,5 cm hohe Schicht von Kaliumkarbonat ungelöst bleibt. Bei den mit verdünntem Weingeist bereiteten Tinkturen sind etwa 6 bis 7 g — bei den Opiumtinkturen etwas mehr —, bei den mit Weingeist bereiteten Tinkturen etwa 3 bis 4 g Kaliumkarbonat erforderlich. Wird zu reichlich Kaliumkarbonat zugesetzt, so findet keine scharfe Scheidung der Flüssigkeit statt. In diesem Falle ist mit einigen Tropfen[2] Wasser erneut durchzuschütteln, bis bei ruhigem Stehen eine scharfe Scheidung eintritt.

Nach dem Abkühlen auf 20° durch halbstündiges Einstellen in Wasser von 20° wird die Anzahl Kubikzentimeter der oberen, alkoholischen Schicht abgelesen $= Alkoholzahl$[3]. Durch Multiplikation der Alkoholzahl mit 7,43 erhält man bei den mit absolutem Alkohol, Weingeist oder Weingeist und Wasser bereiteten Tinkturen den Alkoholgehalt der Tinktur in Gewichtsprozenten.

Zur Feststellung dieser Alkoholzahl ist also keine Umrechnung notwendig. Das DAB 6. sagt aber noch auf S. LIV: „Durch Multiplikation der Alkoholzahl mit 7,43 erhält man bei den mit absolutem Alkohol, Weingeist oder Weingeist und Wasser bereiteten Tinkturen den Alkoholgehalt der Tinktur in Gewichtsprozenten." Wie erklärt sich bei dieser Umrechnung auf Gewichtsprozente der angegebene Wert 7,43?

---

[1] Für den Nachweis von **Isopropylalkohol** gibt das Arzneibuch kein Verfahren an.
[2] Nicht mehr.
[3] Eine Konventionsmethode, die also in allen Einzelheiten genau einzuhalten ist.

Eine *genaue* Umrechnung kann nur nach einer sehr komplizierten Formel erfolgen[1], da es hierzu nötig ist, noch den in der Pottaschelösung zurückgebliebenen Alkoholhydratrest zu berücksichtigen. Für die Praxis kann diese Korrektur vernachlässigt und so gerechnet werden: Vorstehend war gesagt worden, daß Alkoholhydrat enthält: 91,089 Gewichtsprozent Alkohol. 1 g Alkoholhydrat entspricht also 0,91089 g Alkohol. Wir *wägen* aber nicht das Alkoholhydrat, sondern wir *messen* es in Kubikzentimetern. Das spezifische Gewicht des Alkoholhydrats (des Weingeistes also von 91,089 Gewichtsprozent Alkohol) beträgt bei 20° 0,8157. 1 ccm Alkoholhydrat hat demnach das Gewicht von 0,8157 und wird nach der Gleichung

$$1 : 0,91089 = 0,8157 : x, \quad x = 0,743$$

enthalten: 0,743 g Alkohol. Der Faktor 0,743 wird deshalb, multipliziert mit der Anzahl der im Glaszylinder abgelesenen Anzahl Kubikzentimeter Alkoholhydrat, das Gewicht des Alkohols angeben, der in den 10 g der zum Versuch verwendeten Tinktur vorhanden ist. Daher wird zur Umrechnung auf 100 g Tinktur der 10fache Faktor 7,43, entsprechend multipliziert, direkt den Alkoholgehalt in Gewichtsprozenten angeben.

Wir ziehen es vor, die folgende, etwas langwierigere, aber weitaus zuverlässigere Methode in den einschlägigen Fällen anzuwenden:

Alkoholbestimmung in Tinkturen, Fluidextrakten, weingeistigen Destillaten usw., auch kosmetischen Präparaten.

Die sämtlichen einschlägigen Verfahren beruhen (wie bei der Alkoholbestimmung im Wein) auf dem Prinzip, daß der Weingeist der zu untersuchenden Präparate abdestilliert und durch Wasserzusatz auf ein bestimmtes Volumen gebracht wird, worauf gemäß dem spezifischen Gewicht des Destillats der Alkoholgehalt aus der bekannten Tabelle von WINDISCH abgelesen werden kann. Viele Anweisungen schreiben vor, daß die zu untersuchenden Präparate ohne besondere Vorbereitung der Destillation unterworfen werden. So sagt die Pharmacopoea Helvetica IV im Artikel „Tinkturen": „Für die Alkoholbestimmung gelten folgende Normen: 25 g der zu bestimmenden Tinktur werden mit 75 g Wasser gemischt und von der Mischung zwei Drittel abdestilliert. (Bei diesen Destillationen ist der Kolben, in dem die Erhitzung stattfindet, stets durch Gummistopfen und Kugelröhre [Tropfenfänger] mit dem Kühler zu verbinden.) Das Destillat ist mit Wasser auf 100 g zu bringen, das spezifische Gewicht dieser Flüssigkeit bei 15° zu ermitteln und daraus deren Alkoholgehalt der einschlägigen Tabelle (von WINDISCH) in Gewichtsprozent zu entnehmen. Der gefundene Gehalt, mit 4 multipliziert, gibt den Alkoholgehalt der Tinktur in Gewichtsprozent an." — Diese Bestimmung ist einfach und liefert Werte, die jedenfalls ungefähr orientieren. Aber erstens gehen bei diesem Verfahren ätherische Öle, Ester, flüchtige Säuren usw. ebenfalls in das Destillat über und beeinflussen dessen spezifisches Gewicht. Zweitens sind dabei Sonderfälle außer acht gelassen. Zur Erzielung genauerer Resultate wird man deshalb im allgemeinen so vorgehen, daß man aus der zu prüfenden Flüssigkeit nach Wasserzusatz die ätherischen Öle usw. aussalzt und mit Petroläther vor der Destillation entfernt. Das Verfahren, genügend exakt für die Praxis und kombiniert nach den amtlichen Anweisungen, nach den Angaben von ERWIN RICHTER[2] und ANTON REUSS[3], verläuft dann folgendermaßen:

In einen Scheidetrichter wägt man 25 g der zu untersuchenden Flüssigkeit, 25 g

---

[1] Siehe Apoth.-Ztg. 1925, S. 936.
[2] RICHTER, E.: Pharmaz. Z. 1914, S. 430.
[3] REUSS, A.: Pharmaz. Zentralhalle Deutschland 1915, S. 61.

gesättigte Kochsalzlösung und etwa 20 g Petroläther vom Siedepunkt unter 60°, schüttelt kräftig durch und stellt die Mischung beiseite, bis die untere, alkoholisch-wäßrige Schicht völlig klar geworden ist. Sodann läßt man diese in einen größeren Kolben von etwa 250 ccm Inhalt ab (wegen des eventuellen starken Schäumens), schüttelt den im Scheidetrichter zurückgebliebenen Petroläther nochmals mit 15 g gesättigter Kochsalzlösung, läßt nach abermaligem Stehen auch diese zweite Kochsalzlösung ab und vereinigt sie mit der ersten. Sodann gibt man einige Ton-scherben dazu, außerdem noch etwas Magnesiumkarbonat, wenn flüchtige Säuren oder besonders reichlich ätherische Öle vorhanden sind, und destilliert in ein Pykno-meter von 50 ccm Inhalt etwa 38 ccm über. Nachdem man das Pyknometer nun-mehr genau bis zur Marke bei 15° mit Wasser aufgefüllt hat, bestimmt man unter geeigneten Vorsichtsmaßregeln das spezifische Gewicht der Alkoholmischung.

Ausrechnung: Es soll berechnet werden, wieviel *Gramm* Alkohol in *100 Gramm* der zu untersuchenden Flüssigkeit vorhanden sind. Wir gingen in obiger Vorschrift von 25 g des Präparats aus; das Destillat wurde auf 50 ccm gebracht. Deshalb ersehen wir gemäß dem spezifischen Gewicht des Destillats aus der Tabelle von WINDISCH den Alkoholgehalt nach *Gewichtsprozenten*. Diese Zahl, multipliziert mit dem Doppelten des spezifischen Gewichts des Destillats, gibt den Prozentgehalt an Alkohol nach Gewichtsprozenten in dem Präparat an. – Beispiel: 25 g Tinct. Valer-ian. ergaben ein Destillat vom spezifischen Gewicht 0,9569, entsprechend 30,46 Ge-wichtsprozent nach WINDISCH. Das entspricht 30,46 · 2 · 0,9569 = 58,29 Gewichts-prozent Alkohol in der Tinktur.

Anweisungen für Sonderfälle: Flüssigkeiten, die Seife oder Ammoniak enthalten, wie Linimente, Seifenspiritus usw., bedürfen zur Spaltung der Seife und Bindung des Ammoniaks eines Säurezusatzes (zweckmäßig Schwefelsäure). – Ameisenspiri-tus, Baldriantinktur usw. müssen wegen der flüchtigen Säuren und Ester mit Alkali übersättigt werden. – Bei Jodtinktur bindet man das Jod mit Natriumthiosulfat-lösung in der dort angegebenen Weise. – Bei Gemischen mit Äther siehe Genaueres bei ERWIN RICHTER[1]. Bei Flüssigkeiten, die beim Ausschütteln mit Petroläther zu starker Emulsionsbildung neigen oder besonders reichlich ätherische Öle enthalten (Mundwässer usw.), wird zweckmäßig eine zweifache Destillation vorgenommen. Man verdünnt dann 25 g des Präparates mit etwa 50 g Wasser und destilliert unter Gerbsäurezusatz (wegen des Schäumens) direkt in einen Scheidtrichter etwa 50 ccm ab. Nunmehr sättigt man das Destillat mit trockenem Kochsalz, schüttelt wie oben mit 25 ccm Petroläther aus, wiederholt wie vorher das Ausschütteln des abgetrenn-ten Petroläthers mit Kochsalzlösung, vereinigt die beiden Kochsalzlösungen, destil-liert aus ihnen in ein Pyknometer von 50 ccm Inhalt etwa 38 ccm über und verfährt zum Schluß wie vorher. – Für besonders genaue Bestimmungen ist das Verfahren von F. ZETZSCHE[2] zu empfehlen.

Zur *Prüfung auf Methylalkohol* und auf *Azeton* wird die bei der Bestimmung der Alkoholzahl erhaltene, alkoholische Schicht[3] erneut in dem hierbei verwendeten Apparat der Destillation unterworfen. Die ersten 2 ccm dieses Destillats werden dann zu den nachstehenden Prüfungen verwendet.

a) *Prüfung auf Methylalkohol.* Der eine Kubikzentimeter dieses Destillats wird mit 4 ccm verdünnter Schwefelsäure gemischt. Die Mischung wird unter guter Küh-lung und stetem Umschütteln nach und nach mit 1 g fein zerriebenem Kalium-permanganat[4] versetzt. Sobald die Violettfärbung verschwunden ist, wird durch ein kleines, trockenes Filter filtriert und das meist schwach rötlichgefärbte Filtrat

---

[1] RICHTER, E.: l. c.
[2] ZETZSCHE, T.: Pharmaz. Zentralhalle Deutschland 1903, S. 163.
[3] Mit einer Pipette möglichst völlig abzuheben.
[4] Um etwa vorhandenen Methylalkohol zu Formaldehyd zu oxydieren.

einige Sekunden lang schwach erwärmt, bis es farblos geworden ist. Nach dem Erkalten gibt man aus einer Pipette 3 bis 5 Tropfen der Flüssigkeit zu 0,5 ccm einer frischbereiteten und gutgekühlten Lösung von 0,02 g Guajakol in 10 ccm Schwefelsäure, die sich auf einem auf weißer Unterlage ruhenden Uhrglas befindet, indem man dabei die Ausflußöffnung der Pipette der Oberfläche der Guajakollösung soweit als möglich nähert. Innerhalb 2 Minuten darf keine rosarote Färbung[1] eintreten (Methylalkohol).

H. MATTHES[2] macht darauf aufmerksam, daß das Guajakol, wenn es nicht ganz in Schwefelsäure gelöst, also nicht völlig in Guajakolsulfosäure übergeführt ist, mit dem Azetaldehyd, der sich hier naturgemäß immer bilden muß, täuschende Farbreaktionen durch Bildung rotgefärbter Körper ergibt. Guajakolsulfosäure gibt diese täuschende Reaktion nicht. MATTHES empfiehlt deshalb, zum sicheren und auch viel bequemeren Nachweis das vorrätige Kalium sulfoguajacolicum anzuwenden; nur müsse man naturgemäß mehr davon verwenden (wegen des größeren Moleküls), nämlich 0,04 g Kalium sulfoguajacolicum auf 10 ccm Schwefelsäure. — Ferner weist MATTHES darauf hin, daß das Arzneibuch die hier eventuell positiv auftretende Farbreaktion nicht ganz charakteristisch als „rosarot" bezeichnet. Solche Färbung zeige sich nur bei Spuren von Methylalkohol bzw. Formaldehyd; bei den in Frage kommenden positiven Reaktionen entstehe allgemein eine stark violettrötliche Färbung (R. BAUER[3] bestätigt das).

b) *Prüfung auf Azeton*. Der andere Kubikzentimeter des Destillats wird mit 1 ccm Natronlauge und 5 Tropfen Nitroprussidnatriumlösung versetzt. Hierbei darf keine Rotfärbung auftreten, die nach sofortigem Zusatz von 1,5 ccm verdünnter Essigsäure in Violett übergeht (Azeton, roher Holzgeist).

W. PEYER[4] hat vorgeschlagen, den Nachweis des eventuell vorhandenen *Isopropylalkohols* so zu erbringen, daß man das Destillat der betreffenden Tinktur mit Kaliumdichromat und Schwefelsäure oxydierend behandelt und somit den Isopropylalkohol als Azeton nachweist. Die Vorschrift lautet: Von 50 g Tinktur werden 20 ccm abdestilliert. Diese 20 ccm werden mit 0,3 g Kaliumdichromat und 6 Tropfen Schwefelsäure versetzt und eine Viertelstunde lang am Rückflußkühler auf dem Drahtnetz (Sparflamme) oder auf dem Wasserbad erhitzt. Hiernach wird vorsichtig abdestilliert und der erste Kubikzentimeter nach der Vorschrift des Arzneibuches (S. LIV) auf Gegenwart von Azeton geprüft. — Selbstverständlich hat dieses Verfahren nur einen Sinn, wenn nicht schon ohne Oxydation Azeton in der Tinktur nachgewiesen ist.

Eine sehr beachtenswerte Arbeit ist von G. REIF[5] über den Nachweis des Isopropylalkohols in Spiritussen und Tinkturen erschienen, die auf der Bildung einer durch Piperonal hervorgerufenen Rotfärbung beruht. Man braucht hiernach in der Regel nur von 10 ccm des zu prüfenden Präparats auszugehen. Das Verfahren ist vom Verfasser an sämtlichen Spiritussen und Tinkturen des DAB 6. und an einer Anzahl der im Ergänzungsbuch zum DAB 5 beschriebenen Zubereitungen mit gutem Erfolg ausprobiert worden. Deshalb sei auf diese Arbeit besonders verwiesen.

34. Die *Prüfung der Gläser* für Arzneimittel zum inneren Gebrauch und für Arzneimittel, die in der Form von Einspritzungen usw. den zum inneren Gebrauch bestimmten gleich zu erachten sind, hat in nachfolgender Weise zu geschehen.

a) *Arzneigläser*. Die mit destilliertem Wasser gutgereinigten Arzneigläser werden mit einer wäßrigen Lösung von Narkotinhydrochlorid (1 + 999) gefüllt, und zwar Gläser mit einem Inhalt bis 100 ccm bis zur Krümmung des Halsansatzes, größere Gläser bis etwa zur Hälfte. Die Narkotinhydrochloridlösung ist in einem vorher mit destilliertem Wasser ausgekochten Kolben aus Jenaer Glas auf kaltem Wege frisch

[1] Hierdurch wird Formaldehyd nachgewiesen.
[2] MATTHES, H.: Pharmaz. Z. 1926, S. 1509.
[3] BAUER, R.: Pharmaz. Z. 1926, S. 1543.
[4] PEYER, W.: C. u. L. 1927, S. 230.
[5] REIF, G.: Archiv 1928, H. 6.

herzustellen und nötigenfalls nach 24stündigem Stehen zu filtrieren. Nach Verlauf einer Stunde darf sich in den Arzneigläsern höchstens eine kaum wahrnehmbare kristallinische Abscheidung, jedoch kein wolkiger Niederschlag oder eine flockenartige Abscheidung von freier Narkotinbase zeigen.

b) *Ampullengläser* für Lösungen von Alkaloidsalzen. Die zur Prüfung bestimmten Ampullen werden grob gepulvert und durch Absieben mittels Sieb Nr. 5 von den feineren Anteilen befreit. 5 g des groben Pulvers werden in einen Kolben aus Jenaer Glas gegeben, der vorher mit destilliertem Wasser ausgekocht worden ist. Durch wiederholtes Abschlämmen mit destilliertem Wasser oder mit Weingeist wird sodann das Pulver von den noch anhaftenden letzten Resten Glasstaub befreit. Das so vorbereitete Glaspulver wird darauf mit 100 ccm Wasser, 0,4 ccm $^1/_{100}$-Normal-Salzsäure und 1 bis 2 Tropfen Methylrotlösung eine halbe Stunde lang im siedenden Wasserbad erhitzt. Nach dieser Zeit darf die rote Farbe der Flüssigkeit nicht vollständig verschwunden sein.

Bemerkungen zu allgemeinen Prüfungsmethoden des Arzneibuches.

In dem Abschnitt „Allgemeine fachtechnische Erläuterungen", S. 1, sind schon viele Ergänzungen zum Text des Arzneibuchs niedergelegt. Trotzdem verlangen noch viele Punkte eine besondere Besprechung.

Die Bestimmung des Schmelzpunktes.

Wohl spricht ein vorschriftsmäßig gefundener Schmelzpunkt in weitgehendem Maße für die Identität, ein vollgültiger Beweis ist er noch nicht. Es wäre ja immerhin möglich, wenn auch gewiß nicht wahrscheinlich, daß hier ein anderer Stoff vorliegt, der bei derselben Temperatur schmilzt oder bei einer so naheliegenden Temperatur, daß die Differenz schwer feststellbar ist. Hier kommt aber eine sehr wichtige Tatsache zu Hilfe: Gibt man z. B. zu einem reinen Azetanilid auch nur eine kleine Menge eines anderen Stoffes (der sich geschmolzen in ihm löst) hinzu, so zeigt das Gemisch nach sorgfältigem Verreiben eine „Schmelzpunktsdepression", das heißt, es schmilzt niedriger als das unvermischte, reine Azetanilid. Diese Schmelzpunktsdepression tritt allgemein (d. h. mit wenigen Ausnahmen) ein, gleichgültig, ob der zugesetzte Stoff denselben, einen niedrigeren oder auch höheren Schmelzpunkt besitzt. Es liegt also allgemein der Schmelzpunkt zweier verschiedener gemischter Substanzen unter dem der tiefer schmelzenden Komponente, so daß z. B. ein Gemisch von Azetanilid (113 bis 114°) und Phenazetin (134 bis 135°) schon unterhalb der Temperatur von 113° schmelzen wird. Vor allem ergeben Gemische einen unklaren, „unscharfen" Schmelzpunkt, der sich über mehrere Grade hinzieht, so daß hier der Anfang und das Ende des Schmelzens gesondert zu vermerken sind, während reine Stoffe im allgemeinen ein „scharfes" Schmelzen zeigen, das meist innerhalb eines Grades stattfindet. — Durch diese Tatsache ist man im allgemeinen in die Lage gesetzt, durch eine zweite Schmelzpunktsbestimmung endgültig die Identitätsprüfung durchzuführen! Man gibt z. B. zur weiteren Prüfung des zu untersuchenden Azetanilids eine kleine Menge Azetanilid aus dem Standgefäß hinzu. Zeigt das Gemisch jetzt wieder nach sehr sorgfältigem Verreiben einen unveränderten Schmelzpunkt, also keine Schmelzpunktsdepression, dann sind die Komponenten identisch.

Diese Tatsachen geben aber noch einen zweiten ungemein wichtigen Hinweis: Angenommen, das als Beispiel gewählte Azetanilid wäre nicht rein, es enthielte etwa durch ungenügendes Auswaschen noch eine Verunreinigung von Essigsäure. Dann wäre es im vorstehenden Sinn als Gemisch zu betrachten und müßte eine Schmelzpunktsdepression zeigen, die — und darin besteht gerade der hohe Wert des Verfahrens — schon bei Gegenwart sehr geringer Mengen einer Verunreinigung eintritt. Daraus folgt: *Ein richtiger und genügend scharfer Schmelzpunkt gibt nicht nur einen sehr wichtigen Hinweis auf die Identität, sondern auch zugleich auf die Reinheit der zu prüfenden Substanz.*

Bei hochschmelzenden Stoffen wird die Bestimmung genauer, wenn man das Röhrchen mit der Substanz erst in das auf etwa 10° unter dem Schmelzpunkt erhitzte Bad bringt. Dies ist besonders dann erforderlich, wenn durch längeres Erhitzen ein Zersetzen des Stoffes eintreten kann, wie z.B. bei *Azetylsalizylsäure*. Bei manchen Stoffen findet vor dem Schmelzen ein *Zusammensintern* des Pulvers statt. Manche Stoffe zersetzen sich im Augenblick des Schmelzens, sie *schmelzen unter Zersetzung*, indem sie sich bräunen oder auch beim Schmelzen Gasbläschen entwickeln. *Kristallwasserhaltige Stoffe* geben beim Erhitzen das Wasser allmählich ab und zeigen meist einen unscharfen Schmelzpunkt, wenn dieser über 100° liegt. In manchen Fällen wird auch bei unter 100° liegenden Schmelzpunkten das Kristallwasser erst beim Schmelzen unter Entwicklung von Dampfbläschen abgegeben. Häufig wird die Substanz dann nach Abgabe des Wassers wieder fest und schmilzt dann wasserfrei erst bei höherer Temperatur. In selteneren Fällen hat die wasserhaltige Substanz einen höheren Schmelzpunkt als die wasserfreie, z. B. beim *Terpinhydrat*.

Das *Braunwerden der Schwefelsäure*, das durch hineinfallenden Staub aus den Korkstopfen hervorgerufen wird und die Durchsichtigkeit der Säure beeinträchtigt, läßt sich durch Zusatz von einigen Körnchen Kaliumnitrat verhüten. Wenn die Schwefelsäure nach längerer Zeit so viel Wasser angezogen hat, daß man sie nicht mehr auf 300° erhitzen kann, ohne daß sie Wasserdampf abgibt, muß sie erneuert werden. Das Anziehen von Wasser wird bei Nichtgebrauch des Apparats durch ein übergestülptes enges und hohes Becherglas etwas eingeschränkt.

Als Heizbadgefäß für Schmelzpunktsbestimmungen ist auch der von THIELE angegebene Apparat mit oder ohne seitlich schräg angesetzten Röhrchen sehr zweckmäßig. Der Apparat wird mit Schwefelsäure oder flüssigem Paraffin, für die Schmelzpunktsbestimmung von Fetten und Wachs mit Wasser, gefüllt. Wird das angesetzte gebogene Rohr erhitzt, so tritt von selbst ein Kreisen der Flüssigkeit in dem ganzen Apparat ein, so daß ein Umrühren nicht nötig ist. Das Thermometer mit dem Röhrchen wird an einem Stativ befestigt in das weite Rohr des Apparats gebracht, so daß das Quecksilbergefäß sich in der Mitte der Flüssigkeit befindet.

Sehr zweckmäßig ist als Heizbad auch ein Kolben mit seitlich schräg angesetzten Röhrchen, durch die die Schmelzpunktröhrchen in die Heizflüssigkeit gesteckt werden.

Naturgemäß ist auch beim Verreiben der Substanz jede Verunreinigung sorgsam fernzuhalten. Deshalb vermeidet man besser Mörser von Porzellan, die in ihren Rissen leicht Reste fremder Stoffe enthalten, und nimmt zweckmäßig einen Achatmörser, der leicht tadellos sauber zu halten ist, so daß sich die einmalige Anschaffung dieses praktischen Gerätes wohl lohnt. — Übrigens wird es durchaus nicht in allen Fällen (vielmehr nur sehr selten) erforderlich sein, frisch ankommende Präparate vor der Schmelzpunktsbestimmung im Exsikkator über Schwefelsäure zu trocknen. Man führe deshalb zunächst die Bestimmung ohne solche Vorbehandlung aus und kann, wenn das Ergebnis unbefriedigend ist, das Trocknen noch immer nachholen.

Bei einer Reihe von *Alkaloidsalzen* wird der Schmelzpunkt mit der *Base* bestimmt, die zu diesem Zweck in der Regel durch Ammoniak aus dem Salz abgeschieden wird.

Bringt man die Fette und ähnliche Stoffe geschmolzen in das Schmelzpunkt-röhrchen, so muß man sie durch längeres Verweilen an einem kühlen Ort oder auf Eis erst wieder völlig zum Erstarren kommen lassen, weil sonst der Schmelzpunkt zu niedrig gefunden wird. Das vorherige Schmelzen und Wiedererstarrenlassen läßt sich umgehen, indem man das Röhrchen in das nicht geschmolzene Fett hinein-drückt, so daß ein etwa 8 bis 10 mm hohes Fettsäulchen in das Röhrchen kommt. Bei festeren Fetten, Kakaobutter, Hammeltalg drückt man das Röhrchen unter Drehen in die Masse hinein. Nur bei sehr festen Massen, wie weißem Wachs, Walrat und Ceresin, ist dieses Verfahren nicht anwendbar; diese müssen vorher geschmolzen werden.

Einer Erläuterung bedarf noch der Satz des Arzneibuchs: „Der Wärmegrad, bei dem das Fettsäulchen durchsichtig wird und in die Höhe schnellt, ist als Schmelz-punkt anzusehen." Es wird dabei angenommen (da die Dichte des Fettes geringer ist als die des Wassers), daß in demselben Augenblick, in dem die Verflüssigung des Fettes eintritt, das Wasser von unten in das Röhrchen tritt und das Fettsäulchen hochtreibt. Das ist aber nicht immer der Fall: 1. Bei Fetten, die Glyzeride der nied-rigen Fettsäuren enthalten, wie Kakaobutter, wird ein Teil des Fettes (und gerade der an den inneren Wandungen des Röhrchens befindliche) zuerst schmelzen und die ungeschmolzenen Teile noch etwas trübe mit sich in die Höhe treiben. Die Temperaturdifferenz zwischen völligem Schmelzen und Hochsteigen beträgt hier 1 bis 2°. 2. Manche Fette, wie Wollfett, sind so viskos, daß sie, obgleich schon völlig durchgeschmolzen, also klar, erst nach einer weiteren Temperaturerhöhung (wieder um 1 bis 2°) in die Höhe getrieben werden. In beiden Fällen finden dem-nach Eintritt des vollständigen Schmelzens und das Emporsteigen des Fett-säulchens nicht zu gleicher Zeit statt. Bei solchen Divergenzen wird man das Emporsteigen des Fettsäulchens, die eindeutige Erscheinung, als entscheidend ansehen und so im ersten Falle den Schmelzpunkt 1 bis 2° zu niedrig ansehen, im zweiten Falle 1 bis 2° zu hoch. Die jetzige Methode des Arzneibuchs wird also auch nicht allen Forderungen gerecht, hat aber vor der bisherigen doch entscheidende Vorteile.

Korrigierter Schmelzpunkt. Die im Schrifttum angegebenen Schmelzpunkte sind in der Regel die bei der Bestimmung abgelesenen Temperaturgrade. Gelegentlich findet man aber bei der Angabe des Schmelzpunkts den Zusatz: (corr.). Dieser Zusatz bedeutet, daß der Fehler berücksichtigt ist, der darin liegt, daß der Queck-silberfaden des Thermometers aus der erhitzten Flüssigkeit herausragt. Bei den Bestimmungen mit dem doppelwandigen Apparat des Arzneibuchs ist dieser Fehler nur sehr gering, weil das aus der Flüssigkeit herausragende Ende des Thermometers vor der Abkühlung durch die Luft geschützt ist, wenn es auch nicht vollständig auf die Temperatur der Heizflüssigkeit erhitzt wird. Etwas größer sind die Abwei-chungen bei einem Apparat, bei dem das Thermometer größtenteils in die Luft ragt. Will man den korrigierten Schmelzpunkt berechnen, so ist zu der abgelesenen Temperatur noch die Größe $n \cdot (T - t) \cdot 0{,}000154$ hinzuzurechnen: n ist die Länge des aus der Flüssigkeit hervorragenden Quecksilberfadens in Temperatur-graden, T die abgelesene Temperatur, t die Lufttemperatur, die mit einem zweiten Thermometer an der Mitte des hervorragenden Teiles der Quecksilbersäule ge-messen wird, und $0{,}000154$ der scheinbare Ausdehnungskoeffizient des Queck-silbers in Glas.

Beispiel: Angenommen, es sei der Schmelzpunkt 130° abgelesen, der aus der Flüs-sigkeit herausragende Quecksilberfaden umfasse 100° und die Temperatur außen am Thermometer sei 30°, dann ergibt sich der Wert $100 \cdot (130 - 30) \cdot 0{,}000154 = 1{,}54°$, der zu den 130° hinzuzurechnen ist; der korrigierte Schmelzpunkt ist also 131,54°.

Die Bestimmung des Erstarrungspunktes.

Zur Ausführung sei folgendes bemerkt: Man kann die Bestimmung höchst einfach mit Hilfe eines Becherglases (für die Kühlflüssigkeit), eines Reagenzglases (für die Schmelze) und zweier Thermometer ausführen, von denen eins in der Kühlflüssigkeit, das andere im Reagenzglas Verwendung findet. Letzteres Thermometer ist zweckmäßig in halbe Grade geteilt. Zunächst bringt man das Öl oder die Schmelze so hoch in das Reagenzglas, daß die Thermometerkugel reichlich von Flüssigkeit überdeckt ist. Die zu prüfende Flüssigkeit muß von Staubpartikelchen und anderen Verunreinigungen (evtl. durch Filtrieren) befreit sein und vor allem während der Unterkühlung vor Erschütterungen geschützt werden, da sonst schon jetzt das Erstarren unerwünscht stattfindet. Bei Essigsäure, Bromoform und Paraldehyd verwendet man als Kühlflüssigkeit Eiswasser. Sobald aber die bestimmte Unterkühlungstemperatur erreicht ist, beginnt man kräftig mit dem Thermometer, das möglichst vorher die Wandung nicht berühren darf, zu reiben, impft auch, wenn es nötig wird, und beschleunigt das Festwerden durch weiteres anhaltendes Rühren mit dem Thermometer. Jetzt liest man — wie nochmals betont sei — den während des *Erstarrens* beobachteten höchsten Stand der Quecksilbersäule ab, stellt also den Moment fest, in dem das Quecksilberniveau einige Zeit konstant bleibt und der Erstarrungspunkt wirklich gegeben ist.

Nur der Vollständigkeit halber sei auch noch ein, nach Art des BECKMANNschen Apparats für Molekulargewichtsbestimmungen eingerichtetes Gerät angeführt: Zwei verschieden weite Reagenzgläser werden mit einem Kork derartig zusammengesteckt, daß das kleinere Glas frei in dem größeren hängt. Die im größeren Glas befindliche Luft dient beim Einsetzen des Ganzen in das Abkühlungsgemisch zum langsamen Ausgleich der Temperaturunterschiede. In das innere Glas steckt man durch einen (an der Seite mit einer Kerbe zum Luftausgleich versehenen) Kork ein Thermometer, das nahezu bis auf den Grund des Reagenzglases reicht.

Zur Bestimmung des Siedepunktes.

Unter dem Siedepunkt einer Flüssigkeit versteht man im allgemeinen diejenige Temperatur, mit der ihr Dampfdruck gleich dem des Luftdrucks ist. Zur Bestimmung dieser Konstante gibt das Arzneibuch zwei Methoden an, von denen die erste lediglich zur Prüfung auf *Identität* bestimmt ist, die zweite zur Prüfung auf *Reinheit*. Die erste Methode (nach SIWOLOBOFF) wurde genau wie früher übernommen, während die zweite Methode grundlegend geändert wurde.

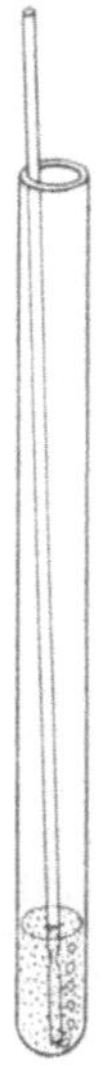

Bei der Ausführung der Prüfung auf *Identität* nach SIWOLOBOFF ist auf folgendes zu achten: Das Kapillarröhrchen muß tatsächlich an der vom Arzneibuch bezeichneten Stelle (Abb. 2) zugeschmolzen sein. Denn nur in diesem Fall bleibt bei dem Hineingleiten der Kapillare in die zu prüfende Flüssigkeit in der unteren Öffnung ein kleiner Luftraum zur Verhinderung des Siedeverzugs bestehen. Die sehr störende Erscheinung des Siedeverzugs besteht darin, daß eine Flüssigkeit über ihren Siedepunkt erhitzt werden kann, ohne ins Sieden zu geraten. Es können sich dann die am Boden des Gefäßes entstehenden Dampfbläschen keine Bahn durch die über ihnen ruhende Flüssigkeitsschicht brechen. (Es tritt dann zugleich eine Überhitzung ein, bis unter „Stoßen" die Dampfbläschen sich Bahn schaffen.) Sobald aber vom Boden des Gefäßes Luftbläschen aufsteigen, reißen diese unter gleichmäßigem Sieden die Dampfblasen mit. — Erwärmt man nun die Schwefelsäure und damit die zu untersuchende Flüssigkeit, so nimmt auch das kleine, eingeschlossene Luftquantum

Abb. 2

höhere Temperatur und somit größeres Volumen an, so daß einzelne Luftbläschen in größeren Intervallen in die Höhe steigen. Doch geben diese einzelnen Bläschen noch nicht den Siedepunkt an. Dieser ist vielmehr erst erreicht, wenn der Dampfdruck der Flüssigkeit wirklich den Luftdruck übersteigt und damit von dem unteren Teil der Kapillare eine ununterbrochene Kette von Bläschen (wie eine Perlenkette) aufsteigt. Freilich muß man bei dieser Methode nach der Arbeit von TH. PAUL und K. SCHANTZ[1] doch mit einem Fehler von 2 bis 3° rechnen. Dieser Fehler entsteht dadurch, daß der Beginn des Siedens nicht ganz scharf zu erkennen, daß eine Überhitzung der Apparatur schlecht zu vermeiden, daß endlich durch das Herausragen des Thermometer-Quecksilberfadens der Siedepunkt „unkorrigiert" bleibt. Unter Berücksichtigung der so erklärlichen Fehlergrenzen wird man aber die Methode mit Vorteil benutzen können.

Die zweite Methode der Siedepunktsbestimmung zur Prüfung auf *Reinheit* stützt sich auf eine Arbeit von TH. PAUL und K. SCHANTZ[2] und ist so ausführlich im Arzneibuch abgehandelt, daß sie keiner ergänzenden Erläuterung bedarf.

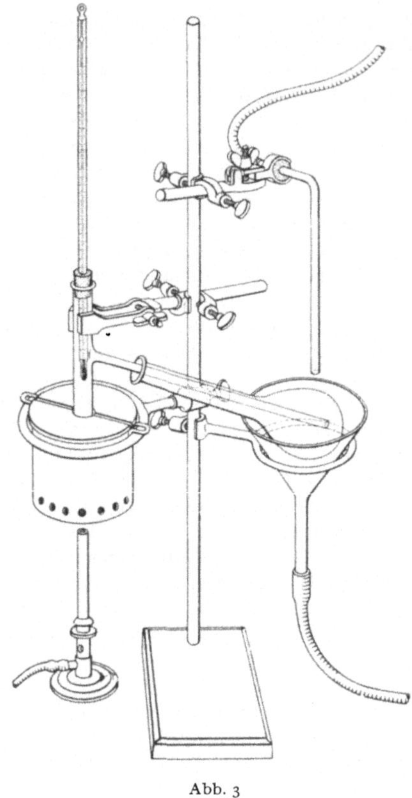

Abb. 3

Bestimmung der Destillationstemperatur.

Bei ganz reinen Flüssigkeiten ist die Destillationstemperatur auch der wirkliche Siedepunkt der Flüssigkeit. Die meisten Flüssigkeiten, die als Arzneistoffe dienen, sind aber nicht völlig rein und einheitlich. So müssen *Aether bromatus*, *Bromoformium* und *Chloroformium* eine bestimmte Menge *Alkohol* enthalten. *Aether aceticus* enthält ebenfalls kleine Mengen Alkohol. *Cresolum crudum*, *Kreosotum*, *Oleum Terebinthinae* sind Gemische verschiedener Stoffe. In all diesen Fällen kann man von einem Siede*punkt* der Flüssigkeit nicht sprechen. Beim Destillieren gehen zuerst die am leichtesten siedenden Anteile über, und dann steigt die Siedetemperatur bis zum Siedepunkt des höchstsiedenden Anteils. Man kann nun die vorschriftsmäßige Beschaffenheit solcher Flüssigkeiten feststellen durch Bestimmung der *Destillationstemperatur*, indem man ermittelt, innerhalb welcher Temperaturgrade bestimmte Mengen der Flüssigkeit überdestillieren.

Als *Luftbad* dient zweckmäßig ein zylindrisches Gefäß aus Eisen- oder Kupferblech (Abb. 3) von etwa 8,5 cm Höhe und 10 cm Durchmesser, dessen Boden auswechselbar ist, damit er erneuert werden kann, wenn er durchgebrannt ist. Auf den Boden wird eine runde Scheibe Asbestpappe gelegt. Etwas über dem Boden

---

[1] PAUL, TH., u. SCHANTZ, K.: Arch. Ph. 1919, S. 89.
[2] PAUL, TH., u. SCHANTZ, K.: Arch. Ph. 1926, S. 489.

sind in der Wandung etwa 2 mm weite Luftlöcher angebracht, damit die Luft durch das Luftbad streichen kann. Das Luftbad läßt sich bei niedrigsiedenden Flüssigkeiten auch an Stelle des Wasserbades verwenden. Dann wird der Siedekolben auf das Luftbad gesetzt, wobei man auf das letztere Wasserbadringe legt. Bei hoch-

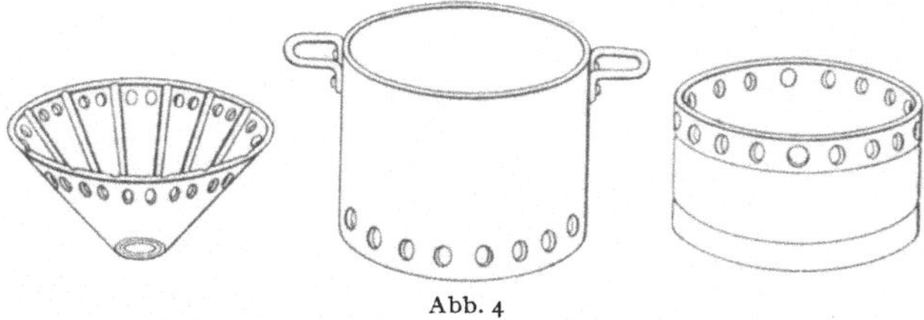

Abb. 4

siedenden Flüssigkeiten wird der Siedekolben in das Luftbad hineingesenkt und letzteres nötigenfalls noch mit dem aus *zwei* Hälften bestehenden Deckel geschlossen. Die Vorlage wird durch Darüberlaufenlassen von Wasser gekühlt. Der Siedekolben darf den Boden und die Wandungen des Luftbades nicht berühren. Als Luftbad kann auch ein *Siedeblech* nach BABO dienen (Abb. 4). Auch die Luftbäder nach JUNGHANS aus Asbestpappe mit Blecheinfassung (Abb. 4) sind zweckmäßig.

Berücksichtigung des Luftdrucks bei der Bestimmung des Siedepunkts und der Destillationstemperatur.

Da das Sieden einer Flüssigkeit eintritt, wenn die Spannung des gesättigten Dampfes gerade den äußeren Druck überwindet, so ist die Höhe des Siedepunkts und der Destillationstemperatur *abhängig von der Höhe des Luftdrucks*. Alle wissenschaftlichen Angaben von Siedepunkten sind auf den normalen Quecksilberbarometerstand von 760 mm bezogen. Ist der Luftdruck bei der Ausführung des Versuches geringer, so findet man den Siedepunkt etwas niedriger, bei höherem Barometerstand dagegen höher als den normalen Siedepunkt. Bei größeren Abweichungen des Barometerstandes und in hochgelegenen Orten mit niedrigem durchschnittlichem Barometerstand muß die Änderung des Siedepunkts berücksichtigt werden. Man kann rechnen, daß der Siedepunkt sich mit einer Änderung des Barometerstandes um 5 mm um 0,2 bis 0,3° ändert. Durch Ausführung eines Gegenversuches mit der gleichen Flüssigkeit von zweifellos vorschriftsmäßiger Reinheit wird die Bestimmung von dem Barometerstand unabhängig, zugleich wird sie dadurch unabhängig von der Richtigkeit des Thermometers.

Destillation mit Wasserdampf.

Eine eigenartige Destillation, welche häufig zur Trennung von Gemischen, auch zur Reinigung gewisser Rohstoffe verwendet wird, ist die Destillation mit Wasserdampf, von der das Arzneibuch zur Trennung und Bestimmung der Kresole im Liquor Cresoli saponat. Gebrauch macht (und überdies, wenn auch in abweichender Weise, zur Bestimmung der ätherischen Öle in Drogen). Der Vorteil dieser Destillation besteht darin, daß viele Stoffe, die weit oberhalb 100° destillieren, beim gemeinsamen Erhitzen mit Wasser oder beim Durchleiten von Wasserdämpfen mit diesen flüchtig sind. Die Erscheinung erklärt sich folgendermaßen: Nehmen wir eine Mischung zweier Flüssigkeiten an, die ineinander absolut unlöslich sind. Dann wird jede stets den Dampfdruck besitzen, den sie ausübte, wenn sie allein vorhanden wäre. Beim Erhitzen werden also die Dampfdrucke beider Stoffe immer größer, so daß die Erscheinung des Siedens eintritt, wenn *die Summe* der Dampfdrucke gleich dem herrschenden Atmosphärendruck ist.

Erhitzen wir z. B. eine Mischung von Brombenzol mit Wasser, so tritt die Erscheinung des Siedens unter normalem Luftdruck bei 95,25° ein. Bei dieser Temperatur beträgt der Dampfdruck des Brombenzols 121 mm, der des Wassers 639 mm, folglich der des Gemisches 760 mm, so daß ein Überdestillieren der Mischung bereits bei der genannten Temperatur von 95,25° stattfindet, während Brombenzol für sich erst bei 155° siedet.

Einschränkend muß gesagt werden, daß es keine Stoffe gibt, die absolut unlöslich ineinander sind. Es wird also stets eine gegenseitige Beeinflussung der Dampfdrucke

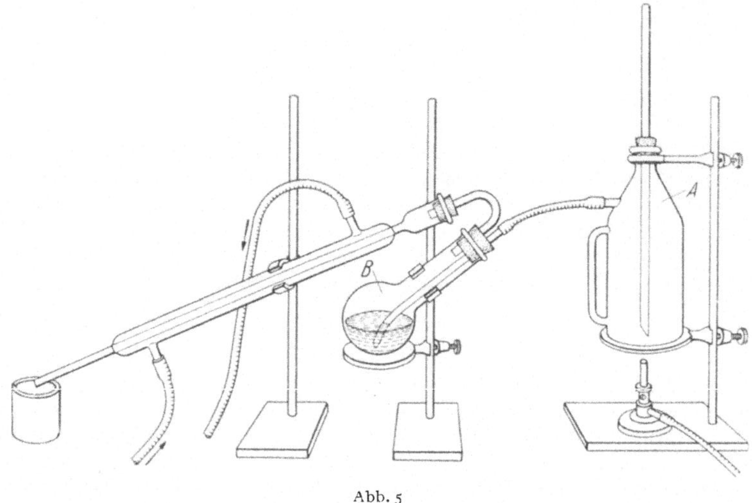

Abb. 5

stattfinden, die obige Rechnung etwas modifiziert. Bei der vom Arzneibuch vorgeschriebenen Wasserdampfdestillation der Kresole ist die Löslichkeit in Wasser sogar eine nicht ganz unbeträchtliche. Aber auch in diesem Falle treibt man leicht mit den Wasserdämpfen die Kresole über, die für sich erst gegen 200° sieden.

Die Apparatur ist in folgender Weise (vgl. Abb. 5) anzuordnen: Das Gefäß *A* ist der Dampfentwickler, ein mit Wasserstandsrohr versehenes Kupfergefäß, in dessen oberem Teil sich ein seitliches Ansatzrohr befindet, das durch einen Gummischlauch mit dem Destillationskolben *B* verbunden werden kann. Im Kork des Dampfentwicklers *A* steckt ein langes Glasrohr (als Sicherheitsrohr), das bis fast auf den Boden des Gefäßes reicht. — Der Kork des schräg zu stellenden Destillationskolbens *B* besitzt zwei Öffnungen: Durch die eine führt ein an beiden Enden stumpfwinklig gebogenes Glasrohr, welches oben den Verbindungsschlauch trägt und mit dem unteren Ende bis fast auf den Boden des Gefäßes reicht. — Durch die zweite Öffnung des Korkes führt ebenfalls ein Glasrohr, welches unmittelbar unter dem Kork endet und nach entsprechender Biegung in einen nicht zu kurzen Kühler mündet. An den Ausfluß des Kühlers schließt sich endlich das Aufnahmegefäß. Der Destillationskolben *B* ist schräg zu stellen, damit das beim Sieden emporgeschnellte Wasser gegen die Glaswandung prallt und nicht zum Rohr heraus in den Kühler geschleudert wird.

Über die Ausführung der Destillation ist folgendes zu sagen: Zu Beginn der Arbeit füllt man den Dampfentwickler reichlich bis zur Hälfte mit Wasser (sorge auch während der Destillation dafür, daß das Wasser nicht vollständig verdampft, evtl. ergänzt wird) und erhitzt das Gefäß mit Inhalt. Bevor das Wasser zu sieden beginnt, wärmt man sodann die Flüssigkeit im Destillierkolben schwach vor, was auf dem

Drahtnetz erfolgen kann, am zweckmäßigsten aber in einem durch eine kleine Flamme gleichmäßig erwärmten Sandbad geschieht. Siedet jetzt das Wasser im Entwickler, so verbindet man ihn durch den Gummischlauch mit dem Destillierkolben *B*, erhitzt nunmehr auch letzteren stärker und läßt den Apparat unter guter Wasserkühlung so lange in Tätigkeit, bis mit den Wasserdämpfen nichts mehr übergeht. Für die Wasserdampfdestillation der Kresole ist über den Endpunkt des Verfahrens Genaueres im Arzneibuchtext gesagt. — Zum Schluß sei noch auf folgende notwendige Vorsichtsmaßregel hingewiesen: Ist die Destillation beendet, so entferne man zunächst den Verbindungsschlauch zwischen Entwickler und Destillierkolben. Erst dann drehe man die Flamme unter dem Entwickler *A* aus. Auch bei einer Unterbrechung der Destillation beachte man diese Vorsichtsmaßregel, da andernfalls der Inhalt des Destillierkolbens zum Teil in den Dampfentwickler zurückgesaugt wird.

Das optische Drehungsvermögen und seine Bes immung.

Eine große Anzahl von Stoffen, meist Kohlenstoffverbindungen, zeigt in flüssigem oder in gelöstem Zustand die Eigenschaft, die *Schwingungsebene* der durch sie hindurchgehenden *polarisierten Lichtstrahlen* um einen gewissen Winkel gegen die ursprüngliche Lage zu *drehen*. Solche Körper nennt man „*drehende*" oder „*optisch aktive*"; die Eigenschaft selbst bezeichnet man als „*optische Aktivität*" oder als „*optisches Drehungsvermögen*". Jeder drehende Körper hat ein ihm eigentümliches, für ihn „*spezifisches*" Drehungsvermögen, das sich vermittels der „*Polarisationsapparate*" zahlenmäßig feststellen läßt. Hat man dasselbe ermittelt, so läßt sich rückwärts die gefundene Zahl zur *Kennzeichnung* des betreffenden Stoffes verwenden, d. h. zum Nachweis seiner Identität bzw. Reinheit, und zwar ebensogut wie andere physikalische Eigenschaften, die Dichte, der Schmelz- oder Siedepunkt, das Brechungsvermögen usw. Auch die pharmazeutische Praxis macht hiervon Gebrauch. Für eine Reihe von Stoffen, die in die Körperklassen der ätherischen Öle, Zuckerarten, Alkaloide u. a. fallen, bringt das Deutsche Arzneibuch wenigstens Zahlenangaben über ihr Drehungsvermögen, wenn gleich dessen Bestimmung nicht ausdrücklich gefordert wird.

Ist andererseits für eine bestimmte reine Substanz die Höhe ihres spezifischen Drehungsvermögens ein für allemal mit Sicherheit bekannt, so läßt sich mit dieser Zahl der unbekannte *Gehalt einer Lösung* des betreffenden Stoffs dadurch feststellen, daß man die Drehung der Lösung ermittelt. Auch diese Verwendung des Drehungsvermögens zu *analytischen* Zwecken hat Bedeutung für das pharmazeutische Laboratorium. Es liegt beispielsweise häufig die Frage vor, wieviel Harnzucker ein diabetischer Harn enthalte; ihre Beantwortung kann einfach durch eine Messung des Drehungsvermögens des Harns erfolgen.

Polarisiertes Licht und seine Herstellung.

Vom gewöhnlichen Licht nehmen wir an, daß in ihm die Schwingungen der Lichtätherteilchen senkrecht zur Fortpflanzungsrichtung des Lichts erfolgen in ebenen *Kurven* und in schnell nach allen Richtungen hin *wechselnden Lagen*. Durch gewisse Mittel gelingt es nun, diese Schwingungen gleichmäßig zu richten; sie erfolgen dann alle *geradlinig linear* und zugleich in *einer Ebene, die stets in derselben Lage verbleibt*. Einen so gerichteten Strahl nennt man einen linear „*polarisierten*". Die

---

1 Diese Erörterung wurde aus dem FRERICHS „Die Prüfung der Arzneistoffe" vollständig übernommen, weil diese Zusammenfassung nicht nur erschöpfend ist und auch nicht besser gebracht werden konnte, sondern weil gerade diese Abteilung für den praktischen Apotheker von größter Bedeutung ist und er hierüber sonst kaum so ausführlich Aufschluß bekommt, wie es in dieser Erörterung der Fall ist.

Ebene bestimmter Lage, in der alle Schwingungen im polarisierten Strahl stattfinden, heißt die *Schwingungsebene* oder die *Polarisationsebene* dieses Strahls.

Ein linear polarisierter Lichtstrahl läßt sich auf verschiedene Art erzeugen, durch Spiegelung an ebenen Flächen oder durch einfache Brechung oder durch Doppelbrechung in Kristallen. Für praktische Zwecke kommt nur die Verwendung von Kristallen in Betracht, und die gewöhnlichen Hilfsmittel zur Herstellung polarisierten Lichtes sind besonders hergerichtete *Kalkspatrhomboëder.* Man nennt diese Vorrichtungen *Polarisationsprismen* und bezeichnet sie meist, nach dem Erfinder des ersten derartigen Prismas, NICOL, als *Nicol*sche *Prismen* oder kurzweg als *Nicols.*

Jedes Kalkspatrhomboëder, also auch jeder Nicol, zeigt zwei einander gegenüberliegende *stumpfe Ecken,* während die übrigen spitz sind. Die zwischen diesen beiden stumpfen Ecken gedachte Verbindungslinie gibt die Richtung der kristallographischen Hauptachse der Kristalle an. Jeder durch den Kristall hindurchgeführte Schnitt, der diese Hauptachse bzw. eine ihr parallele Linie in seine Fläche aufnimmt, heißt ein *Hauptabschnitt* des Kristalls. Geht ein Strahl gewöhnlichen Lichts durch den Nicol, so tritt aus dem Nicol ein Strahl *polarisierten* Lichts aus, und die Ebene, in der in diesem Strahl die linearen Schwingungen alle erfolgen, liegt *senkrecht* zum *Hauptschnitt des betreffenden Nicols,* d. h. senkrecht zu einer Ebene, die die kristallographische Hauptachse des Nicols in ihre Fläche aufnimmt, und zugleich auch das Einfallslot der in den Nicol eintretenden Strahlen.

Polarisationsapparate.

Einen schematischen Durchschnitt durch einen der heute am meisten gebrauchten Polarisationsapparate zeigt Abb. 6. An der linken Seite der Zeichnung denke man

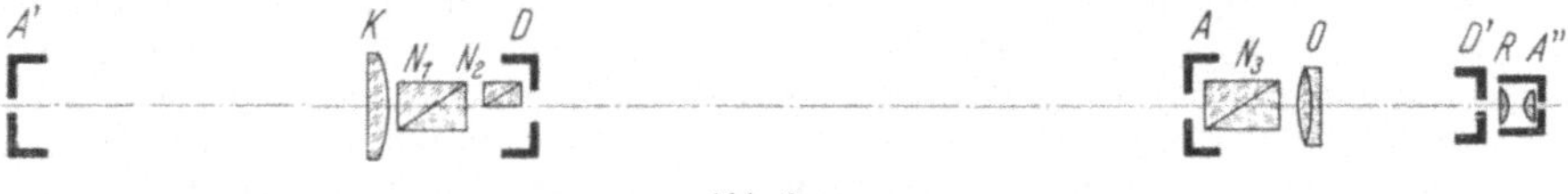

Abb. 6

sich die Lichtquelle, an der rechten das Auge des Beobachters. Den Hauptteil jedes Polarisationsapparates bilden die großen Nicols N_1 und N_3. Von dem kleinen Nicol N_2 sehen wir zunächst ab.

Der Nicol N_1, auf den die Linse K das einfallende Licht konzentriert, heißt, weil er das polarisierte Licht erzeugt, der *Polarisator,* Nicol N_3 heißt der *Analysator.* Der Polarisator steht fest, der Analysator läßt sich, zusammen mit einem kleinen Fernrohr, um die Längsachse des Apparates *an einem geteilten Kreis vorbei* meßbar drehen.

Steht der „*Hauptschnitt*" des Analysators parallel zum Hauptschnitt des Polarisators, so stehen auch die Polarisationsebenen von Polarisator und Analysator *parallel* zueinander; es geht dann alles vom Polarisator kommende polarisierte Licht ganz unabsorbiert durch den Analysator hindurch: das Gesichtsfeld erscheint dem Auge *hell,* und zwar im Maximum der Helligkeit. Dreht man hingegen den *Analysator* um 90° um seine Längsachse, stehen also die Hauptschnitte *senkrecht zueinander,* sind demnach, wie man zu sagen pflegt, die Prismen *gekreuzt,* so sind auch die Polarisationsebenen gekreuzt; es wird dann vom Analysator gar kein Licht durchgelassen, das Gesichtsfeld ist *dunkel.* Das *Maximum der Dunkelheit* ist der *Nullpunkt* des Apparats. In *Mittelstellungen* des Analysators beobachtet man *mittlere Helligkeiten.*

Wird nun eine optisch aktive Substanz zwischen die *gekreuzten* Prismen eingeschaltet, so *dreht* die Substanz die Polarisationsebene des vom Polarisator kommenden Lichts. Die Ebene steht also jetzt nicht mehr senkrecht auf der Ebene des unverändert gebliebenen Analysators: Es erfolgt eine *Aufhellung* des vorher dunklen

Gesichtsfeldes. Man muß jetzt den Analysator um einen gewissen Betrag, sei es nach rechts, sei es nach links, drehen, um das alte Maximum der Dunkelheit, die Null-Lage, wieder hervorzubringen. *Dieser Winkel der Drehung des Analysators ist aber gleichzeitig der Winkel, um den vorher die aktive Substanz die Ebene des polarisierten Lichts gedreht hatte.* Jede polarimetrische Messung läuft also auf die Bestimmung *zweier* Nullpunktslagen hinaus, der einen *vor*, der anderen *nach* Einschaltung der drehenden Substanz.

Genau läßt sich eine derartige „Drehungsmessung" allerdings mit *gewöhnlichem* Licht nicht ausführen. Denn solches Licht, Sonnen- oder gewöhnliches Lampenlicht, stellt ein wechselndes Gemisch verschiedenfarbiger Lichtarten dar: Es besteht aus Strahlen verschiedener Wellenlänge. Die gleiche aktive Substanz dreht aber die Polarisationsebene dieser verschiedenen Lichtarten auch um verschiedene Beträge. Man benutzt daher als Lichtquelle „*monochromatisches*" Licht, d. h. Licht von einheitlicher, ganz bestimmter Wellenlänge, in der Praxis immer *Natriumlicht*. (Näheres hierzu siehe auch S. 38 unter 1 und S. 45 unter 1.)

Halbschattenprinzip. Da die genaue Einstellung auf das Maximum der Dunkelheit für das Auge immerhin schwierig ist, hat man Hilfsmittel gesucht und auch gefunden, diese Einstellung zu erleichtern. Von diesen verschiedenen Hilfsmitteln hat sich die Anwendung des „*Halbschattenprinzips*" am meisten bewährt.

Zerlegt man das Gesichtsfeld des Apparats erstens durch eine vertikale Trennungslinie in zwei Hälften und sorgt zweitens dafür, daß in beiden Hälften des Gesichtsfeldes die Schwingungsebenen des aus dem Polarisator austretenden Lichts um einen kleinen Winkel *e gegeneinander geneigt sind* (Abb. 7, I—III, *ol* und *or*), so beobachtet man mit dieser Anordnung folgende Erscheinungen:

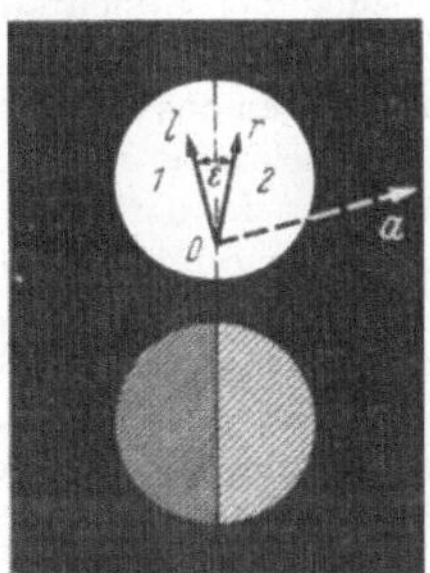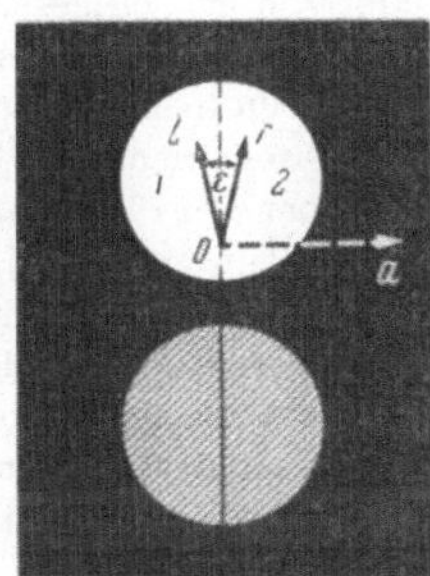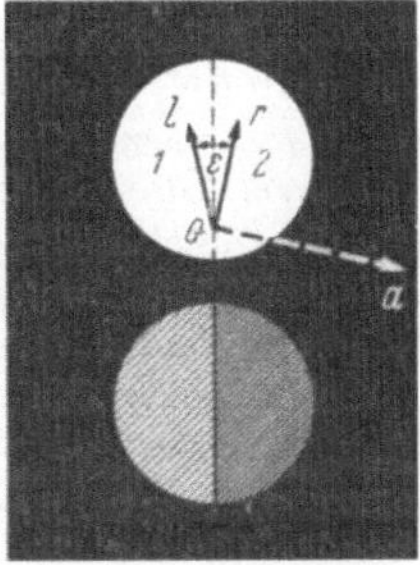

Abb. 7

Bei gekreuzten Nicols, wo der Analysatorhauptschnitt *ao* senkrecht zur *Mittellinie* des Winkels *e* (II) steht, tritt jetzt natürlich *keine völlige Verdunklung* mehr ein. Beide Gesichtshälften werden vielmehr nur zum *größten Teil* verdunkelt. Diese mäßige Verdunklung, diese „*Beschattung*", ist aber in beiden Gesichtsfeldhälften die gleiche, denn *ol* und *or* machen ja mit *ao* bzw. deren Verlängerung einen gleichen Winkel, weichen also um einen *gleichen* Betrag von der *Senkrechtstellung* zum Analysatorhauptschnitt ab. Dieser Punkt der *gleichmäßigen Beschattung* ist nunmehr der *Nullpunkt* des Apparats, der damit an Stelle des früheren *Dunkelheitsmaximums* getreten ist.

Diese stets also aufzusuchende Null-Lage läßt sich *sehr leicht einstellen*, denn sobald der Analysator von der Lage *ao* in II nur wenig abweicht, so treten auffällige *Kontrasterscheinungen* im Gesichtsfeld auf. Wird der Analysator um einen kleinen Winkel nach links gedreht (I), so gelangt sein Hauptschnitt in senkrechte Stellung zu *ol*: Das ganze, die *linke* Gesichtshälfte füllende polarisierte Licht wird ausgelöscht, die *linke* Seite erscheint *dunkel*, die *rechte* aber aufgehellt. Bei einer kleinen Drehung des Analysators nach rechts vollzieht sich die gleiche Erscheinung, nur umgekehrt (III). Zwischen diesen beiden Stellungen des Analysators, die infolge des bei mäßigem Drehen auftretenden Lagewechsels des dunkeln Felds leicht auffindbar sind, liegt die gesuchte, durch *sehr vorsichtiges* Bewegen des Analysators gut einstellbare Mittellage II, der Nullpunkt.

Halbschattenapparate.

Die S. 35 aufgestellte Grundforderung des Halbschattenprinzips, daß im Gesichtsfeld zwei um einen kleinen Winkel *gegeneinander geneigte* Schwingungsebenen des polarisierten Lichts vorhanden sein müssen, ist *konstruktiv* auf mannigfache Art zu verwirklichen.

Am vollkommensten ist das Halbschattenprinzip realisiert in dem zu wissenschaftlichen Zwecken jetzt ausschließlich angewandten *Lippichschen Halbschattenapparat.*

In diesem Apparat ist hinter das große Polarisationsprisma N_1 (Abb. 6, S. 34) noch ein kleines Polarisationsprisma, das „Halbprisma" N_2 gestellt. Dreht man das große Prisma N_1 gegen das kleine, das Gesichtsfeld gerade *zur Hälfte* deckende Prisma N_2 um einen kleinen Winkel um die Längsachse des Apparats, so hat man durch diese Drehung gleichzeitig die Schwingungsebenen des Lichts in beiden Gesichtsfeldhälften um diesen Winkel, den *Halbschattenwinkel,* gegeneinander geneigt. Man erhält also bei diesem Apparat den Halbschattenwinkel durch einen einfachen *mechanischen Vorgang,* die Drehung des großen Prismas.

Bei dem *Laurentschen Halbschattenapparat* kommt hingegen der Halbschattenwinkel durch eine *optische Vorrichtung* zustande, und zwar durch eine unmittelbar hinter dem Polarisator an Stelle von N_2 eingeschobene, das Gesichtsfeld *halbdeckende Quarzplatte* von bestimmter Dicke, die *Laurentsche Platte.*

Der Polarisator N_1 wird, wie im Lippichschen Apparat gegen das Halbprisma N_2, hier *gegen die feststehende Quarzplatte* um einen kleinen Winkel in der Längsachse des Apparats *gedreht.* Die Polarisationsebene des Polarisators hat dann auf der unbelegten Hälfte des Gesichtsfeldes eine bestimmte feste Lage angenommen, während sie auf der *belegten* Hälfte infolge des Lichtdurchgangs durch den Quarz die gewünschte kleine Neigung erleidet. (Nähere Begründung der Erscheinung siehe in den Lehrbüchern der Physik.) Die mit dem Fernrohr anzuvisierende *Trennungslinie* der Gesichtsfeldhälften ist beim Lippichschen Apparat die vordere senkrechte Kante des Halbprismas N_2, beim Laurentschen hingegen die scharfe Vertikalgrenze der halbdeckenden Quarzplatte.

Der Laurentsche Apparat hat gewisse Nachteile gegenüber dem Lippichschen. Der letztere gestattet ohne weiteres Drehungsbestimmungen für Licht jeder Wellenlänge, also jeder Farbe; der Laurentsche Apparat kann nur für *Natriumlicht* Anwendung finden. Denn für jede Wellenlänge des Lichts muß, damit die Halbschattenerscheinung korrekt zustande kommt, die Dicke der Quarzplatte eine andere sein, und so hat man diese in den Apparaten der Wellenlänge des meist angewandten Natriumlichts angepaßt. Weiter ist der Lippichsche Apparat ganz frei von gewissen konstruktiven Fehlern, die beim Laurentschen seiner Natur nach auftreten können. Andererseits ist aber die Laurentsche Konstruktion aus verschiedenen Gründen viel billiger herzustellen als die Lippichsche, und man verwendet sie daher, da die erwähnten möglichen Fehler nur für die genauesten Messungen ins Gewicht fallen, ohne Schaden für solche Apparate, die nicht den höchsten Ansprüchen an Genauigkeit zu genügen brauchen.

Für pharmazeutische Zwecke empfiehlt sich deswegen besonders ein in Abb. 8 dargestellter kleiner Laurent-Apparat, der unter der Bezeichnung „*Mitscherlich-Laurent*" von der Firma Franz Schmidt u. Haensch in Berlin S und auch von anderen namhaften Firmen gebaut wird. Seine Vorzüge sind neben mäßigem Preis große Einfachheit und Bequemlichkeit der Handhabung. Sein Halbschattenwinkel *e* ist unveränderlich auf 14° festgelegt. Die Drehung des Analysators *A* mitsamt den zwei gegenüberliegenden Nonien erfolgt von Hand mittels des Hebels *c*. Die Drehungswinkel lassen sich damit bis auf 0,1° sicher ermitteln, bei sorgfältiger Arbeit vielleicht noch etwas genauer.

In der Zuckertechnik und auch zuweilen bei medizinischen Untersuchungen verwendet man Polarisationsinstrumente *anderer Konstruktion* als die beschriebenen, die sogenannten *Saccharimeter*.

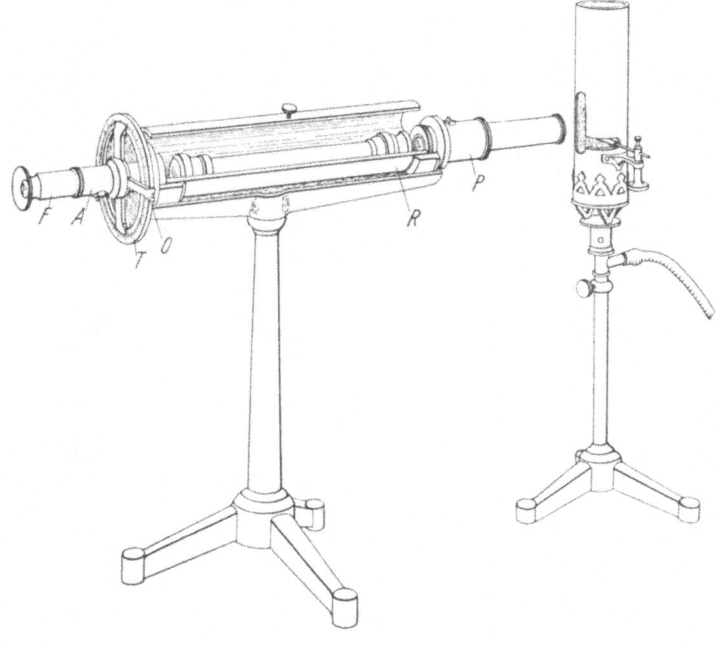

Abb. 8

Das Prinzip dieser zuerst von SOLEIL (1848) konstruierten Polarisationsinstrumente ist insofern ein ganz anderes als das der beschriebenen Kreisapparate, als bei ihnen die Drehung der eingeschalteten aktiven Flüssigkeit nicht *direkt*, durch die Drehung des Analysators, gemessen wird, sondern *indirekt*, nämlich durch Entgegenschaltung einer entgegengesetzt drehenden Substanz, also durch *Kompensation*. Polarisator und Analysator stehen bei ihnen *gekreuzt*, also am Punkt der gleichmäßigen Beschattung, und *verbleiben stets in dieser Lage*. Wird nun eine *rechtsdrehende* Lösung von Zucker eingeschaltet, so erfolgt Aufhellung der Beschattung. Zwischen Lösung und Analysator befindet sich aber eine *linksdrehende* Quarzplatte, die *keilförmig* geschliffen ist. Durch seitliche Verschiebung des Keils gelangen also dickere oder dünnere Stellen des Quarzkeils in das Gesichtsfeld, und es wird dadurch größere oder geringere Linksdrehung in der gerade durchstrahlten Stelle des Quarzes auftreten. Ist an einer bestimmten Stelle des Keils die Linksdrehung in der Quarzplatte gerade so stark geworden wie die Rechtsdrehung der Zuckerlösung, so ist die Drehung der letzteren *kompensiert*, also die algebraische Summe der beiden Einzeldrehungen gleich Null: Der alte Nullpunkt der gleichmäßigen Beschattung tritt wieder im Gesichtsfeld auf. Die Dicke der zur Kompensation gerade nötigen

Quarzschicht bzw. die an einer Skala meßbare Verschiebungsstrecke des Keils gibt also ein relatives Maß für das Drehungsvermögen der Zuckerlösung.

Äußerlich geben diese Saccharimeter sich schon dadurch zu erkennen, daß bei ihnen der geteilte Kreis fehlt und daß man an einer vor dem Analysator angebrachten *ebenen Skala horizontale Verschiebungen* vornimmt. Ihre Skala ist in *empirische Grade* eingeteilt. Ein Skalenteil der in Deutschland gebräuchlichen VENTZKE-SOLEIL-schen Saccharimeter entspricht (bei weißem Licht, gewöhnlichem Lampenlicht) 0,3468 Kreisgraden der andern Polarisationsapparate, der *„Kreisapparate“* (bei Natriumlicht).

Die Saccharimeter haben neben großer Genauigkeit noch den besonders für fortlaufende Untersuchungsreihen höchst schätzbaren *Vorteil*, daß man mit ihnen bei *gewöhnlichem Lampenlicht* arbeiten kann. Die immerhin etwas unbequeme Anwendung von monochromatischem Licht fällt also weg.

Ein großer *Nachteil* dieser Instrumente ist aber, daß sie infolge ihrer Konstruktion *strenggenommen nur für Rohrzuckerbestimmungen* brauchbar sind, allenfalls noch für einige dem Rohrzucker in seinen optischen Eigenschaften nahestehende Zuckerarten, wie Glukose, Milchzucker u. a. Die sehr zahlreichen aktiven *Substanzen anderer Art lassen sich mit ihnen nicht untersuchen.* Für pharmazeutische Zwecke kommen die Saccharimeter deshalb nur in beschränktem Maß in Betracht.

Bestimmung des Drehungswinkels einer aktiven Flüssigkeit.

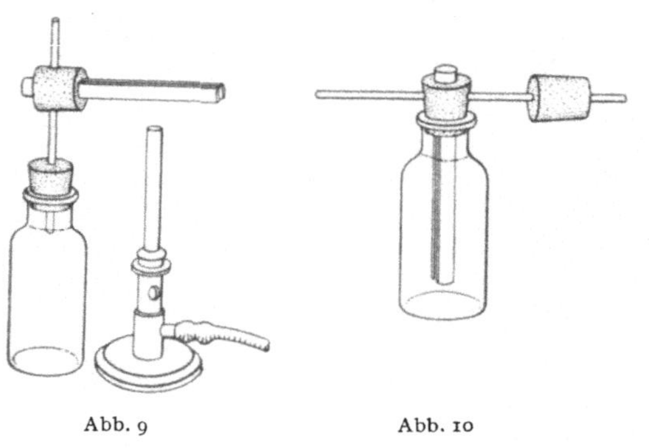

Abb. 9   Abb. 10

Abb. 11   Abb. 12

Die nachfolgenden Vorschriften zur Ausführung der Messung sind dem S. 37 beschriebenen LAURENTschen Apparat (Abb. 8) angepaßt.

1. Man bringt im verdunkelten Raum vor den Apparat eine helleuchtende *Natriumflamme*, d. h. eine kräftige Bunsenflamme, in der vorher scharfgetrocknetes oder gelinde geglühtes Kochsalz zur Verdampfung gebracht wird.

Bequemer ist die Verwendung der im Handel befindlichen Salzsorten „Cerebossalz“ oder „Fürstensalz“, die auch ungetrocknet nicht verknistern. Als Unterlage dienen am einfachsten die bekannten in der Analyse zu Schmelzversuchen dienenden flachen *Tonrinnen*. Eine leicht herstellbare Vorrichtung dazu gibt Abb. 9 wieder. Die Rinnen werden mit der hohlen Seite gegeneinander gekehrt im Abstand von etwa 1 cm in einen Kork gesteckt, der an einem Glasstab befestigt wird. Letzterer wird mit einem Kork auf ein Glas gesetzt. Das Salz wird an der Innenseite der Rinnen durch Anschmelzen befestigt. Bei Nichtgebrauch kann die Vorrichtung, wie in Abb. 10 angegeben, zusammengesteckt werden. Noch einfacher ist die in Abb. 11 und 12 wiedergegebene Vorrichtung, bei der die Tonrinnen in zwei Einschnitten in dem Schutzmantel eines Brenners liegen.

Die Entfernung der Flamme vom Apparat soll 5 bis 6 cm betragen. Man blendet die Flamme durch ein Blech ab, das einen mit der Apparatöffnung in genau gleicher Höhe sich befindenden Ausschnitt hat (Abb. 13). Zur Reinigung des Natriumlichts von blauen Strahlen setzt man vor die Flamme ein *Lichtfilter*, einen kleinen geradwandigen Trog von 2 bis 3 cm Weite mit *Kaliumdichromatlösung* (6:100). Übersteigt der zu messende Drehungswinkel nicht 5 bis 6°, so kann das Lichtfilter wegbleiben.

2. Man zieht das Fernrohr *F* aus, bis die Trennungslinie der Gesichtsfeldhälften scharf wahrnehmbar ist. Dann bewegt man den Hebel bis zum Eintritt einer *völlig gleichmäßigen Beschattung* der beiden Gesichtsfeldhälften. (Der Nullpunkt ist nur dann wirklich aufgefunden, wenn kleine Drehungen des Hebels nach links oder rechts aus der Nullpunktlage heraus die in Abb. 7, S. 35, dargestellten *Kontrasterscheinungen* deutlich hervortreten lassen.) Man liest den Stand des Nonius (siehe S. 41) ab und wiederholt die Einstellung 5- bis 6mal. *Das Mittel dieser Ablesungen gilt als Nullpunkt.*

3. Man füllt die Flüssigkeit in eine Polarisationsröhre von genau bekannter Länge (meist benutzt man solche von genau 2 dm Länge) so ein, daß keine Luftblasen in der Röhre verbleiben. Zweckmäßig sind Röhren, die an einem Ende erweitert sind (Abb. 14); die Erweiterung nimmt dann eine etwa verbleibende Luftblase auf, so daß diese nicht mehr störend wirken kann. Auch Röhren mit besonderem seitlichem *Tubus* zum Einfüllen sind zweckmäßig.

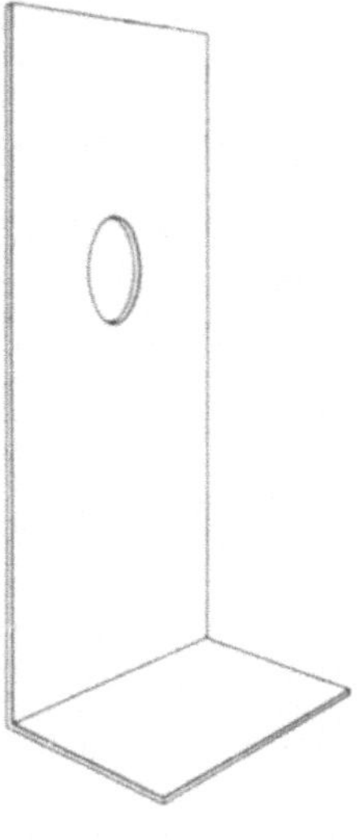

Abb. 13

Die zum Verschließen des Rohres dienenden Deckplättchen müssen, sowohl beim Aufbringen wie nach vollzogenem Verschluß, vollständig *blank und trocken* sein.

Das Anziehen der Verschlußschrauben der Röhre soll nur gelinde erfolgen. Preßt man die Verschlußplättchen zu stark an, so entsteht leicht Doppelbrechung im Glase; hierdurch sind Fehler in der Drehung bis zu 0,05° möglich.

4. Man bringt die gefüllte Röhre zwischen die Prismen des Apparats, verschiebt zuerst das Fernrohr, bis der Trennungsstrich im Gesichtsfeld wieder scharf auftritt, dreht dann den Analysator und *sucht damit von neuem in 5 bis 6 Einstellungen die Lage der gleichmäßigen Beschattung* auf. Aus diesen Ablesungen nimmt man wiederum das Mittel.

5. Die Differenz der Mittel beider Ablesungsreihen (2 und 4) ist der Drehungswinkel α der Flüssigkeit. Mußte man zur Erreichung der zweiten Nullstellung den

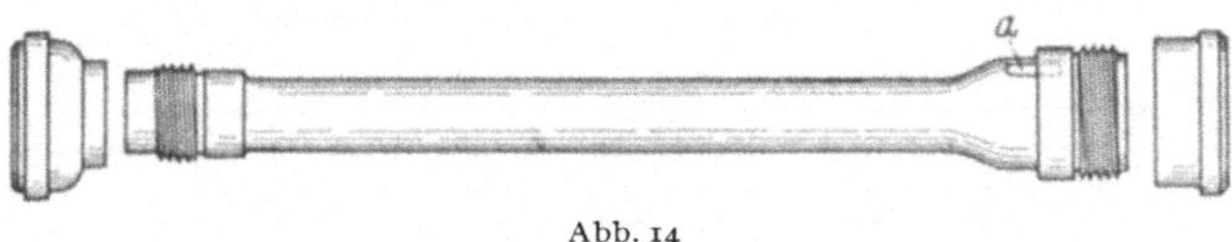

Abb. 14

Kreis von der ersten Nullstellung aus nach *rechts* drehen, so erhält die gefundene Zahl das *positive* Vorzeichen (Rechtsdrehung, + aktiv), wenn nach *links*, das *negative* (Linksdrehung, — aktiv).

Zahlenbeispiel. *Rohrzuckerlösung.* Bestimmung des Drehungswinkels α im 2-dm-Rohr bei Natriumlicht. Temperatur 18,5°.

Nullstellung an der Kreisscheibe abgelesen:

a) ohne Einschaltung der Lösung	b) nach Einschaltung der Lösung
$+ 0,1°$	$+ 13,4°$
$+ 0,0$	$+ 13,5$
$+ 0,1$	$+ 13,6$
$+ 0,0$	$+ 13,4$
$+ 0,0$	$+ 13,4$
$+ 0,1$	$+ 13,5$
$+ 0,1$	$+ 13,5$
Mittel für den *Nullpunkt*	*Mittel* für die *Drehung*
$+ 0,06°$	$+ 13,47°$

Gefunden $\alpha = 13,47 - 0,06 = + 13,41°$.

Bemerkung. Bei *Verwendung eines großen Apparats* ist noch folgendes zu beachten:

1. Der genau einzuhaltende Abstand zwischen Flamme und Apparatöffnung ist nicht wie bei dem kleinen *Mitscherlich-Laurent* 5 bis 6 cm, sondern 22 cm.

2. Bei den großen Apparaten ist der Halbschattenwinkel e (Abb. 7) nicht von unveränderlichem mittlerem Wert, vielmehr in gewissen Grenzen je nach den Umständen wechselbar. Zu diesem Zweck ist das große Prisma fest mit einem an einer Skala gleitenden, durch eine Schraube feststellbaren Hebel verbunden; der Halbschattenwinkel ist dadurch *beliebig veränderlich* und seine Größe in *Graden ablesbar*. Bei klaren Flüssigkeiten wählt man ihn zu 5 bis 6°, denn je kleiner er gewählt wird, desto genauer und übereinstimmender werden die Ablesungen. Da aber, je kleiner der Halbschattenwinkel ist, gleichzeitig auch das Gesichtsfeld in der Null-Lage sich immer mehr verdunkelt, so muß man bei gefärbten oder schwach trüben Flüssigkeiten notgedrungen öfters bis zu 10° und mehr gehen. Zwischen Nullpunkts- und Drehungsbestimmung darf an der Stellung des Halbschattenhebels *nicht das geringste geändert* werden, denn jede Drehung des Hebels ändert den Nullpunkt. Will man daher im Laufe der Beobachtung wegen Unklarheit der Flüssigkeit usw. den Halbschattenwinkel größer wählen, so ist zunächst eine neue Nullpunktsbestimmung auszuführen.

Noniusablesung.

Der bei den Drehungsmessungen stets benutzte *Nonius* ist ein Hilfsmaßstab, der, an einer Hauptteilung anliegend, Bruchteile eines Skalenteils der letzteren bequem festzustellen gestattet. In seiner einfachsten Form ist der Nonius so geteilt, daß 9 Teile der Hauptteilung auf ihm in 10 Teile geschnitten sind. Siehe Abb. 15, I, in

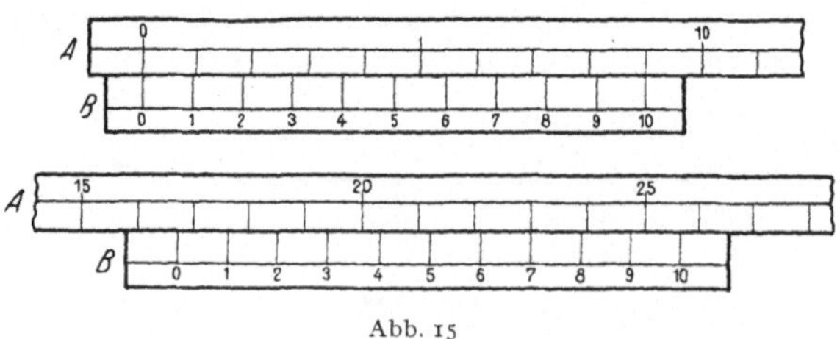

Abb. 15

der A die Hauptteilung, B den Nonius darstellt. Jeder Noniusteil hat dann also einen Wert von 0,9 eines Teils der Hauptteilung, und die Ablesung mit diesem Nonius liefert Zehntel der Hauptteilung. Dies ergibt sich aus folgendem:

Hat der Nonius, an der Hauptteilung vorbeigleitend (oder auch umgekehrt), eine bestimmte Strecke durchlaufen, etwa von Lage I zu Lage II (Abb. 15) übergehend, so ist die Lage seines Nullpunkts an der Hauptteilung (HT) zu ermitteln. *Denn stets erfolgt die Zählung vom Nullpunkt des Nonius aus.* In Lage II liegt der Nullpunkt des Nonuis zwischen 16 und 17; das Stück von 16 bis o bleibt noch genau zu bestimmen. Verfolgt man die Noniusteilung, so ergibt sich, daß sein *siebenter* Strich mit einem Teilstrich der Hauptteilung *zusammenfällt.* Bezeichnen wir diesen Punkt mit *a,* so ist die Strecke (16 bis *a*) = 7 (HT). Die Strecke (*o* bis *a*) aber ist 7 · 0,9 = 6,3 (HT). Das gesuchte Stück (16 bis o) ist demnach 7 — 6,3 = 0,7 (HT) und die zu bestimmende Lage daher 16,7 (HT).

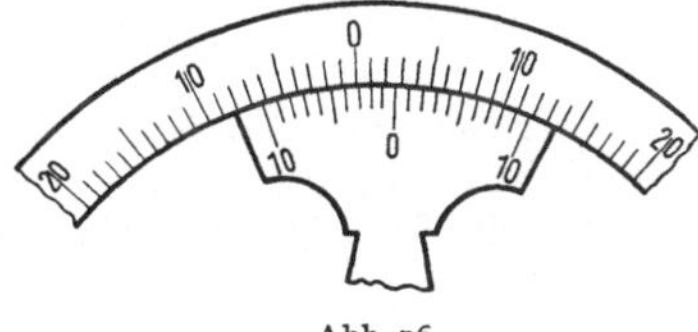

Abb. 16

Daraus ergibt sich, da das Auseinandergesetzte allgemein gilt, die praktische Regel: *Man stelle fest, der wievielte Teilstrich des Nonius mit einem Teilstrich der Hauptskala zusammenfällt. Die Ziffer dieses Noniusteilstrichs gibt gleichzeitig die Zehntel zu dem an der Hauptskala abgelesenen vollen Skalenteil.*

In Abb. 16 steht der Nullstrich des Nonius zwischen 2 und 3° der Kreisteilung, und der 8. Teilstrich des Nonius steht genau auf einem Teilstrich des Kreises. Es ist also abzulesen: + 2,8°.

Manche Nonien (an größeren Apparaten) lassen $^{1}/_{100}$ der Hauptteilung ablesen, andere, an Kreisbogen angebrachte, liefern $^{1}/_{60}$, also Minuten, des Kreisgrades. Da sie aber nach analogen Grundsätzen geschnitten sind, so findet man sich nach obigem mit ihrer Ablesung leicht zurecht.

Spezifische Drehung aktiver Substanzen.

Die Größe des durch eine gelöste aktive Substanz hervorgebrachten Drehungswinkels wechselt:

a) *mit der Dicke der durchstrahlen Schicht,* d. h. mit der Länge der angewandten Polarisationsröhre. Der Drehungswinkel ist stets genau *direkt proportional* der Schichtendicke (BIOTs Satz);

b) *mit dem Gehalt der Lösung an aktiver Substanz in der Volumeinheit, d. h. mit der Konzentration.*

Um sich für Vergleichungen von diesen Variablen unabhängig zu machen, bezieht man nach BIOTs Vorschlag alle polarimetrischen Messungen des Drehungswinkels α an Flüssigkeiten auf

1. *die einheitliche Röhrenlänge von einem Dezimeter;*

2. *eine gleiche Konzentration.* Als *Einheitskonzentration* hat man nun nicht etwa 1 g in 1000 ccm, oder 1 g in 100 ccm, sondern, gleichfalls nach dem Vorschlag BIOTs, **1 g** *der aktiven Substanz in* **1 ccm** *Lösung* gewählt.

Dieser derart einheitlich reduzierte Winkel, den man stets mit [α] bezeichnet, stellt für jeden aktiven Körper, unter gewissen Voraussetzungen, eine charkteristische Konstante dar, gerade wie dessen Brechungsvermögen, dessen Dichte usw., und man bezeichnet ihn als das

spezifische Drehungsvermögen [α],

dieses aktiven Körpers.

Die gewöhnlich angewandte Formel für die *Berechnung des ,,spezifischen Drehungsvermögens``* eines aktiven Körpers, *wenn* im Versuch *dessen Lösung in* 100 ccm *Flüssigkeit c g aktive Substanz enthielt* und der Drehungswinkel unter Verwendung einer *Röhre von l* dm *Länge* sich zu α° gefunden hatte, lautet

$$[\alpha] = \frac{100\,\alpha}{l \cdot c} \tag{1}$$

Hat man an einer Lösung in einem Rohr von l dm Länge den Drehungswinkel α gefunden und sind in 1 ccm dieser Lösung nicht 1 g aktive Substanz, sondern P g gelöst, so wäre der auf Einheit der Schicht und Einheit der Konzentration umgerechnete Drehungswinkel $[\alpha]$:

$$[\alpha] = \frac{\alpha}{l \cdot P} \, .$$

Bei der Gehaltsbestimmung einer Lösung ist es nun praktisch üblich, deren Gehalt in Grammen *nicht für* 1 ccm, sondern für **100 ccm** *Lösung* anzugeben. Dieser Zahlenwert für die Konzentration, c, ist demnach hundertmal größer als der wie oben für P definierte. Es ist also

$$c = 100\, P \quad \text{oder} \quad P = {}^{1}/_{100}\, c.$$

Setzt man diesen Wert für P in die vorhergehende Gleichung ein, so ergibt sich obige Gleichung (1)

$$[\alpha] = \frac{100\,\alpha}{l \cdot c} \, .$$

Zahlenbeispiel. *Spezifisches Drehungsvermögen des Rohrzuckers.* 10,256 g Rohrzucker wurden zu 100 ccm in Wasser gelöst. $c = 10,256$.
Drehungswinkel: Rohrlänge 2 dm, Na-Flamme, $t = 20°$.

Nullstand:	ohne Röhre	mit gefüllter Röhre	
	$- 0,6°$	$+ 13,0°$	
	$- 0,5$	$+ 13,1$	
	$- 0,6$	$+ 13,1$	$\alpha = + 13,1 - (- 0,56) = + 13,66°$
	$- 0,5$	$+ 13,0$	
	$- 0,6$	$+ 13,0$	
	$- 0,6$	$+ 13,1$	
	$- 0,6$	$+ 13,1$	
Mittel	$- 0,56°$	$+ 13,1°$	

$$\textbf{Spezifische Drehung}\ [\alpha]_{D}^{20°} = \frac{100 \cdot 13,66}{2 \cdot 10,256} = + 66,5° \, .$$

Jeder so durch *Rechnung* erhaltene Wert für $[\alpha]$ ist, da er ja für die überaus starke Konzentration 1 g Substanz in 1 ccm Lösung gilt, stets sehr hoch gegenüber dem wirklich gemessenen Drehungswinkel α. Infolgedessen multiplizieren sich in ihm die unvermeidlichen kleinen Fehler der Bestimmungen und machen fast immer seine erste Dezimale bereits unsicher. Es ist daher meist ohne Sinn, die *Berechnung* auf weitere Dezimalstellen auszudehnen.

Bemerkungen zur Berechnungsweise des spezifischen Drehungsvermögens.

1. Ist die aktive Substanz *nicht durch Lösen* verflüssigt, sondern bereits *flüssig* (ätherische Öle), so vereinfacht sich die Berechnungsformel (1). Ein Volumen von 1 ccm soll *1 Gramm* aktive Substanz enthalten; der auf Schichtlänge 1 dm reduzierte Ablenkungswinkel α ist daher nur noch durch die *Dichte* d der aktiven Flüssigkeit zu dividieren. Für *aktive flüssige* Substanzen gilt daher die Berechnungsformel

$$[\alpha] = \frac{\alpha}{l \cdot d} \qquad\qquad (2)$$

Für pharmazeutische Zwecke hat diese Formel keine praktische Bedeutung. Denn das Arzneibuch verzichtet in solchen Fällen auf die Umrechnung auf spezifische Drehung. Es begnügt sich damit, zur Kennzeichnung der in ihm aufgeführten aktiven ätherischen Öle lediglich den Drehungswinkel α für 1 dm Schicht anzugeben, mit Rücksicht darauf, daß die Zusammensetzung und damit auch die Drehung dieser Naturprodukte ohnehin meist sehr starken Schwankungen ausgesetzt ist.

2. Bei *Lösungen* aktiver Substanzen läßt sich deren Gehalt auch in *Gewichtsprozenten p* der Lösung ausdrücken (z. B. 6 g Substanz, nicht in 100 **ccm** sondern in 100 **g** Lösung). Es besteht zwischen Konzentration *c* und Gewichtsprozenten *p* die leicht ableitbare Beziehung $c/d = p$, wo *d* die Dichte der Lösung bedeutet. Daraus folgt $c = p \cdot d$. Durch Einsetzen in (1) erhält man dann

$$[\alpha] = \frac{100\,\alpha}{l \cdot p \cdot d} \qquad (3)$$

als Berechnungsformel für die spezifische Drehung bei Lösungen in diesen Fällen.

Man ersieht hieraus, daß, falls eine Lösung nach *Gewichtsprozenten der Lösung* hergestellt bzw. definiert ist, eine Ermittlung der spezifischen Drehung stets gleichzeitig noch die Bestimmung der *Dichte der Lösung* erfordert. Für manche wissenschaftliche Zwecke ist dies umständlichere Verfahren nicht zu entbehren, so z. B., wenn man die Abhängigkeit des Drehungsvermögens von der Menge des Lösungsmittels erfahren will. Für *praktische Zwecke* genügt jedoch stets die einfachere direkte Ermittlung der *Konzentration* der Lösung unter Verwendung eines *Meßkölbchens* wie oben im Zahlenbeispiel und Anwendung der Formel (1).

Verwendung der Konstante des spezifischen Drehungsvermögens zur Gehaltsbestimmung einer Lösung.

Kennt man die spezifische Drehung eines einheitlichen chemischen Körpers ein für allemal, so kann man mit Hilfe dieser bekannten Konstanten umgekehrt den unbekannten *Gehalt jeder Lösung dieses Körpers* ermitteln, sofern man nur den Drehungswinkel der Lösung bestimmt.

Zur Berechnung hat man einfach die Berechnungsformel der spezifischen Drehung

$$[\alpha] = \frac{100\,\alpha}{l \cdot c}$$

nach **c** aufzulösen.

$$c = \frac{100\,\alpha}{l \cdot [\alpha]} \qquad (4)$$

Zahlenbeispiele.

a) Ermittlung der Konzentration einer Rohrzuckerlösung.

Es sei für eine *Rohrzuckerlösung* gefunden worden:

$$\alpha = +\,13{,}41° \text{ bei Rohrlänge } l = 2 \text{ dm.}$$

Nach vielfachen Beobachtungen hat die *spezifische Drehung* des Rohrzuckers bei Natriumlicht den Wert

$$[\alpha] = +\,66{,}5°.$$

Daraus ergibt sich nach Gleichung (4) als Konzentration **c** (Gehalt in 100 ccm) der betreffenden Rohrzuckerlösung

$$c = \frac{100 \cdot 13{,}41}{2 \cdot 66{,}5} = 10{,}08 \text{ g}.$$

(In Wirklichkeit war die Lösung hergestellt durch Auflösen von 10,102 g reinem Rohrzucker zu 100 ccm. Es sei dies angeführt, um die bei solchen Bestimmungen erreichbare Genauigkeit zu zeigen.)

b) Ermittlung des Gehalts eines Harns an Harnzucker (Glukose).

Versuch. Zur Klärung und Entfärbung werden 50 ccm des zu untersuchenden Harns mit 5 ccm einer 25%igen Lösung von *neutralem* Bleiacetat, $(CH_3COO)_2Pb$, versetzt und nach einigem Stehen durch ein trockenes doppeltes Filter *klar* filtriert. Zur Herstellung der Mischung benutzt man am bequemsten ein mit Schliffstopfen versehenes Meßkölbchen, das am Halse zwei Marken trägt: eine bei 50 ccm für den Harn, eine bei 55 ccm für die zuzusetzende Bleiazetatlösung.

Die erhaltene Flüssigkeit zeigte dann im Versuch bei Natriumlicht und im 2-dm-Rohr eine Drehung von $+2{,}34°$.

Berechnung. Die spezifische Drehung der Glukose beträgt bei Natriumlicht

$$[\alpha] = + 52{,}8° .$$

Der Glukosegehalt c der untersuchten Flüssigkeit in 100 ccm beträgt also nach Gleichung (4):

$$c = \frac{100 \cdot 2{,}34}{2 \cdot 52{,}8} = 2{,}216\,g \tag{5}$$

Der *ursprüngliche* Harn enthält demnach, da er zur Drehungsbestimmung um $1/_{10}$ verdünnt wurde, $2{,}216 \cdot 1{,}1 = \textbf{2{,}44 g}$ Glukose in **100 ccm.**

Bemerkung. Diese Berechnung fußte selbstverständlich auf der Voraussetzung, daß im Harn außer der Glukose keine anderen drehenden Körper vorhanden sind. Ganz streng trifft diese Voraussetzung nicht immer zu; unter Umständen treten noch andere aktive Stoffe im Harn auf, so Fruchtzucker, Pentosen, gepaarte Glukuronsäuren, letztere nach dem Einnehmen gewisser Medikamente, wie Kampfer, Chloralhydrat, Butylchloral u. a. Aber diese Körper sind erfahrungsgemäß in den allermeisten Fällen in so geringer Menge vorhanden, daß ihre Anwesenheit praktisch ohne nennenswerten Einfluß auf die Drehung ist.

Eiweiß, welches links dreht, also den Harn zuckerärmer erscheinen ließe, als er ist, kann leicht nachgewiesen (mit Essigsäure und Kaliumferrozyanid) und aus einer größeren Harnmenge vor der Polarisation durch Erhitzen des Harns mit einigen Tropfen Essigsäure ausgefällt werden. 50 ccm des eiweißfreien Filtrats werden dann wie oben behandelt.

Zur bequemen Ausführung der Zuckerbestimmung im Harn werden auch Polarisationsröhren geliefert, die anstatt der üblichen Länge von 2 dm (200 mm) eine Länge von genau 189,4 mm haben. Bei der Benutzung einer solchen Röhre ist der damit abgelesene Drehungswinkel α genau *gleich der Konzentration c* des Harns, (*g* in 100 ccm), *an Glukose.* Man überzeugt sich leicht davon, wenn man in Gleichung (4) für l und $[\alpha]c$ die Werte 1,894 und 52,8 einsetzt und damit c berechnet. Mußte, was fast immer nötig ist, der Harn vor der Drehungsmessung geklärt, also um $1/_{10}$ verdünnt werden, so ist natürlich auch der mit einer solchen Röhre gefundene c- bzw. α-Wert schließlich noch um $1/_{10}$ zu erhöhen.

Man kann auch bei Benutzung einer Röhre von 200 mm Länge unmittelbar aus der Drehung die Menge der Glukose ablesen, wenn man 95 ccm Harn mit 5 ccm Bleiazetatlösung klärt. Man gibt zuerst 5 ccm Bleiazetatlösung mit einer Pipette in den trockenen Meßkolben von 100 ccm und füllt mit dem Harn bis zur Marke auf. Nach dem Mischen und Filtrieren bestimmt man die Drehung des Filtrats. Die Grade der Drehung geben unmittelbar die Anzahl Gramm Glukose in 100 ccm Harn an.

Berechnung. 100 ccm der Mischung enthalten 95 ccm unverdünnten Harn. 200 mm Rohrlänge entsprechen demnach 190 mm Rohrlänge mit unverdünntem Harn. Der Unterschied zwischen 190 und 189,4 mm ist so gering, daß er vernachlässigt werden kann.

Beeinflussungen des spezifischen Drehungsvermögens.

Bei den Rechnungen der Zahlenbeispiele ist die *Biotsche Konstante, die spezifische Drehung* [α], als ein konstanter Wert behandelt worden. In Wirklichkeit aber ist sie, was wohl zu beachten ist, nicht unter allen Umständen völlig konstant. Ihr Wert wird im allgemeinen beeinflußt:

1. Von der *Wellenlänge des Lichts.* Für polarimetrische Messungen ist daher stets *monochromatisches Licht* ganz bestimmter Wellenlänge zu verwenden. In der nötigen Intensität findet man solches Licht am bequemsten im *Natriumlicht*, das die Wellenlänge der FRAUNHOFERschen Linie *D* Wellenlänge 589,3 $\mu\mu$[1] besitzt. In der Praxis wendet man daher fast ausschließlich dieses an und indiziert die damit erhaltenen Zahlenwerte mit dem Buchstaben *D*, also α_D bzw. $[\alpha]_D$.

Bei Verwendung von monochromatischem Licht anderer Wellenlänge ist natürlich auch diese stets anzugeben.

2. Von der *Temperatur*. Die Beeinflussung der Drehung durch Temperaturschwankungen ist bei einzelnen Körpern, so bei Rohrzucker und Glukose, nur sehr gering. *Drehungsbestimmungen an Rohrzucker- oder Glukoselösungen können daher bei mittleren Temperaturen ohne besondere Temperaturregulierung vorgenommen werden.*

Bei anderen Körpern, wie z. B. bei *Invertzucker*, ist der Temperatureinfluß bedeutend. Bei solchen hat man während der Messung die Temperatur durch Anwendung einer Wasserbadröhre genau konstant zu erhalten.

Um Zweifeln vorzubeugen, versieht man daher stets alle Zahlenangaben über spezifische Drehung mit entsprechender Indizierung, z. B.:

$$\text{Raffinose } [\alpha]_D^{20°} = + 104{,}4°.$$

3. Ist die spezifische Drehung noch abhängig von der *Art des Lösungsmittels* (Wasser, Alkohol u. a.) und auch, in gewissen Grenzen, von der *Konzentration* oder, anders ansgedrückt, der *Verdünunng* der untersuchten Lösung.

So zeigt z. B. eine 20gewichtsprozentige Lösung von *Kampfer in Benzol*

$$[\alpha]_D^{20°} = + 42{,}8°, \text{ in } \textit{Essigester} \text{ hingegen } [\alpha]_D^{20°} = + 51{,}6°·$$

Aber auch in einem und demselben Lösungsmittel, z. B. absolutem Äthylalkohol, zeigt Kampfer bei verschiedener Konzentration verschiedene spezifische Drehung:

Konzentration c =	5	10	20	30	50
$[\alpha]_D^{20°} =$	42,6°	43,2°	44,4°	45,4°	47,9°,

was sich genau zum Ausdruck bringen läßt durch die Formel:

$$[\alpha]_D^{20°} = 41{,}982 + 0{,}11824\, c \text{ (LANDOLT).}$$

Wir beobachten also ein ganz gleichmäßiges Ansteigen der spezifischen Drehung mit wachsender Konzentration der Lösungen, während die Werte der spezifischen Drehung, da sie sich alle auf die gleiche Einheitskonzentration, 1 g Substanz in **1 ccm** Lösung, beziehen, eigentlich alle gleich sein müßten.

Das einfache Berechnungsverfahren nach Gleichung (4) genügt natürlich nicht für aktive Substanzen dieses Verhaltens. Will man aus Drehungsmessungen an ihren

---

[1] 1 $\mu\mu$ = 1 millionstel Millimeter.

Lösungen die *Konzentration* der Lösungen berechnen, so bedarf es zunächst einer genauen Kenntnis des Ganges der spezifischen Drehung mit der Konzentration und weiter noch eines komplizierteren, hier aber nicht zu erläuternden Berechnungsverfahrens.

Die Drehung des *Rohrzuckers* und der *Glukose*, dieser wichtigen, wohl am häufigsten polarimetrisch zu bestimmenden Stoffe, ändert sich in wäßrigen Lösungen aber mit der Verdünnung günstigerweise um ebenso geringe Beträge wie mit der Temperatur (s. S. 45).

Bei *Rohrzucker* und *Glukose* ist also die spezifische Drehung *für alle Verdünnungen und alle mittleren Temperaturen praktisch eine Konstante:*

$$Rohrzucker\ [\alpha]\,_{D}^{t\,mittel} = +\,66{,}5°. \quad Glukose\ [\alpha]\,_{D}^{t\,mittel} = +\,52{,}8°.$$

4. Zeigt die spezifische Drehung mancher Substanzen — hauptsächlich Zuckerarten, jedoch auch anderer Stoffe — sich in gewissem Grade veränderlich mit der *Zeit*, die seit der Herstellung der Lösung verflossen ist. Das Drehungsvermögen der frischhergestellten Lösung nimmt nämlich beim Stehen stetig ab (in vereinzelten Fällen auch wohl zu), bis schließlich ein weiterhin konstant bleibender Endwert erreicht wird. So zeigt z. B. die Dextrose (Glukose) in frischhergestellter Lösung die spezifische Drehung $[\alpha]_D = 105{,}2°$, die dann im Verlauf von etwa 6 Stunden auf den Endwert 52,8° zurückgeht. Anfangs- und Endwert stehen hier also zueinander im Verhältnis 2:1. Bei Xylose, Milchzucker und Galaktose haben sich für das gleiche Verhältnis die Werte 4,6:1, 1,6:1; 1,46:1 gefunden. Ein solches Auftreten einer vorübergehenden höheren Anfangsdrehung bezeichnet man als *Multirotation* des betreffenden Stoffs. Die Erscheinung entspringt bei den multirotierenden Zuckerarten dem Umstand, daß die aktiven Stoffe in festem Zustand in verschiedenen isomeren Modifikationen auftreten, jede mit besonderem Drehungsvermögen, und im Zustand der Lösung eine labile Modifikation sich allmählich in die stabile Form umwandelt.

Von solchen multirotierenden Stoffen kommen für die pharmazeutische Praxis allenfalls der Milchzucker und die Glukose in Betracht. Wäre hiervon etwa die spezifische Drehung zu bestimmen, so müßte die Lösung vor der Drehungsmessung etwa 24 Stunden sich selbst überlassen bleiben. Dann ist erfahrungsgemäß der konstante Endwert, um den es sich handelt, erreicht. Will man rasch arbeiten, so beschleunigt man den Umwandlungsvorgang durch Temperaturerhöhung. Man übergießt die gewogene Substanz im Meßkolben mit etwa $^2/_3$ des Lösungswassers, erhitzt einige Minuten bis fast zum Sieden, füllt nach dem Abkühlen zur Marke auf und polarisiert. Auch durch Verwendung von *schwach alkalisiertem* Lösungswasser (1 ccm Ammoniakflüssigkeit auf 100 ccm Wasser) erhält man schon bei gewöhnlicher Temperatur in 5 bis 10 Minuten die normale niedrige Drehung bei diesen Zuckerarten. Ein stärkerer Zusatz von Alkali würde allerdings, infolge chemischer Einwirkung desselben auf den Zucker, den Endwert noch weiter abnehmen lassen.

Fette und Öle.

In diesem Artikel sollen sämtliche Prüfungsmethoden behandelt werden, die sich auf die Untersuchung der Öle und Fette beziehen. Als erster Abschnitt ist die Bestimmung des Säuregrades und der Säure-, Verseifungs-, Esterzahl eingereiht, obgleich diese Bestimmungen auch zugleich zur Prüfung anderer Stoffe Anwendung finden. Die Einreihung erfolgt trotzdem an dieser Stelle, weil die genannten Konstanten am häufigsten bei den Ölen und Fetten bestimmt werden.

Bestimmung von Säuregrad, Säurezahl, Verseifungszahl, Esterzahl.

Die Bestimmung dieser Konstanten kommt nach dem Arzneibuch in Betracht für die Untersuchungen der Öle und Fette, der Harze, Balsame, des Wachses, des Walrats, vereinzelt auch für die Prüfung von ätherischen Ölen.

Zunächst haben wir den *Säuregrad* zu besprechen, den das Arzneibuch lediglich zur Untersuchung von Ölen und Fetten vorschreibt, und zwar zur Bestimmung der in ihnen vorhandenen freien Fettsäuren. Fette und Öle sollen im allgemeinen *neutrale* Ester sein, also Verbindungen des Glyzerins mit den Säuren der Fettsäurereihe, der Ölsäurereihe. Die in ihnen enthaltenen *freien* Fettsäuren sind also nicht als normaler Bestandteil, vielmehr als ein Anzeichen stattgefundener Hydrolyse zu betrachten. Schweineschmalz z. B. in frischem Zustande wird kaum oder überhaupt keine freie Säure enthalten, die sich aber bildet, sobald das Fett einige Zeit lagert. Die Menge der freien Säuren bildet also ein Kriterium für die Güte dieser Speisefette und wird durch Absättigen mittels eingestellter Kalilauge bestimmt. Bei diesen Bestimmungen muß eine Einheit festgesetzt werden. In diesem Sinne versteht man unter Säuregrad eines Fettes oder Öles die Anzahl Kubikzentimeter Normal-Kalilauge, die notwendig ist, um die in 100 g Fett oder Öl vorhandene freie Säure zu neutralisieren.

Bei dem zweiten Verfahren, der Bestimmung der *Säurezahl*, handelt es sich ebenfalls um *freie* Säuren, und zwar um solche in Wachsen, Balsamen usw. Das Wachs z. B., ebenso der Tolubalsam, enthalten, wenn sie normal bzw. unverfälscht sind, einen Anteil freier Säuren, der erfahrungsgemäß innerhalb bestimmter Grenzen schwankt und ebenfalls durch Absättigen mit eingestellter Kalilauge bestimmt wird. Während aber die freien Säuren der Fette als Zersetzungsprodukte zu betrachten sind und durch den Säuregrad charakterisiert werden, stellen die freien Säuren der Wachse, Balsame usw. einen normalen Bestandteil dar und werden durch die Säurezahl charakterisiert, deren Einheit eine andere ist: Die Säurezahl gibt an, wieviel Milligramm Kaliumhydroxyd notwendig sind, um die in 1 g Wachs, Walrat, Harz oder Balsam vorhandene freie Säure zu neutralisieren.

Prinzipiell verschieden von diesen beiden Begriffen ist die *Esterzahl*, bei der es sich nicht um die Bestimmung der *freien*, sondern der *gebundenen* Säuren handelt, die als Ester im Wachs, in Balsamen, ätherischen Ölen in größerer Menge vorhanden sind. Hat man z. B. im Wachs die freien Säuren durch direkte Titration mit Kalilauge bestimmt, also die Säurezahl festgestellt, so kocht man nunmehr die neutralisierte Lösung nochmals mit einer genau bestimmten Menge überschüssiger weingeistiger $^1/_2$-Normal-Kalilauge. Jetzt tritt Verseifung ein, d. h., die bisher in Form der Ester vorhandenen Säuren bilden entsprechende Kaliumsalze, während der bisher mit den Säuren verbundene Alkohol frei wird. Titriert man jetzt mit $^1/_2$-Normal-Salzsäure zurück, so erfährt man, wieviel *KOH* gebunden ist, d. h., welche Menge Ester(säuren) vorhanden war. Für diese Bestimmung mußte man wieder eine Einheit wählen. Und so gibt die Esterzahl an, wieviel Milligramm Kaliumhydroxyd zur Verseifung der in 1 g ätherischem Öl, Wachs usw. vorhandenen Ester verbraucht sind.

Zur *Verseifungszahl:* Bei Ol. Lini, Ol. Sesami und Ol. Jecor. Aselli werden wohl zuerst die freien Säuren durch Bestimmung des Säuregrades festgestellt. Sodann aber werden in einem zweiten Verfahren die Gesamtsäuren, seien sie frei oder esterförmig gebunden, bestimmt. So erhält man die Verseifungszahl. Zu diesem Zweck kocht man das Öl mit einer bestimmten Menge überschüssiger weingeistiger $^1/_2$-Normal-Kalilauge und titriert sodann wieder mit $^1/_2$-Normalsäure zurück, um festzustellen, wieviel *KOH* von den Gesamtsäuren gebunden ist. In diesem Sinne gibt die Verseifungszahl an, wieviel Milligramm Kaliumhydroxyd zur Bindung der in 1 g Fett, Öl oder Balsam enthaltenen freien Säure und zur Verseifung der Ester verbraucht sind.

Aus diesen Erklärungen folgt, daß Verseifungszahl = Säurezahl + Esterzahl ist, daß man daher die Esterzahl erhalten kann, wenn man die Säurezahl von der Verseifungszahl abzieht. Entsprechend erhält man die Verseifungszahl, wenn man Säurezahl und Esterzahl addiert.

Über den Wert und die Absicht der Bestimmung dieser Konstanten sei zunächst in bezug auf Öle und Fette folgendes gesagt: In frischem und ganz reinem Zustand besitzen — wie schon oben erwähnt — die Fette neutrale Reaktion. Bei der Aufbewahrung beginnt die hydrolytische Spaltung. Ermöglicht wird diese durch Anwesenheit von Wasser, eingeleitet aber nach Ansicht vieler Autoren durch anwesende Fermente, herrührend aus den natürlichen tierischen oder pflanzlichen Gewebsteilen, denen die Fette entnommen sind. Jedenfalls werden durch diesen Prozeß Fettsäuren frei, die durch Normallaugen titrierbar sind und in der Nahrungsmittelchemie nach *Säuregraden* berechnet werden. Demnach bestimmt der Säuregrad bis zur gewissen Grenze die Feinheit, evtl. die Frische des Öls oder Fettes. So heißt es bei Kakaobutter „Säuregrad nicht über 4", bei Olivenöl „Säuregrad nicht über 8".

Saure Fette sind aber nicht ohne weiteres gleichzustellen mit „ranzigen" Fetten. Ausdrücklich sei betont: Ranzidität und Säuregehalt sind verschiedene Begriffe, was schon daraus hervorgeht, daß Fette mit erhöhtem Gehalt an freien Säuren nicht ranzig sein *müssen*, wenn sie es auch meist sind. Zur Bildung der Ranzidität (kenntlich durch den bekannten unangenehmen Geruch und kratzenden Geschmack) muß eben noch ein neuer Faktor hinzutreten, der von den meisten Autoren darin erblickt wird, daß der Sauerstoff der Luft unter Miteinfluß von Licht auf die freien Fettsäuren oxydierend einwirkt. Welche Oxydationsprodukte hierbei entstehen, ist noch umstritten. Jedenfalls folgt aus obigem, daß Fette und fette Öle nach völliger Reinigung möglichst kühl, trocken und vor Licht und Luft geschützt aufzubewahren sind. LEWKOWITSCH berichtet, er habe Leinöl in gutverschlossenen Fässern 13 Jahre lang aufbewahrt und Kakaobutter 10 Jahre lang, ohne daß nachher Ranzidität bemerkbar war.

Der Säuregrad wird also nur in Fetten und Ölen zur Kennzeichnung der Güte derselben bestimmt. Die anderen Konstanten aber, also Säurezahl, Verseifungszahl, Esterzahl, sollen, gleichgültig ob bei Balsamen oder Wachsen, fetten und ätherischen Ölen usw. festgestellt, deren normale Beschaffenheit erweisen. Ein Olivenöl z. B. oder ein Tolubalsam werden Verseifungszahlen ergeben müssen, die nur innerhalb der angegebenen Grenzen schwanken dürfen. Ist das nicht der Fall, so kann man nicht ohne weiteres von Verfälschungen sprechen. Es handelt sich ja hier um Naturprodukte; so ist es z. B. von Leinöl bekannt, daß es zuweilen, auch unverfälscht, etwas höhere Verseifungszahlen als die geforderten ergibt. Zeigen freilich fette Öle eine besonders niedrige Verseifungszahl, liegt der Verdacht auf Verfälschung durch Mineralöle vor. (Siehe nächsten Abschnitt.) Auch die Konstanten für wirklich echtes Wachs sind umstritten. Solche außer der durchschnittlichen Grenzen liegender Konstanten lassen aber das betreffende Untersuchungsobjekt mindestens als nicht normal, eventuell als der Fälschung verdächtig erscheinen und schließen daher jedenfalls den betreffenden Stoff vom pharmazeutischen Gebrauch aus. Die Bestimmung der 3 Konstanten Säurezahl, Verseifungszahl und Esterzahl soll die normale Zusammensetzung der Untersuchungsobjekte erweisen. Es sei besonder. darauf hingewiesen, daß das Lösungsmittel, also die Äther-Alkohol-Mischung, entweder säurefrei ist oder neutralisiert werden muß.

Bestimmung der unverseifbaren Anteile.

Wenn bei Untersuchung von Ölen diese Konstante auffallend niedrig gefunden wird, besteht ein Verdacht auf Verfälschung mit Mineralölen (Paraffinen).

Zu der Vorschrift des DAB 6 erscheinen folgende Erläuterungen und Ergänzungen notwendig: Die erste geforderte Verseifung hat im Kolben mit Rückflußkühler unter lebhaftem Sieden zu geschehen, etwa in der Art, wie es vorstehend bei Bestimmung der Verseifungszahl vorgeschrieben ist. Die entstandene Seifenlösung ist nach Abkühlen in einen Scheidetrichter überzuführen, unter Nachspülen des Verseifungskölbchens mit den 60 ccm Wasser. Sodann ist die Extraktion des Unverseifbaren bzw. Unverseiften mit dem Petroläther vorzunehmen, aber nicht etwa durch kräftiges Ausschütteln (das meist untrennbare oder schwierig trennbare Emulsionen herbeiführt), sondern durch gelindes Schütteln, d. h. recht verstärktes Schwenken. Die Petrolätherlösung soll sodann mit Wasser gewaschen werden, damit dieses die im Petroläther emulgierte Seife herauslöst. Nach Verdampfen der Petrolätherlösung enthält der Rückstand noch immer Reste von Verseifbarem (schwer Verseifbarem), so daß eine Wiederholung der Verseifung gefordert wird, für die aber nunmehr etwa der vierte Teil der bei der ersten Verseifung gebrauchten Mengen an Weingeist und Kaliumhydroxyd genügt. Nach der zweiten Verseifung wird wieder mit Wasser verdünnt, sodann dreimal mit je 30 ccm Petroläther extrahiert und die Petrolätherlösung mit Kalziumsulfatlösung behandelt, damit unter Umständen vorhandene Reste von Seife in unlösliche Kalkseifen umgewandelt werden, die eventuell abzufiltrieren sind.

Zweifellos ist die ganze Bestimmung recht umständlich. Deshalb ist es sehr dankenswert, daß TH. CANZLER[1] mitteilt, er verwende hier „*mit genügender Genauigkeit*" die bei der Bestimmung der Verseifungszahl erhaltene Seifenlösung. Dieses nach Rücktitration mit Salzsäure neutralisierte Gemisch versetzt er mit 10 ccm überschüssiger weingeistiger Kalilauge, dampft das Ganze auf dem Wasserbad auf das halbe Volumen ein, gibt den Rest in einen Scheidetrichter, spült mit verdünntem Weingeist quantitativ nach und extrahiert dann die völlig abgekühlte Flüssigkeit von etwa 150 ccm durch vorsichtiges Umschwenken mit 25 ccm Petroläther. Diese Extraktion der Flüssigkeit ist zweckmäßig zweimal mit je 25 ccm Petroläther zu wiederholen. Die Petrolätherlösung wird dann, wie im offiziellen Text angegeben, mit Kalziumsulfatlösung behandelt, das Lösungsmittel verdunstet, der Rückstand getrocknet und gewogen.

Wenn diese Vorbestimmung zu ungünstigen Resultaten führt, ist es geboten, nunmehr genau die Prüfung nach den Vorschriften des DAB 6 auszuführen.

Einen ganz ähnlichen Vorschlag macht D. SCHENK[2]. Doch weist dieser Autor noch auf einen Vorversuch hin, der eventuell entscheiden kann, ob die Bestimmung des Unverseifbaren überhaupt vorzunehmen ist. SCHENK schlägt vor, in einem Reagenzglas etwa 2 ccm des wieder alkalisch gemachten Reaktionsprodukts der Verseifungszahl mit einer mehrfachen Menge destillierten Wassers zu versetzen und zu beobachten: „Tritt keine Trübung ein, so sind im allgemeinen anormale Mengen unverseifbarer Anteile nicht zugegen, und die weitere Bestimmung erübrigt sich." — Natürlich wird man durch diese Vorprüfung nur wesentliche Anteile von Unverseifbarem feststellen können. — Will man jetzt die Bestimmung quantitativ zu Ende führen, muß man selbstredend die kleine, zum Vorversuch verwendete Materialmenge zum Ganzen zurückgeben.

---

[1] CANZLER, TH.: Pharmaz. Nachr. 1926, S. 171.
[1] SCHENK, D.: Dtsch. Apotheker-Ztg. 1927, S. 819.

Jodzahl der Fette und Öle.

Die Bestimmung der Jodzahl bei Fetten und Ölen beruht auf der Anlagerung von Halogen an ungesättigte Verbindungen. Es sind in den Fetten und Ölen neben den Glyzerinestern der Stearinsäure und Palmitinsäure noch Ester ungesättigter Säuren vorhanden, von denen z. B. die Ölsäure eine doppelte Bindung, die Linolsäure zwei doppelte Bindungen besitzt. Da hier Naturprodukte vorliegen, schwankt dei Zusammensetzung und damit die Halogenaufnahmefähigkeit innerhalb gewisser, aber relativ so enger Grenzen, daß, wenn die Aufnahme über einen gewissen Wert hinausgeht oder unter eine bestimmte Grenze sinkt, das betreffende Fett als anormal erscheinen muß. Deshalb gilt die Bestimmung der Jodzahl als sehr wichtig für die Beurteilung der Fette und Öle.

Das Arzneibuch verwendet das Verfahren von L. W. WINKLER. Nach diesem Verfahren wird BrBr angelagert, so daß beispielsweise die doppelte Bindung

$$-CH{=}CH- \quad \text{übergeführt wird in} \quad -CHBr-CHBr-.$$

Die Menge des angelagerten Broms läßt aber WINKLER bzw. das DAB 6 nicht als solche angeben, sondern übertragen in die äquivalente Menge Jod. *Man bestimmt also gewissermaßen eine Bromzahl und bezeichnet sie als Jodzahl.*

Ausführung: Zu dem Öl oder Fett wird nicht etwa freies Brom hinzugegeben, sondern erst im Reaktionsgemisch gebildet, durch Aufeinanderwirken von Kaliumbromid und Kaliumbromat in saurer Lösung:

$$\text{(I)} \qquad KBrO_3 + 5\,KBr + 6\,HCl = 3\,Br_2 + 6\,KCl + 3\,H_2O.$$

Das überschüssige Brom wird dann durch Natriumarsenitlösung (etwa $^1/_2$ normal) zurücktitriert:

$$\text{(II)} \qquad Br_2 + As(OH)_3 + H_2O = 2\,HBr + AsO(OH)_3\text{[1]}.$$

Das KBr wird im Überschuß zugegeben, da es, wenn nur genügend vorhanden, keinen Einfluß auf den quantitativen Verlauf hat. Das $KBrO_3$ dagegen wird in Form einer $^1/_{10}$-Normallösung hinzugegeben. Da 1 $KBrO_3$ (Molekulargewicht 167,02) nach obiger Formel (I) 6 Äquivalenten Brom entspricht, wird man eine $^1/_{10}$-Normallösung so bereiten, daß man zu einem Liter löst:

$$\frac{167,02}{60} = 2{,}7837\,\text{g}\;KBrO_3\,.$$

Ein Liter einer solchen $^1/_{10}$-Normal-$KBrO_3$-Lösung muß demnach im Wirkungswert entsprechen einem Zehntel Äquivalentgramm Brom = einem Zehntel Äquivalentgramm Jod = 12,692 g Jod, 1 ccm muß also entsprechen: 0,012 692 g Jod.

Von den zwei im DAB 6 vorgeschriebenen Flaschen mit eingeschliffenem Stopfen (am besten sog. Jodkolben) benötigt man die erste zum Anlagerungsversuch, die zweite zum blinden Versuch. Die Glasstopfen sollen noch mit konzentrierter Phosphorsäure möglichst abgedichtet werden, damit Brom nicht entweicht[2]. In den ersten Kolben wird die ungefähr angegebene Menge des Öls oder Fetts (genau!) gewogen und in Tetrachlorkohlenstoff gelöst (Versuch I). Dann gibt man 50 ccm $^1/_{10}$-Normal-$KBrO_3$-Lösung, das KBr und die Salzsäure hinzu und überläßt nach kräftigem Schütteln die Mischung während der vorgeschriebenen Zeit *im Dunkeln* der Einwirkung. Jetzt fügt man die 10 ccm etwa $^1/_2$-Normal-Natriumarsenitlösung sowie

---

[1] Die Rücktitration geschieht freilich in ganz besonderer Weise, indem (wie später ausführlicher geschildert wird) im Vorgang II so viel Natriumarsenitlösung zugefügt wird, daß diese wieder im Überschuß ist, so daß man — genauer gesagt — in einem Vorgang III den Überschuß der Natriumarsenitlösung mit Brom zurücktitrieren muß.

[2] Nach den neuesten Mitteilungen scheint dieses „Abdichten" des Stopfens durch Phosphorsäure nicht nötig.

(nach der Entfärbung) die vorgeschriebenen 20 ccm rauchende Salzsäure hinzu und titriert, da die arsenige Säure sich nunmehr im Überschuß befindet, so lange mit weiterer $^1/_{10}$-Normal-KBrO$_3$-Lösung, bis freies Brom sich gerade im Überschuß befindet, d. h., bis der letzte Tropfen eine gerade sichtbare, schwach blaßgelbe Färbung herbeiführt. Hiernach wäre im allgemeinen ein besonderer Indikator nicht nötig, wenigstens nicht beim Arbeiten in günstigem Tageslicht. Bei ungünstiger Beleuchtung soll man einige Tropfen der angegebenen Indigokarminlösung hinzusetzen. Dann wird die arsenige Säure schneller oxydiert als der Farbstoff, der dann schließlich das Ende der Titration durch Entfärbung anzeigt. Da aber auch während der Titration der Farbstoff teilweise oxydiert wird, soll man noch beim eventuellen Verblassen der Farbe 1 Tropfen Farblösung gegen Schluß hinzufügen. Übrigens ist es zweckmäßig[1], bei jeder Beleuchtung mit Hilfe dieses besonderen Indikators zu arbeiten. — Bei diesem Anlagerungsversuch sind also verbraucht: **50 ccm** $^1/_{10}$-Normal-KBrO$_3$-Lösung und x ccm $^1/_{10}$-Normal-KBrO$_3$-Lösung, welch letztere gerade den beschriebenen Überschuß an Brom herbeiführten. Nennen wir die Summe von $50 + x$ ccm: a *ccm* $^1/_{10}$-*Normal-KBrO$_3$*.

Unter den gleichen Zeitverhältnissen und Bedingungen verwendet man den zweiten Jodkolben zur Vornahme des blinden Versuchs. Prinzipiell geht man hier ganz analog vor wie im Versuch I. Nur läßt man das Öl bzw. Fett weg. Außerdem aber gibt man hier zu dem Tetrachlorkohlenstoff nur 25 ccm $^1/_{10}$-Normal-KBrO$_3$, und zwar deshalb, weil man annimmt, daß im Versuch I rund 25 ccm $^1/_{10}$-Normal-KBrO$_3$ bzw. das dadurch entstandene freie Brom durch das Fett gebunden sind, und weil man möglichst unter den gleichen Konzentrationsverhältnissen bei beiden Versuchen arbeiten will. Aber die Menge des *Arsenits* bleibt im Versuch (II) dieselbe wie im Versuch (I). Man verbraucht also im Versuch (II) 25 ccm $^1/_{10}$-Normal-KBrO$_3$ + y ccm $^1/_{10}$-Normal-KBrO$_3$, welch letztere gerade wieder einen Überschuß an Brom herbeiführen. Nennen wir diese Summe von $25 + y$ ccm: b *ccm* $^1/_{10}$-*Normal-KBrO$_3$*.

Berechnung:

(Versuch I) a ccm $^1/_{10}$-Normal-KBr$_3$ sind verbraucht von der arsenigen Säure
+ Fett,

(Versuch II) b ccm $^1/_{10}$-Normal-KBrO$_3$ sind verbraucht von derselben Menge arseniger Säure (ohne Fett).

$(a-b)$ ccm $^1/_{10}$-Normal-KBrO$_3$ sind also verbraucht vom Fett.

Da aber nach obiger Darlegung 1 ccm $^1/_{10}$-Normal-KBr$_3$ entspricht 0,012 692 g Jod, sind von der zum Versuch verwendeten Menge Fett verbraucht $(a-b)$ 0,012 692 Jod. Der Jodverbrauch soll weiter nach der Definition der Jodzahl auf 100 g Fett berechnet werden. Deshalb wird man zur Schlußrechnung den eben angeführten Wert mit 100 multiplizieren und das Produkt durch die Gewichtsmenge des zum Versuch verwendeten Fettes (f) dividieren. So kommt man zur Schlußformel, nach der man gemäß dem DAB 6 die Jodzahl berechnen soll:

$$\frac{(a-b) \cdot 1,2692}{f}.$$

Elaidinprobe.

Die verschiedenen Öle kennzeichnen sich auch durch ihr Verhalten gegen salpetrige Säure. Läßt man nämlich diese Säure auf nicht trocknende Öle einwirken, so werden diese fest oder butterartig (je nach der Menge der vorhandenen, an Glyzerin

---

[1] BECKURTS, H.: Archiv 1926, S. 565.

gebundenen Ölsäure), und zwar dadurch, daß die flüssigen Glyzeride der Ölsäure hierbei übergehen in die bei gewöhnlicher Temperatur festen Glyzeride der stereoisomeren Elaidinsäure. Die trocknenden Öle aber (die als Hauptbestandteil Glyzeride der Linolsäure oder verwandter Säuren enthalten) und die halbtrocknenden (z. B. Lebertran) ergeben bei dieser Behandlung mehr oder weniger flüssige Produkte.

Zur Überführung der Ölsäure in die stereoisomere Elaidinsäure ist also salpetrige Säure notwendig. Das vorige Arzneibuch brachte dieselbe so in Anwendung, daß sie das zu prüfende Öl mit einer Mischung gleicher Teile rauchender Salpetersäure und Wasser schütteln ließ. Das hatte den Nachteil, daß die Probe häufig deswegen mißlang, weil die rauchende Salpetersäure zu arm an salpetriger Säure geworden war. Deshalb ist das DAB 6 zu einem anderen, sehr sicheren Verfahren übergegangen, indem es das Öl mit Salpetersäure und Natriumnitrit behandeln läßt:

Bringt man in ein Probierrohr 10 ccm Salpetersäure und 2 g Öl, gibt in kleinen Anteilen etwa 1 g Natriumnitrit hinzu und läßt an einem kühlen Ort stehen, so muß das Öl nach 4 bis 10 Stunden, z. B. bei Olivenöl, zu einer weißen Masse erstarrt sein (Prüfung auf trocknende Öle), oder es darf, z. B. bei Lebertran, innerhalb 10 Stunden keine festen Ausscheidungen zeigen (Prüfung auf nicht trocknende Öle).

Zu erwähnen ist noch folgendes: Das Schütteln mit verdünnter rauchender Salpetersäure, also die Elaidinprobe des DAB 5, ergab nicht nur den Hinweis, ob die Öle fest wurden oder nicht, d. h. nicht trocknende Öle oder trocknende Öle darstellten, sondern sie gab mit Mandelöl und Olivenöl weißliche Mischungen, mit Pfirsichkernöl, Erdnuß-, Baumwollsamen-, Mohn- und Sesamöl rote bis braune Mischungen und ließ auf diese Weise durch Farbreaktionen die Öle voneinander unterscheiden. So konnte das DAB 5 durch die *eine* Methode des Schüttelns mit rauchender Salpetersäure die Elaidinprobe mit den genannten Farbreaktionen verbinden. Da das DAB 6 die Elaidinprobe geändert hat, läßt es jetzt die Farbreaktionen mit rauchender Salpetersäure gesondert vornehmen.

Die ätherischen Öle.

Den ätherischen Ölen hat das Arzneibuch einen allgemeinen Artikel ,,Olea aetherea'' vorangestellt. Bei der

Prüfung auf fette Öle

ist zu berücksichtigen, daß bei hochsiedenden und schwer flüchtigen ätherischen Ölen Rückstände zu Täuschungen führen können. Bei verharzten Ölen bleiben oft Ränder zurück. Man achte deshalb nur auf den nach längerer Zeit zurückbleibenden durchsichtigen ,,Fettfleck''.

Die Anwesenheit von fetten Ölen kann man meist schon durch die Bestimmung der

Löslichkeit der ätherischen Öle in Alkohol

feststellen, wofür Alkohole von verschiedenstem Gehalt in Betracht kommen. Zu der

Prüfung auf Phthalsäureester und andere fremde Ester

ist zu bemerken: In gewissen ätherischen Ölen, z. B. dem Ol. Lavandulae, ist der Estergehalt zu bestimmen, bei Lavendelöl zu dem Zweck, den Gehalt an dem wertvollen Linalylazetat festzustellen. Man verseift also mit einer bestimmten Menge überschüssiger alkoholischer $^1/_2$-Normal-Kalilauge, stellt durch Rücktitration mit $^1/_2$-Normal-Salzsäure fest, wieviel KOH gebunden ist, und rechnet diese Menge KOH auf eine äquivalente Menge Linalylazetat um. Das kann ein Trugschluß sein: Man hat tatsächlich nur die Menge der zur Verseifung erforderlichen KOH erkannt, nicht aber die Art des dadurch verseiften Esters. Deshalb gehen gewissenlose Fälscher hier häufig so vor, daß sie minderwertigen Ölen fremde, wertlose Ester zusetzen. Am geeignetsten für diese Fälschungen haben sich wohl Phthalsäureester gezeigt.

Das Verfahren beruht darauf, daß die Kaliumsalze der Phthalsäure und einiger anderer Säuren, wie Zimtsäure, Weinsäure, die nach der Verseifung solcher fremden Ester mit KOH in absolutem Alkohol entstehen, in absoluten Alkohol derart unlöslich bzw. schwer löslich sind, daß sie sich nach dem Abkühlen innerhalb einer halben Stunde ausscheiden. Ein besonderes Bild zeigen hier zunächst Nelkenöl und Rosenöl, da das aus dem ersteren entstehende Eugenolkalium und das in letzterem vorhandene Stearopten sich ebenfalls aus abgekühltem, absolutem Alkohol ausscheiden. Aber zur Verwechslung mit phthalsaurem Kalium kann das nicht führen, da sich dieses Salz bei nunmehrigem Erhitzen der absolut-alkoholischen Lösung bis zum Sieden nicht löst, wohl aber das Eugenolkalium und das Stearopten des Rosenöls. Die

Prüfung auf organische Halogenverbindungen

bezieht sich meist auf Tetrachlorkohlenstoff und auf künstliche chlorhaltige Riechstoffe, die als Fälschungsmittel zugesetzt sind. Größere Mengen von Tetrachlorkohlenstoff heben allerdings die Brennbarkeit der ätherischen Öle auf. Bei dem Verbrennungsprozeß wird das organisch gebundene Chlor in Salzsäure übergeführt, und letztere durch Silbernitrat nachgewiesen. Am zweckmäßigsten verfährt man folgendermaßen: Das Filtrierpapier mit dem Öl bringt man in eine kleine Porzellanschale, die in eine größere gesetzt wird. Das Becherglas spült man mit Wasser aus und stülpt es sofort über die kleine Schale, sobald man das Öl angezündet hat. Dabei muß der Rand der größeren Schale den Rand des Becherglases überragen. Sobald die Flamme wegen Luftmangels erloschen ist, *läßt man das Becherglas noch eine Minute darüber*, bevor man es abhebt und die Verbrennungsprodukte sorgfältig mit Wasser auf ein Filter abspült. — Bei blausäurehaltigen Ölen kann unter Umständen eine Komplikation eintreten, indem unverbrannte, mit den Verbrennungsprodukten mitgerissene Blausäure von dem Wasser des Becherglases aufgenommen wird. Zum Unterschied von AgCl verschwindet die durch AgCN verursachte Trübung, wenn man die Flüssigkeit bis nahe zum Sieden erhitzt.

Prüfung auf Blei und Kupfer

wird auf Grund der Versandmöglichkeit von einigen ätherischen Ölen in Metallgefäßen bei Anisöl, Zimtöl, Zitronenöl und Zitronellöl mit Natriumsulfidlösung gefordert.

Prüfung auf Weingeist

erfolgt mit der Fuchsinprobe[1]. Sie beruht darauf, daß der etwa den Ölen zugesetzte Weingeist Fuchsin zur Lösung oder teilweisen Lösung zu bringen vermag und daher unter nachstehenden Bedingungen eine Rotfärbung herbeiführt. Zwei Modifikationen des Verfahrens sind bekannt. Entweder man bringt ein Fuchsinkriställchen

---

[1] THOMS, H., u. UNGER, F.: Arch. 1926, S. 575.

direkt in das Öl (wobei der durch den Weingeist eventuell gelöste Farbstoff unmittelbar das Öl färbt), oder man bringt das Öl in ein völlig trockenes Probierrohr, verschließt das Rohr locker mit einem Wattebausch, der den kleinen Fuchsinkristall umschließt, und erhitzt das Öl über kleiner Flamme zum Sieden. Ist Weingeist zugegen, werden die sich entwickelnden Dämpfe den Farbkristall an den Außenflächen lösen, so daß die Watte rot gefärbt wird. Leider ist diese Reaktion nicht allgemein anwendbar, sie ist keine Spezialreaktion auf Weingeist, sondern eine allgemeine auf sämtliche Stoffe, die OH-Gruppen enthalten und somit Fuchsin zu lösen vermögen. Das Verfahren verbietet sich daher bei allen ätherischen Ölen mit natürlich vorhandenen Alkoholen, Phenolen usw. Dazu tritt noch folgendes: Bei der Verharzung vieler Öle bilden sich, scheinbar unter Aufnahme von Luftsauerstoff, Hydroxylgruppen. Denn es wurde festgestellt, daß Kienöl und Zitronenöl, die anfangs negativen Ausfall bei der zuerst angeführten Fuchsinprobe (Fuchsin im Öl) zeigten, nach mehrmonatlicher Aufbewahrung bei dieser Probe sofort oder nach einigen Minuten rot gefärbt wurden. Diese erst durch Zersetzung entstehenden, das Fuchsin lösenden Stoffe destillieren aber zu einem großen Teil nicht oder erst bei höheren Temperaturen, führen also im allgemeinen keine Täuschung herbei, wenn man das Fuchsin nur den *Dämpfen* des erhitzten Öles aussetzt.

Diesen Verhältnissen hat das Arzneibuch Rechnung getragen, indem es erstens das Verfahren nicht allgemein, sondern nur in den einschlägigen Fällen vorschreibt (z. B. Fenchelöl, Zitronenöl), und dann in diesen Einzelfällen nur das zweite Verfahren (Einwirken der Dämpfe auf den in Watte gewickelten Fuchsinkristall) anwenden läßt. Nach den Berichten von Schimmel & Co. (1927, S. 116) kann dieses Verfahren in der Hand des Ungeübten leicht zu Fehlschlüssen führen. Deshalb wäre für vorliegenden Zweck das „Ausschüttelungsverfahren" vorzuziehen. Hiernach darf das mit dem gleichen Volumen Glyzerin oder konzentrierter wäßriger Kochsalzlösung kräftig durchgeschüttelte Öl keine merkliche Volumenabnahme aufweisen.

Azetylierung

dient zur quantitativen Bestimmung gewisser in den ätherischen Ölen vorkommender Alkohole. Diese Alkohole werden durch Essigsäureanhydrid in die entsprechenden Ester (Alkoholazetate) übergeführt. Die gewonnenen Ester verseift man sodann mit einer bestimmten Menge überschüssiger weingeistiger $^1/_2$-Normal-Kalilauge, stellt durch Rücktitration mit $^1/_2$-Normal-Salzsäure fest, wieviel KOH gebunden ist, und rechnet dann das Resultat auf die äquivalente Menge des gebildeten Esters bzw. des zur Bildung dieses Esters notwendigen Alkohols um. Es ist also ein analoges Verfahren, wie bei der quantitativen Bestimmung des Linalylazetats im Ol. Lavandulae. Nur ist dort der Ester (das Linalylazetat) fertiggebildet, während man hier erst den Essigsäure-Ester aus dem vorhandenen Alkohol bilden muß.

Das Arzneibuch läßt die Azetylierung zur quantitativen Bestimmung der Alkohole vornehmen im Zitronellöl, Pfefferminzöl, Sandelöl. In diesen Ölen kommen aber die Alkohole nicht völlig frei vor, sondern in kleinen bzw. kleineren Anteilen schon von vornherein verestert. Dadurch entsteht bei der Berechnung ein gewisser Fehler, den aber das Arzneibuch im Hinblick auf die Bedürfnisse der Praxis unberücksichtigt lassen kann. Dazu kommt, daß z. B. im Sandelöl nicht ein Alkohol vorhanden ist, sondern zwei isomere Alkohole. Auch im Zitronellöl liegt nicht etwa ein einheitlicher Alkohol vor. Alle diese Verhältnisse bleiben hier unberücksichtigt. Das DAB 6 verlangt nur bestimmte Mengen von „Gesamt-Geraniol", „Gesamt-Menthol", „Gesamt-Santalol".

Ausführung. Zur Beschreibung der Ausführung sei die Vorschrift zur Azetylierung des Sandelöles herangezogen, die das DAB 6 im Artikel Oleum Santali gibt. Diese Vorschrift ist mit geringsten Abänderungen auch bei den beiden anderen

Ölen vorgeschrieben und kann daher als allgemeine Erläuterung für die Azetylierung dienen:

5 g des Öles werden mit 5 g Essigsäureanhydrid nach Zusatz von 1 g wasserfreiem Natriumazetat in dem vorgeschriebenen Azetylierungskölbchen 1 Stunde lang im Sieden erhalten, wobei nach der Gleichung

$$C_{15}H_{23}O \,\vert\, H + O\, \frac{OC \cdot CH_3}{OC \cdot CH_3} = C_{15}H_{23}O \cdot OC \cdot CH_3 + CH_3 \cdot CO_2H$$

neben freier Essigsäure der Essigester des Santalols, das Azetylsantalol, entsteht. (Das wasserfreie Natriumazetat wird nur zur Beschleunigung dieser Azetylierung zugesetzt.) Nunmehr wird die Mischung auf dem Wasserbade mit Wasser erwärmt, damit das überschüssige Essigsäureanhydrid verseift wird und die nicht gebundene Essigsäure durch wiederholte Behandlung mit Wasser (nach GILDEMEISTER besser durch Kochsalzlösung) herausgewaschen werden kann. Hierzu wäscht man das Öl so lange im Scheidetrichter mit Wasser, bis dieses Lackmuspapier nicht mehr rötet. Dann läßt man das Wasser möglichst vollständig aus dem Scheidetrichter ausfließen und trocknet das azetylierte Öl, indem man 1,5 g getrocknetes Natriumsulfat zugibt und das Gemisch zur weitestgehenden Trocknung möglichst bis zum nächsten Tage stehenläßt. Jetzt erfolgt die Verseifung des „Azetylsantalols". Zu diesem Zweck filtriert man etwa 1,5 g des azetylierten Öles in den Verseifungskolben und wägt die Menge ganz genau nach, damit man später bei der Berechnung von der so genau festgestellten Gewichtsmenge ausgehen kann. Bevor man aber die eigentliche Arbeit fortsetzt, muß man noch dafür sorgen, daß auch die letzten Reste der *freien* Essigsäure unschädlich gemacht werden, die man durch das Waschen mit Wasser nicht entfernen konnte. Denn man will ja nur die esterförmig *gebundene* Essigsäure bestimmen. Deshalb soll man nach dem Arzneibuch 3 ccm Weingeist, 2 Tropfen Phenolphthaleinlösung und tropfenweise weingeistige $^1/_2$-Normal-Kalilauge zusetzen, bis eine „*bleibende*" Rötung eintritt. Hierzu ist aber zu bemerken: Es tritt schon bei Zimmertemperatur, zumal im heißen Sommer, durch überschüssiges KOH eine ganz allmähliche Verseifung des Azetylproduktes ein. Man wird deshalb den Zusatz von KOH, zumal an heißen Tagen, nur unter guter Kühlung vornehmen und nicht bis zur *bleibenden* Rötung fortsetzen, sondern nur bis zur Rötung, die einige Zeit bestehen bleibt. Jetzt endlich setzt man die überschüssige, bestimmte Menge weingeistiger $^1/_2$-Normal-Kalilauge hinzu, verseift, genau wie vorgeschrieben, durch längeres Erhitzen, titriert den Überschuß der KOH mit $^1/_2$-Normal-Salzsäure zurück und bestimmt so, wieviel Kaliumhydroxyd durch den Essigsäurerest des Azetylsantalols gebunden ist.

Berechnung. Die Berechnung kann bei den genannten einschlägigen Bestimmungen (nicht nur bei der des Santalols) nach folgender Formel erfolgen:

$$\text{Prozent Alkohol im ursprünglichem Öl} = \frac{a \cdot m}{20\,(s - a \cdot 0,021)},$$

wobei a = verbrauchte Anzahl Kubikzentimeter $^1/_2$-Normal-Kalilauge,

m = Molekulargewicht des betreffenden Alkohols in Gramm,

s = angewendete Menge des azetylierten Öls in Gramm.

Diese Formel kommt z. B. für die Santalolbestimmung so zustande: Wir müssen zunächst wissen, wieviel Gramm Santalol 1 ccm $^1/_1$-Normal- bzw. $^1/_2$-Normal-Kalilauge entspricht.

1000 ccm $^1/_1$-Normal-KOH = 1 Mol Santalolester = 1 Mol Santalol = 220,2 g Santalol.

1 ccm $^1/_1$-Normal-KOH = 0,2202 g Santalol.

Würden wir mit $^1/_1$-Normal-Kalilauge arbeiten, müßten wir die Anzahl der verbrauchten Kubikzentimeter erst mit 0,2202 multiplizieren, dann, um zum Prozentgehalt zu kommen, nochmals mit 100 multiplizieren und das erhaltene Produkt durch s (die Menge des verwendeten Santalolester) dividieren. Es würde also zunächst resultieren:

$$\frac{a \cdot 0,2202 \cdot 100}{s} = \frac{a \cdot 22,02}{s}.$$

Da wir aber mit $^1/_2$-Normal-Kalilauge arbeiten, muß erstens dieser Wert noch durch 2 dividiert werden; zweckmäßig wird dann noch, um in den Zähler das ganze Molekulargewicht einsetzen zu können, Zähler und Nenner mit 10 multipliziert. So resultiert vorläufig:

$$\frac{a \cdot 22,02 \cdot 10}{2 \cdot 10\,s} = \frac{a \cdot 220,2}{20\,s}.$$

Es bleibt noch zu erklären, weshalb von s abzuziehen ist $(a \cdot 0,021)$: Die etwa 1,5 g des zur Verseifung verwendeten Öls stellen ja nicht Sandelöl, sondern azetyliertes Sandelöl vor. Letzteres enthält daher nicht das Santalol $C_{15}H_{23}OH$, sondern das Azetylsantalol $C_{15}H_{23}O \cdot OC \cdot CH_3$, d. h., in jedes Molekül Santalol ist der Azetylrest eingetreten oder mit andern Worten: Zu jedem Molekül Santalol ist der Rest CH_2CO hinzugetreten. Um also zu berechnen, wieviel Sandelöl in den zur Verseifung verbrauchten 1,5 g azetyliertem Öl vorhanden ist, muß man diesen Rest CH_2CO abziehen. Die vorhandene Menge des Restes CH_2CO erfährt man aus der Menge der verbrauchten Kalilauge. Denn 1 Grammäquivalent KOH $=$ (1000 ccm) $^1/_1$-Normal-KOH entspricht 1 $CH_2 \cdot CO = 42$ g $CH_2 \cdot CO$; daher entspricht 1 ccm $^1/_2$-Normal-KOH: 0,021 g CH_2CO. — Das Produkt $a \cdot 0,021$ gibt also in Gramm das Gewicht des zum Öl hinzugetretenen Azetylrestes an. Wird dieser Wert vom Gewicht des azetylierten Sandelöls abgezogen, resultiert das entsprechende Gewicht des ursprünglichen Sandelöls.

Die obige Formel gilt naturgemäß auch für die Berechnung des „Gesamt-Menthols", des „Gesamt-Geraniols", wenn man deren Molekulargewichte entsprechend in obige Formel einsetzt.

Bei der Prüfung einiger ätherischer Öle mit dem

Kassiakölbchen

wirkt es nach H. Thoms und F. Unger häufig störend, daß Tröpfchen der nichtphenolischen, ungelösten Bestandteile an den Wandungen des Kassiakölbchens haftenbleiben. Zur Verhinderung dieses Übelstands werden erstens die ungelösten Anteile des Öls durch eine spezifisch schwere Flüssigkeit in die Höhe getrieben, z. B. durch gesättigte Kochsalzlösung. Ferner empfehlen die Autoren, ein Kölbchen mit schräg abfallenden (nicht gewölbten) Wänden, bei dessen Verwendung es leicht gelingt, die etwa noch an den Wänden haftenden Tröpfchen durch leichtes Beklopfer und Drehen des Kölbchens in den graduierten Hals zu treiben.

Alkaloidbestimmungen.

Die Extraktion der Alkaloide aus der Droge wird meist so ausgeführt, daß zu nächst stärkere Alkalien zugegeben werden, wie Natronlauge, Natriumkarbonat lösung, Ammoniakflüssigkeit, wodurch die schwächeren Alkaloidbasen in Freihei gesetzt werden und nun mit Äther, Chloroform usw. ausgeschüttelt werden könner während die organischen Säuren sich mit den starken Basen zu Salzen verbinden. - Bei Drogen wie Opium freilich findet eine andere Art der Alkaloidisolierung stat (siehe dort), ebenso bei Chinarinde (siehe Cortex Chinae). — Bei den Alkaloidbestimmungen in Tinkturen und Extrakten ist vor allem die Entfernung des eventuell vorhandenen, beim Ausschütteln störenden Weingeistes notwendig.

Bei der nunmehr folgenden Reinigung der Alkaloide bzw. der Alkaloidlösungen ist es vor allen Dingen wichtig, daß trübe Lösungen nicht weiter verarbeitet werden. Es ist unbedingt erforderlich, die Alkaloidlösungen vor der Ausschüttelung bzw. Titration mit $^1/_{10}$-Normal-Salzsäure völlig zu klären. Wenn die Drogen oder die daraus hergestellten Präparate Fett enthalten, entstehen bei der Behandlung mit Alkalien Seifen. Diese Seifen können sich zwar bei nachfolgendem Schütteln mit Äther oder Chloroform nicht in diesem lösen, aber emulsionsartig verteilen. Werden nun diese seifenhaltigen ätherischen Auszüge bei dem folgenden Prozeß mit einer bestimmten Menge überschüssiger $^1/_{10}$-Normal-Salzsäure geschüttelt, damit diese die im Äther vorhandenen Alkaloide herausschüttelt, absättigt und somit durch ihren Überschuß die Menge der vorhandenen Alkaloide kennzeichnet, so sättigt das Alkali der Seife seinerseits einen äquivalenten Teil der Salzsäure ab und täuscht ein Zuviel an Alkaloiden vor. Es ist das der ,,Seifenfehler''. Die ursprünglich gewonnenen Alkaloidlösungen können aber auch durch feinsuspendierte Stoffe, eventuell Drogenbestandteile, trüb sein. Diese halten durch Adsorption Alkalisierungsmittel, flüchtige Amine usw. zurück, so daß, wenn man diese trüben Lösungen mit $^1/_{10}$-Normal-Salzsäure schüttelt, die adsorbierten Stoffe wieder einen Teil der Säure absättigen und ein zu hohes Resultat herbeiführen, was besonders bei Folia Belladonnae und Folia Hyoscyami zu berücksichtigen ist.

Die hiernach notwendige Klärung der Alkaloidlösungen läßt das Arzneibuch auf verschiedene Weise bewirken: Bei Semen Strychni, Radix Ipecacuanhae, wo die Droge reichlich quellbare Stoffe enthält, genügt ein weiterer Wasserzusatz und darauffolgendes kräftiges Schütteln, um die trübenden Bestandteile niederzuschlagen. In den meisten Fällen wird Traganth zugesetzt, der mit dem Wasser verquillt und nach *kräftigem Schütteln* die suspendierten Teilchen in der entstehenden Gallerte einschließt. Bei Cortex Granati, Rhizoma Hydrastis muß man die nicht klare Alkaloidlösung abgießen und diese dann durch Schütteln mit Wasser klären. Bei den vorher genannten Fol. Hyoscyami und Belladonnae sind besondere Maßregeln notwendig, die im Artikel Fol. Belladonnae genau angegeben sind. *Bei diesen Klärungsarbeiten ist es zum Teil zweckmäßig, zum Teil notwendig, die Mischung der Alkaloidlösung mit dem Klärungsmittel solange wie möglich, wenigstens mehrere Stunden lang zum Absetzen stehenzulassen.*

Für die quantitative Bestimmung ist bei Ausführung der *titrimetrischen Methode* besonders die Wahl des geeigneten Indikators von großer Bedeutung. Der Umschlagspunkt der gebräuchlichsten Indikatoren liegt für

Methylorange .... bei p_H 4,
Methylrot .... bei p_H 5,
Lackmus .... bei p_H 7,
Phenolphthalein .... bei p_H 9.

Bei Ausführung der Alkaloidtitration muß man verlangen, daß der Endpunkt der Titration durch Farbumschlag erkannt wird, wenn auf ein Äquivalent Base ein Äquivalent Säure zugesetzt wird. Das müßte bei p_H 7 der Fall sein, wenn nicht das entstehende Salz der Hydrolyse unterworfen wäre. In den Alkaloidsalzen ist die Base schwächer als die Säure, d. h. die H-Ionen überwiegen, es besteht ,,saure Reaktion''. Man muß aber bis zu dem p_H titrieren, das das Salz in wäßriger Lösung aufweist. Betrachten wir nun als Grundlage die Verhältnisse beim Ammoniak, das ja die Grundsubstanz der Alkaloide ist, so finden wir beim Versetzen einer $^1/_{10}$-Normal-Ammoniaklösung mit der äquivalenten Menge Salzsäure in der entstandenen Ammoniumchloridlösung ein p_{II} von 5,12. Hiernach ist Methylrot (p_H 5) der geeignetste

Indikator für die Titration des Ammoniaks. Die Alkaloide sind aber Substitutionsprodukte des Ammoniaks, entstanden durch Ersatz der Wasserstoffatome durch organische Reste (Alkyle). Hat diese Substitution nicht die basenbildenden Eigenschaften wesentlich verändert, so muß für die Titration der Alkaloide eben Methylrot der beste Indikator sein, was auch tatsächlich in den meisten Fällen zutrifft.

Bei einigen wenigen Alkaloiden liegt jedoch der Neutralisationspunkt bei etwa p_H 4 und fällt somit in das Umschlagsgebiet des Methylorange. Deshalb läßt das Arzneibuch mit Hilfe von diesem Indikator Narkotin im Narkophin, Hydrastin und die Mutterkornalkaloide titrieren.

Bei den Purinderivaten (Koffein, Theobromin) und dem Kolchizin endlich führt die hydrolytische Dissoziation zu einem p_H, das noch kleiner ist als 4. Hier fehlt uns also ein Indikator, der bei solcher Wasserstoffionenkonzentration noch einen brauchbaren Farbumschlag liefern könnte. Wir sind daher in diesen Fällen auf die *gravimetrische Methode* angewiesen. Bei Koffein und Theobromin macht die gravimetrische Bestimmung keine Schwierigkeiten, da in den Arzneibuchpräparaten die Basen rein vorliegen und es sich nur um eine Isolierung von leicht abtrennbaren Stoffen handelt. Über die gravimetrische Bestimmung des Kolchizins siehe bei Semen Colchici.

Morphinbestimmung in Opium, Opiumextrakt und Opiumtinkturen.

Da die Bestimmung des Morphins nach dem Arzneibuch als überholt anzusehen ist, soll auch nicht näher darauf eingegangen werden. C. MANNICH[1] hat eine viel exaktere Methode veröffentlicht, und hierbei wird das Morphin als Dinitrophenyläther abgeschieden und gewogen; man kann letzteren auch titrieren. Durch 1-Chlor-2,4-dinitrobenzol wird Morphin in den Dinitrophenyläther übergeführt, und hierbei reagiert die phenolische Hydroxylgruppe des Morphins.

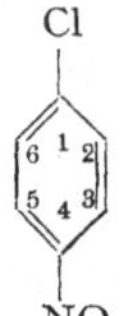

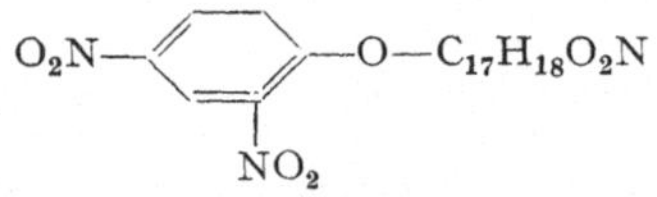

Dinitrophenyläther des Morphins.

Nach dieser Methode erhält man Morphinwerte, die aber 10 bis 20% höher liegen, als sie nach der bisherigen Arzneibuchvorschrift erhalten werden können.

Für die Durchführung des Verfahrens nach MANNICH folgen wir, mit besonderer Zustimmung, wörtlich der Niederschrift von Prof. Dr. WALTER AWE, Braunschweig, im II. Band des Pharmazeutischen Taschenbuches von 1944, S. 901 ff.:

I. Vorschrift für die Bestimmung des Morphins im Opium nach C. Mannich[2]

A. Notwendige Geräte: 1 Filtertiegel A 1 der Staatlichen Porzellanmanufaktur Berlin und eine dazugehörige Saugflasche, deren Druckschlauch durch eine Klemmschraube oder ein eingeschaltetes Hahnrohr verschlossen werden kann.

---

[1] MANNICH, C.: Arch. Pharmaz. Ber. Dtsch. pharmaz. Ges. 1935, 273, 97; 1942, 280, 386.

[2] MANNICH, C.: Arch. Pharmaz. Ber. Dtsch. pharmaz. Ges. 1942, 280, 390.

B. Notwendige Chemikalien: 10%ige Bleiazetatlösung, Zitronensäure, 1-Chlor-2,4-dinitrobenzol, chemisch reines Azeton (Kp. 56°), reines Natriumchlorid.

C. Bereitung des Opiumauszugs: Man reibt 1,5 g Opium mit 1,5 ccm Wasser aufs feinste an, fügt 4,5 ccm 10%ige Bleiazetatlösung hinzu, spült quantitativ in einen tarierten Kolben und bringt das Gewicht mit Wasser auf 45,7 g. (Dabei ist angenommen, daß 45 g Lösung und 0,7 g ungelöste Bestandteile vorhanden sind.) Man läßt 1 Stunde unter öfterem Umschütteln stehen und filtriert durch ein Filter von 9 cm Durchmesser; die ersten 5 ccm Filtrat werden verworfen. 30 g Filtrat (= 1 g Opium) werden in einem Erlenmeyerkolben von 100 ccm Inhalt abgewogen.

D. Fällung und Bestimmung des Morphindinitrophenyläthers. In 30 g Opiumauszug löst man 0,5 g Zitronensäure, fügt eine Lösung von 0,25 g Chlordinitrobenzol in 24 g (oder 30 ccm) chemisch reinem Azeton (Kp. 56°) und schließlich 10 ccm Ammoniak von 10% hinzu. Man läßt wenigstens 24 Stunden im verschlossenen Gefäß stehen; sodann werden die ausgeschiedenen Kristalle in einem gewogenen Filtertiegel bei schwachem Vakuum abgesaugt und mit Hilfe des Filtrats quantitativ in den Tiegel gespült. Man nimmt dann den Tiegel von der Saugflasche ab, gießt 2 ccm Azeton hinein, schwenkt, indem man den Tiegel senkrecht hält, 10 bis 15 Sekunden um, so daß die Kristalle gut gewaschen werden, saugt das Azeton sofort ab und wiederholt das Auswaschen nochmals mit 2 ccm Azeton in derselben Weise. Dann wäscht man zweimal mit je 2 ccm Wasser nach, die jeweils sofort abgesaugt werden. Man trocknet den Tiegel bei 70 bis 80° und wägt. Durch Multiplikation der gefundenen Menge Morphindinitrophenyläther mit 0,632 rechnet man auf Morphin um. Der Prozentgehalt des Opiums an Morphin ergibt sich nach der Formel:

$$\% \text{ Morphin} = \frac{N \cdot 63{,}2}{A},$$

in der N die Menge des gefundenen Morphindinitrophenyläthers und A die Menge des eingewogenen Opiums ist. Eine Korrektur ist nicht anzubringen.

Den Tiegel reinigt man außen durch Abwischen mit Azeton von dem gelben Ansatz, legt ihn in eine Becherglas von etwa 200 ccm, fügt 10 ccm $^1/_{10}$-N-Salzsäure sowie 20 ccm Wasser hinzu und erwärmt schwach, bis völlige Lösung erfolgt ist. Man setzt noch 25 ccm Wasser und 5 g Natriumchlorid hinzu, wodurch das Hydrochlorid des Morphinäthers ausfällt. Nach Zusatz von 3 Tropfen Methylrot titriert man mit $^1/_{10}$-N-Kalilauge zurück, wobei der im Becherglas befindliche Tiegel öfters umzuwenden ist. Wenn der Kristallbrei zu dick ist, kann man ihn mit 10%iger Kochsalzlösung verdünnen. Die zur Sättigung des Morphindinitrophenyläthers verbrauchte Menge $^1/_{10}$-N-Salzsäure ist um 0,03 ccm zu erhöhen. Durch Multiplikation der so erhaltenen Zahl mit 0,02852 erhält man die Menge des vorhandenen Morphins. Der Prozentgehalt des Opiums an Morphin errechnet sich nach der Formel:

$$\% \text{ Morphin} = \frac{(V + 0{,}03) \cdot 2{,}852}{A},$$

in der V die Anzahl der zur Neutralisation benötigten Kubikzentimeter $^1/_{10}$-Normal-Salzsäure, A die Menge des eingewogenen Opiums ist.

II. *Tinctura Opii simplex (crocata)*[1].

15 g Tinktur dampft man auf dem Wasserbade in einem Porzellanschälchen auf 5 g ab, setzt nach dem Erkalten 4,5 ccm 10%ige Bleiazetatlösung hinzu, spült mit Wasser verlustlos in ein gewogenes Kölbchen und bringt das Gewicht auf 45 g. Man läßt unter bisweiligem Umschwenken eine Stunde stehen und filtriert. Die ersten 5 ccm Filtrat werden verworfen. Von dem übrigen Filtrat bringt man 30 g

---

[1] Dtsch. Apotheker-Ztg. 1943, Nr. 27/28, S. 142.

(= 10 g Tinktur) in ein Erlenmeyerkölbchen von 100 ccm, setzt 0,5 g Zitronensäure, 20 ccm Azeton und 10 ccm Ammoniak (10%ig) hinzu.

Auf Zusatz von Zitronensäure entsteht eine weißliche Trübung (Bleizitrat), die nach Zugabe von Ammoniak verschwindet. Man setzt eine Lösung von 0,25 g Dinitrochlorbenzol in 10 ccm chemisch reinem Azeton (Kp. 56°) hinzu und stellt nach Umschwenken beiseite. Die Ausscheidung des Morphinäthers erfolgt schon nach kurzer Zeit und ist nach 24 Stunden beendet. Der reine Äther ist kristallinisch und hat eine gelblichweiße Farbe.

Man saugt den auskristallisierten Morphinäther mit Hilfe eines Porzellanfilter-tiegels (A 1 Staatliche Porzellanmanufaktur Berlin) ab. Nach Auswaschen mit genau bemessener Menge Azeton und destilliertem Wasser (siehe oben unter I) wird der mit Inhalt bei 70 bis 80° getrocknete Tiegel gewogen. Das erhaltene Gewicht des Mor-phinäthers wird mit 63,2 multipliziert, um das Gewicht des Morphins zu erhalten. Man kann auch den Tiegel mit Inhalt in ein Becherglas bringen, nach Zusatz von $^1/_{10}$-Normal-Salzsäure und 20 ccm Wasser den Morphinäther lösen (leichtes Erwär-men ist erforderlich; Wasserbad!) und nach Zusatz von 5 g Natriumchlorid mit $^1/_{10}$-Normal-Kalilauge + Methylrot die überschüssige Salzsäure titrieren. Aus der Differenz (verbrauchte Kubikzentimeter $^1/_{10}$-Normal-Salzsäure) errechnet sich der Morphingehalt in bekannter Weise durch Multiplikation mit 0,02852.

III. Tinctura Opii benzoica

enthält nur den zwanzigsten Teil des Morphingehalts der beiden anderen Opium-tinkturen. Demnach wären 300 g anzuwenden und einzuengen. Dann wäre ent-sprechend den obigen Vorschriften zu verfahren. Der geschickte Analytiker wird geringere Einwaagen verwenden können. Nach O. NEHRLICH[1] sind mindestens 30 g anzuwenden und auf etwa 5 g einzudampfen.

IV. Extractum Opii[2].

1 g Extrakt löst man in 5 ccm Wasser und setzt nach völliger Lösung 4,5 ccm 10%ige Bleiazetatlösung hinzu, überführt die Mischung mit Wasserzusatz verlust-frei in einen tarierten Kolben. Durch das Nachspülen bringt man die Mischung auf 40 g. Nach einstündigem Stehen filtriert man ab. Die ersten 5 ccm des Filtrats wer-den unterworfen. Von dem übrigen Filtrat bringt man 20 g (= 0,5 g Extrakt) in einen 100-ccm-Kolben, setzt noch 10 ccm Wasser hinzu und verfährt dann weiter wie bei Tinctura Opii.

V. Morphinbestimmung in Pulv. Ipecac. opiat[1].

5,0 g Pulv. Ipecac. opiat. und 0,5 g Kalziumhydroxyd werden in einem kleinen, rauhen Mörser mit 5 ccm Wasser gut angerieben und nach Zusatz von weiteren 20 ccm Wasser unter häufigem Umrühren — mit einem Uhrglas bedeckt — eine halbe Stunde stehengelassen.

Nun filtriert man durch ein bedecktes, trockenes Faltenfilter von etwa 10 cm Durchmesser. Zu 20,0 g (= 0,3424 g Opium) des klaren Filtrats wiegt man mög-lichst genau in einem 100-ccm-Erlenmeyerkolben 26,0 g Methanol und 2,0 g alka-lische Kaliumoxalatlösung, die in 100,0 g 18,4 g neutrales Kaliumoxalat und 10 ccm Normal-Kalilauge enthält. Man erwärmt $^1/_4$ Stunde im Wasserbad auf 50°, läßt erkalten und filtriert durch ein trockenes bedecktes Faltenfilter von 12 cm Durch-messer.

30,0 g (= 0,2162 g Opium) des klaren Filtrats werden in einem Becherglas mit einer Lösung von 0,3 g Dinitrochlorbenzol in 5,0 g Azeton (in der Originalarbeit ist

[1] Dtsch. Apotheker-Ztg. 1941, Nr. 45/46.
[2] Dtsch. Apotheker-Ztg. 1943, Nr. 27/28, S. 142.

Methanol angegeben) und dann mit 5,0 g Wasser versetzt. Die Flüssigkeit wird kurz umgeschwenkt, wobei sie sich vollkommen klärt, und an einem kühlen Ort über Nacht zur Kristallisation stehengelassen. Nun sammelt man die Kristalle quantitativ auf einem kleinen Wattebausch, der das Rohr eines kleinen Trichters fest verschließt, indem man — mit Hilfe eines Schlauches, der am Ansatz einer Waschflasche angebracht ist — durch schwaches Saugen mit dem Munde die Mutterlauge vollkommen abtrennt. Unter weiterem schwachem Saugen wäscht man allmählich mit etwa 3 ccm Azeton (in der Originalarbeit ist Methanol angegeben) und dann mit 5 ccm Wasser aus.

Der Wattebausch wird in einen weithalsigen Erlenmeyerkolben gebracht, der Trichter mit wenig Wasser nachgespült und 2,0 ccm $^1/_{10}$-Normal-Salzsäure zugegeben. Nach kurzem Erwärmen auf dem Wasserbad geht der Niederschlag vollkommen in Lösung. Man läßt erkalten, gibt 2,5 g Kochsalz zu und füllt mit Wasser zu etwa 25 ccm auf. Mit $^1/_{10}$-Normal-Natronlauge wird die überschüssige Säure zurücktitriert und die verbrauchte Anzahl Kubikzentimeter $^1/_{10}$-Normal-Salzsäure um 0,06 ccm erhöht. Methylrot als Indikator.

Berechnung:

$$29,2 : 0,5 = 20 : x \qquad x = 0,3424 \text{ g}$$
$$47,5 : 0,3424 = 30 : x \qquad x = 0,2162 \text{ g}$$

Opium, die zur Bestimmung gelangen.

$$\text{Prozentgehalt Morphin} = \frac{\text{ccm } ^1/_{10}\text{-Normal-HCl} \cdot 0,02852 \cdot 100}{0,2162}$$

Silberbestimmungen.

Bei der Bestimmung des Silbers in Silbersalzen nach der VOLHARDschen Methode wird aus Silbernitrat Silberhodanid gebildet und als Indikator eine Eisenoxydverbindung, meist Eisenalaun, zugegeben. Läßt man in Gegenwart solcher Eisenoxydverbindungen die Rhodanammoniumlösung zu einer Silbernitratlösung hinzufließen, so entsteht an der Einfallstelle eine blutrote Färbung durch Bildung von Ferrirhodanid. Beim Umschütteln der Lösung verschwindet aber diese Färbung, solange noch Silbersalz in der ursprünglichen Form vorhanden, weil das entstandene Eisenrhodanid sich mit dem Silbersalz zu sehr schwer löslichem Rhodansilber umsetzt. Im Verlauf der Titration werden sich also — immer wieder unter Umschütteln und Verschwinden der roten Farbe — weitere Mengen von Rhodansilber in weißen Flocken abscheiden, bis schließlich das gesamte Silber umgesetzt ist und der *erste Tropfen der* $^1/_{10}$-*Normal-Ammoniumrhodanidlösung, endgültig mit dem Eisensalz unter Bildung von Eisenrhodanid reagierend, einen Farbenumschlag in Rostgelb bewirkt.*

Um einen deutlichen Umschlag zu erreichen, muß man genügend Indikator, d. h. im allgemeinen 5 ccm der Ferriammoniumsulfatlösung, hinzufügen; man braucht aber auch eine größere Menge Salpetersäure (im allgemeinen etwa 5 ccm), damit die Lösung durch die Ferriammoniumsulfatlösung nicht zu stark gelb gefärbt wird, was die Erkenntnis des Umschlags erschweren würde; die Salpetersäure drängt die durch Hydrolyse eintretende Gelb-Braun-Färbung des Eisenalauns zurück.

Bei Argentum proteinicum und Argentum colloidale wird die organische Substanz durch Schwefelsäure und Kaliumpermanganat zunächst zerstört. Der Überschuß des Kaliumpermanganats wird durch Ferrosulfat entfernt, so daß man dadurch den Indikator (das teilweise zu Ferrisalz sich oxydierende Ferrosulfat) zugleich hinzufügt. Da Argentum colloidale in geringen Mengen auch Chlorverbindungen enthält, die kleine Mengen Chlorsilber geben, sich aber als in Salpetersäure unlöslich der

Bestimmung entziehen würden, wird die Mischung nach der Zerstörung hier noch einige Zeit erhitzt, um das entstandene Chlorsilber völlig zu zersetzen; durch Überführen der unlöslichen Silberverbindung in eine lösliche kann man das Resultat dann quantitativ gestalten.

Quecksilberbestimmungen.

Wie Silberpräparate kann man auch bestimmte Quecksilbersalze mit Rhodanammonium bestimmen:

$$Hg(NO_3)_2 + 2NH_4SCN = Hg(SCN)_2 + 2NH_4NO_3 .$$

Demnach:

$$\frac{1\ Hg}{200,6} = \frac{2\ NH_4SCN}{2\ Mol = 2000\ ccm\ ^1/_1\text{-Normal-}NH_4SCN} ,$$

$$1\ ccm\ ^1/_{10}\text{-Normal-}NH_4SCN = 0,01003\ g\ Hg .$$

Im Laufe der Titration wird sich sehr bald bei konzentrierten Lösungen, erst später bei verdünnten Lösungen, die Ausscheidung des Quecksilberrhodanids zeigen, bis das gesamte Quecksilbernitrat in Rhodanid umgesetzt ist, und nun wieder der erste Tropfen überschüssiger $^1/_{10}$-Normal-Ammoniumrhodanidlösung durch die Gegenwart des Ferriammoniumsulfats den Farbumschlag der weißlichen Flüssigkeit in Rostgelb bewirkt. Die gesamte Titration, Anwendung des Indikators, Umschlag usw. erfolgen genau wie bei den Silberbestimmungen (siehe dort).

Bei der Titration müssen Merkurosalze (weil sie in anderer Richtung, unter Abscheidung von metallischem Quecksilber, mit Rhodanammonium reagieren) und salpetrige Säure (weil diese die Endreaktion unscharf, das Resultat somit ungenau gestaltet) abwesend sein. Beide Stoffe sind als Reaktionsprodukte vorhanden, zumal wenn man, wie bei Quecksilbersalbe und -pflaster, erst durch Erhitzen der Präparate mit Salpetersäure das Quecksilber als Nitrat herauslösen muß. Deshalb wird vor der Titration eine Oxydation dieser Verunreinigungen durch Kaliumpermanganat bewirkt, worauf man den Überschuß des $KMnO_4$ durch Ferrosulfat beseitigt. Das Ferrosulfat wirkt dann nach seiner Oxydation als Indikator mit. Dieses rhodanometrische Verfahren ist aber dort ungeeignet, wo Chlorionen vorliegen. Quecksilberchlorid setzt sich nämlich infolge seines geringen Dissoziationsgrades mit Alkalirhodanid nicht um, ist daher auch durch Rhodanidlösung nicht titrierbar. Dasselbe gilt für Merkurinitratlösungen, die ein lösliches Chorid enthalten, da in solchen aus ebendenselben Gründen immer Sublimat gebildet wird. Daraus folgt erstens, daß sämtliche zur Ausführung dieser Titration gebrauchten Reagenzien (z. B. die Salpetersäure!) frei von Chlorionen sein müssen, daß zweitens die Gehaltsbestimmungen gewisser Präparate, wie Sublimatpastillen usw., nach anderen Verfahren vorgenommen werden müssen.

Eine Reihe von Quecksilberpräparaten wird *azidimetrisch* bzw. *alkalimetrisch* geprüft; das Verfahren beruht auf der stark ausgeprägten Neigung des Merkuriions zur Komplexbildung.

Beim *weißen Quecksilberpräzipitat* werden die auf Grund folgender Gleichung:

$$NH_2HgCl + 4KJ + H_2O = K_2HgJ_4 + NH_3 + KCl + KOH$$

entstandenen KOH und NH_3 mit $^1/_{10}$-Normal-HCl quantitativ bestimmt und auf NH_2HgCl umgerechnet.

Beim *Quecksilberoxyzyanid* wird das Quecksilberoxyd mit $^1/_1$-Normal-HCl gesättigt und so alkalisch bestimmt:

$$HgO + 2HCl = HgCl_2 + H_2O .$$

Der Zusatz von Kochsalz ist erforderlich, um die Hydrolyse des entstehenden $HgCl_2$ zurückzudrängen.

Durch Versetzen der nunmehr entstandenen neutralen bzw. gerade sauer gewordenen Lösung mit KJ in Überschuß wird das Quecksilberzyanid unter Bildung von KCN in das komplexe Quecksilberjodidjodkalium verwandelt:

$$Hg(CN)_2 + 4\,KJ = K_2HgJ_4 + 2\,KCN.$$

Das entstandene KCN läßt sich wie ein Salz schwacher Säuren durch Titration mit $^1/_1$-Normal-HCl bei Gegenwart von Methylorange als Indikator titrieren. Die dabei frei werdende Blausäure

$$KCN + HCl = KCl + HCN$$

wirkt nicht auf den Indikator.

Die Bestimmung der *Quecksilberoxyzyanidpastillen* läßt sich nicht wie oben durchführen, weil hier ein Zusatz von Natriumbikarbonat vorliegt, um die wirksame Substanz leichter löslich zu machen. Das Bikarbonat würde hier wie Quecksilberoxyd ebenfalls Säure verbrauchen. Die Bestimmung des Quecksilberzyanids kann aber wie oben durchgeführt werden. Man titriert zunächst mit $^1/_1$-Normal-HCl, bis das $NaHCO_3$ unter gleichzeitiger Überführung des HgO in $HgCl_2$ unschädlich gemacht ist, und führt dann die Bestimmung des Zyanids wie oben geschildert zu Ende.

Die *Bestimmung des Gesamtquecksilbers in den Quecksilberoxyzyanidpastillen* erfolgt jodometrisch; durch Formaldehyd in alkalischer Lösung lassen sich Merkuriverbindungen zu metallischem Quecksilber reduzieren. Das niedergeschlagene Metall wird dann in der essigsauer gemachten Lösung mit Hilfe einer bestimmten überschüssigen Menge $^1/_{10}$-Normal-Jodlösung in Quecksilberjodid (bzw. Quecksilberjodidjodkalium) übergeführt, worauf man den Überschuß des Jods mittels Natriumthiosulfat zurücktitriert:

$$HgO + NaOH + HCHO = Hg + HCO_2Na + H_2O$$
$$Hg + J_2 = HgJ_2.$$

Zur *Gehaltsbestimmung der Sublimatpastillen und Wertbestimmung von Medizinischer Kohle*. In beiden Fällen handelt es sich um die quantitative Bestimmung des Sublimats, im ersten Fall um die in den Pastillen vorhandene Menge des $HgCl_2$, im zweiten um die Restbestimmung des von der Kohle nicht adsorbierten $HgCl_2$. Das Verfahren beruht auf folgendem Prinzip: Arsenige Säure ist ein gutes, in alkalischer Lösung sehr wirksames Reduktionsmittel, das, selbst bei diesem Prozeß in Arsensäure übergehend, die Quecksilberverbindung zu metallischem Hg reduziert:

$$As_4O_6 + 4\,HgCl_4 + 16\,KHCO_2 = 4\,Hg + 8\,KCl + 16\,CO_2 + 4\,K_2HASO_4 + 6\,H_2O$$

oder in einfacherer Darstellung:

$$4\,HgO + As_4O_6 = 4\,Hg + 2\,As_2O_5.$$

Wenn man die arsenige Säure in einem bestimmten Überschuß verwendet und diesen Überschuß mit $^1/_{10}$-Normal-Jodlösung zurücktitriert

$$As_4O_6 + 4\,J_2 + 4\,H_2O = 2\,As_2O_5 + 8\,HJ,$$

so kann man feststellen, wieviel arsenige Säure verbraucht bzw. wieviel $HgCl_2$ vorhanden ist. Freilich sind hier ganz besonders zwei begleitende Maßregeln notwendig: Erstens nimmt alkalische Arsenitlösung leicht Sauerstoff aus der Luft auf (schon bei gewöhnlicher Temperatur, noch erheblicher beim Erhitzen, das hier notwendig ist), kann also schon dadurch teilweise oxydiert werden und somit einen höheren Gehalt an Hg vortäuschen. Deshalb wird vor dem Erhitzen des $HgCl_2$ mit der

$^1/_{10}$-Normal-Natriumarsenitlösung Kaliumbikarbonat zugesetzt, damit die beim Kochen entstehende Kohlensäure die das Resultat gefährdende Luft verdrängt:

$$2\,KHCO_3 = K_2CO_3 + CO_2 + H_2O\,.$$

Sodann aber ist zu bedenken, daß das so entstandene K_2CO_3, wenn nicht unschädlich gemacht, bei der nunmehr folgenden Titration mit $^1/_{10}$-Normal-Jodlösung selbst Jod durch Bildung von Natriumhypojodid bzw. Natriumjodat verbrauchen würde. Es muß deshalb, damit in bikarbonathaltiger Lösung weitergearbeitet wird, vor der Titration mit $^1/_{10}$-Normal-Jodlösung das K_2CO_3 durch Salzsäure wieder in $KHCO_3$ zurückverwandelt werden:

$$K_2CO_3 + HCl = KHCO_3 + KCl\,.$$

Bestimmung des Gehaltes an Chloriden in Bromiden.

Die quantitative Bestimmung der Bromide bzw. Chloride auf maßanalytischem Wege beruht auf folgendem Prinzip: Nach dem MOHRschen Verfahren löst man eine bestimmte Menge des getrockneten Halogensalzes in Wasser und titriert dann mit $^1/_{10}$-Normal-Silbernitratlösung (Indikator Kaliumchromat; von der Lösung des Indikators sind 2 bis höchstens 3 Tropfen zu nehmen!). Zunächst fällt nur Halogensilber aus. Allmählich zeigt sich aber an der Einfallstelle der Silberlösung rotes Silberchromat, das beim Umschütteln zunächst immer wieder verschwindet (da Silberchromat leichter löslich ist als das Halogensilber), bis nach weiterem Zusatz von $^1/_{10}$-Normal-$AgNO_3$ der erste Tropfen Silberlösung den „Farbumschlag", wie ihn das Arzneibuch nennt, herbeiführt. Es ist das ein rötlichgelber Schein auf dem Flüssigkeitsspiegel bzw. im Niederschlag, eben ein Farbumschlag, der, an sich schwach, doch deutlich sichtbar für den wird, der die Titration scharf beobachtet. Bis zum „Rot" darf man nicht titrieren, sonst hätte man übertitriert!

Nehmen wir nun als Beispiel für diese „Wertbestimmungen" die des Ammoniumbromids. Das NH_4Br hat das Molekulargewicht 97,96. Das als Verunreinigung vorhandene Ammoniumchlorid hat nur etwas mehr als das halbe Molekulargewicht, nämlich 53,50. Deshalb werden in einer bestimmten Gewichtsmenge NH_4Cl (beispielsweise 0,4 g) fast doppelt soviel Moleküle vorhanden sein als in derselben Gewichtsmenge NH_4Br. Jedes Molekül Halogensalz aber, gleich ob NH_4Br oder NH_4Cl, erfordert bei der Titration 1 Molekül $AgNO_3$. Deshalb wird eine bestimmte Gewichtsmeng NH_4Cl (wieder beispielsweise 0,4 g) rund doppelt soviel Kubikzentimeter $^1/_{10}$-Normal-$AgNO_3$ verbrauchen als dieselbe Gewichtsmenge NH_4Br. Oder mit anderen Worten: Je mehr Chloride als Verunreinigung der Bromide vorhanden sind, desto mehr $AgNO_3$ wird bei der Titration verbraucht werden.

Quantitativ verläuft die Reaktion bei Ammoniumbromid so:

$$\frac{NH_4Br}{1\,Mol = 97,96\,g} + \frac{AgNO_3}{1\,Mol = 1000\,ccm\,^1/_1\text{-Normal-}AgNO_3} = AgBr + NH_4NO_3\,,$$

$$1\,ccm\,^1/_{10}\text{-Normal-}AgNO_3 = 0,009796\,g\ NH_4Br\,.$$

Das vorhandene Ammoniumchlorid wird dagegen mit dem $AgNO_3$ so in Reaktion treten:

$$\frac{NH_4Cl}{1\,Mol = 53,5\,g} + \frac{AgNO_3}{1\,Mol = 1000\,ccm\,^1/_1\text{-Normal-}AgNO_3} = AgCl + NH_4NO_3\,,$$

$$1\,ccm\,^1/_{10}\text{-Normal-}AgNO_3 = 0,00535\,g\ NH_4Cl\,.$$

Das Arzneibuch geht bei der Berechnung von 0,4 g NH_4Br aus. Entspricht nach obigem 1 ccm $^1/_{10}$-Normal-$AgNO_3$ = 0,009796 g NH_4Br, so verbrauchen 0,4 g *reines* NH_4Br $\dfrac{0,4}{0,009796}$ = rund 40,8 ccm $^1/_{10}$-Normal-AgNO$_3$. Das ist auch der theoretisch „berechnete" Wert des Arzneibuchs.

Das DAB 6 läßt aber ein NH$_4$Br zu, das neben 98,8% NH$_4$Br noch 1,2% NH$_4$Cl enthält, indem es von der Annahme ausgeht, daß ein gutes technisches Brom mit einem Höchstgehalt an Chlor von 1% zur Herstellung der Bromsalze verwendet wird. In diesem Sinne sind die Höchstmengen an Chloriden für die einzelnen Bromsalze, also Kalium bromatum, Natrium bromatum und Ammonium bromatum, stöchiometrisch berechnet und zugelassen. Entspricht nach obigem 1 ccm $^1/_{10}$-Normal AgNO$_3$ = 0,00535 g NH$_4$Cl, so verbrauchen

0,4 g *reines* NH_4Cl $\dfrac{0,4}{0,00535}$ = rund 74,8 ccm $^1/_{10}$-Normal-AgNO$_3$.

$$0,4 \text{ g NH}_4\text{Cl verbrauchen also } 74,8 \text{ ccm } ^1/_{10}\text{-Normal-AgNO}_3$$
$$\underline{0,4 \text{ g NH}_4\text{Br verbrauchen also } 40,8 \text{ ccm } ^1/_{10}\text{-Normal-AgNO}_3}$$
$$\text{Differenz} \quad 34 \quad \text{ccm } ^1/_{10}\text{-Normal-AgNO}_3 .$$

Bei der Titration würde also ein Mehrverbrauch von 34 ccm $^1/_{10}$-Normal-AgNO$_3$ eine Verunreinigung des NH$_4$Br mit 100% NH$_4$Cl bedeuten. Deshalb sagt das Arzneibuch auch: Je **0,34** ccm $^1/_{10}$-Normal-AgNO$_3$, die über den für reines Ammoniumbromid zu berechnenden Wert hinausgehen, entsprechen *einem* Prozent NH$_4$Cl (wenn sonstige Verunreinigungen fehlen). — Außerdem läßt das Arzneibuch einen Höchstgehalt von 1,2% Ammoniumchlorid zu. Zu dem für reines NH$_4$Br berechneten Wert von 40,8 ccm $^1/_{10}$-Normal-AgNO$_3$ wird also noch ein Mehrverbrauch gestattet von rund 0,4 ccm $^1/_{10}$-Normal-AgNO$_3$. Deshalb fordert das DAB 6, daß je 0,4 g NH$_4$Br höchstens 41,2 ccm $^1/_{10}$-Normal-AgNO$_3$ verbrauchen dürfen.

Bei Kaliumbromid und Natriumbromid wird unter entsprechender Abänderung in bezug auf die Molekulargewichte die gleiche Wertbestimmung gefordert.

Da Silberchromat nicht unerheblich in der Titrierflüssigkeit löslich ist, so wird zum Hervorbringen des Umschlags ein Mehr von AgNO$_3$ über den theoretisch berechneten Wert hinaus erforderlich. MOHR hat festgestellt, daß dieses Mehr bei den verschiedensten Halogenmengen fast gleichmäßig $^1/_{10}$ ccm $^1/_{10}$-Normal-AgNO$_3$ beträgt. Dieser Betrag ist eventuell als Korrektur in Betracht zu ziehen.

Eisenbestimmungen.

Diese Bestimmungen erfolgen im DAB 6 mit einer Ausnahme nach dem jodometrischen Verfahren unter folgenden zwei Hauptgesichtspunkten:

I. Das Eisen muß zur Bestimmung im anorganischen Zustand und in der dreiwertigen Oxydstufe vorliegen.

II. Läßt man auf dreiwertiges Eisen Jodwasserstoffsäure (entstanden aus K J und Mineralsäure) einwirken, so reduziert diese das Ferrisalz zu Ferrosalz in folgender Weise:

$$\overset{\text{III}}{\text{Fe}_2(\text{SO}_4)_3} + 2\,\text{H J} \rightleftarrows 2\,\overset{\text{II}}{\text{FeSO}_4} + \text{H}_2\text{SO}_4 + \text{J}_2$$

$$2\,\overset{\text{III}}{\text{FeCl}_3} + 2\,\text{H J} \rightleftarrows 2\,\overset{\text{II}}{\text{FeCl}_2} + 2\,\text{HCl} + \text{J}_2 .$$

Hiernach setzt jedes Atom dreiwertiges Eisen (unter Umwandlung in zweiwertiges) 1 Atom Jod in Freiheit, das seinerseits durch 1 Molekül Natriumthiosulfat gebunden werden kann. So ist die Eisenbestimmung auf ein jodometrisches Verfahren zurückgeführt.

Nach obigen Formeln entspricht:

$$\frac{1\ \text{Fe}}{55{,}84} = 1\ \text{Jod} = \frac{1\ Na_2S_2O_3}{1\ \text{Mol} = 1000\ \text{ccm}\ ^1/_1\text{-Normal-}Na_2S_2O_3} \cdot$$

$$1\ \text{ccm}\ ^1/_{10}\text{-Normal-}Na_2S_2O_3 = 0{,}05\,584\ \text{g Eisen}.$$

In einer Reihe von Präparaten, wie Eisenchloridlösung, liegt das Eisen bereits
in der Oxydstufe vor. Bei anderen Arzneimitteln, wie Ferr. pulv., Ferr. reduct. usw.,
muß das erst erreicht werden, indem man diese Substanzen in Mineralsäuren löst
und die entstandenen Salze durch Zusatz von $KMnO_4$ bis zur schwachen Rotfärbung
der Lösung oxydiert. Daß diese schwache Rötung bestehen bleibt, ist der Beweis
für die Beendigung der Oxydation; entfernt wird dieser geringe Überschuß des
$KMnO_4$ (und damit die Rötung) durch Zusatz einer Lösung von Weinsäure, die
dadurch reduziert, daß sie selbst unter Bildung von Kohlensäure und Wasser
oxydiert wird. — In einer dritten Reihe von Fällen endlich liegt das Eisen (wie bei
Eisenzucker) in einer eigentümlichen kolloiden Form vor. Hier wird zunächst durch
Behandlung mit Mineralsäure in der Wärme das Eisen in ein anorganisches Salz
verwandelt. Erfolgt jetzt der Zusatz von $KMnO_4$, so kann — auch nach völliger
Oxydation des Fe — die rote Farbe nicht auf die Dauer bestehen bleiben. Es wird
vielmehr dann noch die im Gemisch vorhandene organische Substanz, also Eiweiß
oder Zucker, das $KMnO_4$ weiterhin reduzieren, *freilich viel langsamer*, als es vorher
durch das Eisenoxyd geschah. Deshalb heißt es im Arzneibuch in solchen Fällen,
die Kaliumpermanganatlösung solle bis zur „*schwachen, kurze Zeit bestehenden
Rötung*" zugefügt werden. Allzu ängstlich braucht man hier übrigens nicht zu sein.
Ist man sich über die volle Oxydation nicht ganz sicher, setzt man noch ein paar
Tropfen $KMnO_4$ hinzu und läßt nochmals die Rötung langsam verschwinden. Ein
zu großer Überschuß des Permanganats ist aber zu vermeiden. Denn es bilden sich
dadurch gewisse Oxydationsprodukte, die das Ferrisalz wieder teilweise zu Ferrosalz umsetzen können[1]. — Ferner ist darauf Rücksicht zu nehmen, daß man die
letzten Spuren der roten $KMnO_4$-Färbung schlecht in der stark gelbgefärbten
Lösung erkennt. Deshalb wartet man zweckmäßig etwa 5 Minuten, bevor man das
Kaliumjodid hinzufügt.

Um diese Reduktion des Eisens nicht umkehrbar, sondern quantitativ zu gestalten, muß die Lösung mineralsauer und ein gewisser Überschuß an K J bzw. H J
vorhanden sein.

Am Ende der Bestimmung, bei Bindung des ausgeschiedenen Jods durch $Na_2S_2O_3$,
ist zu berücksichtigen, daß diese Bindung gegen Schluß immer langsamer wird, so
daß man schließlich nach Zusatz jedes Tropfens Thiosulfatlösung erst kräftig
umschütteln muß, ehe man evtl. noch einen weiteren Tropfen zugibt. Denn jeder
Tropfen überschüssiger $Na_2S_2O_3$-Lösung verändert das Resultat nicht unwesentlich!

Arsen- und Antimonbestimmungen.

Die jodometrischen Methoden der Arsenbestimmungen verlaufen in folgender
Weise:

$$\text{I.} \qquad \overset{\text{III}}{As_4O_6} + 4\,H_2O + 4\,J_2 \rightleftarrows 2\,\overset{\text{V}}{As_2O_5} + 8\,H\,J.$$

Hiernach ist, wie aus den entgegengesetzten Pfeilen hervorgeht, der Vorgang ein
umkehrbarer: Einerseits kann die arsenige Säure (Arsen dreiwertig) durch Jod zu
Arsensäure (Arsen fünfwertig) oxydiert werden. Andererseits kann man die Arsen-

---

[1] MOSSLER: Pharmaz. Post 1918, S. 345.

säure durch Jodwasserstoff zu arseniger Säure reduzieren. Ganz entsprechend verlaufen die Reaktionen bei Antimonverbindungen:

$$\text{II.} \qquad \overset{\text{III}}{\text{Sb}_2\text{O}_3} + 2\,\text{H}_2\text{O} + 2\,\text{J}_2 \rightleftarrows \overset{\text{V}}{\text{Sb}_2\text{O}_5} + 4\,\text{HJ}.$$

Hier oxydiert Jod das Antimontrioxyd zu Antimonpentoxyd, während umgekehrt Jodwasserstoffsäure das Antimonpentoxyd zu Antimontrioxyd reduziert.

Um diese Reaktionen zu einem quantitativen Verlauf zu bringen, muß man, wenn die beiden Reaktionen I und II im Sinne einer Oxydation, also von links nach rechts, zu Ende geführt werden sollen, die hierbei entstehende störende Jodwasserstoffsäure unschädlich machen, was durch Bindung an Natriumbikarbonat gelingt. Würde man aber umgekehrt die beiden Reaktionen im Sinne von rechts nach links, also im Sinne einer Reduktion beendet sehen, so muß man dafür sorgen, daß der Vorgang sich in stark saurer Lösung abspielt. Auf diesen Tatsachen bauen sich die Arsen- und Antimonbestimmungen auf.

Maßanalyse.

Maßsystem.

Zunächst ergibt sich die Frage: Was ist ein Liter? Die Antwort darauf lautet: Das Liter ist der Raum, den die Masse eines Kilogramms reinen Wassers größter Dichte (also bei 4°) einnimmt. Diese Definition klingt so einfach, daß es hiernach als leicht gelten sollte, ein Litermaß herzustellen. Aber der Ausführung stehen zunächst zwei Hauptschwierigkeiten entgegen:

1. Ein Kilogramm Wasser nimmt nur dann das Volumen ein, das wir ein Liter nennen, wenn sich das Wasser im Zustand größter Dichte, also bei 4° befindet. Wird deshalb die Wägung bei Zimmertemperatur (also bei etwa 15 bis 22°) ausgeführt, so resultiert durch die Ausdehnung der Flüssigkeit ein nicht unbeträchtlich größeres Volumen. Es nimmt z. B. bei 17,5° das Kilogramm reinen Wassers (im luftleeren Raum gewogen, siehe darüber später) bereits das Volumen von 1001,29 ccm ein. Zur Vermeidung dieses Fehlers müßte also zunächst das Wasser während der Eichung die Temperatur von 4° besitzen und behalten.

2. Damit die Eichung wirklich exakt geschieht, müßte sie im luftleeren Raum erfolgen. Denn alle Körper erleiden im lufterfüllten Raum einen Auftrieb, der hier berücksichtigt werden muß. Während das Kilogramm Messinggewicht einen Raum von 120 ccm einnimmt und daher bei normalem Druck und der Temperatur von 17,5° nur einen Auftrieb von 0,146 g erleidet, wird bei dem Füllen des Literkolbens ein Liter Luft verdrängt, das bei denselben Verhältnissen von Druck und Temperatur 1,215 g wiegt. Es wird also der Literkolben einen größeren Auftrieb erleiden als das Messinggewicht. Die Differenz beträgt 1,215 — 0,146 g = 1,069 g. Soll daher nach Tarieren des Litergefäßes und Auflegen des Kilogrammgewichts die Waage wieder in das Gleichgewicht gebracht werden, so muß nicht nur ein Kilogramm Wasser hineingewogen werden, sondern auch das Mehr von 1,069 g, das, wie eben ausgerechnet, dem größeren Luftauftrieb des Literkolbens entspricht. Wägt man also bei der Temperatur von 17,5° ein Kilogramm Wasser im lufterfüllten Raum in einen Kolben, so erhält man nicht 1000 ccm, sondern 1002,36 ccm. Das Plus von 2,36 ccm setzt sich zusammen aus den 1,29 ccm (Ursache: Ausdehnung des Wassers) und den 1,07 ccm (Ursache: Luftauftrieb).

Dieses „Liter"-Maß, das erhalten ist durch Wägung eines Kilogramms Wasser im lufterfüllten Raum bei 17,5°, das aber nicht 1000 ccm, sondern 1002,36 ccm enthält, ist das sog. MOHRsche Liter. Es ist viel angewendet worden und wird auch heute zuweilen gebraucht, da es sich leicht herstellen läßt und naturgemäß keine für die Praxis wesentlichen Fehler bei den Ergebnissen der Maßanalyse herbeiführt, wenn nur alle angewendeten Gefäße, also Kolben, Büretten usw., nach diesem MOHRschen System geeicht sind. Unter keinen Umständen aber ist dieses Maß zu verwenden bei Gasanalysen usw. Da sich zudem immer mehr die Grundsätze wissenschaftlicher Genauigkeit geltend machen, so ist man fast ausschließlich dazu übergegangen, das ,,wahre Liter" einzuführen, das tatsächlich der am Anfang gegebenen Definition entspricht, also den Raum einnimmt, den die Masse eines Kilogramms reinen Wassers größter Dichte (bei 4°) einnimmt. Zu diesem Zweck sind Tabellen entworfen. Aus diesen ersieht man zunächst die Gewichtsmengen Wasser, die man anwenden muß, um bei verschiedensten Temperaturen trotz Ausdehnung des Wassers und trotz des Luftauftriebs zum wahren Liter zu kommen. — Außerdem ist bei diesen Korrekturen die Temperatur der Meßgefäße zu berücksichtigen. Für diese ist eine bestimmte Temperatur nicht festgesetzt, doch findet die Eichung meist auf die Normaltemperatur von 20° statt. Soll nun etwa ein Kolben, der auf diese Normaltemperatur von 20° geeicht werden soll, bei einer anderen Temperatur geeicht werden, so ist noch der kubische Ausdehnungskoeffizient des Glases heranzuziehen. — Aus allen diesen Erwägungen ergibt sich die Anordnung der Tabellen. Sie geben die Korrekturen an, auf Grund derer man ein ,,wahres Liter" herstellen kann für eine bestimmte Temperatur des Kolbens, bei den verschiedenen Temperaturen des Wassers bzw. der Luft unter Berücksichtigung des kubischen Ausdehnungskoeffizienten des Glases. Bei genauen Bestimmungen ist noch der Luftdruck und Dunstdruck zu berücksichtigen.

In diesem Sinne werden also unsere Meßgefäße geeicht, unter Zugrundelegung des wahren Litergewichts; d. h., ein Kolben von einem Liter z. B. bei 20° faßt 1000 g Wasser von 4°, im luftleeren Raum gewogen. Das Gefäß trägt dann meist die Bezeichnung

$$\frac{20°}{4°}\,(o)\,,$$

wobei 20° die Temperatur des Glases, 4° die Temperatur des gewogenen Wassers bedeutet, während das Zeichen (o) auf den Barometerstand $= o$, also Wägung im luftleeren Raum hinweist. (Man nimmt dabei an, daß kein Ausgleich stattfindet zwischen der Temperatur des Glases und der des Wassers.) Entsprechend würde die Bezeichnung

$$\frac{17{,}5°}{17{,}5°}\,(760)$$

auf ein Meßgefäß, geeicht nach dem MOHRschen System, hinweisen.

Meßgefäße.

Allgemein sei zunächst gesagt: Neben den vorstehenden Bezeichnungen, die auf die Eichungsart (das wahre Liter oder MOHRsche Liter) hinweisen, findet sich meist auf den einen Gefäßen ein E (bedeutet Einguß), auf den anderen ein A (bedeutet Ausguß). Auf den mit E bezeichneten Gefäßen ist die Anzahl der Kubikzentimeter angegeben, die sie bis zur Marke wirklich enthalten, auf den mit A bezeichneten Gefäßen die Anzahl Kubikzentimeter, die sie beim Ausfließenlassen ergeben. In diesem Sinne sind die Meßkolben, Meßzylinder anders geeicht (auf Einguß) als die Büretten, Pipetten usw. (auf Ausguß). In einen Literkolben kann man z. B. ein Liter ,,eingießen", wenn man bis zur Marke auffüllt; man kann aber kein Liter ,,ausgießen", weil ein kleiner Teil der Flüssigkeit an der Glaswand haftenbleibt. Aus einer Bürette andererseits kann man vom o-Strich bis zum 50-ccm-Strich wohl

50 ccm Flüssigkeit „ausfließen" lassen, der Raum ist aber größer um das Flüssigkeitsvolumen, das an den Wandungen haftenbleibt. Das E und A weisen also auf die verschiedene Eichungsart und Benutzungsart der Gefäße hin.

Zur Reinigung der Meßgefäße hat sich am besten die Kaliumdichromat-Schwefelsäure-Mischung bewährt, die man nach Gebrauch in eine Vorratsflasche gießen und wiederholt verwenden kann (auch zu bereiten aus gleichen Raumteilen Schwefelsäure und Kaliumdichromatlösung $1 + 19$). In die Kolben gießt man etwas von dem Gemisch hinein und läßt sie längere Zeit unter wiederholtem Umschütteln stehen. Die Büretten werden, mit dem Gemisch gefüllt, ebenfalls längere Zeit stehengelassen, ebenso die Pipetten, die man aber sehr vorsichtig füllen muß, indem man ein Schlauchstück über das obere Ende zieht, dadurch vorsichtig die Reinigungsflüssigkeit hineinsaugt und dann das Schlauchstück durch einen Quetschhahn schließt.

Nur bei der dunkelgefärbten $^1/_{10}$-Normal-Jodlösung und $^1/_{10}$-Normal-Kaliumpermanganatlösung wird man besser am oberen Rand des Meniskus ablesen.

Bei Füllung der Büretten wird meist große Sorgfalt verwendet, genau auf den Nullpunkt einzustellen. Ein einigermaßen geübter Analytiker aber wird leicht in jeder Höhe der Flüssigkeit ablesen können. Man gießt deshalb, evtl. mittels eines Trichters, die Lösung bis nahe zum Nullpunkt in die Bürette, nimmt sofort den Trichter ab, läßt aus der unteren Bürettenspitze, damit auch diese gefüllt wird, etwas Flüssigkeit fließen und wartet 2 Minuten vor dem Ablesen, damit die noch an den Wandungen befindliche Lösung möglichst herabläuft und somit die Höhe der Flüssigkeitssäule „konstant" wird. Die Büretten sind nämlich fast ausnahmslos auf 2 Minuten Wartezeit geeicht[1].

Jetzt muß genau diese Höhe abgelesen werden, wobei auf zwei Punkte sorgsam zu achten ist. Zunächst muß sich das Auge in der Höhe des Flüssigkeitsspiegels befinden, da sonst der nicht unbedeutende Fehler der Parallaxe eintritt. Sodann erscheint das Bild der Oberfläche infolge allseitiger Spiegelung am Glas in verschiedener Gestaltung, je nachdem der Hintergrund hell oder dunkel ist. Zur Überwindung der ersten Schwierigkeit hat man kleine verschiebbare Spiegel konstruiert, in denen man zusammenfallend mit dem Meniskus das eigene Auge erkennen kann. Hält man das Auge so, daß das Spiegelbild der Pupille mit dem des Meniskus zusammenfällt, so ist der bei schiefem Visieren entstehende Ablesungsfehler vermieden. (Bei einiger Übung kommt man übrigens auch ohne diesen Spiegel aus.) Zur Überwindung der zweiten Schwierigkeit sind verschiedene Mittel empfohlen, z. B. das Ablesungsblatt von FRESENIUS, das aus einem weißen Karton besteht, auf das ein gerade abgeschnittenes, mattschwarzes Papier geklebt ist. Diesen Karton, der also zur Hälfte weiß, zur Hälfte schwarz ist, schiebt man, mit der schwarzen Seite unten, hinter der Bürette so an das Flüssigkeitsniveau heran, daß die Grenzlinie des Papiers den untersten Punkt des Meniskus (das Auge stets in Horizontale!) scharf abheben läßt. — Dieses Hilfsmittel ist recht zweckmäßig. Doch wird man nach einiger Übung auch zum Ziele kommen, wenn man die Bürette gegen das Licht stellt und beim Ablesen dahinter ein möglichst dünnes weißes Papier hält. Sehr vorteilhaft wendet man bei diesem Ablesen eine Lupe an, die bei der normalen Bürette schätzungsweise gut das Ablesen von Bruchteilen eines $^1/_{10}$ ccm gestattet.

Bei der Neubearbeitung des Arzneibuchs war der Grundsatz maßgebend, im Interesse der Sparsamkeit von möglichst geringen Mengen der Untersuchungsobjekte auszugehen. Damit ist verbunden, daß bei den maßanalytischen Bestimmungen auch nur entsprechend kleine Mengen der Maßflüssigkeiten verbraucht werden. Auf diese Weise tritt die Gefahr ein, daß der Ablesefehler bei Verwendung

---

[1] Sind die Geräte auf andere Wartezeit geeicht, so muß natürlich entsprechend vorgegangen werden.

der bisher üblichen Büretten, deren Skala in $^1/_{10}$ ccm geteilt ist, allzu groß wird. Es erschien daher für gewisse Fälle zweckmäßig (z. B. bei den Alkaloidbestimmungen), die Bürette zu ,,verfeinern", dergestalt, daß $^1/_{50}$ ccm noch direkt abgelesen wird und Bruchteile davon geschätzt werden können. Das Arzneibuch läßt im Text der einzelnen Artikel genau erkennen, welche Art der Büretten an der betreffenden Stelle zu verwenden ist: Nur wo die Menge der zur Titration zu verbrauchenden Maßflüssigkeit bis in die zweite Dezimale angegeben, ist die Feinbürette zu benutzen, sonst die übliche Bürette. — Die glatte Füllung dieser Feinbürette mit der Maßflüssigkeit bereitet zunächst wegen der Enge des Glasrohrs eine gewisse Schwierigkeit. Man kann die Füllung ganz bequem mittels einer der kleineren Pipetten vornehmen, wird aber auch bald dieses Hilfsmittel entbehren können.

Volumetrische Lösungen.

Bei den maßanalytischen Bestimmungen arbeitet man mit Lösungen, deren Gehalt an wirksamer Substanz genau bekannt ist. Man benutzte früher vielfach ,,Molekulare Lösungen" (auch molare Lösungen genannt), die in 1 Liter Lösung 1 Mol, das ist das Molekulargewicht der betreffenden wirksamen Substanz, bezogen auf Gramm, enthalten. So beträgt z. B. das Molekulargewicht der Salzsäure 36,47, das der Schwefelsäure 98,09. Deshalb enthält 1 Liter molare Salzsäure 36,47 g HCl, 1 Liter molare Schwefelsäure 98,09 g H_2SO_4. Bezeichnung und Herstellung dieser Lösungen sind eindeutig. Aber die Einrichtung solcher Lösungen zeigt in folgender Hinsicht einen schwerwiegenden Nachteil: Es muß unbedingt, schon rechnerisch, von großem Vorteil sein, wenn die eine Normallösung in ihrem Wirkungswert der anderen entspricht, wenn also gleiche Raumteile äquivalenten Wert besitzen. Das wird auch bei gewissen molaren Lösungen der Fall sein. So muß nach der Gleichung

$$HCl + KOH = KCl + H_2O$$

1 Liter molare Salzsäure 1 Liter molare Kalilauge neutralisieren. Aber nach der Gleichung

$$H_2SO_4 + 2\,KOH = K_2SO_4 + 2\,H_2O$$

braucht 1 Liter molare Schwefelsäure 2 Liter molare Kalilauge zur Neutralisation. Der Unterschied solcher Lösungen geht ja schon daraus hervor, daß die molare Schwefelsäure in ihrem Säurewert doppelt so stark ist wie die molare Salzsäure.

Wegen dieser Divergenz verwendet man die molaren Lösungen nur noch in vereinzelten Fällen. Das Deutsche Arzneibuch wendet *Normal*lösungen an, die dadurch charakterisiert sind, *daß ein Liter im Wirkungswert entspricht: einem Grammäquivalent, d. h. (da bezogen auf Wasserstoff) einem Grammäquivalent H = 1,008 g H.* So wird 1 Liter Normal-Salzsäure ein Grammäquivalent HCl = 1 Mol = 36,47 g HCl enthalten, da 1 Mol HCl besitzt: 1,008 g Säurewasserstoff. Dagegen wird eine Normal-Schwefelsäure $^1/_2$ Mol = 98,09/2 g H_2SO_4 in 1 Liter enthalten, da 1 Mol H_2SO_4 an Säurewasserstoff besitzt: $2.\times 1,008$ g. Entsprechend wird eine Normal-Kalilauge 1 Mol = 1 Grammäquivalent KOH enthalten, da dieses im *Wirkungswert* 1,008 g Wasserstoff entspricht. Dagegen muß eine Bariumhydroxydlösung $^1/_2$ Mol $Ba\begin{smallmatrix}OH\\OH\end{smallmatrix}$ = 1 Grammäquivalent in 1 Liter enthalten.

Für viele Zwecke erweisen sich diese Normallösungen als zu konzentriert. Man verwendet deshalb vielfach Halb-, Viertel-, Zehntel-, Hundertstel-Normallösungen, die den $^1/_2$-, $^1/_4$-, $^1/_{10}$-, $^1/_{100}$sten Teil des eben besprochenen Wirkungswertes besitzen. Der Kürze und Einfachheit wegen werden diese Lösungen fortan bezeichnet werden als $^1/_1$-, $^1/_2$-, $^1/_4$-, $^1/_{10}$-, $^1/_{100}$-Normallösungen.

Bei der Jodometrie liegen die Verhältnisse so: 1 Liter $^1/_{10}$-Normal-Jodlösung wird, da ein Jod einem H äquivalent ist, $^1/_{10}$ Grammäquivalent freies Jod in 1 Liter besitzen müssen. Ferner wird 1 Grammäquivalent Jod gebunden durch *1 Mol* Natriumthiosulfat nach folgender Gleichung:

$$J_2 + 2\,Na_2S_2O_3 = 2\,NaJ + Na_2S_4O_6.$$

1 Liter $^1/_{10}$-Normal-Natriumthiosulfatlösung wird deshalb, um im *Wirkungswert* einem Liter $^1/_{10}$-Normal-Jodlösung zu entsprechen, enthalten müssen: $^1/_{10}$ Mol $Na_2S_2O_3$.

Lösungen, die oxydierend oder reduzierend wirken, werden nach der Menge Sauerstoff normiert, die sie liefern oder verbrauchen. So ist eine oxydierende $^1/_1$-Normallösung eine solche, die pro Liter 1 Grammäquivalent aktiven Sauerstoff $= 8$ g O (entsprechend 1,008 g H) abgibt.

Waren die vorher erwähnten molaren Lösungen eindeutig bezeichnet, insofern sie nur einen und denselben Gehalt haben können, so ist das bei Normallösungen nicht immer der Fall. Denn bei letzteren Lösungen kommt es — wie ausgeführt — auf ihren Wirkungswert an. Und da diese Normallösungen zu verschiedenen Reaktionen dienen können, so kann entsprechend auch die Wirkung variabel sein, je nach dem Sinn der stattfindenden Reaktion, den Werten der zugrunde gelegten Formel.

Es ist im allgemeinen unzweckmäßig, volumetrische Lösungen mit dem geforderten Wirkungswert genau herzustellen, es ist aber außerdem in den meisten Fällen unmöglich, diese Lösungen auf die Dauer unverändert zu erhalten. Folgendes Beispiel mag das beleuchten: Angenommen, es solle nach dem nachstehenden „Stammbaum" eine $^1/_1$-Normal-Kalilauge eingestellt werden gegen eine vorhandene $^1/_1$-Normal-Salzsäure. Es sei ferner angenommen, daß hierbei 19,3 ccm der ungefähr eingestellten $^1/_1$-Normal-Kalilauge (Indikator Phenolphthalein) neutralisieren: 20 ccm $^1/_1$-Normal-Salzsäure. Dann ist die Lauge zu stark; denn 19,3 ccm haben bereits den Wirkungswert, den erst 20 ccm besitzen sollten. Wohl könnte man in diesem Fall die Lauge entsprechend verdünnen, indem man zu 19,3 ccm der Lauge 0,7 ccm Wasser hinzusetzt bzw. in einen Kolben von 1 Liter Inhalt 35 ccm Wasser gibt und mit der zu starken Lauge bis zur Marke auffüllt. Aber erstens wäre das umständlich. Zweitens würde die volumetrische Lösung, wenn wirklich genau eingestellt, doch nach einiger Zeit eine Veränderung zeigen. So könnte eine zunächst genau eingestellte $^1/_1$-Normal-Kalilauge derart abgeschwächt sein, daß erst 21 ccm derselben (wieder Indikator Phenolphthalein) neutralisieren: 20 ccm $^1/_1$-Normal-Salzsäure. Diese zu schwache Kalilauge müßte also nunmehr verstärkt werden, was noch weit umständlicher wäre als das vorhergehende Verdünnen. Besonders aber bei Einstellung der Kalilauge tritt noch folgendes hinzu: Ein Kohlensäuregehalt der Lauge ist unvermeidlich. Die drei Indikatoren aber, die das Arzneibuch für die Azidimetrie verwenden läßt, nämlich I. Phenolphthalein, II. Methylrot, III. Methylorange[1] sind verschieden empfindlich gegen Kohlensäure. Deshalb erscheint auch der Wirkungswert der Lauge verschieden, je nachdem, mit welchem der drei Indikatoren gearbeitet wird. Man müßte also, wollte man wirklich mit Lösungen von dem genau angegebenen Normalgehalt arbeiten, von Kalilauge drei verschiedene $^1/_1$-Normal-Kalilaugen entsprechend den Umschlägen von drei verschiedenen Indikatoren herstellen.

Auf Grund vorstehender Tatsachen legt das Arzneibuch keinen Wert darauf, daß die verwendeten volumetrischen Lösungen tatsächlich den der Theorie entsprechenden Wirkungswert haben, sagt vielmehr in vorstehend aufgeführtem Absatz, daß „die volumetrischen Lösungen nach den in Anlage III gegebenen Vorschriften auf ihren jeweiligen Wirkungswert zu prüfen" sind.

---

[1] Siehe Genaueres darüber nachstehend im Abschnitt Indikatoren.

Wie wird nun der Wirkungswert, der Faktor (F) festgestellt? Bleiben wir bei dem ersten obigen Beispiel der zu stark eingestellten Kalilauge, von der 19,3 ccm entsprachen 20 ccm $^1/_1$-Normal-Salzsäure und damit auch 20 ccm $^1/_1$-Normal-Kalilauge. Wir haben uns dann bei der Berechnung des Faktors zu fragen, welchen Wirkungswert *ein* Kubikzentimeter der einzustellenden Lösung besitzt. Daher die Gleichung:

$$19,3 : 20 = 1 : x \quad x = 1,036.$$

Diese Zahl 1,036 ist der Faktor, der angibt, wieviel Kubikzentimetern wirklicher $^1/_1$-Normal-Kalilauge 1 ccm der nur ungefähr eingestellten Kalilauge entspricht. Es kann deshalb in diesem Fall auf das Schild der Flasche unter Beifügung des Datums geschrieben werden:

etwa $^1/_1$-Normal-KOH,

Faktor 1,036.

Dann weiß jeder Kundige, daß er zunächst mit dieser Lauge wie mit einer Normallauge zu titrieren hat, daß er aber, bevor er den erhaltenen Wert in die Rechnung einsetzt, die Anzahl der verbrauchten Kubikzentimeter etwa $^1/_1$-Normal-Kalilauge mit dem Faktor 1,036 multiplizieren muß, um zur entsprechenden Anzahl von Kubikzentimetern wirklicher Normallauge zu kommen. (Soll man etwa zu einer Rücktitration 10 ccm wirklicher $^1/_1$-Normal-Kalilauge verwenden, wird man naturgemäß von dieser zu starken Lauge mit dem Faktor 1,036 verbrauchen müssen $\dfrac{10}{1,036}$ ccm.)

Entsprechend ist die Berechnung des Faktors bei der im zweiten Beispiel angegebenen, zu schwachen Kalilauge, von der 21 ccm nötig waren, um 20 ccm $^1/_1$-Normal-Salzsäure zu neutralisieren. Hier berechnet sich also der Wirkungswert von *einem* Kubikzentimeter:

$$21 : 20 = 1 : x \quad x = 0,952.$$

Das Schild würde demnach die Aufschrift tragen:

etwa $^1/_1$-Normal-KOH,

Faktor 0,952.

Das Arzneibuch gibt zur Ausrechnung des Faktors Formeln an, die in demselben Sinn aufgestellt sind. Bei der $^1/_{10}$-Normal-Silbernitratlösung z. B. (S. 786) heißt es:

$$F_{AgNO_3} = \frac{20}{\text{verbrauchte Anzahl ccm (ca) } ^1/_{10}\text{-Normal-Silbernitratlösung}},$$

d. h., der Zähler gibt die Anzahl Kubikzentimeter wirklicher *Normallösung* an, der die im Nenner angegebene Anzahl Kubikzentimeter der ungefähr eingestellten Normallösung in ihrem Wirkungswert tatsächlich entspricht. Es resultiert also nach diesen Formeln derselbe Wert wie oben etwa in dem zweiten Beispiel: $x = \dfrac{20}{21}$.

Wenn ferner 20 ccm der ungefähr eingestellten $^1/_{10}$-Normal-Jodlösung gegen eine $^1/_{10}$-Normal-Natriumthiosulfatlösung eingestellt werden sollen, der selbst schon ein Faktor eigen ist, lautet entsprechend die Anweisung auf S. 780 des DAB 6:

$$F_J = F_{Na_2S_2O_3} = \frac{\text{verbrauchte Anzahl ccm (ca) } ^1/_{10}\text{-Normal-Natriumthiosulfatlösung}}{20}$$

Aus alledem folgt: Der Faktor ist größer als 1, wenn die volumetrische Lösung stärker ist, als die Theorie es verlangt; im umgekehrten Fall ist der Faktor kleiner als 1.

Endlich ist noch zu erwähnen: Es war vorstehend gesagt, daß bei Kalilauge infolge ihres Kohlensäuregehalts der Faktor ein anderer ist, je nachdem mit den verschiedenen Indikatoren gearbeitet wird. Deshalb ist bei Einstellung dieser Lauge festzustellen und auf der Flasche zu vermerken:

Faktor bei Anwendung von Phenolphthalein ....
Faktor bei Anwendung von Methylrot ....
Faktor bei Anwendung von Methylorange ....

Übrigens müssen volumetrische Lösungen in ihren Aufbewahrungsgefäßen vor dem Herausgießen stets gut umgeschüttelt werden. Denn sie „entmischen" sich. Das geschieht dadurch, daß bei der Aufbewahrung reines Lösungsmittel an die Flaschenwand über der Lösung destilliert, auch unter Umständen die entstandenen Tropfen herabfließen und obere Teile der Flüssigkeit verdünnen können.

Indikatoren.

Zunächst seien diejenigen Indikatoren behandelt, die in der Azidimetrie bzw. Alkalimetrie Verwendung finden.

Bei der Azidimetrie und Alkalimetrie sind zwei Begriffe streng auseinander zu halten: Die *wahre Neutralität* und die *relative Neutralität*.

Um den Begriff der wahren Neutralität definieren zu können, vergegenwärtigt man sich die Verhältnisse des reinen Wassers. H_2O ist zu einem gewissen, sehr geringen Bruchteil in $H^{\cdot}$- und OH'-Ionen gespalten. Zwischen diesen Ionen und dem nicht dissoziierten Anteil besteht ein Zusammenhang, den man mathematisch in der Gleichung des Massenwirkungsgesetzes ausdrückt:

$$\frac{[H^{\cdot}] \cdot [OH']}{[H_2O]} = K.$$

Da nun die Konzentration des nicht dissoziierten Anteils praktisch konstant ist, so gilt auch $[H^{\cdot}] \cdot [OH] = K'$. Diese Konstante K', das sog. Ionenprodukt, hat bei Zimmertemperatur annähernd den Wert 10^{-14}.

Also

$$[H^{\cdot}] \cdot [OH'] = 10^{-14}.$$

Da nun in reinem Wasser ebensoviel $H^{\cdot}$- wie OH'-Ionen vorhanden sein müssen, kann man eines für das andere setzen, das heißt:

$$[H^{\cdot}] \cdot [H^{\cdot}] = 10^{-14}$$
$$[H^{\cdot}] = \sqrt{10^{-14}}$$
al so $\qquad [H^{\cdot}] = 10^{-7};$
$$[OH'] = 10^{-7}.$$

Hat also die Wasserstoffionenkonzentration den Wert 10^{-7}, so besteht „wahre Neutralität". Das ist also, wie gesagt, die Neutralität reinen Wassers. Nach verschiedenen Methoden hat man in befriedigender Übereinstimmung für das Ionenprodukt $K' = 10^{-14}$ experimentell bestimmt[1]. Ist $[H^{\cdot}]$ größer als $[OH']$, also größer als 10^{-7} (z. B. 10^{-4}), dann ist die Lösung sauer; ist $[H^{\cdot}]$ kleiner als $[OH']$, also kleiner als 10^{-7} (z. B. 10^{-8}), dann ist die Lösung alkalisch. Da, wie aus der Gleichung $[H^{\cdot}] \cdot [OH'] = 10^{-14}$ hervorgeht, $[H^{\cdot}]$ eine Funktion von $[OH']$ ist, so kann man die Ionenkonzentration einer Lösung durch Benennung einer dieser Größen allein bereits ausreichend und einwandfrei charakterisieren. Man spricht also z. B. von der $H^{\cdot}$-Ionenkonzentration 10^{-10}, ohne die dann selbstverständliche OH'-Ionenkonzen-

---

[1] Vgl. W. NERNST: Theoretische Chemie, 8. bis 10. Aufl., 1921, S. 589ff.

tration 10^{-4} zu erwähnen. Nach dem Vorschlag von Sörensen hat man sich nun darauf geeinigt, nicht die H˙-Ionenkonzentration als solche, sondern den negativen dekadischen Logarithmus ihres Wertes anzugeben, und nennt diese Zahl den Wasserstoffexponenten p_H. Mit andern Worten, man sagt nicht:

$$[H˙] = 10^{-7}, \text{ sondern einfacher } p_H = 7.$$

Nach diesen Erklärungen liegt also die wahre Neutralität einer Lösung dann vor, wenn ihr Wasserstoffexponent $p_H = 7$ ist. Diesen Punkt nennt man auch Neutralitätspunkt.

Ist $p_H < 7$, so besteht — wie schon vorher erwähnt — saure Reaktion, ist $p_H > 7$, alkalische Reaktion. Der wahre Neutralitätpunkt ($p_H = 7$) wird in der Alkalimetrie und Azidimetrie durch Absättigen einer gewissen Menge Lauge mit der ihr äquivalenten Menge Säure dann praktisch erreicht, wenn starke Säuren mit starken Basen zusammentreffen. Nicht erreicht wird der Neutralitätspunkt ($p_H = 7$), wenn starke Säuren mit äquivalenten Mengen schwacher Basen versetzt werden oder starke Basen mit äquivalenten Mengen schwacher Säuren. Das liegt an der Hydrolyse des dann bei der Titration entstehenden Salzes. Wie oben auseinandergesetzt, ist das Wasser zu einem geringen Teil in H˙- und OH′-Ionen dissoziiert, so daß in der wäßrigen Lösung eines Salzes, z. B. des Natriumazetats, neben CH_3CO_2- und Na-Ionen noch H˙- und OH′-Ionen vorhanden sind. Bekanntlich ist nun eine schwache Säure dadurch charakterisiert, daß sie nur zu einem geringen Teil in H˙- und Säurerest-Ionen dissoziiert ist.

Infolgedessen vereinen sich in dem oben gewählten Beispiel der wäßrigen Natriumazetatlösung die $CH_3CO_2′$-Ionen mit den H˙-Ionen des Wassers zu undissoziierten Molekülen. Infolge dieses Vorgangs nimmt die Konzentration der H˙-Ionen ab, bis ein Gleichgewicht nach folgender Gleichung hergestellt ist:

$$Na˙ + CH_3CO_2′ + H˙ + OH′ \rightleftarrows Na˙ + CH_3CO_2H + OH′.$$

Die überwiegenden OH′-Ionen verursachen schließlich eine schwach alkalische Reaktion des „hydrolysierten" Salzes. Die Folgen dieser hydrolytischen Spaltung mögen durch untenstehendes Kurvenbild gekennzeichnet sein:

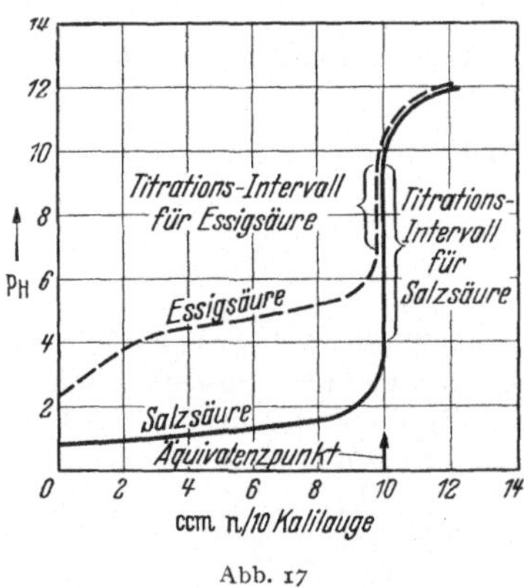

Abb. 17

In diesem Koordinatensystem bedeutet die Ordinate den Wasserstoffexponenten, die Abszisse die Menge der Titrierflüssigkeit ($1/10$-Normal-Kalilauge). Verfolgt man zunächst den Verlauf der Salzsäurekurve, so erkennt man, daß der Punkt äquivalenter Mengen Salzsäure und Kalilauge (starke Säure und starke Base), der sog. Äquivalenzpunkt, in der Ordinatenhöhe $p_H = 7$ liegt, daß also das entstehende Salz (NaCl) „wahre Neutralität" besitzt. Hier fallen demnach der Neutralitätspunkt ($p_H = 7$) und Äquivalenzpunkt zusammen. Bei dem anderen Beispiel (Essigsäure und Kalilauge) ist das aus starker Base und schwacher Säure entstehende Salz hydrolytisch gespalten, der Äquivalenzpunkt liegt erheblich höher im alkalischen Gebiet, nämlich etwa bei $p_H = 9$. Diesen Zustand der Äquivalenz ohne wahre Neutralität bezeichnet man mit „relativer Neutralität".

Das Mittel, den Äquivalenzpunkt bei der Titration zu erkennen, ist der Indikator. Indikatoren sind, soweit sie in der Alkalimetrie gebraucht werden, Säuren oder

Basen, deren Ionen anders als die undissoziierten Stoffe gefärbt sind. Erklärt wird allgemein diese Erscheinung durch eine mit der elektrolytischen Dissoziation sich vollziehende Konstitutionsänderung. Es sind zwei Formen des Indikators möglich: Eine an sich farblose, bei saurer oder aber bei alkalischer Reaktion gefärbte Form, und eine gefärbte Form, deren Farbe bei bestimmter Reaktion wechselt. Dieser Zustandswechsel, bedingt durch die jeweilige p_H-Konzentration, vollzieht sich in einem mehr oder weniger langsamen Übergang, z. B. vom Rot über die Mischfarben zu Gelb. Diese Umschlagszone ist für die einzelnen Indikatoren charakteristisch; man bezeichnet sie als Umschlagsintervall des Indikators. Bei den meisten Indikatoren umfaßt dieses Intervall etwa 2 p_H-Einheiten. In der folgenden Tabelle sind die im DAB 6 gebräuchlichen Indikatoren unter diesem Gesichtspunkt zusammengestellt:

Methylorange	p_H 3,1— 4,4	(rot—orangegelb)
Methylrot	p_H 4,2— 6,3	(rot—gelb)
Lackmus	p_H 6,0— 8,0	(rot—blau),
Phenolphthalein	p_H 8,2—10,0	(farblos—rot).

Auf Grund dieser Tatsachen ist man in der Lage, rein theoretisch den für eine Titration passenden Indikator aus der p_H-Konzentration des entstehenden Salzes zu bestimmen. Es ist notwendig, daß der Äquivalenzpunkt in das Umschlagsintervall hineinfällt. Eine absolute Übereinstimmung ist freilich nicht notwendig, da sich der Wasserstoffexponent in der Nähe des Äquivalenzpunktes (siehe das Kurvenbild) durch Zugabe kleinster Mengen Titrierflüssigkeit außerordentlich stark ändert. Die durch den Äquivalenzpunkt auf dem Kurvenbild verlaufende senkrechte Linie zeigt das sog. Titrationsintervall an. Fällt das Umschlagsintervall des Indikators mit dem Titrationsintervall zusammen, so ist eine einwandfreie Titration gewährleistet.

Ferner sei folgendes gesagt: Die Indikatoren für die Azidimetrie und Alkalimetrie sind selbst entweder Säuren oder Basen und müssen *schwache* Säuren oder Basen sein, deren Ion eine andere Farbe besitzt als die nicht dissoziierte Verbindung. Denn *starke* Basen oder Säuren wären in wäßriger Lösung an sich weitgehend dissoziiert, würden also schon in wäßriger Lösung die Farbe ihrer Ionen zeigen, nicht erst nach der Neutralisation. Sodann wird jede Säure durch den Zusatz einer stärkeren Säure in ihrer Dissoziation zurückgedrängt. Daraus folgt, daß die Indikatorsäure um so schwächer sein muß, je schwächer die Säure ist, die titriert werden soll. Eine um so schwächere Säure der Indikator ist, desto geringer ist der Säureüberschuß, der erforderlich ist, um seine Dissoziation zurückzudrängen, um so empfindlicher ist eben der Indikator, d. h. um so schärfer der Umschlag. Solche schwachen Indikatorsäuren (Phenolphthalein) eignen sich also zur Titration schwacher Säuren, erfordern dagegen starke Basen. Denn nur mit solchen tritt die gewünschte Salzbildung (Ionenbildung) ein, während die schwachen Säuren mit schwachen Basen infolge der hydrolytischen Spaltung nur unvollkommen Salze bilden würden, so daß dann der Farbumschlag nicht scharf, sondern erst allmählich bei einem größeren Überschuß der Säure eintreten würde. Analoge Verhältnisse kommen für die basischen Indikatoren in Betracht: Ein sehr schwach basischer Indikator (Methylorange) wird zur Titration schwacher Basen geeignet sein, erfordert aber hierfür eine starke Säure.

Im einzelnen sei über diese Indikatoren folgendes gesagt:

Phenolphthalein. Die wäßrig-alkoholische Lösung ist, sobald sie sauer oder neutral, farblos, während sie auf Zusatz von Alkalien rot wird. Diese Rötung verschwindet nach Zugabe konzentrierter Laugen und kehrt beim Verdünnen mit Wasser wieder zurück. Als äußerst schwache Säure eignet sich, wie schon vorstehend erwähnt, Phenolphthalein zur Titration schwacher Säuren, erfordert aber starke

Basen. Dieser Indikator wird also benutzt, wo schwache Säuren, wie Essigsäure, Milchsäure, Oxalsäure, mit starken Basen, wie KOH, titriert werden; ungeeignet ist er bei der Titration schwacher Basen wie Ammoniak. Freie Kohlensäure wirkt auf rotgefärbte Phenolphthaleinlösungen entfärbend, also störend, und muß daher möglichst ferngehalten werden. Über das Verhalten gegen Bikarbonate siehe unter Natrium bicarbonicum. — Lösungsmittel und Konzentration der Indikatorlösung werden vom DAB 6 genau angegeben. Von dieser Lösung verwende man, wenn nicht ausdrücklich anders vorgeschrieben, 2 bis 3 Tropfen für eine Gesamtflüssigkeitsmenge von etwa 75 bis 125 ccm.

Methylorange. An Stelle des bisher gebrauchten Dimethylaminoazobenzols ist jetzt dieser Indikator eingeführt, weil er allgemein in chemischen Laboratorien angewendet wird und somit wohl eine gewisse Gleichmäßigkeit erzielt werden sollte. Die Brauchbarkeit beider Indikatoren ist etwa die gleiche, die Zusammensetzung nahe verwandt:

$$\underline{(CH_3)_2N—C_6H_4—N = N—C_6H_5}$$
Dimethylaminoazobenzol

$$\underline{(CH_3)_2N—C_6H_4—N = N—C_6H_4—SO_3Na}$$
Dimethylaminoazobenzolsulfosaures Natrium = Methylorange

Das Methylorange ist (wie schon vorstehend besprochen) eine schwache Base, die als solche gelbe Lösungen, bei Gegenwart von Säuren aber rote Lösungen gibt. Als schwache Base eignet sie sich — *ganz im Gegensatz zu Phenolphthalein* — zur Titration schwacher Basen, nicht aber zur Bestimmung schwacher Säuren. Es wird deshalb Methylorange unter keinen Umständen gebraucht zur Titration schwacher organischer Säuren, wie Essigsäure, Milchsäure usw., dagegen zur Bestimmung schwacher Basen, wie Ammoniak. Ferner verwendet das Arzneibuch diesen Indikator, wo starke Mineralsäuren, z. B. Salzsäure mit Kalilauge, titriert werden. Die Kalilauge enthält nämlich neben der Hauptmenge des KOH immer etwas kohlensaures Alkali. Freie Kohlensäure wirkt aber auf Methylorange (im Gegensatz zu Phenolphthalein) nicht ein. Es wird deshalb bei Anwendung von Methylorange das Gesamtalkali der Kalilauge, also das Kaliumhydroxyd sowohl wie das Kaliumkarbonat, zur Geltung kommen.

Von der im Arzneibuch vorgeschriebenen Lösung verwende man zu jeder Titration 1 bis 2 Tropfen. Auch dürfen beim Titrieren die Lösungen nicht heiß und nicht stärker verdünnt sein als irgend notwendig.

Methylrot. E. RUPP[1] ging von dem Gedanken aus, einen Indikator zu schaffen, der ebenso hoch empfindlich gegen Basen ist wie Phenolphthalein gegen Säuren. Und er verwirklichte diesen Gedanken durch die Synthese des „Methylrots". Es ist das ein naher Verwandter des vorstehend erwähnten Dimethylaminoazobenzols, nämlich eine p-Dimethylaminoazobenzol-o-Karbonsäure von der Formel

$$\langle\ \rangle \cdot N = N \cdot \langle\ \rangle N {\ ^{CH_3}_{CH_3}}$$
CO_2H

Der Umschlag dieses Indikators ist außerordentlich scharf, von Schwachgelb in alkalischer und neutraler Lösung zu Violettrot in saurer Lösung. Deshalb ist das Methylrot als Indikator bei den meisten Alkaloidbestimmungen von DAB 6 vorgeschrieben worden. — Von der im Arzneibuch vorgeschriebenen Lösung verwende man etwa 3 bis 4 Tropfen auf etwa 100 ccm Flüssigkeit.

Über die in der Jodometrie und bei den Fällungsanalysen verwendeten Indikatoren sei noch gesagt:

---

[1] RUPP, E: B. 1908, S. 3905, u. Arch. Pharmaz. 1915, S. 367.

Ferriammoniumsulfat. Bisher sollte die Lösung „nach Bedarf" hergestellt werden. Jetzt wird sehr zweckmäßig nach einem Vorschlag von G. FRERICHS und E. MANNHEIM[1] die Lösung vorrätig gehalten, bereitet durch Auflösen des Salzes in verdünnter Salpetersäure.

Kaliumchromat. Hier sei nur erwähnt, daß man von der Indikatorlösung des DAB 6 zu jeder Titration nicht mehr als 2 bis 3 Tropfen hinzusetzen darf, da sonst der Umschlag undeutlich wird.

Stärke. Die Vorschrift zur Lösung dieser Stärke erscheint aber verbesserungsbedürftig: Erstens läßt sich solche Lösung (1 + 99) nicht gut filtrieren. Zweitens hätte angegeben werden sollen, wieviel Quecksilberjodid zur Erhöhung der Haltbarkeit zuzugeben ist. Man kann zu voller Zufriedenheit eine Lösung aus löslicher Stärke nach Vorschlag von G. FRERICHS und E. MANNHEIM bereiten: 225 g Wasser werden in einem Kolben mit 0,1 g Quecksilberjodid versetzt und zum Sieden erhitzt. In die heiße, nicht mehr weiter erhitzte Flüssigkeit gießt man eine Anreibung von 2,5 g löslicher Stärke mit 25 g Wasser. Dann kühlt man durch Einstellen in Wasser oder unter der Leitung auf 15 bis 20° ab und filtriert durch ein Faltenfilter.

Bereitung und Einstellung der volumetrischen Lösungen.

Zunächst sagt das Arzeneibuch ganz allgemein auf S. 779:
Die zur Einstellung der Lösungen erforderlichen Titrationen sind zweimal auszuführen. Stimmen die beiden Bestimmungen nicht überein, so ist noch eine dritte auszuführen. Die übereinstimmenden Werte sind für die Berechnung maßgebend.

Die volumetrischen Lösungen zerfallen in einzelne Gruppen, die der Azidimetrie bzw. Alkalimetrie dienen oder der Jodometrie oder der Oxydimetrie usw. Für die einzelnen Gruppen hat das Arzneibuch je einen Urtiterstoff angegeben, von dem ausgehend dann die einzelnen Glieder der betreffenden Gruppe systematisch eingestellt werden. Für die Wahl dieser Urtiterstoffe des Arzneibuchs war die Tatsache bestimmend, daß sie sich im Apothekenlaboratorium leicht auf die erforderliche Reinheit bringen lassen[2].

A. Einstellung der azidimetrisch-alkalimetrischen Lösungen[3].

Stammbaum:

Urtiterstoff: Besonders gereinigtes Kaliumbikarbonat		(1)

$\downarrow$

$^1/_2$-Normal-Salzsäure (4) $\leftarrow$ $^1/_1$-Normal-Salzsäure (2) $\rightarrow$ $^1/_{10}$-Normal-Salzsäure		(6)

$\downarrow$			$\downarrow$			$\downarrow$

$^1/_2$-Normal weingeistige		$^1/_1$-Normal-Kalilauge (3)		$^1/_{10}$-Normal-Kalilauge (7)
Kalilauge (5)

1. *Kaliumbikarbonat.* Über die Reinigung und Prüfung dieses Urtiterstoffs siehe S. 781 des DAB 6.

2. *Salzsäure, Normal-.* (S. 785 des DAB 6.) Nach der Theorie sollen 1000 ccm $^1/_1$-Normal-HCl enthalten:

$$1 \text{ Mol HCl} = 36,47 \text{ g HCl} = \text{rund } 145,88 \text{ g}$$

der offizinellen Salzsäure.

Da man die Lösungen zunächst ganz allgemein etwas stärker als erforderlich herstellt, wird man etwa 150 Gramm der offizinellen Salzsäure (nicht 150 Kubikzenti-

---

[1] FRERICHS, G., und E. MANNHEIM: Dtsch. Apotheker-Ztg. 1912, S. 869.
[2] PAUL, Th., R. DIETZEL u. C. WAGNER: Arch. 1926, S. 493.
[3] Wir folgen hier wieder den Ausführungen von PAUL, Th., R. DIETZEL u. C. WAGNER: Arch. 1926, S. 494.

meter, wie das Arzneibuch angibt) mit Wasser auf 1 Liter verdünnen. Zur Einstellung soll man ,,etwa 2 g besonders gereinigtes Kaliumbikarbonat *genau* abwägen'' und dagegen die ungefähre $^1/_1$-Normal-Salzsäure einstellen. Der Faktor errechnet sich nach dem Arzneibuch gemäß der Formel:

$$F_{HCl} = 9{,}99 \cdot \frac{a}{b},$$

wobei *a* die Menge des angewendeten Kaliumbikarbonats in Gramm ist, *b* die verbrauchte Anzahl Kubikzentimeter der einzustellenden Salzsäure. Diese Formel erklärt sich daraus, daß 1 Gramm Kaliumbikarbonat entspricht 9,99 ccm $^1/_1$-Normal-HCl:

$$\frac{KHCO_3}{1\ \text{Mol} = 100{,}11\ \text{g}} + HCl = KCl + CO_2 + H_2O\ .$$

Demnach

$$100{,}11\ \text{g}\ KHCO_3 = 1000\ \text{ccm}\ ^1/_1\text{-Normal-HCl,}$$

$$1\ \text{g}\ KHCO_3 = \frac{100}{100{,}11} = 9{,}99\ \text{ccm}\ ^1/_1\text{-Normal-HCl.}$$

Folglich entsprechen die *b* ccm der verbrauchten, ungefähr eingestellten $^1/_1$-Normal-Salzsäure des Nenners im tatsächlichen Wirkungswert $a \cdot 9{,}99$ Kubikzentimetern wirklicher $^1/_1$-Normal-Salzsäure des Zählers. — Als Indikator wird hier Methylorange angewendet, weil es derart unempfindlich gegen Kohlensäure ist, daß sich mit seiner Hilfe kohlensaure Alkalien wie freie Alkalien titrieren lassen.

3. *Kalilauge, Normal-*. Zur Herstellung der Normal-Kalilauge müßte man nach der Theorie ein Grammäquivalent = 56,11 g KOH zu 1 Liter mit Wasser lösen. Da aber — wie schon vorher erwähnt — das KOH stets Feuchtigkeit und K_2CO_3 enthält, kann man diese Gewichtsmenge nicht zugrunde legen. Das Arzneibuch läßt deshalb etwa 70 g KOH abwägen, die Substanz zur Entfernung der äußeren Schicht von Kaliumkarbonat mit Wasser (schnell!) abspülen und die noch feuchte Substanz zu 1 Liter mit Wasser lösen. Die Einstellung erfolgt gegen $^1/_1$-Normal-Salzsäure, und zwar so, daß der Faktor gesondert bestimmt wird nach Zusatz von Phenolphthalein oder Methylrot bzw. Methylorange.

II. Einstellung der jodometrisch-oxydimetrischen Lösungen.

Stammbaum:

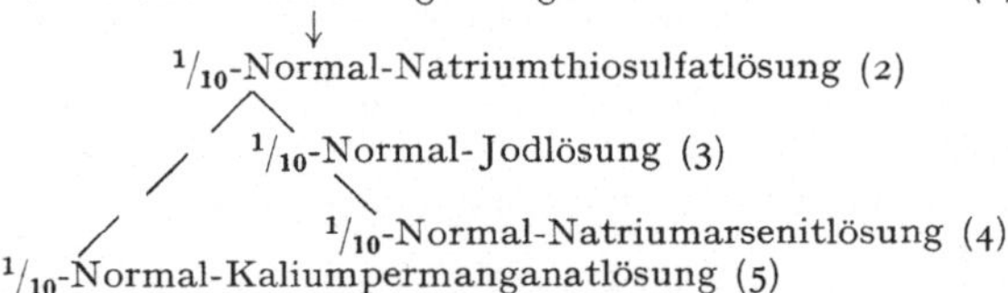

1. *Kaliumdichromat, besonders gereinigtes.* Über Reinigung, Trocknung, Aufbewahrung des Salzes siehe S. 782 des Arzneibuchs. Das DAB 6 läßt aus diesem Salz eine $^1/_{10}$-Normal-Kaliumdichromatlösung herstellen, beschreibt auch die Darstellung einer solchen Lösung im Artikel ,,Natriumthiosulfatlösung $^1/_{10}$-Normal'' auf S. 784 bis 785, läßt aber die Berechnung des Faktors der $^1/_{10}$-Normal-Kaliumdichromatlösung nicht gesondert vornehmen, sondern verbindet diese Berechnung mit der des Faktors der $^1/_{10}$-Normal-Natriumthiosulfatlösung. Das ist umständlich und unzweckmäßig; außerdem ist es richtiger, eine genau eingestellte oder mit Faktor versehene $^1/_{10}$-Normal-Kaliumdichromatlösung vorrätig zu haben. Deshalb sei die Einstellung einer solchen Lösung beschrieben. Sie beruht darauf,

daß 1 Molekül $K_2Cr_2O_7$ aus überschüssigem Jodkalium bei Gegenwart von Säure 6 Atome Jod freimacht:

$$\frac{K_2Cr_2O_7}{1\ Mol = 294{,}22\ g} + 7\ H_2SO_4 + 6\ KJ = 3\ J_2 + Cr_2(SO_4)_3 + 4\ K_2SO_4 + 7\ H_2O\ .$$

Da nach dieser Formel 1 Mol = 294,22 g $K_2Cr_2O_7$ 6 Grammäquivalente Jod in Freiheit setzt, wird eine $^1/_1$-Normal-Kaliumdichromatlösung im Liter den sechsten Teil eines Mols $K_2Cr_2O_7$ enthalten müssen, also $\dfrac{294{,}22}{6} = 49{,}037$ g $K_2Cr_2O_7$, eine $^1/_{10}$-Normal-Kaliumdichromatlösung demnach enthalten $\dfrac{294{,}22}{60} = 4{,}9037$ g $K_2Cr_2O_7$.

Oder mit anderen Worten: 1 Liter Kaliumdichromatlösung, die 4,9037 g $K_2Cr_2O_7$ enthält, wird bei Gegenwart von Säuren aus überschüssigem KJ so viel Jod freimachen, daß zur Bindung dieses Jods 1 Liter $^1/_{10}$-Normal-Natriumthiosulfatlösung gehört. — So dient die Kaliumdichromatlösung zur Einstellung der Natriumthiosulfatlösung. Über die Art der Ausführung siehe den folgenden Artikel.

Von diesem $K_2Cr_2O_7$ soll man nunmehr 4,9037 g zu 1 Liter mit Wasser lösen. Die Wägung der 4,9037 g läßt sich aber genau nur sehr schwierig ausführen. Deshalb wird man auf der Handwaage etwa 5 g $K_2Cr_2O_7$ abwägen, diese auf ein Uhrglas schütten, das auf der analytischen Waage tariert wurde, und wieder das gefüllte Uhrglas auf der analytischen Waage wägen. Angenommen, man hätte so genau 4,905 g des Salzes gewogen und auf 1 Liter mit Wasser gelöst, dann besitzen die 1000 ccm dieser Lösung nach der Gleichung

$$4{,}9037 : 1000 = 4{,}905 : x, \quad x = 1000{,}2,$$

einen Wirkungswert von 1000,2 ccm $^1/_{10}$-Normal-$K_2Cr_2O_7$ oder mit anderen Worten: Der Faktor dieser Lösung ist 1,0002. Entweder vermerkt man diesen Faktor auf der Signatur oder setzt zu dem Liter der $^1/_{10}$-Normallösung 0,2 ccm Wasser hinzu und erhält dann eine exakte $^1/_{10}$-Normal-Kaliumdichromatlösung.

2. *Natriumthiosulfatlösung, $^1/_{10}$-Normal-*. Im vorigen Abschnitt ist die Herstellung einer $^1/_{10}$-Normal-Kaliumdichromatlösung beschrieben, so daß man nunmehr bei Einstellung der Natriumthiosulfatlösung unabhängig vom Arzneibuch zweckmäßig so vorgeht: Jod (wie es z. B. durch Oxydation von HJ mittels $K_2Cr_2O_7$ entsteht) wird von Natriumthiosulfat gebunden und entfärbt nach der Gleichung:

$$2\ Na_2S_2O_3 + J_2 = 2\ NaJ + Na_2S_4O_6,$$
$$1\ Mol\ Na_2S_2O_3 = 248{,}22\ g.$$

Der Theorie nach müßten also zur Herstellung der $^1/_{10}$-Normal-Natriumthiosulfatlösung 24,822 g $Na_2S_2O_3 + 5\ H_2O$ zu 1 Liter mit Wasser gelöst werden. Man nimmt rund 25 g des Salzes. Außerdem ist folgendes zu bedenken: Ist Kohlensäure zugegen, so fällt aus der Lösung Schwefel aus, während sich zugleich schweflige Säure bildet, die evtl. durch Einfluß von Sauerstoff oxydiert wird:

(I) $\qquad\qquad Na_2S_2O_3 + 2\ H_2CO_3 = 2\ NaHCO_3 + H_2S_2O_3,$

(II) $\qquad\qquad H_2S_2O_3 = H_2SO_3 + S.$

Man löst daher das Salz zweckmäßig in ausgekochtem Wasser, läßt die fertige Lösung aber in jedem Fall noch einige Tage lang stehen, filtriert sie dann evtl. von ausgeschiedenem Schwefel ab und stellt sie nun erst, nachdem sie jetzt haltbarer geworden, ein. Zu diesem Zweck gibt man 20 ccm der im vorigen Abschnitt beschriebenen $^1/_{10}$-Normal-Kaliumdichromatlösung in ein Kölbchen mit eingeriebenem Glasstopfen, gibt nach dem Arzneibuch 1,2 g Kaliumjodid, 80 ccm Wasser sowie 10 ccm Salzsäure hinzu, schüttelt um, läßt etwa 5 Minuten lang stehen und titriert dann das ausgeschiedene Jod mit der einzustellenden Natriumthiosulfatlösung, bis die rotbraune Farbe in ein tiefes Gelb übergegangen ist. Erst jetzt fügt man einige Kubikzentimeter Stärkelösung hinzu und titriert vorsichtig unter lebhaftem Schütteln und tropfenweise, bis nach dem letzten Tropfen die deutlich blaue, dann violette Flüssigkeit in eine rein grüne Lösung übergegangen ist. Diese grüne Farbe, herrührend von entstandenem Chromisulfat, ist bei ihrem Eintritt scharf nach dem letzten Tropfen Natriumthiosulfatlösung zu erkennen und zeigt das Ende der Titration an. Der Faktor der Lösung wird so errechnet:

$$F_{Na_2S_2O_3} = F_{K_2Cr_2O_7} \cdot \frac{20}{\text{verbrauchte Anzahl ccm } {}^1/_{10}\text{-Normal-Natriumthiosulfatlösung}} \cdot$$

Das Arzneibuch läßt den Faktor der $^1/_{10}$-Normal-Natriumthiosulfatlösung nach der Formel berechnen:

$$F_{Na_2S_2O_3} = 8{,}16\,\frac{a}{b}\,,$$

wobei a die Anzahl der Gramme $K_2Cr_2O_7$ ist, die zu 500 ccm gelöst wurden, b die verbrauchte Anzahl Kubikzentimeter der einzustellenden $^1/_{10}$-Normal-Natriumthiosulfatlösung. Diese Berechnung kommt auf dasselbe hinaus wie unsere Rechnung. Nach beiden Berechnungen ist der Faktor wieder ein Quotient, dessen Zähler die Anzahl Kubikzentimeter wirklicher $^1/_{10}$-Normallösung darstellt, der die im Nenner genannte Anzahl der verbrauchten, ungefähr eingestellten $^1/_{10}$-Normallösung wirklich entspricht. Der in der Berechnung des Arzneibuchs angegebene Zähler $8{,}16 \cdot a$ kommt so zustande: Es sollen a Gramm $K_2Cr_2O_7$ zu 500 ccm mit Wasser gelöst werden, während nach der Theorie 2,45 g $K_2Cr_2O_7$ zu 500 ccm gelöst werden sollten. Wenn 2,45 g $K_2Cr_2O_7$ entsprechen 500 ccm $^1/_{10}$-Normal-$K_2Cr_2O_7$, dann entspricht

$1 \text{ g } K_2Cr_2O_7 : \dfrac{500}{2{,}45} = $ rund 204 ccm $^1/_{10}$-Normal-$K_2Cr_2O_7$; dann entsprechen a Gramm $K_2Cr_2O_7 = a \cdot 204$ ccm $^1/_{10}$-Normal-$K_2Cr_2O_7$. Von den 500 ccm der zubereiteten Kaliumdichromatlösung ist aber nur der fünfundzwanzigste Teil (20 ccm) in Anwendung gebracht worden. Diese 20 ccm entsprechen also

$$\frac{204}{25} \cdot a = 8{,}16 \cdot a \text{ ccm } {}^1/_{10}\text{-Normal-}K_2Cr_2O_7 = 8{,}16\,a \text{ ccm } {}^1/_{10}\text{-Normal-}Na_2S_2O_3\,.$$

3. *Jodlösung, $^1/_{10}$-Normal-*. Nach der Theorie müßte $^1/_{10}$ Grammäquivalent Jod = 12,692 g Jod mit Hilfe von KJ mit Wasser zu 1 Liter gelöst werden. Will man nach dieser Berechnung vorgehen, so hat man zunächst für ganz reines Jod zu sorgen und daher das käufliche Jod unter Zusatz von Jodkalium zu sublimieren. Viel einfacher kommt man zum Ziel, wenn man etwa 13 g Jodum DAB 6 mit Hilfe der vorgeschriebenen 20 g KJ in der auf S. 780 des DAB 6 angegebenen Weise löst und die entstandene Jodlösung gegen die soeben besprochene $^1/_{10}$-Normal-Natriumthiosulfatlösung genau einstellt. Hierzu bringt man 20 ccm der Jodlösung in einen Kolben, verdünnt mit etwa 30 ccm Wasser, titriert mit $Na_2S_2O_3$, bis eine weingelbe Farbe entstanden ist, setzt dann 2 ccm Stärkelösung hinzu und gibt tropfenweise vorsichtig so lange weitere Natriumthiosulfatlösung unter kräftigem Umschwenken hinzu, bis der letzte Tropfen ein Entfärben der blauen bzw. violetten Lösung bewirkt.

Der Faktor wird analog wie bei der Natriumthiosulfatlösung und den anderen entsprechenden volumetrischen Lösungen nach der Formel berechnet:

$$F_J = F_{Na_2S_2O_3} \cdot \frac{\text{verbrauchte Anzahl ccm (ca) } {}^1/_{10}\text{-Normal-Natriumthiosulfatlösung}}{20}\,.$$

4. Natriumarsenitlösung.

a) *Natriumarsenitlösung, etwa* $^1/_2$-*Normal-*. Damit 1 Liter dieser Lösung in ihrem Wirkungswert einem halben Äquivalentgramm (hier auf J bezogen) entspricht, muß folgende Reaktion zugrunde gelegt werden:

$$\frac{As_4O_6}{1 \text{ Mol} = 395,84 \text{ g}} + 4 H_2O + 4 J_2 = 2 As_2O_5 + 8 HJ.$$

$$395,84 \text{ g } As_4O_6 = 8 \text{ Äquivalentgramm Jod.}$$

$$1 \text{ Äquivalentgramm Jod} = \frac{395,84 \text{ g}}{8} As_4O_6$$

$$^1/_2 \text{ Äquivalentgramm Jod} = \frac{395,84 \text{ g}}{16} As_4O_6 = 24,74 \text{ g } As_4O_6.$$

Zur Herstellung der etwa $^1/_2$-Normallösung löst man also nach dem Arzneibuch 25 g arsenige Säure und 12,5 g Natriumhydroxyd unter Erwärmen in etwa 250 g Wasser, filtriert durch Watte, spült die Watte mit Wasser nach und verdünnt die Lösung unter Verwendung des Spülwassers auf 1 Liter. Diese Lösung wird ohne Einstellung zur Bestimmung der Jodzahl verwendet; siehe dort.

b) *Natriumarsenitlösung,* $^1/_{10}$-*Normal-*[1]. 200 ccm der vorstehenden etwa $^1/_2$-Normal-Natriumarsenitlösung werden auf 1 Liter mit Wasser verdünnt, worauf die entstandene Mischung gegen $^1/_{10}$-Normal-Jodlösung eingestellt wird. Dabei findet dieselbe Reaktion zwischen Jod und arseniger Säure statt, wie sie in der Formel des vorstehenden Abschnitts (bei der etwa $^1/_2$-Normal-Natriumarsenitlösung) angegeben ist. Zur Einstellung werden 20 ccm der $^1/_{10}$-Normal-Natriumarsenitlösung nach dem schwachen Ansäuern mit verdünnter Schwefelsäure mit 2 g Natriumbikarbonat, 20 g Wasser und einigen Tropfen Stärkelösung versetzt und mit $^1/_{10}$-Normal-Jodlösung bis zur bleibenden Blaufärbung titriert. Der Faktor ist:

$$F_{As_4O_6} = F_J \cdot \frac{\text{verbrauchte Anzahl ccm } ^1/_{10}\text{-Normal-Jodlösung}}{20}$$

Im Arzneibuch war ursprünglich bei Angabe der Berechnung dieses Faktors ein Druckfehler insofern vorhanden, als Zähler und Nenner des Bruches vertauscht sind. Über den Grund, weshalb zur Einstellung hier Natriumbikarbonat zugesetzt ist, siehe unter Arsenbestimmungen, S. 66.

5. Kaliumpermanganatlösung, $^1/_{10}$-*Normal-*. Kaliumpermanganat oxydiert in saurer Lösung in folgendem Sinne:

$$2 KMnO_4 + 3 H_2SO_4 = 3 H_2O + K_2SO_4 + 2 MnSO_4 + 5 O$$

$$1 \text{ Mol } KMnO_4 = 158,03 \text{ g.}$$

Daher

$$1 \text{ Mol } KMnO_4 = 158,03 \text{ g } KMnO_4 = 5 \text{ Grammäquivalent O.}$$

$$1 \text{ Grammäquivalent O } (8 \text{ g O}) = \frac{158,03}{5} = 31,6 \text{ g Kaliumpermanganat.}$$

Zur Darstellung einer $^1/_{10}$-Normal-$KMnO_4$-Lösung müßten also nach der Theorie 3,16 g $KMnO_4$ auf 1 Liter gelöst werden; das Arzneibuch läßt eine etwas größere Menge (3,3 g) aus folgendem Grunde auflösen: Durch die reduzierenden Stoffe, die stets im Wasser vorhanden sind, wird ein kleiner Anteil des $KMnO_4$ verbraucht. Zwar werden die *flüchtigen* schädigenden Stoffe zunächst möglichst entfernt, da

---

[1] BRUCHHAUSEN, F. V., und B. STEMPEL (Dtsch. Apotheker-Ztg. 1927, S. 284) berichten übrigens, daß diese alkalische Arsenitlösung sehr wenig titerbeständig ist, da sie der Oxydation durch den Sauerstoff der Luft unterliegt. Nach ihrer Beobachtung nahm eine solche Lösung in etwa 3 Monaten um 1,34 Prozent in ihrer Wirksamkeit ab.

man das $KMnO_4$ in „*frisch ausgekochtem*" Wasser lösen soll. Da aber dann noch die nicht flüchtigen reduzierenden Substanzen zurückbleiben, soll man nach dem DAB 6 die Lösung 10 bis 14 Tage stehenlassen .Dann ist die reduzierende Substanz oxydiert, so daß sich der Titer der Lösung nunmehr nicht oder nur äußerst langsam verändert. Nach dieser Wartezeit von 10 bis 14 Tagen darf natürlich die Lösung nicht durch Filtrierpapier gegeben, sondern muß klar abgegossen oder durch gereinigten und geglühten Asbest filtriert werden. Die Einstellung dieser $^1/_{10}$-Normal-Kaliumpermanganatlösung geschieht so, daß man zu 20 ccm der Lösung im Überschuß Jodwasserstoff hinzufügt (entstanden aus KJ und Säure) und die Menge des durch Oxydation entstandenen Jods mittels $^1/_{10}$-Normal-$Na_2S_2O_3$ bestimmt. Der Faktor ist:

$$F_{KMnO_4} = F_{Na_2S_2O_3} \cdot \frac{\text{verbrauchte Anzahl ccm } ^1/_{10}\text{-Normal-Natriumthiosulfatlösung}}{20} .$$

6. *Kaliumbromatlösung, $^1/_{10}$-Normal-*. Das Kaliumbromat wirkt in der Jodometrie in folgender Weise:

$$\frac{KBrO_3}{1 \text{ Mol} = 167{,}02 \text{ g}} + 6 \text{ KJ} + 6 \text{ H}_2SO_4$$

$$= \frac{3 \text{ J}_2}{6 \text{ Äquivalentgramm Jod}} + KBr + 6 \text{ KHSO}_4 + 3 \text{ H}_2O .$$

Hiernach ist eine Normal-Kaliumbromatlösung eine solche, die in 1 Liter enthält: $\frac{167{,}02}{6} = 27{,}837$ g $KBrO_3$. In diesem Sinn sagt das DAB 6, daß die $^1/_{10}$-Normal-Kaliumbromatlösung in 1 Liter enthalten soll: 2,7837 g $KBrO_3$. Diese Substanzmenge läßt sich genau sehr schwer abwägen; auch muß man mit Feuchtigkeit, evtl. auch mit geringsten Unreinheiten der Substanz rechnen. Deshalb wird man zweckmäßig 2,8 g $KBrO_3$ mit Wasser zu 1 Liter lösen und die erhaltene Lösung in folgender Weise einstellen: In einem Kolben mit Glasstopfen gibt man 25 ccm der ungefähr eingestellten Lösung, löst darin 1,5 g Kaliumjodid, säuert mit etwa 20 ccm verdünnter Schwefelsäure an und titriert nach 5 Minuten das ausgeschiedene Jod mit $^1/_{10}$-Normal-Natriumthiosulfatlösung (Indikator Stärkelösung). Die Berechnung des Faktors erfolgt dann in der üblichen Weise.

III. Einstellung der Lösungen der Fällungsanalyse.

Stammbaum:

Urtiterstoff: Besonders gereinigtes Natriumchlorid (1)
$^1/_{10}$-Normal-Natriumchloridlösung (2)
$^1/_{10}$-Normal-Silbernitratlösung (3)
$^1/_{10}$-Normal-Ammoniumrhodanidlösung (4).

1. Über Reinigung und Trocknung des besonders gereinigten NaCl siehe S. 784 des Arzneibuchs.

2. *$^1/_{10}$-Normal-Natriumchloridlösung.* Nach der Theorie müßte $^1/_{10}$-Grammäquivalent NaCl = 5,846 g NaCl zu 1 Liter mit Wasser gelöst werden. Das Arzneibuch läßt auch so vorgehen und somit den Faktor = 1 ansetzen.

3. *$^1/_{10}$-Normal-Silbernitratlösung.* Nach der Theorie müßte $^1/_{10}$-Grammäquivalent $AgNO_3$ = 16,989 g $AgNO_3$ auf 1 Liter mit Wasser gelöst werden. Es gibt auch genügend reines Silbernitrat, aus dem man durch Lösen der berechneten Menge in Wasser ohne weitere Einstellung die $^1/_{10}$-Normallöung bereiten kann. Das in der Apotheke vorrätige Silbernitrat enthält aber, wenn es auch annähernd rein ist, doch meist nicht 100% $AgNO_3$. Man soll deshalb nach dem Arzneibuch etwa 17 g offizinelles Silbernitrat auf der Handwaage abwägen und in Wasser zu 1 Liter lösen,

worauf man die erhaltene Lösung gegen die vorher besprochene $^1/_{10}$-Normal-NaCl-Lösung einstellt.

Als Indikator ist Kaliumchromatlösung vorgeschrieben. Die Berechnung des Faktors geschieht dann in gewohnter Weise (bei Anwendung von 20 ccm $^1/_{10}$-Normal-NaCl):

$$F_{AgNO_3} = \frac{20}{\text{verbrauchte Anzahl ccm } ^1/_{10}\text{-Normal-Silbernitratlösung}}.$$

4. *$^1/_{10}$-Normal-Ammoniumrhodanidlösung.* Nach der Theorie müßte $^1/_{10}$-Grammäquivalent $= 7{,}612$ g Ammoniumrhodanid zu 1 Liter Wasser gelöst werden. Das Arzneibuch läßt etwa 8 g verwenden und die Lösung dann einstellen gegen die vorstehend beschriebene $^1/_{10}$-Normal-Silbernitratlösung. Als Indikator soll hier Ferriammoniumsulfatlösung verwendet werden.

Bemerkungen zum Verzeichnis der Reagenzien, die zur Prüfung der Arzneimittel erforderlich sind.

(Hier sollen nur die Reagenzien besprochen werden, bei denen besondere Hinweise geboten erscheinen.)

Alkohol, 96-Volumprozent-Alkohol, 90-Volumprozent-Alkohol, 70-Volumprozent-Alkohol. Es sei ausdrücklich darauf hingewiesen, daß diese Alkohole genau auf die durch *einen* Wert angegebene Dichte einzustellen sind. Das DAB 5 ließ eine gewisse Spanne im spezifischen Gewicht zu, z. B. bei Spiritus dilut. 0,892 bis 0,896. Das führte zu Unregelmäßigkeiten. So löste sich ein gutes Lavendelöl in der vorgeschriebenen Menge Spiritus dilutus, wenn dieser auf die *unterste* (alkoholreichste) Grenze des spezifischen Gewichts eingestellt war; dasselbe Öl löste sich aber nicht im Spiritus dilutus des zulässig *höchsten* spezifischen Gewichts. Wegen dieser und ähnlicher Unregelmäßigkeiten ist jetzt die Änderung eingetreten.

Bromwasser, Chloraminlösung (bzw. Wasserstoffsuperoxydlösung). Zur Herbeiführung gewisser Reaktionen diente bisher das Chlorwasser. Dieses Präparat ist aber wegen seiner schnellen Zersetzlichkeit nicht mehr in das neue Arzneibuch aufgenommen; es enthält zunächst neben Chlor noch Salzsäure und unterchlorige Säure im Gleichgewicht

$$Cl_2 + H_2O \rightleftharpoons H^{\cdot} + Cl' + ClOH,$$

bis schließlich (auch unter Lichtabschluß) die unterchlorige Säure völlig in Salzsäure und Sauerstoff zerfallen ist. Als Ersatz für dieses unbeständige Chlorwasser sind die drei vorstehend genannten Reagenzien eingeführt. So wird Wasserstoffsuperoxyd bei der Murexidreaktion verwendet, Bromwasser bei der Thalleiochinreaktion, Chloraminlösung zum Nachweis der Jodide, Bromide usw. Über Chloraminlösung bzw. die Eigenschaften des Chloramins siehe Näheres im Arzneibuchartikel Chloramin.

Guajakol, kristallisiertes. Dieses Reagens wird zur Feststellung von Methylalkohol in Tinkturen verwendet (S. LIV des Arzneibuches). Die betreffende Reaktion ist ausführlich auf S. 25 dieses Buches beschrieben. Hier sei nur wiederholt, daß statt des Guajakols besser Kalium sulfoguajacol. verwendet wird.

Kaliumferrozyanidlösung. Dieses Reagens dient bekanntlich zur Prüfung auf Verunreinigung mit Eisenverbindungen. Das Arzneibuch hat im allgemeinen vorgesehen, daß bei diesen Prüfungen mit einigen Tropfen Salzsäure anzusäuern ist. Das hat seinen Grund darin, daß bei niedrigeren Wasserstoffionenkonzentrationen das nachzuweisende Ferrisalz weitgehend hydrolysiert ist und sich so dem Nachweis durch $K_4Fe(CN)_6$ entziehen kann. — Das DAB 4 forderte, daß dieses Reagens nur bei Bedarf anzufertigen sei. Diese Forderung hatte ihre Berechtigung. Denn es haben verschiedene Autoren[1] darauf aufmerksam gemacht, daß häufig bei Anwendung des vorrätigen Reagens bei der Prüfung auf Eisen eine Blaufärbung eintritt, wo sie bei frischbereiteter Lösung ausbleibt. Erhält man also die Reaktion auf Eisen mit der vorrätigen Kaliumferrozyanidlösung, so beanstande man erst die Ware, wenn der mit frischbereiteter Lösung wiederholte Versuch den gleichen Befund ergibt.

Kupferazetatlösung. Die mit diesem Reagens auszuführende Reaktion ist angegeben von E. HIRSCHSOHN[2]; sie weist mit großer Schärfe Verfälschungen von Balsamen (wie Perubalsam, Tolubalsam) mit Kolophonium nach. Die anzuwendende Kupferazetatlösung ist so wenig konzentriert (1 + 999), daß sie nur sehr wenig gefärbt ist. Schüttelt man sie aber mit dem Petrolätherauszug eines Balsams, der auch nur geringe Anteile von Kolophonium enthält, so färbt sich die Petrolätherschicht kräftig grün.

Kupfertartratlösung, alkalische. Die mit diesem Reagens auszuführende Reaktion ist ausführlich geschildert im Artikel „Saccharum"; siehe dort.

Mayers Reagens. Hiermit ist in das DAB 6 ein allgemeines Alkaloidreagens aufgenommen, ein Reagens also, das bei Vorhandensein selbst sehr kleiner Anteile von Alkaloiden charakteristische Fällungen ergibt. Es wird z. B. angewendet bei den Prüfungen von Apomorphin. hydrochl. und Extr. Secal. cornut. fluidum. — Das Vorrätighalten dieses Reagens kann für den Apotheker, der leicht in die Lage kommt, Medikamente auf Gegenwart von Alkaloiden prüfen zu müssen, ganz allgemein von großem Vorteil sein.

Natriumhypophosphitlösung. Eine der wichtigsten Reinheitsprüfungen der Arzneistoffe ist die auf Verunreinigung durch Arsenverbindungen. Die Schwierigkeit der hier zu wählenden Untersuchungsmethode liegt darin, daß sie einfach in der Handhabung und genügend empfindlich sein muß, nicht aber *zu* empfindlich sein darf. Die bekannte Marshsche Probe ist für das Arzneibuch zu umständlich und ebenso wie die einfachere Probe nach GUTZEIT zu empfindlich. Das Deutsche Arzneibuch 3. bis 5. Ausgabe ließ Zinnchlorürlösung (Bettendorfs Reagens) verwenden, die so bereitet wird, daß man Zinnchlorür mit wenig Salzsäure anreibt und dann das Salz durch gasförmige Salzsäure in Lösung bringt. Durch dieses Reagens werden Verbindungen des Arsens zu elementarem Arsen reduziert (während $SnCl_2$ in $SnCl_4$ übergeführt wird), so daß durch Spuren As eine Dunkelfärbung, durch etwas größere Mengen As die Ausscheidung dunkler Flocken bewirkt wird. Diese stark salzsäurehaltige Zinnchlorürlösung hat sich im allgemeinen sehr gut bewährt. Doch ist sie nicht haltbar; sie verliert bei der Aufbewahrung weitgehend ihre Empfindlichkeit dadurch, daß ein Teil der Salzsäure sich verflüchtigt und daß außerdem durch den Sauerstoff der Luft die zweiwertige Zinnverbindung leicht zu der vierwertigen oxydiert wird. Das geschieht zumal dann, wenn die Flasche, in der das Reagens sich befindet, öfter geöffnet wird. Da somit leicht bei der Anwendung von älterer bzw. häufig mit Luft in Berührung gekommener Zinnchlorürlösung die gefahrbringende Anwesenheit von Arsenverbindungen gänzlich übersehen werden kann, hat das DAB 6 für diesen Zweck die Natriumhypophosphitlösung eingeführt, eine stark salzsaure Lösung von Natriumhypophosphit[3]. Wie K. BRAND[4] zeigte, müßte es im Arzneibuch richtiger heißen „*Unterphosphorigsäurelösung*", da Natriumhypophosphit nur noch in geringer Menge vorhanden ist.

---

[1] Siehe z. B. WIEBELITZ, H.: Pharmaz. Z. 1912, S. 382.

[2] HIRSCHSOHN, E.: Chem. Zentralblatt 1895, II, S. 694.

[3] Die für denselben Zweck vorgeschlagene Kalziumhypophosphitlösung eignet sich nicht so gut, weil sie bei Gegenwart von Sulfaten leicht Kalziumsulfat abscheidet.

[4] BRAND, K.: Pharmaz. Zentralhalle Deutschland 1941, 411 ff. Vgl. auch FRERICHS: Dtsch. Apotheker-Ztg. 1928, 610.

Das Prinzip ist hier dasselbe wie bei Zinnchlorürlösung, da die unterphosphorige Säure analog dem Zinnchlorür bei Gegenwart von Chlorwasserstoffsäure die Verbindungen des Arsens zu elementarem Arsen reduziert, also eine Dunkelfärbung oder dunkle Ausscheidungen herbeiführt:

$$As_2O_3 + 3\,H_3PO_2 = 3\,H_3PO_3 + 2\,As,$$
$$As_2O_5 + 5\,H_3PO_2 = 5\,H_3PO_3 + 2\,As.$$

Die Art der Ausführung (Erhitzen des zu untersuchenden Arzneistoffs mit der Natriumhypophosphitlösung während einer Viertelstunde im siedenden Wasserbade) ist bei jedem Artikel besonders angegeben. Die Empfindlichkeit des Reagens ist eine beträchtliche. Während nach H. BECKURTS die Zinnchlorürlösung im allgemeinen erst 0,076 mg Arsen in 1 ccm (1 g) des Untersuchungsobjekts feststellt, soll man mit der Natriumhypophosphitlösung schon 0,01 mg Arsen in 1 ccm (1 g) Substanz nachweisen können[1]. Ganz besonders hervorzuheben ist, daß das neue Reagens sich auch genügend empfindlich bei der Prüfung des Glyzerins auf Arsenverbindungen zeigt. (Bekanntlich zeigte sich hier die Zinnchlorürlösung nicht empfindlich genug, wohl weil meist ein Ester des Glyzerins mit der arsenigen Säure vorliegt.) — Ein weiterer Vorteil des neuen Reagens liegt darin, daß durch Selenverbindungen verunreinigte Schwefelsäure sich beim Erhitzen mit der Natriumhypophosphitlösung trübt und dunkel bzw. rot färbt, so daß durch die Natriumhypophosphitlösung die Prüfung der Schwefelsäure auf Arsen mit der auf Selen vereint werden kann. Schließlich sei erwähnt, daß die Natriumhypophosphitlösung, nach der Vorschrift des DAB 6 (also mit rauchender Salzsäure) bereitet, Antimonverbindungen nicht reduziert, so daß sie sich auch für deren Prüfung auf Arsenverbindungen eignet.

Bietet somit nach den bisherigen Erfahrungen das neue Reagens wesentliche Vorteile, so muß doch dringend darauf aufmerksam gemacht werden, daß seine Anwendung bei der Prüfung der folgenden drei Mittel einer Modifikation gegenüber den Angaben des DAB 6 bedarf, bei den Prüfungen nämlich von Liqu. Ferri sesquichlorati, Ferrum pulveratum, Ferrum reductum. Das erste Präparat sowohl wie die Lösungen der beiden Arten von Eisenpulvern sollen nach Erhitzen mit Natriumhypophosphitlösung „keine bräunliche Färbung" zeigen. Die Mischungen zeigen aber durch ihren Gehalt an Ferriverbindungen eine gelblichbräunliche Färbung, die auch nach der Behandlung mit dem Reagens nicht völlig verschwindet und naturgemäß eine durch Arsen entstandene Färbung leicht verdeckt. Diese Färbung, allein durch die Ferriverbindung, ist so groß, daß dadurch noch die Anwesenheit von 1 mg Arsen in 1 ccm Eisenchloridlösung keine deutliche Arsenreaktion ergeben soll. Deshalb hat schon G. LOOFF[2] vorgeschlagen, in diesen Fällen 1 ccm der zu untersuchenden Flüssigkeit durch Kochen mit 0,5 g Zinnchlorür und 2 ccm HCl zu entfärben und dann erst mit 3 ccm Natriumhypophosphitlösung zu erhitzen. Siehe dazu noch die Arbeiten von G. BRAUSE[3].

Damit also nicht in den genannten Eisenpräparaten ein sehr viel höherer Arsengehalt als bisher zugelassen wird, ist es geboten, daß man zu der Mischung von 1 ccm der zu untersuchenden eisenhaltigen Flüssigkeit mit 3 ccm Natriumhypophosphitlösung etwa 0,5 g (einige Körnchen) kristallisiertes Zinnchlorür bzw. Zinnchlorürlösung q. s. vor der Zugabe der Natriumhypophosphitlösung zur Aufhellung zusetzt.

---

[1] Bei Antimonverbindungen findet man freilich durch dieses Reagens erst 0,02 mg Arsen in 1 ccm (1 g) Substanz. (Siehe PAUL, TH., R. DIETZEL u. C. WAGNER: Arch. 1926, S. 502, 503.)

[2] LOOFF, G.: Pharmaz. Zentralhalle Deutschland 1890, S. 699.

[3] BRAUSE, G.: Pharmaz. Zentralhalle Deutschland 1926, S. 1398, und H. MATTHES: Pharmaz. Zentralhalle Deutschland 1926, S. 1509.

Schließlich ist noch folgendes über die Färbung zu sagen, die durch Natrium-hypophosphitlösung bei Anwesenheit von Arsenverbindungen hervorgerufen wird. In einzelnen Fällen, z. B. bei „Acidum sulfuricum crudum", heißt es, es solle nicht eine „braune Färbung" eintreten. Damit ist eindeutig ein gewisser, aber geringer Arsengehalt zugelassen. Dagegen heißt es in den allermeisten Fällen bezüglich dieser Probe, z. B. bei „Acidum sulfuricum", es solle keine „dunklere Färbung" eintreten. Damit soll ein Arsengehalt ausgeschlossen sein, soweit er überhaupt durch diese Probe erkennbar ist. Das Verbot des Eintritts einer „dunkleren Fär-bung" enthält aber einen gewissen Widersinn, da die fast immer *farblose* Probe-flüssigkeit nicht „dunkler" werden kann. Deshalb und zwecks ungefährer Schätzung evtl. vorhandener Arsenmengen sei die Reaktion näher beschrieben, wie sie wirklich durch Natriumhypophosphitlösung bei verschiedenen Arsenkonzentrationen ent-steht:

Bei dem Gehalt von 0,01 g As in 1 ccm Probeflüssigkeit: Schwarzer Niederschlag, bräunliche Flüssigkeit.

Bei dem Gehalt von 0,001 g As in 1 ccm Probeflüssigkeit: Schwarzbräunlicher Niederschlag, rotbraune Flüssigkeit.

Bei dem Gehalt von 0,0001 g As in 1 ccm Probeflüssigkeit: Braunschwarze Flocken, rotbraune Flüssigkeit.

Bei dem Gehalt von 0,00001 g As in 1 ccm Probeflüssigkeit: Gelblicher Schein der Flüssigkeit.

Bei der letztgenannten Konzentration ist noch die Anwesenheit von Arsen schwach aber deutlich zu erkennen, unter dieser Grenze nicht mehr deutlich. Es erscheint uns selbstverständlich, daß, wenn das Arzneibuch den Eintritt einer „dunkleren Färbung" verbietet, damit auch die Erscheinung der schwach gelblichen Färbung nicht zugelassen ist. Es darf eben keine Färbung eintreten. Bei Zinnchlorür-lösung lagen die Verhältnisse ganz ähnlich[1].

Natriumkobaltinitritlösung. Dieses Reagens fällt aus neutraler oder schwach essig-saurer Lösung bei Gegenwart von Kalium-Ionen gelbes kristallisiertes Kalium-natriumkobaltinitrit:

$$[Co(NO_2)_6]Na_3 + 2\,KCl = 2\,NaCl + [Co(NO_2)_6]K_2Na.$$

Die Lösung ist nicht haltbar und bei Bedarf frisch zu machen. Ammoniumsalze, die eine ähnliche Färbung geben, müssen evtl. vor der Prüfung auf Kalium durch schwaches Glühen entfernt werden. Da das Reagens in alkalischer oder stärker saurer Lösung nicht anwendbar ist, läßt das Arzneibuch bei der Prüfung des Natriumbikarbonats und auch des schwach alkalisch reagierenden sekundären Natriumphosphats die Lösungen mit verdünnter Essigsäure ansäuern.

Natriumphosphatlösung. Das Reagens ist unverändert in der Zusammensetzung geblieben, neuartig ist nur seine Verwendung: Nach den bisherigen Arzneibüchern wurden Magnesiumverbindungen nach Zusatz von NH_4Cl und NH_3 mittels Natriumphosphatlösung als Magnesiumammoniumphosphat nachgewiesen, Kal-ziumsalze aber mittels Ammoniumoxalat als Kalziumoxalat. Jetzt ist aber nach-gewiesen[2], daß Natriumphosphat bei Gegenwart von Ammoniak ein nicht weniger scharfes Reagens auf Kalziumsalze ist als Ammoniumoxalat, da das Filtrat einer mit Ammoniak und Natriumphosphat im Überschuß gefällten Kalziumsalzlösung durch Ammoniumoxalat nicht mehr verändert wird. Deshalb ist jetzt die Prüfung auf Kalziumsalze mit der auf Magnesiumsalze vereinigt.

Natriumsulfidlösung. Das DAB 5 ließ zur Prüfung der Arzneimittel auf Verunrei-nigung mit Schwermetallsalzen Schwefelwasserstoffwasser anwenden. Dieses Rea-

---

[1] Siehe hierzu auch FRERICHS, G.: Dtsch. Apotheker-Ztg. 1928, S. 610.

[2] PAUL, TH., R. DIETZEL u. C. WAGNER: Arch. 1926, S. 510.

gens ist aber außerordentlich schlecht haltbar, da sich darin das H_2S bekanntlich unter Abscheidung von Schwefel bald zersetzt. Der größte Nachteil bestand darin, daß ein derart zersetztes Schwefelwasserstoffwasser noch häufig recht intensiv roch, was leicht dazu führte, daß man das abgeschwächte Reagens benutzte und die wichtige Gegenwart von Schwermetallsalzen übersah. Es ist deshalb kein Zweifel, daß die Einführung des Natriumsulfids in das DAB 6 einen großen Vorteil bedeutet. Diese Einführung erfolgte in Anlehnung an einen Vorschlag von L. W. WINKLER[1]. Über das Natriumsulfid selbst sagt das Arzneibuch nur:

Natriumsulfid, kristallisiertes $Na_2S + 9H_2O$.

Über das Aussehen, die Farbe des Salzes usw. ist also nichts gesagt. Wir machten nun die Beobachtung, daß das Natriumsulfid, ursprünglich tadellos farblos geliefert, allmählich feucht wird und dann bald eine gelbliche zusammenbackende Kristallmasse bildet. Trotzdem zeigt sich die Lösung dieses verfärbten Salzes noch für vorliegende Zwecke brauchbar[2]. Man wird deshalb bis zur endgültigen Klärung ein solch gelbliches Salz zweckmäßig nicht beanstanden.

Über die Herstellung und die Prüfung der *Natriumsulfidlösung* heißt es im DAB 6:
Natriumsulfidlösung.

5 g kristallisiertes Natriumsulfid werden in einer Mischung von 10 ccm Wasser und 30 ccm Glyzerin gelöst. Die Lösung wird in gutverschlossener Flasche einige Tage lang beiseite gestellt und dann wiederholt durch einen kleinen mit Wasser angefeuchteten Wattebausch filtriert, wodurch die für gewöhnlich zur Ausscheidung gelangten Ferrosulfidspuren zurückgehalten werden. Die Lösung ist in kleinen, etwa 5 ccm fassenden Tropffläschchen aufzubewahren.

Eine Mischung von 5 ccm Wasser, 3 Tropfen verdünnter Essigsäure und 3 Tropfen Natriumsulfidlösung darf innerhalb 10 Minuten nicht verändert werden.

Bei der Prüfung auf Schwermetallsalze mit Hilfe von Natriumsulfidlösung ist, wenn nichts anderes vorgeschrieben ist, die Dauer der Beobachtung auf eine halbe Minute zu beschränken.

Die Lösung soll also mit hohem Glyzeringehalt bereitet und in kleinen Tropffläschchen aufbewahrt werden. Das geschieht, um die Oxydation zu Natriumpolysulfid und Natriumthiosulfat weitestgehend hintanzuhalten. (Der Glyzeringehalt verhindert ferner, daß der Glasstopfen „einkittet", er hält das Fläschchen gut gebrauchsfähig.) Freilich läßt sich die Oxydation des Na_2S nur verzögern, langsam schreitet sie doch vorwärts. Das birgt eine gewisse Gefahr in sich. Denn je weiter zersetzt das Natriumsulfid in der Lösung ist, je schneller scheidet sich in saurer Lösung Schwefel ab, der in seiner weißlichen Färbung mit Zinksulfid verwechselt werden kann und jedenfalls eine „*Veränderung*" der *Probeflüssigkeit* bedeutet, die „durch Natriumsulfidlösung nicht verändert werden soll". Um diese Gefahr möglichst zu vermeiden, läßt das Arzneibuch die Prüfung im allgemeinen nur in neutraler oder schwach saurer Lösung vornehmen, da mit steigender Wasserstoffionenkonzentration die Geschwindigkeit der Schwefelabscheidung rasch zunimmt. Ferner fordert das DAB 6 im vorstehenden Text, daß die Mischung von 5 ccm Wasser, 3 Tropfen verdünnter Essigsäure und 3 Tropfen Natriumsulfidlösung innerhalb 10 Minuten nicht verändert werden soll. Hierzu müssen wir freilich bemerken, daß wir noch kein Na_2S in Händen hatten[3], das, selbst frisch bezogen, sofort nach seiner Lösung diese Probe hielt. Wir müssen deshalb bis auf weitere Erfahrungen vorschlagen, es solle verlangt werden, daß bei dieser Prüfung innerhalb *einer* Minute keine Veränderung eintrete. Schließlich verlangt das Arzneibuch, daß bei dieser Prüfung auf Schwermetallsalze mittels Natriumsulfid die Beobach-

---

[1] WINKLER, L. W.: Pharmaz. Zentralhalle Deutschland 1924, S. 314.
[2] HERZOG, J., u. K. SCHULZE: Dtsch. Apotheker-Ztg. 1927, S. 1078.
[3] HERZOG, J., u. K. SCHULZE: l. c. S. 1079.

tungsdauer auf eine halbe Minute beschränkt werde. Das heißt: Schwermetallsalze
werden sich durch Ausfallen der entsprechenden Sulfide fast sofort bemerkbar
machen; was aber nach $^1/_2$ Minute fällt, ist Schwefel und deshalb bedeutungslos.
Hierzu schlagen wir in Rücksicht auf ältere Natriumsulfidlösungen vor, daß die
Beobachtungszeit sogar auf 15 Sekunden beschränkt werde, was wohl genügen
dürfte.

Spezielle Hinweise in bezug auf Anwendung der Natriumsulfidlösung haben wir
noch bei einzelnen Artikeln gegeben. Hier sei nur bemerkt: In einzelnen Fällen,
z. B. bei Natriumkarbonat und Natriumphosphat, unterbleibt das Ansäuern mit
Essigsäure, damit auch die Gegenwart von Eisensalzen einen positiven Ausfall der
Reaktion herbeiführt[1].

Neßlers Reagens. WIEBELITZ[2] weist wieder und mit Recht darauf hin, daß das
Reagens nach der Vorschrift von G. FRERICHS und E. MANNHEIM[3] schon wegen der
Einfachheit der Herstellung vorzuziehen sei. Die Vorschrift lautet: 2,5 g Kaliumjodid, 3,5 g Quecksilberjodid und 3 g Wasser werden in einem Kolben oder Arzneiglas
von etwa 100 ccm Inhalt zusammengebracht. Nach der Auflösung des Quecksilber-
jodids, die ohne Erwärmen in wenigen Augenblicken erfolgt, werden 100 g Kalilauge (15% KOH) zugesetzt, die Lösung einige Tage stehengelassen bis zum Absetzen des geringen Niederschlags, der durch Spuren von Ammoniak hervorgerufen
wird, die in der Kalilauge meistens enthalten sind. Von dem Bodensatz wird die
Lösung klar abgegossen.

Salpetersäure, rohe. Auch hier sei dringend darauf hingewiesen, daß diese Säure
frei von Salzsäure sein muß, deren Abwesenheit das Arzneibuch leider nicht fordert.
Diese Säure wird nämlich verwendet bei der Gehaltsbestimmung von Unguent.
Hydrarg. ciner. und Emplastr. Hydrarg. ciner. und führt falsche Resultate herbei,
wenn sie Cl-Ionen enthält.

Stärkelösung. Die Vorschrift des DAB 6 ist nicht zweckmäßig. Nach G. FRERICHS
erhält man eine sehr lange haltbare Stärkelösung auf folgende Weise: In einem
Kolben erhitzt man 225 ccm Wasser nach Zusatz von etwa 0,05 g·*Quecksilberjodid*
zum Sieden und gibt eine Anreibung von 2,5 g *löslicher Stärke (Amylum solubile)*
in 25 ccm Wasser hinzu. Nach dem Umschwenken kühlt man den Kolben durch
Einstellen in kaltes Wasser oder unter der Wasserleitung auf 15 bis 20° ab und
filtriert die Lösung durch ein Faltenfilter. Die in der Stärkelösung gelösten Spuren
von Quecksilberjodid verhindern das Schimmeln der Lösung und Bakterienwachs-
tum, ohne bei irgendeiner Anwendung der Lösung zu schaden.

Von dieser Lösung werden der zu titrierenden Flüssigkeit etwa 5 ccm zugesetzt,
am besten gegen Ende der Titration, wenn nur noch wenig freies Jod vorhanden
ist. Bei der Titration von sehr *stark sauren* Lösungen, siehe Arsenbestimmungen,
wird ohne Stärkelösung titriert, weil die blaue Jodstärke in stark saurer Lösung
zersetzt wird und keine reine Blaufärbung auftritt.

Vanadin-Schwefelsäure. Zur Herstellung reibt man das feinzerriebene Vanadinsäureanhydrid zweckmäßig mit der Schwefelsäure an und bringt das Gemisch durch
Nachspülen mit der vorgeschriebenen Menge Wasser in ein Kölbchen. Durch kurzes
Erhitzen auf dem Drahtnetz erreicht man dann völlige Lösung und filtriert, falls
erforderlich, durch Glaswolle.

[1] PAUL, TH., R. DIETZEL u. C. WAGNER: Arch. 1926, S. 507.

[2] WIEBELITZ, B.: Pharmaz. Z. 1926, S. 1412.

[3] FRERICHS, G., u. E. MANNHEIM: Dtsch. Apotheker-Ztg. 1914, S. 972.

Die einzelnen Artikel in der alphabetischen Reihenfolge der lateinischen Namen.

Bei Apothekenmusterungen können in der Regel nicht alle Prüfungen eines Arzneistoffs, welche das Arzneibuch vorschreibt, ausgeführt werden, da einerseits die Zeit hierzu mangelt, anderseits manche Prüfungen zu kompliziert sind. Es wurden daher bei jedem Arzneistoff die Prüfungen mit einem * versehen, welche bei Apothekenmusterungen leicht und schnell ausgeführt werden können. Eine genaue vollständige Prüfung der Arzneistoffe nach Vorschrift des Arzneibuchs vor ihrer Verwendung darf aber seitens des Apothekers nicht umgangen werden.

Acetanilidum — Azetanilid.

Antifebrin.

$C_6H_5 \cdot NH \cdot CO \cdot CH_3$. Mol.-Gew.: 135,08.

Weiße, glänzende, geruchlose Kristallblättchen von schwach brennendem Geschmack.

Verhalten gegen Lösungsmittel: In 230 Teilen Wasser von 20°, in 22 Teilen siedendem Wasser, in 4 Teilen Weingeist von 20°, in 50 Teilen Äther, in 8 Teilen Chloroform löslich.

Schmelzpunkt: ** 113 bis 114°.

Zur Prüfung sind erforderlich: 1,2 g Azetanilid.

Prüfung durch:	Zeigt an:
*Erhitzen von 0,1 g Azetanilid mit 5 ccm Kalilauge.	**Identität** durch den Geruch nach Anilin[1].
*Zusatz einiger Tropfen Chloroform zu obiger Flüssigkeit und erneutes Erhitzen.	**Identität** durch den widerlichen Geruch nach Isonitril[2].
*Kochen von 0,2 g Azetanilid mit 25 bis 30 Tropfen Salzsäure etwa 2 Minuten lang, wobei eine klare Lösung entsteht, Mischen dieser Lösung mit 1 Tropfen verflüssigtem Phenol, 5 ccm Wasser und Zusatz von 1 bis 2 ccm Chlorkalklösung; Übersättigen mit Ammoniakflüssigkeit.	**Identität** durch eine schmutzig violettblaue Färbung auf Zusatz von Chlorkalklösung, die auf Zusatz von Ammoniakflüssigkeit im Überschuß in beständiges Indigoblau übergeht (Indophenolreaktion)[3].
*Schütteln von 0,5 g Azetanilid mit 10 ccm Wasser eine Minute lang und Filtrieren.	
*a) Eintauchen von Lackmuspapier; es darf nicht gerötet werden.	**Essigsäure** durch eine Rötung des Lackmuspapiers.
*b) Zusatz zu einer verdünnten Eisenchloridlösung (1 + 9); es darf nur eine gelbe Färbung entstehen.	**Anilinsalze** durch eine grünlich schwarze Färbung. **Phenole, Phenyldimethylpyrazolon** durch eine violette oder rote Färbung.
*Auflösen von 0,1 g Azetanilid in 1 ccm Schwefelsäure. Die Lösung darf nicht gefärbt sein.	**Fremde organische Stoffe** durch eine gefärbte Lösung.
*Schütteln von 0,1 g Azetanilid mit 1 ccm Salpetersäure; es darf keine Färbung auftreten.	**Phenazetin** und **verwandte Stoffe** durch eine Färbung[4].

Verbrennen von 0,2 g Azetanilid in einem gewogenen Tiegel; es darf nur weniger als 0,001 g Rückstand bleiben.

Anorganische Beimengungen durch einen Rückstand von 0,001 g oder mehr.

Aufbewahrung: Vorsichtig.

** Azetanilid muß vorher getrocknet werden.

[1] $C_6H_5 \cdot NH \cdot COCH_3 + KOH = C_6H_5 \cdot NH_2 + CH_3 \cdot COOK$
      Azetanilid   Anilin   Kaliumazetat

[2] $C_6H_5 \cdot NH_2 + CHCl_3 + 3\,KOH = C_6H_5 \cdot NC + 3\,KCl + 3\,H_2O$
    Anilin   Chloroform   Isobenzonitril

[3] Durch gleichzeitige Oxydation von Phenol und Anilin entsteht Indophenol von der Formel $O = C_6H_4 = N - C_6H_4OH$, dessen Ammoniumsalz blau gefärbt ist.

[4] Während die gesättigte wäßrige Lösung reinen Azetanilids durch verdünnte Eisenchloridlösung keine Färbung erleidet, würde anwesendes Antipyrin eine Rötung herbeiführen, Phenole würden eine violette und Anilinsalze eine grünschwarze Färbung bewirken. Bei der Behandlung mit Salpetersäure würde etwa vorhandenes Phenazetin in das intensiv gelbgefärbte Nitro-Phenazetin übergeführt werden und sich dadurch bemerkbar machen.

Acetonum — Azeton.

$CH_3 \cdot CO \cdot CH_3$. Mol.-Gew.: 58,05.

Klare, farblose, flüchtige, leicht entzündbare Flüssigkeit, in jedem Verhältnis löslich in Wasser, Weingeist, Äther und Chloroform, eigenartig riechend, von brennendem Geschmack.

Siedepunkt: 55 bis 56°.

Dichte: 0,790 bis 0,793.

Zur Prüfung sind erforderlich: 66 ccm Azeton.

Prüfung durch:

*Versetzen von 10 ccm wäßriger Azetonlösung (1 + 199) mit 5 ccm Nitroprussidnatriumlösung und 1 ccm Natronlauge; die Mischung färbt sich rot.

Zusatz von Essigsäure im Überschuß; es entsteht eine karminrote Färbung.

*Mischen von 5 ccm Azeton mit 5 ccm Wasser; die Mischung muß klar sein und darf Lackmuspapier nicht röten.

*Verdünnen von 10 ccm Azeton mit 10 ccm Wasser in einem Glasstöpselzylinder, Zusatz von 2 ccm ammoniakalischer Silberlösung; die Flüssigkeit darf beim Stehen im Dunkeln innerhalb einer halben Stunde höchstens eine schwachbräunliche Färbung annehmen.

*Versetzen von 10 ccm Azeton mit 1 Tropfen Kaliumpermanganatlösung; die Rotfärbung darf innerhalb einer Viertelstunde nicht vollständig verschwinden.

*Versetzen einer Mischung von 1 ccm Azeton und 5 ccm Wasser in einem weiten Probierrohr mit 2,5 ccm Kaliumpermanganatlösung (1 + 49) und 0,2 ccm Schwefelsäure, nach 3 Minuten Schütteln mit 0,5 ccm gesättigter Oxalsäurelösung, dann Zusatz von 1 ccm Schwefelsäure und 5 ccm SCHIFFS Reagens; es darf innerhalb von 3 Stunden keine Blau- oder Violettfärbung eintreten.

Zeigt an:

Identität durch eine rote, durch überschüssige Essigsäure in rötliches Blau übergehende Färbung.

Höhere Homologe durch eine trübe Lösung.

Säuren durch Röten des Lackmuspapiers.

Aldehyde durch eine braune Färbung[1]. Die Gegenwart von Aldehyden würde hier kenntlich werden durch die Eigenschaft dieser Stoffe, schon in der Kälte ammoniakalische Silberlösung zu reduzieren.

Fremde organische Stoffe[2] durch rascheres Verschwinden der Rotfärbung.

Methylalkohol durch eine Blau- oder Violettfärbung[3].

Erhitzen einer Mischung von 20 ccm Azeton, 30 ccm Wasser und 10 ccm Normal-Kalilauge 1 Stunde lang am Rückflußkühler, Zusatz von Phenolphthaleinlösung, Titration mit Normal-Salzsäure bis zum Verschwinden der Rotfärbung.

Verdampfen von 10 ccm Azeton in einem gewogenen Schälchen, sie dürfen keinen wägbaren Rückstand hinterlassen.

Ester, falls zur Rücktitration weniger als 10 ccm Normal-Salzsäure verbraucht werden[4].

Nichtflüchtige Verunreinigungen, durch einen Rückstand von 1 mg oder mehr.

[1] $CH_3COH + 2\,AgOH = CH_3COOH + Ag_2 + H_2O$
Azetaldehyd   Silberhydroxyd,
           dessen Existenz in ammon. Silberlösung angenommen werden kann.

[2] Älteres, im Licht aufbewahrtes Azeton dürfte diese Probe nicht halten, es wäre dann unter Verwerfung des Vorlaufs zu rektifizieren.

[3] Etwa vorhandener Methylalkohol würde durch die Kaliumpermanganatlösung in Formaldehyd verwandelt werden, der, wie alle Aldehyde, mit SCHIFFS Reagens, einer mit Schwefeldioxyd entfärbten, wäßrigen Lösung von Fuchsin, schon in geringen Mengen eine blauviolette Färbung gibt. Die Oxalsäure dient nur dazu, das nicht verbrauchte Kaliumpermanganat unschädlich zu machen. Freilich reicht die angegebene Menge Oxalsäurelösung nicht aus. Es werden zweckmäßig 0,8 bis 1 ccm der gesättigten Oxalsäurelösung angewendet.

[4] Ein Ester verbraucht zur Verseifung Kalilauge, so daß bei der Titration weniger Normal-Salzsäure verbraucht werden würde.

Acetum — Essig.

Gehalt: 6% Essigsäure $(CH_3 \cdot COOH)$. Mol.-Gew.: 60,03.

Durch Essiggärung oder durch Verdünnen von Essigsäure mit Wasser erhaltene, klare, fast farblose oder schwachgelbliche, sauer riechende und schmeckende Flüssigkeit.

Zur Prüfung sind erforderlich: Etwa 52 g Essig.

Prüfung durch:

*Neutralisieren von etwa 5 ccm Essig mit Natronlauge und Zusatz einiger Tropfen Eisenchloridlösung.

*Mischen von 5 ccm Essig mit 3 Tropfen Natriumsulfidlösung, es darf keine Veränderung erfolgen.

*Vermischen von 20 ccm Essig mit 0,5 ccm Bariumnitratlösung und 1 ccm $^1/_{10}$-Normal-Silbernitratlösung, Filtrieren und Versetzen des Filtrats

  *a) mit Bariumnitratlösung.

  *b) mit Silbernitratlösung.
Beide Reagenzien dürfen keine Veränderung hervorbringen.

*Vorsichtiges Vermischen von 2 ccm Essig mit 2 ccm Schwefelsäure, Erkaltenlassen und Überschichten dieser Mischung mit 1 ccm Ferrosulfatlösung. Es darf zwischen beiden Flüssigkeiten keine braune Zone entstehen.

Verdampfen von 10 g Essig auf dem Wasserbad zur Trockne. Durch Verdünnen von Essigsäure mit Wasser hergestellter Essig darf keinen Verdampfungsrückstand hinterlassen, Gärungsessig einen solchen von höchstens 0,05 g, der weder scharf noch bitter schmecken darf.

Zeigt an:

Identität durch eine tiefrote Färbung[1].

Schwermetallsalze durch eine weiße (Zink) oder dunkle Färbung oder Trübung (Kupfer, Blei)[2].

Einen zu hohen Gehalt an **Schwefelsäure** (mehr als 0,47 g Schwefelsäure im Liter) durch eine weiße Trübung[3].

Einen zu hohen Gehalt an **Chloriden** (mehr als 0,1825 g Chlorwasserstoff im Liter) durch eine weiße Trübung[4].

Salpetersäure, Nitrate durch eine braune Zone zwischen beiden Flüssigkeiten[5].

Fremde Beimengungen durch einen Rückstand bzw. einen größeren Rückstand als 0,05 g[6].

Scharfe Pflanzenstoffe (spanischer Pfeffer, Seidelbast,

Vorsichtiges Glühen des Verdampfungsrückstands von Gärungsessig, Befeuchten der Asche mit Wasser und Eintauchen von rotem Lackmuspapier. Das Lackmuspapier muß gebläut werden.

*Versetzen von 10 g Essig mit ein paar Tropfen Phenolphthaleinlösung und Titration mit Normal-Kaliauge, bis sich die Flüssigkeit bleibend rot färbt[7].

Bertramwurzel, Quassia usw.) durch einen scharfen oder bitteren Geschmack des Rückstands.

Freie (nichtflüchtige) **Mineralsäuren** durch Ausbleiben der Blaufärbung des roten Lackmuspapiers.

Die **richtige Stärke des Essigs,** wenn bis zu diesem Punkt 10 ccm Normal-Kalilauge verbraucht werden.

1 ccm Normal-Kalilauge = 0,06003 g Essigsäure, 10 ccm = 0,6003 g; in 100 g Essig müssen 6 g Essigsäure enthalten sein.

[1] Die Färbung wird bedingt durch die Bildung von Ferri-Essigsäure-Komplex-Verbindungen, deren Ionen tiefdunkelrote Farbe besitzen.

[2] Zum Beispiel $(CH_3 \cdot COO)_2Cu + H_2S = CuS + 2 CH_2 \cdot COOH$.

[3] $H_2SO_4 + Ba(NO_3)_2 = BaSO_4 + 2 HNO_3$.

Nach G. FRERICHS (Apotheker-Ztg. 1917, S. 114) läßt sich übrigens die Mischung des Essigs mit der Bariumnitratlösung und Silbernitratlösung nur klar filtrieren, wenn sie zum Sieden erhitzt wurde. Außerdem ist vor dem Erhitzen ein Zusatz von 10 Tropfen Salpetersäure zweckmäßig.

[4] $AgNO_3 + HCl = AgCl + HNO_3$.

[5] $2 HNO_3 + 6 FeSO_4 + 3 H_2SO_4 = 3 Fe_2(SO)_4)_3 + 2 NO + 4 H_2O$.
      Ferrosulfat   Ferrisulfat

Das Stickoxyd bildet mit dem überschüssigen Ferrosulfat eine braunschwarze Verbindung.

[6] Bei der Bestimmung des Rückstandes ist ein Unterschied gemacht, je nachdem der Essig durch Verdünnen von Essigsäure oder durch Gärung hergestellt ist. Ersteres Präparat darf nach dem Verdampfen erklärlicherweise überhaupt keinen Rückstand hinterlassen, letzteres Präparat nicht einen zu großen Rückstand. Beträgt dieser Rückstand mehr als 0,05 g, so würde das darauf hindeuten, daß der Essig nicht aus reinem Weingeist hergestellt ist. Die aus diesem Rückstand gewonnene Asche soll alkalisch reagieren, weil bei vorschriftsmäßigem, durch Gärung erhaltenen Essig beim Glühen in geringen Mengen vorhandenes Kalzium- und Magnesiumazetat zunächst in Karbonate, dann in Oxyde übergeführt werden. Enthält dagegen der Essig auch nur kleine Mengen Schwefelsäure oder Salzsäure, so würde der Rückstand aus Sulfaten bzw. Chloriden bestehen und daher nicht alkalisch sein.

[7] $CH_3 \cdot COOH + KOH = CH_3 \cdot COOK + H_2O$.
      60,03   56,11

Acetum pyrolignosum crudum — Roher Holzessig.

Gehalt: Mindestens 8,4% Essigsäure ($CH_3 \cdot COOH$, Mol.-Gew.: 60,03).

Die Angabe „Gehalt mindestens 8,4% Essigsäure" ist nicht ganz korrekt. Richtiger wäre „Essigsäure und höhere Homologe, auf Essigsäure berechnet" gewesen. Letztere zum Teil nicht leichtflüchtigen Säuren bleiben bei der *Rektifikation* zum entsprechenden Teil zurück, so daß sich hieraus die Differenz der beiden Holzessigsorten des Arzneibuchs im Säuregehalt erklärt (s. Pharmaz. Ztg. 1926, S. 1296).

Braune, nach Teer und Essigsäure riechende, sauer und etwas bitter schmeckende Flüssigkeit, aus der sich beim Aufbewahren teerartige Substanzen abscheiden.

Zur Prüfung sind erforderlich: Etwa 20 g roher Holzessig.

Prüfung durch:	Zeigt an:
*Verdünnen von 10 ccm rohem Holzessig mit 10 ccm Wasser, Filtrieren und Versetzen von je 5 ccm des Filtrats.	
a) mit Bariumnitratlösung; es darf nicht sofort verändert werden,	Einen zu hohen Gehalt an **Schwefelsäure** durch eine sofort eintretende weiße Trübung;
*b) mit Silbernitratlösung; es darf nicht mehr als opalisierend getrübt werden,	**Salzsäure** durch eine weiße, undurchsichtige Trübung; hierbei darf nur eine sehr bald eintretende Trübung (durch Chlorsilber) berücksichtigt werden, da bei längerem Stehen stets eine Reduktion durch die vorhandenen organischen Substanzen eintritt.
*c) mit 3 Tropfen Natriumsulfidlösung; es darf keine Veränderung entstehen,	**Schwermetallsalze** (Kupfer, Blei) durch eine dunkle Färbung oder Fällung, **Zink** durch eine weiße.
*d) mit Kaliumferrozyanidlösung; es darf höchstens eine Änderung der Färbung entstehen, aber keine Fällung.	Einen zu hohen Gehalt an **Eisen** durch eine dunkelblaue Fällung[1].
*Versetzen von 10 g rohem Holzessig mit 14 ccm Normal-Kalilauge und Eintauchen von rotem Lackmuspapier; es darf nicht gebläut werden[2].	Einen **Mindestgehalt von 8,4% Essigsäure** durch die bleibende Färbung des Lackmuspapiers. Einen zu **geringen Essigsäuregehalt** durch eine Bläuung des Lackmuspapiers.

[1] $4\,[\mathrm{Fe(CH_2 \cdot COO)_3}] + 3\,\mathrm{K_4Fe(CN)_6} = \mathrm{Fe_4[Fe(CN)_6]_3} + 12\,\mathrm{CH_3 \cdot COOK}.$
   Ferriazetat   Kalium-   Ferri-   Kaliumazetat
                     ferrozyanid   ferrozyanid

[2] $\mathrm{CH_3 \cdot COOH} + \mathrm{KOH} = \mathrm{CH_3 \cdot COOK} + \mathrm{H_2O}.$
     60,03   56,11

1 ccm $^1/_1$-Normal-KOH $= 0,06003$ g $\mathrm{CH_3 \cdot COOH}$.

Verbrauchen 10 g Essig 10 ccm $^1/_1$-Normal-KOH, enthält der Essig 6,03% Essigsäure.

Lackmus wird hier als Indikator angewendet, weil der Umschlag des sonst bei dieser Säure üblichen Indikators Phenolphthalein in der starkgefärbten Flüssigkeit nicht erkennbar wäre. Man führt also die „Tüpfelprobe" aus, indem man einen Glasstab in die Flüssigkeit taucht und nur eine kleinste Menge davon auf das Lackmuspapier streicht, um den Farbumschlag (trotz der dunklen Färbung des Holzessigs) möglichst genau zu erkennen.

Acetum pyrolignosum rectificatum — Gereinigter Holzessig.

Gehalt: Mindestens 5,4% Essigsäure ($\mathrm{CH_3COOH}$, Mol.-Gew.: 60,03).

Gelbliche, nach Teer und Essigsäure riechende, sauer und etwas bitter schmeckende Flüssigkeit.

Zur Prüfung sind erforderlich: Etwa 21 g gereinigter Holzessig.

Prüfung durch:	Zeigt an:
*Mischen von 1 ccm gereinigtem Holzessig, 9 ccm Wasser, 30 ccm verdünnter Schwefelsäure und 20 ccm Kaliumpermanganatlösung. Die rote Farbe muß innerhalb 5 Minuten vollständig verschwinden[1].	**Gewöhnlichen Essig** durch Bestehenbleiben der roten Farbe innerhalb 5 Minuten.

*Versetzen von 5 ccm gereinigtem Holzessig mit 3 Tropfen Natriumsulfidlösung; es darf keine Veränderung entstehen.

*Vermischen von 5 ccm gereinigtem Holzessig mit 5 ccm Wasser und Versetzen

> *a) mit Bariumnitratlösung; es darf sofort keine Veränderung entstehen,
> b) mit Silbernitratlösung; es darf höchstens opalisierende Trübung entstehen.

*Verdünnen von 10 g gereinigtem Holzessig mit 50 ccm Wasser, Zusatz einiger Tropfen Phenolphthaleinlösung und Titration mit Normal-Kalilauge bis dauernde Rötung eintritt[2].

Schwermetallsalze (Blei, Kupfer) durch eine dunkle, **Zink** durch eine weiße Fällung.

Schwefelsäure durch eine sofortige weiße Trübung.

Einen zu **großen Gehalt an Salzsäure** durch eine weiße, undurchsichtige Trübung.

Den **richtigen Gehalt an Essigsäure,** wenn bis zu diesem Punkt nicht weniger als 9 ccm Normal-Kalilauge erforderlich sind.

1 ccm Normal-Kalilauge = 0,06003 g Essigsäure, 9 ccm = 0,5403 g. Der gereinigte Holzessig muß also einen Gehalt von mindestens 5,4% Essigsäure besitzen.

[1] $4\,KMnO_4 + 6\,H_2SO_4 = 2\,K_2SO_4 + 4\,MnSO_4 + 6\,H_2O + 5\,O_2$.

Der frei gewordene Sauerstoff des Kaliumpermanganats oxydiert die vorhandenen Teerbestandteile.

[2] $CH_3 \cdot COOH + KOH = CH_3 \cdot COOK + H_2O$.
    60,03   56,11

Der gereinigte Holzessig muß eine bestimmte Menge empyreumatischer Stoffe enthalten, die als solche eine gewisse Menge Kaliumpermanganat zu entfärben imstande sind. Frische Waren entfärben schnell und stark, setzen aber bald ab und erfüllen dann nicht mehr voll die Anforderung des DAB 6.

Acetum Sabadillae — Sabadillessig.

Klar, gelbbraun, von saurem Geruch.

Aufbewahrung: Vorsichtig.

Acidum aceticum — Essigsäure.

Gehalt: Mindestens 96% Essigsäure (CH_3COOH, Mol.-Gew.: 60,03).

Klare, farblose, flüchtige, stechend sauer riechende und auch in starker Verdünnung stark sauer schmeckende, bei niedriger Temperatur kristallisierende, in jedem Verhältnis in Wasser, Weingeist und Äther lösliche Flüssigkeit.

Dichte: Höchstens 1,058.

Auffallend erscheint zunächst die Forderung, daß die Dichte nicht *über* 1,058 liegen soll. Die Erklärung ist die, daß bei dem Verdünnen der Essigsäure mit Wasser nicht eine Erniedrigung der Dichte proportional der Verdünnung eintritt, sondern daß bei Zusatz von H_2O zunächst eine Erhöhung der Dichte stattfindet, bis die Flüssigkeit etwa 20% Wasser besitzt. Dann ist wieder ein Fallen zu beobachten, so daß eine Säure von etwa 54% Säuregehalt dieselbe Dichte besitzt wie die offizinelle Essigsäure. Die maßgebende Bestimmung des Säuregehalts erfolgt daher nicht durch Feststellung der Dichte, sondern durch die spätere Titration. Die Feststellung der Dichte ist aber trotzdem zugleich erforderlich, weil Präparate im Handel sind, die gemäß der Titration vorschriftsmäßig zu sein scheinen, aber eine anormale Dichte zeigen, eine Erscheinung, die auf Verunreinigung durch andere Säuren (höhere Homologe der Essigsäure) zurückzuführen ist.

Erstarrungspunkt: Nicht unter 9,5°.

Zur Prüfung sind erforderlich: Etwa 7 g Essigsäure und 20 ccm einer wäßrigen Lösung (1 + 19).

Prüfung durch:	Zeigt an:
Neutralisieren von 5 ccm der wäßrigen Lösung (1 + 19) mit Natronlauge und Zusatz einiger Tropfen Eisenchloridlösung.	**Identität** durch eine tiefrote Färbung[1].
*Vermischen von 1 ccm Essigsäure mit 3 ccm Natriumhypophosphitlösung, Erhitzen der Mischung ¼ Stunde lang im siedenden Wasserbad; es darf keine dunklere Färbung eintreten.	**Arsenverbindungen** durch eine innerhalb einer Stunde entstehende braune Färbung[2].
Versetzen von je 5 ccm der Lösung (1 + 19)	
*a) mit Bariumnitratlösung,	**Schwefelsäure** durch eine weiße Trübung oder Fällung.
*b) mit Silbernitratlösung,	**Salzsäure** durch eine weiße Trübung oder Fällung.
*c) mit 3 Tropfen Natriumsulfidlösung.	**Schwermetallsalze** (Kupfer,
Diese Reagenzien dürfen keine Veränderung hervorbringen.	Blei) durch eine dunkle Färbung oder Fällung, **Zink** durch eine weiße.
*Mischen von 1 ccm Essigsäure mit einer Lösung von 2 g Natriumkarbonat in 10 ccm Wasser (Kohlensäureentwicklung). Zusatz von 5 ccm Quecksilberchloridlösung und Erhitzen der Mischung im siedenden Wasserbad, ½ Stunde lang. Es darf weder eine Trübung noch Abscheidung eines Niederschlags eintreten.	**Ameisensäure, Azetaldehyd** durch Reduktion des Quecksilberchlorids zu Quecksilberchlorür bzw. met. Quecksilber[3].
*Vermischen von 6 ccm Essigsäure mit 14 ccm Wasser und 1 ccm Kaliumpermanganatlösung; die rote Farbe darf innerhalb einer Stunde nicht verschwinden.	**Schweflige Säure, empyreumatische Stoffe, Ameisensäure** durch Verschwinden der roten Farbe innerhalb 1 Stunde[4].
*Abwägen von etwa 1 g Essigsäure (genau gewogen) in einem tarierten, mit Glasstopfen versehenen Kölbchen. Verdünnen mit Wasser auf rund 20 ccm, Zusatz von einigen Tropfen Phenolphthaleinlösung und Titration mit Normal-Kalilauge, bis die Flüssigkeit bleibend rot erscheint[5].	**Die vorgeschriebene Stärke an Essigsäure,** wenn bis zu diesem Punkt für je 1 g der Einwaage mindestens 16 ccm Normal-Kalilauge gebraucht werden.
	1 ccm Normal-Kalilauge = 0,06003 g Essigsäure, 16 ccm = 0,9605 g Essigsäure. Das Präparat muß demnach mindestens 96% Essigsäure enthalten.

Essigsäuretafel[6].

g	ccm
1	15,99
2	3198
3	4797
4	6396
5	7996
6	9595
7	11194
8	12793
9	14392

Zur Berechnung aus der Formel $\dfrac{g}{F} \, T$; $\log T = 20390$.

[1] Siehe bei Acetum Nr. 1.
[2] $As_2O_3 + 3\,H_3PO_2 = As_2 + 3\,H_3PO_3$.
[3] $HCOOH + 2\,HgCl_2 = Hg_2Cl_2 + CO_2 + 2\,HCl$.
Ameisensäure
Sehr wichtig ist die Prüfung auf Ameisensäure, die zuweilen als Verfälschungsmittel gefunden wird, aber auch als geringe Verunreinigung vorkommt, weil sie bei der trocknen Destillation des Holzes entsteht.
$CH_3COH + 2\,HgCl_2 + H_2O = CH_3COOH + Hg_2Cl_2 + 2\,HCl$.
Azetaldehyd
[4] Der aus dem Kaliumpermanganat frei werdende Sauerstoff oxydiert die schweflige Säure usw.
[5] $CH_3 \cdot COOH + KOH = CH_3 \cdot COOK + H_2O$.
$\quad\ \ 60{,}03 \qquad\quad 56{,}11$
[6] Erläuterung s. S. 10 bis 11.

Acidum aceticum dilutum — Verdünnte Essigsäure.

Gehalt: 29,7 bis 30,6% Essigsäure ($CH_3 \cdot COOH$, Mol.-Gew.: 60,03).
Klare, farblose, flüchtige Flüssigkeit von saurem Geruch und Geschmack.
Dichte: 1,037 bis 1,038.
Zur Prüfung sind erforderlich: Etwa 30 g verdünnter Essigsäure und 20 ccm einer Mischung mit Wasser (1 + 5).

Prüfung durch:

*Neutralisieren von 5 ccm der Mischung mit Wasser (1 + 5) mit Natronlauge und Zusatz einiger Tropfen Eisenchloridlösung.

*Vermischen von 3 ccm verdünnter Essigsäure mit 3 ccm Natriumhypophosphitlösung; Erhitzen der Mischung im siedenden Wasserbad ¼ Stunde lang. Es darf keine dunklere Färbung eintreten.

*Versetzen von je 5 ccm der Mischung der verdünnten Essigsäure mit Wasser (1 + 5)

*a) mit Bariumnitratlösung,

*b) mit Silbernitratlösung,

*c) mit 3 Tropfen Natriumsulfidlösung.
Diese Reagenzien dürfen keine Veränderung hervorbringen.

Vermischen von 3 ccm verdünnter Essigsäure mit einer Lösung von 2 g Natriumkarbonat in 10 ccm Wasser (Kohlensäureentwicklung). Zusatz von 5 ccm Quecksilberchloridlösung. Erhitzen der Mischung im siedenden Wasserbad ½ Stunde lang. Es darf weder eine Trübung noch Abscheidung eines Niederschlags eintreten.

Vermischen von 20 ccm verdünnter Essigsäure mit 1 ccm Kaliumpermanganatlösung; die rote Farbe darf innerhalb einer Stunde nicht verschwinden.

*Vermischen von 5 g der Säure mit 10 ccm Wasser, Zusatz einiger Tropfen Phenolphthaleinlösung und Titration mit Normal-Kalilauge, bis die Flüssigkeit bleibend rot erscheint[2].

Zeigt an:

Identität durch eine tiefrote Färbung.

Arsenverbindungen durch eine innerhalb von ¼ Stunde entstehende braune Färbung.

Schwefelsäure durch eine weiße Trübung oder Fällung.
Salzsäure durch eine weiße Trübung oder Fällung.
Schwermetallsalze (Kupfer, Blei) durch eine dunkle Färbung oder Fällung, **Zink** durch eine weiße.
Ameisensäure, Azetaldehyd durch Reduktion des Quecksilberchlorids zu Quecksilberchlorür bzw. metallischem Quecksilber[1].

Schweflige Säure, empyreumatische Stoffe, Ameisensäure durch Verschwinden der roten Farbe innerhalb 1 Stunde.
Die **richtige Stärke,** wenn bis zu diesem Punkt nicht weniger als 24,7 ccm und nicht mehr als 25,5 ccm Normal-Kalilauge verbraucht werden.
1 ccm Normal-Kalilauge = 0,06003 g Essigsäure, 24,7 ccm

$$= 1{,}48 \text{ g oder } 29{,}6\%, \ 25{,}5 \text{ ccm}$$
$$= 1{,}53 \text{ g oder } 30{,}6\% \text{ Essig-säure.}$$

[1] Siehe Acid. acetic. Nr. 3.
[2] $CH_3 \cdot COOH + KOH = CH_3 \cdot COOK + H_2O$.
  60,03   56,11

Acidum acetylosalicylicum — Azetylsalizylsäure, Aspirin.

$$C_6H_4 \begin{array}{l} {\diagup} O \cdot CO \cdot CH_3 \\ {\diagdown} COOH \end{array} \quad [1,2] \ . \quad \text{Mol.-Gew.:} \ 180{,}06.$$

Weiße Kristallnädelchen von schwach säuerlichem Geruch und Geschmack. Azetylsalizylsäure löst sich in 300 Teilen Wasser und in 20 Teilen Äther, leicht in Weingeist, Natronlauge und Natriumkarbonatlösung. Die wäßrige Lösung rötet Lackmuspapier.

Schmelzpunkt: Nicht unter 135°[1].

Zur Prüfung sind erforderlich: 1,8 g Azetylsalizylsäure.

Prüfung durch:

*Kochen von 0,5 g Azetylsalizylsäure mit 5 ccm Natronlauge 3 Minuten lang, Erkaltenlassen und Zusatz von 10 ccm verdünnter Schwefelsäure.

  *Abfiltrieren des Niederschlags, Waschen desselben mit wenig Wasser und Trocknen.
  *a) Bestimmen des Schmelzpunkts,

  *b) Auflösen in Wasser und Zusatz von Eisenchloridlösung.
  *Kochen der von dem Niederschlag abfiltrierten Flüssigkeit mit wenig Weingeist und Schwefelsäure.

*Auflösen von 0,1 g Azetylsalizylsäure in 5 ccm Weingeist in der Kälte, Zusatz von 20 ccm Wasser und Versetzen mit einem Tropfen verdünnter Eisenchloridlösung (1 + 24). Es darf keine violette Färbung entstehen.

*Schütteln von 2 g Azetylsalizylsäure mit 5 ccm einer Mischung aus gleichen Raumteilen Äther und Petroläther. Filtrieren. Nach freiwilligem Verdunsten des Lösungsmittels den Rückstand mit 5 ccm Wasser in ein Reagenzglas spülen, Schütteln, Filtrieren. Zum Filtrat einen Tropfen Eisenchloridlösung (1 + 25) zusetzen. Es darf nur eine schwach violette Färbung entstehen.

*Schütteln von 1 g Azetylsalizylsäure mit 20 ccm Wasser 5 Minuten lang, Filtrieren und Versetzen von je 5 ccm des Filtrats
  *a) mit 3 Tropfen Natriumsulfidlösung,

  *b) mit Silbernitratlösung,

  *c) mit Bariumnitratlösung.
  Die Reagenzien sollen keine Veränderungen erzeugen.

Zeigt an:

Identität durch Abscheiden eines weißen, kristallinischen Niederschlags von Salizylsäure unter vorübergehender schwacher Violettfärbung[2].

Identität durch einen bei etwa 157° liegenden Schmelzpunkt.

Identität durch eine violette Färbung.

Identität durch einen Geruch der Flüssigkeit nach Essigsäure und einen Geruch nach Essigäther beim Kochen mit Weingeist und Schwefelsäure[3].

Salizylsäure durch eine violette Färbung. (Eine schwache violette Färbung wird fast stets auftreten.)

Salizylsäure, die durch Oxal-, Wein-, Zitronensäure verdeckt war, durch die Eisenchloridreaktion, nachdem die genannten, in Äther-Petroläther unlöslichen Säuren entfernt worden sind[4].

Schwermetallsalze durch eine Fällung.
Salzsäure durch eine weiße Trübung.
Schwefelsäure durch eine weiße Trübung.

Verbrennen von 0,2 g Azetylsalizylsäure in einem tarierten Tiegel. Es darf nur weniger als 0,001 g Rückstand bleiben. | **Anorganische Beimengungen** durch einen Rückstand von 0,001 g oder mehr.

[1] Bei der Schmelzpunktbestimmung ist in der Weise zu verfahren, daß das Schmelzpunktröhrchen erst dann in das Bad eingebracht ist, wenn dessen Temperatur 125° beträgt. Dann wird mit großer Flamme weiter erhitzt, derart, daß zur Steigerung der Temperatur um je 1° höchstens 10 bis 15 Sekunden erforderlich sind.

$$[2] \quad C_6H_4 \begin{array}{l} O \cdot CO \cdot CH_3 \\ COOH \end{array} + 2\,NaOH = C_6H_4 \begin{array}{l} OH \\ COONa \end{array} + CH_3 \cdot COONa + H_2O$$

Azetylsalizylsäure   Natriumsalizylat   Natriumazetat

$$2\,C_6H_4 \begin{array}{l} OH \\ COONa \end{array} + H_2SO_4 = 2\,C_6H_4 \begin{array}{l} OH \\ COOH \end{array} + Na_2SO_4 .$$

Salizylsäure

$$[3] \quad C_2H_5OH + H_2SO_4 = C_2H_5 \cdot HSO_4 + H_2O$$

Weingeist   Äthylschwefelsäure

$$C_2H_5 \cdot HSO_4 + CH_3 \cdot COOH = CH_3 \cdot COOC_2H_5 + H_2SO_4.$$

Äthylschwefelsäure   Essigsäure   Essigäther

Es soll *wenig* Weingeist verwendet werden, damit nicht größere Mengen bei dem Vorhandensein der geringen Anteile von Essigsäure und entstehendem Essigäther den Geruch des letzteren verdecken. Die Bestimmung fällt nicht eindeutig aus. Trotzdem erscheint sie für die Beurteilung der Azetylsalizylsäure von nicht zu unterschätzendem Wert unter Berücksichtigung des Folgenden: Gegen Ende der Bestimmung muß mit der geforderten Schnelligkeit die Temperatur erhöht werden. Sintert sodann die Substanz bei etwa 127° und ist bei etwa 132° bereits geschmolzen, so ist der Schmelzpunkt entschieden zu niedrig, die Ware zu verwerfen. Die Schmelzpunktsbestimmung leistet also wesentliche Dienste bei Feststellung minderwertiger Waren. Ein nicht so eindeutiges Resultat ergibt sie für die Entscheidung, ob eine Ware besonders gut ist oder nicht. Denn ob man den Schmelzpunkt zu 133 bzw. 134 bis 135° festzusetzen hat, hängt größtenteils von der Art des Erhitzens ab. Bleibt das Resultat zweifelhaft, so ist es zweckmäßig, in demselben Schwefelsäurebad neben der zu untersuchenden Substanz eine Probe zweifellos guter Säure zu erhitzen und zu beobachten. Nur darf das Vergleichsobjekt nicht etwa zu alt sein; denn auch gute Präparate zersetzen sich bei längerem Lagern.

Übrigens schreibt das Arzneibuch, um zu langes Erhitzen und damit unzweckmäßiges Zersetzen der Substanz zu vermeiden, noch vor, daß erst in das auf etwa 125° vorgewärmte Schwefelsäurebad das gefüllte Schmelzröhrchen gebracht werde. Bei Anwendung dieser Vorsichtsmaßregel ist keine Änderung des Resultats festzustellen.

[4] Die violette Färbung tritt nicht auf bei Gegenwart von Säuren (auch ziemlich schwachen), die daher erst entfernt werden müssen. Eine zersetzte, stark nach Essigsäure riechende Azetylsalizylsäure würde ebenfalls keine Violettfärbung geben.

Acidum agaricinicum — Agarizinsäure.

$$\begin{array}{l} CH_2 \cdot COOH \\ | \\ C(OH) \cdot COOH \\ | \\ CH(C_{16}H_{33}) \cdot COOH \end{array} + 1\tfrac{1}{2}\,H_2O. \quad \text{Mol.-Gew.: } 443,3.$$

Weißes kristallinisches Pulver ohne Geruch und Geschmack.

Verhalten gegen Lösungsmittel: Wenig löslich in kaltem Wasser, Äther und Chloroform, leicht löslich in heißer Essigsäure und in heißem Terpentinöl; in heißem Wasser quillt Agarizinsäure auf und löst sich beim Sieden zu einer stark schäumenden, klaren Flüssigkeit, die Lackmuspapier rötet und sich beim Erkalten stark trübt. Löslich in 180 Teilen Weingeist von 20° und in 10 Teilen siedendem Weingeist. Die Lösung der Agarizinsäure in Kalilauge oder Ammoniakflüssigkeit ist klar und schäumt stark beim Schütteln.

Zur Prüfung sind erforderlich: 0,5 bis 0,6 g Agarizinsäure.

Prüfung durch:	Zeigt an:
Bestimmen des Schmelzpunktes der bei 100° getrockneten Agarizinsäure.	**Reinheit** durch Schmelzen bei ungefähr 140°.
Stärkeres Erhitzen der Säure auf dem Platinblech.	**Identität** durch Verkohlung, Ausstoßung weißer Dämpfe und Entwicklung des Geruchs nach verbrennenden Fettsäuren.
*Auflösen von 0,2 g Agarizinsäure in 5 ccm Kalilauge oder Ammoniakflüssigkeit und Schütteln der Lösung.	**Identität** durch eine klare, beim Schütteln stark schäumende Flüssigkeit.
Kochen von 0,1 g Agarizinsäure mit 10 ccm verdünnter Schwefelsäure und Stehenlassen im Wasserbad, schließlich Erkaltenlassen.	**Identität** durch eine trübe Flüssigkeit, aus der sich beim Stehen im Wasserbad ölige Tropfen abscheiden, welche beim Erkalten kristallinisch erstarren[1].
Verbrennen von 0,2 g Agarizinsäure in einem tarierten Tiegel; es darf nur weniger als 0,001 g Rückstand bleiben.	**Anorganische Beimengungen** durch einen Rückstand von 0,001 g oder mehr.

Aufbewahrung: Vorsichtig.

[1] Die ölartigen Tropfen, die sich hier abscheiden und beim Erkalten kristallinisch erstarren, bestehen nach Ernst SCHMIDTs Lehrbuch aus Stearinsäure.

Acidum arsenicosum — Arsenige Säure.

As_4O_6. Mol.-Gew.: 395,84.

Gehalt: Mindestens 99% arsenige Säure.

Farblose, glasartige (amorphe) oder weiße, porzellanartige (kristallinische) Stücke oder ein daraus bereitetes weißes Pulver.

Löslichkeit und **Auflösungsgeschwindigkeit** in Wasser sind bei der amorphen arsenigen Säure größer als bei der kristallinischen. Die gesättigte Lösung der amorphen arsenigen Säure ist nicht beständig, es scheidet sich allmählich die weniger lösliche, kristallinische arsenige Säure ab. Diese löst sich sehr langsam in ungefähr 55 Teilen Wasser von 20°, etwas schneller in 15 Teilen siedendem Wasser. Aus der heißgesättigten Lösung scheidet sich beim Abkühlen die überschüssige Säure nur sehr langsam ab.

Zur Prüfung sind erforderlich: Etwa 1,5 g arsenige Säure.

Prüfung durch:	Zeigt an:
*Langsames Erhitzen von arseniger Säure in einem Probierrohr.	**Kristallinische arsenige Säure** durch Verflüchtigung, ohne vorher zu schmelzen, und durch ein in glasglänzenden Oktaedern oder in Tetraedern kristallisierendes Sublimat. **Amorphe, arsenige Säure** durch Verflüchtigung in unmittelbarer Nähe des Schmelzpunkts, so daß ein beginnendes Schmelzen wahrgenommen wird.

*Erhitzen von arseniger Säure auf Kohle (mit Hilfe des Lötrohrs). (Vorsicht!)

Identität durch Verflüchtigung unter Verbreitung eines knoblauchartigen Geruchs.

*Auflösen von 0,1 g arseniger Säure in 1 g Ammoniakflüssigkeit; die Lösung sei klar.

Fremde Beimengungen durch einen unlöslichen Rückstand[1].

*Versetzen obiger ammoniakalischer Lösung mit 1 ccm Wasser und überschüssiger Salzsäure; es darf keine gelbe Färbung oder Fällung eintreten.

Arsensulfid durch eine gelbe Fällung oder Färbung[2].

*Auflösen von etwa 1 g (genau gewogen) arseniger Säure und 1 g Kaliumkarbonat in 5 ccm Wasser unter Erwärmen. Erkaltenlassen, Verdünnen der Lösung auf 100 ccm, Abmessen von 10 ccm (entsprechend 0,1 g arseniger Säure), Zusatz von 2 g Natriumkarbonat, 20 ccm Wasser und einigen Tropfen (besser 1 ccm) Stärkelösung, Titration mit $^1/_1$-Normal-Jodlösung bis zur bleibenden Blaufärbung.

Vorschriftsmäßigen Gehalt an arseniger Säure, wenn für je 0,1 g Einwaage mindestens 20 ccm Jodlösung verbraucht werden[3].

1 ccm $^1/_{10}$-Normal-Jodlösung = 0,004948 g arseniger Säure, 20 ccm = 0,09896 g, abgerundet 0,099 g arsenige Säure. Diese Menge soll in 0,1 g des Präparats mindestens enthalten sein, demnach in 100 g = 99 g arsenige Säure.

Arsenigsäuretafel[4].

g	ccm
0,1	20,00
0,2	4001
0,3	6002
0,4	8003
0,5	10004
0,6	12004
0,7	14005
0,8	16006
0,9	19007

Zur Berechnung aus der Formel $\dfrac{g}{F} T$; $\log T = 30121$.

Aufbewahrung: Sehr vorsichtig.

[1] $As_2O_3 + 2\,NH_3 + H_2O = 2\,(NH_4)AsO_2$.
Ammoniummetarsenit

[2] Arsentrisulfid löst sich in Ammoniak als Ammoniumarsenit und Ammoniumsulfarsenit:

$$2\,As_2S_3 + 6\,NHOH = (NH_4)_3AsO_3 + (NH_4)_3AsS_3 + 3\,H_2O$$

Arsen-   Ammonium-   Ammonium-
trisulfid   arsenit   sulfarsenit

Auf Zusatz von Salzsäure scheidet sich Arsentrisulfid wieder aus:

$$(NH_4)_3AsO_3 + (NH_4)_3AsS_3 + 6\,HCl = 2\,As_2S_3 + 6\,NH_4Cl + 3\,H_2O.$$

Arsen-
trisulfid

[3] Arsenige Säure löst sich in einer heißen Lösung von Kaliumbikarbonat als Kaliummetarsenit.

$$As_2O_3 + 2\,KHCO_3 = 2\,KAsO_2 + 2\,CO_2 + H_2O.$$

Arsen-   Kalium-   Kalium-
trioxyd bikarbonat metarsenit

Das Metarsenit wird durch Jodlösung zu Arseniat oxydiert:

$$As_2O_3 + 2\,J_2 + H_2O \rightleftharpoons As_2O_5 + 4\,HJ.$$

Sorgt man durch das überschüssige Natriumbikarbonat für eine Bindung der entstehenden Jodwasserstoffsäure, so verläuft die Reaktion quantitativ von links nach rechts:

$$As_2O_3 + 2\,J_2 + 4\,NaHCO_3 = As_2O_5 + 4\,NaJ + 2\,H_2O + 4\,CO_2.$$

1 Atom $J = {}^1/_4$ Mol. $As_2O_3\ \dfrac{197,92}{4} = 49,48.$

[4] Erläuterung s. S. 10 bis 11.

Acidum benzoicum — Benzoesäure.

$C_6H_5 \cdot COOH.$ Mol.-Gew.: 122,05.

Weiße seidenartig glänzende Blättchen oder nadelförmige Kristalle. (Es ist nicht mehr wie früher Acidum benzoicum **e resina,** sondern synthetische Benzoesäure offizinell.) Benzoesäure ist mit Wasserdämpfen flüchtig.

Verhalten gegen Lösungsmittel: Benzoesäure ist löslich in etwa 270 Teilen Wasser von 20°, leicht löslich in siedendem Wasser, in Weingeist, Äther, Chloroform und in fetten Ölen.

Schmelzpunkt: 122°.

Zur Prüfung sind erforderlich: Etwa 0,7 g Benzoesäure.

Prüfung durch:	Zeigt an:
*Erhitzen von etwa 0,2 g Benzoesäure in einem Probierrohr.	**Identität** durch Schmelzen zu einer farblosen Flüssigkeit und vollständige Sublimation ohne Hinterlassung eines Rückstands.
*Übergießen von 0,2 g Benzoesäure mit 20 ccm Wasser und 1 ccm Normal-Kalilauge, Stehenlassen unter öfterem Umschütteln, nach 15 Minuten Filtrieren und Zusatz von 1 Tropfen Eisenchloridlösung zum Filtrat.	**Identität** durch einen hellrötlichbraunen Niederschlag.
*Lösen von 0,1 g Benzoesäure in 10 ccm Wasser unter Erwärmen. Nach dem Erkalten Zusatz von 0,1 ccm Kaliumpermanganatlösung. Es darf nicht sofortige Entfärbung erfolgen.	**Zimtsäure** durch sofortige Reduktion des Kaliumpermanganats[1].
*Sorgfältiges Mischen von 0,1 g Benzoesäure mit 0,5 **gelbem** Quecksilberoxyd mittels eines Glasstabes in einem Probierrohr. Erhitzen unter ständigem Drehen über einer kleinen Flamme. Nach Beendigung der Gasentwicklung und des Verglimmens und nach dem Erkalten Zusatz von 10 ccm verdünnter Salpetersäure, Erwärmen zum Sieden, Filtrieren. Zusatz von einigen Tropfen Silbernitratlösung. Die Lösung darf höchstens opalisierend getrübt werden.	Unzulässiger Gehalt an **Chlorbenzoesäuren** durch eine stärkere Trübung oder einen Niederschlag von Chlorsilber[2].
Verbrennen von 0,2 g Benzoesäure in einem tarierten Tiegel. Es darf nur weniger als 0,001 g Rückstand bleiben.	**Anorganische Beimengungen** durch einen Rückstand von 0,001 g oder mehr.

Aufbewahrung: Vor Licht geschützt.

[1] $C_6H_5CH = CH - COOH + 2\,O_2 = C_6H_5C \overset{\displaystyle H}{=} O + 2\,CO_2 + H_2O.$
    Zimtsäure   Benzaldehyd
Bei vorsichtiger Oxydation wird evtl. vorhandene Zimtsäure schnell in Phenylglyzerinsäure $C_6H_5 \cdot CH(OH) \cdot CH(OH) \cdot CO_2H$ verwandelt, so daß die rote Farbe der zugesetzten Kaliumpermanganatlösung sofort verschwindet. — Erst bei stärkerer Oxydation werden Benzaldehyd bzw. Benzoseäure gebildet.
[2] Synthetische Benzoesäure enthält stets Chlorbenzoesäure $C_6H_4ClCOOH$. Der beim Erhitzen des Quecksilbers frei werdende Sauerstoff oxydiert die Benzoesäure

zu CO_2 und H_2O, aus Chlorbenzoesäure entsteht HCl, das mit HgO unter Bildung von $HgCl_2$ reagiert. Da dieses selbst flüchtig ist, ist stärkeres Erhitzen zu vermeiden.

Aus den Worten des DAB 6, daß bei dieser Prüfung eine opalisierende Trübung entstehen darf, kann nicht geschlossen werden, daß damit ein geringer Chlorgehalt zugelassen ist. Denn auch bei der Prüfung des gelben Quecksilberoxyds (das hier benutzt wird) auf Salzsäure darf sich eine opalisierende Trübung zeigen.

Acidum boricum — Borsäure.

H_3BO_3. Mol.-Gew.: 61,84.

Farblose, glänzende, schuppenförmige, fettig anzufühlende Kristalle oder weißes kristallinisches Pulver. Beim Erhitzen von Borsäure auf ungefähr 75° findet allmählich eine Gewichtszunahme unter Bildung von Metaborsäure, HBO_2, statt; bei höherer Temperatur (160°) entsteht unter weiterem Wasserverlust eine glasige Masse, die sich beim starken Erhitzen aufbläht, allmählich ihr gesamtes Wasser verliert und in Borsäureanhydrid, B_2O_3, übergeht.

Verhalten gegen Lösungsmittel: In 22 Teilen Wasser von 20°, in 3 Teilen siedendem Wasser, in 25 Teilen Weingeist und in etwa 5 Teilen Glyzerin löslich.

Zur Prüfung sind erforderlich: Etwa 0,8 g Borsäure und 30 ccm wäßrige Lösung (1 + 49).

Prüfung durch:	Zeigt an:
*Erhitzen einer Probe an der Öse des Platindrahtes.	**Identität** durch Aufblähen, Schmelzen und Hinterlassen einer glasartigen Masse nach dem Erkalten[1].
Versetzen von je 5 ccm der wäßrigen Lösung (1 + 49)	
*a) mit Salzsäure, Eintauchen von Kurkumapapier und Trocknen desselben,	**Identität** durch eine braunrote Färbung des Kurkumapapiers, das beim Befeuchten mit Ammoniakflüssigkeit grünschwarz wird.
*b) mit 3 Tropfen Natriumsulfidlösung,	**Schwermetallsalze** durch eine Färbung oder Fällung.
*c) mit Bariumnitratlösung,	**Schwefelsäure** durch eine weiße Trübung oder Fällung.
*d) mit Silbernitratlösung,	**Salzsäure** durch eine weiße Trübung oder Fällung.
*e) mit Natriumphosphatlösung nach Zusatz von Ammoniakflüssigkeit,	**Kalzium-** und **Magnesiumsalze** durch eine weiße Fällung[2].
*f) mit ein paar Tropfen Salzsäure und hierauf mit 0,5 ccm Kaliumferrozyanidlösung. Es darf nicht sofort Bläuung eintreten.	**Zu hohen Eisengehalt** durch eine sofort eintretende Bläuung[3].
*Übergießen von 0,5 g Borsäure mit 2 ccm Schwefelsäure und Überschichten der Mischung mit 1 ccm Ferrosulfatlösung. Zwischen den Schichten darf sich keine gefärbte Zone bilden.	**Salpetersäure, salpetrige Säure** durch Bildung einer braunen Zone[1].
*Auflösen von 0,2 g Borsäure in 5 g Weingeist in einem Porzellanschälchen, Anzünden der Flüssigkeit und Umrühren mit einem Glasstab.	**Identität** durch einen grünen Saum der Flamme[4].

[1] $\quad$ $B(OH)_3 = HBO_2 + H_2O$
$\quad\quad$ Borsäure Metaborsäure
$\quad\quad$ $2 HBO_2 = B_2O_3 + H_2O$.
$\quad\quad\quad$ Borsäure-
$\quad\quad\quad\quad$ anhydrid

[2] $MgCl_2 + Na_2HPO_4 + NH_3 + 6H_2O = (NH_4)MgPO_4 \cdot 6H_2O + 2NaCl.$

Magnesium- Natrium-   Ammonium-Magnesium-
chlorid phosphat   phosphat

$CaCl_2 + Na_2HPO_4 = CaHPO_4 + 2NaCl$
Kalziumchlorid   Kalziumphosphat

[3] $4FeCl_3 + 3K_4Fe(CN)_6 = Fe_4[Fe(CN_6)]_3 + 12KCl.$

Kaliumferrozyanid Ferriferrozyanid

[4] Siehe Acetum Nr. 5.

[5] $B(OH)_3 + 3(C_2H_5 \cdot OH) = B(O \cdot C_2H_5)_3 + 3H_2O.$

Äthylalkohol Borsäureäthyl-
ester

Borsäureäthylester brennt mit grüngesäumter Flamme. Noch besser gelingt die Probe, wenn man Methylalkohol statt des Äthylalkohols verwendet, da der Borsäuremethylester, noch leichter verdampfend, die Reaktion deutlicher zeigt.

Borsäure kann man auch leicht quantitativ bestimmen. Als sehr schwache Säure bildet sie mit unterwertigen Alkoholen (z. B. Glyzerin) bedeutend stärkere komplexe Borsäuren, die man mit Phenolphthalein als Jodikator titrieren kann (als einbasische Säuren). Der Zusatz von Glyzerin bewirkt saure Reaktion, während Borsäure gegenüber Phenolphthalein neutral ist. Das Glyzerin ist deshalb auf seine Reaktion zu prüfen und gegebenenfalls zu neutralisieren.

Für die quantitative Bestimmung werden gleiche Volumina Borsäurelösung und neutrales Glyzerin mit einigen Tropfen Phenolphthalein versetzt und mit $^1/_1$-Normal- oder $^1/_{10}$-Normal-Lauge (je nach der Konzentration) bis auf Rosafärbung titriert. Verschwindet die Färbung wieder, werden so lange immer wieder 10 ccm Glyzerin beigegeben und mit Lauge titriert, bis der Glyzerinzusatz die Färbung des Indikators nicht mehr rückgängig macht.

1 ccm $^1/_1$-Normal-KOH $= 0,06184$ g H_3BO_3,
1 ccm $^1/_{10}$-Normal-KOH $= 0,006184$ g H_3BO_3.

Acidum chromicum — Chromsäure.

CrO_3. Mol.-Gew.: 100,01.

Braunrote, stahlglänzende, an der Luft zerfließende Kristalle in Wasser leicht löslich.

Zur Prüfung sind erforderlich: 1,6 g Chromsäure.

Prüfung durch:	Zeigt an:
*Auflösen von 0,5 g Chromsäure in 4,5 g Wasser; die Lösung ist gelbrot. Erwärmen der Lösung mit Salzsäure. Chlorentwicklung.	**Identität** durch Chlorentwicklung[1].
*Auflösen von 0,1 g Chromsäure in 10 ccm Wasser, Versetzung mit 1 ccm Salzsäure und dann mit Bariumnitratlösung. Es darf keine Veränderung entstehen.	**Schwefelsäure** durch eine weiße Trübung oder Fällung. Gemäß der Darstellung der Chromsäure (aus Kaliumdichromat und Schwefelsäure) ist diese Verunreinigung in unerlaubtem Maße nicht zu selten, daher die Prüfung besonders aufmerksam anzustellen.
Glühen von 1 g Chromsäure in einem Porzellantiegelchen[2], Ausziehen des Rückstands mit 10 ccm Wasser, Filtrieren und Verdampfen des Filtrats in einem gewogenen Schälchen. Es darf nicht mehr als 0,01 g Rückstand bleiben.	**Alkalisalze** durch einen größeren Rückstand als 0,01 g.

Aufbewahrung: Vorsichtig und vor Feuchtigkeit geschützt.

[1] $2CrO_3 + 12HCl = 2CrCl_3 + 3Cl_2 + 6H_2O.$
[2] $2CrO_3 = 2Cr_2O_3 + 3O_2.$ Starkes Glühen ist zweckmäßig.

Chromoxyd

Acidum citricum — Zitronensäure.

$$CH_2 \cdot COOH$$
$$|$$
$$C(OH) \cdot COOH + H_2O. \quad \text{Mol.-Gew.: } 210,08.$$
$$|$$
$$CH_2 \cdot COOH.$$

Farblose, durchscheinende, sauer schmeckende Kristalle, die bei etwa 30° zu verwittern beginnen und beim Erhitzen auf dem Platinbleche erst schmelzen, dann unter Bildung stechend riechender Dämpfe verkohlen.

Verhalten gegen Lösungsmittel: 1 Teil bedarf zur Lösung 0,6 Teile Wasser, 1,5 Teile Weingeist und 50 Teile Äther.

Zur Prüfung sind erforderlich: 6,2 g Zitronensäure und etwa 21 g wäßrige Lösung (1 + 9).

Prüfung durch:

*Versetzen von 0,5 ccm Zitronensäurelösung (1 + 9) mit 4,5 ccm Wasser, Zugabe von 1 ccm Quecksilbersulfatlösung, Erhitzen zum Sieden und Zusatz einiger Tropfen Kaliumpermanganatlösung. Die Lösung entfärbt sich, es entsteht ein weißer Niederschlag.

*Zerreiben von 1 g Zitronensäure in einem mit Schwefelsäure gereinigtem Mörser mit 10 ccm Schwefelsäure und Erwärmen des Gemischs in einer mit Schwefelsäure ausgespülten Probierröhre eine Stunde lang im Wasserbad auf 80 bis 90°. Die Zitronensäure färbe sich dabei höchstens gelb, nicht braun oder schwarz.

Versetzen von je 5 ccm der Lösung (1 + 9):
*a) mit Bariumnitratlösung; es darf innerhalb einer halben Stunde keine Veränderung entstehen,
*b) mit Ammoniumoxalatlösung nach annähernder Neutralisation mit Ammoniakflüssigkeit; es darf keine Veränderung entstehen.

*Versetzen von 10 g der Lösung (1 + 9) mit 1 ccm Wasser und 5 ccm verdünnter Kalziumchloridlösung. Es darf innerhalb von einer Stunde keine Trübung oder ein Niederschlag auftreten.

*Auflösen von 5 g Zitronensäure in 10 ccm Wasser, Abstumpfung der Säure mit 12 ccm Ammoniakflüssigkeit und Zusatz von 3 Tropfen Natriumsulfidlösung. Mischen von 0,1 ccm Bleiazetatlösung mit 550 ccm Wasser und Zusatz von 3 Tropfen Natriumsulfidlösung zu 10 ccm dieser Mischung. Die mit Natriumsulfidlösung versetzte

Zeigt an:

Identität durch Ausfallen des weißen Niederschlags[1].

Weinsäure durch eine braune bis schwarze Färbung, da Verkohlung eintreten würde.

Man zerreibt zunächst zweckmäßig eine größere Menge Säure (in einem besonders mit Schwefelsäure gereinigten Mörser) und entnimmt hiervon 1 g zur Prüfung. Dann muß man während des einstündigen Erhitzens darauf achten, daß nicht Staub oder sonstige Verunreinigungen in das Reagenzglas gelangen. Wird dann die Flüssigkeit bereits innerhalb einer Stunde dunkler als sattgelb, so liegt der Verdacht auf Weinsäure vor.

Schwefelsäure durch eine weiße Trübung oder Fällung innerhalb einer halben Stunde.
Kalziumsalze durch eine weiße Trübung oder Fällung[2].

Oxalsäure durch Auftreten einer Trübung oder eines Niederschlags[2].

Unzulässige Mengen von **Schwermetallsalzen** (Blei, Kupfer) durch eine dunklere Färbung, als sie die Vergleichslösung aufweist.
Die Beobachtung ist in zwei gleich weiten Probierrohren

Zitronensäurelösung darf nicht dunkler gefärbt sein als die Vergleichslösung von Bleiazetat.

Verbrennen von 0,2 g Zitronensäure in einem gewogenen Tiegel. Es darf nur weniger als 0,001 g Rückstand bleiben.

vorzunehmen, nachdem man das Probierrohr, welches die Vergleichslösung enthält, mit Wasser auf dasselbe Volumen wie die zu prüfende Säurelösung aufgefüllt wurde. **Anorganische Stoffe** durch einen Rückstand von 0,001 g oder mehr.

$$\text{[1] Zitronensäure wird von KMnO}_4 \text{ zu Azetondicarbonsäure } C = O \underset{CH_2COOH}{\overset{CH_2COOH}{<}}$$

[1] Zitronensäure wird von KMnO$_4$ zu Azetondicarbonsäure

oxydiert, die das ausfallende unlösliche Quecksilberderivat liefert.

[2] $CaSO_4 + (NH_4)_2C_2O_4 = CaC_2O_4 + (NH_4)_2SO_4$

Kalzium- Ammonium- Kalziumsulfat oxalat oxalat

bzw. $CaCl_2 + H_2C_2O_4 = CaC_2O_4 + 2 HCl$.

Nach MERCK kann man übrigens auch die Prüfung auf Weinsäure mit der auf Oxalsäure vereinen: Eine Lösung von 1 g Zitronensäure in 2 ccm Wasser darf nach Zusatz von 10 Tropfen Kaliumazetatlösung (Liq. Kal. acet.) und 5 ccm Weingeist auch nach zweistündigem Stehen keine Ausscheidung zeigen. Weinsäure gibt hierbei Kaliumbitartrat, Oxalsäure saures Kaliumoxalat.

Acidum diaethylbarbituricum — Diäthylbarbitursäure — Veronal — Diäthylmalonyl-Harnstoff.

$$\begin{array}{l} HN{-}CO \\ \ \ |\ \ \ \ | \\ OC\ \ \ C = (C_2H_5)_2. \quad \text{Mol.-Gew.: } 184,11. \\ \ \ |\ \ \ \ | \\ HN{-}CO \end{array}$$

Farblose, durchscheinende Kristallblättchen, die geruchlos sind und schwach bitter schmecken.

Verhalten gegen Lösungsmittel: Löst sich in 170 Teilen Wasser von 20° und in 17 Teilen siedendem Wasser, leicht in Weingeist, Äther und Natronlauge, schwer in Chloroform. Die wäßrige Lösung rötet Lackmuspapier.

Schmelzpunkt: 190 bis 191°.

Zur Prüfung sind erforderlich: Etwa 0,7 g Diäthylbarbitursäure.

Prüfung durch:

*Vorsichtiges Erhitzen im Probierrohr einer Mischung von 0,05 g Diäthylbarbitursäure mit 0,2 g getrocknetem Natriumkarbonat.

*Lösen von 0,01 g Diäthylbarbitursäure in 2 ccm Wasser, Zugabe von einem Tropfen einer Lösung von 0,1 g Quecksilberoxyd in 10 Tropfen Salpetersäure. Auftreten eines weißen in Ammoniakflüssigkeit löslichen Niederschlags.

Zeigt an:

Identität durch Entwicklung von eigenartig riechenden Dämpfen, die darübergehaltenes angefeuchtetes rotes Lackmuspapier bläuen[1].

Identität durch Entstehung einer weißen, für Harnstoff und seine Derivate charakteristischen Fällung mit Merkurinitrat.

Hierbei ist jedoch ein Überschuß des Quecksilbersalzes zu vermeiden; nur den vorgeschriebenen *einen* Tropfen der Lösung verwenden!

Prüfung durch:	Zeigt an:
*Lösen von 0,1 g Diäthylbarbitursäure in 1,5 ccm Natriumkarbonatlösung (1 + 9). Ansäuern mit verdünnter Schwefelsäure.	**Diäthylazetylharnstoff** durch einen in Natriumkarbonatlösung unlöslichen Rückstand.
*Kochen von 0,1 g Diäthylbarbitursäure mit 10 ccm Wasser, Erkaltenlassen und Filtrieren	**Identität** durch Abscheidung unveränderter Diäthylbarbitursäure.
*a) Eintauchen von blauem Lackmuspapier in das Filtrat. Versetzen von je 2 ccm des Filtrats	**Identität** durch schwache Rotfärbung des Lackmuspapiers.
*b) mit Bromwasser,	**Fremde organische Beimengungen** durch eine Fällung.
*c) mit 1 Tropfen Silbernitratlösung; es darf keine Veränderung entstehen,	**Salzsäure** durch einen weißen Niederschlag.
*d) mit 1 Tropfen Bariumnitratlösung, es darf keine Veränderung entstehen.	**Schwefelsäure** durch einen weißen Niederschlag.
*Verreiben von 0,1 g Diäthylbarbitursäure mit 1 ccm Schwefelsäure; sie muß sich ohne Färbung lösen.	**Fremde organische Stoffe** durch Färbung der Schwefelsäure.
*Schütteln von 0,1 g der Säure mit 1 ccm Salpetersäure; sie darf sich nicht färben.	**Fremde organische Stoffe** durch Färbung der Säure.
Vorsichtiges Erhitzen von 0,2 g der Säure in einem gewogenen Tiegel; es darf keine Verkohlung stattfinden und nur weniger als 0,001 g Rückstand bleiben.	**Organische Verunreinigungen** durch Verkohlung. **Anorganische Verunreinigungen** durch einen Rückstand von 0,001 g oder mehr.

Aufbewahrung: Vorsichtig.

[1] Diäthylbarbitursäure zerfällt in Diäthylessigsäure $(C_2H_5)_2CHCOOH$, CO_2 und NH_3.

Acidum formicicum — Ameisensäure.

Gehalt: 24 bis 25% wasserfreie Ameisensäure ($H \cdot COOH$. Mol.-Gew.: 46,02).

Klare, farblose, flüchtige Flüssigkeit, die einen stechenden, nicht brenzlichen Geruch und auch in Verdünnung stark sauren Geschmack besitzt. Sie ist in jedem Verhältnis in Wasser und Weingeist löslich.

Dichte: 1,057 bis 1,060.

Zur Prüfung sind erforderlich: Etwa 12 g Ameisensäure und eine Mischung von 4 ccm Ameisensäure mit 20 ccm Wasser.

Prüfung durch:	Zeigt an:
*Vermischen von 5 ccm Ameisensäure mit Bleiessig.	**Identität** durch einen weißen, kristallinischen Niederschlag[1].
*Verdünnen von 1 ccm Ameisensäure mit 5 ccm Wasser, Zugabe von 1,5 g gelbem Quecksilberoxyd und Erhitzen der Mischung unter Umschwenken im siedenden Wasserbad.	**Identität** durch Abscheidung von metallischen Quecksilber unter Gasentwicklung[2].
*Weitererhitzen des Gemischs, bis keine Gasentwicklung mehr stattfindet, Filtrieren und Eintauchen von Lackmuspapier; dasselbe darf nicht gerötet werden.	**Essigsäure** durch eine Rötung des blauen Lackmuspapiers[3].
Versetzen von je 6 ccm der Mischung (1 + 5).	
*a) mit einigen Tropfen Salpetersäure und mit Bariumnitratlösung,	**Schwefelsäure** durch eine weiße Trübung.
*b) mit Silbernitratlösung nach Ansäuern mit Salpetersäure,	**Salzsäure** durch eine weiße Trübung.
*c) mit verdünnter Kalziumchloridlösung nach annähernder Neutralisation mit Ammoniakflüssigkeit,	**Oxalsäure** durch eine weiße Trübung[4].

*d) mit 3 Tropfen Natriumsulfidlösung.
Diese Reagenzien dürfen keine Veränderung erzeugen.

*Verdünnen von etwa 5 g (genau gewogen) Ameisensäure mit 20 ccm Wasser, Zusatz einiger Tropfen Phenolphthaleinlösung und Titration mit Normal-Kalilauge, bis bleibende rote Färbung eintritt.

Geruch der neutralen titrierten Lösung.

Schwermetallsalze durch eine dunkle Trübung.

Die **vorgeschriebene Stärke**, wenn bis zu diesem Punkt für je 5 g Ameisensäure 26,1 bis 27,2 ccm Normal-Kalilauge verbraucht werden[5].

1 ccm Normal-Kalilauge = 0,04602 g Ameisensäure, 26,1 bis 27,2 ccm = 1,20 bis 1,25 g Ameisensäure. Diese Menge soll in 5 g Ameisensäure enthalten sein. In 100 g sollen daher

$$\frac{1,20 \text{ bis } 1,25 \cdot 100}{5,0} = 24 \text{ bis } 25 \text{ g}$$

reine Ameisensäure enthalten sein.

Akrolein durch einen brenzlichen oder stechenden Geruch.

Ameisensäuretafel[6].

24%		25%	
g	ccm	g	ccm
1	521	1	543
2	1043	2	1086
3	1564	3	1629
4	2086	4	2172
5	**26,07**	5	**27,16**
6	3129	6	3259
7	3650	7	3802
8	4172	8	4345
9	4693	9	4889

Zur Berechnung aus der Formel $\frac{g}{F} T$; $\begin{cases} \log T_{(24)} \ 71\,726. \\ \log T_{(25)} \ 73\,499. \end{cases}$

[1] $6\,H \cdot COOH + [2\,Pb(C_2H_3O_2)_2 + Pb(OH_2] = 3\,(H \cdot COO)_2Pb$
   Ameisensäure   Bleiessig   Bleiformiat
$$+ 4\ C_2H_4O_2 + 2\,H_2O.$$
              Essigsäure

[2] $2\,H \cdot COOH + HgO = (H \cdot COO)_2Hg + H_2O$
   Ameisensäure   Merkuriformiat
$(H \cdot COO)_2Hg = Hg + CO + CO_2 + H_2O$

[3] $2\,CH_3 \cdot COOH + HgO = (CH_3 \cdot COO)_2Hg + H_2O.$
   Essigsäure   Merkuriazetat
Diese Verbindung reagiert sauer.

[4] $(NH_4)_2C_2O_4 + CaCl_2 + H_2O = Ca_2C_2O_4 \cdot H_2O + 2\,NH_4Cl.$
   Ammonium- Kalzium-   Kalzium-
     oxalat   chlorid   oxalat

[5] $H \cdot COOH + KOH = H \cdot COOK + H_2O.$
    46,02   56,11

[6] Erläuterung s. S. 10 bis 11.

Acidum gallicum — Gallussäure.

$C_6H_2(OH)_3 \cdot COOH$ (1, 2, 3, 5) $+ H_2O$. Mol.-Gew.: 188,06.
Farblose oder schwach gelblich gefärbte Nadeln.
Verhalten gegen Lösungsmittel: In 85 Teilen Wasser von 20°, leicht im siedenden

Wasser, in etwa 6 Teilen Weingeist, in 12 Teilen Glyzerin und schwer in Äther löslich. Die kaltgesättigte wäßrige Lösung rötet Lackmuspapier.

Zur Prüfung sind erforderlich: Etwa 0,5 g Gallussäure.

Prüfung durch:	Zeigt an:
*Lösen von 0,25 g Gallussäure mit 4,75 g siedendem Wasser und Betrachten der Lösung gegen einen weißen Hintergrund.	**Vorschriftsmäßige Beschaffenheit** durch eine farblose oder höchstens schwach gelbe Lösung.
*Verdünnen dieser Lösung mit kaltem Wasser auf 21,25 g und Versetzen von je 5 ccm dieser Lösung	
*a) mit ammoniakalischer Silberlösung,	**Identität** durch Abscheidung von metallischem Silber.
*b) mit 1 Tropfen Eisenchloridlösung,	**Identität** durch eine blauschwarze Farbe.
*c) mit einer Lösung von Eiweiß oder weißem Leim; es darf keine Fällung entstehen,	**Gerbsäure** durch eine Fällung.
*d) mit einigen Tropfen Salzsäure und Bariumnitratlösung. Es darf keine Trübung entstehen.	**Schwefelsäure** durch eine weiße Trübung[1].
Trocknen von 0,2 g Gallussäure in einem tarierten Tiegel bei 100°. Sie darf höchstens 0,02 g an Gewicht verlieren.	**Zu hohen Wassergehalt** durch einen größeren Gewichtsverlust als 0,02 g.
Verbrennen der getrockneten Gallussäure. Es darf nur weniger als 0,001 g Rückstand bleiben.	**Anorganische Beimengungen** durch einen Rückstand von 0,001 g oder mehr.

Aufbewahrung: Vor Licht geschützt.

[1] Auf Schwefelsäure soll Gallussäure geprüft werden, weil sie mittels derselben aus Tannin bereitet wird. Ferner würde unzersetztes Tannin, im Gegensatz zu Gallussäure, Eiweiß oder weißen Leim fällen.

Acidum hydrochloricum — Salzsäure.
Chlorwasserstoffsäure.

Gehalt: 24,8 bis 25,2% Chlorwasserstoff (HCl. Mol.-Gew.: 36,47).

Klare, farblose Flüssigkeit von stechendem Geruch, die in der Wärme vollständig flüchtig ist.

Dichte: 1,122 bis 1,123.

Zur Prüfung sind erforderlich: Etwa 12 g Salzsäure und 30 ccm einer Mischung mit Wasser (1 + 5).

Prüfung durch:	Zeigt an:
*Zusatz von Silbernitratlösung zu 5 ccm der Lösung (1 + 5).	**Identität** durch einen weißen, käsigen, in Ammoniakflüssigkeit löslichen Niederschlag.
*Erwärmen von 5 ccm Salzsäure mit einer Messerspitze Braunstein.	**Identität** durch Entwicklung von Chlor[1].
*Vermischen von 1 ccm Salzsäure mit 3 ccm Natriumhypophosphitlösung und Erhitzen im siedenden Wasserbad ¼ Stunde lang; es darf keine dunkle Färbung eintreten.	**Arsenverbindungen** durch eine bräunliche Färbung[2].
Versetzen von je 5 ccm der Mischung (1 + 5)	
*a) mit Jodzinkstärkelösung; es darf nicht sofort eine blaue Färbung entstehen,	**Freies Chlor** durch eine sofort eintretende Bläuung der Flüssigkeit[3].
* b) mit Jodlösung bis zur schwach gelblichen	**Schweflige Säure** durch eine

Färbung und dann mit Bariumnitratlösung; es darf innerhalb 5 Minuten keine Veränderung entstehen,

*c) mit 0,5 ccm Kaliumferrozyanidlösung. Es darf nicht sofort Blaufärbung erfolgen,

*d) nach annähernder Neutralisation mit Ammoniakflüssigkeit (etwa 20 Tropfen) und danach folgendem Ansäuern mit 3 Tropfen Essigsäure,

*α) mit 3 Tropfen Natriumsulfidlösung; es darf nicht sofort eine Veränderung erfolgen,

*β) mit Bariumnitratlösung; es darf innerhalb 5 Minuten keine Veränderung erfolgen.

*Wägen von etwa 5 g Salzsäure (genau) in einem Glasstöpselkölbchen, das 25 ccm Wasser enthält, Zusatz von 2 Tropfen Methylorangelösung und Titration mit Normal-Kalilauge, bis die Rosafärbung verschwindet.

weiße Trübung innerhalb 5 Minuten[4].

Eisensalze durch eine sofort eintretende Blaufärbung[5].

Schwermetallsalze (Kupfer, Blei) durch eine dunkle, **Arsen** durch eine gelbe Färbung[6].

Schwefelsäure durch eine weiße Trübung innerhalb 5 Minuten.

Den **vorschriftsmäßigen Gehalt an Chlorwasserstoff,** wenn bis zu diesem Punkt für je 5 g Salzsäure 34,0 bis 34,5 ccm Normal-Kalilauge erforderlich sind[7].

1 ccm Normal-Kalilauge = 0,03647 g Chlorwasserstoff, 34,0 bis 34,5 ccm = 1,24 bis 1,26 g Chlorwasserstoff.

In 100 g Salzsäure sind daher enthalten:

$$\frac{1,24 \text{ bis } 1,26 \cdot 100}{5,0} = 24,8$$

bis 25,2 g Chlorwasserstoff.

Salzsäuretafel[8].

24,8%		25,2%	
g	ccm	g	ccm
1	680	1	690
2	1360	2	1381
3	2040	3	2072
4	2720	4	2763
5	**34,00**	5	**34,54**
6	4080	6	4145
7	4760	7	4836
8	5440	8	5527
9	6120	9	6218

Zur Berechnung aus der Formel $\frac{g}{F} \, T$; $\log T_{(24,8)} = 83251.$ $\log T_{(25,2)} = 83946.$

Aufbewahrung: Vorsichtig[9].

[1] $MnO_2 + 4\,HCl = MnCl_2 + 2\,H_2O + Cl_2.$
Mangan-   Mangano-
superoxyd   chlorid

[2] $2\,AsCl_3 + 3\,H_3PO_2 + 3\,H_2O = As_2 + 3\,H_3PO_3 + 6\,HCl$
Arsentrichlorid

[3] $ZnJ_2 + Cl_2 = ZnCl_2 + J_2.$
Zinkjodid

[4] $H_2SO_3 + J_2 + H_2O = 2\,HJ + H_2SO_4.$
Schweflige
  Säure

[5] Beim Stehen an der Luft tritt stets Blaufärbung auch bei Abwesenheit von Eisensalzen auf, die Salzsäure führt aus dem Ferrozyankali etwas Eisen in die

ionisierte Form über, das dann unter der Einwirkung des Luftsauerstoffs die Reaktion gibt.

[6] Ist schweflige Säure zugegen, so würde nach kurzem Warten Schwefel ausfallen, der Metalle vortäuschen könnte.

[7] $HCl + KOH = KCl + H_2O$.
   36,47   56,11

[8] Erläuterung s. S. 10 bis 11.

[9] Die Salzsäure gilt als arsenhaltig, wenn 1 ccm, mit 3 ccm Natriumhypophosphitlösung gemischt und $^1/_4$ Stunde lang erhitzt, eine dunklere Farbe annimmt. Sie zählt in diesem Falle zu den Giften der Abteilung 1 und muß dann **sehr vorsichtig** bewahrt werden.

Acidum hydrochloricum dilutum — Verdünnte Salzsäure.

Gehalt: 12,4 bis 12,6% Chlorwasserstoff (HCl. Mol.-Gew.: 36,47).

Dichte: 1,059 bis 1,061.

Zur Prüfung sind erforderlich: 5 g verdünnte Salzsäure.

Prüfung durch:	Zeigt an:
Abwägen von etwa 5 g verdünnter Salzsäure (genau) in einem mit 25 ccm Wasser beschickten Glasstopfenkölbchen, Zusatz von 2 Tropfen Methylorangelösung und Titration mit Normal-Kalilauge, bis die Rosafärbung verschwindet.	Den **vorgeschriebenen Gehalt an Chlorwasserstoff,** wenn bis zu diesem Punkt für je 5 g verdünnter Salzsäure 17,0 bis 17,3 ccm Normal-Kalilauge erforderlich sind.

1 ccm Normal-Kalilauge = 0,03647 g Chlorwasserstoff, 17,0 bis 17,3 ccm = 0,620 bis 0,631 g. In 100 g der verdünnten Salzsäure sollen enthalten sein:

$$\frac{0,620 \text{ bis } 0,631 \cdot 100}{5,0} = 12,4 \text{ bis}$$

bis 12,6 g Chlorwasserstoff.

Als Hilfstabelle ist die Salzsäuretafel (s. vorigen Abschnitt) zu benutzen mit der Maßgabe, daß die errechnete Anzahl Kubikzentimeter durch 2 zu teilen ist.

Acidum lacticum — Milchsäure.

Gehalt: Annähernd 90% Gesamtmilchsäure, davon etwa 72% freie Säure, auf Milchsäure berechnet.

$CH_3 \cdot CH(OH) \cdot COOH$. Mol.-Gew.: 90,05.

Klare, farblose oder schwachgelbliche, fast geruchlose, sirupdicke, rein sauer schmeckende, hygroskopische Flüssigkeit, in jedem Verhältnis mit Wasser, Weingeist und Äther mischbar.

Dichte: 1,206 bis 1,216.

Zur Prüfung sind erforderlich: Etwa 12 g Milchsäure, 5 ccm einer Mischung mit Weingeist (1 + 9) und 25 ccm einer Mischung mit Wasser (1 + 9).

Prüfung durch:	Zeigt an:
*Erwärmen von 1 Tropfen Milchsäure mit 10 ccm Kaliumpermanganatlösung.	**Identität** durch Auftreten von Azetaldehydgeruch[1].
*Stärkeres Erhitzen einiger Tropfen auf dem Platinblech.	**Identität** durch Verbrennen mit schwachleuchtender Flamme.
*Gelindes Erwärmen in einem Porzellanschälchen. Es darf sich kein Geruch nach Fettsäuren entwickeln.	**Buttersäure, Essigsäure** durch den Geruch. Ein äußerst geringer, eigentümlicher Ge-

*Überschichten von 5 ccm Milchsäure in einem vorher mit Schwefelsäure ausgespülten Probierrohr über eine gleiche Raummenge Schwefelsäure. Beide Säuren sind zuvor durch Einstellen in Eis oder eine Kältemischung auf etwa 5° abzukühlen. Es darf innerhalb von 15 Minuten an der Berührungsstelle der Säuren höchstens eine schwachgelbliche Zone entstehen.

Versetzen von je 5 ccm der **wäßrigen** Lösung (1 + 9)

*a) mit 3 Tropfen Natriumsulfidlösung,

*b) mit Bariumnitratlösung,

*c) mit einigen Tropfen Salpetersäure und Silbernitratlösung,

*d) mit Ammoniumoxalatlösung,

*e) mit Ammoniakflüssigkeit bis zur schwach alkalischen Reaktion und dann mit einigen Tropfen verdünnter Kalziumchloridlösung.

Alle diese Reagenzien dürfen keine Veränderung hervorrufen.

*Versetzen. der **weingeistigen** Lösung (1 + 9) mit 5 Tropfen Kaliumazetatlösung.

Es darf keine Veränderung entstehen.

*Zutröpfeln von 1 ccm Milchsäure zu 2 ccm Äther, der sich in einem Probierrohr befindet; eine vorübergehende Trübung muß spätestens nach Zugabe des zehnten Tropfens verschwinden, die Mischung muß bei weiterem Zutropfen klar bleiben.

*Vorsichtiges Verbrennen von 1 g Milchsäure in einem tarierten Tiegel. Glühen. Es darf höchstens 0,001 g Rückstand bleiben.

Verdünnen von etwa 5 g Milchsäure (genau gewogen) mit Wasser in einem Meßkölbchen auf

ruch ist jedem Präparat eigen. Doch darf die Milchsäure nicht nach „Fettsäuren" (vor allem Buttersäure und Essigsäure) riechen. Verstärkt wird diese Prüfung noch durch die Forderung, daß ein derartiger Geruch auch beim gelinden Erwärmen nicht auftreten soll. Hierzu wird man am besten eine Probe der Säure im offenen Becherglas auf dem Wasserbad erwärmen und die Geruchsprobe anstellen.

Zucker durch einen dunklen Ring zwischen den Säuren.

Hierbei ist gemäß den Anforderungen des Arzneibuchs erstens darauf zu achten, daß das Reagenzglas gut mit Schwefelsäure gereinigt ist, daß zweitens *„beide"* Flüssigkeiten, also Milchsäure wie Schwefelsäure, auf etwa 5° abgekühlt sind. Denn auch die reinste Milchsäure zeigt bei dieser Probe oberhalb der Temperatur von etwa 20° eine gelbbraune Schichtzone.

Schwermetallsalze (Kupfer, Blei) durch eine dunkle, **Zink** durch eine weiße Fällung.

Schwefelsäure durch eine weiße Trübung.

Salzsäure durch eine weiße Trübung.

Kalziumsalze durch eine weiße Trübung.

Oxalsäure durch eine weiße Trübung.

Weinsäure durch eine weiße Trübung[2].

Mannit, Glyzerin durch eine bestehenbleibende Trübung. (Bei kleinen Mengen von Glyzerin verschwindet die anfängliche Trübung wieder.)

Weinsäure, Zitronensäure, Zucker, durch Verkohlen, **anorganische Beimengungen** durch einen größeren Rückstand als 0,001 g.

Den **vorschriftsmäßigen Gehalt an freier Milchsäure,** wenn

100 ccm, Abmessen von 40 ccm dieser Mischung entspricht 2 g Milchsäure, Verbringen in ein Kölbchen aus Jenaer Glas, Zusatz einiger Tropfen Phenolphthaleinlösung und Titration mit Normal-Kalilauge, bis die Flüssigkeit sich deutlich rot färbt[3].

Versetzen obiger neutraler Flüssigkeit mit weiteren 5 ccm Normal-Kalilauge, Erwärmen 5 Minuten lang auf dem Wasserbad, wodurch das Milchsäureanhydrid in Milchsäure verwandelt wird[4] und Zurücktitrieren mit Normal-Salzsäure, bis Entfärbung der Flüssigkeit eintritt. Zusatz von weiteren 2 ccm Normal-Salzsäure, 2 Minuten langes Erhitzen im Wasserbad und Zurücktitrieren der überschüssigen Salzsäure mit Normal-Kalilauge. Es sollen nach Abzug der verbrauchten Anzahl ccm Normal-Salzsäure von der Anzahl ccm verbrauchter Normal-Kalilauge insgesamt annähernd 20 ccm Normal-Kalilauge als verbraucht festgestellt werden.

bis zu diesem Punkt für je 2 g Milchsäure annähernd 16,0 ccm Normal-Kalilauge erforderlich sind[3].

1 ccm Normal-Kalilauge = 0,09005 g Milchsäure, 16,0 ccm = 1,440 g Milchsäure. Diese Menge muß in 2 g offizineller Milchsäure mindestens enthalten sein; 100 g müssen daher mindestens $50 \cdot 1{,}440 = 72{,}0$ g Milchsäure enthalten.

Der vorschriftsmäßige Gesamtgehalt an Milchsäure, Milchsäureanhydrid, Dimilchsäure durch Verseifen (Milchsäureanhydrid) und Hydrolyse (Dimilchsäure) der vorhandenen Verbindungen auf Milchsäure berechnet. 20 ccm Normal-Kalilauge entsprechen 1,801 g Milchsäure. Diese Menge muß in 2 g offizineller Milchsäure enthalten sein, in 100 g also 90 g.

Milchsäuretafel[5].

freie Säure		Gesamtsäure	
g	ccm	g	ccm
1	799	1	999
2	1599	2	1998
3	2398	3	2998
4	3198	4	3997
5	**39,97**	5	**49,97**
6	4797	6	5996
7	5596	7	6995
8	6396	8	7995
9	7196	9	8995

Zur Berechnung aus der Formel

$$\frac{g}{F} \cdot T; \quad \begin{aligned} \log T_{\text{(freie Säure)}} &= 90284 \\ \log T_{\text{(Gesamtsäure)}} &= 99974. \end{aligned}$$

[1] $CH_3 \cdot CH(OH) \cdot COOH \rightarrow CH_3 \cdot COH + HCOOH.$
Azetaldehyd

[2] $C_4H_6O_6 + Ca(OH)_2 = C_4H_4CaO_6 + 2 H_2O.$
Weinsäure   Kalziumtartrat

[3] $CH_3 \cdot CH(OH) \cdot COOH + KOH = CH_3 \cdot CH(OH) \cdot COOK + H_2O.$
     90,05   56,11   Kaliumlaktat

[4] $C_6H_8O_4 + 2 KOH = 2 [CH_3 \cdot CH(OH) \cdot COOK].$
Milchsäure-   Kaliumlaktat
anhydrid

Da man für die Verseifung erhitzen muß, zieht die Kalilauge hierbei Kohlensäure an. Um sie zu vertreiben, muß man nach dem Zurücktitrieren der Kalilauge einen Überschuß von 2 ccm $^1/_1$-Normal-HCl zugeben und 2 Minuten erhitzen. Der Salzsäureüberschuß wird mit $^1/_1$-Normal-KOH zurücktitriert:

$$2 KOH + CO_2 = K_2CO_3 + H_2O,$$
$$K_2CO_3 + 2 HCl = 2 KCl + CO_2 + H_2O,$$
$$HCl + KOH = KCl + H_2O.$$

Damit bilden drei verschiedene KOH-Werte den zu berücksichtigenden End-KOH-Wert (2 HCl-Werte sind abzuziehen).

Die Bestimmung erfordert dringend entweder frischhergestellte kohlensäurefreie Kalilauge oder Einstellung der vorhandenen mit Phenolphthalein als Indikator in derselben Weise, wie sich die Titration abspielt, d. h. 21 ccm $^1/_1$-Normal-KOH mit 16 ccm $^1/_1$-Normal-HCl versetzen, 5 Minuten im Wasserbad erhitzen, mit $^1/_1$-Normal-HCl neutralisieren, 2 ccm $^1/_1$-Normal-HCl im Überschuß zugeben, 2 Minuten im Wasserbad erhitzen und die überschüssige HCl mit $^1/_1$-Normal-KOH zurücktitrieren.

[5] Erläuterung s. S. 10 bis 11.

Acidum nitricum — Salpetersäure.

Gehalt: 24,8 bis 25,2% Salpetersäure (HNO_3. Mol.-Gew.: 63,016).

Klare, farblose, in der Wärme vollständig flüchtige Flüssigkeit.

Dichte: 1,145 bis 1,148.

Zur Prüfung sind erforderlich: Etwa 10 g Salpetersäure und 25 ccm einer Mischung mit Wasser 1 + 5.

Prüfung durch:	Zeigt an:
*Erwärmen von einigen kleinen Kupferspänen in 5 ccm Salpetersäure.	**Identität** durch Entwicklung von gelbroten Dämpfen und Auflösen des Kupfers zu einer blauen Flüssigkeit[1].
*Versetzen von je 5 ccm der Mischung mit Wasser (1 + 5)	**Salzsäure** durch eine weiße Trübung oder Fällung.
*a) mit Silbernitratlösung; es darf keine Veränderung erfolgen,	P. BOHRISCH[2] teilt hierzu mit, daß völlig von HCl freie Salpetersäure schwer zu erhalten ist. Bei 6 untersuchten Proben fand er in 100 ccm Salpetersäure 0,25 bis 1 mg HCl. Also Vorsicht bei dieser Prüfung!
*b) mit Ammoniakflüssigkeit bis zur Neutralisation und dann	
*α) mit je 3 Tropfen Essigsäure und Natriumsulfidlösung; es darf keine Veränderung entstehen;	**Schwermetallsalze** (Kupfer, Blei) durch eine dunkle Färbung oder Fällung.
*β) mit Bariumnitratlösung; es darf innerhalb von 5 Minuten keine Veränderung entstehen,	**Schwefelsäure** durch eine weiße, innerhalb 5 Minuten entstehende Trübung.
*c) mit Zinkfeile, Schütteln der Flüssigkeit nach etwa 2 Minuten mit einer kleinen Menge Chloroform; dieses darf sich nicht violett färben,	**Jodsäure** durch eine violette Färbung des Chloroforms[3].
*d) mit 0,5 ccm Kaliumferrozyanidlösung; es darf nicht sofort eine blaue Färbung entstehen.	**Eisensalze** durch eine sofort eintretende blaue Färbung.
*Abwägen von etwa 5 g Salpetersäure (genau) in einem tarierten und mit 25 ccm Wasser beschickten Glasstopfenkölbchen. Versetzen mit etwa 18 ccm Normal-Kalilauge, dann mit 2 Tropfen Methylorangelösung und Titration mit Normal-Kalilauge, bis die Rosafärbung verschwindet.	Den **vorschriftsmäßigen Gehalt an Salpetersäure,** wenn bis zu diesem Punkt für je 5 g Salpetersäure 19,7 bis 20 ccm Normal-Kalilauge gebraucht werden[4].
	1 ccm Normal-Kalilauge entspricht 0,06302 g Salpetersäure, 19,7 bis 20 ccm entsprechen 1,241 bis 1,260 g Salpetersäure. In 100 g offizineller Salpetersäure müssen enthalten sein:

$$\frac{1{,}241 \text{ bis } 1{,}260 \cdot 100}{5{,}0} = 24{,}8 \text{ bis } 25{,}2 \text{ g Salpetersäure.}$$

Salpetersäuretafel[4].

24,8%		25,2%	
g	ccm	g	ccm
1	393	1	399
2	787	2	799
3	1180	3	1199
4	1574	4	1599
5	19,67	5	19,99
6	2361	6	2399
7	2754	7	2799
8	3148	8	3198
9	3551	9	3598

Zur Berechnung aus der Formel $\dfrac{g}{F}\,T$; $\begin{aligned}\log\,(T_{(24,8)}) &= 59\,497\\ \log\,T_{(25,2)} &= 60\end{aligned}$

Aufbewahrung: Vorsichtig.

[1] $3\,Cu + 8\,HNO_3 = 3\,Cu(NO_3)_2 + 4\,H_2O + 2\,NO.$
        Kuprinitrat   Stickoxyd

[2] BOHRISCH, P.: Pharmaz. Ztg. 1912, S. 189.

[3] $Zn + 2\,HNO_3 = Zn(NO_3)_2 + H_2.$
Der Wasserstoff verwandelt einen Teil etwa vorhandener Jodsäure in Jodwasserstoff, und dieser setzt sich mit einem anderen Teil Jodsäure zu Jod und Wasser um; das Jod wird von Chloroform gelöst.

$$HJO_3 + 3\,H_2 = HJ + 3\,H_2O.$$
Jodsäure   Jodwasser-
                stoff

$$HJO_3 + 5\,HJ = 3\,J_2 + 3\,H_2O.$$
Jodsäure   Jodwasser-
                stoff

[4] $HNO_3 + KOH = KNO_3 + H_2O.$
63, 016   56,11
Erläuterung s. S. 10 bis 11.

Acidum nitricum crudum — Rohe Salpetersäure.

Gehalt: 61 bis 65% Salpetersäure.
Dichte: 1,372 bis 1,392.
Klare, farblose oder schwach gelblich gefärbte, in der Wärme vollständig flüchtige, an der Luft rauchende Flüssigkeit.

Prüfung durch:	Zeigt an:
*Auflösen von Kupfer in roher Salpetersäure[1].	**Identität** durch Entwicklung gelbroter Dämpfe und Auflösen des Kupfers zu einer grünen Flüssigkeit, die beim Verdünnen mit Wasser blau wird.

Aufbewahrung: Vorsichtig.
Die rohe Salpetersäure findet Verwendung bei der Gehaltsbestimmung in Emplastrum Hydrargyri und Unguentum Hydrargyri cinereum. Dort ist gesagt, daß die hierzu verwendete Säure frei von Salzsäure sein muß, widrigenfalls das Resultat zu niedrig ausfällt. In diesem Artikel ist aber eine Vorschrift zur Prüfung auf Salzsäure versäumt, die etwa so lauten müßte: „Durch Silbernitratlösung darf die mit 12 Teilen Wasser verdünnte rohe Salpetersäure nicht verändert werden."

[1] Siehe bei Acidum nitricum Nr. 1.

Acidum nitricum fumans — Rauchende Salpetersäure.

Gehalt: Mindestens 86% Salpetersäure.

Dichte: Mindestens 1,476.

Rauchende Salpetersäure ist konzentrierte Salpetersäure, in der Stickstoffoxyde gelöst enthalten sind.

Klare, gelbe bis rotbraune, in der Wärme vollständig flüchtige Flüssigkeit, welche erstickende, gelbrote Dämpfe entwickelt.

Es ist unbedingt erforderlich, diese Säure kühl, vor Sonnenlicht geschützt und womöglich in einem besonderen Abteil (am besten im Abzug) aufzubewahren. Denn bei jeder Erwärmung macht sich eine derartige Dampfspannung geltend, daß, wenn der Stopfen nicht abgeworfen wird, er sich doch lüftet, so daß die entweichenden Dämpfe Schädigungen herbeiführen können, die Säure außerdem dauernd schwächer wird.

Aufbewahrung: Vorsichtig.

Acidum phenylaethylbarbituricum — Phenyläthylbarbitursäure.
Luminal.

$$\begin{array}{l} \mathrm{HN-CO} \\ \quad | \quad\ | \diagdown\!\!{}^{C_2H_5} \\ \mathrm{OC}\quad \mathrm{C} \\ \quad | \quad\ | \diagup\!\!{}_{C_6H_5} \\ \mathrm{HN-CO} \end{array}$$
Mol.-Gew.: 232,1.

Weißes, kristallinisches, schwach bitter schmeckendes Pulver.

Verhalten gegen Lösungsmittel: In etwa 1100 Teilen Wasser von 20°, in 40 Teilen siedendem Wasser, in etwa 10 Teilen Weingeist oder in etwa 15 Teilen[1] Äther löslich.

Schmelzpunkt: 173 bis 174°.

Zur Prüfung sind erforderlich: Etwa 0,6 g Phenyläthylbarbitursäure.

Prüfung durch:	Zeigt an:
*Mischen von 0,05 g Phenyläthylbarbitursäure mit 0,2 g getrocknetem Natriumkarbonat, vorsichtiges Erhitzen in einem Probierrohr und Darüberhalten von angefeuchtetem rotem Lackmuspapier. Es werde gebläut.	**Identität** durch einen eigenartigen Geruch (Phenyläthylessigsäure) und Ammoniakentwicklung.
*Schütteln von 0,03 g zerriebener Phenyläthylbarbitursäure mit 1 ccm $^1/_{10}$-Normal-Kalilauge und 5 ccm Wasser 3 Minuten lang, Filtrieren und Versetzen von je 1 ccm des Filtrats. a) mit 3 Tropfen Silbernitratlösung, b) mit 1 Tropfen Quecksilberchloridlösung. In beiden Fällen entsteht ein weißer, in Ammoniakflüssigkeit löslicher Niederschlag.	**Identität** durch mit Silbernitrat und Quecksilberchlorid auftretende in Ammoniakflüssigkeit lösliche Niederschläge.
*Versetzen von 0,1 g Phenyläthylbarbitursäure mit 1,5 ccm Natriumkarbonatlösung (1 + 9) unter schwachem Erwärmen. Es muß völlige Lösung eintreten.	**Phenyläthylazetylharnstoff** durch unvollständige Lösung. Bei 20° tritt völlige Lösung erst nach 12 bis 24 Stunden ein.
*Kochen von 0,1 g Phenyläthylbarbitursäure mit 10 ccm Wasser, nach dem Erkalten Filtrieren, Eintauchen von blauem Lackmuspapier.	**Identität** durch schwache Rötung des Lackmuspapiers.
*Versetzen von 2 ccm des Filtrats erst mit 1 Tropfen Silbernitratlösung, dann mit 1 Tropfen Bariumnitratlösung. Es darf nicht verändert werden.	**Salzsäure** oder **Schwefelsäure** durch weiße Trübungen oder Fällungen.

*Auflösen von 0,1 g Phenyläthylbarbitursäure in 1 ccm Schwefelsäure. Sie muß sich ohne Färbung lösen.

Fremde organische Stoffe durch eine gefärbte Lösung.

Verbrennen von 0,2 g Phenyläthylbarbitursäure in einem gewogenen Tiegel. Sie dürfen keinen wägbaren Rückstand hinterlassen.

Anorganische Beimengungen durch einen Rückstand von 1 mg oder mehr.

Aufbewahrung: Vorsichtig.

[1] Nach Literaturangaben in 50 Teilen Äther.

Acidum phenylchinolincarbonicum — Phenylchinolinkarbonsäure.
Atophan.

$$C_6H_4 \begin{cases} \overset{\displaystyle CO_2H}{\underset{|}{C} = CH} \\ N = C \cdot C_6H_5 \end{cases} \qquad \text{Mol.-Gew.: 249,1.}$$

Gelblichweißes Pulver von bitterem Geschmack.

Verhalten gegen Lösungsmittel: In Wasser unlöslich, löslich in je 30 Teilen siedendem Weingeist, Azeton oder Essigäther; in Benzol, Chloroform, in Äther schwerer löslich.

Schmelzpunkt: Zwischen 208 und 213°.

Zur Prüfung sind erforderlich: 1,2 g Phenylchinolinkarbonsäure.

Prüfung durch:

Zeigt an:

*Versetzen von 0,2 g Phenylchinolinkarbonsäure mit 5 ccm Wasser und 10 Tropfen Natronlauge.

Identität durch völlige Lösung.

*Verrühren von 0,1 g der Säure mit 2 ccm Schwefelsäure.

Identität durch eine gelbe Lösung[1].

*Anrühren von 0,1 g Phenylchinolinkarbonsäure mit 5 ccm Salzsäure. Erwärmen. Zusatz der gleichen Menge Bromwasser zu der hellgelben Lösung.

Identität durch einen orangeroten Niederschlag nach Zugabe des Bromwassers[1].

*Schütteln von 0,6 g Phenylchinolinkarbonsäure mit 12 ccm Wasser eine halbe Minute lang, Filtrieren, das Filtrat muß neutral reagieren.

Wasserlösliche Säuren oder Alkalien, wenn blaues oder rotes Lackmuspapier verändert wird.

*Versetzen des Filtrats mit 5 Tropfen Salpetersäure, dann Versetzen von je 5 ccm

a) mit 1 Tropfen Silbernitratlösung. Es darf sich innerhalb einer Minute nur eine Opaleszenz zeigen,

Salzsäure durch eine weiße Trübung oder Fällung.

b) mit Bariumnitratlösung. Es darf keine Veränderung auftreten.

Schwefelsäure durch eine weiße Trübung oder Fällung.

Verbrennen von 0,2 g Phenylchinolinkarbonsäure in einem gewogenen Tiegel, sie dürfen keinen wägbaren Rückstand hinterlassen.

Anorganische Beimengungen durch einen Rückstand von 1 mg oder mehr.

[1] Die Phenylchinolinkarbonsäure muß sich in Säuren und Alkalien lösen, da sie selbst zugleich Base und Säure ist.

[2] Der Niederschlag, der mit Bromwasser entsteht, ist in seiner Zusammensetzung noch nicht bekannt.

Acidum phosphoricum — Phosphorsäure.

Gehalt: Annähernd 24,8 bis 25,2% Phosphorsäure (H_3PO_4. Mol.-Gew.: 98,06).

Dichte: 1,150 bis 1,153.

Hervorzuheben ist, daß nach dem Arzneibuch nur durch diese Bestimmung der Dichte (nicht durch Titration) der Säuregehalt festgestellt wird. Einer maßanalytischen Bestimmung der Phosphorsäure stehen nämlich Schwierigkeiten entgegen, die durch die Verschiedenheit in der Dissoziation der 3 Wasserstoffatome begründet sind. So verhält sich Phosphorsäure gegen Methylorange wie eine einbasische Säure, gegen Phenolphthalein wie eine zweibasische Säure. Möglich ist eine Bestimmung mit Hilfe von Uranylazetat, aber auch nicht ganz zufriedenstellend.

Klare, farb- und geruchlose Flüssigkeit.

Zur Prüfung sind erforderlich: Etwa 20 g Phosphorsäure und 15 ccm einer Mischung mit Wasser (1 + 3).

Prüfung durch:	Zeigt an:
*Neutralisieren von 5 ccm Phosphorsäure mit Natriumkarbonatlösung (etwa 18 g) und Zusatz von Silbernitratlösung.	**Identität** durch einen gelben, in Ammoniak und in Salpetersäure löslichen Niederschlag[1].
*Vermischen von 1 ccm Phosphorsäure mit 3 ccm Natriumhypophosphitlösung; Erhitzen im siedenden Wasserbad, 1/4 Stunde lang; es darf keine dunklere Färbung eintreten.	**Arsenverbindungen** durch eine bräunliche Färbung[2].
*Versetzen von 5 ccm Phosphorsäure mit Silbernitratlösung und nachheriges Erwärmen; es darf weder bei Zimmertemperatur noch auch nach dem Erwärmen eine Veränderung eintreten.	**Salzsäure** durch eine weiße Trübung bei Zimmertemperatur. **Phosphorige Säure** durch eine Bräunung oder Schwärzung beim Erwärmen[3].
*Mischen von 2,5 ccm Phosphorsäure mit 2,5 ccm Wasser und 0,5 ccm Wasser und 0,5 ccm Kaliumferrozyanidlösung; es darf nicht sofort Blaufärbung eintreten.	**Eisensalze** durch eine sofort auftretende blaue Färbung.
*Versetzen von je 5 ccm der Mischung mit Wasser (1 + 3)	
*a) mit Bariumnitratlösung,	**Schwefelsäure** durch eine weiße Trübung oder Fällung.
*b) mit 3 Tropfen Natriumsulfidlösung,	**Schwermetallsalze** durch eine Färbung oder Fällung.
*c) mit überschüssiger Ammoniakflüssigkeit. Diese Reagenzien dürfen keine Veränderungen erzeugen.	**Kalzium- und Magnesiumsalze** durch eine weiße Trübung oder Fällung.
*Vermischen von 2 ccm Phosphorsäure mit 2 ccm Schwefelsäure, Erkaltenlassen und Überschichten mit 1 ccm Ferrosulfatlösung; es darf zwischen beiden Flüssigkeiten keine gefärbte Zone entstehen.	**Salpetersäure, salpetrige Säure** durch eine gefärbte Zone zwischen beiden Flüssigkeiten[4].

[1] $Na_3PO_4 + 3\,AgNO_3 = Ag_3PO_4 + 3\,NaNO_3.$

[2] $As_2O_5 + 5\,H_3PO_2 = As_2 + 5\,H_3PO_3.$
    Arsensäure

[3] $H_3PO_3 + 2\,AgNO_3 + H_2O = Ag_2 + H_3PO_4 + 2\,HNO_3.$
  Phosphorige
    Säure

[4] $6\,FeSO_4 + 3\,H_2SO_4 + 2\,HNO_3 = 3\,Fe_2(SO_4)_3 + 4\,H_2O + NO.$
   $2\,FeSO_4 + H_2SO_4 + 2\,HNO_2 = Fe_2(SO_4)_3 + 2\,H_2O + 2\,NO.$
         Salpetrige Säure

Das Stickoxyd bildet mit dem überschüssigen Ferrosulfat eine braune Verbindung.

Acidum salicylicum — Salizylsäure.

$C_6H_4\big\langle{}^{OH}_{COOH}$ [1,2] .   Mol.-Gew.: 138,05.

Leichte, weiße, nadelförmige, geruchlose Kristalle von süßlich-saurem, kratzendem Geschmack.

Das Arzneibuch schreibt „geruchlose" Kristalle vor. Da in der Großtechnik oft Salizylsäure hergestellt wird, die einen deutlichen Salol- oder Phenolgeruch besitzt, ist auf Geruchlosigkeit besonders zu achten. Bei der Geruchsprüfung sei man insofern vorsichtig, als man der erst einige Zeit der Ruhe überlassenen Probe langsam das Gesicht näher bringt, damit die leicht auffliegenden Kristalle nicht die Nasenschleimhaut reizen. — Zweckmäßiger verfährt man, indem man die Säure in ein Porzellanschälchen gibt und darüber ein Becherglas stülpt. Nach einiger Zeit überzeugt man sich, ob in dem abgehobenen Becherglas ein Geruch vorhanden.

Verhalten gegen Lösungsmittel: In etwa 500 Teilen Wasser von 20° und in 15 Teilen siedendem Wasser, leicht in Weingeist, Äther, schwerer in heißem Chloroform, Fetten und in fetten Ölen löslich.

Salizylsäure schmilzt bei 157° und verflüchtigt sich bei weiterem vorsichtigem Erhitzen unzersetzt.

Zur Prüfung sind erforderlich: Etwa 2 g Salizylsäure und 10 ccm weingeistige Lösung (1 + 9).

Prüfung durch:	Zeigt an:
*Rasches Erhitzen in einem Probierrohr.	**Identität** durch einen Geruch nach Phenol[1].
*Versetzen von 5 ccm Wasser mit einem Tropfen der weingeistigen Lösung (1 + 9) und dann mit Eisenchloridlösung.	**Identität** durch eine dauernd blauviolette Färbung, welche bei starker Verdünnung in Rotviolett übergeht.
*Auflösen von 1 g Salizylsäure in 5 ccm kalter Schwefelsäure in einem vorher mit Schwefelsäure ausgespülten Probierrohr. Die Lösung muß nahezu farblos sein.	**Fremde organische Stoffe** durch eine bräunliche Farbe der Lösung.
*Auflösen von 0,5 g Salizylsäure in 10 ccm Natriumkarbonatlösung (1 + 9). Die Lösung sei klar.	**Beigemengte Unreinigkeiten** durch eine trübe Lösung[2].
*Schütteln obiger Lösung mit 10 ccm Äther, Trocknen der abgehobenen Ätherschicht mit getrocknetem Natriumsulfat, Filtrieren und Verdunsten von 5 ccm des Filtrats in einem erwärmten Schälchen, es darf nicht mehr als 0,001 g eines geruchlosen Rückstands bleiben.	**Phenole** durch einen größeren Rückstand, der nach Karbolsäure riecht.
*Versetzen von 5 ccm der weingeistigen Lösung (1 + 9) (besser: des Filtrats der wäßrigen Ausschüttlung 1 + 19) mit wenig Salpetersäure und einigen Tropfen Silbernitratlösung; es darf keine Veränderung eintreten.	**Salzsäure** durch eine weiße Trübung.
*Freiwillige Verdunstung von 5 ccm der weingeistigen Lösung (1 + 9) bei Zimmertemperatur; es muß ein vollkommen weißer Rückstand bleiben.	**Eisensalze, Phenol** durch einen gefärbten Rückstand.
Verbrennen von 0,2 g Salizylsäure in einem gewogenen Tiegel. Es darf nur weniger als 0,001 g Rückstand bleiben.	**Anorganische Stoffe** durch einen Rückstand von 0,001 g oder mehr.

$$^1\ C_6H_4\!\!\begin{array}{l}\diagup OH\\ \diagdown COOH\end{array} = C_6H_5 \cdot OH + CO_2\,.$$
$$\phantom{^1\ C_6H_4\!\!\begin{array}{l}\diagup OH\\ \diagdown COO\,H\end{array} = C_6H_5 \cdot OH}\text{Phenol}$$

$$^2\ C_6H_4\!\!\begin{array}{l}\diagup OH\\ \diagdown COOH\end{array} + Na_2CO_3 = 2\ C_6H_4\!\!\begin{array}{l}\diagup OH\\ \diagdown COONa\end{array} + CO_2 + H_2O\,.$$

Acidum sulfuricum — Schwefelsäure.

Gehalt: 94 bis 98% Schwefelsäure (H_2SO_4. Mol.-Gew.: 98,09).
Farb- und geruchlose, bei starkem Erhitzen flüchtige, sirupdicke Flüssigkeit.
Dichte: 1,829 bis 1,834.
Zur Prüfung sind erforderlich: Etwa 10 g Schwefelsäure und etwa 15 g einer
Mischung mit Wasser, herzustellen durch Eingießen von 1,5 g Schwefelsäure in
13,5 g Wasser.

Prüfung durch:	Zeigt an:
*Zusatz von Bariumnitratlösung zu 5 ccm der Mischung mit Wasser (1 + 9).	**Identität** durch einen weißen, in verdünnten Säuren unlöslichen Niederschlag.
*Vorheriges Vermischen von 1 ccm Schwefelsäure mit 2 ccm Wasser, Erkaltenlassen und Versetzen mit 1 ccm der Mischung mit 3 ccm Natriumhypophosphitlösung, Erhitzen in siedendem Wasserbade 15 Minuten lang; es darf keine dunklere Färbung eintreten.	**Arsen- und Selenverbindungen** durch eine eintretende dunkle Färbung[1].
*Vorsichtiges Eingießen von 2 ccm Schwefelsäure in 10 ccm Wasser; Erkaltenlassen, Versetzen der Mischung mit 3 Tropfen Kaliumpermanganatlösung; es darf nicht sofort Entfärbung eintreten.	**Schweflige Säure, salpetrige Säure** durch eine sofortige Entfärbung der Flüssigkeit[2].
*Neutralisieren von 5 ccm der Mischung mit Wasser (1 + 9) mit Ammoniakflüssigkeit (nicht ganz 2 ccm), Zusatz von 3 Tropfen verdünnter Essigsäure und von 3 Tropfen Natriumsulfidlösung. Es darf keine Veränderung entstehen.	**Schwermetallsalze** (Blei, Kupfer) durch eine dunkle Fällung.
*Verdünnen von etwa 2,5 ccm der Mischung mit Wasser (1 + 9) mit der gleichen Raummenge Wasser und Zusatz von Silbernitratlösung; es darf keine Trübung entstehen.	**Salzsäure** durch eine weiße Trübung.
*Überschichten von 2 ccm Schwefelsäure mit 1 ccm Ferrosulfatlösung; es darf zwischen beiden Flüssigkeiten keine gefärbte Zone entstehen.	**Salpetersäure, salpetrige Säure** durch eine gefärbte Zone zwischen beiden Flüssigkeiten[3].

Aufbewahrung: Vorsichtig.

[1] Siehe Acid. acetic. Nr. 2.
Es muß hierzu bemerkt werden, daß das durch die Natriumhypophosphitlösung
zu Metall reduzierte Selen nicht nur braunschwarz, sondern auch in der roten
Modifikation fallen kann. Das sagt auch bei der rohen Schwefelsäure das Arzneibuch ausdrücklich, indem es dort fordert, daß sich bei dieser Probe Selenverbindungen nicht durch eine „rote" Färbung kennzeichnen dürfen. Im Arzneibuch
besteht also diesbezüglich ein Widerspruch, indem einmal von einer roten, das
andere Mal von einer dunkleren Färbung gesprochen wird. Beide Färbungen dürfen
nicht eintreten. Diese Prüfungsmethode ist freilich bei weitem nicht so empfindlich
wie die mittels gewisser Alkaloide. Ernst SCHMIDT (Arch. Pharmaz. 1914, S. 161) teilte
nämlich mit, daß Kodeinphosphat und Morphinhydrochlorid die geringsten Spuren
von Selenverbindungen in der Schwefelsäure durch Farbreaktionen erkennen lassen.
Man löst z. B. durch Schütteln in etwa 3 ccm Schwefelsäure ungefähr 0,01 g
Kodeinphosphat. Selenfreie Schwefelsäure bleibt hierbei ungefärbt, wogegen bei
Gegenwart von seleniger Säure entweder sofort oder innerhalb 1 Minute eine mehr
oder minder intensive Grünfärbung eintritt, die allmählich in Blaugrün übergeht.
Morphinsalze rufen ein ähnliches Blaugrün hervor. — Wir haben tatsächlich
Schwefelsäuren untersucht, die der weniger empfindlichen Prüfung des Arzneibuchs
auf Selenverbindungen völlig entsprachen, aber bei der Prüfung reinen Morphins
und Kodeins die von E. SCHMIDT erwähnten Färbungen ergaben, welche auf ganz
geringen Selengehalt der Säure zurückzuführen waren. Daraus folgt: 1. Die Säure
des Arzneibuchs ist durchaus nicht immer geeignet als Alkaloidreagens. 2. Bekommt

man bei der einschlägigen Prüfung genannter Alkaloide oder deren Salze unerwartete Färbungen, so suche man die Schuld zunächst bei der Schwefelsäure.

[2] $2 \, KMnO_4 + 3 \, H_2SO_4 + 5 \, HNO_2 = K_2SO_4 + 2 \, MnSO_4 + 5 \, HNO_3 + 3 \, H_2O.$
Salpetrige
Säure

[3] Siehe Acetum Nr. 5.

Acidum sulfuricum crudum — Rohe Schwefelsäure.

Gehalt: Mindestens 94% Schwefelsäure.
Klare, farblose bis bräunliche, ölige Flüssigkeit.
Dichte: Nicht unter 1,829.

Prüfung durch:	Zeigt an:
*Vorsichtiges Eingießen von 1 ccm Schwefelsäure in 2 ccm Wasser, Erkaltenlassen, Versetzen von 1 ccm dieser Mischung mit 3 ccm Natriumhypophosphitlösung; Erhitzen in siedendem Wasserbad 15 Minuten lang. Es darf weder eine rote noch eine braune Färbung entstehen.	**Arsenverbindugen** durch eine braune Färbung und **Selenverbindungen** durch eine rote. Wegen der Prüfung auf Selenverbindungen siehe die betreffende Anmerkung bei Acidum sulfuricum.

Aufbewahrung: Vorsichtig[1].

[1] Entsteht innerhalb 15 Minuten in einer Mischung von 1 ccm der Säure mit 3 ccm Natriumhypophosphitlösung eine braune Färbung, so zählt die rohe Schwefelsäure als arsenhaltig zu den Giften der Abteilung 1 und muß *sehr vorsichtig* aufbewahrt werden.

Acidum sulfuricum dilutum — Verdünnte Schwefelsäure.

Gehalt: 15,6 bis 16,3% Schwefelsäure (H_2SO_4. Mol.-Gew.: 98,09).
Klare, farblose Flüssigkeit.
Dichte: 1,106 bis 1,111.

Prüfung durch:	Zeigt an:
*Vermischen von etwa 5 g verdünnter Schwefelsäure (genau gewogen) mit 25 ccm Wasser, Zusatz von 2 Tropfen Methylorangelösung und Titration mit Normal-Kalilauge, bis die Rosafärbung verschwindet.	Den **vorschriftsmäßigen Gehalt an Schwefelsäure,** wenn bis zu diesem Punkt für je 5 g verdünnte Schwefelsäure 15,9 bis 16,6 ccm Normal-Kalilauge gebraucht werden[1]. 1 ccm Normal-Kalilauge = 0,049045 g Schwefelsäure; 15,9 bis 16,6 ccm = 0,780 bis 0,814 g Schwefelsäure. In 100 g sollen daher enthalten sein: $$\frac{0,780 \text{ bis } 0,814 \cdot 100}{5,0} = 15,6 \text{ bis } 16,3 \text{ g Schwefelsäure.}$$

Schwefelsäuretafel[2].

15,6 %		16,3%	
g	ccm	g	ccm
1	318	1	332
2	636	2	664
3	954	3	997
4	1272	4	1329
5	15,90	5	16,61

15,6%		16,3%	
g	ccm	g	ccm
6	1908	6	1993
7	2256	7	2326
8	2544	8	2658
9	2862	9	2990

Zur Berechnung aus der Formel $\dfrac{g}{F}\,T$; $\log T_{(15,6)} = 50\,253$
$\log T_{(16,3)} = 52\,160$.

[1] $H_2SO_4 + 2\,KOH = K_2SO_4 + 2\,H_2O$.
$98{,}09 \qquad 2 \cdot 56{,}11$

1 Mol. KOH = 56,11 entspricht $^1/_2$ Mol. $H_2SO_4 = \dfrac{98{,}09}{2} = 49{,}04$.

[2] Erläuterung s. S. 10 bis 11.

Acidum tannicum — Gerbsäure. Tannin.

Die aus Gallen verschiedener Pflanzen gewonnene Gerbsäure.

Weißes oder schwachgelbliches, leichtes Pulver oder glänzende, kaum gefärbte, lockere Masse.

Verhalten gegen Lösungsmittel: In 1 Teil Wasser und in 2 Teilen Weingeist, leicht in Glyzerin löslich, fast unlöslich in Äther. Die wäßrige Lösung rötet Lackmuspapier, riecht schwach eigenartig, jedoch nicht ätherartig und schmeckt zusammenziehend. Man findet zuweilen bei unvorschriftsmäßiger Gerbsäure einen ätherartigen Geruch, weil der bei der Darstellung benutzte Äther hartnäckig dem Präparat anhaftet.

Zur Prüfung sind erforderlich: Etwa 12 ccm einer wäßrigen Lösung (1 + 4) sowie 0,2 g Gerbsäure.

Prüfung durch:	Zeigt an:
*Versetzen von je 5 ccm der Lösung (1 + 4)	
*a) mit Schwefelsäure oder gesättigter Natriumchloridlösung,	**Identität** durch Ausscheidung der Gerbsäure.
*b) mit Eisenchloridlösung.	**Identität** durch eine blauschwarze, auf Zusatz von Schwefelsäure wieder verschwindende Färbung; dabei entsteht ein gelbbräunlicher Niederschlag.
*c) Vermischen von 2 ccm der Lösung (1 + 4) mit 2 ccm Weingeist. Die Mischung muß klar bleiben. Zusatz von 1 ccm Äther zur obigen Mischung. Die Mischung muß klar bleiben.	**Dextrin, Gummi, Zucker, Salze** durch eine Trübung, sei es durch Weingeist, sei es durch Äther.
Trocknen von 0,2 g Gerbsäure bei 100° in einem gewogenen Tiegel; sie darf nicht mehr als 0,024 g an Gewicht verlieren.	Einen zu **hohen Wassergehalt,** wenn der Gewichtsverlust mehr als 0,024 g beträgt.
Verbrennen der getrockneten Gerbsäure. Es darf nur weniger als 0,001 g Rückstand bleiben.	**Anorganische Stoffe** durch einen Rückstand von 0,001 g oder mehr. Die Aschenbestimmung ist besonders sorgfältig auszuführen, weil sich sehr häufig unvorschriftsmäßige Präparate im Handel finden. Die durch Extraktion mit Ätherweingeist hergestellte Ware ist nämlich

nahezu aschenfrei, während die mit Wasser extrahierte Ware meist einen unerlaubt großen Rückstand beim Verbrennen hinterläßt.

Acidum tartaricum — Weinsäure.

$$\text{CH(OH)} \cdot \text{COOH}$$
$$|$$
$$\text{CH(OH} \cdot \text{GOOH}$$

Mol.-Gew.: 150,05.

Farblose, durchscheinende, säulenförmige, oft in Krusten zusammenhängende Kristalle oder weißes kristallinisches Pulver. Weinsäure schmeckt sauer und verkohlt beim Erhitzen unter Verbreitung des Karamelgeruches.

Verhalten gegen Lösungsmittel: In 1 Teil Wasser und in 4 Teilen Weingeist löslich.

Zur Prüfung sind erforderlich: 20 g einer wäßrigen Lösung (1 + 2), 15 g einer wäßrigen Lösung (1 + 9) und 0,2 g Weinsäure.

Prüfung durch:

*Versetzen von 5 ccm der wäßrigen Lösung (1 + 2) mit 1 ccm Kaliumazetatlösung.

*Versetzen von 0,5 ccm der Lösung (1 + 9) mit überschüssigem Kalkwasser (etwa 25 ccm).

Versetzen von je 5 ccm der Lösung (1 + 9)

   *a) mit 5 Tropfen Bariumnitratlösung; es darf innerhalb einer Viertelstunde keine Veränderung erfolgen,

   *b) mit Ammoniakflüssigkeit bis zur annähernden Neutralisation der Lösung und dann

   *α) mit Ammoniumoxalatlösung,

   *β) mit Kalziumsulfatlösung.
Beide Reagenzien dürfen keine Veränderung erzeugen.

*Versetzen von 15 g der Lösung (1 + 2) mit 13 ccm Ammoniakflüssigkeit, Zugabe von 2 ccm verdünnter Essigsäure und von 3 Tropfen Natriumsulfidlösung. Die Farbe dieser Mischung darf nicht dunkler sein als die Farbe, die entsteht, wenn 10 ccm einer Bleiazetatlösung, die in 550 ccm 0,1 ccm Bleiazetatlösung enthält, mit 3 Tropfen Natriumsulfidlösung versetzt werden. Beobachtung in zwei gleich weiten und gleich hoch gefüllten Probierrohren wie bei Acid. citric.

Zeigt an:

Identität durch einen kristallinischen Niederschlag[1].

Identität durch einen anfangs flockigen, bald kristallinisch werdenden Niederschlag[2], der in Ammoniumchloridlösung löslich ist.

Schwefelsäure durch eine weiße Trübung innerhalb einer Viertelstunde.

Bei der Prüfung auf Schwefelsäure ist die vorgeschriebene Zugabe von genau 5 Tropfen Bariumnitratlösung einzuhalten, da eine größere Menge des Reagens das Eintreten der Reaktion unerwünscht beschleunigt.

Kalziumsalze durch eine weiße Trübung.

Oxalsäure, Traubensäure durch eine weiße Trübung[3].

Unzulässige Mengen **Bleisalze, Kupfersalze** durch eine dunklere Färbung, als sie bei der Vergleichslösung auftritt.

Zweckmäßiger: Die in einem Kölbchen mit 13 ccm Ammoniakflüssigkeit versetzte Lösung von 5 g Weinsäure in 10 ccm Wasser ist nach 10 Minuten zu filtrieren, und von dem Filtrat sind 10 ccm nach Zusatz von 2 ccm verdünnter Essigsäure mit 3 Tropfen Natriumsulfidlösung zu versetzen.

Verbrennen von 0,2 g Weinsäure in einem gewogenen Tiegel. Es darf nur weniger als 0,001 g Rückstand bleiben.

Anorganische Stoffe durch einen Rückstand von 0,001 g oder mehr.

[1] $C_2H_2(OH)_2 \begin{cases} COOH \\ COOH \end{cases} + CH_3 \cdot COOK = C_2H_2(OH)_2 \begin{cases} COOK \\ COOH \end{cases} + CH_3 \cdot COOH.$

Weinsäure   Kaliumazetat   Saures Kaliumtartrat   Essigsäure

[2] $C_2H_2(OH)_2 \begin{cases} COOH \\ COOH \end{cases} + Ca(OH)_2 = C_2H_2(OH)_2 \begin{cases} COO \\ COO \end{cases}\!\!\!\!\Big\rangle Ca + 2\, H_2O.$

Weinsäure   Kalziumhydroxyd   Kalziumtartrat

[3] $C_2H_2O_4 + CaSO_4 = C_2O_4Ca + H_2SO_4.$
Oxalsäure   Kalziumoxalat

Acidum trichloraceticum — Trichloressigsäure.

$CCl_3 \cdot COOH.$ Mol.-Gew.: 163,39.

Farblose, leicht zerfließliche, rhomboedrische Kristalle. Riecht schwach stechend und ist in Wasser, Weingeist und Äther löslich. Die wäßrige Lösung rötet Lackmuspapier.

Schmelzpunkt: Ungefähr 55°.

Siedepunkt: Ungefähr 195°.

Zur Prüfung sind erforderlich: 2,2 g Trichloressigsäure.

Prüfung durch:

Zeigt an:

*Erhitzen einer Lösung von 1 g Trichloressigsäure in 3 ccm Kalilauge bis zum Sieden.

Identität durch einen Geruch nach Chloroform[1].

*Auflösen von 0,5 g Trichloressigsäure in 4,5 g Wasser und Versetzen dieser Lösung mit 1 Tropfen $^1/_{10}$-Normal-Silbernitratlösung; sie darf höchstens schwach opalisierend getrübt werden.

Salzsäure durch eine stärkere Trübung.

Etwa gefundene Salzsäure könnte sowohl von einer mangelhaften Darstellung wie einer bereits stattgehabten Zersetzung herrühren.

Verbrennen von 0,2 g Trichloressigsäure in einem gewogenen Tiegel. Es darf nur weniger als 0,001 g Rückstand bleiben.

Fremde Beimengungen durch einen Rückstand von 0,01 g oder mehr.

Auflösen von etwa 0,5 g (genau gewogen) im Exsikkator über Schwefelsäure getrockneter Trichloressigsäure in 20 ccm Wasser, Zusatz von einigen Tropfen Phenolphthaleinlösung und Titrieren mit $^1/_{10}$-Normal-Kalilauge bis dauernde Rötung der Flüssigkeit eintritt.

Den **vorschriftsmäßigen Gehalt an Trichloressigsäure,** wenn bis zu diesem Punkt für je 0,5 g Trichloressigsäure nicht weniger als 30,4 und nicht mehr als 30,5 ccm $^1/_{10}$-Normal-Kalilauge erforderlich sind[2].

1 ccm $^1/_{10}$-Normal-Kalilauge = 0,016 339. g Trichloressigsäure, 30,4 bis 30,6 ccm $^1/_{10}$-Normal-Kalilauge entsprechen 0,4967 bis 0,49997 g oder 99,3 bis 100% Trichloressigsäure.

Trichloressigsäuretafel[3].

99,3%		100%	
g	ccm	g	ccm
1	608	1	612
2	1216	2	1224
3	1824	3	1836
4	2432	4	2448

99,3%		100%	
g	ccm	g	ccm
5	30,40	5	30,60
6	3648	6	3672
7	4256	7	4284
8	4864	8	4896
9	5472	9	5508

Zur Berechnung aus der Formel $\dfrac{g}{F}\,T$; $\log T_{(99,3)} = 78\,390$ $\log T_{(100)} = 78\,675$

Aufbewahrung: Vorsichtig.

[1] $CCl_3 \cdot COOH + 2\,KOH = CCl_3H + K_2CO_3 + H_2O$.
Trichloressigsäure   Chloroform
[2] $CCl_3 \cdot COOH + KOH = CCl_3 \cdot COOK + H_2O$.
     163,39   56,11

Das Verfahren soll nicht nur nachweisen, daß ein genügender Gehalt an Trichloressigsäure vorhanden ist, daß also eine Mindestmenge von $^1/_{10}$-Normal-Kalilauge zum Neutralisieren verbraucht wird. Vielmehr soll auch durch die Titration festgestellt werden, ob nicht etwa Verunreinigungen durch Mono- oder Dichloressigsäure vorliegen, also Säuren von niedrigerem Molekulargewicht, die bei gleicher Gewichtsmenge mehr KOH verbrauchen würden. Deshalb ist eine Höchst- und Mindestgrenze für den Verbrauch von KOH festgestellt und die bisherige ,,Gehaltsbestimmung'' richtiger als eine ,,Wertbestimmung'' bezeichnet.

[1] Erläuterung s. S. 10 bis 11.

Adalin — Adalin.

Bromdiäthylazetylkarbamid.

$NH_2-CO-NH[CO \cdot CBr(C_2H_5)_2]$. Mol.-Gew.: 237,04.

Weißes, fast geruch- und geschmackloses, kristallinisches Pulver, mit Wasserdämpfen flüchtig. Es sublimiert bereits beim Erhitzen auf 60 bis 80° in geringem Maße.

Verhalten gegen Lösungsmittel: In kaltem Wasser und in Petroläther sehr wenig, leichter in heißem Wasser, leicht in Weingeist, Azeton oder Benzol löslich.

Schmelzpunkt: 116 bis 118°.

Zur Prüfung sind erforderlich: 0,8 g Adalin.

Prüfung durch:	Zeigt an:
Erhitzen von 0,2 g Adalin mit 3 ccm Natronlauge. Es entwickelt sich Ammoniak.	**Identität** durch Entwickeln von Ammoniak.
*Kochen von 0,2 g Adalin mit 10 Tropfen Natronlauge und 5 ccm Wasser bis zur Lösung. Filtrieren nach dem Erkalten. Versetzen des Filtrats mit einigen Tropfen Chloraminlösung, etwas Chloroform und verdünnte Essigsäure bis zur sauren Reaktion. Schütteln. Das Chloroform wird gelbbraun gefärbt.	**Identität** durch Abspaltung des in Chloroform mit brauner Farbe löslichen Broms. [Natronlauge spaltet das Brom als NaBr ab. Saure Chloraminlösung reagiert wie freies Chlor: NaBr + Cl = NaCl + Br].
*Schütteln von 0,2 g Adalin mit 10 ccm Wasser. Filtrieren. Eintauchen von blauem Lackmuspapier und Zusatz von Bariumnitratlösung.	**Schwefelsäure** durch eine Rötung des Lackmuspapiers und durch eine weiße Trübung oder Fällung.
Verbrennen von 0,2 g Adalin in einem gewogenen Tiegel, sie dürfen keinen wägbaren Rückstand hinterlassen.	**Anorganische Beimengungen** durch einen Rückstand von 1 mg oder mehr.

Adeps benzoatus — Benzoeschmalz.

Benzoeschmalz darf nicht ranzig riechen.

Adeps Lanae anhydricus — Wollfett.

Das gereinigte wasserfreie Fett der Schafwolle. Die gelbe, salbenartige Masse riecht nur sehr schwach, schmilzt bei ungefähr 40° und ist in Äther, Petroleumbenzin, Chloroform und siedendem absolutem Alkohol löslich, in Weingeist wenig löslich und in Wasser unlöslich.

Wollfett läßt sich, ohne daß es seine salbenartige Beschaffenheit verliert, mit dem doppelten Gewicht Wasser mischen.

Zur Prüfung sind erforderlich: Etwa 13 g Wollfett.

Prüfung durch:

Zeigt an:

*Auflösen von 0,02 g Wollfett in 1 ccm Chloroform und vorsichtiges Überschichten dieser Lösung über 1 bis 2 ccm Schwefelsäure.

Identität durch Entstehung einer lebhaft braunroten Zone an der Berührungsfläche beider Flüssigkeiten, gleichzeitig zeigt die Schwefelsäure grüne Fluoreszenz (Cholesterinreaktion).

*Erwärmen von 2 g Wollfett mit 5 ccm Weingeist bis zum Schmelzen des Fetts, Zugabe von 10 ccm Äther und von 2 Tropfen Phenolphthaleinlösung. Die Lösung muß farblos bleiben[1].

Freies Alkali durch eine rote Färbung.

*Hierauf Zusatz von 0,1 ccm $^1/_{10}$-Normal-Kalilauge. Es muß rote Färbung eintreten.

Freie Fettsäure, wenn die Lösung farblos bleibt.

Schmelzen von 10 g Wollfett mit 50 g Wasser im Wasserbad unter beständigem Umrühren (etwa 10 Minuten lang) und *langsames* Erkaltenlassen ohne Umrühren.

Reinheit durch eine matt hellgelbe Fettschicht, die sich rasch und vollständig von der klaren wäßrigen Flüssigkeit trennt.

Unreines Wollfett durch eine schaumige, sich nicht klärende, bräunliche Masse.

Abgießen der wäßrigen Flüssigkeit:
a) Eintauchen von blauem und rotem Lackmuspapier. Es darf nicht verändert werden.

Alkalien durch Bläuung des roten Lackmuspapiers.
Freie Säure durch Rötung des blauen Lackmuspapiers.

b) Verdampfen von 10 ccm im Wasserbad. Verreiben des Rückstands mit 0,2 g Borsäure und Erhitzen des Gemischs im Glühröhrchen.

c) Erhitzen von 10 ccm nach Zusatz von 10 Tropfen Natronlauge und Darüberhalten von befeuchtetem rotem Lackmuspapier, das nicht gebläut werden darf.

Glyzerin durch einen Rückstand, der beim Erhitzen Akroleingeruch gibt[2].
Ammoniak durch Bläuung des roten Lackmuspapiers.

d) Filtrieren der wäßrigen Flüssigkeit und Versetzen von 10 ccm davon mit 2 Tropfen Kaliumpermanganatlösung. Die Rötung muß mindestens 15 Minuten andauern.

Oxydierbare organische Beimengungen durch ein alsbaldiges Verschwinden der roten Färbung.

Trocknen von 1 g Wollfett in einem tarierten Tiegel eine Stunde lang bei 100°; es darf kaum an Gewicht verlieren.

Wassergehalt durch einen erheblicheren Gewichtsverlust (mehr als 1%).

Verbrennen des getrockneten Wollfetts; es darf höchstens 0,001 g Rückstand bleiben.

Anorganische Beimengungen durch einen höheren Rückstand als 0,001 g.

[1] Äther und Weingeist müssen neutral sein. Siehe S. 12.

[2] Die Prüfung auf Glyzerin beruht darauf, daß wasserentziehende Substanzen, wie Borsäure, das Glyzerin in den stark riechenden, ungesättigten Aldehyd Akrolein überführen:

$$CH_2 \cdot OH - CH \cdot OH - CH_2 \cdot OH \rightarrow CH_2 = CH - CHO + 2\,H_2O.$$

Adeps suillus — Schweineschmalz.

Das aus dem frischen, ungesalzenen, gewaschenen Zellgewebe des Netzes und der Nierenumhüllung gesunder Schweine ausgeschmolzene und von Wasser befreite Fett.

Es sei weiß, streichbar weich, von schwachem, eigenartigem, nicht ranzigem Geruch, von gleichmäßiger Beschaffenheit.

Schmelzpunkt: Bei 36 bis 42° zu einer Flüssigkeit schmelzend, die bei einer Dicke der Schicht bis zu 1 cm farblos und vollständig klar ist.

Jodzahl: 46 bis 66, **Säuregrad:** Nicht über 2[1].

Die Bestimmung der **Jodzahl** geschieht mit 0,3 bis 0,6 g, wie bei den Untersuchungsverfahren (siehe allgemeine fachtechnische Erläuterungen Nr. 32, S. 20 u. 50) angegeben ist.

Die Berechnung der Jodzahl geschieht in der Weise, wie es am gleichen Ort angegeben ist.

Die Bestimmung des *Säuregrades* geschieht, wie bei den Untersuchungsverfahren Nr. 31, S. 18, angegeben ist.

Die Untersuchung des Schweineschmalzes[2] richtet sich außerdem nach den Ausführungsbestimmungen zu dem Gesetz, betreffend die Schlachtvieh- und Fleischbeschau vom 3. Juni 1900.

[1] Bezüglich des Säuregrades ist zu sagen, daß die Konstante hier sehr niedrig angegeben ist. Nur frische, sehr gute Fette halten diese Forderung.

[2] Unter der Analysenquarzlampe zeige Schweineschmalz keine Fluoreszenz. Auftreten einer solchen deutet auf Vorbehandlung mit Raffinationsmitteln oder Verschnitt mit Mineralölprodukten.

Aether — Äther.

$(C_2H_5)_2O.$ Mol.-Gew.: 74,08.

Klare, farblose, leicht bewegliche, eigenartig riechende und schmeckende, leicht flüchtige und sehr leicht entzündliche Flüssigkeit, in jedem Verhältnis mit Weingeist, fetten und ätherischen Ölen mischbar, in Wasser nur wenig löslich.

Siedepunkt: 34,5°.

Dichte: 0,713. Äther zieht beim Aufbewahren leicht Wasser aus der Luft an; die Dichte wird dann höher.

Zur Prüfung sind erforderlich: Etwa 25 ccm Äther bzw. 75 ccm Narkoseäther.

Prüfung durch:	Zeigt an:
*Befeuchten von Filtrierpapier mit Äther, Verdunstenlassen des letzteren. Das Papier darf dadurch keinen Geruch erhalten.	**Weinöl, Fuselöl** durch einen Geruch.
*Verdunstenlassen von 5 ccm Äther in einer Glasschale bei Zimmertemperatur, Befeuchten von blauem Lackmuspapier mit dem sich dabei zeigenden feuchten Beschlag. Das Lackmuspapier darf nicht gerötet und nicht gebleicht werden.	**Säuren** (Essigsäure, Schwefelsäure) durch Rötung des Lackmuspapiers. **Schweflige Säure** durch Entfärbung des Lackmuspapiers. Der feuchte Beschlag rührt nicht von dem Wassergehalt des Äthers her. Es wird beim Verdunsten des Äthers der Umgebung so viel Wärme entzogen, daß sich Wassertröpfchen aus

Sofortiges Übergießen von Kaliumhydroxyd, welches in erbsengroße Stücke zerstoßen wurde, in einer mit Glasstopfen verschlossenen Flasche mit 20 ccm Äther und Stehenlassen eine Stunde lang vor Licht geschützt. Weder der Äther noch das Kaliumhydroxyd darf sich gelblich färben.

der Feuchtigkeit der Luft niederschlagen.

Vinylalkohol, Aldehyd durch eine innerhalb einer Stunde auftretende gelbe Färbung des Äthers oder des Kaliumhydroxyds[1].

Narkoseäther (Aether pro narcosi) muß den an den Äther gestellten Anforderungen genügen; jedoch darf bei der Prüfung mit Kaliumhydroxyd innerhalb 6 Stunden keine Färbung auftreten.

*Häufiges Schütteln von 10 ccm Narkoseäther mit 1 ccm einer frischbereiteten Kaliumjodidlösung in einem völlig gefüllten, verschlossenen, weißen Glasstöpselglas unter Lichtabschluß. Der Äther darf innerhalb 3 Stunden keine Färbung annehmen.

Wasserstoffsuperoxyd, Äthylperoxyd durch eine innerhalb 3 Stunden auftretende gelbe Färbung des Äthers[2].

*Schütteln von 10 ccm Narkoseäther mit 2 ccm Vanadin-Schwefelsäure. Diese darf sich weder rosenrot noch blutrot färben.

Wasserstoffsuperoxyd, Äthylperoxyd durch Auftreten einer rosa- oder blutroten Färbung[3].

*Wiederholtes Schütteln von 10 ccm Narkoseäther mit 1 ccm Neßlerschem Reagens. Es darf keine Färbung oder Trübung, höchstens eine schwache, weiße Opaleszenz auftreten.

Aldehyd, Vinylalkohol durch eine Färbung oder Trübung.

Bei der Prüfung mittels Neßlers Reagens läßt das Arzneibuch eine weiße Opaleszenz zu, weil reiner Äther an sich diese Reaktion gibt, bei warmer Witterung stärker als bei kühler; ein aldehydhaltiger Äther dagegen scheidet aus Neßlers Reagens nach anfänglicher Gelb- und Rotfärbung graues metallisches Quecksilber aus[4].

*Kräftiges Schütteln von 20 ccm Narkoseäther mit 5 ccm Wasser. Abtrennen der wäßrigen Schicht, die mit 1 ccm Natronlauge und 5 Tropfen Nitroprussidnatriumlösung und dann sofort mit 1,5 ccm verdünnter Essigsäure versetzt wird. Es darf keine rötliche oder violette Färbung auftreten.

Azeton durch Auftreten einer rötlichen oder violetten Färbung. Azeton kann hier als Verunreinigung zugegen sein, weil zur Herstellung von Äther vergällter Branntwein dient, der also Holzgeist und Azeton enthält. Die Folie ist mit absolutem Alkohol zu reinigen, damit nicht der Hauch von Fett, der immer auf dem Metall ist, seinerseits den Äther verunreinigt.

Aufbewahrung: Narkoseäther ist in braunen, trocknen, fast ganz gefüllten und gut verschlossenen Flaschen von höchstens 150 ccm Inhalt aufzubewahren. Die zum Verschließen der Flaschen verwendeten Korke sind mit Zinnfolie zu unterlegen, die vorher mit absolutem Alkohol gereinigt worden ist.

Äther und Narkoseäther sind kühl und vor Licht geschützt aufzubewahren.

Trotz vorsichtigster Aufbewahrung (kühl und vor Licht geschützt) ist die Bildung von Peroxyden usw. auf die Dauer nicht zu vermeiden. Der Aether pro narcosi ist also möglichst frisch abzugeben, der Vorrat nicht größer zu wählen, als unbedingt notwendig ist! Entsprechend vorsichtig muß man bei der Behandlung des Äthers (nicht nur des Narkoseäthers) sein: Man fülle nicht neuen Vorrat auf den Rest des alten, sondern reinige und trockne vor frischer Einfüllung das Standgefäß.

[1] Die gelbe Färbung beruht auf Bildung von Aldehydharz. Die Stückchen Kaliumhydroxyd müssen frisch zerschlagen werden, weil sich bei längerem Lagern auf der Oberfläche Kaliumkarbonat bildet; hier aber soll unverändertes KOH vorhanden sein, das auf anwesenden Aldehyd bzw. Vinylalkohol verharzend einwirkt, d. h. das dunkelgefärbte Aldehydharz bildet, welches sich auf den Ätzkalistücken in Flecken absetzt. Es ist aber von J. HERZOG (Apotheker-Ztg. 1941, S. 68) mitgeteilt, daß diese Prüfung insofern zu Täuschungen führen kann, als hier nicht nur Aldehyd oder Vinylalkohol eine Färbung der KOH-Stücke herbeiführen können, sondern auch Äther, der in ganz reinem Zustand abgefüllt ist, dann aber bei der Aufbewahrung den Kork bespült und aus diesem gewisse, bisher noch unbekannte Stoffe herausgelöst hat (siehe auch K. FEIST, Apotheker-Ztg. 1910, S. 104). Deshalb ist auch nachstehend beim Narkoseäther vorgeschrieben, daß der schließende Kork zur Verhinderung der Extraktion mit Zinnfolie unterlegt werden soll. Freilich färben die beiden Arten von Verunreinigungen verschieden: Bei Gegenwart von Aldehyd, Vinylalkohol werden die Ätzkalistücke langsam gelb, allmählich entstehen braune Flecken; die Färbung bleibt bestehen. Die Inhaltsstoffe des Korks dagegen bilden schnell (nach etwa 10 bis 20 Minuten) gelbe Flecken, die nach Stunden entweder ganz verblassen oder nur geringe Spuren hinterlassen. Also zu unterscheiden sind die beiden Arten der Verunreinigungen. Immerhin ist die Probe nicht eindeutig.

[2] $H_2O_2 + 2KJ = 2KOH + J_2$.
Wasserstoff-

superoxyd

[3] Die rote Farbe rührt von Peroxovanadinsulfat her. Die Prüfung mittels Vanadin-Schwefelsäure auf Peroxyde hat ihren Grund darin, daß „Äther", der in öfters geöffneten Flaschen aufbewahrt wird, sich längere Zeit hindurch nicht peroxydfrei hält. Doch ist folgendes dazu zu sagen: Zunächst kann peroxydhaltiger Äther infolge seiner explosiblen Natur beim Abdampfen sehr gefährlich werden. Dann ist aber in *einem* Fall, wo die Anwendung von „Äther" vorgeschrieben ist, sicher nur ein von Peroxyden freier Äther anzuwenden, nämlich bei Herstellung und bei der Gehaltsbestimmung von Phosphorus solutus. HERZOG und HANNER machten nämlich bei solcher Gehaltsbestimmung folgende Erfahrung: Nachdem aus dem Phosphor des Öls das PJ_3 gebildet, der Überschuß des Jods mit Natriumthiosulfatlösung zurücktitriert war, entstand sofort wieder eine gelbe Farbe, so daß die Titration unklar wurde, das Resultat auch weitaus zu niedrig ausfiel. Bei näherer Prüfung stellte es sich heraus, daß der Äther, in dem sie die Phosphorlösung vorschriftsmäßig gelöst hatten, Peroxyde enthielt. Diese hatten offenbar einen Teil der entstehenden Jodwasserstoffsäure zu Jod oxydiert. — Der zu dieser Prüfung verwendete Äther muß also ebenso wie der zur Herstellung der Phosphorlösung verwendete Äther auf Peroxyde geprüft und davon frei sein; eventuell ist hier Narkoseäther anzuwenden.

[4] BONZ u. SOHN, Südd. Apotheker-Ztg. 1925, S. 575.

Aether aceticus — Essigäther.

$CH_3 \cdot COOC_2H_5$. Mol.-Gew.: 88,06.

Klare, farblose, flüchtige, leicht entzündbare Flüssigkeit von eigenartigem, erfrischendem Geruch, mit Weingeist und Äther in jedem Verhältnis mischbar, in Wasser wenig löslich.

Siedepunkt: Bei 74 bis 77°.

Dichte: 0,896 bis 0,900.

Zur Prüfung sind erforderlich: Etwa 20 ccm Essigäther.

Prüfung durch:	Zeigt an:
*Eintauchen von blauem, mit Wasser angefeuchtetem Lackmuspapier; es darf nicht sofort gerötet werden.	**Freie Essigsäure** durch eine **sofortige** Rötung des Lackmuspapiers[1].

*Befeuchten von Filtrierpapier mit Essigäther und Verdunstenlassen des letzteren. Es darf kein Geruch zurückbleiben.

*Kräftiges Schütteln von 10 ccm Essigäther mit 10 ccm Wasser in einem graduierten, mit Glasstopfen verschlossenen Zylinder. Die Menge des Wassers darf dabei höchstens um 1 ccm zunehmen.

*Langsames Eingießen von 5 ccm Schwefelsäure in ein Probierrohr, in welchem sich 5 ccm Essigäther befinden, so daß sich die Flüssigkeiten übereinanderschichten; es darf innerhalb 15 Minuten keine gefärbte Zone entstehen.

Fremde Ätherarten (Buttersäureäther, Amylverbindungen) durch einen Geruch gegen. Ende der Verdunstung.
Weingeist, unzulässige Menge von Wasser, wenn die Menge des Wassers um mehr als 1 ccm zunimmt.

Amylazetat durch eine dunkelgefärbte Zone zwischen den Flüssigkeiten, die allmählich in dem Maße, als Äther und Schwefelsäure sich mischen, an Breite zunimmt[2].

[1] $CH_3 \cdot COO(C_2H_5) + H_2O = 2\,CH_3 \cdot COOH + C_2H_5OH.$
    Äthylazetat   Essigsäure   Äthylalkohol

[2] Die Rötung soll also nicht sofort eintreten. Eine Rötung nach dem Verdunsten des Essigäthers tritt auch bei vorschriftsmäßigem Präparat ein! Das Lackmuspapier muß aber mit *Wasser* angefeuchtet sein, sonst zeigt es auch wesentlichen Säuregehalt nicht an.

Bei der Prüfung mittels Schwefelsäure ist nicht an r e i n e s Amylazetat gedacht (das sich mi t H_2SO_4 nicht färbt), sondern an Fuselöl bzw. Verbindungen desselben; auch Extraktivstoffe des Korkes geben mit Schwefelsäure eine Dunkelfärbung.

Aether bromatus — Äthylbromid.

$C_2H_5Br.$ Mol.-Gew.: 108,96.
Klare, farblose, flüchtige, stark lichtbrechende, ätherisch riechende, neutrale Flüssigkeit.
Verhalten gegen Lösungsmittel: In Weingeist und Äther löslich, in Wasser unlöslich.
Siedepunkt: Bei 36 bis 38,5°.
Dichte: 1,440 bis 1,444.
Zur Prüfung sind erforderlich: Etwa 25 ccm Äthylbromid.

Prüfung durch:
Bestimmung des Siedepunkts und der Dichte.

Zeigt an:
Verwechslung mit Äthylenbromid, welches erst bei 129° siedet und eine Dichte von 2,179 besitzt. Die Angabe der Dichte und des Siedepunkts beziehen sich auf ein Präparat mit etwa 1% Alkohol. — Es muß aufmerksam darauf geachtet werden, daß hier eine wirklich farblose Flüssigkeit, wie sie das Arzneibuch verlangt, vorliegt. Luft und Licht spalten nämlich leicht Brom (auch Bromwasserstoff) ab und führen somit eine Bräunung des Präparats herbei. Diese Zersetzung wird durch den Zusatz von 1% Alkohol auszuschalten gesucht.

Es sind höchst unangenehme Verwechslungen dieses als Inhalationsanästhetikum ver-

*Schütteln von 10 ccm Äthylbromid mit 10 ccm Schwefelsäure in einem 3 cm weiten, vorher mit Schwefelsäure gespülten Glas mit Glasstöpsel. Die Schwefelsäure darf innerhalb einer Stunde nicht gelb gefärbt werden.

wendeten Äthylbromids mit dem für äußerliche Zwecke gebrauchten Äthylenbromid ($Br \cdot CH_2 \cdot CH_2 \cdot Br$) vorgekommen. Deshalb Vorsicht! Letzteres Mittel zeigt eine ganz andere Dichte und andern Siedepunkt.

Einen **zu großen Weingeistgehalt** durch veränderten Siedepunkt und niedrigere Dichte.

Fremde organische Verbindungen (Äthylen- und Amylverbindungen) durch eine binnen einer Stunde eintretende gelbe Färbung der Schwefelsäure.

Diese Reaktion führt bei Handelsprodukten am häufigsten zu Beanstandungen. Deshalb Vorsicht! Man schüttelt die möglichst vor Licht geschützte Flüssigkeit während der vorgeschriebenen Stunde wiederholt um und beobachtet die Farbe der Schwefelsäure schließlich gegen einen weißen Untergrund.

*Freiwillige Verdunsten von 5 ccm Äthylbromid in einem Schälchen; es darf sich kein fremdartiger Geruch bemerkbar machen.

Phosphorverbindungen durch einen während des Verdunstens oder nach dem Verdunsten bemerkbaren knoblauchartigen Geruch[1].

*Schütteln von 5 ccm Äthylbromid mit 5 ccm Wasser einige Sekunden lang, sofortiges Abheben von 2,5 ccm von diesem Wasser und Versetzen desselben mit einem Tropfen Silbernitratlösung. Die Mischung darf innerhalb 5 Minuten höchstens opalisierend getrübt werden.

Bromwasserstoffsäure durch eine innerhalb 5 Minuten eintretende stärkere Trübung[2].

*Schütteln von 5 ccm Äthylbromid mit 5 ccm Jodzinkstärkelösung. Es darf weder das Äthylbromid noch die Jodzinkstärkelösung sich färben.

Freies Brom durch eine auftretende Färbung[3].

Aufbewahrung: In braunen, trocknen, fast ganz gefüllten und gut verschlossenen Flaschen von höchstens 100 ccm Inhalt, kühl und vor Licht geschützt, vorsichtig.

[1] Herrührend von einer Herstellung des Äthylbromids auf anderem Wege, als er im Arzneibuch vorgeschrieben ist.

[2] $HBr + AgNO_3 = AgBr + HNO_3$.
   Brom-   Silber-
 wasserstoff   bromid

[3] Einfluß von Licht und Feuchtigkeit:
  $C_2H_5Br + H_2O = C_2H_5 \cdot OH + HBr$
Äthylbromid   Äthylalkohol
von Licht und Luft:
$4\,HBr + O_2 = 2\,Br_2 + 2\,H_2O$.

Aether chloratus — Äthylchlorid.

C_2H_5Cl. Mol.-Gew.: 64,50

Klare, farblose, leicht flüchtige, eigenartig riechende, in Wasser wenig, in Weingeist und Äther in jedem Verhältnis lösliche Flüssigkeit. Äthylchlorid verbrennt mit grüngesäumter Flamme.

Zur Prüfung sind erforderlich: 10 ccm Äthylchlorid.

Siedepunkt: 12 bis 12,5°.

Prüfung durch:	Zeigt an:
*Schütteln von 5 ccm Äthylchlorid mit 5 ccm eiskaltem Wasser und Absetzenlassen.	
*a) Eintauchen von blauem Lackmuspapier in das Wasser; es darf nicht gerötet werden.	**Salzsäure** durch Rötung des Lackmuspapiers.
*b) Versetzen des Wassers mit 1 Tropfen Silbernitratlösung; es darf keine Trübung entstehen.	**Salzsäure** durch eine weiße Trübung.
Verdunstenlassen von 5 ccm Äthylchlorid in einer Glasschale; es darf kein Rückstand bleiben und kein eigenartig unangenehmer Geruch auftreten.	**Phosphorverbindungen** durch einen während und nach dem Verdunsten bemerkbaren knoblauchartigen Geruch.

Aufbewahrung: In zugeschmolzenen oder mit einem geeigneten Verschluß versehenen Glasröhren, kühl und vor Licht geschützt, *vorsichtig*.

Aethylmorphinum hydrochloricum — Äthylmorphinhydrochlorid.
Dionin.

$[C_{17}H_{18}(O \cdot C_2H_5)O_2N]HCl \cdot 2 H_2O$. Mol.-Gew.: 385,7.

Weißes, aus feinen Nädelchen bestehendes Kristallpulver. Es ist geruchlos und schmeckt bitter, es löst sich in 12 Teilen Wasser und in 25 Teilen Weingeist. Die Lösungen verändern Lackmuspapier nicht. Es sintert bei 119° und ist bei 122 bis 123° völlig geschmolzen.

Zur Prüfung sind erforderlich: Etwa 0,2 g Äthylmorphinhydrochlorid sowie eine Lösung von 0,4 g in 7,6 g Wasser, von der 3 g mit weiteren 12 g Wasser gemischt die Lösung (1 + 99) geben.

Prüfung durch:	Zeigt an:
*Auflösen von 0,01 g des Salzes in 10 ccm Schwefelsäure; es entsteht eine klare, farblose oder vorübergehend blaßrötliche Flüssigkeit.	**Identität** erstens durch Entwicklung von Chlorwasserstoff.
*Zusatz von 1 Tropfen Eisenchloridlösung zur obigen Lösung und Erwärmen.	**Identität** zweitens durch eine erst grüne, dann tiefblaue Färbung.
Weiterer Zusatz von 2 Tropfen Salpetersäure nach dem Erkalten.	**Identität** drittens durch eine tiefrote Färbung.
*Versetzen von 5 ccm der wäßrigen Lösung (1 + 99) mit Silbernitratlösung.	**Identität** durch einen weißen Niederschlag. Diesen weißen Niederschlag mit Kalilauge gibt Äthylmorphin im Gegensatz zu Morphin. Denn Morphin löst sich infolge seiner freien Phenolhydroxylgruppe in Kalilauge als Phenolat auf. Das ist bei Äthylmorphin, dessen Phenolhydroxyl äthyliert ist, nicht der Fall (siehe bei Morphinum hydrochl.).

*Versetzen von 5 ccm der Lösung (1 + 19) mit wenig Kalilauge.

Identität durch einen weißen Niederschlag, der sich beim Umschwenken wieder löst und durch einen größeren Überschuß an Kalilauge wieder, und zwar reinweiß ausfällt.

*Eingießen von 1 ccm der Lösung (1 + 99) in eine Lösung eines Körnchens Kaliumferrizyanid in 10 ccm Wasser, die mit 1 Tropfen Eisenchloridlösung versetzt ist. Die braunrote Farbe der Lösung darf nicht sofort in Blau umschlagen

Morphin durch eine sofort entstehende blaue Färbung[1].

*Versetzen von 5 ccm der wäßrigen Lösung (1 + 99) mit 5 Tropfen Ammoniakflüssigkeit. Es darf keine Trübung entstehen.

Fremde Alkaloide erstens durch eine sofortige Trübung,

Stehenlassen dieser Mischung mehrere Stunden, Sammeln der ausgeschiedenen Kristalle, Trocknen derselben auf Filtrierpapier, Ausführung einer Schmelzpunktbestimmung.

zweitens durch einen andern Schmelzpunkt als 90 bis 91°[2].

Trocknen von 0,2 g des Salzes in einem tarierten mit Deckel versehenen Tiegelchen bei 110°; es darf höchstens 0,019 g an Gewicht verlieren.

Verbrennen des getrockneten Salzes; es darf nur weniger als 0,001 g Rückstand bleiben.

Aufbewahrung: Vorsichtig.

[1] Morphin reduziert das Kaliumferrizyanid zu Kaliumferrozyanid unter Bildung von Oxydimorphin. Kaliumferrozyanid gibt mit Eisenchlorid eine blaue Färbung von Ferriferrozyanid.

$$4\,C_{17}H_{19}NO_3 + 4\,K_3Fe(CN)_6 = 2\,C_{34}H_{36}N_2O_6 + 3\,K_4Fe(CN)_6 + H_4Fe(CN)_6$$

Morphin — Kaliumferrizyanid — Oxydimorphin — Kaliumferrozyanid — Ferrozyanwasserstoff

$$4\,FeCl_3 + 3\,K_4Fe(CN)_6 = Fe_4[Fe(CN)_6]_3 + 12\,KCl.$$

Ferrichlorid — Kaliumferrozyanid — Ferriferrozyanid

[2] Trocknet man die isolierte Base an der Luft (am besten, indem man sie auf Filtrierpapier genügende Zeit lang auf einem Tonteller liegenläßt), so zeigt sie, falls aus reinem Salz abgeschieden, den richtigen Schmelzpunkt 90 bis 91°. Es liegt dann offenbar die Base mit Kristallwasser vor: $C_{17}H_{18}(OC_2H_5)O_2N + H_2O$. Hat man dagegen die Base im Trockenschrank (selbst bei niedriger Temperatur) getrocknet, so bleibt offenbar ein Gemisch von wasserfreier und kristallwasserhaltiger Base zurück. Denn die so getrocknete Substanz zeigt einen ganz unklaren und unregelmäßigen Schmelzpunkt; sie zeigt schon bei etwa 60° ein Sintern und ist bei etwa 100° klar geschmolzen. Es sollte daher nicht heißen, der Schmelzpunkt solle bei „lufttrocknen" Kristallen bestimmt werden, sondern bei „an der Luft getrockneten" Kristallen.

Agar Agar – Agar Agar.

Die in Ostasien nach besonderem Verfahren aus Gelidium Amansii Lamouroux und wahrscheinlich auch anderen Florideen hergestellte und getrocknete Gallerte. Sie besteht aus 20 bis 50 cm langen, etwa 5 mm dicken, der Seele eines Federkiels ähnlichen Strängen oder etwa 20 bis 30 cm langen, 3 bis 4 cm breiten und ebenso dicken, leichten, vierkantigen Stäben von häutig-blättrigem Gefüge und sehr schwach gelblicher Farbe. Agar Agar ist geruch- und geschmacklos, quillt in kaltem Wasser auf und löst sich in 200 Teilen siedendem Wasser fast völlig zu einer fast farblosen, geruch- und geschmacklosen Flüssigkeit, die nach dem Erkalten gallertig erstarrt, durch Jodlösung[1] weinrot bis schwach rotviolett gefärbt wird und Lackmuspapier nicht verändert.

Prüfung durch:	Zeigt an:
Kochen von 1 g Agar Agar mit 100 g Wasser und 5 g Schwefelsäure eine Stunde lang gelinde, Abgießen der klaren Flüssigkeit nach 12stündigem, ruhigem Stehen vom Bodensatz. Betrachten des Bodensatzes unter dem Mikroskop.	**Identität** durch Reste der zur Herstellung benutzten Algenarten, zum Teil befallen von Fadenpilzen, und einige Schalen verschiedener Diatomeenarten.
Veraschen von 2 g Agar Agar ohne Sand, Lösen der Asche in verdünnter Salzsäure, Filtrieren und Betrachten des Filterrückstands unter dem Mikroskop.	**Identität** durch kleinste Gesteinstrümmer, Diatomeenschalen und Spongillennadeln.

[1] Nach ROSENTHALER (Pharmaz. Ztg. 1928) verläuft die Reaktion nicht stets in der angegebenen Weise. Er schlägt folgende Ausführungsform vor: „Man erhitze in einem 100-ccm-Kölbchen 0,1 g zerschnittenes Agar mit 50 ccm Wasser und lasse 5 Minuten sieden. 10 ccm dieses Schleimes kühle man rasch (innerhalb höchstens 3 Minuten) auf 15°, ab, lasse auf einmal 1 ccm $^1/_{20}$-Normal-Jodlösung hinzulaufen und schüttle sofort um: Es tritt eine blauviolette Färbung auf. Den Rest des Schleims kühle man ebenfalls auf 15° ab. Versetzt man dann nach einer Stunde oder später 10 ccm des Schleims mit 1 ccm $^1/_{20}$-Normal-Jodlösung, so darf keine blaue Färbung eintreten (fremde Stärke)."

Albargin — Albargin.

Gelatosesilber.

Gehalt: 14,6 bis 15% Silber (Atom-Gew.: 107,88),
Gelbliches, grobes, glänzendes Pulver, in Wasser leicht löslich.
Zur Prüfung sind erforderlich: 1,6 Albargin und 11 ccm einer wäßrigen Lösung (1 + 9).

Prüfung durch:	Zeigt an:
*Versetzen von je 5 ccm der wäßrigen Lösung (1 + 9) mit a) Gerbsäurelösung. Es entsteht ein flockiger Niederschlag, b) Salzsäure, es entsteht eine starke, weiße Trübung.	**Identität** durch Niederschläge mit Gerbsäurelösung und Salzsäure. Gerbsäure zeigt die Anwesenheit der Gelatosen an, Salzsäure die des Silbers.
*Versetzen von 1 ccm der wäßrigen Lösung (1 + 9) mit 9 ccm Wasser. Die Mischung muß vollkommen klar sein und darf Lackmuspapier höchstens schwach röten.	**Abwesenheit von Zersetzungsprodukten** durch eine klare Lösung.
*Schütteln von 1 g Albargin mit 10 ccm absolutem Alkohol, Filtrieren. Zusatz von 1 Tropfen verdünnter Salzsäure zum Filtrat. Es darf höchstens opalisierend getrübt werden.	**Säuren** durch stärkere Rötung des Lackmuspapiers. **Silbersalze** durch eine mehr als opalisierende Trübung.
Lösen von etwa 0,6 g Albargin (genau gewogen) in 10 ccm Wasser. Vorsichtiges Versetzen mit 10 ccm Schwefelsäure. Eintragen von 2 g feingepulvertem Kaliumpermanganat in kleinen Anteilen unter beständigem Umschwenken. Nach viertelstündigem Stehen Zusatz von 50 ccm Wasser und von so viel Ferrosulfat, bis eine klare blaßgelbe Lösung entstanden ist. Zusatz von 10 ccm Salpetersäure, Titration mittels Feinbürette mit $^1/_{10}$-Normal-Ammoniumrhodanidlösung bis zum Farbumschlag.	**Vorschriftsmäßiger Silbergehalt,** wenn bis zu diesem Punkt für je 0,6 g Albargin 8,12 bis 8,35 ccm $^1/_{10}$-Normal-Ammoniumrhodanidlösung erforderlich sind. 1 ccm $^1/_{10}$-Normal-Ammoniumrhodanidlösung = 0,010788 g Silber. Zweckmäßiger arbeitet man nach AWE wie bei Argentum proteinicum angegeben!

Albargintafel[1].

| 14,6% | | 15% | |
g	ccm	g	ccm
0,1	135	0,1	139
0,2	270	0,2	278
0,3	406	0,3	417
0,4	541	0,4	556
0,5	677	0,5	695
0,6	**8,12**	0,6	**8,35**
0,7	947	0,7	974
0,8	1083	0,8	1113
0,9	1218	0,9	1252

Zur Berechnung aus der Formel $\frac{g}{F}\,T$; $\log T_{(14,6)} = 13\,141,$ $\log T_{(15)} = 14\,315.$

Aufbewahrung: Vor Licht geschützt aufzubewahren.

[1] Erläuterung s. S. 10 bis 11.

Alcohol absolutus — Absoluter Alkohol.

$C_2H_5 \cdot OH$. Mol.-Gew.: 46,05.

Gehalt: 99,66 bis 99,46 Volumenprozente oder 99,44 bis 99,11 Gewichtsprozente Alkohol.

Klare, farblose, flüchtige, leicht entzündliche Flüssigkeit, die mit schwachleuchtender Flamme verbrennt. Absoluter Alkohol riecht eigenartig, schmeckt brennend und verändert Lackmuspapier nicht.

Siedepunkt: 78 bis 79°.

Dichte: 0,791 bis 0,792.

Zur Prüfung sind erforderlich: 70 ccm Alcohol absolutus.

Prüfung durch:	Zeigt an:
*Eintauchen von blauem Lackmuspapier. Es darf sich nicht röten.	**Essigsäure** durch Rötung des Lackmuspapiers.
*Vorsichtiges Überschichten von 5 ccm Schwefelsäure mit 5 ccm absolutem Alkohol in einem mit dem zu prüfenden Alkohol ausgespülten Probierrohr, längeres Stehenlassen. Es darf zwischen beiden Flüssigkeiten keine rosarote Zone entstehen.	**Melassespiritus** durch eine rosenrote Zone zwischen beiden Flüssigkeiten.
Verbringen von 20 ccm absolutem Alkohol in ein Kölbchen von 100 ccm, das mit einem zweimal rechtwinklig gebogenen Glasrohr von 75 cm Länge armiert ist, das in einen kleinen Meßzylinder mündet. Erhitzen mit ganz kleiner Flamme und Destillieren so lange, bis genau 2 ccm Destillat übergegangen sind.	
Vermischen von 1 ccm des Destillats mit 4 ccm verdünnter Schwefelsäure und dann unter guter Kühlung und ständigem Schwenken mit 1 g feingepulvertem Kaliumpermanganat[1]. Nach Verschwinden der Violettfärbung Filtrieren durch ein kleines, trocknes Filter. Wenn nötig, gelindes Erwärmen des Filtrats, bis es gänzlich farblos geworden ist. Einstellen in kaltes Wasser. Dann Auftropfenlassen von 3 bis 5 Tropfen der Flüssigkeit aus einer Pipette auf 0,5 ccm einer gutgekühlten Lösung von 0,02 g Guajacol[2] in 10 ccm Schwefel-	**Methylalkohol** durch eine innerhalb von 2 Minuten auftretende Rosafärbung.

säure, die sich auf einem auf weißer Unterlage stehenden Uhrglas befinden.

Versetzen des 2. ccm-Destillats mit 1 ccm Natronlauge und 5 Tropfen Nitroprussidnatriumlösung. Es darf keine Rotfärbung entstehen, die nach sofortigem Zusatz von 1,5 ccm verdünnter Essigsäure in Violett übergeht.

Vermischen von je 5 ccm absolutem Alkohol

*a) mit 5 ccm Wasser. Die Mischung muß klar bleiben,

*b) mit 2 ccm Wasser und nach Umschwenken mit 3 Tropfen Natriumsulfidlösung, es darf keine Färbung entstehen,

*c) mit Ammoniakflüssigkeit; es darf keine Färbung entstehen,

d) mit 5 ccm Wasser, mit 25 bis 30 Tropfen einer weingeistigen Lösung von Salizylaldehyd (1 + 99) sowie mit 20 ccm Schwefelsäure.

Azeton durch eine Rotfärbung, die nach Essigsäurezusatz in Violett übergeht.

Frühere Verwendung des Alkohols zu andern Operationen durch eine trübe Mischung.

Schwermetallsalze (Kupfer, Blei) durch eine dunkle Färbung oder Fällung. Bei der Prüfung auf Schwermetallsalze mittels Natriumsulfidlösung muß man hier ganz besonders vorsichtig sein, wenn man Irrtümern entgehen will. Ältere Natriumsulfidlösungen, die also bereits eine gewisse Zersetzung (Oxydation) erlitten haben, ergeben häufig schon innerhalb der vorgeschriebenen Beobachtungszeit von einer halben Minute auch dann eine weißliche Trübung, wenn nicht Metalle, etwa Zink, vorhanden sind. Diese Gefahr der Täuschung besteht am ehesten gerade beim Alcohol absolutus. Schon eine etwa 4 Wochen alte Natriumsulfidlösung gibt auch mit dem reinsten absoluten Alkohol sofort eine weißliche Ausscheidung, die übrigens nach Zusatz einiger ccm Wasser verschwindet, also leicht wasserlöslich ist und schon deshalb kein Sulfid darstellen kann. Aus diesem Grund wird die Prüfung zweckmäßig so ausgeführt: 5 ccm absoluter Alkohol dürfen nach Zusatz von 2 ccm Wasser durch 3 Tropfen Natriumsulfidlösung nicht verändert werden.

Extraktivstoffe, Gerbsäure durch eine gelbliche bis bräunliche Färbung.

Fuselöl durch eine beim Erkalten auftretende rötliche oder granatrote Färbung.

Diese im Arzneibuch neu eingeführte Probe auf Fuselöl nach KOMAROWSKY ist äußerst empfindlich. Das Reagens muß aber frisch bereitet werden. Außerdem ist der Zusatz der

Vermischen von je 10 ccm absolutem Alkohol.

 *a) mit 1 ccm Kaliumpermanganatlösung. Die rote Färbung darf nicht vor Ablauf von 20 Minuten in Gelb übergehen,

 *b) mit 10 ccm Wasser, 1 ccm Silbernitratlösung und so viel Ammoniakflüssigkeit, daß der entstandene Niederschlag eben wieder in Lösung geht. Es darf beim Stehen im Dunkeln innerhalb von 12 Stunden weder eine Färbung noch eine Trübung auftreten.

Verdunsten von 5 ccm absolutem Alkohol in einem gewogenen Schälchen auf dem Wasserbad. Es darf kein wägbarer Rückstand bleiben.

Schwefelsäure zu der Mischung des verdünnten Alkohols mit der Salizylaldehydlösung unter sorgfältiger Kühlung zu bewirken.

Aldehyd durch Verschwinden der roten Färbung innerhalb 20 Minuten und Übergang in Gelb[3].

Aldehyd durch eine Färbung oder Trübung innerhalb 12 Stunden[4].

Extraktivstoffe durch einen Rückstand.

[1] Methylalkohol wird zu Formaldehyd oxydiert, und dieser gibt die Farbreaktion mit Guajakol-Schwefelsäure.

[2] Besser von 0,04 g guajacolsulfosaurem Kalium. (Siehe Anm. * S. 25.)

[3] $CH_3 \cdot COH + O = CH_3 \cdot COOH$.
 Aldehyd   Essigsäure

[4] $CH_3COH + 2\,AgOH = CH_3COOH + Ag_2 + H_2O$.
 Aldehyd Silberhydroxyd
        (hypothetisch)

Aloe — Aloe.

Der eingekochte Saft der Blätter von afrikanischen Arten der Gattung **Aloe** besonders von Aloe ferox Miller (Kap-Aloe).

Glänzende, dunkelbraune Masse von eigenartigem Geruch und bitterem Geschmack, leicht in muschelige, glasglänzende Stücke und in scharfkantige, rötliche bis hellbraune Splitter brechend.

Zur Prüfung sind erforderlich: Etwa 9 g Aloe.

Prüfung durch:

*Betrachten von Aloepulver unter dem Mikroskop:

a) Ohne Flüssigkeit.

b) Nach Wasserzusatz.

c) Im Glyzerinpräparat.

 *Auflösen von 5 g Aloe in 60 g siedendem Wasser.

Erkaltenlassen obiger Lösung, Abfiltrieren des ausgeschiednen Harzes. Trocknen und Wägen desselben.

*Auflösen von 1 g Aloe in 5 g Weingeist unter Erwärmen. Die Lösung soll nach dem Erkalten bis auf eine geringe flockige Ausscheidung klar bleiben.

Zeigt an:

Identität erstens durch gelbliche bis bräunliche, scharfkantige, glasartig durchsichtige Schollen,

zweitens durch Zusammenfließen der Schollen zu feinblasigen grünlichbraunen Tröpfchen.

Matte Aloesorten durch zahlreiche, zum Teil strahlig angeordnete Kristalle.

Reinheit durch eine nur wenig trübe Lösung.

Fremde Stoffe durch eine stärkere Trübung.

Reinheit durch Abscheidung von ungefähr 3 g Harz.

Gummiartige Stoffe, Dextrin, mineralische Stoffe durch trübe Lösung und stärkere Abscheidungen beim Erkalten.

*Erhitzen von je 0,5 g Aloe mit je 10 ccm Chloroform oder Äther zum Kochen; beide dürfen nur schwach gelblich gefärbt werden.

Fremde Beimengungen durch eine dunklere Färbung des Chloroforms oder Äthers.

Verdunsten des durch Aloe gefärbten Äthers in einem gewogenen Schälchen. Es darf nicht mehr als 0,005 g gelber, zäher Rückstand bleiben.

Harz, Pech oder andere **in Äther lösliche Stoffe** durch einen größeren Rückstand.

*Kochen von 0,1 g Aloe mit 10 ccm Wasser und Versetzen der etwas trüben Lösung mit 0,1 g Borax.

Identität durch grünliche Fluoreszenz der jetzt klaren Lösung, die beim Verdünnen mit 100 g Wasser stärker wird. (**Natal-Aloe** zeigt keine Fluoreszenz.)

*Übergießen von einem Aloesplitter mit Salpetersäure; innerhalb 3 Minuten soll sich nur eine schwachgrünliche Zone bilden.

Fremde Aloesorten durch eine rote Zone.

Verbrennen von 1,0 g Aloe in einem tarierten Tiegel. Es darf höchstens 0,075 g Rückstand bleiben.

Anorganische Beimengungen durch einen größeren Rückstand.

Alumen — Alaun.

$KAl(SO_4)_2 \cdot 12 H_2O$. Mol.-Gew.: 474,40.

Farblose, durchscheinende, harte oktaedrische Kristalle oder weißes kristallinisches Pulver.

Verhalten gegen Lösungsmittel: In 9 Teilen Wasser löslich, in Weingeist fast unlöslich. Die wäßrige Lösung besitzt saure Reaktion und stark zusammenziehenden Geschmack.

Zur Prüfung sind erforderlich: Etwa 4 g Alaun und 15 ccm Lösung (1 + 19).

Prüfung durch:

*Versetzen von 5 ccm der wäßrigen Lösung (1 + 19) zuerst mit wenig Natronlauge, dann mit einem Überschuß, nach eingetretener Lösung mit Ammoniumchloridlösung.

Zeigt an:

Identität durch einen weißen, gallertartigen Niederschlag[1], der sich im Überschuß des Fällungsmittels löst[2] und auf **genügenden** Zusatz von Ammoniumchloridlösung wieder erscheint[3].

*Lösen von 1 g Alaun mit 10 ccm Wasser unter Erwärmen und Versetzen von je 5 ccm

*a) mit Weinsäurelösung,

Identität durch einen innerhalb einer halben Stunde bei zeitweiligem, kräftigem Umschütteln entstehenden, kristallinischen Niederschlag[4].

*b) mit Bariumnitratlösung.

Identität durch einen weißen, in verdünnten Säuren unlöslichen Niederschlag[5].

*Erhitzen von Alaun auf dem Platinblech.

Identität durch Schmelzen, starkes Aufblähen und Zurücklassen einer schaumigen Masse.

*Versetzen von je 5 ccm der wäßrigen Lösung (1 + 19)

*a) mit je 3 Tropfen verdünnter Essigsäure und Natriumsulfidlösung; es darf keine Veränderung stattfinden,

Schwermetallsalze (Blei, Kupfer) durch eine dunkle Färbung oder Fällung.

*b) mit einigen Tropfen Salzsäure und 0,5 ccm

Unzulässige Mengen **Eisen-**

{ Kaliumferrozyanidlösung; es darf sofort höch- | **salze** durch eine sofort eintre-
stens schwache Bläuung eintreten. | tende stärkere blaue Färbung.
Diese Reaktion ist zweckmäßig
mit frischbereiteter Kaliumferrozyanidlösung auszuführen.
Geringe Spuren der Verunreinigung sind übrigens gestattet.

*Versetzen von 3 ccm Natriumhypophosphit-
lösung mit 1 g Alaunpulver und viertelstündiges
Erhitzen im siedenden Wasserbad. Es darf keine
dunklere Färbung auftreten.

Arsenverbindungen durch
eine auftretende dunklere Färbung[6].

*Erhitzen von 1 g gepulvertem Alaun mit 1 ccm
Wasser und 3 ccm Natronlauge; es darf sich kein
Ammoniak entwickeln.

Ammoniumsalze, erkennbar
durch die weißen Dämpfe, welche beim Darüberhalten eines
mit Salzsäure befeuchteten
Glasstabes auftreten[7].

[1] $2\,[\mathrm{KAl(SO_4)_2 \cdot 12\,H_2O}] + 6\,\mathrm{NaOH} = 2\,\mathrm{Al(OH)_3} + \mathrm{K_2SO_4} + 3\,\mathrm{Na_2SO_4} + 24\,\mathrm{H_2O}.$
Kalium-Aluminiumsulfat   Aluminium-
hydroxyd

[2] $\mathrm{Al(OH)_3} + 3\,\mathrm{NaOH} = \mathrm{Al(ONa)_3} + 3\,\mathrm{H_2O}.$
Aluminium-   Natrium-
hydroxyd   aluminat

[3] $\mathrm{AlO_3Na_3} + 3\,\mathrm{NH_4Cl} = 3\,\mathrm{NaCl} + \mathrm{AlO_3(NH_4)_3} \rightarrow \mathrm{Al(OH)_3} + 3\,\mathrm{NH_3}.$
(unbeständig)

Der Reaktionsmechanismus ist übrigens nicht eindeutig geklärt.

[4] $2\,[\mathrm{KAl(SO_4)_2 \cdot 12\,H_2O}] + 2\,\mathrm{C_4H_6O_6} = 2\,\mathrm{C_4H_5KO_6} + \mathrm{Al_2(SO_4)_3}.$
Kalium-Aluminiumsulfat Weinsäure   Saures   Aluminium-
Kaliumtartrat   sulfat
$+\ \mathrm{H_2SO_4} + 24\,\mathrm{H_2O}.$

[5] $\mathrm{KAl(SO_4)_2 \cdot 12\,H_2O} + 2\,\mathrm{Ba(NO_3)_2} = 2\,\mathrm{BaSO_4} + \mathrm{KNO_3} + \mathrm{Al(NO_3)_3} + 12\,\mathrm{H_2O}.$

[7] Siehe Acid. acetic Nr. 2.

[6] $2\,[\mathrm{(NH_4)Al(SO_4)_2 \cdot 12\,H_2O}] + 6\,\mathrm{NaOH} = 2\,\mathrm{Al(OH)_3} + 3\,\mathrm{Na_2(SO_4)} + 2\,\mathrm{NH_3}$
Ammonium-Aluminium- $+\ 26\,\mathrm{H_2O}.$
sulfat

Alumen ustum — Gebrannter Alaun.

$\mathrm{KAl(SO_4)_2}.$ Mol.-Gew.: 258,21.

Weißes Pulver oder weiße Krusten, in 30 Teilen Wasser innerhalb 48 Stunden zu
einer nur schwachgetrübten Flüssigkeit löslich.

Hinsichtlich seiner Reinheit muß gebrannter Alaun den an den Alaun gestellten
Anforderungen genügen; für die Prüfungen sind die dort angegebenen Gewichtsmengen auf die Hälfte herabzusetzen bzw. ist eine Lösung (1 + 39) zu verwenden.

Prüfung durch:	Zeigt an:
Erhitzen von 1 g Alaun in einem Porzellantiegel, der in einem größeren Porzellantiegel in der Weise eingehängt ist, daß der Abstand zwischen den bei- den Tiegelwandungen ungefähr 1 cm beträgt. Der Boden des äußeren Tiegels ist bis zur schwachen Rotglut zu erhitzen. Es darf höchstens ein Ge- wichtsverlust von 0,1 g stattfinden.	**Unzulässigen Wassergehalt,** wenn der Gewichtsverlust mehr als 0,1 g beträgt. Es ist hier die besondere Art des Erhitzens vorgeschrieben, weil bei stärkerer Erhitzung nicht nur Wasser, sondern auch Schwefelsäure entweicht, was sich durch Aufsteigen weißer Dämpfe bemerkbar machen würde.

Aufbewahrung: In gutverschlossenen Gefäßen.

Aluminium sulfuricum — Aluminiumsulfat.

$Al_2(SO_4)_3 \cdot 18\,H_2O$. Mol.-Gew.: 666,44.

Weiße, kristallinische Stücke.

Verhalten gegen Lösungsmittel: In 1,2 Teilen Wasser löslich, in Weingeist fast unlöslich. Die wäßrige Lösung ist von saurer Reaktion und saurem, zusammenziehendem Geschmack.

Zur Prüfung sind erforderlich: 1 g Aluminiumsulfat und 30 ccm wäßrige Lösung (1 + 9).

Prüfung durch:	Zeigt an:
*Versetzen von je 5 ccm der wäßrigen Lösung (1 + 9)	
*a) mit Bariumnitratlösung,	**Identität** durch einen weißen, in verdünnten Säuren unlöslichen Niederschlag[1].
*b) mit anfangs wenig Natronlauge, dann mit einem Überschuß und nach Lösung des Niederschlags mit viel Chlorammoniumlösung.	**Identität** durch einen weißen, gallertartigen Niederschlag[2], der sich im Überschuß des Fällungsmittels löst[6], auf *genügenden* Zusatz von Ammoniumchloridlösung aber sich wieder ausscheidet[4].
*Versetzen von je 5 ccm der filtrierten wäßrigen Lösung (1 + 9), die **farblos** sein muß,	
*a) mit je 3 Tropfen verdünnter Essigsäure und Natriumsulfidlösung; es darf keine Veränderung entstehen,	**Schwermetallsalze** (Kupfer, Blei) durch eine dunkle Färbung oder Fällung.
*b) mit 5 ccm $^1/_{10}$-Normal-Natriumthiosulfatlösung; es darf nicht sofort eine Veränderung eintreten,	**Freie Schwefelsäure** durch eine undurchsichtige Trübung innerhalb 5 Minuten[5].
*c) mit Ammoniumoxalatlösung, es darf keine Veränderung eintreten,	**Kalziumsalze** (Sulfat) durch eine weiße Trübung.
*d) mit weiteren 5 ccm Wasser, einigen Tropfen Salzsäure und 0,5 ccm Kaliumferrozyanidlösung; es darf sofort höchstens eine schwachblaue Färbung eintreten.	**Eisensalze** durch eine sofort eintretende blaue Färbung[6].
Erhitzen einer Mischung von 1 g zerriebenem Aluminiumsulfat mit 3 ccm Natriumhypophosphitlösung ¼ Stunde lang im siedenden Wasserbad.	**Arsenverbindungen** durch eine braune Färbung oder Fällung innerhalb ¼ Stunde.

[1] $Al_2(SO_4)_2 \cdot 18\,H_2O + 3\,Ba(NO_3)_2 = 2\,Al(NO_3)_3 + 3\,BaSO_4 + 18\,H_2O.$
  Aluminiumsulfat Bariumnitrat Aluminiumnitrat Bariumsulfat

[2] $Al_2(SO_4)_3 \cdot 18\,H_2O + 6\,NaOH = 2\,Al(OH)_3 + 3\,Na_2SO_4 + 18\,H_2O.$
  Aluminiumhydroxyd

[3] S. bei Alumen[1].

[4] S. bei Alumen[2].

[5] $H_2SO_4 + Na_2S_2O_3 = Na_2SO_4 + H_2O + S + SO_2.$
  Natriumthiosulfat Schwefeldioxyd

Die Reaktion auf freie Schwefelsäure erklärt sich folgendermaßen: Mit Lackmuspapier darf hier nicht auf freie Säure geprüft werden, weil die wäßrige Lösung des Salzes an sich (durch hydrolytische Spaltung) gegen Lackmus sauer reagiert. Deshalb wird in diesem Falle Natriumthiosulfatlösung hinzugegeben, in der die geringe Menge der Wasserstoffionen, die eben durch die hydrolytische Spaltung entsteht, erst nach längerer Zeit eine schwache Trübung durch Schwefelabscheidung bewirkt. Ist aber wirklich freie Schwefelsäure vorhanden, so scheidet sich sehr bald Schwefel aus.

[6] Siehe Acetum pyrolignosum Nr. 1.

Alypin hydrochloricum — Alypinhydrochlorid.

Benzoyl-äthyl-tetramethyldiamino-isopropanol-hydrochlorid (Alypin).

$$CH_2N(CH_3)_2$$

$C_2H_5 \cdot CO(CO \cdot C_6H_5)$ Mol.-Gew.: 314,7.

$$\dot{C}H_2N(CH_3)_2HCl$$

Weißes, geruchloses, kristallinisches Pulver von bitterem Geschmack, auf der Zunge eine vorübergehende Unempfindlichkeit erregend.

Verhalten gegen Lösungsmittel: Sehr leicht in Wasser, leicht in Weingeist oder Chloroform, schwer in Äther löslich. Die wäßrige Lösung verändert Lackmuspapier nicht oder bläut es nur schwach.

Schmelzpunkt: 169°.

Zur Prüfung sind erforderlich: Etwa 0,4 g Alypinhydrochlorid, sowie 11 ccm der wäßrigen Lösung (1 + 99).

Prüfung durch:	Zeigt an:
*Erhitzen von 0,1 g Alypinhydrochlorid mit 1 ccm Schwefelsäure und 3 Tropfen Weingeist 2 bis 3 Minuten lang auf 100°. Vorsichtig mit 5 ccm Wasser versetzen. Erkaltenlassen. Es scheiden sich Kristalle ab, die nach Zusatz von Weingeist wieder in Lösung gehen.	**Identität** durch Auftreten des Geruchs des Benzoesäureäthylesters bei Wasserzusatz.
*Versetzen von 5 ccm der wäßrigen Lösung (1 + 99) mit Salpetersäure und Silbernitratlösung.	**Identität** durch einen weißen Niederschlag.
*Lösen von je 0,05 g Alypinhydrochlorid a) in 1 ccm Schwefelsäure, b) in 1 ccm Salpetersäure. Es muß sich ohne Färbung lösen.	**Fremde organische Stoffe** durch farbige Lösungen.
*Versetzen von 5 ccm der Lösung (1 + 99) mit 5 Tropfen Chromsäurelösung, es darf kein Niederschlag entstehen, auch nicht nach weiterem Zusatz von 1 ccm Salzsäure.	**Kokain** durch einen Niederschlag.
*Versetzen von 1 ccm der Lösung (1 + 99) mit 5 ccm Natriumbikarbonatlösung. Sie darf nicht verändert werden.	**Kokain** durch eine Trübung.
Verbrennen von 0,2 g Alypinhydrochlorid in einem gewogenen Tiegel. Es darf kein wägbarer Rückstand bleiben.	**Anorganische Beimengungen** durch einen wägbaren Rückstand.

Aufbewahrung: vorsichtig.

Alypin nitricum — Alypinnitrat.

Benzoyl-äthyl-tetramethyldiamino-isopropanolnitrat (Alypin).

$$CH_2N(CH_3)_2$$

$C_2H_5 \ CO(CO \cdot C_6H_5)$ Mol.-Gew.: 341,2.

$$\dot{C}H_2N(CH_3)_2HNO_3$$

Weißes, geruchloses, kristallinisches Pulver von bitterem Geschmack, auf der Zunge eine vorübergehende Unempfindlichkeit hervorrufend.

Verhalten gegen Lösungsmittel: Leicht in Wasser, Weingeist oder Chloroform, schwer in Äther löslich. Die wäßrige Lösung verändert Lackmuspapier nicht oder bläut es nur schwach.

Schmelzpunkt: 163°.

Die Prüfungen sind die gleichen wie bei Alypin hydrochloricum mit Ausnahme der nachstehenden:

Prüfung durch:	Zeigt an:
*Lösen von 0,1 g Alypinnitrat in 1 ccm Schwefelsäure, vorsichtiges Überschichten der Lösung mit Ferrosulfatlösung. An der Berührungsstelle tritt eine braunschwarze Zone auf.	**Identität** durch Auftreten der für Nitrate charakteristischen Reaktion[1].

Aufbewahrung: Vorsichtig.

[1] Siehe Acetum Nr. 5.

Ammoniacum — Ammoniakgummi.

Das Gummiharz von Dorema ammoniacum Don und anderen Arten der Gattung Dorema. Es besteht aus losen oder zusammenhängenden Körnern von bräunlicher, auf dem frischen Bruche weißlicher Farbe. In der Kälte spröde, erweicht es in der Wärme, ohne klar zu schmelzen; sein Geruch ist eigenartig, der Geschmack bitter, scharf und würzig.

Zur Prüfung sind erforderlich: 10 g Ammoniacum.

Prüfung durch:	Zeigt an:
*Zerreiben von 1 g Ammoniakgummi mit 3 g Wasser und Zusatz von Natronlauge.	**Identität** durch eine weiße Emulsion, die durch Natronlauge gelb, dann braun wird.
*Kochen von 5 g feinzerriebenem Ammoniakgummi mit 15 ccm Salzsäure 2 bis 3 Minuten lang; es darf keine blaue oder violette Farbe entstehen. Erkaltenlassen. Filtrieren durch ein angefeuchtetes Filter und vorsichtiges Übersättigen des klaren Filtrats mit Ammoniakflüssigkeit. Die Mischung darf im auffallenden Licht keine blaue Fluoreszenz zeigen.	**Galbanum, afrikanischer Ammoniakgummi, Asant** durch eine blaue oder violette Farbe bzw. durch eine im auffallenden Licht sich zeigende blaue Fluoreszenz, die bei Verdünnen mit 100 ccm Wasser stärker hervortritt.
Ausziehen von 3 g gepulvertem Ammoniakgummi mit siedendem Weingeist (3- bis 4mal mit je 10 ccm Weingeist je ¼ Stunde lang auf dem Wasserbad), Filtrieren und Trocknen des ungelösten Rückstands bei 100°. Derselbe soll höchstens 1,2 g betragen.	**Fremde, in Weingeist unlösliche Beimengungen** durch einen größeren Rückstand als 1,2 g.
Verbrennen von 1 g Ammoniakgummi in einem tarierten Tiegel. Der Rückstand darf nicht mehr als 0,075 g betragen.	**Anorganische Beimengungen** durch einen größeren Rückstand als 0,075 g[1].

[1] Eine recht scharfe Forderung, die nicht jede sonst einwandfreie Ware halten wird.

Ammonium bromatum — Ammoniumbromid.

NH_4Br. Mol.-Gew.: 97,96.

Gehalt: Nach dem Trocknen bei 100° mindestens 98,8% Ammoniumbromid, entsprechend 80,6% Brom.

Weißes, kristallinisches Pulver, beim Erhitzen flüchtig, in 1,5 Teilen Wasser klar löslich. Die wäßrige Lösung rötet Lackmuspapier schwach. Diese Rötung tritt durch eine teilweise hydrolytische Spaltung des Salzes beim Lösen ein.

Zur Prüfung sind erforderlich: 1,5 Ammoniumbromid und 35 ccm der wäßrigen Lösung (1 + 19).

Prüfung durch:	Zeigt an:
*Versetzen von je 5 ccm der wäßrigen Lösung (1 + 19)	
*a) mit Natronlauge und Erhitzen der Mischung,	**Identität** durch Entwicklung von Ammoniak[1].
*b) mit 2 ccm verdünnter Salzsäure, 5 Tropfen Chloraminlösung und etwa 10 ccm Chloroform und Schütteln,	**Identität** durch rotbraune Färbung des Chloroforms[2].
*c) mit je 3 Tropfen verdünnter Essigsäure und Natriumsulfidlösung,	**Schwermetallsalze** (Kupfer, Blei) durch eine dunkle Färbung.
*d) mit Bariumnitratlösung. Diese Reagenzien dürfen keine Veränderung hervorbringen;	**Schwefelsäure** durch eine weiße Trübung oder Fällung.
*e) mit einigen Tropfen Salzsäure und mit 0,5 ccm Kaliumferrozyanidlösung; sie darf nicht sofort gebläut werden.	**Eisensalze** durch eine sofort eintretende blaue Färbung.
*Versetzen von 10 ccm der wäßrigen Lösung (1 + 19) mit 3 Tropfen Eisenchloridlösung und etwas Stärkelösung; es darf innerhalb 10 Minuten keine Blaufärbung erfolgen.	**Jodwasserstoffsäure** durch eine blaue Färbung innerhalb 10 Minuten[3].
Erhitzen eines Gemisches von 1 g Ammoniumbromid mit 3 ccm Natriumhypophosphitlösung $\frac{1}{4}$ Stunde lang in siedendem Wasserbad. Es darf keine dunkle Färbung auftreten.	**Arsenverbindungen** durch eine dunkle Färbung.
Trocknen von 1 g Ammoniumbromid bei 100°. Es darf nicht mehr als 0,01 g an Gewicht verlieren.	**Unzulässigen Wassergehalt** durch einen größeren Gewichtsverlust.
Erhitzen des getrockneten Salzes, es darf nur weniger als 0,001 g Rückstand bleiben.	**Fremde Beimengungen** durch einen Rückstand von 0,001 g oder mehr.
Auflösen von etwa 0,4 g (genau gewogen) des bei 100° getrockneten Salzes in 20 ccm Wasser, Zusatz einiger Tropfen Kaliumchromatlösung und Titration mit $^1/_{10}$-Normal-Silbernitratlösung, bis eine bleibend rote Färbung eintritt.	**Vorschriftsmäßigen Gehalt an Ammoniumbromid,** wenn bis zu diesem Punkt für je 0,4 g trocknes Salz nicht weniger als 40,0 ccm und nicht mehr als 41,2 ccm $^1/_{10}$-Normal-Silbernitratlösung verbraucht werden[4]. 40,8 ccm entsprechen einem 100%igen Salz, 41,2 ccm einem Mindestgehalt von 98,8% Ammoniumbromid und einem Höchstgehalt von 1,2% Ammoniumchlorid (1 ccm $^1/_{10}$-Normal-Silbernitratlösung = 0,009796 g Ammoniumbromid oder = 0,00535 g Ammoniumchlorid).
	Einen zu hohen Gehalt an Ammoniumchlorid, wenn bis zu diesem Punkt für je 0,4 g trockenes Salz mehr als 41,2 ccm $^1/_{10}$-Normal-Silbernitratlösung gebraucht werden[5].
	Fremde Salze (Nitrat, Sulfat, Karbonat) durch einen geringeren Verbrauch als 40,8 ccm der Silberlösung.

Ammoniumbromidtafel[6].

100%		98,8% + 1,2% NH_4Cl	
g	ccm	g	ccm
0,1	1020	0,1	1031
0,2	2040	0,2	2062
0,3	3060	0,3	3093
0,4	40,80	0,4	41,24
0,5	5100	0,5	5155
0,6	6120	0,6	6186
0,7	7140	0,7	7217
0,8	8160	0,8	8248
0,9	9180	0,9	9279

Zur Berechnung aus der Formel $\frac{g}{F} T$; $\log T_{(100)} = 00\,895.$ $\log T_{(98,8)} = 01\,326.$

[1] $NH_4Br + NaOH = NaBr + NH_3 + H_2O.$
Ammonium-   Natrium-
  bromid   bromid

[2] $NH_4Br + Cl = NH_4Cl + Br.$
          Ammonium-
          chlorid

[3] Eisenchloridlösung setzt aus eventuell vorhandenen Jodiden nach der Gleichung
$$2\,FeCl_3 + 2\,NH_4J = J_2 + 2\,FeCl_2 + 2\,NH_4Cl.$$
Jod in Freiheit, das dann mit der Stärke die bekannte Blaufärbung gibt.

[4] $NH_4Br + AgNO_3 = AgBr + (NH_4)NO_3$
   97,96   169,89
$NH_4Cl + AgNO_3 = AgCl + (NH_4)NO_3$
   53,50   169,89
$2\,AgNO_3 + K_2CrO_4 = Ag_2CrO_4 + 2\,KNO_3$
     Kalium-   Silber-
     chromat   chromat

[5] Ist a die Einwaage und b die Anzahl Kubikzentimeter $^1/_{10}$-Normal-Silbernitratlösung, die zur Titration der a Gramm Ammoniumbromid verbraucht wurden, so enthalten die a Gramm $\dfrac{b - 102,08\,a}{84,84}$ Gramm Ammoniumchlorid, falls andre Verunreinigungen fehlen.

[6] Erläuterung s. S. 10 bis 11.

Ammonium carbonicum – Ammoniumkarbonat.

Die Zusammensetzung ist wechselnd. Es besteht entweder aus Ammoniumbikarbonat NH_4HCO_3 oder aus wechselnden Gemischen dieses Salzes mit Ammoniumkarbaminat NH_2COONH_4. Gehalt an Ammoniak 21 bis 33%.

Farblose, dichte, harte, durchscheinende, kristallinische Stücke oder weißes, kristallinisches Pulver von stark ammoniakalischem Geruch, mit Säuren aufbrausend, an der Luft sich zersetzend, häufig an der Oberfläche mit einem weißen Pulver bedeckt.

Löslichkeit: In (5 Teilen) Wasser langsam, aber vollständig löslich.

Zur Prüfung sind erforderlich: 2,5 g Ammoniumkarbonat und 25 ccm der wäßrigen, in der Kälte bereiteten Lösung (1 + 19).

Prüfung durch:	Zeigt an:
*Erhitzen einer kleinen Menge des Salzes in einem Schälchen auf dem Wasserbad, wobei es sich vollkommen verflüchtigt.	**Fremde Beimengungen** durch einen Rückstand.
Versetzen von je 5 ccm der wäßrigen Lösung (1 + 19)	

*a) mit Essigsäure bis zur schwach sauren Reaktion und dann

　　*α) mit 3 Tropfen Natriumsulfidlösung, | **Schwermetallsalze** durch eine dunkle Färbung oder Fällung.

　　*β) mit Bariumnitratlösung, | **Schwefelsäure** durch eine weiße Trübung.

　　*γ) mit Ammoniumoxalatlösung. Diese Reagenzien dürfen keine Veränderungen hervorbringen. | **Kalziumsalze** durch eine weiße Trübung.

*b) mit Salzsäure bis zur sauren Reaktion und Zusatz von Eisenchloridlösung. Es darf keine rote Färbung entstehen, | **Rhodansalze** durch eine rote Färbung[1].

*c) mit 3 Tropfen Silbernitratlösung und Salpetersäure bis zur sauren Reaktion. Es darf weder eine Bräunung noch innerhalb 2 Minuten mehr als opalisierende Trübung entstehen. | **Ammoniumthiosulfat** durch eine braune Färbung[2]. **Ammoniumchlorid** durch eine innerhalb 2 Minuten entstehende, undurchsichtige, weiße Trübung. **Arsenverbindungen** durch eine dunkle Färbung[3].

*Erhitzen eines Gemischs von 0,5 g Ammoniumkarbonat mit 3 ccm Natriumhypophosphitlösung 15 Minuten lang in siedendem Wasserbad. Es darf keine dunkle Färbung eintreten.

*Übersättigen von 2 g des Salzes mit Salpetersäure in einem tarierten Tiegel. Eintrocknen im Wasserbad und stärkeres Erhitzen des weißen Rückstands, wobei vollständige Verflüchtigung erfolgen muß. | **Empyreumatische Stoffe** durch einen gefärbten Abdampfrückstand. **Nichtflüchtige Salze** durch einen Rückstand bei stärkerem Erhitzen.

Aufbewahrung: In gutverschlossenen Gefäßen.

[1] $3[CNS(NH_4)] + FeCl_3 = Fe(CNS)_3 + 3NH_4Cl$.
　　Ammonium-　　Ferri-　　　Ferri-
　　　rhodanid　　chlorid　　rhodanid

[2] Thioschwefelsäure bildet mit Silbernitrat weißes thioschwefelsaures Silber, das sich schon bei Zimmertemperatur schnell in schwarzes Schwefelsilber umsetzt.

[3] Siehe Acid. acetic. Nr. 2.

Ammonium chloratum — Ammoniumchlorid.

NH_4Cl. Mol.-Gew.: 53,50.
Weißes, kristallinisches Pulver.

Verhalten gegen Lösungsmittel: In etwa 3 Teilen Wasser von 20°, in etwa 1,3 Teilen siedendem Wasser, sowie in ungefähr 50 Teilen Weingeist löslich. Die kaltbereitete wäßrige Lösung rötet Lackmuspapier schwach.

Zur Prüfung sind erforderlich: 1 g Ammoniumchlorid und 35 ccm der wäßrigen Lösung (1 + 19).

　　　　Prüfung durch: | 　　　　Zeigt an:

Versetzen von je 5 ccm der wäßrigen Lösung (1 + 19)

　　*a) mit Silbernitratlösung, | **Identität** durch einen weißen, käsigen, in Ammoniakflüssigkeit löslichen Niederschlag[1].

　　*b) mit Natronlauge und Erhitzen der Mischung. | **Identität** durch Entwicklung von Ammoniak[2], erkennbar durch den Geruch und die Blaufärbung von darüber ge-

Versetzen von je 5 ccm der wäßrigen Lösung mit 3 Tropfen verdünnter Essigsäure und

   *a) mit 3 Tropfen Natriumsulfidlösung,

   *b) mit Bariumnitratlösung,

   c) mit Ammoniumoxalatlösung.

haltenem befeuchteten roten Lackmuspapier.

Schwermetallsalze (Blei, Kupfer) durch eine dunkle Färbung oder Fällung.

Schwefelsäure durch eine weiße Trübung.

Kalziumsalze durch eine weiße Trübung.

Diese Reagenzien dürfen keine Veränderungen hervorbringen.

Versetzen von je 5 ccm der wäßrigen Lösung (1 + 19) mit einigen Tropfen Salzsäure und

   *a) mit Eisenchloridlösung es darf keine Rötung eintreten,

   *b) mit 0,5 ccm Kaliumferrozyanidlösung; es darf nicht sofort eine Bläuung erfolgen.

Rhodansalze durch eine rote Färbung[3].

Eisensalze durch eine sofort eintretende blaue Färbung[4].

Arsenverbindungen durch eine auftretende dunklere Färbung[5].

Erhitzen eines Gemisches von 1 g Ammoniumchlorid und 3 ccm Natriumhypophosphitlösung $\frac{1}{4}$ Stunde lang im siedenden Wasserbad. Es darf keine dunklere Färbung auftreten.

Abdampfen von 1 g des Salzes mit 1 ccm Salpetersäure auf dem Wasserbad zur Trockne in einem gewogenen Tiegel, der Rückstand muß weiß sein und darf höchstens am Rand einen gelben Anflug zeigen. Stärkeres Erhitzen des weißen Rückstands; er muß sich verflüchtigen, ohne einen wägbaren Rückstand zu hinterlassen.

Empyreumatische Stoffe durch einen gefärbten Abdampfrückstand.

Nichtflüchtige Salze durch einen wägbaren Rückstand bei stärkerem Erhitzen[6].

[1] $NH_4Cl + AgNO_3 = AgCl + (NH_4)NO_3$.

[2] $NH_4Cl + NaOH = NH_3 + NaCl + H_2O$.

[3] Siehe bei Ammonium carbonicum Nr. 1.

[4] $4\,FeCl_3 + 3\,K_4Fe(CN)_6 = Fe_4[Fe(CN)_6]_3 + 12\,KCl$.
     Kaliumferro-   Ferriferro-
        zyanid   zyanid

[5] $As_2O_3 + 3\,H_3PO_2 = As_2 + 3\,H_3PO_3$.

[1] In bezug auf die vollständige Verflüchtigung des Ammoniumchlorids bei höherer Temperatur bemerken RIEDELs Berichte 1912, daß auch bei den guten Handelswaren stets geringe Rückstände hinterbleiben. Anderseits kann diese Prüfung nicht ganz fallengelassen werden, weil Präparate mit Glührückstand bis zu 2% (meist NaCl) vorkommen. Wir schlagen deshalb vor: Glührückstand höchstens 0,1%. -- K. ENZ (Apotheker-Ztg. 1914, S. 177) berichtet, daß vollständige oder fast vollständige Flüchtigkeit nur bei ausgesuchter *sublimierter* Ware vorkommt, die bisweilen bis 0,2% Rückstand hinterläßt, während durch *Kristallisation* gewonnenes Ammoniumchlorid allgemein einen Rückstand von 0,2 bis 1% ergibt.

Amygdalae dulces — Süße Mandeln.

Die Samen der süßsamigen Kulturform von Prunus amygdalus Stokes. Süße Mandeln sind unsymmetrisch eiförmig, platt, ungefähr 2,3 cm lang und 1,4 cm breit, an einem Ende spitz, am andern abgerundet und etwa 1,0 cm dick. Von dem dicken Ende verlaufen in der Samenschale, die braun und schülferig ist, 15 bis 20 sich teilweise verzweigende Leitbündel nach der Samenspitze. Nach dem Einweichen in heißem Wasser läßt sich die Samenschale mit dem Endosperm als dünne Haut abziehen. Der Keimling soll eine reinweiße Farbe zeigen.

Süße Mandeln sollen mild ölig, etwas süß und nicht ranzig und nicht bitter schmecken. Sie müssen geruchlos sein.

Amylenum hydratum — Amylenhydrat.

$$(CH_2)_2 \cdot C \underset{OH}{\overset{C_2H_5}{<}} \qquad \text{Mol.-Gew.: } 88,10 .$$

Klare, farblose, flüchtige, neutrale Flüssigkeit von eigenartigem Geruch und brennendem Geschmack.

Verhalten gegen Lösungsmittel: In 8 Teilen Wasser löslich, mit Weingeist, Äther, Chloroform, Glyzerin und fetten Ölen in jedem Verhältnis klar mischbar, mit leuchtender und rußender Flamme brennbar. Sehr wichtig für die Beurteilung der Reinheit des Präparats ist die Feststellung, ob es genügend in Wasser löslich ist.

Siedepunkt: 97 bis 103°. Die Bestimmung des Siedepunkts ist ebenfalls sehr wichtig. Ein höherer Siedepunkt würde auf evtl. Beimengung des Gärungsamylalkohols hinweisen.

Dichte: 0,810 bis 0,815.

Zur Prüfung sind erforderlich: 40 ccm der wäßrigen Lösung (1 + 19).

Prüfung durch:	Zeigt an:
*Eintauchen von blauem Lackmuspapier in die wäßrige Lösung (1 + 19). die klar sein muß,	**Freie Säure** (Schwefelsäure) durch Rötung des Lackmuspapiers.
	Kohlenwasserstoffe durch eine trübe Lösung.
Versetzen von je 20 ccm der wäßrigen Lösung + 19)	
*a) mit 2 Tropfen Kaliumpermanganatlösung. Sie muß nach 10 Minuten noch rot gefärbt sein,	**Amylen** durch eine innerhalb 10 Minuten eintretende Entfärbung der Flüssigkeit[1].
*b) mit 1 ccm ammoniakalischer Silberlösung und Erwärmen 10 Minuten lang im siedenden Wasserbad (besser nur bei 60°, sonst fällt braunschwarzes Silberoxyd aus!). Es darf weder eine Färbung noch eine braunschwarze Ausscheidung stattfinden.	**Aldehyde** durch einen Silberspiegel oder Abscheidung von metallischem Silber[2].

Aufbewahrung: Vorsichtig und vor Licht geschützt.

[1] Amylenhydrat wird durch Anlagerung von Wasser an Amylen

$$\underset{CH_3}{\overset{CH_3}{>}}C = CH \cdot CH_3$$

hergestellt. Kal. permangan. oxydiert dieses leicht unter Angriff an der Doppelbindung.

[2] $CH_3 \cdot COH + 2 AgOH + H_2O = Ag_2 + CH_3 \cdot COOH + H_2O.$
     Aldehyd   Silberhydroxyd   Essigsäure
           (hypothetisch)
Das Kölbchen, in dem die Prüfung auf Aldehyde vorgenommen wird, ist vorher mit Schwefelsäure auf das sorgfältigste zu reinigen!

Amylium nitrosum — Amylnitrit.

$(CH_3)_2 \cdot CH \cdot CH_2 \cdot CH_2 \cdot O \cdot NO.$ Mol.-Gew.: 117,10.

Klare, gelbliche, flüchtige Flüssigkeit von fruchtartigem Geruch, von brennendem, würzigem Geschmack. Sie brennt mit leuchtender und rußender Flamme.

Verhalten gegen Lösungsmittel: Kaum löslich in Wasser, in allen Verhältnissen mit absolutem Alkohol und Äther mischbar.

Dichte: 0,872 bis 0,882.

Siedepunkt: 95 bis 97°.

Durch einen abweichenden Siedepunkt, dessen Bestimmung hier sehr wichtig ist, können gewisse Verunreinigungen, vor allem Gärungsamylalkohol, der viel höher siedet (129 bis 131°), angezeigt werden. Die Siedepunktsbestimmung muß aber mit großer Vorsicht vorgenommen werden, da die Dämpfe äußerst gesundheitsschädlich wirken!

Zur Prüfung sind erforderlich: 6 ccm Amylnitrit.

Prüfung durch:	Zeigt an:
Bestimmen der Dichte und des Siedepunkts.	**Identität,** wenn die Konstanten stimmen.
*Durchschütteln von 5 ccm Amylnitrit mit einer Mischung von 0,1 ccm Ammoniakflüssigkeit[1] und 1 ccm Wasser und Eintauchen von rotem Lackmuspapier. Es muß blau gefärbt werden.	**Unzulässige Menge freie Säure,** wenn die Reaktion nicht mehr alkalisch ist.
*Gelindes Erwärmen einer Mischung von 1 ccm Amylnitrit, 1,5 ccm Silbernitratlösung, 1,5 ccm Weingeist und einigen Tropfen Ammoniakflüssigkeit. Es darf keine Bräunung oder Schwärzung eintreten.	**Valeraldehyd** durch eine Bräunung oder Schwärzung der Flüssigkeit[2].
Abkühlen von Amylnitrit auf 0° durch Einstellen in schmelzendes Eis. Es darf keine Trübung erfolgen.	**Wasser** durch eine Trübung.

Aufbewahrung: Vorsichtig und vor Licht geschützt.

[1] Da es schwer ist, 0,1 ccm genau abzumessen, füllt man im Meßkolben von 100 ccm 9,6 g Ammoniakflüssigkeit mit Wasser bis zur Marke auf. Von der Mischung mißt man dann 1 ccm ab.

[2] $C_4H_6 \cdot COH + 2\,AgOH = Ag_2 + C_4H_6COOH + H_2O.$
 Valeraldehyd   Valeriansäure

Amylum Oryzae — Reisstärke.

Die Stärke aus dem Endosperm von Oryza sativa Linné. Sie stellt ein matt aussehendes, weißes, feines, geruch- und geschmackloses Pulver dar.

Zur Prüfung sind erforderlich: Etwa 4 g Reisstärke.

Prüfung durch:	Zeigt an:
*Kochen von 1 g Reisstärke mit 50 g Wasser, Erkaltenlassen und Eintauchen von Lackmuspapier.	**Identität** durch einen nach dem Erkalten trüben, dünnflüssigen, geruchlosen Kleister, der Lackmuspapier nicht verändert.
Trocknen von 1 g Reisstärke bei 100°. Sie darf höchstens 0,15 g an Gewicht verlieren.	**Zu großen Wassergehalt** durch einen größeren Gewichtsverlust als 0,15 g.
Verbrennen von 1 g Reisstärke in einem tarierten Tiegel. Es darf höchstens 0,01 g Rückstand bleiben.	**Anorganische Beimengungen** durch einen größeren Rückstand als 0,01 g.
*Betrachten einer Probe unter dem Mikroskop im Glyzerin-Jod-Präparat.	**Reine Reisstärke,** welche aus kleinen, meist vieleckigen, scharfkantigen, manchmal zu mehreren zusammenhängenden Körnern von 2 bis 10, meist 4 bis $5\,\mu$ Durchmesser besteht, Körner mit über $10\,\mu$ und solche mit Spalt oder Schichtung müssen völlig fehlen, gelbgefärbte **Kleiebestandteile** dürfen nur vereinzelt sichtbar sein.

Aufbewahrung: In gutverschlossenen Gefäßen.

Amylum Tritici — Weizenstärke.

Die Stärke aus dem Endosperm von Triticum sativum Lamarck. Weißes, feines, geruch- und geschmackloses, beim Reiben zwischen den Fingern knirschendes Pulver.

Zur Prüfung sind erforderlich: Etwa 4 g Weizenstärke.

Prüfung durch:	Zeigt an:
*Kochen einer Anschüttlung von 1 g Weizenstärke mit 50 g Wasser, Erkaltenlassen und Eintauchen von Lackmuspapier.	**Identität** durch einen nach dem Erkalten dünnflüssigen, geruchlosen, trüben Kleister, der Lackmuspapier nicht verändert.
Trocknen von 1 g Weizenstärke bei 100°. Sie darf höchstens 0,15 g an Gewicht verlieren.	Zu **großen Wassergehalt** durch einen größeren Gewichtsverlust als 0,15 g.
Verbrennen von 1 g Weizenstärke in einem tarierten Tiegel; es darf höchstens 0,01 g Rückstand bleiben.	**Anorganische Beimengungen** durch einen größeren Rückstand als 0,01 g.
*Betrachten einer Probe unter dem Mikroskop im Glyzerin-Jod-Präparat.	**Reine Weizenstärke,** welche aus 2 deutlich verschiedenen, kaum Übergangsformen zeigenden Arten von Stärkekörnern, den meist kugeligen, sehr selten etwas eckigen bis schwach spindelförmigen, 2 bis 9, meist 5 bis 7 μ im Durchmesser betragenden Kleinkörnern und den viel größeren, linsenförmigen, in der Flächenansicht rundlichen, kernlosen, ungeschichteten oder nur äußerst schwach konzentrisch geschichteten, spaltfreien oder manchmal in der spindelförmigen Seitenansicht einen Längsspalt zeigenden, 15 bis 45, meist 28 bis 35 μ Durchmesser besitzenden Großkörnern besteht.
	Kleiebestandteile in unzulässiger Menge durch mehr als ganz vereinzelte gelbgefärbte Elemente.
	Roggenstärke durch gleichgroße Stärkekörner mit mehrstrahliger Spalte.
	Kartoffelstärke durch Stärkekörner von über 50 μ Durchmesser.
	Reisstärke durch scharfkantige 2 bis 10 μ große und
	Maisstärke durch scharfkantige 10 bis 25 μ große Stärkekörner.

Anaesthesin — Anästhesin. p-Aminobenzoesäureäthylester.

$$C_6H_4 \begin{cases} NH_2 \\ COOC_2H_5 \end{cases} \quad [1,4]. \quad \text{Mol.-Gew.: } 165,10.$$

Weißes, feines, kristallinisches Pulver. Anästhesin schmeckt schwach bitter und ruft auf der Zunge eine vorübergehende Unempfindlichkeit hervor.

Verhalten gegen Lösungsmittel: Schwer löslich in Wasser von 20°, etwas leichter in siedendem Wasser, leicht löslich in Alkohol, Äther, Chloroform und Benzol, sowie in 50 Teilen Olivenöl. Die wäßrige Lösung verändert Lackmuspapier nicht.

Schmelzpunkt: 90 bis 91°.

Prüfung durch:	Zeigt an:
*Versetzen einer Lösung von 0,1 g Anästhesin in 2 ccm Wasser und 3 Tropfen verdünnter Salzsäure mit 3 Tropfen Natriumnitritlösung und dann mit 2 Tropfen einer Lösung von 0,01 g β-Naphthol in 5 g verdünnter Natronlauge (1 + 2).	**Identität** durch eine dunkelorangerote Färbung[1].
Verbrennen von 1 g Anästhesin in einem tarierten Tiegel; es darf höchstens 0,001 g Rückstand bleiben.	**Anorganische Beimengungen** durch einen größeren Rückstand als 0,001 g.

Aufbewahrung: Vorsichtig und vor Licht geschützt.

[1] Durch die Natriumnitritlösung wird die Amidogruppe des Anästhesins in die Diazogruppe umgewandelt, und durch β-Naphthol wird der Diazokörper in einen Azofarbstoff verwandelt.

$$C_6H_4 \Big\langle {}^{COOC_2H_5}_{NH_2 \cdot HCl} + HNO_2 \text{ (aus } NaNO_2 + HCl) = C_6H_4 \Big\langle {}^{COOC_2H_5}_{N = N \cdot Cl} + 2 H_2O$$

salzsaurer p-Amino-benzoesäureäthyl-ester — Salpetrige Säure — salzsaurer Diazobenzoe-säureäthylester

$$C_6H_4 \Big\langle {}^{COOC_2H_5}_{N = N \cdot Cl} + C_{10}H_7OH = C_6H_4 \Big\langle {}^{COOC_2H_5}_{N = N - C_{10}H_6OH}$$

β-Naphthol

β-Naphthol-Azo-Benzoe-säureäthylester

Apomorphinum hydrochloricum — Apomorphinhydrochlorid.

$C_{17}H_{17}O_2N \cdot HCl + \frac{3}{4} H_2O$. Mol.-Gew.: 317,1.

Weiße oder grauweiße Kriställchen.

Verhalten gegen Lösungsmittel: In Äther und Chloroform fast unlöslich, in etwa 50 Teilen Wasser und in etwa 40 Teilen Weingeist löslich. Die Lösungen verändern Lackmuspapier nicht, sie nehmen beim Stehen an der Luft und am Licht infolge Zersetzung allmählich eine grüne Farbe an; werden die Lösungen aber unter Zusatz von wenig Salzsäure bereitet, so bleiben sie längere Zeit unverändert. Ein größerer Zusatz von Salzsäure bewirkt die Abscheidung von weißen Apomorphinhydrochloridkriställchen.

Wäßrige Lösungen von Apomorphinhydrochlorid, mit wenig Salzsäure versetzt, halten sich längere Zeit unverändert, aber das gelöste Alkaloidsalz scheidet sich nach einem größeren Zusatz von Salzsäure in weißen Kriställchen wieder aus. Beide Eigenschaften sind außerordentlich wichtig! Die erstere führt dazu, daß der Apotheker nach dem letzten Abschnitt dieses Artikels den ärztlich verordneten wäßrigen Lösungen eine der angewendeten Menge Apomorphinhydrochlorid gleiche Menge Salzsäure zuzusetzen hat, auch wenn solches vom Arzt nicht vorgeschrieben ist. Die zweite Eigenschaft der Unlöslichkeit des Salzes in nicht zu verdünnter Salzsäure ermöglicht eine Prüfung auf fremde Alkaloide.

An feuchter Luft, besonders unter Mitwirkung von Licht, färbt sich Apomorphinhydrochlorid bald grün.

Deshalb ist das Salz zweckmäßig in *kleinen* dunklen Fläschchen aufzubewahren.

Zur Prüfung sind erforderlich: 0,6 g Apomorphinhydrochlorid und 2 ccm wäßrige
Lösung (1 + 99), die vollständig farblos sein muß.

Prüfung durch:	Zeigt an:
Versetzen von je 1 ccm der wäßrigen Lösung (1 + 99)	
*a) mit einigen Tropfen Natriumbikarbonat-lösung, mit einer Spur Jodtinktur (z. B. durch Eintauchen der Spitze eines Kapillarglasröhr-chens, das vorher in Jodtinktur getaucht wurde) und Schütteln mit einigen ccm Äther.	**Identität** durch eine sma-ragdgrüne Färbung der wäßri-gen Lösung, die mit rubinroter Farbe in Äther übergeht.
*b) mit 1 Tropfen Salpetersäure, dann mit 1 Tropfen Silbernitratlösung und hierauf mit Ammoniakflüssigkeit.	**Identität** durch Abscheidung weißer Kriställchen[1] auf Sal-petersäurezusatz, durch einen weißen, käsigen Niederschlag und durch sofortige Schwär-zung auf Zusatz von Ammo-niakflüssigkeit[2].
*Schütteln von 0,1 g des trocknen Salzes mit 5 ccm Äther; dieser darf sich gar nicht oder doch nur blaßrötlich färben.	**Oxydationsprodukte des Apo-morphins** durch eine rötliche Färbung des Äthers.
*Betrachten von Apomorphinhydrochlorid un-ter dem Mikroskop bei 100facher Vergrößerung.	**Fremde Alkaloide,** falls außer nadelförmigen Kristallen und ihren Bruchstücken noch andre Bestandteile zu sehen sind.
*Aufbringen von 0,1 g Apomorphinhydrochlorid auf ein kleines, trocknes Filter, Übergießen mit einer auf 10° abgekühlten Mischung[3] von 1 g Salz-säure mit 4 g Wasser. Zusatz von 1 Tropfen Mayers Reagens zum Filtrat. Es darf höchstens opalisierend getrübt werden.	**Fremde Alkaloide** durch eine stärkere Trübung[4].
Trocknen von 0,2 g Apomorphinhydrochlorid im Exsikkator über Schwefelsäure. Es darf nicht mehr als 0,009 g an Gewicht verlieren.	**Richtigen Wassergehalt** durch einen Gewichtsverlust von höchstens 0,009 g, der beim offenen Stehen an der Luft durch Wasseraufnahme wieder voll ausgeglichen werden muß.
Verbrennen von 0,2 g des Salzes in einem tarier-ten Tiegel; es darf nur weniger als 0,001 g Rück-stand bleiben.	**Anorganische Beimengun-gen** durch einen Rückstand von 0,001 g oder mehr.

Aufbewahrung: Vorsichtig, vor Licht geschützt.

[1] Apomorphinnitrat ist schwer löslich.

[2] Durch die Salpetersäure entsteht eine Abscheidung von Apomorphinnitrat. —
Durch $AgNO_3$ entsteht zunächst $AgCl$, das nach dem Ammoniakzusatz sofort zu
metallischem Silber reduziert wird.

[3] Die Temperatur ist wichtig, in Salzsäure von Zimmertemperatur ist Apomorphinhydrochlorid stärker löslich, so daß die Trübung, die bei Zimmertemperatur
entsteht, eine Verfälschung vortäuschen kann.

[4] Es sind „falsche" Apomorphinpräparate in den Handel gekommen, die durch
gewisse Verunreinigungen teils sehr giftig sind, teils dem Apomorphin entgegen-
gesetzte pharmakologische Wirkungen haben. Über die Natur dieser Verunreinigungen ist man sich nicht ganz klargeworden. Von einer Seite wird aber angenommen, daß es sich hierbei hauptsächlich um eine Verunreinigung durch Chloromor-
phidhydrochlorid handelt. Die so bezeichnete Substanz ist völlig amorph, ähnelt in
der Form auffallend dem gefällten Schwefel, nur daß sie reinweiß ist, während

einwandfreies Apomorphinhydrochlorid aus schönen glasglänzenden Kriställchen besteht. Deshalb ist bei der Prüfung nie zu vergessen, sich unter dem Mikroskop davon zu überzeugen, daß das Präparat *nur* die bezeichneten Kristalle oder deren Bruchstücke erkennen läßt. Apomorphinhydrochlorid ist in nicht zu verdünnter Salzsäure fast unlöslich. Behandelt man es deshalb in der angegebenen Weise mit HCl, werden von dem Salz nur geringste Spuren gelöst werden, so daß in dem Filtrat mit Mayers Reagens lediglich die zugelassene opalisierende Trübung entsteht, während fremde Alkaloide durch ihre Löslichkeit in der Salzsäurelösung bedeutende Trübungen bzw. Niederschläge ergeben würden. Nur muß man streng darauf achten, daß wirklich die angewendete Salzsäuremischung beim Aufgießen, wie gefordert, abgekühlt ist. Bei höherer Temperatur löst sich auch reines Apomorphinhydrochlorid wesentlicher, so daß die Gegenwart fremder Alkaloide vorgetäuscht werden kann.

Aqua Amygdalarum amararum — Bittermandelwasser.

Gehalt: 0,1% Zyanwasserstoff (HCN. Mol.-Gew.: 27,02).

Dichte: 0,967 bis 0,977.

Bittermandelwasser sei klar oder nur sehr schwach weißlich getrübt.

H. WIEBELITZ[1] schlägt vor, es möchte eine gelbliche Färbung des Präparats gestattet sein, da das Benzaldehydzyanhydrin stark gelb färbe. Unterdessen ist die synthetische Herstellung des Grundstoffs so weit verbessert, daß es ein nicht gefärbtes Bittermandelwasser ergibt. Aber sehr lange haltbar ist auch das jetzige Präparat nicht[2]. Nach längerer Zeit gibt es ein trübes gefärbtes Bittermandelwasser, das freilich durch Behandeln mit Talkum brauchbar gemacht werden kann, wenn es auch etwas schwächer ist, als der zugesetzten Menge Benzaldehydzyanhydrin entspricht. Daraus folgt: I. Der Vorrat an Benzaldehydzyanhydrin ist nicht zu groß zu halten. II. Man stellt zunächst die Mischung etwas stärker her, als die Vorschrift besagt, und verdünnt sie dann gemäß dem Untersuchungsbefund mit dem verdünnten Weingeist der angegebenen Konzentration.

Zur Prüfung sind erforderlich: 35 g Bittermandelwasser.

Prüfung durch:	Zeigt an:
*Eintauchen von blauem Lackmuspapier; es darf kaum gerötet werden.	**Freie Säure** durch eine starke Rötung des Lackmuspapiers.
*Versetzen von 10 g Bittermandelwasser mit 0,8 ccm $^1/_{10}$-Normal-Silbernitratlösung und einigen Tropfen Salpeteräure, Abfiltrieren des entstandenen Niederschlags; das Filtrat muß den eigenartigen Geruch des Bittermandelwassers zeigen.	**Minderwertiges Bittermandelwasser** durch Verschwinden des Geruchs.
*Weiterer Zusatz von einigen Tropfen $^1/_{10}$-Normal-Silbernitratlösung zu obigem Filtrat; es darf keine Trübung entstehen (Höchstgehalt von 0,02% freiem Zyanwasserstoff).	Einen **zu hohen Gehalt an freiem Zyanwasserstoff** durch eine Trübung[1]. Ist das Präparat aus vorschriftsmäßigem Benzaldehydzyanhydrin, das schon auf unzulässige Mengen freier Blausäure geprüft ist, hergestellt, so wird man diese Prüfung hier nicht zu wiederholen brauchen. Ein gekauftes Bittermandelwasser aber kann auch aus Benzaldehyd und freier Blausäure bereitet sein und dann zu viel HCN enthalten.
*Verdünnen von 25 g Bittermandelwasser mit 100 ccm Wasser, Versetzen mit 2 ccm Kalium-	Die **vorgeschriebene Stärke,** wenn bis zu diesem Punkt 4,58

jodidlösung und 1 ccm Ammoniakflüssigkeit, sodann Titration vermittels der Feinbürette mit $^1/_{10}$-Normal-Silbernitratlösung, bis eine bleibende, gelbliche Opaleszenz entsteht.

Die Titration ist besonders gegen Ende langsam und unter kräftigem Umschwenken durchzuführen.

Es muß aber darauf geachtet werden, daß die Titration nur so weit geführt wird, bis in der bis dahin klaren Flüssigkeit der erste Tropfen Silbernitratlösung nach dem Umschwenken eine deutliche, aber schwache, gelbliche Opaleszenz bewirkt.

bis 4,95 ccm $^1/_{10}$-Normal-Silbernitratlösung erforderlich sind[4].

1 ccm der $^1/_{10}$-Normal-Silbernitratlösung $=$ 0,005404 g Zyanwasserstoff in ammonikalischer Lösung. 4,58 bis 4,95 ccm $=$ 0,02475 bis 0,02675 g Zyanwasserstoff. Diese Menge soll in 25 g Bittermandelwasser enthalten sein. In 100 g Bittermandelwasser sollen enthalten sein

$$\frac{0{,}02475 \text{ bis } 0{,}02675 \cdot 100}{250} = 0{,}099$$

bis 0,107 g Zyanwasserstoff.

Aufbewahrung: Vorsichtig, vor Licht geschützt.

[1] H. WIEBELITZ: Pharmaz. Ztg. 1926, S.1412.

[2] Siehe G. BÜMING: Archiv 1928, S. 231.

[3] $HCN + AgNO_3 = AgCN + HNO_3$.

     27,02   169,89   Silber-

Zyanwasserstoff   zyanid

[4] $2(NH_4 \cdot CN) + AgNO_3 = (AgCN\text{-}NH_4CN) + (NH_4)NO_3$.

Ammoniumzyanid 169,89   Ammonium-Silber-   Ammonium-

entsprechend 2 Mol. HCN   zyanid (wasserlöslich)   nitrat

      $= 2 \cdot 27{,}02$

Durch einen Überschuß von $AgNO_3$ wird $(NH_4CN \cdot AgCN)$ zersetzt.

    $(NH_4CN \cdot AgCN) + AgNO_3 = 2\,AgCN + NH_4NO_3$.

               unlöslich

Das ausfallende **weiße** AgCN ist schlechter sichtbar als das bei Gegenwart von Jodkali als Indikator zuerst entstehende **gelbe** AgJ. $AgCN + KJ = KCN + AgJ$.

1 Mol. Silbernitrat entspricht 2 Mol. Zyanwasserstoff $= 54{,}04$.

Aqua Calcariae — Kalkwasser.

Gehalt: 0,15 bis 0,17 Kalziumhydroxyd [$Ca(OH)_2$. Mol.-Gew.: 74,09]. Klar, farblos, Lackmuspapier stark bläuend.

<table>
<tr><td align="center">Prüfung durch:</td><td align="center">Zeigt an:</td></tr>
<tr><td>*Versetzen von 100 ccm Kalkwasser mit einigen Tropfen Phenolphthaleinlösung und Titration mit Normal-Salzsäure, bis Entfärbung eintritt.</td><td>Den richtigen Kalkgehalt, wenn bis zur Entfärbung nicht weniger als 4 und nicht mehr als 4,5 ccm Normal-Salzsäure nötig sind[1].

1 ccm Normal-Salzsäure $=$ 0,037045 g Kalziumhydroxyd, 4 bis 4,5 ccm $=$ 0,148 bis 0,166 g Kalziumhydroxyd.

Verunreinigung durch Ätzalkalien, von unvorschriftsmäßiger Herstellung herrührend, falls mehr als 4,5 ccm Normal-Salzsäure verbraucht werden.</td></tr>
</table>

[1] $2\,HCl + Ca(OH)_2 = CaCl_2 + 2\,H_2O$.

   $2 \cdot 36{,}47$ 74,09

1 Mol. HCl entspricht $^1/_2$ Mol. $Ca(OH)_2$ $\dfrac{74{,}09}{2} = 37{,}045$.

Aqua cresolica — Kresolwasser.

Gehalt an Kresolseifenlösung 10%, demnach Gehalt an Rohkresol annähernd 5%, an Fettsäure in Seifenform 2,5%.

Für Heilzwecke mit destilliertem Wasser hergestelltes Kresolwasser ist hellgelb und klar, für Desinfektionszwecke mit gewöhnlichem Wasser hergestelltes Kresolwasser etwas trübe, doch ohne Abscheidung öliger Tropfen.

Aqua destillata — Destilliertes Wasser.

H_2O. Mol.-Gew.: 18,016.

Klare Flüssigkeit, ohne Farbe, Geruch und Geschmack, die Lackmuspapier nicht verändert.

Zur Prüfung sind erforderlich: 375 ccm Aqua destillata.

Prüfung durch:	Zeigt an:
Versetzen von je 10 ccm des Wassers	
*a) mit Silbernitratlösung,	**Salzsäure** durch eine weiße Trübung oder Fällung.
*b) mit Bariumnitratlösung,	**Schwefelsäure** durch eine weiße Trübung.
c) mit Ammoniumoxalatlösung,	**Kalziumsalze** durch eine weiße Färbung.
*d) mit Neßlers Reagens,	**Ammoniumsalze** und **Ammoniak** durch eine gelbliche Trübung oder rote Ausscheidung[1].
*e) mit 3 Tropfen Natriumsulfidlösung und hierauf mit Ammoniakflüssigkeit.	**Schwermetallsalze** (Kupfer, Blei, Eisen) durch eine dunkle Färbung, **Zink** durch eine weiße Trübung.

Diese Reagenzien dürfen keine Veränderung erzeugen.

Vermischen von 25 ccm destillierten Wassers mit 50 ccm Kalkwasser und Stehenlassen in einem gutverschlossenen Gefäß eine Stunde lang. Es darf keine Trübung entstehen.

Kohlensäure durch eine innerhalb einer Stunde entstehende Trübung[2].

Kochen von 100 ccm destillierten Wassers mit 1 ccm verdünnter Schwefelsäure und 0,3 ccm Kaliumpermanganatlösung 3 Minuten lang in einem Becherglas, das vorher mit der gleichen Menge Wasser und Schwefelsäure sowie so viel Kaliumpermanganatlösung ausgekocht worden ist, daß die rote Farbe noch eben sichtbar war. Die rote Farbe der Mischung darf nicht verschwinden.

Organische Stoffe, salpetrige Säure[3] durch Entfärbung der Flüssigkeit.

Verdampfen von 100 ccm destillierten Wassers in einer tarierten Schale. Es darf höchstens 0,001 g Rückstand bleiben.

Feste Bestandteile durch einen größeren Rückstand als 0,001 g.

[1] $2\,K_2HgJ_4 + 3\,KOH + NH_3 = H_2NHg_2OJ + 7\,KJ + 2\,H_2O.$
$\underbrace{\qquad\qquad\qquad}$
Neßlers Reagens

[2] $Ca(OH)_2 + CO_2 = CaCO_3 + H_2O.$
Kalzium-hydroxyd   Kalzium-karbonat

Diese Reaktion kann höchstens bei frischdestilliertem Wasser positiv ausfallen, bei der Lagerung geht der CO_2-Gehalt zurück.

[3] $5\,HNO_2 + 2\,KMnO_4 + 3\,H_2SO_4 = K_2SO_4 + 2\,MnSO_4 + 5\,HNO_3 + 3\,H_2O.$
Salpetrige Säure   Kalium-permanganat   Mangano-sulfat

Aqua phenolata — Phenolwasser.

Aqua carbolisata.

Gehalt: 2% Phenol.
Klar und farblos.

Aqua Plumbi — Bleiwasser.

Darf etwas trübe sein.

Aquae aromaticae — Aromatische Wässer.

Aqua Cinnamomi — Zimtwasser.

Zimtwasser ist fast klar.

Aqua Foeniculi — Fenchelwasser.

Fenchelwasser ist fast klar.

Aqua Menthae piperitae — Pfefferminzwasser.

Pfefferminzwasser ist fast klar.

Aqua Rosae — Rosenwasser.

Rosenwasser ist fast klar.

Arecolinum hydrobromicum — Arekolinhydrobromid.

$C_8H_{13}O_2N \cdot HBr$. Mol.-Gew.: 236,04.
Feine, weiße, luftbeständige Nadeln.
Verhalten gegen Lösungsmittel: leicht in Wasser und in Weingeist, schwer in Äther und in Chloroform löslich.
Bei der Aufbewahrung über Schwefelsäure verliert es kaum an Gewicht.
Schmelzpunkt: 170 bis 171°.
Zur Prüfung sind erforderlich: 0,2 g Arekolinhydrobromid und 2 ccm der wäßrigen Lösung (1 + 19).

Prüfung durch:	Zeigt an:
Eintauchen von blauem Lackmuspapier in die Lösung (1 + 19). Es darf kaum Rötung eintreten.	**Freie Säure** durch Rötung des Lackmuspapiers.
Verteilen von 1 ccm der Lösung (1 + 19) auf Uhrgläser und Versetzen	
*a) mit Gerbsäurelösung. *b) mit Kalilauge. Es darf keine Fällung eintreten.	**Fremde Alkaloide** durch eine Fällung.
*c) mit Jodlösung,	**Identität** durch eine braune Ausscheidung.
*d) mit Bromwasser,	**Identität** durch eine gelbe Fällung.
*e) mit Silbernitratlösung.	**Identität** durch eine blaßgelbe Fällung.
*Versetzen von 1 ccm der Lösung (1 + 19) mit Quecksilberchloridlösung, und zwar erst mit einem Tropfen, nach Umschwenken mit 0,5 ccm und dann mit 4 ccm.	**Identität** durch eine weiße Abscheidung, die sich beim Umschwenken wieder löst, durch 0,5 ccm Quecksilber-

Stehenlassen von 0,2 g des Salzes 3 Tage lang über Schwefelsäure im Exsikkator; es darf kaum an Gewicht verlieren.

Verbrennen des getrockneten Salzes in einem tarierten Tiegel; es darf nur weniger als 0,001 g Rückstand bleiben.

Aufbewahrung: Sehr vorsichtig.

chloridlösung wieder ausfällt und erst auf sofortigen Zusatz weiterer 4 ccm wieder in Lösung geht. Aus dieser Lösung scheiden sich beim Stehen allmählich farblose, durchsichtige Kristalle ab. Diese bestehen aus einem Quecksilberchloriddoppelsalz.

Zu **großer Feuchtigkeitsgehalt** durch einen größeren Gewichtsverlust.

Anorganische Beimengungen durch einen größeren Rückstand als 0,001 g.

Argentum colloidale — Kolloides Silber. Kollargol.

Gehalt: Mindestens 70% Silber Ag (Atom-Gew.: 107,88).

Grün- oder blauschwarze, metallisch glänzende Blättchen, die sich in Wasser kolloid lösen. Die wäßrige kolloide Lösung (1 + 49) ist undurchsichtig und erscheint im auffallenden Licht trüb. Beim Verdünnen mit sehr viel Wasser wird sie durchsichtig und klar, erscheint jedoch im auffallenden Licht ebenfalls trübe.

Bei diesem Präparat liegt die Gefahr des ,,Alterns'' vor, die im wesentlichen in einer Vergrößerung der kolloiden Teilchen besteht. Auf diese Weise können auch ursprünglich gute Präparate die Gefahr der Embolien herbeiführen. Daraus folgt: Die Herstellung vorrätiger konzentrierter Lösungen zum Zweck der Verdünnung zur Dispensation ist gänzlich unzulässig. Auch das kolloide Silber in Substanz bewahre man sehr sorgfältig auf, in möglichst kleinen Fläschchen, vor Licht und weitestgehend vor Luft geschützt, nicht in größeren Vorräten als notwendig ist.

Zur Prüfung sind erforderlich: 0,4 g kolloides Silber und etwa 6 ccm wäßrige Lösung (1 + 49).

Prüfung durch:

Versetzen der wäßrigen Lösung (1 + 49)

*a) 5 ccm mit einigen Tropfen verdünnter Schwefelsäure.

*b) 0,25 ccm mit 4,75 ccm Wasser und mit 20 ccm Natriumchloridlösung (1 + 19) und 1 Minute langes Schütteln, es darf kein Niederschlag entstehen.

*Erhitzen von 0,2 g kolloidem Silber in einem Porzellantiegel und Glühen[1].

Zeigt an:

Identität durch einen Niederschlag, der sich beim Neutralisieren mit Alkalien wieder kolloid löst.

Richtigen Dispersitätsgrad, wenn die Lösung in der Durchsicht rotbraun und klar, aber nicht schwärzlich undurchsichtig ist.

Identität durch Verkohlung, Auftreten eines Geruchs nach verbrannten Haaren und Hinterlassung eines grauweißen Rückstands. Nach dieser Forderung ist ein Präparat verlangt, das mit Hilfe von Eiweißstoffen hergestellt ist. Denn nur ein solches verbrennt mit dem bezeichneten Geruch, während auf andre Weise hergestellte Produkte (z. B. mit-

*Auflösen des grauweißen Glührückstands in Salpetersäure, Filtrieren und Zusatz von Salzsäure.

Einbringen von etwa 0,2 g kolloidem Silber (genau gewogen) in einem Kolben aus Jenaer Glas. Zusatz von 10 ccm Wasser und 2 g feingepulverten Kaliumpermanganats. Sodann Zusatz von 10 ccm Schwefelsäure in kleinen Teilen und unter Umschwenken. Stehenlassen $\frac{1}{4}$ Stunde. Erhitzen auf dem Drahtnetz, bis an Wandungen haftendes Kal. permang. herabgespült ist. Zusatz von 50 ccm Wasser und so viel Ferrosulfatpulver, bis eine klare blaßgelbe Lösung entstanden ist. Nach völligem Erkalten Zusatz von 10 ccm Salpetersäure und Titration mit $^1/_{10}$-Normal-Ammoniumrhodanidlösung bis zum Farbumschlag nach Rot.

tels Ferrosulfat, -zitrat, -tartrat) diesen Geruch beim Verbrennen nicht aufweisen.

Identität durch einen weißen, käsigen, in überschüssiger Ammoniakflüssigkeit löslichen Niederschlag.

Den **vorschriftsmäßigen Gehalt an Silber** wenn bis zu diesem Punkt für je 0,2 g kolloides Silber mindestens 13 ccm $^1/_{10}$-Normal-Ammoniumrhodanidlösung verbraucht werden, 1 ccm $^1/_{10}$-Normal-Ammoniumrhodanidlösung $= 0{,}010788$ g Silber, 13 ccm $= 0{,}1402$ g Silber, d. h. in 100 g kolloidem Silber sind

$$\frac{0{,}1402 \cdot 100}{2} = 70{,}1\% \text{ Silber}$$

enthalten.

Zweckmäßiger arbeitet man nach AWE wie bei Argentum proteinicum angegeben!

Silbertafel[2].

70%

g	ccm
0,1	648
0,2	**12,97**
0,3	1946
0,4	2595
0,5	3244
0,6	3892
0,7	4541
0,8	5190
0,9	5539

Zur Berechnung aus der Formel $\frac{g}{F} T$; $\log T = 81216$.

Aufbewahrung: Vor Licht geschützt.

[1] Der Glührückstand ist metallisches Silber.
[2] Erläuterung s. S. 10 bis 11.

Argentum foliatum — Blattsilber.

Ag, Atom-Gew.: 107,88.
Zarte Blättchen von reinem Metallglanz.

Prüfung durch:

*Auflösen von 0,2 g in Salpetersäure; die Lösung muß klar und farblos sein[1].

Zeigt an:

Kupfer durch eine blaugrünliche Farbe der Lösung[2].

Eisen durch eine gelbliche Färbung der Lösung.

Zinn, Antimon durch einen weißen Rückstand.

*Versetzen der salpetersauren Lösung mit Salzsäure.

Identität durch einen weißen, käsigen, in Salpetersäure unlöslichen, in überschüssiger Ammoniakflüssigkeit ohne Färbung leicht löslichen Niederschlag.

Kupfer durch eine blaue, ammoniakalische Lösung.

Wismut, Blei durch eine Trübung der ammoniakalischen Lösung.

[1] $3\,Ag + 4\,HNO_3 = 3\,AgNO_3 + 4\,NO + 2\,H_2O.$
[2] $3\,Cu + 8\,HNO_3 = 3\,Cu(NO_3)_2 + 2\,NO + 4\,H_2O.$

Argentum nitricum — Silbernitrat.

Gehalt: Mindestens 99,7% $AgNO_2$. Mol.-Gew.: 169,89.

Farblose, durchscheinende, tafelförmige Kristalle oder weiße, durchscheinende Stäbchen mit kristallinisch strahligem Bruche, die bei ungefähr 200° schmelzen. Die Kristallform spricht schon an sich dafür, daß die Verunreinigungen in der Mutterlauge geblieben sind. Außerdem wird meist absichtlich den Stangen etwas Chlorsilber zugesetzt, damit diese nicht so spröde sind, nicht so leicht zerbrechen. Stellt man aus solchen Stangen Lösungen her, so zeigt sich (hauptsächlich wenn diese Lösungen konzentriert sind) störend der Rückstand des weißen AgCl! (Zur Aufhebung der Sprödigkeit werden übrigens den Stangen auch vielfach ganz geringe Mengen Kaliumnitrat zugesetzt.)

Verhalten gegen Lösungsmittel: In ungefähr 0,5 Teilen Wasser und in ungefähr 14 Teilen Weingeist.

Zur Prüfung sind erforderlich: Etwa 0,65 g Silbernitrat.

Prüfung durch:

*Auflösen von 0,1 g Silbernitrat in 1,0 ccm Ammoniakflüssigkeit; die Lösung sei klar und farblos.

*Auflösen von 0,25 g Silbernitrat in 4,75 g Wasser.

*a) Eintauchen von blauem und rotem Lackmuspapier; beide dürfen nicht verändert werden.

*b) Versetzen der Lösung mit Salzsäure in geringem Überschuß.

Auflösen von etwa 0,3 g Silbernitrat (genau gewogen) in einem Kölbchen von 50 ccm Wasser, Zusatz von je 5 ccm Salpetersäure und Ferriammoniumsulfatlösung. Titration mit $^1/_{10}$-Normal-Ammoniumrhodanidlösung bis zum Farbumschlag nach Rot.

Zeigt an:

Kupfer durch eine blaugrüne Farbe der Lösung, durch eine komplexe Kupferverbindung, die das zweiwertige Kupriammoniak-Ion $Cu(NH_3)_4$ enthält.

Wismut, Blei durch eine trübe Lösung von Hydroxyden.

Freie Salpetersäure durch Rötung des blauen Lackmuspapiers.

Silberoxyd durch Bläuen des roten Lackmuspapiers.

Identität durch einen weißen, käsigen Niederschlag, der sich in Ammoniakflüssigkeit leicht löst, in Salpetersäure unlöslich ist.

Den **vorschriftsmäßigen Gehalt** an Silbernitrat, wenn bis zu diesem Punkt für je 0,3 g Silbernitrat 17,6 ccm $^1/_{10}$-Ammoniumrhodanidlösung verbraucht werden. 1 ccm $=$ 0,016989 g Silbernitrat, 17,6 ccm $=$ 0,299 g Silbernitrat $=$ $\dfrac{0,299 \cdot 100}{0,3} = 99,67\%$[1].

Silbernitrattafel[1].

99,7 %

g	ccm
0,1	586
0,2	1173
0,3	**17,60**
0,4	2347
0,5	2934
0,6	3520
0,7	4107
0,8	4694
0,9	5281

Zur Berechnung aus der Formel $\dfrac{g}{F}\,T$; $\log T = 76853$.

Aufbewahrung: Vorsichtig und vor Licht geschützt.

[2] $AgNO_3 + NH_4SCN = AgSCN + NH_4NO_3$.
   169,89   76,12
              Rhodanammonium
[2] Erläuterung s. S. 10 bis 11.

Argentum nitricum cum Kalio nitrico — Salpeterhaltiges Silbernitrat.

Gehalt: 32,3 bis 33,3% Silbernitrat ($AgNO_3$. Mol.-Gew.: 169,89).
Weiße oder grauweiße, harte, im Bruch porzellanartige Stäbchen.
Zur Prüfung ist erforderlich: Etwa 1 g salpeterhaltiges Silbernitrat.
Die Prüfungen des salpeterhaltigen Silbernitrats sind ebenso wie die des reinen Silbernitrats auszuführen, die Prüfung auf **Kupfer, Blei** und **Wismut** mit 0,3 g salpeterhaltigem Silbernitrat.
Zur Gehaltsbestimmung sind etwa 0,5 g salpeterhaltiges Silbernitrat zu verwenden. Für je 0,5 g sind mindestens 9,5 bis 9,8 ccm $^1/_{10}$-Normal-Ammoniumrhodanidlösung zu verbrauchen.

Silbernitrattafel[1].

32,3%		33,3%	
g	ccm	g	ccm
0,1	190	0,1	196
0,2	380	0,2	392
0,3	570	0,3	588
0,4	760	0,4	784
0,5	**9,50**	0,5	**9,80**
0,6	1140	0,6	1176
0,7	1330	0,7	1372
0,8	1520	0,8	1568
0,9	1610	0,9	1664

Zur Berechnung aus der Formel $\dfrac{g}{F}\,T$; $\begin{aligned}\log T\,(32,3) &= 27903\\ \log T\,(33,3) &= 29227.\end{aligned}$

Aufbewahrung: Vorsichtig und vor Licht geschützt.

[1] Erläuterung s. S. 10 bis 11.

Argentum proteinicum — Albumosesilber. Protargol.

Gehalt: Mindestens 8% Silber (Ag, Atom-Gew.: 107,88).

Feines, gelbes bis braunes, in Wasser leicht lösliches Pulver von schwach metallischem Geschmack.

Bei der Prüfung ist zunächst der größte Wert darauf zu legen, daß sich das Präparat in reichlicher Weise in Wasser löst, da zur Herstellung von Protargolsalbe eine sehr konzentrierte Lösung nötig wird. Es ist deshalb zunächst festzustellen, ob das Präparat diese Bedingung erfüllt. Voraussetzung dabei ist, daß der Lösungsversuch richtig angestellt wird, wogegen vielfach gefehlt wird. F. GOLDMANN gibt[1] dazu folgende Vorschrift: Man nimmt eine genügend große und flache Porzellanschale und gießt in dieselbe das kalte Wasser hinein. Darauf wird die bestimmte Menge (z. B. 2 g) Protargol durch Aufstreuen des Präparats aus der Wägeschale oder besser mittels eines Kartenblatts rasenförmig über die Wasseroberfläche verteilt. Nach 15 bis 20 Minuten ist die Lösung ohne jedes Zutun erfolgt. Sobald das geschehen, wird der Rest des Wassers an den Wandungen der Schale herablaufen gelassen, damit hinaufgeschwemmtes Protargol gelöst wird. Erst jetzt mit einem Glasstab (nicht Metall) umrühren! — Ein gutes Präparat muß hierbei völlig und ohne jeden Rückstand gelöst sein. Aus der Schale gieße man nach etwa halbstündigem Stehen die kolloide Lösung in eine Flasche, um zu sehen, ob sich nicht in der Schale Bodensätze gebildet haben, was bei vielen minderwertigen Präparaten der Fall ist. (Zu dieser Prüfung wird natürlich eine kleinere Menge als 2 g Albumosesilber, in entsprechend kleinerer Menge Wasser gelöst, genügen.)

Zur Prüfung sind erforderlich: 2,5 g Albumosesilber und 22 ccm der wäßrigen Lösung (1 + 49).

Prüfung durch:	Zeigt an:
*Erhitzen von etwa 0,5 g Albumosesilber in einem Porzellantiegel und hierauf Glühen.	**Identität** durch Verkohlung, Auftreten eines Geruchs nach verbrannten Haaren und Hinterlassung eines grauweißen Rückstands[2].
*Auflösen des grauweißen Rückstands in Salpetersäure und Versetzen mit Salzsäure.	**Identität** durch einen weißen, käsigen, in überschüssiger Ammoniakflüssigkeit löslichen Niederschlag.
Eintauchen von rotem Lackmuspapier in die Lösung (1 + 49). Es darf nur schwach blau gefärbt werden.	**Zu hohen Alkaligehalt** durch stärkere Bläuung des Lackmuspapiers.
Versetzen von je 5 ccm der wäßrigen Lösung (1 + 49):	
*a) mit 5 ccm Natronlauge und 10 ccm Wasser und hierauf mit 2 ccm Kupfersulfatlösung,	**Identität** durch Auftreten einer violetten Färbung nach wenigen Minuten[3].
*b) mit Eisenchloridlösung,	**Identität** durch einen Niederschlag[4].
*c) mit Natriumchloridlösung; sie darf nicht sofort getrübt werden.	**Silbernitrat** durch sogleich entstehende Trübung.
*d) mit Ammoniakflüssigkeit und 3 Tropfen Natriumsulfidlösung; sie darf nur dunkel gefärbt werden.	**Silbersalze** durch eine dunkle Fällung.
Versetzen von 2 ccm der wäßrigen Lösung (1 + 49) tropfenweise mit Salzsäure und bei Beginn der Ausscheidung mit 7 ccm Salzsäure.	**Identität** durch einen Niederschlag, der sich auf Zugabe der 7 ccm Salzsäure bei Zimmertemperatur oder im Wasserbad beim Erwärmen wieder löst[6].

*Schütteln von 1 g Albumosesilber mit 10 ccm Weingeist von 96 Volum-Prozent 1 Minute lang; Filtrieren und Versetzen des Filtrats mit verdünnter Salzsäure; es darf keine Veränderung entstehen.

Versetzen von etwa 1 g Albumosesilber (genau gewogen) in einem Jenaer Glaskolben von 200 ccm Inhalt mit 10 ccm Wasser, 2 g feingepulvertem Kaliumpermanganat und dann nach und nach unter Schwenken mit 10 ccm Schwefelsäure. Nach $\frac{1}{4}$stündigem Stehen Zusatz von 50 ccm Wasser und so viel gepulvertem Ferrosulfat, daß eine klare, blaßgelbe Lösung entsteht. Zusatz von 10 ccm Salpetersäure. Nach völligem Erkalten Titration mit $^1/_{10}$-Normal-Ammoniumrhodanidlösung bis zum Farbumschlag nach Rot.

Zweckmäßiger arbeitet man nach AWE: 1 g Albumosesilber wird auf einer guten Handwaage möglichst genau gewogen und auf 10 ccm Wasser geschüttet, die sich in einem weithalsigen Kolben aus Jenaer Glas von 200 ccm befinden. Nachdem Lösung eingetreten ist, werden vorsichtig tropfenweise 10 ccm Schwefelsäure hinzugegeben. Nach Wiederauflösung des anfangs ausfallenden Niederschlags werden 2 g feingepulvertes Kaliumpermanganat . . .

Silbersalze[5] durch eine weiße Trübung.

Den **vorschriftsmäßigen Gehalt an Silber,** wenn bis zu diesem Punkt für je 1 g Albumosesilber mindestens 7,4 ccm $^1/_{10}$-Normal-Ammoniumrhodanidlösung verbraucht werden[7,8].

(Ferrisulfat, durch Oxydation aus Ferrosulfat gebildet, als Indikator.)

1 ccm $^1/_{10}$-Ammoniumrhodanidlösung $=$ 0,010788 g Silber 7,4 ccm $=$ 0,0798 g Silber, was einem Gehalt von 7,98% Silber entspricht.

Albumosesilbertafel[9].

g	8% ccm
1	7,41
2	1483
3	2224
4	2966
5	3708
6	4449
7	5191
8	5932
9	6674

Zur Berechnung nach der Formel $\frac{g}{F} \cdot T$; $\log T = 87015$.

Aufbewahrung: Vor Licht geschützt.

[1] F. GOLDMANN, Apotheker-Ztg. 1910, S. 274.
[2] Der Rückstand ist größtenteils metallisches Silber.
[3] Biuretreaktion.
[4] Der Niederschlag ist unverändertes Albumosesilber (Ausflockung).
[5] Sind Silbersalze vorhanden, ist also ionisiertes Silber zugegen, etwa $AgNO_3$, so wird Natriumchloridlösung die Lösung trüben, und Natriumsulfidlösung wird eine Fällung von Schwefelsilber bewirken. Weit empfindlicher zur Prüfung auf ionisiertes Silber ist aber die darauf folgende Prüfung mittels Alkohol. Das Prinzip der Methode besteht darin, daß Alkohol beim Schütteln mit Albumosesilber Silbernitrat herauslösen muß, so daß bei Vorhandensein von $AgNO_3$ das Filtrat mit Salzsäure eine Ausscheidung von Chlorsilber herbeiführen müßte. Bisher wurde für diese Zwecke 90%iger Alkohol vorgeschrieben. Es hat sich aber herausgestellt, daß unter der Bezeichnung „Argent. proteinic." sehr verschiedene Präparate in den Handel kommen, die wohl im Silbergehalt übereinstimmen, nicht aber in der Art der Albumosenkomponente (s. z. B. L. KRÖBER, Apotheker-Ztg. 1914, S. 715, und C. MAN-

NICH u. Th. GOLLASCH, Archiv 1927, S. 96). Von diesen Handelspräparaten lösen sich die meisten (Protargol bildet in dieser Beziehung eine Ausnahme) selbst spurenweise im Wasser des 90%igen Alkohols, gelangen so in das Filtrat und geben mit HCl eine Reaktion, gleich als ob eine Verunreinigung durch $AgNO_3$ vorläge. Um diese Täuschung zu verhindern, ist jetzt 96%iger Alkohol vorgeschrieben, der die verschiedenen Handelssorten Albumosesilber selbst nicht löst, wohl aber reichlich evtl. vorhandenes $AgNO_3$. Das so erhaltene Filtrat darf dann durch die verdünnte Salzsäure nicht *verändert* werden. Stärkere Salzsäure darf nicht genommen werden, da es sich um Spuren Ag handeln kann und AgCl in starker Salzsäure durchaus nicht unlöslich ist.

[6] Der Niederschlag ist unverändertes Albumosesilber (Ausflockung).

[7] $AgNO_3 + (NH_4)CNS = AgCNS + (NH_4)NO_3.$

[8] $6(NH_4)CNS + Fe_2(SO_4)_3 = 2 Fe(CNS)_3 + 3(NH_4)_2SO_4$

   Ferrisulfat Ferrirhodanid

1 Mol. Ammoniumrhodanid = 76,12 entspricht 1 Atom Silber = 107,88.

[9] Erläuterung s. S. 10 bis 11.

Asa foetida — Asant.

Das Gummiharz asiatischer Ferula-Arten, namentlich von Ferula assa foetida Linné, Ferula narthex Boissier und Ferula foetida (Bunge) Regel.

Asant besteht entweder aus losen oder verklebten Körnern oder aus größeren Klumpen mit gelbbrauner Oberfläche und weißer Bruchfläche, die bald rot anläuft und allmählich braun wird. Asant riecht durchdringend knoblauchartig und schmeckt bitter und scharf.

Zur Prüfung sind erforderlich: 3,5 g Asant.

Prüfung durch:	Zeigt an:
*Zerreiben von 1 g Asant mit 3 g Wasser und Zutröpfeln von einigen Tropfen Ammoniakflüssigkeit.	**Identität** durch eine weißliche Emulsion, welche auf Zusatz von Ammoniak gelb wird.
Wiederholtes Kochen von 1,0 g zerkleinertem Asant mit Weingeist, Filtrieren des Rückstands durch ein tariertes Filter und Wägen nach dem Trocknen bei 100°. Der Rückstand soll höchstens 0,5 g betragen.	Einen zu großen Gehalt an **fremden Beimengungen** (Sand, Gips, Kalkstein usw.), wenn der ungelöste Rückstand mehr als 0,5 g beträgt.
*Kochen von 0,5 g zerkleinertem Asant 2 bis 3 Minuten lang mit 5 ccm Salzsäure, Erkaltenlassen und Filtrieren durch ein mit Wasser angefeuchtetes Filter, Übersättigen des klaren Filtrats mit Ammoniakflüssigkeit und Zugabe von 100 ccm Wasser.	**Galbanum** durch eine blaue oder violette Farbe des Ungelösten. **Identität** durch eine besonders beim Verdünnen auftretende blaue Fluoreszenz.
Verbrennen von 1 g Asant in einem gewogenen Tiegel. Der Verbrennungsrückstand darf höchstens 0,15 g betragen.	**Erdige Beimengungen,** wenn die Asche mehr als 0,15 g beträgt.

Aspidinolfilicinum oleo solutum — Aspidinolfilizinöl
Filmaronöl.

Eine 10%ige Lösung von Aspidinolfilizin in neutralem Pflanzenöl. Aspidinolfilizin wird aus dem Wurzelstock und den Wedelbasen von Dryopteris filix mas (Linné) Schott gewonnen.

Verhalten gegen Lösungsmittel: Von Alkalien und Alkalikarbonaten wird es unter teilweiser Zersetzung gelöst. Unlöslich in Wasser, schwer löslich in Weingeist, leicht löslich in Chloroform oder Essigäther. Die weingeistige Lösung rötet mit Wasser angefeuchtetes Lackmuspapier schwach.

Gehaltsbestimmung: 5 g Aspidinolfilizinöl werden in einem Arzneiglas von

150 ccm Inhalt in 30 g Äther gelöst und mit 50 g Barytwasser 5 Minuten lang
kräftig durchgeschüttelt. Nach Überführung in einen Scheidetrichter läßt man klar
absetzen und filtriert die wäßrige Schicht sofort ab. 45 g des Filtrats werden nach
Zusatz von 2 ccm Salzsäure in einem Scheidetrichter nacheinander mit 15, 10 und
10 ccm Äther ausgeschüttelt. Die ätherischen Flüssigkeiten werden durch ein doppeltes, glattes Filter in ein gewogenes Kölbchen filtriert und durch Destillation vom
Äther befreit. Das Gewicht des aus Aspidinolfilizin bestehenden Rückstands muß
nach dem Trocknen bei 60° mindestens 0,4 g betragen.

Der Komplex des Aspidinolfilizins zeichnet sich dadurch aus, daß er sich infolge
seiner sauren Eigenschaften in wäßrigem Alkali löst und sich damit der ätherischen
Lösung des Gemisches entziehen läßt. Säuert man dann die abgetrennte wäßrig-
alkalische Lösung mit Salzsäure an, so kann man das dadurch wieder ausgeschiedene
Aspidinolfilizin mit Äther extrahieren und nach Abdestillieren des Äthers und
Trocknen zur Wägung bringen. Arbeitet man aber genau nach den Angaben des
Arzneibuchs, indem man die ätherische Lösung des Präparats 5 Minuten lang
kräftig mit dem Barytwasser durchschüttelt, so erhält man eine Emulsion, die sich
nicht wieder in zwei Schichten trennt. Man behebt einigermaßen diese Schwierigkeit, indem man die vorgeschriebene Menge Barytwasser vorerst mit einem gleichen
Gewichtsteil Wasser verdünnt und dann genügend, aber nicht zu kräftig durchschüttelt. Natürlich muß man dann auch die doppelte Menge des Filtrats, also 90 g
der Barytwasserausschüttelung, weiterverarbeiten.

Das bei der Gehaltsbestimmung gewonnene Aspidinolfilizin ist eine gelbbraune
bis braune Masse, die sich nach längerem Stehen pulvern läßt.

Prüfung durch:	Zeigt an:
Lösen von 0,1 g Aspidinolfilizin in 4 Tropfen Essigäther. Die Lösung muß bei dreitägigem Stehen im verschlossenen Probierrohr klar bleiben.	**Filixsäure, Flavaspidsäure** durch eine innerhalb von 3 Tagen auftretende Trübung oder Abscheidung.

Atropinum sulfuricum — Atropinsulfat.

$(C_{17}H_{23}N_3N)_2 \cdot H_2SO_4 + H_2O$. Mol.-Gew.: 694,5.
Weißes, kristallinisches Pulver.

Verhalten gegen Lösungsmittel: In 1 Teil Wasser und in 3 Teilen Weingeist löslich,
in Äther und in Chloroform fast unlöslich. Die Lösungen sind farblos, verändern
Lackmuspapier nicht und schmecken bitter und nachhaltend kratzend.

An trockner Luft verliert Atropinsulfat meist einen Teil seines Kristallwassers,
bei 100° wird es wasserfrei.

Zur Prüfung sind erforderlich: Etwa 0,75 g Atropinsulfat.

Prüfung durch:	Zeigt an:
*Eintrocknen von höchstens 0,01 g Atropinsulfat mit 5 Tropfen rauchender Salpetersäure[1] auf dem Wasserbad in einem Porzellanschälchen und Übergießen des Rückstands nach dem Erkalten mit weingeistiger Kalilauge.	**Identität** durch einen kaum gelblich gefärbten Verdampfungsrückstand, der, erkaltet, beim Übergießen mit weingeistiger Kalilauge eine violette Farbe annimmt.
Auflösen von 0,5 g Atropinsulfat in 12 g Wasser. Versetzen von 5 ccm dieser Lösung mit	
a) Ammoniakflüssigkeit, Abfiltrieren der nach einiger Zeit abgeschiedenen Kristalle von Atropin. Auswaschen mit Wasser. Trocknen der Kristalle über Schwefelsäure und Bestimmung des Schmelzpunkts.	**Reinheit des Atropins** durch einen Schmelzpunkt bei 115,5[2]. **Hyoszyamin** durch einen niedrigeren Schmelzpunkt.
b) Versetzen von je 2 ccm der Lösung (1 + 24) mit 3 ccm Wasser und	

*α) mit Natronlauge,

*β) mit 2 ccm Ammoniakflüssigkeit; es darf sofort keine Veränderung entstehen.

*γ) mit Bariumnitrátlösung.

*Auflösen von 0,01 g Atropinsulfat in 1 ccm Schwefelsäure; sie darf sich nicht färben.

*Zusatz von einem Tropfen Salpetersäure zur obigen Lösung; sie bleibt farblos.

Trocknen von 0,2 g Atropinsulfat bei 100° in einem gewogenen Tiegel; es darf höchstens 0,01 g an Gewicht verlieren.

Verbrennen des getrockneten Atropinsulfats; es darf nur weniger als 0,001 g Rückstand bleiben.

Identität durch eine Trübung[3].

Apoatropin durch eine sofort eintretende Trübung.

Schwefelsäure durch einen weißen, in verdünnter Säure unlöslichen Niederschlag.

Organische Verunreinigungen durch eine braune, **fremde Alkaloide** durch eine andere Färbung.

Zu **hohen Wassergehalt** durch einen größeren Gewichtsverlust.

Anorganische Beimengungen durch einen Rückstand von 0,001 g oder mehr.

Aufbewahrung: Sehr vorsichtig.

[1] Das Atropin wird durch die Salpetersäure unter Abspaltung von Wasser in Apoatropin verwandelt.

$$C_{17}H_{23}O_3N = C_{17}H_{21}O_2N + H_2O.$$
Atropin   Apoatropin

[2] $(C_{17}H_{23}O_3N)_2 \cdot H_2SO_4 \cdot H_2O + 2\,NaOH = 2\,C_{17}H_{23}O_3N + Na_2SO_4 + 3\,H_2O.$
Atropinsulfat   Atropin

[3] Zur Abscheidung der Base braucht man etwa auf 0,1 g Atropin. sulfuric., gelöst in ungefähr 2 ccm Wasser, 3 bis 4 Tropfen Ammoniakflüssigkeit.

Diese Prüfung ist sehr wichtig! Nach dem DAB 4 wurde der Schmelzpunkt des schwefelsauren Atropins bestimmt. Da aber diese Bestimmung nur bei sehr großer Vorsicht einigermaßen eindeutig ausfällt, hat man es schon im DAB 5 vorgezogen, mit Ammoniak die freie Base zur Abscheidung zu bringen und von dieser den Schmelzpunkt zu bestimmen. Es wird so ersichtlich, ob etwa von den Begleitbasen des Atropins (Skopolamin, Belladonnin, Apoatropin, vor allem Hyoszyamin) Beimengungen vorhanden sind. So hat z. B. Hyoszyamin den Schmelzpunkt 108,5 und wird, in mehr als Spuren vorhanden, den Schmelzpunkt des Atropins sehr merklich herabsetzen. Zu erwähnen ist noch, daß zu dieser Schmelzpunktsbestimmung die abgeschiedene Base besser nicht zerrieben wird, da auch hierdurch der Schmelzpunkt herabgesetzt wird (auf etwa 112 bis 113°).

Bacilli — Arzneistäbchen.

Cereoli — Wundstäbchen. Styli caustici — Ätzstifte. Anthrophore.

Balsamum Copaivae — Kopaivabalsam.

Der aus den Stämmen verschiedener Kopaifera-Arten, besonders von Copaifera Jacquinii Desfontaines, Copaifera Langsdorffii Desfontaines, Copaifera guyanensis Desfontaines und Copaifera coriacea Martius gewonnene Balsam.

Klare, gelbliche bis gelbbraune, nicht oder nur schwach fluoreszierende, je nach der Herkunft ziemlich bewegliche oder dickliche Flüssigkeit von würzigem Geruch und scharfem, bitterem Geschmack.

In der Beschreibung des Balsams trägt das Arzneibuch dem Umstand Rechnung, daß jetzt im Handel der dünnflüssige brasilianische Balsam vorwiegt, während früher der dickflüssige aus Venezuela und Kolumbia im Vordergrund stand. Um nun den vorhandenen dünnflüssigen Balsam den früheren Forderungen des DAB 5 anzupassen, wurde dem Produkt zur Verdickung häufig Kolophonium zugesetzt, oft bis zu 30%. Damit diese Verfälschung möglichst ausgeschaltet werde, hat das

DAB 6 auch die „ziemlich bewegliche" Flüssigkeit zugelassen. Das hatte wiederum zur Folge, daß die Grenzen für die Dichte sehr weit gesteckt werden mußten, wenn auch damit diese Konstante den Wert einer Reinheitsprüfung verlor.

Nach H. WIEBELITZ[1] ist der Balsam, entgegen der Forderung des DAB 6, nicht in jedem Verhältnis in Essigsäure löslich.

Dichte: 0,920 bis 0,995.

Zur Prüfung sind erforderlich: Etwa 5 g Kopaivabalsam.

Prüfung durch:	Zeigt an:
Lösen von je 1 ccm Balsam in a) Chloroform, b) Essigsäure, c) absolutem Alkohol. Die Lösungen müssen klar oder höchstens opalisierend getrübt sein und dürfen höchstens Spuren unlöslicher Substanzen enthalten. d) 1 ccm Petroläther; die Lösung muß klar sein und auf weiteren Zusatz von Petroläther opalisierend bis flockig trübe werden.	**Reinheit des Balsams** durch entsprechendes Verhalten gegen Lösungsmittel.
*Auflösen von 3 Tropfen Kopaivabalsam in einer Mischung von 15 ccm Essigsäure und 1 Tropfen Schwefelsäure; sie darf sich innerhalb einer halben Stunde nicht violett färben.	**Gurjunbalsam**[2] durch eine violette Färbung innerhalb einer halben Stunde.
Erwärmen von 1 g Kopaivabalsam zuerst auf 105°, dann auf dem Wasserbad 4 Stunden lang in einer flachen Schale; es muß nach dem Abkühlen[3] ein sprödes, klares, leicht zerreibliches Harz zurückbleiben.	**Terpentinöl** durch seinen Geruch in dem auf 105° erwärmten Balsam. **Fette, Öle, Paraffin** durch einen weichen, schmierigen Rückstand[4].

[1] H. WIEBELITZ: Pharmaz. Ztg. 1928, S. 567.

[2] Es ist zweifelhaft, ob positiver Ausfall stets Verfälschung anzeigt. ROSENTHALER (Pharmaz. Ztg. 1926, S. 1506) berichtet, daß er nach dieser neu eingeführten Prüfung auf Gurjunbalsam drei als rein bezogene Kopaivabalsame untersucht und nach einigen Minuten eine Violettfärbung erhalten habe.

[3] Bestimmt aber am nächsten Tage.

[4] Hierzu sagt ROSENTHALER: „Will man bei dieser Probe nach dem Arzneibuch nur qualitativ vorgehen (also nicht die Menge des Rückstands bestimmen), so kann man sie nach einem Vorschlag von STICH mit einem Tropfen auf dem Objektträger ausführen und hat dabei noch den Vorteil, daß man den Rückstand mikroskopisch betrachten kann. Er darf vor allem keine Kristalle zeigen (Verfälschung mit Illurinbalsam, identisch mit afrikanischem Balsam)." Außerordentlich wichtig wäre die Aufnahme einer Prüfung auf das so häufig als Verfälschungsmittel gebrauchte Kolophonium gewesen. Doch betonen H. THOMS u. F. UNGER (Archiv 1926, S. 606), daß sämtliche hierfür vorgeschlagenen Verfahren eindeutige Ergebnisse nicht geliefert hätten. Trotzdem sei hier aus nachstehend auseinandergesetztem Grunde die von manchen Seiten sehr geschätzte Ammoniakprobe angegeben, die nach der HAGERschen Vorschrift lautet: „Eine Mischung von 1 Teil Balsam mit 10 Teilen Liq. Ammonii caustici soll nach eintägigem Stehen nicht gelatinieren. — Da Balsame mit nur geringem Kolophoniumgehalt hierbei nicht gelatinieren sollen, hat BOSETTI folgende Verschärfung der Probe vorgeschlagen: Werden 0,9 g Balsam und 0,1 g Kolophonium in einem Reagenzglas unter gelindem Erwärmen gelöst, der Lösung 10 g Liq. Ammonii caust. zugesetzt, das Gemisch stark geschüttelt und verkorkt beiseite gestellt, so darf dasselbe nach 24 Stunden keine Gallerte bilden (C. u. L. 1911, S. 86).

Balsamum Mentholi compositum — Mentholbalsam.

Mentholbalsam ist gelblichweiß und riecht stark nach Methylsalizylat und Menthol.

Balsamum peruvianum — Perubalsam.

Der durch Klopfen und darauf folgendes Anschwelen der Rinde von Myroxylon balsamum (Linné) Harms, var. Pereirae (Royla) Baillon gewonnene Balsam.

Dunkelbraune, in dünnen Schichten klare, bräunlichgelbe, nicht klebende, nicht fadenziehende, mit gleichen Teilen Weingeist klar mischbare dickliche Flüssigkeit von· vanilleähnlichem Geruch und kratzendem, schwach bitterem Geschmack. An der Luft trocknet der Balsam nicht ein.

Das Arzneibuch sagt, der Balsam sei in dem gleichen Teile Weingeist klar löslich. Das verleitet leicht zu der Anschauung, die Mischung mit 90%igem Alkohol müsse in *jedem* Verhältnis klar sein. Es ist aber gerade für reinen Balsam charakteristisch, daß die mit dem gleichen Teil Weingeist hergestellte klare Lösung auf weiteren Alkoholzusatz alsbald trüb wird[1]!

Gehalt an Zinnamein: Mindestens 56%.

Dichte: 1,145 bis 1,158.

Esterzahl des Zinnameins: 235 bis 255.

Zur Prüfung sind erforderlich: Etwa 7 g Perubalsam.

Prüfung durch:	Zeigt an:
Bestimmen der Dichte. (Dies geschieht am besten mittels eines Pyknometers mit etwa 1 ccm Inhalt.)	Verfälschungen mit **Kolophonium, Terpentin, Kopaivabalsam, Gurjunbalsam** durch eine niedrige Dichte. Verfälschungen mit **Benzoe, Tolubalsam, Storax** durch eine höhere Dichte[2].
*Schütteln von 5 Tropfen Perubalsam in einem Probierrohr mit 6 ccm Petroläther. Die ungelösten Teile müssen als klebrige Masse an den Wandungen festsitzen und nicht ganz oder teilweise als Pulver zu Boden sinken.	**Künstlicher Balsam** durch zu Boden sinkende pulverige Massen.
*Kräftiges Schütteln von 2 g Perubalsam mit 10 ccm Petroläther, Filtrieren und[3]	
a) Eindampfen von 4 ccm des höchstens gelblichen Filtrats im Wasserbad. Der Rückstand darf nicht nach Benzaldehyd oder Terpentinöl riechen.	**Künstlichen Perubalsam** durch Auftreten des Geruchs nach Benzaldehyd bzw. Terpentinöl.
Lösen[4] von 3 Tropfen des Rückstands in 10 Tropfen Essigsäureanhydrid und Zusatz von 2 Tropfen Schwefelsäure;	**Gurjunbalsam** durch eine sofort auftretende rotviolette oder blauviolette Färbung. Besser ist die Probe nach W. SCHNEITER: Fügt man zu 2 Tropfen Balsam, die sich auf dem Boden eines Reagenzglases befinden, vorsichtig etwa 8 ccm 20%igen Ammoniak und schwenkt das Reagenzglas nach 15 Minuten einmal um, so soll der Ammoniak kräftig grün und klar sein (künstlicher Perubalsam, Gurjunbalsam).
b) Schütteln von 4 ccm Filtrat mit 10 ccm Kupferazetatlösung.	**Kolophonium** durch Grünfärbung des Petroläthers[5].
*Auflösen von 1 g Perubalsam in einer Lösung von 3 g Choralhydrat in 2 g Wasser[7]. Die Lösung muß klar sein.	**Fette Öle** durch eine trübe Lösung. Es muß hier streng darauf geachtet werden, daß erstens das Chloralhydrat völlig trocken ist und daß zwei-

Kräftiges, 10 Minuten langes Schütteln einer Mischung von 2,5 g Perubalsam, 5 ccm Wasser und 5 g Natronlauge mit 30 g Äther[8] Zusatz von 3 g Traganthpulver, nochmaliges Durchschütteln, Filtrieren der ätherischen Schicht durch ein bedecktes Faltenfilter in einen gewogenen Kolben, bis der völlig klare Kolbeninhalt 24 g beträgt. Verdunsten des Äthers, Trocknen des Rückstands $^1/_2$ Stunde lang bei 100°, Erkaltenlassen und Wägen.

Auflösen obigen Rückstands in 25 ccm weingeistiger $^1/_2$-Normal-Kalilauge, Erhitzen $^1/_2$ Stunde im Wasserbad am Rückflußkühler, Zusatz von 1 ccm Phenolphthaleinlösung] und Titration mit $^1/_2$-Normal-Salzsäure, bis Entfärbung eintritt.

tens die angegebene Menge Wasser *genau* abgemessen oder zweckmäßiger *genau* abgewogen wird. Denn sobald das Chloralhydrat feucht ist oder zu viel Wasser hinzugegeben wird, löst sich auch reiner Perubalsam nicht in der vorgeschriebenen Lösung klar[6]!

Den **richtigen Gehalt an Zinnamein,** wenn der Rückstand mindestens 1,07 g wiegt. Es entspricht dieses 26% Zinnammein[8].

Richtige Esterzahl des Zinnameins, wenn zum Zurücktitrieren der überschüssigen Kalilauge für je 1 g Zinnamein nicht mehr als 16,6 und nicht weniger als 15,9 ccm $^1/_2$-Normal-Salzsäure gebraucht werden, daß die Verseifungszahl des Zinnameins mindestens 235 bis 255 beträgt. Es wären dann für je 1 g Zinnamein 8,4 bis 9,1 ccm weingeistige $^1/_2$-Normal-Kalilauge entsprechend 235,66 bis 255,3 mg KOH verbraucht worden. Die Esterzahl errechnet sich als

$$E.\,Z. = \frac{\text{ccm n/2 KOH}}{\text{g} \cdot \text{Ester}} \cdot 28{,}055$$

(log 28,055 = 44 801) oder mit Hilfe der Kaliumhydroxydtafel S. 18.

Zinnameingehaltstafel des Perubalsams.

Mengen des Rückstandes aus 24 g Ätherlösung	Zinnameingehalt in %	Menge des Rückstandes aus 24 g Ätherlösung	Zinnameingehalt in %
1,07	56	1,157	60,8
1,077	56,4	1,164	61,2
1,084	56,8	1,172	61,6
1,092	57,2	1,179	62,0
1,099	57,6	1,186	62,4
1,106	58,0	1,193	62,8
1,114	58,4	1,201	63,2
1,121	58,8	1,208	63,6
1,128	59,2	1,215	64,0
1,136	59,6	1,223	64,4
1,142	60,0	1,230	64,8
1,150	60,4	1,237	65,2

[1] Siehe Schim. B. 1916, S. 77.

[2] Diese Probe ist nur als Vorprobe zu werten, da bei geschickter Fälschung das spezifische Gewicht trotzdem richtig sein kann.

[3] Wenn man bei dieser Probe den Balsam mit dem Petroläther *kräftig* durchschüttelt, so ergibt sich ein wirklich charakteristisches Bild, das einen wesentlichen Hinweis gibt, ob ein echter oder künstlicher Balsam vorliegt. — Einen weiteren Hinweis soll die folgende Probe geben, nach welcher der Balsam, mit Petroläther kräftig durchgeschüttelt, ein „farbloses oder gelbliches Filtrat" ergeben soll. Ist das Filtrat dunkler als gelblich, so liegt tatsächlich der Verdacht auf Kunstbalsam vor. Umgekehrt geben freilich auch Kunstbalsame hierbei oft fast farblose Filtrate.

Zur Ausführung dieser Prüfung kann man die nach der vorangegangenen Probe auf künstliche Balsame erhaltene Mischung weiterverwenden, indem man noch die weiteren nötigen Mengen von Balsam und Petroläther zugibt und nochmals kräftig durchschüttelt. Hat man dann die Lösung filtriert, das Lösungsmittel *langsam* verdampft, so muß man sorgsam den Geruch des Rückstandes auf Benzaldehyd usw. prüfen. Dieser Prüfung soll die mittels Essigsäureanhydrid und Schwefelsäure folgen, also die „Storch-Morawskische Probe", die allgemein zur Feststellung von Harz und Harzölen dient, hier aber nach den bisherigen Erfahrungen nicht eindeutige Resultate liefert. Nach Zusatz der Schwefelsäure entsteht bei den augenblicklich im Handel befindlichen Balsamen immer und sofort eine gewisse Färbung, bei künstlichen Balsamen häufig stärker und intensiver Blau, bei Importbalsamen oft schwächer und mehr in Rot spielend. Aber die Unterschiede finden nicht gleichmäßig statt, auch Importbalsame aus erster Quelle zeigen zuweilen sofort die starke blaue Färbung bei dieser Probe; auch Übergänge finden statt. Die Beurteilung des Balsams ist also von dem Ausfall dieser Farbreaktion vorläufig (d. h. bis zur Sammlung weiterer Erfahrungen) nicht abhängig zu machen. Diese Probe, die evtl. die Anwesenheit von „künstlichem Balsam und Gurjunbalsam" feststellen soll, erübrigt sich auch. Denn auf künstlichen Balsam wird ja schon geprüft nach dem vorangegangenen Abschnitt mittels Schüttelns mit Petroläther.

[4] Diese Probe wird von der Kritik einmütig als irreführend und nicht beweiskräftig abgelehnt.

[5] Kolophonium enthält Harzsäuren, deren Kupfersalz in Petroläther mit grüner Farbe als Kupferresinat löslich ist.

[6] STÖCKER: Apotheker-Ztg. 1911, S. 283, C. u. L. 1911, S. 13.

[7] Das Chloralhydrat muß ganz trocken sein und sollte über Ätzkalk aufbewahrt werden. Voraussetzung ist ferner, daß der Perubalsam vor Anstellung der Probe klar war.

[8] Der Äther löst nur das Zinnamein.

[9] Zur Berechnung des Zinnameingehalts ist von den 24 g Ätherlösung das Gewicht des daraus erhaltenen Zinnameins (z) abzuziehen. Von den zur Extraktion angewendeten 30 g Äther sind in der Ätherlösung ($24 - z$) enthalten. Die gefundenen z g Zinnamein entsprechen also $\dfrac{2,5 \cdot (24 - z)}{30}$ g oder $0,08\,334 \cdot (24 - z)$ Perubalsam.

Der untersuchte Balsam enthält also $\dfrac{z \cdot 100}{0,08334 \cdot (24 - z)}$ oder $\left[\dfrac{28\,800}{24 - z} - 1200 \right]$ Prozent Zinnamein (log $1/0,08\,344 = 0\,7918$). (Die Angabe des Arzneibuchs, daß 24 g Ätherlösung 1,9 g Perubalsam entspreche, ist unrichtig, richtig wäre 1,91 g, aber nur bei genau 56% Zinnamein.)

Balsamum tolutanum — Tolubalsam.

Der aus Einschnitten in die Rinde von Myroxylon balsamum (**Linné**) Harms, var. genuinum Baillon ausfließende Balsam.

Tolubalsam ist eine im frischen Zustand zähflüssige bis knetbare, mit Kristallen durchsetzte, allmählich fest und zerreiblich werdende, bräunlichgelbe bis braune Masse von angenehm aromatischem, an Vanille erinnerndem Geruch und schwach säuerlichem, kratzendem Geschmack.

Verhalten gegen Lösungsmittel: In Chloroform, Kalilauge oder siedendem Weingeist klar oder nur schwach trübe, in Schwefelkohlenstoff nur zum Teil löslich. Die weingeistige Lösung rötet Lackmuspapier und wird durch Eisenchloridlösung grün gefärbt.

Säurezahl: 112 bis 168.

Verseifungszahl: 154 bis 210.

Zur Prüfung sind erforderlich: Etwa 9 g Tolubalsam.

Prüfung durch:

*Auflösen von 1 g Tolubalsam (genau gewogen) in 50 ccm (neutralisiertem) Weingeist, Zusatz von 10 ccm weingeistiger $^1/_2$-Normal-Kalilauge und 200 ccm Wasser, Versetzen der Lösung mit 1 ccm Phenolphthaleinlösung und Titration mit $^1/_2$-Normal-Salzsäure, bis die rote Flüssigkeit entfärbt wird.

*Erhitzen von 1 g Tolubalsam mit 5 ccm Wasser kurze Zeit zum Sieden, Filtrieren, Kochen des Filtrats mit 0,03 g Kaliumpermanganat.

*Gelindes Erwärmen von 5 g Tolubalsam mit 30 g Schwefelkohlenstoff in einem Kölbchen am Rückflußkühler unter Umschwenken auf dem Wasserbade; Filtrieren. Vorsichtiges Eindunsten und Aufnehmen des Rückstands mit 5 g Petroläther. Filtrieren. Schütteln des Filtrats mit 10 ccm Kupferazetatlösung.

Auflösen von 1 g Tolubalsam (genau gewogen) in 50 ccm (neutralisiertem) Weingeist, Zusatz von 20 ccm weingeistiger $^1/_2$-Normal-Kalilauge, Erhitzen der Mischung $^1/_2$ Stunde lang im Wasserbad am Rückflußkühler, Verdünnen mit 200 ccm Wasser, Versetzen mit 1 ccm Phenolphthaleinlösung und Titration mit $^1/_2$-Normal-Salzsäure, bis die rote Flüssigkeit farblos wird.

Verbrennen von 1 g Tolubalsam in einem gewogenen Tiegel. Es darf höchstens 0,01 g Rückstand bleiben.

Zeigt an:

Die **vorgeschriebene Säurezahl,** wenn zum Zurücktitrieren der überschüssigen Kalilauge nicht mehr als 6 und nicht weniger als 4 ccm $^1/_2$-Normal-Salzsäure verwendet werden. Es sind dann zur Neutralisation des Balsams 4 bis 6 ccm $^1/_2$-Normal-Kalilauge verwendet worden.

1 ccm $^1/_2$-Normal-Kalilauge enthält 28,055 mg Kaliumhydroxyd, 6 bis 4 ccm = 168,3 bis 112,21 mg Kaliumhydroxyd. Diese Zahlen drücken die **Säurezahl** aus[1].

Identität durch den beim Kochen des klaren Filtrats mit $KMnO_4$ auftretenden Benzaldehydgeruch[2]. Nach L. ROSENTHALER[3] soll es übrigens genügen, wenn das Kaliumpermanganat zum warmen Filtrat gegeben wird, das Kochen soll sich erübrigen lassen.

Kolophonium durch eine Grünfärbung des Petroläthers[4].

Richtige Verseifungszahl, wenn zum Zurücktitrieren der überschüssigen Kalilauge nicht mehr als 14,5 und nicht weniger als 12,5 ccm $^1/_2$-Normal-Salzsäure verwendet werden. Es werden zur Verseifung 7,5 bis 5,5 ccm $^1/_2$-Normal-Kalilauge verwendet. Diese enthalten 7,5 bis 5,5 · 28,055 = 210,4 bis 154,30 mg Kaliumhydroxyd. Diese Zahlen drücken die **Verseifungszahl** aus[1].

Anorganische Beimengungen durch einen Rückstand von mehr als 0,01 g.

[1] Zur Berechnung der Säure- und Verseifungszahl bediene man sich der bei Bals. peruv. angegebenen Methode und der Kaliumhydroxydtabelle S. 18.

[2] Tolubalsam enthält Zimtsäure, die durch $KMnO_4$ zu Benzaldehyd oxydiert wird.
$$C_6H_5CH = CHCOOH + 2O_2 = C_6H_5CHO + 2CO_2 + H_2O.$$
[3] L. ROSENTHALER: Pharmaz. Ztg. 1926, S. 1507.
[4] Durch Entstehung von mit grüner Farbe in Petroläther löslichem abietinsaurem Kupfer.

Barium chloratum — Bariumchlorid.

$BaCl_2 + 2H_2O$. Mol.-Gew.: 244,35.

Farblose, tafelförmige, an der Luft beständige Kristalle.

Verhalten gegen Lösungsmittel: In 2,5 Teilen Wasser von 20° und 1,5 Teilen siedendem Wasser löslich, in Weingeist fast unlöslich.

Zur Prüfung sind erforderlich: Etwa 40 ccm wäßriger Lösung (1 + 19).

Prüfung durch:	Zeigt an:
Versetzen von je 5 ccm der Lösung (1 + 19) *a) mit verdünnter Schwefelsäure,	**Identität** durch einen weißen, in verdünnten Säuren unlöslichen Niederschlag[1].
*b) mit Silbernitratlösung,	**Identität** durch einen weißen, käsigen, in Ammoniakflüssigkeit löslichen Niederschlag[2]. Das trübe Filtrat (durch Bariumhydroxyd) klärt sich auch nicht auf Zusatz von Salpetersäure.
*c) mit je 3 Tropfen verdünnter Essigsäure und Natriumsulfidlösung; es darf keine Veränderung entstehen,	**Schwermetallsalze** (Kupfer, Blei) durch eine dunkle Fällung oder Färbung.
*d) mit einigen Tropfen Salzsäure und 0,5 ccm Kaliumferrozyanidlösung. Sie darf nicht sofort gebläut werden.	**Eisensalze** durch eine sofort eintretende blaue Färbung.
*e) Eintauchen von blauem Lackmuspapier in die Lösung. Es darf die Farbe nicht ändern.	**Freie Salzsäure** durch Rötung des blauen Lackmuspapiers.
Erhitzen von 20 ccm der Lösung (1 + 19) zum Sieden, Zusatz von 4 ccm verdünnter Schwefelsäure zur vollständigen Fällung des Bariums, Filtrieren, Verdunsten des Filtrats in einem tarierten Schälchen und schwaches Glühen des Rückstands. Es darf kein wägbarer Rückstand bleiben.	**Alkalisalze, Kalk** durch einen wägbaren Rückstand.

Aufbewahrung: Vorsichtig.

[1] $BaCl_2 + H_2SO_4 = BaSO_4 + 2HCl$.
  Barium-   Bariumchlorid   sulfat
[2] $BaCl_2 + 2AgNO_3 = 2AgCl + Ba(NO_3)_2$.

Barium sulfuricum — Bariumsulfat.

$BaSO_4$. Mol.-Gew.: 233,5.

Weißes, durch Fällung gewonnenes, lockeres Pulver, das in Wasser und in verdünnten Säuren unlöslich ist.

Zur Prüfung sind erforderlich: 26 g Bariumsulfat.

Prüfung durch:	Zeigt an:
*Einige Minuten langes Kochen von etwa 1 g Bariumsulfat mit Natriumkarbonatlösung. Filtrieren.	

Übersättigen des Filtrats mit Salzsäure und Zusatz von Bariumnitratlösung.

*Dreimaliges Auswaschen des auf dem Filter verbliebenen Rückstands mit wenig Wasser, dann Übergießen mit verdünnter Salzsäure und Versetzen des Filtrats mit verdünnter Schwefelsäure.

*Aufkochen von 5 g Bariumsulfat mit 5 ccm Essigsäure und 45 ccm Wasser, Absetzenlassen, Filtrieren. Versetzen von 25 ccm des völlig klaren Filtrats mit einigen Tropfen verdünnter Schwefelsäure. Sie dürfen innerhalb 1 Stunde nicht verändert werden.

*Erhitzen von 10 g Bariumsulfat mit 30 ccm Wasser und 20 ccm Salzsäure in einem Kölbchen, dessen Öffnung mit einem mit Bleiazetatlösung angefeuchteten Streifen Filtrierpapier bedeckt ist, allmählich bis zum Sieden. Das Papier darf nicht dunkel gefärbt werden.

*Filtrieren der Flüssigkeit, Zusatz einiger Tropfen Salpetersäure, Versetzen mit Ammoniakflüssigkeit bis zur alkalischen Reaktion, Aufkochen, Filtrieren, falls eine Abscheidung eingetreten ist, dann Zusatz von 3 Tropfen Natriumsulfidlösung. Es darf keine Dunkelfärbung, Trübung oder Abscheidung eines Niederschlags eintreten.

*Aufkochen von 2 g Bariumsulfat mit 10 ccm Salpetersäure, Filtrieren nach dem Erkalten und Zusatz von 6 ccm Ammoniummolybdatlösung zum Filtrat. Innerhalb einer Stunde darf sich kein gelber Niederschlag abscheiden.

*Verdünnen obiger Mischung mit dem gleichen Raumteil Wasser und Zusatz von Silbernitratlösung. Sie darf nicht mehr als opalisierend getrübt werden.

*Mischen von 1 g Bariumsulfat mit 10 ccm Wasser, 1 ccm verdünnter Schwefelsäure und 2 Tropfen Kaliumpermanganatlösung. Kaliumjodatstärke-

Identität durch einen weißen Niederschlag[1].

Identität durch einen weißen Niederschlag[2].

Lösliche Bariumsalze, Bariumkarbonat durch eine innerhalb einer Stunde eintretende Trübung.

Hier liegt die wichtigste Prüfung vor. Deshalb ist auch die Beobachtung auf eine Stunde festgesetzt! Zur Prüfung ist hier die schwache Essigsäure vorgeschrieben, weil starke Säuren, etwa heiße Salzsäure, in Spuren auch Bariumsulfat lösen würden.

Schwefelbarium durch Dunkelfärbung des Bleiazetatpapiers[3].

Sind Sulfide vorhanden, so müßte sich bei dieser Behandlung Schwefelwasserstoff entwickeln, der schon in geringsten Mengen das bleihaltige Papier durch Bildung von Schwefelblei schwärzen würde. Die Prüfung ist aufgenommen, weil Schwefelzink in Präparaten des Handels angetroffen wurde. Auch ist schon, worauf besonders hingewiesen sei, statt Bariumsulfat das Bariumsulfid abgegeben worden, was zu schweren Vergiftungsfällen geführt hat!

Schwermetallsalze durch eine Färbung, Trübung oder Abscheidung eines Niederschlags.

Phosphorsäure durch einen gelben Niederschlag von Phosphorammoniummolybdat[4].

Salzsäure durch eine mehr als opalisierende Trübung.

Schweflige Säure durch Entfärbung der Mischung.

papier darf sich nicht bläuen (Sulfite), und die Mischung darf innerhalb 10 Minuten nicht farblos werden (unerlaubte Mengen anderer reduzierender Stoffe).

*Erhitzen eines Gemisches von 2 g Bariumsulfat und 5 ccm Natriumhypophosphitlösung $\frac{1}{4}$ Stunde lang im siedenden Wasserbad. Es darf keine dunklere Färbung annehmen.

*Schütteln von 5 g feingesiebtem Bariumsulfat in einem mit Teilung versehenen Glasstöpselzylinder von 50 ccm Inhalt, dessen Gradteilung 14 cm lang ist, nach Hinzufügen von Wasser bis zum Teilstrich 50 ccm 1 Minute lang. Die Bariumsulfataufschwemmung darf innerhalb $\frac{1}{4}$ Stunde nicht unter den Teilstrich 15 ccm herabsinken.

Arsenverbindungen durch eine dunklere Färbung[5].

Hinreichend feine Verteilung. (Nach FRERICHS soll das Präparat in dem Zustand untersucht werden, in dem es in die Apotheke kommt!)

[1] $BaSO_4 + Na_2CO_3 = BaCO_3 + Na_2SO_4,$
$Na_2SO_4 + Ba(NO_3)_2 = BaSO_4 + 2\,NaNO_3.$
[2] $BaCO_3 + 2\,HCl = H_2O + CO_2 + BaCl_2,$
$BaCl_2 + H_2SO_4 = 2\,HCl + BaSO_4.$
[3] $BaS + 2\,HCl = BaCl_2 + H_2S,$
$H_2S + Pb(OOCCH_3)_2 = PbS + 2\,HOOCCH_3.$
[4] $[(NH_4)_3PO_4 + 12\,MoO_3 + 6\,H_2O].$
[5] $As_2O_3 + 3\,H_3PO_2 = 3\,H_3PO_3 + As_2.$

Benzaldehyd — Benzaldehyd.

$C_6H_5 \cdot CHO.$ Mol.-Gew.: 106,05.

Farblose oder etwas gelbliche, stark lichtbrechende, eigenartig riechende Flüssigkeit. Benzaldehyd ist in 300 Teilen Wasser und in jedem Verhältnis in Weingeist und Äther löslich. Über das Aussehen des Benzaldehyds sagen die Berichte von Schimmel u. Co.[1]: Ein guter Aldehyd ist immer farblos.

Dichte: 1,046 bis 1,050. In bezug auf die Dichte ist bemerkenswert, daß der Aldehyd durch Sauerstoffaufnahme aus der Luft sich allmählich teilweise zu Benzoesäure oxydiert, so daß das entstehende Gemisch aus Aldehyd und Säure immer schwerer wird. Dieser Vorgang ist bei öfterem Öffnen der Flasche nicht zu verhüten. Bei weiterem Fortschreiten der Oxydation beginnt die Benzoesäure auszukristallisieren. Deshalb ist Benzaldehyd möglichst in kleinen, vollen, gutverschlossenen Flaschen aufzubewahren. GILDEMEISTER[2] fügt noch hinzu, daß ein Zusatz von 10% Spiritus konservierend wirkt, während bei einem Zusatz von nur 5% die Oxydationserscheinungen noch kräftiger auftreten.

Siedepunkt: 178 bis 182°.

Zur Prüfung sind erforderlich: Etwa 1,5 g Benzaldehyd.

Prüfung durch:

Tränken eines zusammengefalteten Stückchen Filtrierpapiers mit 0,2 g Benzaldehyd, Verbrennen in einer Porzellanschale unter einem Becherglas von 1 l Inhalt, dessen Innenwände mit Wasser angefeuchtet sind, Spülen des Inhalts des Becherglases nach der Verbrennung mit 10 ccm Wasser auf ein Filter, Ansäuern des Filtrats mit Salpetersäure und Zusatz von Silbernitratlösung. Die Lösung muß klar bleiben.

*Schütteln von 0,2 g Benzaldehyd mit 10 ccm Wasser und einigen Tropfen Natronlauge, Zugabe eines Körnchens Ferrosulfat und eines Tropfens Eisenchloridlösung, gelindes Erwärmen mit 2 ccm

Zeigt an:

Chlorverbindungen durch eine mehr als opalisierende weiße Trübung. (Die Chlorverbindungen rühren von der Darstellung des Benzaldehyds aus Toluol über Benzylchlorid bzw. Benzalchlorid her.)

Zyanwasserstoff durch einen blauen Niederschlag oder eine grünblaue Färbung innerhalb mehrerer Stunden[3].

Salzsäure. Es darf selbst nach mehreren Stunden kein blauer Niederschlag oder eine grünblaue Färbung entstehen.

Auflösen von 1 g Benzaldehyd in 25 ccm Weingeist, Verdünnen mit 25 g Wasser, Zusatz von 3 g Zinkfeile und 10 ccm verdünnter Schwefelsäure, Erwärmen auf dem Wasserbad, bis der Geruch nach Benzaldehyd verschwunden ist[4], Filtrieren, Erhitzen des Filtrats, bis der Alkohol verdampft ist, und hierauf Kochen mit einigen Tropfen Chlorkalklösung. Es darf keine rote oder purpurviolette Färbung entstehen.

Nitrobenzol durch eine rote oder purpurviolette Färbung.

Aufbewahrung: In gutverschlossenen Gefäßen.

[1] Schimmel u. Co.: 1927, S. 117.
[2] GILDEMEISTER: Band II, S. 607.

[3] $6\,HCN + FeSO_4 + 6\,NaOH = Na_4Fe(CN)_6 + Na_2SO_4 + 6\,H_2O.$
Zyanwasserstoff   Natriumferro-
                                                    zyanid
$3\,[Na_4Fe(CN)_6] + 4\,FeCl_3 = Fe_4[Fe(CN)_6]_3 + 12\,NaCl.$
                                   Ferriferrozyanid

[4] $Zn + H_2SO_4 = ZnSO_4 + H_2.$
Durch den Wasserstoff wird der Benzaldehyd größtenteils zu Benzylalkohol neben Hydrobenzoin reduziert.
$$C_6H_5 \cdot CHO + H_2 = C_6H_5 \cdot CH_2 \cdot OH.$$
Benzylalkohol
$$2\,(C_6H_5CHO) + H_2 = [C_6H_5 \cdot CH(OH) - CH(OH) \cdot C_6H_5].$$
Hydrobenzoin
Bei Gegenwart von Nitrobenzol entsteht Aminobenzol
$$C_6H_5 \cdot NO_2 + 6H = C_6H_5 \cdot NH_2 + 2\,H_2O.$$
Nitrobenzol   Aminobenzol
Amidobenzol (Anilin) gibt mit wäßriger Chlorkalklösung erhitzt eine rote bis purpurviolette Färbung.

Benzaldehydcyanhydrin — Mandelsäurenitril.

$C_6H_5 \cdot CH(OH) \cdot CN.$ Mol.-Gew.: 133,06.

Gehalt: Mindestens 89,4% Mandelsäurenitril.

Gelbe, ölige, nach Benzaldehyd riechende Flüssigkeit, in Wasser fast unlöslich, in Weingeist, Äther oder Chloroform leicht löslich.

Dichte: 1,115 bis 1,120.

Zur Prüfung sind erforderlich: Etwa 0,5 g Mandelsäurenitril und 20 ccm einer Lösung (1 + 199) aus 1 Teil Mandelsäurenitril, 50 Teilen Weingeist und 149 Teilen Wasser.

Prüfung durch:

Zeigt an:

*Versetzen von 10 ccm der Lösung (1 + 199) mit wenig Ferrosulfat, 1 Tropfen Eisenchloridlösung und 1 ccm Natronlauge, 1 Minute lang kochen, mit Salzsäure ansäuern. Es tritt Blaufärbung unter Abscheidung eines blauen Niederschlags ein.

Identität durch Bildung von Berliner Blau[1].

*Versetzen von Schwefelsäure mit einem Tropfen Mandelsäurenitril. Es tritt eine stark karmesinrote Färbung auf.

Identität durch eine karmesinrote Färbung.

*Eintauchen von blauem Lackmuspapier in die Lösung (1 + 199). Es darf kaum gerötet werden.

Freie Säuren durch eine stärkere Rötung des Lackmuspapiers.

*Versetzen von 10 ccm der Lösung (1 + 199) mit 0,8 ccm $^1/_{10}$-Normal-Silbernitratlösung und einigen Tropfen Salpetersäure. Das Filtrat muß den eigenartigen Geruch des Bittermandelwassers zeigen und darf nach weiterem Zusatz von $^1/_{10}$-Normal-Silbernitratlösung nicht mehr getrübt werden.

Genaues Einwägen von etwa 0,5 g Mandelsäurenitril in ein Meßkölbchen von 100 ccm, Zusatz von 25 ccm Weingeist und von Wasser bis zur Marke. Versetzen von 25 ccm dieser Lösung mit 100 ccm Wasser, 2 ccm Kaliumjodidlösung und 1 ccm Ammoniakflüssigkeit, Titration mit $^1/_{10}$-Normal-Silbernitratlösung bis zum Eintritt einer gelblichen Opaleszenz.

Unzulässige Mengen freien Zyanwasserstoffs, falls durch weiteren Zusatz von $^1/_{10}$-Normal-Silbernitratlösung Trübung eintritt.

Vorschriftsmäßiger Gehalt, falls bis zu diesem Punkt für je 0,125 g Mandelsäurenitril mindestens 4,2 ccm $^1/_{10}$-Normal-Silbernitratlösung verbraucht werden[2]. 1 ccm $^1/_{10}$-Normal-Silbernitratlösung = 0,026612 g Mandelsäurenitril. 4,2 ccm = 0,1198 g Mandelsäurenitril = 89,4%.

Aufbewahrung: Vorsichtig.

Mandelsäurenitriltafel[3]

g	ccm
0,1	**3,36**
0,2	672
0,3	1008
0,4	1344
0,5	1680
0,6	2016
0,7	2352
0,8	2688
0,9	3024

Zur Berechnung aus der Formel $\dfrac{g}{F}\,T$; $\log T = 52627$.

[1] Siehe Benzaldehyd Nr. 1.
[2] Siehe Aqua Amygdalarum amararum, Anm. 2.
[3] Erläuterung siehe S. 10 bis 11.

Benzinum Petrolei — Petroleumbenzin.

Niedrigsiedende Anteile des Petroleums. Es stellt eine farblose, nicht fluoreszierende, leicht entzündliche, flüchtige Flüssigkeit von eigenartigem Geruch dar, in Äther und in absolutem Alkohol in jedem Verhältnis löslich, im Wasser dagegen unlöslich.

Dichte: 0,661 bis 0,681. Auf den richtigen Siedepunkt und die Dichte des Präparats ist besonders zu achten, nicht nur, weil unter dem Namen Benzin häufig höher siedende und spezifisch schwerere Anteile des Petroleums abgegeben werden, sondern auch, weil das Präparat bei längerer Aufbewahrung aus der Luft Sauerstoff aufnimmt und dann Produkte bildet, die höher sieden und eine höhere Dichte besitzen. Deshalb sollte man aber auch, wenn Dichte und Siedepunkt eines Präparats nur unwesentlich außerhalb der angegebenen Grenzen liegen, das Präparat zur pharmazeutischen Verwendung zulassen.

Prüfung durch:

Destillieren von 50 ccm Petroleumbenzin aus dem Wasserbad unter guter Kühlung. Es müssen zwischen 50 bis 75° mindestens 40 ccm übergehen.

Zeigt an:

Die vorschriftsmäßige Siedetemperatur.

*Schütteln von 2 ccm ammoniakalischer Silber-
lösung mit 10 ccm Petroleumbenzin.

Schwefelverbindungen
durch eine Schwärzung des
Gemisches[1].

[1] Durch Bildung von AgS.

Benzoe — Benzoe.

Das aus Siam kommende Harz mehrerer Styrax-Arten, besonders von Styrax
tonkinense (Pierre) Craib und Styrax benzoides (Craib).

Benzoe bildet flache oder abgerundete, gelblichweiße, braunrote oder gelbbraune,
innen weißliche Stücke, welche beim Erwärmen im Wasserbad einen angenehmen
Geruch, bei stärkerem Erhitzen stechend riechende Dämpfe entwickeln.

Zur Prüfung sind erforderlich: 4 g Benzoe.

Prüfung durch:

Vollkommenes Erschöpfen von 1 g Benzoe
mit siedendem Weingeist, Filtrieren durch ein
gewogenes Filter und Vermischen des Filtrats
mit Wasser.

Trocknen des Filters samt Inhalt bei 100° und
Wägen. Der Inhalt darf nicht mehr als 0,02 g
betragen.

Erwärmen von 1 g Benzoe mit 10 ccm Schwefelkohlenstoff.

Erwärmen von 1 g feingepulverter Benzoe mit
0,1 g Kaliumpermanganat und 10 ccm Wasser und
längeres Stehenlassen. Es darf kein Geruch nach
Benzaldehyd entstehen.

Veraschen von 1,0 g Benzoe in einem tarierten Tiegel. Es darf nicht mehr als 0,01 Rückstand bleiben.

Zeigt an:

Identität durch eine milchige,
blaues Lackmuspapier rötende
Flüssigkeit.

Fremde Beimengungen
durch einen größeren Rückstand als 0,02 g.

Identität durch Erweichen
der Benzoe. Aus der farblosen
Flüssigkeit kristallisiert beim
Erkalten Benzoesäure aus[2].

Zimtsäurehaltige Benzoe
durch einen Geruch nach Bit-
termandelöl[2].

[1] Hierzu berichtet L. ROSENTHALER (Pharmaz. Ztg. 1926, S. 1507), daß er nach
der Vorschrift des Arzneibuchs nie ein Auskristallisieren der Benzoesäure aus dem
Schwefelkohlenstoff beobachtet habe, daß man sogar beim *Verdunsten* der Lösung
durchaus nicht sicher Kristalle erhalte. Mit Sicherheit erziele man aber die Abscheidung von Benzoesäurekristallen auf folgende Weise: „Man kocht in einem 100-ccm-
Erlenmeyer-Kolben 1 g Benzoe, 1 g Natronlauge und 10 ccm Wasser 5 Minuten
lang, übersättigt dann mit Salzsäure, kocht noch einmal auf und filtriert heiß durch
ein Faltenfilter."

[2] Sumatrabenzoe enthält Zimtsäure, die durch Oxydation in Benzaldehyd verwandelt wird.

$$C_6H_5 \cdot CH = CH \cdot COOH + 2O_2 = C_6H_5 \cdot CHO + 2CO_2 + H_2O.$$
$$\text{Zimtsäure} \qquad\qquad \text{Benzaldehyd}$$

Bismutum bitannicum — Wismutbitannat.
Tannismut.

Gehalt: Mindestens 17,9% Wismut (Bi. Atom-Gew.: 209,0).

Leichtes, bräunliches Pulver von sehr schwach säuerlichem Geschmack, in Wasser
fast unlöslich.

Zur Prüfung sind erforderlich: Etwa 3,5 g Wismutbitannat.

Prüfung durch:

*Schütteln von 0,2 g Wismutbitannat unter Er-
wärmen mit 10 ccm Wasser. Das Filtrat rötet
Lackmuspapier.

Zusatz von Eisenchloridlösung.

Zeigt an:

Identität durch Blaufärbung
mit Eisenchloridlösung.

*Anschütteln von Wismutbitannat mit wenig Wasser und Zusatz von einigen Tropfen Natriumsulfidlösung.	**Identität** durch eine braunschwarze Färbung.
Veraschen von 2 g Wismutbitannat im Porzellantiegel, Lösen des Rückstands unter Erwärmen in 15 ccm Salpetersäure, Zusatz von 25 ccm Wasser.	
Versetzen von je 5 ccm dieser Lösung	
a) mit einem Tropfen Bariumnitratlösung. Sie darf innerhalb von 3 Minuten nicht verändert werden,	**Schwefelsäure** durch eine innerhalb von 3 Minuten eintretende Trübung.
b) mit 10 ccm verdünnter Schwefelsäure. Sie darf nicht verändert werden,	**Blei-, Bariumsalze** durch eine weiße Trübung.
c) mit einem Tropfen Silbernitratlösung. Sie darf nicht mehr als opalisierend getrübt werden,	**Salzsäure** durch eine weiße Trübung.
d) mit überschüssiger Ammoniakflüssigkeit. Sie muß ein farbloses Filtrat geben.	**Kupfersalze** durch ein blaues Filtrat.
Kräftiges Schütteln von 2 ccm der Lösung mit 5 ccm Wasser und 1 ccm Natriumsulfidlösung, Filtrieren, Übersättigen des Filtrats mit 2 ccm Ammoniakflüssigkeit und Zugabe von Ammoniumoxalatlösung. Sie darf höchstens schwach getrübt werden.	**Kalziumsalze** durch eine stärkere Trübung. [Siehe Bismutum subnitricum, gleiche Reaktion.]
Kochen von 6 ccm der Lösung mit 20 ccm Wasser und einer Lösung von 2 g Ammoniumkarbonat in 20 ccm Wasser, heiß Filtrieren. Verdampfen des Filtrats in einem gewogenen Tiegel, Durchfeuchten des Rückstands mit einem Tropfen Schwefelsäure und Glühen. Das Gewicht des Glührückstands darf höchstens 0,003 g betragen.	**Magnesium-, Alkalisalze** in unzuverlässiger Menge durch einen höheren Glührückstand.
*Erhitzen von 0,5 g Wismutbitannat mit 5 ccm Natronlauge. Es darf sich kein Ammoniak entwickeln. Zusatz von je 0,5 g Zinkfeile und Eisenpulver und erneutes Erhitzen. Es darf sich wiederum kein Ammoniak entwickeln.	**Ammoniumsalze** durch Ammoniakentwicklung. **Salpetersäure** durch Ammoniakentwicklung[1].
Erhitzen von 0,5 g Wismutbitannat in einem flachen, nicht zu kleinen Porzellantiegel, bis die Masse vollständig verglimmt ist. Nach dem Abkühlen Auftropfen einiger Tropfen Salpetersäure, vorsichtiges Erhitzen auf einer Asbestplatte, bis die Salpetersäure verdampft ist, dann auf freier Flamme kräftig Glühen. Wiederholen der Behandlung mit Salpetersäure, bis der Tiegelinhalt gleichbleibendes Gewicht angenommen hat. Bei einer Verwechslung oder Beimengung mit Wismuttannat kann der Wismutgehalt bis zu 36 % steigen.	**Vorschriftsmäßigen Gehalt an Wismut,** wenn der Glührückstand mindestens 0,100 g beträgt. 0,100 g Wismutoxyd (Bi_2O_3) = 0,0897 g Wismut = 17,84%.
Lösen des Glührückstands in 5 ccm Salzsäure unter Erwärmen, Zusatz von 5 ccm Natriumhypophosphitlösung, Bedecken mit einem Uhrglas und Erwärmen ¼ Stunde lang auf dem Wasserbad. Die Mischung darf keine dunkle Färbung annehmen.	**Arsenverbindungen** durch eine dunkle Färbung[2].

---

[1] $Zn + 2\,NaOH = Zn(ONa)_2 + H_2,$
$HNO_3 + 4\,H_2 = NH_3 + 3\,H_2O.$
Hier wird evtl. vorhandene Salpetersäure zu Ammoniak reduziert. Die Angabe des Arzneibuchs ist übrigens insofern nicht eindeutig, als aus den Worten „so darf sich kein Ammoniak entwickeln" nicht mit Bestimmtheit zu ersehen ist, ob dieses sich evtl. entwickelnde Ammoniak nur durch den Geruchssinn oder durch Lackmuspapier festzustellen ist. Hält man die letztere Probe für richtig, so muß man

sich davor hüten, daß die geringen Spuren von Natronlauge, die trotz aller Vorsicht sehr leicht beim Erhitzen mit den Dämpfen mitgerissen werden, nicht ihrerseits das rote Lackmuspapier bläuen und Ammoniak vortäuschen. Man kann tatsächlich diese Probe nur sicher vor solcher Täuschung ausführen, wenn man oben in das Reagenzglas vor dem Erhitzen ein Bäuschchen Watte hineinsteckt.

[2] $As_2O_3 + 3\,H_3PO_2 = As_2 + 3\,H_3PO_3$.

Bismutum nitricum — Wismutnitrat.

$Bi(NO_3)_3 + 5\,H_2O$. Mol.-Gew.: 485,1.

Gehalt: Mindestens 42,1% Wismut (Bi, Atom-Gew.: 209,0).

Farblose, durchsichtige Kristalle, die befeuchtetes Lackmuspapier röten, sich beim Erhitzen anfangs verflüssigen und darauf unter Entwicklung von gelbroten Dämpfen zersetzen. Es löst sich teilweise in Wasser unter Abscheidung eines weißen Niederschlags, das Gemisch wird durch Natriumsulfidlösung geschwärzt.

Zur Prüfung sind erforderlich: Etwa 2,5 g Wismutnitrat.

Prüfung durch:	Zeigt an:
*Auflösen von 0,1 g Wismutnitrat in 5 g Wasser, Schütteln und Zusatz von Natriumsulfidlösung.	**Identität** durch teilweise Lösung in Wasser unter Abscheidung eines weißen Niederschlags[1] und durch Schwärzung des Gemisches auf Zusatz von Schwefelwasserstoff[2].
*Auflösen von 0,2 g Wismutnitrats in 10 ccm verdünnter Schwefelsäure bei Zimmertemperatur. Die Lösung muß klar sein[3].	**Bleisalze, Bariumsalze** durch eine weiße Fällung.
Versetzen obiger Lösung mit überschüssiger Ammoniakflüssigkeit und Filtrieren. Das Filtrat muß farblos sein.	**Kupfersalze** durch eine blaue Färbung des Filtrats.
Auflösen von 0,4 g Wismutnitrat in 4 ccm Salpetersäure, Zusatz von 35 ccm Wasser. *Abmessen von 10 ccm dieser Lösung, Zusatz von 1 ccm Natriumsulfidlösung, kräftiges Schütteln, Filtrieren. Zusatz von 2 ccm Ammoniakflüssigkeit zum Filtrat, dann Ammoniumoxalatlösung. Es darf höchstens schwache Trübung auftreten.	**Kalizumsalze** durch eine stärkere Trübung. (Siehe Bismutum subnitricum, gleiche Reaktion.)
Abmessen weiterer 10 ccm der Lösung. Zusatz einer Lösung von 1 g Ammoniumkarbonat in 10 ccm Wasser, Kochen, heiß Filtrieren. Eindampfen des Filtrats in einem gewogenen Tiegel, Zusatz eines Tropfens Schwefelsäure, Glühen. Der Rückstand darf höchstens 0,002 g betragen.	**Magnesium- und Alkalisalze** in unzulässiger Menge durch einen mehr als 0,002 g betragenden Rückstand.
*Auflösen von 0,5 g Wismutnitrat in 5 ccm Salpetersäure und Versetzen je der Hälfte der klaren Lösung.	
*a) mit 0,5 ccm Silbernitratlösung; sie darf höchstens opalisierend getrübt werden;	**Salzsäure** durch eine weiße stärkere Trübung.
*b) mit der gleichen Menge Wasser und 0,5 ccm Bariumnitratlösung; es darf innerhalb von 3 Minuten keine Trübung entstehen.	**Schwefelsäure** durch eine weiße Trübung.
Vorsichtiges Erhitzen von 1 g Wismutnitrat in einem Porzellantiegel bis zum Entweichen des Kristallwassers und hierauf Glühen.	**Vorschriftsmäßige Beschaffenheit,** wenn mindestens 0,469 g Wismutoxyd, entsprechend 0,421 g Wismut, beim Glühen zurückbleiben[4].
Lösen des Glührückstands unter Erwärmen in 5 ccm Salzsäure, Zugabe von 5 ccm Natriumhypo-	**Arsenverbindungen** durch eine dunkle Färbung.

phosphitlösung, Bedecken des Tiegels mit einem Uhrglas und Erwärmen im Wasserbad 15 Minuten lang. Die Mischung darf keine dunkle Färbung annehmen.

[1] Bei Zugabe von Wasser zu Wismutnitrat entstehen verschiedene komplexe Wismut-Salpetersäure-Verbindungen (HEPNER: Arch. Pharmaz. Ber. d. dtsch. pharmaz. Ges. 1926).

[2] $2 Bi(NO_3)_3 + 3 H_2S = Bi_2S_3 + 6 HNO_3.$
$\qquad\qquad$ Wismut-
$\qquad\qquad$ sulfid

[3] $2 Bi(NO_3)_3 + 3 H_2SO_4 = Bi_2(SO_4)_3 + 6 HNO_3.$

[4] $2 (Bi(NO_3)_3 \cdot 5 H_2O) = Bi_2O_3 \qquad Bi_2O_3 = 2 Bi.$
$\quad 2 \cdot 485,1 \qquad\qquad$ Wismut- $\quad 466,0 \quad 2 \cdot 209,0$
$\qquad\qquad\qquad$ oxyd 466,0

Bismutum oxyjodogallicum — Wismutoxyjodidgallat.
Airol.

$C_6H_2(OH)_3 \cdot CO_2Bi(OH) J$ [1, 2, 3, 5]. Mol.-Gew.: 522,0.

Gehalt: Mindestens 20% Jod.

Dunkelgraugrünes, geruchloses Pulver, das in Wasser und Äther fast unlöslich, in warmer verdünnter Salzsäure löslich ist.

Zur Prüfung sind erforderlich: Etwa 4 g Wismutoxyjodidgallat.

Prüfung durch:	Zeigt an:
*Lösen von 0,5 g Wismutoxyjodidgallat in 4,5 g verdünnter Salzsäure, Zusatz von 5 Tropfen Chloraminlösung, Schütteln mit Chloroform; dieses färbt sich violett.	**Identitäts**reaktion für Jod durch Violettfärbung des Chloroforms[1].
*Schütteln von 0,1 g Wismutoxyjodidgallat und 5 ccm Wasser mit 1 ccm Natriumsulfidlösung; es färbt sich braunschwarz.	**Identitäts**reaktion für das Wismut.
Filtrieren und Versetzen des Filtrats mit 2 Tropfen Eisenchloridlösung. Es tritt ein schwarzer Niederschlag und eine blauschwarze Färbung auf.	**Identitäts**reaktion für die Gallussäure.
Übergießen von 1,5 g Wismutoxyjodidgallat in einem nicht zu kleinen Porzellantiegel mit 5 ccm Salpetersäure; Eintrocknen über kleiner Flamme und Glühen. Lösen von etwa der Hälfte des Glührückstands unter Erwärmen in 15 ccm verdünnter Salpetersäure, Zusatz von 10 ccm Wasser. Versetzen von je 5 ccm dieser Lösung	
a) mit einem Tropfen Bariumnitratlösung,	**Schwefelsäure** durch eine weiße Trübung oder Fällung.
b) mit 10 ccm verdünnter Schwefelsäure. Es darf keine Veränderung eintreten,	**Blei-, Bariumsalze** durch eine weiße Trübung oder Fällung.
c) mit einem Tropfen Silbernitratlösung; sie darf nicht mehr als opalisierend getrübt werden;	**Salzsäure** durch eine mehr als opalisierende Trübung.
d) mit überschüssiger Ammoniakflüssigkeit; sie muß ein farbloses Filtrat geben.	**Kupfersalze** durch ein blaues Filtrat.
Lösen des Restes des Glührückstands unter Erwärmen in 5 ccm Salzsäure, Zugabe von 5 ccm Natriumhypophosphitlösung. Erwärmen in dem mit einem Uhrglas bedeckten Tiegel ¼ Stunde lang auf dem Wasserbad. Das Gemisch darf keine dunkle Färbung annehmen.	**Arsenverbindungen** durch eine dunkle Färbung.
*Erhitzen von 0,5 g Wismutoxyjodidgallat mit 5 ccm Natronlauge; es darf sich kein Ammoniak entwickeln.	**Ammoniumsalze** durch Entwicklung von Ammoniak.

{ *Erneutes Erhitzen, nach Zugabe von je 0,5 g Zinkfeile und Eisenpulver. Es darf wiederum kein Ammoniak entwickelt werden.

3 Minuten langes Aufkochen eines Gemisches von 0,5 g Wismutoxyjodidgallat, 20 ccm $^1/_{10}$-Normal-Silbernitratlösung und 20 ccm Salpetersäure in einem Kolben, Zugabe von 50 ccm Wasser. Nach dem Erkalten Zugabe von so viel Kaliumpermanganatlösung, daß die rote Farbe bestehen bleibt, dann Entfärben durch Zusatz von wenig Ferrosulfat. Zusatz von 5 ccm Ferriammoniumsulfatlösung und Titration des überschüssigen Silbernitrats mit $^1/_{10}$-Normal-Ammoniumrhodanidlösung bis zum Farbumschlag[3].

Salpetersäure durch Entwicklung von Ammoniak[2].

Vorschriftsmäßiger Gehalt an Jod, wenn bis zu diesem Punkt höchstens 12,1 ccm $^1/_{10}$-Normal-Ammoniumrhodanidlösung verbraucht werden, so daß zur Bindung des Jods mindestens 7,9 ccm $^1/_{10}$-Normal-Silbernitratlösung (1 ccm = 0,012692 g Jod) verbraucht wurden. 7,9 ccm = 0,1002 g Jod = 20%.

Aufbewahrung: Vorsichtig und vor Licht geschützt.

[1] $C_7H_6O_6BiJ + Cl = C_7H_6O_6BiCl + J$. Jod löst sich in Chloroform mit violetter Farbe.

[2] Siehe Bismutum bitannicum Nr. 1.

[3] Bei der Entjodung mit Silbernitrat in salpetersaurer Lösung bildet sich neben Wismutnitrat, Gallussäure und deren Oxydationsprodukten Silberjodid. Geringe Mengen von salpetriger Säure, entstanden durch die reduzierende Wirkung der Gallussäure, werden durch Kaliumpermanganat unter Bildung von Kalium- und Mangannitrat wieder in Salpetersäure übergeführt. Überschüssiges Permanganat wird durch Ferrosulfat entfernt.

Bismutum subcarbonicum — Basisches Wismutkarbonat.

Gehalt: 80,7 bis 82,5% Wismut (Atom-Gew.: 209,0).

Weißes oder gelblichweißes, geruch- und geschmackloses Pulver, in Wasser oder Weingeist unlöslich und beim Glühen einen graugelben Rückstand hinterlassend.

Zur Prüfung sind erforderlich: Etwa 9 g basisches Wismutkarbonat.

Prüfung durch:	Zeigt an:
*Anschütteln von etwa 0,2 g basischem Wismutkarbonat mit wenig Wasser und einigen Tropfen Natriumsulfidlösung, es färbt sich braunschwarz.	**Identitäts**reaktion des Wismuts.
*Übergießen von etwa 0,2 g Wismutkarbonat mit Salzsäure. Es entwickelt sich Kohlendioxyd.	**Identitäts**reaktion der Kohlensäure.
*Lösen von 5 g basischem Wismutkarbonat unter Erwärmen in einem Kölbchen von 100 ccm Inhalt in 30 ccm Salpetersäure. Versetzen	
*a) von 6 ccm dieser Lösung mit 6 ccm Natronlauge, Umschütteln, Filtrieren. Ansäuern mit einigen Tropfen Essigsäure, Eindampfen auf etwa 5 ccm, Zusatz von Kaliumdichromatlösung. Es darf keine Veränderung eintreten;	**Bleisalze** durch einen rotbraunen Niederschlag.
*b) von 6 ccm der Lösung mit überschüssiger Ammoniakflüssigkeit. Sie muß ein farbloses Filtrat geben;	**Kupfersalz** durch ein blaues Filtrat.
*c) des Restes der salpeterauren Lösung mit 42 ccm Wasser. Versetzen von je 5 ccm dieser Lösung.	
*α) mit einem Tropfen Bariumnitratlösung,	**Schwefelsäure** durch weiße Trübung oder Fällung.
*β) mit 10 ccm verdünnter Schwefelsäure,	**Bariumsalze** durch weiße Trübung oder Fällung.
*γ) mit 1 ccm Salzsäure. Diese Reagenzien dürfen keine Veränderung bewirken.	**Silbersalze** durch weiße Trübung oder Fällung. Mit verdünnter Salzsäure ist die Aus-

*δ) mit einem Tropfen Silbernitratlösung, sie darf nicht mehr als opalisierend getrübt werden.

*Kräftiges Schütteln von 2 ccm der Lösung mit 5 ccm Wasser und mit 1,5 ccm Natriumsulfidlösung, Filtrieren, Übersättigen des Filtrats mit 2 ccm Ammoniakflüssigkeit, Zugabe von Ammoniumoxalatlösung. Es darf höchstens schwach getrübt werden.

*Aufkochen von 6 ccm der Lösung mit 20 ccm Wasser und mit einer Lösung von 2 g Ammoniumkarbonat in 20 ccm Wasser, heiß Abfiltrieren, Verdampfen des Filtrats, Durchfeuchten des Rückstands mit einem Tropfen Schwefelsäure und Glühen. Der Glührückstand darf höchstens 0,003 g betragen.

*Erwärmen von 1 g basischem Wismutkarbonat mit 5 ccm Natronlauge. Es darf sich kein Ammoniak entwickeln.

*Erhitzen von 0,2 g basischem Wismutkarbonat mit 10 ccm verdünnter Schwefelsäure zum Sieden, Erkaltenlassen, Filtrieren und Schichten über Diphenylamin-Schwefelsäure. An der Berührungsfläche der beiden Flüssigkeiten darf sich keine blaue Zone bilden.

*Lösen von 1 g basischem Wismutkarbonat in 10 ccm Natriumhypophosphitlösung. Erhitzen ¼ Stunde lang im siedenden Wasserbad. Es darf keine dunkle Färbung auftreten.

Glühen von 1 g basischem Wismutkarbonat in einem gewogenen Tiegel bis zur Gewichtskonstanz.

---

scheidung von Wismutoxychlorid zu befürchten, welches das Vorhandensein von Silber vortäuschen würde.

Salzsäure durch eine mehr als opalisierende Trübung.

Kalziumsalze durch eine stärkere Trübung.

[Siehe Bismutum subnitricum, gleiche Reaktion.]

Magnesium-, Alkalisalze in unzulässiger Menge durch einen höheren Glührückstand.

Ammoniumsalze durch Ammoniakentwicklung.

Salpetersäure durch eine blaue Zone.

Arsenverbindungen durch eine dunkle Färbung[1].

Vorschriftsmäßigen Gehalt, wenn das Gewicht des Glührückstands (Bi_2O_3) 0,900 bis 0,920 g beträgt, entsprechend 0,8073 bis 0,8252 g Wismut.

[1] $As_2O_3 + 3H_3PO_2 = As_2 + 3H_3PO_3.$

Bismutum subgallicum — Basisches Wismutgallat. Dermatol.

$C_6H_2(OH)_3 \cdot COOBi(OH)_2$. Mol.-Gew.: 412,1.

Gehalt: Mindestens 46,6% Wismut (Bi, Atom-Gew.: 209,0).

Zitronengelbes, amorphes, geruch- und geschmackloses Pulver, das beim Erhitzen verkohlt, ohne zu schmelzen, und beim Glühen einen graugelben Rückstand hinterläßt.

Verhalten gegen Lösungsmittel: In Wasser, Weingeist und Äther unlöslich.

Zur Prüfung sind erforderlich: Etwa 5 g Wismutsubgallat.

Prüfung durch:	Zeigt an:
*Schütteln von 0,1 g des Salzes mit 5 ccm Wasser und 1 ccm Natriumsulfidlösung.	**Identität** durch eine braunschwarze Färbung des Salzes[1].
Abfiltrieren des Niederschlags und Zusatz von 2 Tropfen verdünnter Eisenchloridlösung.	**Identität** durch eine blauschwarze Färbung neben einem schwarzen Niederschlag.
*Veraschen von 2 g des Salzes im Porzellantiegel, Auflösen des Rückstands in 15 ccm Salpetersäure, Verdünnen der Lösung mit 25 ccm Wasser und Versetzen von je 5 ccm der Lösung	

*a) mit einem Tropfen Bariumnitratlösung,

*b) mit einem Tropfen Silbernitratlösung,

*c) mit 10 ccm verdünnter Schwefelsäure;

es darf durch keines dieser Reagenzien eine Veränderung eintreten;
*d) mit überschüssiger Ammoniakflüssigkeit und Filtrieren. Das Filtrat muß farblos sein.
*Versetzen von 2 ccm der Lösung mit 5 ccm Wasser und 1 ccm Natriumsulfidlösung. Kräftig schütteln, Filtrieren. Zugabe von 2 ccm Ammoniakflüssigkeit und einigen Tropfen Ammoniumoxalatlösung. Es darf höchstens eine opalisierende Trübung entstehen.
Versetzen von 4 ccm der Lösung mit 15 ccm Wasser und einer Lösung von 2 g Ammoniumkarbonat in 15 ccm Wasser. Kochen, heiß Filtrieren in einen tarierten Tiegel. Eindampfen im Wasserbad. Zugabe von einem Tropfen Schwefelsäure, Glühen. Es darf nicht mehr als 0,002 g Rückstand bleiben.
{ *Auflösen von 1 g des Salzes in 5 ccm Natronlauge. Die Lösung muß klar sein. Erwärmen der Lösung.
*Weiteres Erwärmen dieser Lösung mit einem Gemisch von je 0,5 g Zinkfeile und Eisenpulver. Es darf sich kein Ammoniak entwickeln.

Schütteln von 1 g des Salzes mit 10 ccm Weingeist, sofortiges Filtrieren und Verdampfen des Filtrats in einem gewogenen Schälchen. Es darf höchstens 1 mg Rückstand bleiben.
Erhitzen von 0,5 g des Salzes in einem nicht zu kleinen, mit einem Uhrglas bedeckten Porzellantiegel über einer kleinen Flamme derart, daß sich der Boden des Tiegels 6 bis 8 cm über der Flamme befindet, Entfernung der Flamme, nachdem die Masse eine dunklere Färbung angenommen hat, sodann Lüften des Uhrglases, wobei Verglimmen der Masse eintritt, das man in der Weise regelt, daß man das Uhrglas abwechselnd auflegt und wieder abhebt, allmähliches Erhitzen nach vollständigem Verglimmen bis zum Glühen, Lösen des Rückstands in wenig Salpetersäure, Eindampfen der Lösung zur Trockne und Glühen des Trockenrückstands.
Lösen des Rückstands unter Erwärmen in 5 ccm Salzsäure, Zugabe von 5 ccm Natriumhypophosphitlösung. Bedecken mit einem Uhrglas und Erhitzen im Wasserbad 15 Minuten lang.

Schwefelsäure durch eine weiße Fällung.
Salzsäure durch eine weiße Fällung.
Blei-, Kalziumsalze[2] durch eine weiße Fällung.

Kupfer durch eine blaue Färbung des Filtrats.
Kalziumsalze durch eine stärkere Trübung.
[Siehe Bismutum subnitricum, gleiche Reaktion.]

Unzulässige Mengen **Magnesium-** oder **Alkalisalze** durch einen größeren Rückstand.

Ammoniumsalze durch Auftreten von Ammoniakgeruch.
Salpetersäure durch Entwicklung von Ammoniak, welches angefeuchtetes rotes Lackmuspapier mehr als höchstens ganz schwach bläut[3].
Freie Gallussäure durch einen größeren Rückstand als 0,001 g.

Vorschriftsmäßige Beschaffenheit, wenn mindestens 0,260 g Wismutoxyd, entsprechend einem Mindestgehalt von 46,6% Wismut, zurückbleiben[4].

Arsenverbindungen durch eine auftretende dunkle Färbung[5].

---

[1] $2\,[C_7H_5O_5\ Bi(OH)_2] + 3\,H_2S = Bi_2S_3 + 2\,C_7H_6O_5 + 4\,H_2O.$
Basisches Wismutgallat   Wismut-   Gallus-
sulfid   säure

[2] $Pb(NO_3)_2 + H_2SO_4 = PbSO_4 + 2\,HNO_3.$

[3] $Zn + 2\,NaOH = Zn(ONa)_2 + H_2.$
Das Eisen dient nur zur Beförderung des Prozesses.
$HNO_3 + 8\,H = NH_3 + 3\,H_2O.$

[4] $2 [C_7H_5O_5 \ Bi(OH)_2]$ entsprechend $Bi_2O_3 = 2\,Bi$.
Basisches Wismutgallat   Wismut- $2 \cdot 209,0$
    $2 \cdot 412,1$ oxyd
               $466,0$
[5] $As_2O_5 + 5\,H_3PO_2 = 5\,H_3PO_3 + As_2$.

Bismutum subnitricum — Basisches Wismutnitrat.

Gehalt: 70,9 bis 73,6% Wismut (Bi, Atom-Gew.: 209,0).
Weißes, mikrokristallinisches Pulver, das angefeuchtetes Lackmuspapier rötet.
Zur Prüfung sind erforderlich: Etwa 2,5 Bismutum subnitricum.

Prüfung durch:

*Übergießen von 0,2 g des Salzes mit Natriumsulfidlösung.

    Glühen von 1 g des Salzes in einem tarierten Tiegelchen, wobei sich gelbrote Dämpfe entwickeln.

    Auflösen des Glührückstands unter Erwärmen in 5 ccm Salzsäure, Versetzen der Lösung mit 5 ccm Natriumhypophosphitlösung, Bedecken mit dem Uhrglas und Erwärmen im Wasserbad 15 Minuten lang. Es darf keine dunkle Färbung entstehen[2].

*Auflösen von 0,2 g basisches Wismutnitrat in 10 ccm verdünnter Schwefelsäure bei Zimmertemperatur. Es muß sich vollkommen ohne Aufbrausen lösen.

*Versetzen dieser Lösung mit überschüssiger Ammoniakflüssigkeit und Filtrieren; das Filtrat muß farblos sein.

    Auflösen von 0,4 g Wismutsubnitrat in 4 ccm Salpetersäure. Zugabe von 35 ccm Wasser.
    Versetzen von 10 ccm der Lösung mit 1 ccm Natriumsulfidlösung. Kräftiges Schütteln, Filtrieren. Zugabe von 2 ccm Ammoniakflüssigkeit und etwas Ammoniumoxalatlösung. Es darf höchstens eine schwache Trübung entstehen.

    Versetzen von weiteren 10 ccm der Lösung mit einer Lösung von 1 g Ammoniumkarbonat in 10 ccm Wasser, Kochen, heiß Filtrieren in einen tarierten Tiegel. Eindampfen. Zugabe von einem Tropfen Schwefelsäure. Glühen. Es darf nicht mehr als 0,002 g Rückstand bleiben.

Auflösen von 0,5 g des Salzes in 5 ccm Salpetersäure. Es entstehe eine klare Lösung[3].
Versetzen je der Hälfte dieser Lösung

*a) mit 0,5 ccm Silbernitratlösung; sie darf höchstens opalisierend getrübt werden,

*b) mit der gleichen Menge Wasser und 0,5 ccm Bariumnitratlösung; es darf innerhalb von 3 Minuten keine Trübung entstehen.

Zeigt an:

Identität durch Schwärzung des Salzes.
Vorschriftsmäßige Zusammensetzung des Salzes, wenn das zurückbleibende Wismutoxyd 0,790 bis 0,820 g wiegt; es entspricht dieses einem Gehalt von 70,9 bis 73,6% Wismut[1].
Arsenverbindungen durch eine dunkle Färbung.

Karbonate durch eine Entwicklung von Kohlensäure, **Bleisalze, Kalziumsalze, Bariumsalze** durch eine trübe Lösung.
Kupfer durch eine blaue Färbung des Filtrats.

Kalziumsalze durch eine stärkere Trübung.
[Man vergewissere sich, daß durch weiteren Zusatz von Natriumsulfid nichts mehr ausfällt, sonst wird Kalzium vorgetäuscht. Man kann auch von vornherein 2 ccm Natriumsulfidlösung zusetzen.]
Magnesium-, Alkalisalze in unzulässiger Menge durch einen größeren Rückstand.

Arseniate durch eine weißliche Trübung.

Salzsäure durch eine weiße, stärkere Trübung.

*Erwärmen von 1 g des Salzes mit 1 ccm Wasser und 3 ccm Natronlauge. Es darf sich kein Ammoniak entwickeln.

Ammoniumverbindung durch Ammoniakentwicklung, erkennbar durch Bläuung eines darüber gehaltenen, angefeuchteten, roten Lackmuspapiers[4].

[1] Bi_2O_3 entspricht $2 Bi$
     466,0 $2 \cdot 209,0$
[2] $Bi_2O_3 + 6 HCl = 2 BiCl_3 + 3 H_2O$
Wismut-   Wismut-
   oxyd   chlorid
Siehe bei Bismutum subgallicum Nr. 5.
[3] Es entsteht Bismutum nitricum $Bi(NO_3)_3$.
[4] $(NH_4)NO_3 + NaOH = NH_3 + NaNO_3 + H_2O$.

Bismutum subsalicylicum — Basisches Wismutsalizylat.

$$C_6H_4\begin{cases} OH \\ COO(BiO) \end{cases} \quad [1,2]; \quad \text{Mol.-Gew.: } 362,0.$$

Gehalt: 56,5 bis 58,5% Wismut (Bi, Atom-Gew.: 209,0).

Weißes, geruch- und geschmackloses Pulver, in Wasser und Weingeist unlöslich, beim Erhitzen, ohne zu schmelzen, verkohlend und beim Glühen einen gelben Rückstand hinterlassend.

Zur Prüfung sind erforderlich: Etwa 4,0 g Bismutum subsalicylicum.

Prüfung durch:	Zeigt an:
Übergießen von je 0,5 g des Salzes *a) mit verdünnter Eisenchloridlösung (1 + 19),	**Identität** durch eine violette Färbung des Gemischs.
b) mit 5 ccm Wasser und einigen Tropfen Natriumsulfidlösung.	**Identität** durch eine braunschwarze Färbung[1].
*Schütteln von 0,5 g des Salzes mit 5 ccm Wasser, Filtrieren und Eintauchen von blauem Lackmuspapier. Das Papier darf nicht sofort gerötet werden.	**Freie Salizylsäure** durch eine sofortige starke Rötung des Lackmuspapiers.
Veraschen von 0,5 g des Salzes in einem tarierten Porzellantiegel, Auflösen des Rückstands in wenig Salpetersäure, vorsichtiges Verdampfen der Lösung zur Trockne, Glühen und Wägen des Rückstands.	**Richtige Zusammensetzung des Salzes,** wenn der Glührückstand (Wismutoxyd) 0,315 bis 0,326 g beträgt, was einem Gehalt von 56,5 bis 58,5% Wismut entspricht[2].
Auflösen des Glührückstands unter Erwärmen in 5 ccm Salzsäure, Zusatz von 5 ccm Salzsäure, Zusatz von 5 ccm Natriumhypophosphitlösung, Bedecken mit einem Uhrglas und Erhitzen im Wasserbad 15 Minuten lang. Es darf keine dunkle Färbung eintreten.	**Arsenverbindungen** durch eine dunkle Färbung[3].
Veraschen von 1,5 g des Salzes im Porzellantiegel, Auflösen des zurückbleibenden Wismutoxyds in der Wärme in 10 ccm Salpetersäure, Verdünnen der Lösung mit Wasser bis auf 30 ccm. Versetzen von je 5 ccm dieser Lösung *a) mit einem Tropfen Bariumnitratlösung;	**Schwefelsäure** durch eine weiße Trübung.
b) mit 10 ccm verdünnter Schwefelsäure: es darf keine Veränderung erfolgen;	**Bleisalze, Bariumsalze** durch eine weiße Trübung.
*c) mit einem Tropfen Silbernitratlösung; es darf nur opalisierend getrübt werden;	**Salzsäure** durch eine stärkere weiße Trübung.
*d) mit überschüssiger Ammoniakflüssigkeit und Filtrieren. Das Filtrat muß farblos sein.	**Kupfersalze** durch eine blaue Farbe des Filtrats.

*Versetzen von 2 ccm der gleichen Lösung mit 5 ccm Wasser und 2 ccm Natriumsulfidlösung. Kräftiges Schütteln, Filtrieren. Versetzen des Filtrats mit 2 ccm Ammoniakflüssigkeit und Ammoniumoxalatlösung. Es darf höchstens eine schwache Trübung entstehen.

Vermischen von 6 ccm der gleichen Lösung mit 20 ccm Wasser und einer Lösung von 2 g Ammoniumkarbonat in 20 ccm Wasser. Kochen, heiß Filtrieren in einen tarierten Tiegel, Abdampfen, Zugabe eines Tropfens Schwefelsäure, Glühen. Der Rückstand darf nicht mehr als 0,003 g betragen.

*Erwärmen von 0,5 g des Salzes mit 5 ccm Natronlauge. Weiteres Erwärmen dieser Mischung mit je 0,5 g Zinkfeile und Eisenpulver in einem Probierrohr; es darf sich kein Ammoniak entwickeln.

Kalziumsalze durch eine stärkere Trübung.
[Siehe Bismutum subnitricum, gleiche Reaktion.]

Magnesium- und Alkalisalze in unzulässiger Menge durch einen höheren Rückstand.

Ammoniumsalze durch Entweichen von Ammoniak.
Salpetersäure durch Entwicklung von Ammoniak, erkennbar durch Bläuung des darübergehaltenen, angefeuchteten roten Lackmuspapiers[4].

Aufbewahrung: Vor Licht geschützt.

$$^1 \; 2 \left[C_6H_4 \underset{COO(BiO)}{\overset{OH}{\diagup\diagdown}} \right] + 3\,H_2S = Bi_2S_3 + 2\,C_6H_4 \underset{COOH}{\overset{OH}{\diagup\diagdown}} + 2\,H_2O.$$

Basisches Wismutsalizylat   Wismut-   Salizylsäure
                          sulfid

$$^2 \; 2 \left[C_6H_4 \underset{COO(BiO)}{\overset{OH}{\diagup\diagdown}} \right] = Bi_2O_3 = 2\,Bi$$

Basisches Wismutsalizylat   Wismut- $2 \cdot 209,0$
           $2 \cdot 362,0$ oxyd
                  $466,0$

[3] Siehe bei Bismutum subgallicum Nr. 5.
[4] Siehe bei Bismutum subgallicum Nr. 3.

Bismutum tribromphenylicum — Tribromphenolwismut.
Xeroform.

Formel annähernd $(C_6H_2Br_3O)_2Bi(OH) \cdot Bi_2O_3$.
Gehalt: Mindestens 44,9% Wismut (Atom-Gew.: 209,0).
Gelbes, in Wasser, Weingeist oder Äther fast unlösliches Pulver.
Zur Prüfung sind erforderlich: Etwa 2 g Tribromphenolwismut.

Prüfung durch: Zeigt an:

*Anschütteln von etwa 0,2 g Tribromphenolwismut mit wenig Wasser und einigen Tropfen Natriumsulfidlösung. Es färbt sich braunschwarz.

Identitätsreaktion für Wismut.

*Erhitzen von 0,4 g Tribromphenolwismut mit 2 ccm Natronlauge und 4 ccm Wasser zum Sieden. Filtrieren; Zusatz von Salzsäure im Überschuß. Es entsteht ein weißer, flockiger Niederschlag, der nach dem Umkristallisieren aus verdünntem Weingeist bei etwa 93° schmilzt.

Identitätsreaktion für Tribromphenol.

*Schütteln von 0,5 g Tribromphenolwismut mit 5 ccm Weingeist, Verdünnen von 1 ccm des Filtrats mit 15 ccm Wasser. Es darf sich kein flockiger Niederschlag abscheiden.

Freies Tribromphenol durch einen flockigen Niederschlag.

*Schütteln von 0,5 g Tribromphenolwismut mit 5 ccm Natronlauge, das Gemisch darf sich nicht gelbrot färben.

Basisches Wismutgallat durch eine gelbrote Farbe.

Anschütteln von 0,5 g Tribromphenolwismut in einem Scheidetrichter mit 5 ccm Salpetersäure, Zugabe von 5 ccm Äther. Kräftig schütteln. Abfließenlassen der Salpetersäurelösung in einen gewogenen Porzellantiegel, Wiederholung der Ausschüttlung mit 5 ccm Salpetersäure. Verdampfen der vereinigten salpetersauren Lösungen auf dem Wasserbad; Glühen des Rückstands zunächst vorsichtig, dann stärker.

Vorschriftsmäßiger Gehalt, wenn der Glührückstand mindestens 0,250 g beträgt. 0,250 g Wismutoxyd $=$ 0,2242 g Wismut $=$ 44,84%[1].

Lösen des Rückstands in 5 ccm Salzsäure unter Erwärmen, Zugabe von 5 ccm Natriumhypophosphitlösung, Erwärmen in dem mit einem Uhrglas bedeckten Tiegel $\frac{1}{4}$ Stunde lang auf dem Wasserbad. Die Mischung darf keine dunkle Färbung annehmen.

Arsenverbindungen durch eine dunkle Färbung.

[1] Bei dieser Gehaltsbestimmung muß ein anderer Weg eingeschlagen werden wie bei den übrigen Wismutpräparaten, weil Tribromphenolwismut beim Veraschen leicht verpufft. Man zersetzt das Präparat durch Salpetersäure in Wismutnitrat und Tribromphenol, schüttelt letzteres durch Äther aus, extrahiert noch einmal mit Salpetersäure, dampft die Lösungen des salpetersauren Wismuts ein und bestimmt nach Glühen die Menge des vorhandenen Bi_2O_3.

Bolus alba — Weißer Ton.

Weißliche, zerreibliche, leicht abfärbende, erdige Masse oder ein weißliches Pulver. Es besteht im wesentlichen aus wasserhaltigem Aluminiumsilikat von wechselnder Zusammensetzung. Mit wenig Wasser befeuchtet, liefert er eine bildsame Masse von eigenartigem Geruch, die sich auch in viel Wasser und in verdünnten Säuren nicht löst.

Prüfung durch:

*Übergießen mit Salzsäure. Es darf kein Aufbrausen stattfinden.

Schlämmen mit Wasser. Es darf kein sandiger Rückstand bleiben.

Schütteln von 7 g weißem Ton in einem Glasstopfenzylinder mit 65 ccm Methylenblaulösung und 35 ccm Wasser 2 Minuten lang kräftig. Die nach einiger Zeit über dem blaugefärbten Bodensatz stehende, klare Flüssigkeit muß farblos sein.

Verreiben von 5 g weißem Ton mit 7,5 ccm Wasser, die entstehende Masse darf nicht gießbar sein.

Zeigt an:

Karbonate durch ein Aufbrausen.

Sand durch einen rauh anzufühlenden Rückstand.

Ausreichendes Adsorptionsvermögen durch Adsorption des gesamten Farbstoffs.

Genügend feine Vermahlung durch Entstehen eines Teigs.

Borax — Borax.

$Na_2B_4O_7 + 10 H_2O$. Mol.-Gew.: 381,44.

Gehalt: 52,3 bis 54,3% wasserfreies Natriumtetraborat ($Na_2B_4O_7$. Mol.-Gew.: 201,28).

Harte, weiße Kristalle oder kristallinische Stücke oder weißes Kristallpulver, die beim Erhitzen im Kristallwasser schmelzen, nach und nach unter Aufblähen das Kristallwasser verlieren und bei stärkerem Erhitzen in eine glasige Masse übergehen.

Verhalten gegen Lösungsmittel: In ungefähr 25 Teilen Wasser von 20°, in 0,7 Teilen siedendem Wasser und reichlich in Glyzerin löslich, in Weingeist aber fast unlöslich.

Zur Prüfung sind erforderlich: Etwa 2,5 g Borax und 40 ccm einer wäßrigen Lösung (1 + 49).

Prüfung durch:

*Auflösen in Wasser, Ansäuern der alkalisch reagierenden (Lackmuspapier bläuenden) Lösung mit Salzsäure, Eintauchen von Kurkumapapier und Trocknen desselben.

*Erhitzen von Borax am Platindraht.

Versetzen von je 5 ccm der Lösung (1 + 49) mit verdünnter Essigsäure und
*a) mit 3 Tropfen Natriumsulfidlösung,

*b) mit Ammoniumoxalatlösung.

Diese Reagenzien dürfen keine Veränderung hervorrufen.
*Versetzen von je 5 ccm der wäßrigen Lösung (1 + 49) mit Salpetersäure, wobei keine Kohlensäureentwicklung stattfinden darf, und mit
*a) Bariumnitratlösung, sie darf nicht sofort verändert werden,
*b) Silbernitratlösung, sie darf nur opalisierende Trübung erzeugen.
*Versetzen von 5 ccm der wäßrigen Lösung mit einigen Tropfen Salzsäure und 0,5 ccm Kaliumferrozyanidlösung. Es darf nicht sofort blaue Färbung entstehen.
*Erwärmen von 5 ccm der wäßrigen Lösung (1 + 49) mit 2 ccm Ammoniummolybdatlösung. Es darf kein gelber Niederschlag entstehen.
*Überschichten der erkalteten Mischung von 1 ccm der wäßrigen Lösung (1 + 49) und 1 ccm Schwefelsäure mit 1 ccm Ferrosulfatlösung. Es darf sich zwischen den beiden Flüssigkeiten keine gefärbte Zone bilden.
Erhitzen eines Gemisches von 0,2 g Borax und 3 ccm Natriumhypophosphitlösung $\frac{1}{4}$ Stunde lang im siedenden Wasserbad. Es darf keine dunkle Färbung auftreten.
*Auflösen von 2 g Borax in 50 ccm Wasser, Zusatz einiger Tropfen Methylorangelösung und Titration mit Normal-Salzsäure, bis die Flüssigkeit sich deutlich rosa färbt.

Zeigt an:

Identität durch eine braune Färbung des Kurkumapapiers, welche Färbung besonders beim Trocknen hervortritt und nach Befeuchten mit wenig Ammoniakflüssigkeit in Grünschwarz übergeht.
Identität durch eine andauernd gelbe Färbung der Flamme.

Schwermetallsalze durch eine dunkle Färbung oder Fällung.
Kalziumsalze durch eine weiße Trübung.

Karbonate durch ein Aufbrausen.

Schwefelsäure durch eine sofort eintretende weiße Trübung.
Salzsäure durch eine weiße, mehr als opalisierende Trübung.
Eisensalze durch eine sofort eintretende blaue Färbung.

Phosphorsäure durch einen gelben Niederschlag[1].

Salpetersäure durch einen braunen Ring zwischen den Flüssigkeiten[2].

Arsenverbindungen durch eine dunkle Färbung.

Vorschriftsmäßige Beschaffenheit, wenn zur Neutralisation nicht weniger als 10,4 und nicht mehr als 10,8 ccm Normal-Salzsäure verbraucht werden[3].

1 ccm Normal-Salzsäure = 0,10064 g wasserfreies Natriumtetraborat, 10,4 bis 10,8 ccm = 1,057 bis 1,087 g, was einem Gehalt von 52,3 bis 54,3 % wasserfreiem Natriumborat entspricht.

---

[1] Es entsteht Ammoniumphosphormolybdat $[(NH_4)_3PO_4 + 12 MoO_3 + 6 H_2O]$.
[2] Siehe Acetum Nr. 5.
[3] $Na_2B_4O_7 + 2 HCl + 5 H_2O = 2 NaCl + 4 B(OH)_3$.
$$\frac{201,28}{1 \text{ Molekül Chlorwasserstoff}} \quad \frac{2 \cdot 36,47}{= 36,47 \text{ entspricht } \frac{1}{2} \text{Molekül Natriumborat}} \quad \frac{\text{Borsäure}}{= 100,64.}$$

Bromoformium — Bromoform.

$CHBr_3$. Mol.-Gew.: 252,77.

Gehalt: Annähernd 99% reines Bromoform und annähernd 1% absoluter Alkohol.

Farblose, chloroformähnlich riechende Flüssigkeit von süßlichem Geschmack, sehr wenig in Wasser, leicht in Äther und Weingeist löslich.

Dichte: 2,814 bis 2,818. Die Dichte des Bromoforms wird im allgemeinen im Pyknometer zu bestimmen sein, da die Senk-(Thermometer-)Körper der gewöhnlichen Westphalschen Waagen von der schweren Flüssigkeit emporgehoben werden, in ihr „schwimmen".

Erstarrungspunkt: 5 bis 6°.

Bei 148 bis 150° (im Fraktionierkolben nur bei 146 bis 148° möglich!) müssen 90 Volumprozente des Bromoforms überdestillieren[1].

Zur Prüfung sind erforderlich: 8 ccm Bromoform.

Prüfung durch:	Zeigt an:
*Schütteln von 1 ccm Bromoform einige Sekunden lang mit 5 ccm Wasser, sofortiges Abheben von 2,5 ccm dieses Wassers,	
*a) Eintauchen von Lackmuspapier; es darf nicht sofort gerötet werden.	**Bromwasserstoffsäure** durch eine sofortige Rötung des Lackmuspapiers.
*b) Versetzen mit Silbernitratlösung; es darf höchstens eine opalisierende Trübung entstehen.	**Bromwasserstoffsäure** durch eine mehr als höchstens opalisierende Trübung[2].
*Schütteln von 2 ccm Bromoform mit 2 ccm Wasser und 0,5 ccm Jodzinkstärkelösung; diese darf nicht sofort gebläut und das Bromoform nicht sofort gefärbt werden.	**Brom** durch eine Blaufärbung der Jodzinkstärkelösung und eine Färbung des Bromoforms[3].
*Geruch; es darf nicht erstickend riechen.	**Bromkohlenoxyd, Bromwasserstoffsäure** durch einen erstickenden Geruch[4].
*Schütteln von 5 ccm Bromoform mit 5 ccm Schwefelsäure in einem zuvor mit Schwefelsäure gespülten, 3 cm weiten Glasstöpselglas. Die Schwefelsäure soll innerhalb 10 Minuten nicht gefärbt werden.	**Fremde organische Stoffe** durch eine braune Färbung der Schwefelsäure innerhalb von 10 Minuten[5].

Aufbewahrung: „Vorsichtig", in kleinen, trocknen, gutverschlossenen Flaschen, vor Licht geschützt[4].

[1] Die Bestimmung ist nicht im Fraktionierkolben, sondern in der besonderen Apparatur zur Siedepunktsbestimmung auszuführen.

[2] $HBr + AgNO_3 = AgBr + HNO_3$.

Bromwasser-   Silber-
   stoff   bromid

[3] $ZnJ_2 + Br_2 = ZnBr_2 + J_2$.

Zinkjodid   Zinkbromid

[4] Zersetzung des Bromoforms durch Feuchtigkeit, Luft und Licht etwa im Sinne folgender Gleichungen:

$$2\,CHBr_3 + O_2 = 2\,COBr_2 + 2\,HBr$$

Bromkohlen-
oxyd

$$2\,COBr_2 + O_2 = 2\,CO_2 + 2\,Br_2$$

$$COBr_2 + 2\,H_2O = [H_2CO_3] + 2\,HBr.$$

[5] Diese Prüfung ist mit besonderer Sorgfalt auszuführen, weil sie von sehr vielen Handelspräparaten nicht gehalten wird. Ein ganz sauberes, mit Schwefelsäure noch vorher gutgespültes Glas ist zur Anstellung der Probe unerläßlich; sodann muß das Glas sofort nach dem Zusammengeben und Umschütteln der Flüssigkeiten an einen dunklen Ort (z. B. in einen Schrank) gestellt werden.

Bromum — Brom.

Br. Atom-Gew.: 79,92.

Dunkelrotbraune, vollkommen flüchtige Flüssigkeit, bei Zimmertemperatur gelbrote, erstickende, stark reizende Dämpfe bildend, bei ungefähr 63° siedend.

Dichte: Etwa 3,1.

Verhalten gegen Lösungsmittel: In 30 Teilen Wasser, in Weingeist, Äther, Schwefelkohlenstoff und Chloroform mit rotbrauner Farbe leicht löslich.

Zur Prüfung sind erforderlich: Etwa 2 g Brom.

Prüfung durch:	Zeigt an:
*Auflösen von 20 Tropfen Brom in 10 ccm Natronlauge; es entstehe eine dauernd klar bleibende Flüssigkeit[1].	**Organische Bromverbindungen** (Bromoform, Bromkohlenstoff) durch eine trübe Lösung und Abscheidung von öligen Tropfen[2].
*Schütteln von 0,33 g Brom mit 10 ccm Wasser und 1 g gepulvertem Eisen, Filtrieren, Zusatz von Eisenchloridlösung und Stärkelösung zum Filtrat. Die Flüssigkeit soll nicht gebläut werden.	**Jod** durch eine Bläuung der Flüssigkeit[3].

Aufbewahrung: Vorsichtig.

[1] $6 Br + 6 NaOH = NaBrO_3 + 5 NaBr + 3 H_2O$.
   Natrium- Natrium-
   bromat   bromid

[2] Hierbei würden nicht nur organische Verunreinigungen (wie Bromoform) in ungelösten Tröpfchen oder Trübungen zurückbleiben, sondern auch anorganische Verunreinigungen (etwa Eisenverbindungen).

[3] $J_2 + Fe = FeJ_2;$ $FeJ_2 + 2 FeCl_3 = 3 FeCl_2 + J_2.$
   Ferrojodid Ferro- Ferri- Ferro-
          jodid chlorid chlorid

Bromural — Bromural.

α-Bromisovalerianylharnstoff.

$NH_2—CO—NH[CO \cdot CHBr \cdot CH(CH_3)_2]$. Mol.-Gew.: 223,02.

Gehalt: 33,3 bis 35,7% Brom (Atom-Gew.: 79,92).

Weißes, schwach bitter schmeckendes, kristallinisches Pulver, in Weingeist oder Äther leicht, in Wasser von 20° nur wenig, in siedendem Wasser unter Zersetzung löslich.

Schmelzpunkt: Unscharf bei 147 bis 149°.

Zur Prüfung sind erforderlich: 0,8 g Bromural.

Prüfung durch:	Zeigt an:
*Kochen von 0,1 g Bromural mit 2 ccm Salpetersäure und 3 Tropfen Silbernitratlösung.	**Identität** durch Abscheidung gelbweißen Bromsilbers.
*Kochen von 0,1 g Bromural mit 2 ccm Natronlauge. Darüber gehaltenes, mit Wasser angefeuchtetes Lackmuspapier wird gebläut.	**Identität** durch Ammoniakentwicklung aus dem Harnstoff. $[NH_2]_2CO + 2 NaOH = 2 NH_3 + Na_2CO_3.]$
*Versetzen der Mischung mit verdünnter Schwefelsäure im Überschuß und Aufkochen. Es entwickelt sich der Geruch der Baldriansäure.	**Identität** durch Auftreten des Geruchs der Baldriansäure.
*Lösen von 0,1 g Bromural in 5 ccm Schwefelsäure. Die Lösung muß farblos sein.	**Fremde organische Stoffe** durch eine farbige Lösung.
Verbrennen von 0,2 g Bromural in einem gewogenen Tiegel. Sie dürfen keinen wägbaren Rückstand hinterlassen.	**Anorganische Beimengungen** durch einen wägbaren Rückstand.

Gelindes Kochen von 0,3 g Bromural mit 10 ccm Kalilauge ¼ Stunde lang in einem Kölbchen mit aufgesetztem Trichter, Verdünnen mit etwa 50 ccm Wasser und Versetzen mit Salpetersäure im Überschuß. Zusatz von 20 ccm $^1/_{10}$-Normal-Silbernitratlösung, 5 ccm Salpetersäure und 5 ccm Ferriammoniumsulfatlösung. Titration mit $^1/_{10}$-Normal-Ammoniumrhodanidlösung bis zum Farbumschlag.

Vorschriftsmäßigen Gehalt, wenn bis zu diesem Punkt nicht mehr als 7,5 und nicht weniger als 6,6 ccm $^1/_{10}$-Normal-Ammoniumrhodanidlösung verbraucht werden, so daß zur Bindung des ausgeschiedenen Broms 12,5 bis 13,4 ccm $^1/_{10}$-Normal-Silbernitratlösung verbraucht worden sind.

1 ccm $^1/_{10}$-Normal-Silbernitratlösung = 0,007 992 g Brom.

12,5 bis 13,4 ccm = 0,0999 bis 0,1071 g Brom = 33,3 bis 35,7%.

Der Gehalt ist häufig etwas niedriger, weil Bromural meist etwas bromfreien Isovalerianylharnstoff enthält.

Bulbus Scillae — Meerzwiebel.

Die getrockneten, in Streifen geschnittenen, mittleren, fleischigen Blätter der bald nach der Blütezeit gesammelten Zwiebeln von Urginea maritima (Linné) Baker, und zwar der Spielart mit weißer Zwiebel.

Gelblichweiße, etwas durchscheinende, hornigharte, fast glasig brechende, leicht Feuchtigkeit anziehende Stücke. Sie sind mehrkantig, gerade oder gekrümmt, bis 5 cm lang und bis 5 mm dick. Meerzwiebel ist geruchlos und schmeckt schleimig und widerlich bitter.

Prüfung durch:

Verbrennen von 1 g Meerzwiebel in einem tarierten Tiegel; es darf höchstens 0,05 g Rückstand bleiben.

Zeigt an:

Fremde Beimengungen durch einen größeren Rückstand als 0,05 g.

Mikroskopische Prüfung der Droge: Die aus vielseitigen Zellen bestehende **Epidermis** beider Seiten hat spärliche Spaltöffnungen. Das **Mesophyll** besteht hauptsächlich aus großen dünnwandigen, vielfach fast kugeligen, plasmareichen Parenchymzellen und aus mehr oder weniger langgestreckten Zellen, die Bündel von verschieden großen, bis 1000 μ langen und bis 20 μ dicken Kristallnadeln von Kalziumoxalat in Schleim eingebettet enthalten. Es ist von gleichlaufenden, kollateralen Leitbündeln durchzogen, in deren Umgebung sich gelegentlich kleine Stärkekörner finden. Die **Gefäße** sind überwiegend Spiralgefäße und verholzt.

Mikroskopische Prüfung des Drogenpulvers: Meerzwiebelpulver ist weiß bis gelblich und gekennzeichnet durch die zahlreichen, zum Teil noch zu Bündeln vereinigten **Kristallnadeln** oder deren Bruchstücke, die **Bruchstücke der Epidermis** und der **Leitbündel.**

Meerzwiebelpulver darf Stärkekörner von 20 μ Durchmesser und größere überhaupt nicht, sehr kleine Stärkekörner nur in Spuren enthalten. Zellen mit verdickten Wänden müssen fehlen.

Aufbewahrung: „Vorsichtig", über gebranntem Kalk gut nachgetrocknet und vor Feuchtigkeit geschützt.

Calcaria chlorata — Chlorkalk.

Gehalt: Mindestens 25% wirksames Chlor (Cl. Atom-Gew.: 35,46).

Weißes oder weißliches Pulver von eigenartigem Geruch. Chlorkalk ist in Wasser nur teilweise löslich. Bei längerem Liegen an der Luft wird Chlorkalk feucht und verliert allmählich das wirksame Chlor. Das Feuchtwerden erfolgt hauptsächlich durch das vorhandene $CaCl_2$, das Freiwerden des Chlors durch Einwirkung der atmosphärischen Kohlensäure. Durch Wärme und Licht wird seine Zersetzung begünstigt.

Zur Prüfung sind erforderlich: Etwa 6 g Chlorkalk.

Prüfung durch:	Zeigt an:
*Anreiben von etwa 0,5 g Chlorkalk mit Wasser und Eintauchen von rotem Lackmuspapier.	**Identität** durch Bläuung und dann Entfärbung des Lackmuspapiers. Das Bläuen des Lackmuspapiers erfolgt zunächst durch die Einwirkung des im Chlorkalk stets vorhandenen Ätzkalks, während die folgende bleichende Wirkung durch das frei werdende Chlor herbeigeführt wird.
*Übergießen von 0,5 g Chlorkalk mit Essigsäure[1] (Abzug!), Verdünnen mit Wasser, Filtrieren und Zusatz von Ammoniumoxalatlösung.	**Identität** durch eine reichlich Chlor entwickelnde Lösung und einen weißen Niederschlag im Filtrat[2].
Anreiben von 5 g Chlorkalk in einer Reibschale mit Wasser zu einem feinen Brei, Spülen mit Wasser in einem Meßkolben von 500 ccm Inhalt, Auffüllen mit Wasser bis zu 500 ccm, gutes Durchschütteln der trüben Flüssigkeit, Abmessen von 50 ccm (entsprechen 0,5 g Chlorkalk). Versetzen derselben mit einer Auflösung von 1 g Kaliumjodid in 20 ccm Wasser, Ansäuern mit 2,5 ccm Salzsäure, Titrieren mit $^1/_{10}$-Normal-Natriumthiosulfatlösung bis zur hellgelben Färbung, Zusatz einiger Tropfen Stärkelösung, und dann mit noch soviel Natriumthiosulfatlösung, bis Entfärbung eintritt.	Den **vorschriftsmäßigen Gehalt an wirksamem Chlor,** wenn bis zu diesem Punkt mindestens 35,2 ccm $^1/_{10}$-Normal-Natriumthiosulfatlösung verbraucht werden[3]. 1 ccm $^1/_{10}$-Normal-Natriumthiosulfatlösung = 0,003 546 g wirksames Chlor, 35,2 ccm = 0,1248 g wirksames Chlor, welche in 0,5 g Chlorkalk mindestens enthalten sein sollen. Es entspricht einem Mindestgehalt von 24,96% an wirksamem Chlor. Es wird hierbei nicht die Bestimmung des wirksamen Bestandteils, des Kalziumhypochlorits, vorgenommen, sondern die Bestimmung des Chlors, das durch die Behandlung mit Salzsäure frei wird.

Aufbewahrung: An einem kühlen und trocknen Ort.

[1] $[CaCl_2 + Ca(ClO)_2] + 4\,CH_3COOH = 2\,(CH_3COO)_2Ca + 2\,Cl_2 + 2\,H_2O$.
    Chlorkalk   Essigsäure   Kaliumazetat

[2] $(CH_3 \cdot COO)_2Ca + (NH_4)_2C_2O_4 + H_2O = CaC_2O_4 \cdot H_2O + 2\,CH_3 \cdot COO(NH_4)$.
Kalziumazetat   Ammoniumoxalat   Kalziumoxalat   Ammoniumazetat

[3]
$$[CaCl_2 + Ca(ClO)_2] + 4\,HCl = 2\,CaCl_2 + 2\,Cl_2 + 2\,H_2O$$
$$\text{Chlorkalk}$$
$$2\,KJ + Cl_2 = 2\,KCl + J_2$$
$$2 \cdot 35{,}46 \qquad\qquad 2 \cdot 126{,}92$$
$$J_2 + 2\,(Na_2S_2O_3 \cdot 5\,H_2O) = 2\,NaJ + Na_2S_4O_6 + 10\,H_2O$$
$$2 \cdot 248{,}22 \qquad\qquad \text{Natrium-tetrathionat}$$

Calcaria usta — Gebrannter Kalk. Ätzkalk.

CaO. Mol.-Gew.: 56,07.

Dichte, weißliche Massen, die durch Brennen von weißem Marmor erhalten werden. Mit der Hälfte ihres Gewichts Wasser befeuchtet, erhitzen sie sich stark und zerfallen zu pulverförmigem, gelöschtem Kalk (Kalziumhydroxyd). Mit 3 bis 4 Teilen Wasser gibt der gelöschte Kalk einen dicken, gleichmäßigen Brei, den Kalkbrei, und mit 10 oder mehr Teilen Wasser eine milchige, weiße Flüssigkeit, die Kalkmilch. Kalkbrei und Kalkmilch bläuen Lackmuspapier stark.

Prüfung durch:	Zeigt an:
*Befeuchten von etwa 5 g gebranntem Kalk mit 2,5 g Wasser[1], Anrühren des entstehenden Pulvers mit 20 g Wasser, Behandeln des dicken gleichmäßigen Breis mit Salzsäure[2]. Er muß sich fast ohne Aufbrausen bis auf einen geringen Rückstand lösen.	**Kalziumkarbonat** durch ein stärkeres Aufbrausen. **Silikate** durch einen größeren Rückstand.
*Verdünnen der Lösung mit Wasser, Versetzen mit Natriumazetatlösung und dann mit Ammoniumoxalatlösung.	**Identität** durch einen weißen Niederschlag[3].

Aufbewahrung: Trocken, in gutverschlossenen Gefäßen.

[1] $CaO + H_2O = Ca(OH)_2$.

[2] $Ca(OH)_2 + 2\,HCl = CaCl_2 + 2\,H_2O$.

[3]
$$CaCl_2 + (NH_4)_2C_2O_4 + H_2O = CaC_2O_4 \cdot H_2O + 2\,NH_4Cl.$$
$$\text{Ammoniumoxalat} \qquad \text{Kalziumoxalat}$$
Das Natriumazetat bindet die überschüssige Salzsäure, in der Kalziumoxalat löslich ist:
$$CH_3 \cdot COONa + HCl = NaCl + CH_3 \cdot COOH.$$
$$\text{Natriumazetat} \qquad \text{Essigsäure}$$

Die Kalziumverbindung soll als solche mittels Ammoniumoxalatlösung identifiziert werden, also durch das Ausfallen von Kalziumoxalat. Die Lösung ist aber mit HCl bereitet; die starke Salzsäure würde das Kalziumoxalat in Lösung halten und muß deshalb in diesem Falle unschädlich gemacht werden. Das gelingt durch Zufügen von Natriumazetat aus folgendem Grund: Essigsäure ist außerordentlich schwach dissoziiert. Gibt man zu HCl das $CH_3 \cdot CO_2Na$, so bildet sich das stark dissoziierte NaCl, während das H' und das $C_2H_3O_2'$ sich zu wenig dissoziierter $CH_3 \cdot CO_2H$ vereinigen. Aus der starken Säure ist eine schwache geworden.

Calcium carbonicum praecipitatum — Gefälltes Kalziumkarbonat.

$CaCO_3$. Mol.-Gew.: 100,07.

Weißes, mikrokristallinisches, in Wasser unlösliches Pulver.

Nach W. ZIMMERMANN[1] soll zweckmäßig eine Vorprobe ausgeführt werden, die tatsächlich wichtig ist: Das mikroskopische Bild soll festgestellt werden, da bisweilen Präparate im Handel sind, die nicht gefällt, sondern einfach durch Pulverisieren von Kreide (auch Marmor) hergestellt werden. Hierzu schüttelt man eine Probe mit Wasser an und vergleicht das mikroskopische Bild mit dem eines Präparats, das man auf gleiche Weise aus einwandfreiem Kalziumsalz gewonnen hat. Präparate, die durch Pulverisieren hergestellt sind, zeigen dann weit größere, unregelmäßigere Teilchen als gefälltes Kalziumkarbonat.

Zur Prüfung sind erforderlich: Etwa 6 g Calcium carbonicum praecipitatum.

Prüfung durch:	Zeigt an:
*Auflösen von etwa 1 g des Salzes in verdünnter Essigsäure.	**Identität** durch Aufbrausen beim Lösen[2].
*Versetzen obiger Lösung mit Ammoniumoxalatlösung.	**Identität** durch einen weißen Niederschlag[3].

Schütteln von 3 g Kalziumkarbonat mit 50 ccm ausgekochtem Wasser, Abfiltrieren und Eintauchen von Lackmuspapier; es darf sich nicht bläuen.

Verdunsten obigen Filtrats in einem tarierten Schälchen; es darf höchstens 0,01 g Rückstand bleiben.

*Auflösen von 1 g Kalziumkarbonat in 6 ccm verdünnter Essigsäure und 14 ccm Wasser in der Siedehitze, Verdünnen der Lösung mit 30 ccm Wasser und Versetzen von je 5 ccm.

*a) mit Bariumnitratlösung; sie darf nicht sofort verändert werden,

*b) mit Silbernitratlösung; sie darf innerhalb 5 Minuten nur opalisierend getrübt werden,

*c) mit überschüssiger Ammoniakflüssigkeit; es darf keine Ausscheidung erfolgen,

*d) mit überschüssigem Kalkwasser; es darf keine Ausscheidung erfolgen.

*Auflösen von 1 g Kalziumkarbonat in 5 ccm Salzsäure. Verdünnen mit Wasser bis zu 50 ccm und Versetzen mit 0,5 ccm Kaliumferrozyanidlösung. Es darf nicht sofort eine blaue Färbung auftreten.

Alkalikarbonate, Kalziumhydroxyd durch eine Bläuung des Lackmuspapiers.

Wasserlösliche Salze durch einen größeren Rückstand als 0,01 g[4].

Schwefelsäure durch eine sofort eintretende weiße Trübung.

Salzsäure durch eine weiße, undurchsichtige Trübung innerhalb 5 Minuten.

Aluminiumsalze, Kalziumphosphat[5] durch eine weiße, gallertartige Ausscheidung.

Magnesiumsalze durch eine weiße Fällung[6].

Eisensalze durch eine sofortige Bläuung der Lösung.

---

[1] W. ZIMMERMANN, Apotheker-Ztg. 1919, S. 13.

[2] $CaCO_3 + 2 CH_3 \cdot COOH = (CH_3 \cdot COO)_2Ca + H_2O$.
   Essigsäure   Kalziumazetat

[3] $(CH_3 \cdot COO)_2Ca + (NH_4)_2C_2O_4 + H_2O = CaC_2O_4 \cdot H_2O$.
   Kalziumazetat   Ammonium-   Kalziumoxalat
                   oxalat
              $+ 2 [CH_3 \cdot COO(NH_4)]$.
              Ammoniumazetat

[4] Bei dieser Prüfung unterliegt man leicht einer Täuschung, wenn man das rote Lackmuspapier nicht in das Filtrat eintaucht, sondern etwa emen Tropfen aus dem Filter bzw. Trichter auf das Lackmuspapier tropfen läßt. In letzterem Fall zeigt sich nämlich am Rande des verlaufenden Tropfens auch dann ein deutliches Blau, wenn ein gutes Präparat des Handels vorliegt und der Abdampfrückstand geringer ist als 0,01 g. Das scheint daran zu liegen, daß Spuren des feinen Pulvers durch das Filter gehen und, im Tropfen auf das Lackmuspapier gelangend, sich an den äußeren Rand ziehen und dort nach kurzer Zeit eine schwache Reaktion herbeiführen. Daraus folgt: Erstens muß man zur Prüfung auf Alkalikarbonate und Kaliumhydroxyd zur Prüfung auf Alkalikarbonate und Kaliumhydroxyd das Lackmuspapier in das Filtrat eintauchen. Zweitens muß man sehr sorgfältig filtrieren (blankes Filtrat!). Sonst erhält man auch bei einwandfreien Präparaten einen zu großen Abdampfrückstand. Das Kalziumkarbonat löst sich sehr langsam in der mit Wasser gemischten verdünnten Essigsäure. Am besten erhitzt man das Gemisch bis auf etwa 50 bis 60° und läßt es dann vor der Beurteilung unter bisweiligem Umschütteln etwa eine halbe Stunde lang stehen.

[5] $(CH_3 . COO)_3Al + 3 NH_3 + 3 H_2O = Al(OH)_3 + 3 CH_3COO(NH_4)$.
   Aluminiumazetat   Aluminium- Ammoniumazetat
                               hydroxyd
Gelöstes Kalziumphosphat würde wieder ausfallen.

[6] $(CH_3 \cdot COO)_2Mg + Ca(OH)_2 = Mg(OH)_2 + (CH_3 \cdot COO)_2Ca$.
   Magnesiumazetat   Magnesium-
                           hydroxyd

Calcium carbonicum praecipitatum pro usu externo —
Gefälltes Kalziumkarbonat für den äußeren Gebrauch.

Calcium carbonicum praecipitatum pro usu externo (levissimum) ist in der gleichen Weise zu prüfen wie Calcium carbonicum praecipitatum. Nur die Prüfung auf Schwefelsäure fällt fort.

Außerdem ist genügend feine Verteilung durch die folgende Probe festzustellen: Werden 25 g gefälltes Kalziumkarbonat für den äußeren Gebrauch ohne Schütteln in einen mit Teilung versehenen Zylinder von 100 ccm Inhalt gebracht, so müssen sie nach zehnmaligem leichtem Aufstoßen des Zylinders auf die flache Hand einen Raum von mindestens 65 ccm einnehmen.

Calcium glycerino-phosphoricum —
Glyzerinphosphorsaures Kalzium.

$CH_2(OH) \cdot CH(OH) \cdot CH_2(OPO_3Ca) + 2\,H_2O.$ Mol.-Gew.: 246,20.

Gehalt: Mindestens 84% wasserfreies glyzerinphosphorsaures Kalzium.

Weißes, geruchloses Pulver von schwach bitterem Geschmack, in etwa 40 Teilen Wasser löslich. Die wäßrige Lösung bläut Lackmuspapier. Die Handelspräparate enthalten gelegentlich zur Erhöhung der Löslichkeit in Wasser Zitronensäure und reagieren dann gegen Phenolphthalein nicht neutral, sondern sauer.

Zur Prüfung sind erforderlich: 2 g glyzerinphosphorsaures Kalzium und 35 ccm der kalt zu bereitenden Lösung (1 + 39).

Prüfung durch:	Zeigt an:
*Erhitzen von 5 ccm der Lösung (1 + 39) zum Sieden. Es erfolgt Abscheidung eines weißen Niederschlags, der sich beim Erkalten wieder löst.	**Identitätsreaktion.** Diese Identitätsreaktion ist für das Präparat sehr charakteristisch. Es kann bei diesen Eigenschaften auch in wäßriger Lösung sterilisiert werden, da sich die Lösung beim Erhitzen zwar trübt, aber beim Erkalten wieder klärt.
Versetzen von je 5 ccm der Lösung (1 + 39) a) mit Ammoniumoxalatlösung. Es entsteht ein weißer Niederschlag, der nach Zusatz von verdünnter Essigsäure nicht verschwindet;	**Identitätsreaktion** des Kalziums.
*b) mit Bleiazetatlösung,	**Identitätsreaktion** der Glyzerinphosphorsäure durch einen weißen, in Salpetersäure löslichen Niederschlag.
*c) mit 3 ccm Ammoniummolybdatlösung, es darf nach dem Erwärmen keine Abscheidung eines gelben Niederschlags eintreten,	**Phosphorsäure** durch einen gelben Niederschlag von molybdänphosphorsaurem Ammonium[1].
*d) mit Salpetersäure und Silbernitratlösung, sie darf höchstens opalisierend getrübt werden,	**Salzsäure,** durch eine mehr als opalisierende Trübung.
*e) mit Bariumnitratlösung, sie darf nicht verändert werden.	**Schwefelsäure** durch eine weiße Trübung oder Fällung.
*f) mit 3 Tropfen Natriumsulfidlösung, sie darf nicht verändert werden.	**Schwermetallsalze** durch eine Trübung oder Fällung.
Glühen von 1 g glyzerinphosphorsaurem Kalzium in einem gewogenen Tiegel.	**Richtige Zusammensetzung,** wenn der Rückstand 0,51 bis 0,53 g beträgt.
Lösen von 1 g glyzerinphosphorsaurem Kalzium in Wasser, Zusatz von einem Tropfen Methyl-	**Vorschriftsmäßige** Zusammensetzung, wenn bis zu die-

orangelösung, Titration mit Normal-Salzsäure bis zum Farbumschlag.

Versetzen der gegen Methylorange neutralen Lösung mit Phenolphthaleinlösung und Titration mit Normal-Kalilauge. Bis zum Eintritt der Rotfärbung müssen ebensoviel Kubikzentimeter Normal-Kalilauge verbraucht werden, wie zur ersten Titration Normal-Salzsäure erforderlich waren[2].

sem Punkt mindestens 4,0 ccm Normal-Salzsäure verbraucht werden.

1 ccm Normal-Salzsäure = 0,21017 g wasserfreies glyzerinphosphorsaures Kalzium.

4,0 ccm = 0,84068 g wasserfreies Kalziumglyzerinphosphat = 84%.

[1] Siehe Borax Nr. 1.

[2] Glyzerinphosphorsäure verhält sich gegenüber Phenolphthalein, nicht aber gegenüber Methylorange wie eine Säure, daher beeinflußt die durch Salzsäure frei werdende Glyzerinphosphorsäure die Titration des Kalziumions mit Salzsäure nicht, sie wird dann gegen Phenolphthalein mit Normalkalilauge zurückgemessen. Diese Gehaltsbestimmung beruht auf folgenden Tatsachen: Alle 3 Wasserstoffatome der dreibasischen Phosphorsäure können als Ionen auftreten. Doch ist die Ionisation nicht sehr weitgehend, und die Abspaltung der 3 H-Atome erfolgt stufenweise. Mit dem Indikator Methylorange läßt sich die Phosphorsäure als einbasische Säure titrieren, mit dem Indikator Phenolphthalein als zweibasische Säure. Titriert man z. B. die Phosphorsäure mit Natronlauge, so wird das zunächst entstehende *primäre* NaH_2PO_4 schon neutral reagieren gegen Methylorange, aber noch sauer gegen Phenolphthalein. Titriert man jetzt weiter mit Natronlauge, so wird das entstehende *sekundäre* Na_2HPO_4 basisch reagieren gegen Methylorange, aber neutral gegen Phenolphthalein. Analog verhalten sich die primären und sekundären Salze der Glyzerinphosphorsäure.

Calcium hypophosphorosum — Kalziumhypophosphit.

$Ca(H_2PO_2)_2$. Mol.-Gew.: 170,18.

Farblose, glänzende Kristalle oder ein weißes, kristallinisches Pulver. Es ist luftbeständig, geruchlos und schmeckt schwach laugenartig. Es löst sich in ungefähr 8 Teilen Wasser.

Zur Prüfung sind erforderlich: Etwa 4 g Kalziumhypophosphit.

Prüfung durch:	Zeigt an:
*Erhitzen einer Probe im Probierrohr	**Identität** durch Verknisterung und Zersetzung bei höherer Temperatur unter Entwicklung eines selbstentzündlichen Gases, das mit helleuchtender Flamme verbrennt; gleichzeitiger Niederschlag von gelbem und rotem Phosphor an dem kälteren Teil des Probierrohres[1].
*und darauffolgendes Glühen.	**Identität** durch einen weißlichen Glührückstand, der beim Erkalten rötlichbraun wird.
*Auflösen von 2 g Kalziumhypophosphit in 38 g Wasser. Die Lösung darf nur höchstens schwach getrübt sein. Filtrieren und Eintauchen von Lackmuspapier; es darf nicht verändert werden.	**Phosphorsäure, Kohlensäure,** (**Schwefelsäure**) durch eine stärkere Trübung. **Freie Säure** durch Rötung des Lackmuspapiers.
Versetzen von je 5 ccm des Filtrats *a) mit Silbernitratlösung und Erwärmen,	**Identität** durch eine schwarze Ausscheidung[2].
*b) mit Ammoniumoxalatlösung,	**Identität** durch einen weißen, in Essigsäure fast unlöslichen,

*c) mit Kalziumsulfatlösung; es darf keine Trübung entstehen,

*d) mit Bariumnitratlösung nach Ansäuern mit verdünnter Salzsäure; sie darf innerhalb von 3 Minuten nicht verändert werden.

*e) mit Bleiazetatlösung nach Ansäuern mit 10 Tropfen verdünnter Essigsäure; sie darf nicht sofort getrübt werden,

*f) mit 10 Tropfen verdünnter Essigsäure und 3 Tropfen Natriumsulfidlösung; sie darf weder gefällt noch gefärbt werden,

*g) mit einigen Tropfen Salzsäure und 0,5 ccm Kaliumferrozyanidlösung; es darf nicht sofort Bläuung eintreten.

*Mischen von 1 g Kalziumhypophosphit mit 5 ccm Salzsäure und viertelstündliches Erhitzen im siedenden Wasserbad; es darf keine dunklere Färbung eintreten.

in verdünnter Salzsäure leicht löslichen Niederschlag[3].

Bariumsalze durch eine weiße Trübung[4].

Schwefelsäure durch eine weiße Trübung.

Phosphorsäure und **phosphorige Säure** durch eine sofort eintretende weiße Trübung[5].

Schwermetallsalze durch eine Färbung oder Fällung.

Eisensalze durch eine sofort eintretende Bläuung der Lösung.

Arsenverbindungen durch eine dunklere Färbung[6].

[1] Dieser Vorgang ist so zu erklären: Die Salze der unterphosphorigen Säure zersetzen sich durch Erhitzen unter Entwicklung von Wasserstoff und Phosphorwasserstoff. Letzterer entzündet sich an der Luft, verbrennt zu Wasser und Phosphor, von denen sich letzterer am oberen Teil des Reagenzglases als gelber oder roter Phosphor absetzt. Der weißliche, nach dem Erkalten hellrötlichbraune Glührückstand ist ein weiteres Zersetzungsprodukt, ein Gemenge aus Kalziumphosphat bzw. -pyrophosphat und -metaphosphat, gemischt mit etwas rotem Phosphor.

[2] $8\,AgNO_3 + Ca(H_2PO_2)_2 + 4\,H_2O = CaH_4(PO_4)_2 + 8\,Ag + 8\,HNO_3.$
       Kalziumhypo-   Saures Kalzium-
          phosphit   phosphat

[3] $Ca(H_2PO_2)_2 + (NH_4)_2C_2O_4 + H_2O = CaC_2O_4 \cdot H_2O + 2\,(NH_4)H_2PO_2.$

[4] $Ba(NO_3)_2 + CaSO_4 = BaSO_4 + Ca(NO_3)_2.$

[5] $H_3PO_3 + (CH_3COO)_2Pb = Pb(HPO_3) + 2\,CH_3 \cdot COOH.$
Phosphorige   Bleiazetat   Bleiphosphit   Essigsäure
   Säure

[6] $2\,As_2O_3 + 3\,Ca(H_2PO_2)_2 = 3\,Ca(H_2PO_3)_2 + 2\,As_2.$

Calcium lacticum — Kalziumlaktat.

$[CH_3 \cdot CH(OH) \cdot CO_2]_2Ca + 5\,H_2O.$ Mol.-Gew.: 308,23.

Gehalt: 70,5 bis 73% wasserfreies Kalziumlaktat.

Gehalt des wasserfreien Salzes: 17,2 bis 18,4% Kalzium (Atom-Gew.: 40,07).

Weißes, fast geruch- und geschmackloses Pulver, in 20 Teilen Wasser langsam klar und farblos, in heißem Wasser leichter löslich. Daß hier das Pulver als „fast" geruch- und geschmacklos bezeichnet wird, wird zu manchen Meinungsverschiedenheiten führen. Ein gewisser Eigengeruch wird sich auch an den besten Präparaten zeigen, ein Geruch aber, der an Buttersäure erinnert, weist auf ein minderwertiges Produkt hin.

Zur Prüfung sind erforderlich: 2 g Kalziumlaktat und 50 ccm wäßrige Lösung (1 + 19).

Prüfung durch: Zeigt an:

*Erhitzen von 5 ccm der Lösung (1 + 19) nach Zusatz von verdünnter Schwefelsäure mit Kaliumpermanganatlösung.

Identität durch Auftreten des Geruchs nach Azetaldehyds und Verschwinden der roten Farbe[1].

*Versetzen von 20 ccm der Lösung (1 + 19) mit Phenolphthaleinlösung, sie darf nicht gerötet wer-

Kalziumoxyd durch Rötung bei Phenolphthaleinzusatz.

den; Titration mit $^1/_{10}$-Normal-Kalilauge bis zum Eintritt der Rotfärbung. Es dürfen höchstens 0,5 ccm $^1/_{10}$-Normal-Kalilauge verbraucht werden.

Unzulässige Menge freie Säure, falls mehr als 0,5 ccm $^1/_{10}$-Normal-Kalilauge verbraucht wird.

Versetzen von je 5 ccm der wäßrigen Lösung (1 + 19)
*a) mit Ammoniumoxalatlösung.

Identität durch einen weißen, in Essigsäure und Ammoniakflüssigkeit unlöslichen Niederschlag.

*b) mit je 3 Tropfen verdünnter Essigsäure und Natriumsulfidlösung. Sie darf nicht verändert werden,

Schwermetallsalze durch eine Trübung oder einen Niederschlag.

*) mit Salzsäure und Bariumnitratlösung. Sie darf nicht verändert werden,

Schwefelsäure durch eine weiße Trübung oder Fällung.

*d) mit Salzsäure und 0,5 ccm Kaliumferrozyanidlösung. Sie darf nicht sofort gebläut werden,

Eisensalze durch eine sofort auftretende Blaufärbung.

*e) mit Salpetersäure und Silbernitratlösung. Sie darf höchstens opalisierend getrübt werden.

Salzsäure durch eine mehr als opalisierende Trübung.

Viertelstündiges Erhitzen eines Gemischs von 1 g Kalziumlaktat und 3 ccm Natriumhypophosphitlösung im siedenden Wasserbad. Es darf keine dunkle Färbung annehmen.

Arsenverbindungen durch eine dunkle Färbung.

Trocknen von 1 g Kalziumlaktat bei 100°. Es darf nicht mehr als 0,295 g und nicht weniger als 0,270 g an Gewicht verlieren.

Unzulässiger Wassergehalt, wenn der Trockenverlust weniger als 0,270 g oder mehr als 0,295 g beträgt[2].

Veraschen und Glühen von 0,5 g des bei 100° getrockneten Salzes, Lösen des Rückstands in 10 ccm Normal-Salzsäure und Zugabe von 2 Tropfen Methylorangelösung. Zum Neutralisieren dieser Lösung dürfen nicht mehr als 5,7 und nicht weniger als 5,4 ccm Normal-Kalilauge verbraucht werden, was einem Gehalt von 17,2 bis 18,4% Kalzium entspricht.

Vorschriftsmäßiger Kalziumgehalt, wenn zur Bindung des beim Glühen entstandenen Kalziumkarbonats bzw. -oxyds nicht weniger als 4,3 und nicht mehr als 4,6 ccm Normal-Salzsäure verbraucht werden. 1 ccm Normal-Salzsäure = 0,020035 g Kalzium, 4,3 bis 4,6 ccm = 0,0862 bis 0,0922 g = 17,2 bis 18,4% Kalzium[3].

[1] $2 CH_3CHOH \cdot COOH + O_2 = 2 CH_3CHO + 2 H_2O + 2 CO_2$.

[2] Aus der Formel berechnet sich ein Wassergehalt von 29,23%. Ein Wassergehalt von nur 27% würde also auf teilweise Verwitterung deuten.

[3] Aus der Formel errechnet sich für wasserfreies Kalziumlaktat ein Gehalt von 18,36% Kalzium.
Die Veraschung des Kalziumlaktats nach der Vorschrift des Arzneibuchs ist eine ungemein langwierige. Es bleibt beim Verbrennen zunächst eine kegelförmige Masse zurück. Selbst wenn man diese sorgfältig zerdrückt, erfordert die dann folgende völlige Verbrennung noch viele Stunden. Auch die Anwendung der Hälfte der vorgeschriebenen Substanzmenge läßt nicht viel Zeit gewinnen. Es sei deshalb noch die einschlägige Vorschrift der Britischen Pharmacopoe 1914 angeführt, die kaum weniger exakte und doch viel schneller erreichbare Resultate ergibt: Der aus 1 g Kalziumlaktat durch Trocknen gewonnene Rückstand wird mit Schwefelsäure durchfeuchtet und vorsichtig abgeraucht. Nach Abkühlen gibt man nochmals Schwefelsäure hinzu und verascht nunmehr vollends.

Calcium phosphoricum — Kalziumphosphat.

Im wesentlichen sekundäres Kalziumphosphat ($CaHPO_4 + 2 H_2O$). Mol.-Gew : 172,15.
Leichtes, weißes, kristallinisches Pulver.

Verhalten gegen Lösungsmittel: In Wasser sehr wenig, in verdünnter Essigsäure schwer, in Salzsäure und Salpetersäure ohne Aufbrausen leicht löslich.

Zur Prüfung sind erforderlich: 5 g Kalziumphosphat.

Prüfung durch:	Zeigt an:
*Kochen von 1 g Kalziumphosphat mit 5 g verdünnter Essigsäure[1]. Filtrieren von dem Ungelösten und Versetzen des Filtrats mit Ammoniumoxalatlösung.	**Identität** durch einen weißen Niederschlag.
*Befeuchten von etwa 1 g Kalziumphosphat mit Silbernitratlösung.	**Identität** durch gelbe Färbung des Kalziumphosphats[2].
*Mischen von 1 g Kalziumphosphat mit 3 ccm Natriumhypophosphitlösung und Erhitzen $\frac{1}{4}$ Stunde lang im siedenden Wasserbad. Es darf keine dunkle Färbung eintreten.	**Arsenverbindungen** durch eine braune Färbung. Es kommen im Handel arsenhaltige Präparate vor[3]. Deshalb Vorsicht!
*Auflösen von 1 g Kalziumphosphat in Salpetersäure (etwa 5 g) und Verdünnen mit Wasser bis zu 20 g. Versetzen von je 5 ccm	
*a) mit Silbernitratlösung; es darf höchstens eine opalisierende Trübung eintreten,	**Salzsäure** durch eine weiße, undurchsichtige Trübung.
*b) mit Bariumnitratlösung; es darf nicht sofort eine Trübung entstehen,	**Schwefelsäure** durch eine sofort auftretende Trübung.
*c) mit überschüssiger Ammoniakflüssigkeit; es entsteht ein reinweißer Niederschlag. Versetzen mit 3 Tropfen Natriumsulfidlösung; der Niederschlag darf sich nicht dunkel färben.	**Schwermetallsalze** durch eine dunkle Färbung des Niederschlags.
Glühen von 1 g Kalziumphosphat in einem gewogenen Tiegel.	**Vorschriftsmäßige Zusammensetzung des Salzes,** wenn 0,250 bis 0,262 g Gewichtsverlust eintritt[4].

[1] $2\,[CaHPO_4 \cdot 2\,H_2O] + 2\,CH_3 \cdot COOH = \lceil CaH_4(PO_4)_2$
   Kalziumphosphat   Essigsäure Primäres Kalzium-
                               phosphat
$+ (CH_3 \cdot COO)_2Ca + 4\,H_2O.$
        Kalziumazetat

[2] $CaHPO_4 \cdot 2\,H_2O + 3\,AgNO_3 = Ag_3PO_4 + Ca(NO_3)_2 + HNO_3 + 2\,H_2O.$
 Sekund. Kalzium-   Tertiäres Silber- Kalzium-
   phosphat   phosphat   nitrat

[3] KROEBER, L.: Apotheker-Ztg. 1911, 1058.

[4] Beim Glühen bleibt Kalziumpyrophosphat zurück.
  $2\,[CaHPO_4 \cdot 2\,H_2O] = Ca_2P_2O_7 + 5\,H_2O.$
  Sekund. Kalzium-   Kalzium- $5 \cdot 18$
 phosphat $2 \cdot 172,15$ pyrophosphat

Calcium sulfuricum ustum — Gebrannter Gips.

Zusammensetzung annähernd $CaSO_4 \cdot {}^1/_2\,H_2O.$
Weißes Pulver.

Prüfung durch:	Zeigt an:
*Mischen von 10 g gebranntem Gips mit 5 g Wasser und 10 Minuten stehenlassen.	**Vorschriftsmäßige Zusammensetzung** durch Erhärtung innerhalb 10 Minuten.

Aufbewahrung: In gutverschlossenen Gefäßen. Der Abschluß vor der Feuchtigkeit der Luft ist absolut notwendig, damit der gebrannte Gips nicht wieder das Wasser, das ihm durch Erhitzen entzogen, ganz oder teilweise bei unsachgemäßer Aufbewahrung wieder anzieht und dann, mit Wasser angerührt, nicht mehr erhärtet.

Camphora — Kampfer.

$C_{10}H_{16}O$. Mol.-Gew.: 152,1.

Die durch Zentrifugieren und Sublimation gereinigten Destillationsprodukte des Holzes von Cinnamomum camphora Linné (Nees und Ebermaier).

Farblose oder weiße, kristallinische, mürbe Stücke oder ein weißes, kristallinisches Pulver. Er riecht eigenartig durchdringend und schmeckt brennend scharf, etwas bitter, hinterher kühlend. Erwärmt man Kampfer in einer offenen Schale, so verflüchtigt er sich in kurzer Zeit vollkommen; angezündet verbrennt er mit rußender Flamme.

In gewissen Fällen wird aber noch eine Farbreaktion nach P. BOHRISCH[1] gute Dienste leisten können. B. fand nämlich, daß der Naturkampfer eine Verunreinigung (herrührend aus dem Kampferöl) enthält, die dem synthetischen Produkt fehlt. Diese Verunreinigung, deren genauere Natur noch nicht bekannt ist, gibt mit Vanillin-Salzsäure eine Farbreaktion, die bei dem synthetischen Kampfer ausbleibt und somit nach den bisherigen Erfahrungen eine gute Unterscheidung gestattet. Die Vorschrift lautet: 1. Versetzt man in einem Reagenzglas 0,1 g Kampfer mit etwa 1 ccm Vanillin-Salzsäure (1 Teil Vanillin, 99 Teile Salzsäure) und erwärmt vorsichtig im Wasserbad, so entsteht bei natürlichem Kampfer zunächst eine rosa Färbung; diese geht bei etwa 60° in eine blaugrüne Färbung über, und letztere schlägt bei 75 bis 90° in ein schönes Blau oder Grün um. 2. Bringt man 0,1 g gepulverten natürlichen Kampfer auf ein Uhrglas, setzt 10 Tropfen eines erkalteten Gemisches gleicher Teile Vanillin-Salzsäure und Schwefelsäure hinzu, deckt ein anderes Uhrglas darüber (um ein Entweichen von HCl-Dämpfen zu verhüten) und beobachtet auf weißer Unterlage, so sieht man nach etwa einer halben Stunde eine Rosafärbung, die nach etwa 2 Stunden in Grün, nach etwa 5 Stunden in Indigoblau umschlägt. Noch nach 24 Stunden ist dieses Indigoblau erhalten. Synthetischer Kampfer färbt sich bei gleicher Behandlung erst gelb; nach einiger Zeit tritt völlige Entfärbung des Gemisches unter gleichzeitiger Trübung ein. — Zweierlei wäre gegen diese Farbreaktion einzuwenden. Einerseits könnte man durch besondere langwierige Reinigung dem natürlichen Kampfer die fragliche Verunreinigung entziehen (das geschieht z. B. durch sorgfältigstes Umkristallisieren) und somit den Nichteintritt der Farbreaktion bewirken; umgekehrt braucht man nur synthetischen Kampfer unter Zusatz einer Spur Kampferöl zu sublimieren, um im Sublimat die Farbreaktion mit Vanillin-Salzsäure zu erhalten. Da aber diese beiden Mittel für Handelsprodukte vorläufig nicht angewendet werden, behält die Probe nach BOHRISCH noch durchaus ihren Wert.

Verhalten gegen Lösungsmittel: Kampfer ist in Wasser nur sehr wenig, in Äther, Chloroform, Weingeist und in Ölen reichlich löslich.

Schmelzpunkt: 175 bis 179°.

Kampfer dreht den polarisierten Lichtstrahl nach rechts. Für eine Lösung in absolutem Alkohol, die in 10 ccm 2 g Kampfer enthält, ist $[a]$ D 20° = 44,22°. (Künstlicher Kampfer ist optisch inaktiv.)

Prüfung durch:	Zeigt an.
*Verbrennen von 0,1 g Kampfer auf einem Kupferblech von 4 qcm, das in eine Porzellanschale gelegt ist, Auffangen der rußenden Dämpfe in einem vorher mehrmals mit Wasser ausgespülten Gefäß von einem Liter Inhalt, Ausspülen des Gefäßes mit 10 ccm Wasser. Versetzen des Filtrats mit einigen Tropfen Salpetersäure und 0,5 ccm $^1/_{10}$-Normal-Silbernitratlösung. Es darf innerhalb 5 Minuten nicht verändert werden.	**Künstlicher** (chlorhaltiger) **Kampfer,** durch Eintreten einer weißen Trübung innerhalb von 5 Minuten.

[1] Pharmaz. Zentralhalle Deutschland 1916, 702.

Camphora synthetica — Synthetischer Kampfer.

$C_{10}H_{16}O$. Mol.-Gew.: 152,1.

Die durch Sublimation oder Kristallisation gereinigte, auf synthetischem Weg aus dem Pinen des Terpentinöls gewonnene, razemische Form des Kampfers[1].

Sein Aussehen, Geruch, Geschmack und seine Löslichkeitsverhältnisse sowie sein Verhalten beim Erhitzen und Anzünden sind die gleichen wie die des natürlichen Kampfers.

Schmelzpunkt: Nicht unter 170°.

Synthetischer Kampfer dreht den polarisierten Lichtstrahl nicht oder nur schwach. Für eine Lösung in absolutem Alkohol, die in 10 ccm 2 g synthetischen Kampfer enthält, ist $[a]$ D 20° $=$ —2° bis +5°.

Bei der in gleicher Weise wie bei natürlichem Kampfer auszuführenden Prüfung auf Chlorgehalt darf innerhalb 5 Minuten höchstens Opaleszenz auftreten.

[1] Danach wäre also ein auf anderm Weg hergestellter synthetischer Kampfer nicht offizinell.

Cantharides — Spanische Fliegen.

Gehalt: Mindestens 0,7% Kantharidin. Der bei einer 40° nicht übersteigenden Temperatur getrocknete, möglichst wenig beschädigte Käfer Lytta vesicatoria Fabricius.

Spanische Fliegen sind von schön glänzend grüner und besonders in der Wärme blauschillernder Farbe, 1,5 bis 3 cm lang und 5 bis 8 mm breit, von starkem, eigenartigem Geruch. Sie dürfen nicht nach Ammoniak riechen.

Prüfung durch:	Zeigt an:
Verbrennen von 1 g des Pulvers und Glühen des Rückstands. Es soll nicht mehr als 0,08 g Asche zurückbleiben.	**Fremde Beimengungen,** wenn mehr als 0,08 g Asche zurückbleiben.

Bestimmung des Kantharidingehalts. 9 g mittelfein gepulverte spanische Fliegen übergießt man in einem Arzneiglas mit 20 g Chloroform und 1 g Salzsäure, läßt das Gemisch unter häufigem Umschütteln 24 Stunden lang stehen und fügt 40 g Äther hinzu. Nun schüttelt man das Gemisch 5 Minuten lang und filtriert nach halbstündigem Stehen 41 g der Äther-Chloroform-Lösung ($=$ 6 g spanische Fliegen) durch ein trocknes, gutbedecktes Filter von 8 cm Durchmesser in ein gewogenes Kölbchen. Hierauf destilliert man die Äther-Chloroform-Lösung bei mäßiger Wärme bis auf etwa 5 g ab und läßt das zurückbleibende Chloroform aus dem schräggestellten Kölbchen an der Luft verdunsten. Nachdem man die letzten Anteile des Chloroforms durch Einblasen eines Luftstroms entfernt hat, übergießt man den Rückstand mit 10 ccm einer Mischung von 19 Raumteilen Petroleumbenzin und 1 Raumteil absolutem Alkohol und läßt das verschlossene Kölbchen unter zeitweiligem Umschwenken 12 Stunden lang stehen. Alsdann gießt man die Flüssigkeit durch einen mit einem Wattebäuschchen verschlossenen Trichter und wäscht den kristallinischen Rückstand unter leichtem Umschwenken etwa viermal mit je 5 ccm der Petroleumbenzin-Alkohol-Mischung nach, bis diese farblos abläuft. Die auf die Watte gelangten Kristalle löst man durch Auftropfen von 5 ccm Chloroform und gibt die Lösung in das Kölbchen zurück. Das Chloroform läßt man unter gelindem Erwärmen verdunsten und trocknet den Rückstand 12 Stunden lang im Exsikkator. Das Gewicht des Rückstands muß mindestens 0,042 g betragen, was einem Mindestgehalt von 0,7% Kantharidin entspricht[1].

Ist das so erhaltene Kantharidin nicht gut kristallinisch, sondern harzig und dunkel gefärbt, so löst man es in dem Kölbchen durch dreimal zu wiederholendes, mäßiges Erwärmen mit je 2 ccm Natronlauge, vereinigt die alkalischen Lösungen in einem Scheidetrichter und spült das Kölbchen dreimal mit je 2 ccm Wasser nach. Nachdem man diese Lösung mit Salzsäure angesäuert hat, gibt man 10 ccm Chloroform in den Scheidetrichter und schüttelt 10 Minuten lang. Nach vollständiger Klärung gießt man die Chloroformlösung in ein gewogenes Kölbchen und wiederholt die Ausschüttlung noch zweimal mit je 5 ccm Chloroform in der gleichen Weise. Hierauf destilliert man die vereinigten Chloroformlösungen bei mäßiger Wärme bis auf etwa 5 g ab und behandelt den Rückstand mit der Petroleumbenzin-Alkohol-Mischung in der vorher beschriebenen Weise.

Aufbewahrung: Vorsichtig, gut getrocknet, in gutverschlossenen Gefäßen.

[1] Die Salzsäure macht das an Alkali gebundene Kantharidin frei, das sich in Ätherchloroform löst. Die Behandlung mit Petroleumbenzin-Alkohol-Mischung, in der Kantharidin nicht löslich ist, bezweckt, die Lösung von Fett und Harz zu befreien.

Zu dieser Bestimmung ist folgendes zu sagen: In den Kanthariden ist das Kantharidin nur zum Teil frei vorhanden. Um das Gesamt-Kantharidin zu erhalten, wird dem Extraktionsmittel Salzsäure zugesetzt. Die eigentliche Extraktion geschieht mit dem angegebenen Chloroform-Äther-Gemisch, das nicht nur das Kantharidin herauslöst, sondern auch daneben Fette und harzige Stoffe. Destilliert man nun vom Filtrat das Lösungsmittel ab, so muß man vorsichtig darauf achten, daß man nicht etwa zur Trockne abdampft, sondern nur, wie vorgeschrieben, bis auf etwa 5 g. Der Rest des Lösungsmittels muß an der Luft verdunsten. Geschieht das nicht, so werden die Harze hart und unlöslich und lassen sich bei dem nun folgenden Reinigungsprozeß nicht von dem Petroleumbenzin-Alkohol-Gemisch herauswaschen, das nur die Verunreinigungen löst, nicht das Kantharidin. So wird man bei dieser Vorsicht meist auch ohne besondere Reinigung (die nachstehend beschrieben ist) sofort gutkristallisierte, wenn auch grünlichgefärbte Kantharidinrückstände erhalten. — Eine weitere Vorsichtsmaßregel ist beim Trocknen des Kantharidins zu beobachten. Der Stoff ist mit Wasserdämpfer flüchtig, auch beginnt er in trocknem Zustand bei 100° zu sublimieren. Daher das jetzt vorgeschriebene Trocknen im Exsikkator.

Capsulae — Kapseln.

Sie sind entweder Stärkemehlkapseln (Oblatenkapseln) oder weiße Leimkapseln (Gelatinekapseln). Die ersteren besitzen die Gestalt dünner, rundlicher, in der Mitte vertiefter, schüssel- oder napfförmiger Blättchen und müssen reinweiß und dürfen nicht brüchig sein. In Wasser getaucht müssen sie sich sofort zu einer weichen, geruch- und geschmacklosen Masse zusammenlegen. Die andern haben entweder die Gestalt rundlicher Hohlkörper oder paarweise übereinander geschobener, einseitig geschlossener Röhrchen (Deckelkapseln). Sie sind hart oder elastisch, durchsichtig und geruchlos und müssen sich in Wasser von 36 bis 40° bei öfterem Umschütteln binnen 10 Minuten zu einer klaren, farb- und geruchlosen, Lackmuspapier höchstens schwach rötenden Flüssigkeit lösen.

Carbo Ligni pulveratus — Gepulverte Holzkohle.

Schwarzes Pulver, das ohne Flamme verbrennt.

Prüfung durch:	Zeigt an:
*Kochen von 1 g Kohlepulver mit 10 ccm Weingeist, Filtrieren, bis die Flüssigkeit klar durchläuft, und Verdunsten des Weingeistes aus einem gewogenen Schälchen.	**Empyreumatische Stoffe** durch eine Färbung des Weingeistes und Hinterlassung eines Rückstands von 0,001 g oder mehr beim Verdampfen des Filtrats.

*Erhitzen von 1 g des Pulvers in einem gewogenen Porzellantiegel; es muß ohne Flamme verbrennen. Es darf höchstens 0,1 g Asche zurückbleiben.

Anorganische Beimengungen, Knochenkohle durch eine größere Menge Asche.
Unvollständige Verkohlung durch Verbrennen mit Flamme.

Carbo medicinalis — Medizinische Kohle.

Schwarzes, geruch- und geschmackloses Pulver, das bei Rotglut ohne Flamme verbrennt.

Zur Prüfung sind erforderlich: Etwa 12 g medizinische Kohle.

Prüfung durch: | Zeigt an:

*Kochen von 3 g medizinischer Kohle mit 60 ccm Wasser. Das Filtrat muß farblos sein und darf Lackmuspapier nicht verändern[1].

Ungenügender Verkohlungsgrad durch eine farbige, alkalisch reagierende Lösung.
Eine Färbung des Auszugs würde organische Stoffe, die der Verkohlung entgangen sind, eine alkalische oder saure Reaktion unvollständig ausgewaschene Aktivierungsmittel bzw. eine zum Ausziehen der Rohkohle benutzte Säure anzeigen.

*Versetzen von je 10 ccm des Filtrats mit
*a) Bariumnitratlösung, es darf höchstens schwach getrübt werden,
*b) Silbernitratlösung, es darf höchstens opalisierend getrübt werden.
Mischen von 2 ccm des Filtrats mit 2 ccm Schwefelsäure. Nach dem Erkalten Überschichten mit 1 ccm Ferrosulfatlösung. Es darf sich zwischen den beiden Flüssigkeiten keine gefärbte Zone bilden.

Schwefelsäure durch eine stärkere Trübung oder Fällung.
Salzsäure durch eine mehr als opalisierende Trübung.
Salpetersäure durch eine braunschwarze Zone zwischen den Flüssigkeiten.

Verdampfen und Trocknen von 20 ccm des Filtrats. Es darf höchstens 0,01 g Rückstand bleiben.

Unzulässigen Gehalt an wasserlöslichen Bestandteilen durch einen höheren Rückstand als 0,01 g.

*Kochen eines Gemischs von 0,5 g medizinischer Kohle, 20 ccm Wasser und 5 ccm Salzsäure. Die entweichenden Dämpfe dürfen einen darübergehaltenen, mit Bleiazetatlösung benetzten Papierstreifen nicht bräunen.

Schwefelwasserstoff bzw. **Schwefelmetalle** durch Färbung des Bleiazetatpapiers[2].

*Versetzen von 10 ccm des farblosen Filtrats mit 5 ccm Ammoniakflüssigkeit. Es darf keine Blaufärbung (Kupfersalze) und höchstens eine geringe Abscheidung von Flöckchen (Eisen-, Aluminiumsalze) eintreten.
*Filtrieren der ammoniakalischen Flüssigkeit, Zugabe von Ammoniumoxalatlösung, es darf höchstens eine schwache Trübung eintreten.

Kupfersalze durch eine Blaufärbung, **Eisen- und Aluminiumsalze** in unzulässiger Menge durch eine stärkere Ausscheidung.
Kalziumsalze durch eine mehr als schwache Trübung.

5 Minuten langes Kochen von 1 g medizinischer Kohle mit einer Mischung von 10 ccm Salzsäure und 20 ccm Wasser. Ergänzen nach dem Erkalten mit Wasser auf 40 ccm. Filtrieren. 30 ccm des Filtrats dürfen nach dem Eindampfen und Trocknen bei 110° höchstens 0,02 g Rückstand hinterlassen.

Unzulässige Mengen säurelöslicher Bestandteile, wenn der Rückstand mehr als 0,02 g beträgt.

*Aufkochen von 0,25 g medizinischer Kohle mit 10 ccm Natronlauge. Das Filtrat muß farblos sein.

Unvollständige Verkohlung durch ein gefärbtes Filtrat. Es handelt sich hier um teerartige Verbindungen, die dem Filtrat eine Färbung erteilen würden. **Zyanverbindungen** durch Bildung von Berliner Blau.

Einbringen von 5 g medizinischer Kohle, 50 ccm Wasser und 2 g Weinsäure in einen Kolben, der sorgfältig mit einem langen Kühler verbunden ist, von dem ein gasdicht angeschlossener Vorstoß unter den Flüssigkeitsspiegel eines mit 2 ccm Normal-Kalilauge und 10 ccm Wasser beschickten Vorlegekölbchens führt, das mit Eis gekühlt wird. Destillieren bis etwa 25 ccm Flüssigkeit übergegangen sind. Ergänzen des Inhalts des Vorlegekölbchens mit Wasser auf 50 ccm. Erhitzen von 25 ccm mit etwa 0,05 g Ferrosulfat langsam bis zum gerade beginnenden Sieden, Zusatz von 2 Tropfen verdünnter Eisenchloridlösung $(1 + 9)$ und vorsichtiges Übersättigen mit Salzsäure. Es darf keine Blaufärbung entstehen.

Verbrennen von 0,5 g mit einigen Tropfen Weingeist befeuchteter medizinischer Kohle in einem gewogenen Tiegel. Sie dürfen höchstens 0,02 g Rückstand hinterlassen.

Unzulässigen Aschengehalt durch einen höheren Rückstand als 0,02 g.

Trocknen von 1 g medizinischer Kohle bei 120° bis zur Gewichtskonstanz. Sie darf höchstens 0,12 g Gewicht verlieren.

Unzulässigen Wassergehalt, wenn der Gewichtsverlust mehr als 0,12 g beträgt.

Schütteln von 0,1 g bei 120° getrockneter und feingesiebter medizinischer Kohle mit 25 ccm Methylenblaulösung in einem mit Glasstopfen verschlossenen Glaszylinder, nach der Entfärbung Zugabe weiterer 5 ccm Methylenblaulösung, Schütteln und Wiederholen des Zusatzes von je 5 ccm Methylenblaulösung, so lange, als nach kräftigem Umschütteln noch Entfärbung eintritt.

Hinreichende Adsorptionsfähigkeit, wenn innerhalb von 5 Minuten mindestens 35 ccm Methylenblaulösung entfärbt werden.

Schütteln von 0,1 g bei 120° getrockneter und feingesiebter medizinischer Kohle genau 5 Minuten lang mit 200 ccm wäßriger Quecksilberchloridlösung $(3 + 997)$ in einem mit Glasstopfen verschlossenen Glas von 300 ccm Inhalt. Aufgießen auf ein trocknes Filter. Verwerfen der ersten 25 ccm Filtrat. Vermischen der nächsten 100 ccm Filtrat mit 25 ccm $^1/_{10}$-Normal-Natriumarsenitlösung[3] und 3 g Kaliumbikarbonat[4]. Erhitzen und etwa 5 Minuten lang im Sieden erhalten. Nach dem Abkühlen Zugabe von 3 ccm verdünnter Salzsäure[5] sowie etwas Stärkelösung. Titration mit $^1/_{10}$-Normal-Jodlösung bis zum Farbumschlag[6]. Hierzu müssen mindestens 8,8 ccm $^1/_{10}$-Normal-Jodlösung verbraucht werden, was einer Adsorption von mindestens 0,08 g Quecksilberchlorid durch 0,1 g Kohle entspricht, Stärkelösung als Indikator.

Nach FRERICHS soll die Kohle weder bei 120° getrocknet noch gesiebt, sondern in dem Zustand untersucht werden, wie sie angeliefert wird.

Hinreichende Adsorptionsfähigkeit, wenn bis zu diesem Punkte mindestens 8,8 ccm $^1/_{10}$-Normal-Jodlösung verbraucht werden, so daß höchstens 16,2 ccm $^1/_{10}$-Normal-Natriumarsenitlösung zur Reduktion des nicht adsorbierten Quecksilberchlorids erforderlich sind. 1 ccm $^1/_{10}$-Normal-Natriumarsenitlösung = 0,013 575 g Quecksilberchlorid. 16,2 ccm entsprechen 0,2199 g Quecksilberchlorid, so daß also, da 100 ccm der angewendeten Quecksilberchloridlösung 0,3 g Quecksilberchlorid enthielt, 0,08 g von 0,1 g Kohle adsorbiert worden sind.

---

[1] Wenn anfangs etwas Kohle mit durchläuft, so ist das Filtrat mehrfach zurückzugießen, bis die Kohle zurückbleibt.

[2] $H_2S + Pb(OOCCH_3)_2 = PbS + 2\,HOOCCH_3$.

[3] $2\,HgCl_2 + As_2O_3 + 2\,H_2O = As_2O_5 + 2\,Hg + 4\,HCl$.

[4] $KHCO_3$ wird als CO_2-Quelle zugegeben. Die sich bei dem folgenden Kochen abspaltende Kohlensäure verhindert, daß überschüssige As_2O_3 durch Luftsauerstoff oxydiert wird.

[5] $K_2CO_3 + HCl = KHCO_3 + KCl$. Bikarbonat ist erforderlich, um die bei der folgenden Reaktion entstehende Jodwasserstoffsäure abzusättigen. Unverändertes Karbonat würde Nebenreaktionen veranlassen.

[6] $As_2O_3 + 2\,J_2 + 2\,H_2O \rightleftarrows As_2O_5 + 4\,HJ$.

Carrageen — Isländisches Moos.

Der von seiner Haftscheibe abgerissene, an der Sonne gebleichte und getrocknete Thallus von Chondrus crispus (Linné) Stackhouse und Gigartina mamillosa (GOUDENOUGH und WOODWARD) J. Agardh. Der Thallus beider Arten ist höchstens handgroß, gelblich, knorplig, durchscheinend, wiederholt gabelig verzweigt. Die Zystokarpien bilden bei Chondrus crispus etwas gestreckte, flach warzenförmige Erhebungen, bei Gigartina mamillosa zitzenförmige Hervorragungen auf den Thalluszweigen.

Zur Prüfung sind erforderlich: 8 g Carrageen.

Prüfung durch:	Zeigt an:
{ *Übergießen von 1 g Isländischem Moos mit 30 Teilen Wasser.	**Identität** durch Schlüpfrigwerden.
*Kochen und Erkaltenlassen.	**Identität** durch einen ziemlich dicken Schleim.
*Durchfeuchten von 1 g Isländischem Moos mit 5 ccm Wasser, Abfiltrieren der Flüssigkeit und Eintauchen von blauem Lackmuspapier in das Filtrat; es darf sich nicht röten.	**Freie Säure** durch Rötung des Lackmuspapiers.
Übergießen von 5 g Isländischem Moos in einem weithalsigen Kölbchen von etwa 150 ccm Inhalt mit 30 ccm Wasser zunächst bei Zimmertemperatur, dann Quellen bei gelinder Wärme auf dem Wasserbad, Zufügen von 5 g Phosphorsäure, loses Verschließen des Kölbchens mit einem Kork, an dessen Unterseite ein am unteren Ende angefeuchteter Streifen Kaliumjodatstärkepapier befestigt ist, und Erwärmen unter öfterem, vorsichtigem Umschwenken auf dem Wasserbad. Der Papierstreifen darf sich weder vorübergehend noch bleibend innerhalb einer Viertelstunde blau färben[1].	**Schweflige Säure** durch eine vorübergehende oder bleibende Blaufärbung des Papierstreifens innerhalb einer Viertelstunde.
Veraschen von 1 g Isländischem Moos in einem gewogenen Porzellantiegel. Es darf höchstens 0,16 g Asche zurückbleiben.	**Anorganische Stoffe** durch einen größeren Rückstand als 0,16 g.

Mikroskopische Prüfung: Der nach geringem Anfeuchten hergestellte Querschnitt zeigt in Glyzerin eine kutikulaähnliche, durch Schleimauflagerungen außen verstärkte Haut, eine aus radial angeordneten Zellenreihen gebildete Rindenschicht, deren Zellen von außen nach innen an Größe zunehmen, sowie eine aus getüpfelten längsgestreckten, bisweilen gegabelten Zellen bestehende Markschicht.

[1] Die Phosphorsäure macht aus schwefligsauren Salzen Schwefeldioxyd frei, welche das Kaliumjodat in saurer Lösung zu Jod reduziert, das sich mit der Stärke zur blauen Jodstärke verbindet.

$$2\,HJO_3 + 4\,H_2O + 5\,SO_3 = J_2 + 5\,H_2SO_4.$$
Jodsäure

Catechu — Katechu.

Das aus dem Kernholz von Acacia catechu (Linné fil.) Wildenow und Acacia suma Kurz durch Auskochen und Eindicken bereitete Extrakt. Es stellt Stücke dar, die großmuschelig brechen und auf der ganzen Bruchfläche gleichmäßig dunkelbraun und bisweilen löcherig sind. Katechu ist geruchlos und schmeckt zusammenziehend bitter, zuletzt süßlich.

Zur Prüfung sind erforderlich: Etwa 3 g Katechu.

Prüfung durch:	Zeigt an:
*Anreiben von 0,02 Katechu mit 10 ccm Weingeist und Zusatz von verdünnter Eisenchloridlösung (1 + 9).	**Identität** durch eine grünschwarze Färbung.
*Vollkommenes Ausziehen von 1 g Katechu mit siedendem Weingeist, Filtrieren und Trocknen des Filters samt Inhalt bei 100°.	**Vorschriftsmäßige Beschaffenheit,** wenn der Filterinhalt nicht mehr als 0,3 g beträgt.
*Einbringen eines Teils des Filterrückstands in Phlorogluzin-Salzsäure auf den Objektträger und Betrachten unter dem Mikroskop.	**Vorschriftsmäßige Beschaffenheit,** wenn fast nur rotgefärbte Elemente zu sehen sind.
*Übergießen von 1 g Katechu mit 10 ccm siedendem Wasser. Abgießen von dem Rückstand und Erkaltenlassen.	**Identität** durch eine braunrote, trübe Flüssigkeit, welche blaues Lackmuspapier rötet und beim Erkalten einen reichlichen, braunen Absatz fallen läßt.
Trocknen des Wasserunlöslichen nach völligem Auswaschen mit heißem Wasser bei 100°.	**Vorschriftsmäßige Beschaffenheit,** wenn das Gewicht des Rückstands nicht mehr als 0,06 g beträgt.
Verbrennen von 1 g Katechu in einem tarierten Tiegel und Glühen. Es darf höchstens 0,06 g Rückstand bleiben.	**Fremde Beimengungen** durch einen größeren Rückstand als 0,06 g.

Cautschuc — Kautschuk. Gereinigter Para-Kautschuk.

Der zum Gerinnen gebrachte und gereinigte Milchsaft von im tropischen Südamerika heimischen, aber jetzt fast ausschließlich auf der Malaiischen Halbinsel und den Inseln des Malaiischen Archipels kultivierten Hevea-Arten, besonders von Hevea brasiliensis (HUMBOLDT, BONPLAND, KUNTH) Mueller Agroviensis.

Kautschuk bildet dünne, braune, durchscheinende, elastische Platten, die in heißem Wasser weder stark erweichen noch knetbar werden.

Zur Prüfung sind erforderlich: 1,2 g Kautschuk.

Prüfung durch:	Zeigt an:
*Behandeln von 1 g Kautschuk mit 6 g Petroleumbenzin[1]. Er muß innerhalb weniger Stunden eine gleichmäßige, trübe, dickliche Flüssigkeit geben.	**Fremde Beimengungen** durch einen Rückstand.
Portionenweißes Eintragen von 0,2 g in kleine Stücke zerschnittenen Kautschuks in ein geschmolzenes Gemisch von 2 g Natriumnitrat und 1 g getrocknetem Natriumkarbonat, wobei ein Aufflammen stattfindet, Erkaltenlassen der Schmelze und Auflösen in so viel Wasser, daß eine Lösung (1 + 49) entsteht. Es darf kein Rückstand bleiben.	**Bleikarbonat, Schwerspat, Goldschwefel** durch einen Rückstand beim Auflösen der Schmelze in Wasser.
Ansäuern von 5 ccm obiger Lösung mit Salpetersäure und Zusatz von Bariumnitratlösung. Es darf keine Veränderung entstehen.	**Schwefel** (vulkanisierten Kautschuk) durch eine weiße Fällung[2].

[1] Kautschuk enthält gewöhnlich Wasser, wodurch die Lösung erschwert wird. In kleine Stücke geschnittener und über Schwefelsäure getrockneter Kautschuk löst sich besser.

[2] Ist Schwefel zugegen, so wird bei dem Schmelzprozeß Natriumsulfat gebildet.

$$Na_2SO_4 + Ba(NO_3)_2 = BaSO_4 + 2\,NaNO_3.$$

Cera alba — Weißes Wachs.

Das an der Sonne gebleichte weiße oder gelblichweiße Bienenwachs. Es darf nicht ranzig riechen.

Schmelzpunkt: Bei 62 bis 66,5°.

Dichte: 0,956 bis 0,961. Der Bleichprozeß macht das Wachs dichter. Daher ist beim weißen Wachs eine größere Dichte vorgeschrieben als beim gelben.

Säurezahl: 16,8 bis 22,1.

Esterzahl: 65,9 bis 82,1.

Das Verhältnis von Säurezahl zu Esterzahl muß 1 : 3,0 bis 4,3 sein.

Zur Prüfung sind erforderlich: 12 bis 15 g weißes Wachs.

Gelbes Wachs darf beim Kauen nicht an den Zähnen haften (Talg) und sich beim Kneten in der warmen Hand nicht schlüpfrig anfühlen (Zeresin).

Prüfung durch:	Zeigt an:
Schmelzen von Wachs bei möglichst niedriger Temperatur, vorsichtiges Eintropfen dieser Schmelze mit Hilfe eines Glasstabes in ein Probierrohr mit Weingeist dicht über dessen Oberfläche. Der Weingeist ist zuvor auf 55° zu erwärmen, und das Probierrohr mit dem Weingeist ist in ein Becherglas mit so viel Wasser von Zimmertemperatur einzutauchen, daß sich das Probierrohr bis zu seiner Mitte im Wasser befindet. Liegenlassen der so erhaltenen, allseitig abgerundeten Körper 24 Stunden an der Luft.	
Einbringen dieser Kügelchen in ein Gemisch von 2 Teilen Weingeist und 7 Teilen Wasser, das so lange gestanden hat, bis alle Luftbläschen aus der Flüssigkeit verschwunden sind und bis seine Temperatur 20° beträgt. Zufügen von Wasser von 20°, bis die Kügelchen in der Flüssigkeit schweben oder zum Schweben gelangen. Bestimmen der Dichte der Flüssigkeit.	**Reines Bienenwachs,** wenn die Dichte der Flüssigkeit 0,956 bis 0,961 beträgt. **Verunreinigung** mit japanischem Wachs, Stearinsäure, Harz, wenn die Flüssigkeit eine höhere Dichte besitzt. **Verunreinigung** mit Paraffin, Talg, Fett, wenn die Dichte eine niedrigere ist.
Übergießen von 5 g weißem Wachs in einem Kölbchen mit 85 g Weingeist[1] und 15 ccm Wasser, Feststellen des Gewichts des Kölbchens samt Inhalt, Erhitzen auf dem Wasserbad zum Sieden 5 Minuten lang, Abkühlen auf Zimmertemperatur durch Einstellen des Kölbchens in kaltes Wasser, Ersetzen des verdampften Weingeists durch Zusatz eines Gemenges von 85 Teilen Weingeist und 15 Teilen Wasser, Filtrieren durch ein trocknes Filter, Versetzen von 50 ccm des Filtrats mit 1 ccm Phenolphthaleinlösung und soviel $^1/_{10}$-Normal-Kalilauge, bis bleibende Rötung der Flüssigkeit erfolgt.	**Stearinsäure, Harz,** wenn bis zu diesem Punkt mehr als 2,3 ccm · $^1/_{10}$-Normal-Kalilauge nötig sind.
Erhitzen zum Sieden (10 Minuten lang) von 4 g weißem Wachs (genau gewogen) im Jenaer Kolben von 300 ccm Inhalt (100 ccm reichen nicht aus!),	**Die vorschriftsmäßige Säurezahl[2]**, wenn bis zu diesem Punkt für je 4 g Wachs nicht

mit 20 g Xylol und 20 g absolutem Alkohol am Rückflußkühler auf einem Asbestdrahtnetz über einer kleinen Flamme. Hierauf sofort Titration der heißen Flüssigkeit nach Zusatz von 1 ccm Phenolphthaleinlösung mit weingeistiger $^1/_2$-Normal-Kalilauge bis zum Farbumschlag vermittels der Feinbürette.

Zugabe von weiteren 30 ccm weingeistiger $^1/_2$-Normal-Kalilauge. Erhitzen 2 Stunden lang unter zeitweiligem, kräftigem Umschütteln zum lebhaften Sieden am Rückflußkühler. Zugabe von 80 g absolutem Alkohol. Erhitzen 5 Minuten lang und sofortige Titration der heißen Flüssigkeit mit $^1/_2$-Normal-Salzsäure bis zum Verschwinden der Rotfärbung. Nochmaliges 5 Minuten langes Siedenlassen und nochmalige Titration bis zum Verschwinden der Rotfärbung.

weniger als 2,40 ccm und nicht mehr als 3,15 ccm weingeistiger $^1/_2$-Normal-Kalilauge verbraucht werden.

1 ccm $^1/_2$-Normal-Kalilauge enthält 28,055 mg Kaliumhydroxyd 2,40 bis 3,15 ccm = 67,33 bis 88,37 mg. Es entspricht dieses einer Säurezahl von

$$\frac{67,33 \text{ bis } 88,37}{4} = 16,8 \text{ bis } 22,1.$$

Stearinsäure, Harz erhöhen die Säurezahl.

Die vorschriftsmäßige Esterzahl, wenn bis zu diesem Punkt nicht weniger als 18,3 ccm und nicht mehr als 20,6 ccm $^1/_2$-Normal-Salzsäure erforderlich sind. Es wurden dann zur Verseifung der Ester des Wachses 30—18,3 bis 20,6 = 11,7 bis 9,4 ccm $^1/_2$-Normal-Kalilauge gebraucht. Diese enthalten 11,7 bis 9,4 · 28,055 = 328,2 bis 263,6 mg Kaliumhydroxyd. Es entspricht dieses einer Esterzahl von

$$\frac{328,4 \text{ bis } 263,6}{4} = 82,1 \text{ bis } 65,9.$$

Japanisches Wachs, Kokosfett, Schweinefett erhöhen die Esterzahl.

[1] Der zu dieser und den folgenden Prüfungen zu verwendende Weingeist ist vorher zu neutralisieren, indem schon jetzt Phenolphthaleinlösung und dann so viel $^1/_{10}$-Normal-Kalilauge zugesetzt wird, daß eben schwache Rötung eintritt, die, wenn nötig, durch einige Tropfen $^1/_{100}$-Normal-Salzsäure bis zum eben noch wahrnehmbaren Schimmer reduziert wird. In den meisten Fällen werden hierzu für 100 ccm Weingeist 4 bis 6 Tropfen $^1/_{10}$-Normal-Kalilauge erforderlich sein.

[2] Kaliumhydroxydtafel s. S. 18.

Cera flava — Gelbes Wachs.

Gelbes Wachs wird durch sorgfältiges Ausschmelzen der entleerten, von Honigbienen, deren Rassen und Spielarten hergestellten Waben gewonnen. Aus Zeresin bestehende Kunstwaben sowie Teile von ihnen dürfen nicht verwendet werden. Gelbe bis graugelbe, körnig brechende, in geschmolzenem Zustand schwach nach Honig riechende Stücke.

Dichte: 0,948 bis 0,958.

Schmelzpunkt: 62 bis 66,5°.

Säurezahl: 16,8 bis 22,1.

Esterzahl: 65,9 bis 82,1.

Das Verhältnis der Säurezahl zur Esterzahl muß 1 : 3,0 bis 4,3 sein.

Prüfung durch:

Bestimmen der Dichte wie bei Cera alba.

Zeigt an:

Reines Bienenwachs, wenn die Dichte der Flüssigkeit 0,948 bis 0,958 beträgt.

Prüfung auf **Stearinsäure** und **Harze** wie bei Cera alba.

Bestimmung der **Säurezahl** und **Esterzahl** wie bei Cera alba.

Cerata — Zerate.

Sie sind bei Zimmertemperatur fest und werden bei gelindem Erwärmen flüssig.

Cerussa — Bleiweiß. Basisches Bleikarbonat.

Zusammensetzung annähernd $(PbCO_3)_2 \cdot Pb(OH)_2$.

Gehalt: Mindestens 78,9% Blei.

Weißes, schweres Pulver oder leichtzerreibliche Stücke, in Wasser unlöslich, dagegen in verdünnter Salpetersäure und Essigsäure unter Aufbrausen löslich.

Zur Prüfung sind erforderlich: 5 g Bleiweiß.

Prüfung durch:	Zeigt an:
*Auflösen von 1 g Bleiweiß in verdünnter Salpetersäure.	**Identität** durch eine vollständige Lösung unter Aufbrausen[1]. **Fremde Beimengungen** wie Schwerspat, Gips, Bleisulfat durch einen Rückstand.
Versetzen der salpetersauren Lösung *a) mit Natriumsulfidlösung,	**Identität** durch eine schwarze Fällung[2].
*b) mit verdünnter Schwefelsäure.	**Identität** durch eine weiße Fällung[3].
*Schütteln von 2 g Bleiweiß mit 20 ccm Wasser. Filtrieren. *Versetzen von 5 ccm des Filtrats mit 3 Tropfen Natriumsulfidlösung. Es darf höchstens schwach gebräunt werden.	**Wasserlösliche Bleisalze** durch eine stärkere braunschwarze Färbung oder einen Niederschlag.
Abdampfen von 10 ccm des Filtrats in einem gewogenen Schälchen. Es dürfen höchstens 0,005 g Rückstand bleiben.	**Alkalisalze** durch einen größeren Rückstand als 0,005 g.
Auflösen von 1 g Bleiweiß in 2 ccm Salpetersäure unter Zusatz von 4 ccm Wasser, Filtrieren durch ein gewogenes Filter, Auswaschen, Trocknen des Filters und Wägen; es muß nahezu vollständige Lösung erfolgen; der Rückstand darf nicht mehr als 0,01 g betragen.	**Schwerspat, Gips, Bleisulfat** durch einen Rückstand, der mehr als 0,01 g beträgt.
Versetzen obiger salpetersaurer Lösung mit Natronlauge, zuerst mit einigen Tropfen, dann im Überschuß; der zuerst entstehende Niederschlag muß sich im Überschuß des Fällungsmittels vollkommen lösen[4].	**Erdalkalisalze** durch einen ungelösten Rückstand.
Versetzen dieser alkalischen Lösung. *a) mit einem Tropfen verdünnter Schwefelsäure; an der Einfallstelle entstehe eine weiße Trübung[5], die beim Umschütteln verschwinden muß;	**Bariumsalze** durch eine weiße, bleibende Trübung[5].
b) mit überschüssiger Schwefelsäure, Abfiltrieren des Niederschlags und Versetzen des Filtrats mit Kaliumferrozyanidlösung. Es darf sofort keine Veränderung entstehen.	**Zinksalze** durch eine weiße Fällung[6]. **Eisensalze** durch eine sofort entstehende blaue, **Kupfersalze** durch eine braunrote Fällung.

Glühen von 1 g Bleiweiß in einem gewogenen Porzellantiegel.

Vorschriftsmäßige Zusammensetzung, wenn mindestens 0,85 g Bleioxyd zurückbleiben[7], was einem Mindestgehalt von 78,9% Blei entspricht[8].

Aufbewahrung: Vorsichtig.

[1] $(PbCO_3)_2 \cdot Pb(OH)_2 + 6\,HNO_3 = 3\,Pb(NO_3)_2 + 2\,CO_2 + 4\,H_2O.$
    Basisches Blei-   Bleinitrat
       karbonat

[2] $Pb(NO_3)_2 + H_2S = PbS + 2\,HNO_3.$

[3] $Pb(NO_3)_2 + H_2SO_4 = PbSO_4 + 2\,HNO_3.$

[4] $Pb(NO_3)_2 + 2\,NaOH = Pb(OH)_2 + 2\,NaNO_3.$
               Bleihydroxyd
  $Pb(OH)_2 + 2\,NaOH = Pb(ONa)_2 + 2\,H_2O.$
              Bleioxyd-
              natrium

[5] $Pb(ONa)_2 + 2\,H_2SO_4 = PbSO_4 + Na_2SO_4 + 2\,H_2O$
             Bleisulfat
  $Ba(OH)_2 + H_2SO_4 = BaSO_4 + 2\,H_2O.$
   Barium-   Bariumhydroxyd   sulfat

[6] $2\,Zn(ONa)_2 + K_4Fe(CN)_6 + 4\,H_2O = Zn_2Fe(CN)_6 + 4\,NaOH + 4\,KOH.$
  Zinkoxyd-   Kaliumferro-   Zinkferro-
   natrium   zyanid   zyanid

[7] $(PbCO_3)_2 \cdot Pb(OH)_2 = 3\,PbO + 2\,CO_2 + H_2O.$
Basisches Bleikarbonat Bleioxyd
       775,6 $3 \cdot 223,2$

[8] 1 Molekül Bleioxyd = 223,2 entspricht 1 Atom Blei = 207,2.

Cetaceum — Walrat.

Der gereinigte, feste Anteil des Inhalts besonderer Höhlen im Körper der Potwale, vorzüglich von Physeter macrocephalus Lacepède. Weiße, auf dem Bruch großblättrig-kristallinische, glänzende, fettig anzufühlende Stücke von mildem und fadem Geschmack.

Jodzahl: Bis 8.

Säurezahl: Bis 2,3.

Esterzahl: 116 bis 132,8.

Der Hauptbestandteil des Walrats ist bekanntlich Palmitinsäure-Zetylester, neben dem noch Ester der Laurin-, Myristin- und Stearinsäure mit hochmolekularen Alkoholen vorkommen. Die Jodzahl bei reinem Walrat sollte hiernach = 0 sein. Wenn trotzdem eine Jodzahl bis 8 zugelassen ist, ist damit ein kleiner entsprechender Anteil von Walratöl erlaubt.

Zur Säure- und Esterzahl ist zu bemerken: Die hauptsächlichsten Verfälschungen des Walrats sind Stearinsäure, Paraffin (auf die nachstehend noch besondere Prüfungen vorgesehen sind) und Fette, wie z. B. Sebum. Das neue Arzneibuch hat noch eine Bestimmung der Säure- und Esterzahl vorgeschrieben, weil man so am besten die wirkliche Zusammensetzung des Präparats kennenlernt. Eine kleine Säurezahl mußte zugelassen werden, weil sich beim Lagern des Walrats stets eine gewisse Säuremenge bildet. Ist aber die Säurezahl des Arzneibuchs überschritten, liegt entweder zu alter bzw. verdorbener Vorrat oder der Verdacht einer Verfälschung durch Stearinsäure vor. Paraffin würde die Esterzahl erniedrigen, Talg dieselbe erhöhen. — Damit Walrat sich gut erhält, nicht zu „sauer" wird, ist er am besten in Blechkästen, jedenfalls geschützt von direktem Licht, möglichst auch vor Luft, sorgfältig aufzubewahren.

Schmelzpunkt: 45 bis 54° zu einer farblosen, klaren Flüssigkeit schmelzend, von schwachem, nicht ranzigem Geruch.

Verhalten gegen Lösungsmittel: In Äther, Chloroform, Schwefelkohlenstoff und siedendem Weingeist löslich. Ein auf Papier gebrachter Tropfen einer Lösung hinterläßt nach dem Verdunsten einen Fettfleck.

Zur Prüfung sind erforderlich: Etwa 5 g Walrat.

Prüfung durch:

Zeigt an:

*Erwärmen von 1 g Walrat mit 10 g Ammoniakflüssigkeit in einem Probierrohr, bis der Walrat geschmolzen ist, Durchschütteln und Filtrieren. Das Filtrat darf nicht milchig getrübt sein. Zusatz von Salzsäure. Es darf nicht sofort eine flockige Ausscheidung entstehen.

Stearinsäure durch ein milchig getrübtes Filtrat[1], aus dem durch Salzsäure Flocken ausgeschieden werden.

*Kochen von 0,25 g Walrat 1 Minute lang mit 5 ccm weingeistiger Kalilauge, versetzen der heißen Flüssigkeit mit 3 ccm Wasser von etwa 15°. Es darf nicht sofort eine Trübung entstehen.

Paraffine durch sofortige Trübung der Flüssigkeit[2].

*Auflösen von 0,1 g Walrat in 4,9 g siedendem Weingeist; er muß sich vollkommen lösen.

Erkaltenlassen obiger weingeistiger Lösung, wobei der Walrat wieder auskristallisiert, Abgießen der Flüssigkeit nach mehrstündigem Stehen von den ausgeschiedenen Kristallen.

Paraffine durch eine trübe Lösung.

Eintauchen von angefeuchtetem, blauem und rotem Lackmuspapier; es darf nicht verändert werden.

Stearinsäure durch eine Rötung des Lackmuspapiers.
Alkalien durch eine Bläuung des Lackmuspapiers.

Lösen von 3 g Walrat (genau gewogen) in 20 ccm Petroleumbenzin. Zusatz von 5 ccm absolutem Alkohol und 1 ccm Phenolphthaleinlösung, dann Titration (Feinbürette) mit weingeistiger $^1/_2$-Normal-Kalilauge bis zum Farbumschlag.

Richtige Säurezahl[3], wenn hierzu höchstens 0,25 ccm weingeistige $^1/_2$-Normal-Kalilauge verbraucht werden. 1 ccm $^1/_2$-Normal-Kalilauge = 28,055 mg KOH. Säurezahl mithin

$$\frac{0,25 \cdot 28,055}{3} = 2,3.$$

Zugabe weiterer 25 ccm weingeistiger $^1/_2$-Normal-Kalilauge, Verschließen des Kölbchens und Stehenlassen 24 Stunden lang. Nach dieser Zeit Titration mit $^1/_2$-Normal-Salzsäure bis zum Verschwinden der Rotfärbung.

Richtige Esterzahl, wenn hierfür nicht weniger als 10,8 und nicht mehr als 12,6 ccm $^1/_2$-Normal-Salzsäure verbraucht werden. Zur Verseifung des Esters wurden dann verbraucht 25 · 10,8 bis 12,6 ccm $^1/_2$-Normal-Kalilauge = 14,2 bis 12,4 ccm = 398,4 bis 347,9 mg KOH entsprechend einer Esterzahl von 132,8 bis 116.

[1] Infolge Bildung von Stearinammoniumseife, die die Stearinsäure linimentartig emulgiert.

[2] Stearinkaliseife ist auch in verdünntem Spiritus klar löslich, die Lösung wird erst bei längerem Stehen gelatinös und trübt sich dabei.

[3] Kaliumhydroxydtafel s. S. 18.

Chartae — Arzneiliche Papiere.

Papier- oder Gewebestücke mit einem Arzneimittel oder eine Arzneizubereitung getränkt oder überzogen.

Charta nitrata — Salpeterpapier.

Es muß nach dem Anzünden gleichmäßig und vollständig verglimmen.

Charta sinapisata — Senfpapier.

100 qcm liefern mindestens 0,0119 g Allylsenföl ($C_3H_5 \cdot$ NCS. Mol.-Gew.: 99,12).
Mit gepulvertem, von fettem Öl befreitem, schwarzem Senf überzogenes Papier.
Der Überzug soll dem Papier fest anhaften. Senfpapier darf weder sauer noch
ranzig riechen und muß nach dem Eintauchen in Wasser sofort einen starken Geruch
nach Senföl entwickeln.

Zur *Bestimmung des Gehalts an ätherischem Senföl* übergieße man 100 qcm in
Streifen geschnittenes Senfpapier in einem Kolben von 200 ccm mit 50 ccm Wasser
von 20 bis 25° und lasse den verschlossenen Kolben unter wiederholtem Umschwenken 2 Stunden lang stehen und destilliere anfangs mit ganz kleiner, später mit
größerer Flamme unter sorgfältiger Kühlung. Die zuerst übergehenden 30 ccm
fange man in einem 100 ccm fassenden Meßkolben, welcher 10 ccm Ammoniakflüssigkeit[1] und 10 ccm Weingeist enthält, auf, und setze 10 ccm $^1/_{10}$-Normal-Silber-
nitratlösung zu[2]. Der Kolben wird darauf durch einen kleinen Trichter verschlossen
und die Mischung eine Stunde lang im Wasserbad erhitzt. Alsdann fülle man nach
dem Abkühlen mit Wasser bis zur Marke auf, messe 50 ccm des klaren Filtrats ab
und füge nach Zusatz von 6 ccm Salpetersäure und 5 ccm Ferriammoniumsulfatlösung so viel ccm $^1/_{10}$-Normal-Ammoniumrhodanidlösung zu, bis die Flüssigkeit
sich bleibend rötet[3]. Man darf hierzu höchstens 3,8 ccm $^1/_{10}$-Normal-Ammonium-
rhodanidlösung gebrauchen.

Es sollen daher für die ganze Flüssigkeit mindestens $10 - 7,6 = 2,4$ ccm
$^1/_{10}$-Normal-Silbernitratlösung zur Zersetzung des in 100 qcm enthaltenen Allyl-
senföles gebraucht werden. 1 ccm $^1/_{10}$-Normal-Silbernitratlösung $= 0,004956$ g
Allylsenföl, 2,4 ccm $= 0,01189$ g Allylsenföl.

$$[1]\ C_3H_5 \cdot NSC + NH_3 = CS \Big\langle {}^{NH \cdot C_3H_5}_{NH_2}$$

Allylsenföl   Allylthioharnstoff
99,12

$$[2]\ CS \Big\langle {}^{NH \cdot C_3H_5}_{NH_2} + 2\,AgNO_3 + 2\,NH_3 = Ag_2S + CN \cdot NH \cdot C_3H_5$$

Allylthioharnstoff $2 \cdot 169,89$ Allylzyanamid
$$+\ 2\,(NH_4)NO_3$$
Ammoniumnitrat

$$[3]\ AgNO_3 + (NH_4)CNS = Ag \cdot CNS + (NH_4)NO_3$$
169,89   Ammonium-   Silber-
                rhodanid 76,12 rhodanid

$$Fe(NH_4)(SO_4)_2 + 3\,(NH_4)CNS = Fe(CNS)_3 + 2\,(NH_4)_2SO_4.$$
Ferriammonium-   Ammonium- Ferrirhodanid   Ammonium-
    sulfat   rhodanid   sulfat

1 Molekül Silbernitrat $= 169,89$ entspricht $^1/_2$ Molekül Allylsenföl $= 49,50$.

Chininum ferro-citricum — Eisenchininzitrat.

Gehalt: 9 bis 10% Chinin und 21% Eisen.

Glänzende, durchscheinende, dunkelolivgrüne Blättchen von eisenartigem und
bitterem Geschmack.

Verhalten gegen Lösungsmittel: In Wasser zwar langsam, jedoch in jedem Verhältnis löslich; dagegen wenig löslich in Weingeist.

Zur Prüfung sind erforderlich: Etwa 55 g Eisenchininzitrat.

Prüfung durch:	Zeigt an:
*Auflösen von ungefähr 0,3 g des Salzes in 15 ccm Wasser, Ansäuern mit Salzsäure und Versetzen von je 5 ccm der Lösung:	
*a) mit Kaliumferrozyanidlösung,	**Identität** durch eine blaue Fällung[1].
*b) mit Kaliumferrizyanidlösung,	**Identität** durch eine blaue Fällung.
*c) mit Jodlösung.	**Identität** durch eine braune Fällung[2].
Abscheiden des Chinins aus 50 g Eisenchininzitrat in umstehender Weise, Auflösen des Chinins mit starkverdünnter Schwefelsäure, wobei die Reaktion höchstens neutral, nicht aber sauer werden darf. Verdunsten der Lösung zur Trockne. Prüfung des Chininsulfats wie bei Chininum sulfuricum angegeben.	**Vorschriftsmäßige Beschaffenheit** des Chinins, dadurch, daß es die für Chininum sulfuricum vorgeschriebenen Proben hält.
Durchfeuchten von 1 g Eisenchininzitrat in einem Porzellantiegel mit Salpetersäure, Verdunsten bei gelinder Wärme und Glühen des Rückstands, bis alle Kohle verbrannt ist.	**Vorschriftsmäßigen Eisengehalt,** wenn der Glührückstand nicht weniger als 0,30 g (Eisenoxyd) wiegt[3].
Behandeln des Glührückstands mit Wasser. Filtrieren	
a) Eintauchen von rotem Lackmuspapier; es darf nicht gebläut werden,	**Alkalikarbonat,** entstanden aus Alkalizitrat, durch eine Bläuung des Papiers.
b) Verdampfen des Filtrats; es darf kein wägbarer Rückstand bleiben.	**Alkalisalze** durch einen Verdampfungsrückstand.
Trocknen von 1 g Eisenchininzitrat bei 100°. Es darf höchstens 0,1 g an Gewicht verlieren.	**Zu hohen Wassergehalt** durch einen größeren Gewichtsverlust als 0,1 g.

Bestimmung des Chiningehalts: 1,2 g des bei 100° getrockneten Eisenchininzitrats[4] werden in einem Arzneiglas von 75 ccm Inhalt mit 5 g Wasser übergossen; das Glas wird lose verschlossen. Nachdem man das Eisenchininzitrat durch kurzes Erhitzen im Wasserbad gelöst hat, gießt man nach dem Erkalten 5 g Natronlauge sowie 30 g Äther hinzu, verschließt das Gefäßt gut und schüttelt 5 Minuten lang kräftig durch[5]. Nun fügt man 0,5 g Traganth hinzu, schüttelt nochmals 2 Minuten lang und gießt nach weiteren 5 Minuten 25 g der klaren Ätherlösung (= 1 g Eisenchininzitrat) in ein gewogenes Kölbchen ab. Nach dem Eindunsten auf dem Wasserbad und Trocknen bei 100° muß der Rückstand mindestens 0,09 g betragen[6].

Aufbewahrung: Vor Licht geschützt.

[1] Das Eisen liegt im Chinineisenzitrat sowohl als Ferro- wie als Ferrisalz vor.

[2] Es wird Chininperjodid gefällt.

[3] Beim Glühen von Eisenchininzitrat bleibt Eisenoxyd zurück.

[4] Diese Vorschrift ist unzweckmäßig. Einfacher wäre es, aus der vorhergehenden Probe zu errechnen, wieviel lufttrocknes Salz 1,2 g bei 100° getrocknetem entspricht, und eine entsprechende Menge lufttrocknes Salz aufzulösen.

[5] Durch Natronlauge wird Eisenhydroxyd und Chinin gefällt; letzteres wird mit Äther ausgezogen.

[6] Die Forderung als **Minimal-**Forderung ist zu niedrig, da 1 g des trocknen Salzes = 1,1 des nicht getrockneten sind, wäre also in 1,1 g 0,09 g Chinin genügend, also nur 8,2%. Richtig wäre die Minimalforderung von 0,1 g oder die Angabe 8,2 bis 10% Chinin. Bei dieser Bestimmung des Gehalts an Chinin, die sehr glatt vor sich geht, muß man nur darauf achten, daß die 1,2 g Eisenchininzitrat in den 5 g Wasser wirklich gelöst sind. Der folgende Zusatz von Natronlauge fällt den Eisenanteil als Eisenhydroxyd und setzt die Chininbase in Freiheit, die dann mit Äther extrahiert wird.

Chininum hydrochloricum — Chininhydrochlorid.

$C_{20}H_{24}N_2O_2 \cdot HCl \cdot 2\,H_2O$.   Mol.-Gew.: 396,7.

Gehalt: An Chinin mindestens 81,7%.

Weiße, nadelförmige Kristalle von bitterem Geschmack, die mit 3 Teilen Weingeist oder mit 32 Teilen Wasser farblose, neutrale, nicht fluoreszierende Lösungen geben, die Lackmuspapier höchstens schwach bläuen.

Zur Prüfung sind erforderlich: 3,5 g Chininhydrochlorid und eine Lösung von 0,25 g in 12,25 g Wasser (1 + 49), von dieser Lösung sind 2,5 g mit 7,5 g Wasser zu mischen (1 + 199).

Prüfung durch:	Zeigt an:
*Versetzen von 5 ccm der Lösung (1 + 199) mit 1 ccm verdünntem Bromwasser (1 + 4) und überschüssiger Ammoniakflüssigkeit.	**Identität** durch eine grüne Färbung (Thalleiochinreaktion).
*Zusatz von verdünnter Schwefelsäure zu 5 ccm der Lösung (1 + 199).	**Identität** durch Entstehung einer starken blauen Fluoreszenz[1].
*Ansäuern dieser Lösung mit Salpetersäure und Zusatz von Silbernitratlösung.	**Identität** (der Salzsäure) durch einen weißen Niederschlag[2].
*Versetzen von 5 ccm der Lösung (1 + 49). a) mit Bariumnitratlösung; sie darf nicht sofort getrübt werden;	**Schwefelsäure** durch eine weiße Fällung.
*b) mit verdünnter Schwefelsäure; es entstehe keine Trübung.	**Bariumsalze** durch eine weiße Trübung[3].
*Auflösen von 0,05 g Chininhydrochlorid in 1 ccm Schwefelsäure; die Lösung darf höchstens blaßgelblich sein.	**Fremde organische Stoffe** oder **fremde Alkaloide** durch eine gefärbte Lösung. Beim Lösen des Salzes in Schwefelsäure, wobei sich das Entweichen der gasförmigen Salzsäure bemerkbar macht, würde eine Braun- bzw. Schwarzfärbung auf Zucker, eine Rotfärbung auf Salizin hinweisen.
*Auflösen von 0,05 g des Salzes in 1 ccm Salpetersäure; die Lösung darf höchstens blaßgelb sein.	**Fremde Alkaloide** oder **fremde, organische Stoffe** durch eine Färbung. Beim Lösen in Salpetersäure würde eine Rotfärbung auf Morphin, die bekannte Rotbraunfärbung auf Bruzin hinweisen.
Auflösen von 1 g Chininhydrochlorid in 7 ccm einer Mischung aus 2 Raumteilen Chloroform und 1 Raumteil absolutem Alkohol. Es muß vollständige Lösung erfolgen.	**Fremde Alkaloide** durch eine unvollständige Lösung.
Auflösen von 2 g des Salzes in einem erwärmten Mörser in 20 ccm Wasser von 60°, Versetzen der Lösung mit 1 g zerriebenem, unverwittertem Natriumsulfat, gleichmäßige Durcharbeitung der Masse[4], Stehenlassen nach dem Erkalten $1/2$ Stunde bei 15° unter zeitweiligem Umrühren, Pressen durch ein trocknes Stück Leinwand von etwa 100 qcm Flächeninhalt, Filtrieren der abgepreßten Flüssigkeit durch ein Filter von 7 cm Durchmesser, Versetzen von 5 ccm des Fitrats bei 15° in einem trocknen Probierrohr allmählich mit 4 ccm Ammoniakflüssigkeit von 15°[2].	**Unzulässige Menge fremder Chinaalkaloide** (Cinchonin, Cinchonidin, Chinidin und Hydrochinin), wenn bis zur vollständigen Lösung der gefällten Alkaloide mehr als 4 ccm Ammoniakflüssigkeit nötig sind.

Der entstehende Niederschlag muß sich beim langsamen Umschwenken wieder klar lösen.

Trocknen von 0,2 g des Salzes bei 100°; es darf nicht mehr als 0,018 g an Gewicht verlieren.

Zu großer Wassergehalt, wenn ein größerer Gewichtsverlust als 0,018 g eintritt[5].
Verwittertes Salz, wenn der Gewichtsverlust geringer ist.
Anorganische Beimengungen durch einen Rückstand von 0,001 g oder mehr.

Verbrennen des getrockneten Chininhydrochlorids in einem gewogenen Tiegel. Es darf nur weniger als 0,001 g Rückstand bleiben.

Aufbewahrung: Vor Licht geschützt.

[1] Chinin ist ein Fluoreszenzindikator.

[2] $C_{20}H_{24}N_2O_2 \cdot HCl + AgNO_3 = C_{20}H_{24}N_2 \cdot HNO_3 + AgCl.$
Chininhydrochlorid

[3] $BaCl_2 + H_2SO_4 = BaSO_4 + 2\,HCl.$
Barium-   Barium-
  chlorid   sulfat

[4] $2\,(C_{20}H_{24}N_2O_2 \cdot HCl) + Na_2SO_4 = (C_{20}H_{24}N_2O_2)_2 \cdot H_2SO_4 + 2\,NaCl$
                                 Chininsulfat

$(C_{20}H_{24}N_2O_2)_2 \cdot H_2SO_4 + 2\,NH_3 + 6\,H_2O = 2\,(C_{20}H_{24}N_2O_2 \cdot 3\,H_2O)$
   Chininsulfat   Chininhydrat
                                                 $+ (NH_4)_2SO_4.$

[5] $C_{20}H_{24}N_2O_2 \cdot HCl \cdot 2\,H_2O = C_{20}H_{24}N_2O_2 \cdot HCl + 2\,H_2O.$
    396,7 $2 \cdot 18,016$

Chininum sulfuricum — Chininsulfat.

$(C_{20}H_{24}O_2N_2)_2 \cdot H_2SO_4 \cdot 8\,H_2O.$ Mol.-Gew.: 890,6.

Gehalt an Chinin mindestens 72,1%.

Weiße, feine, leichtverwitternde Kristallnadeln von bitterem Geschmack.

Verhalten gegen Lösungsmittel: Gibt mit 6 Teilen siedendem Weingeist, 800 Teilen Wasser von 20° und 25 Teilen siedendem Wasser farblose, neutral oder höchstens ganz schwach alkalisch reagierende, nicht fluoreszierende Lösungen.

Zur Prüfung sind erforderlich: Etwa 4,5 g Chininsulfat.

Prüfung durch:

Zeigt an:

*Schütteln von 0,1 g Chininsulfat mit 80 g Wasser, Abfiltrieren:

*a) Eintauchen von blauem Lackmuspapier. Die Lösung sei neutral und fluoresziere nicht.

Saures schwefelsaures Salz durch eine Rötung des Lackmuspapiers und Fluoreszenz der Lösung.

*b) Vermischen von 5 ccm der Lösung mit 1 ccm verdünntem Bromwasser (1 + 4) und Zusatz von überschüssiger Ammoniakflüssigkeit (2 ccm).

Identität durch eine grüne Färbung (Thalleiochinreaktion).

*c) Versetzen von 5 ccm mit 1 Tropfen verdünnter Schwefelsäure.

Identität durch eine starke blaue Fluoreszenz[1].

*d) Ansäuern von 10 ccm der Lösung mit einigen Tropfen Salpetersäure und Versetzen je zur Hälfte

*α) mit Bariumnitratlösung,

Identität durch eine allmählich auftretende weiße Fällung[2]. Das Chinin. sulfuric. enthält bei der Größe des Moleküls einen verhältnismäßig so geringen Anteil von Schwefelsäure, daß mit Bariumnitratlösung lediglich eine Trübung

*β) mit Silbernitratlösung; es darf keine Fällung entstehen.

*Auflösen von 0,05 g Chininsulfat in 1 ccm Schwefelsäure; die Lösung darf höchstens blaßgelblich sein.

*Auflösen von 0,05 g Chininsulfat in 1 ccm Salpetersäure; die Lösung darf höchstens blaßgelb sein.

*Auflösen von 1 g Chininsulfat in 7 ccm einer Mischung von 2 Raumteilen Chloroform und 1 Raumteil absolutem Alkohol bei kurzer Erwärmung auf 40 bis 50°. Die Lösung muß vollkommen sein und auch nach dem Erkalten klar bleiben.

Übergießen von 2 g, bei 40 bis 50° völlig verwittertem Chininsulfat (erhalten durch mehrstündiges Erwärmen in dünner Schicht auf diese Temperatur), in einem Probierrohr mit 20 ccm Wasser, Einstellen des Probierrohrs $1/_2$ Stunde lang in ein auf 60 bis 70° erwärmtes Wasserbad unter häufigem Umschütteln, hierauf Einstellen des Probierrohrs in Wasser von 15°, Stehenlassen unter häufigem Umschütteln 2 Stunden lang, Abpressen der Masse durch ein trockenes Stück Leinwand von etwa 100 qcm Flächeninhalt, Filtrieren durch ein Filter von 7 cm Durchmesser und allmähliches Vermischen von 5 ccm des Filtrats von 15° in einem trockenen Probierröhrchen mit 4 ccm Ammoniakflüssigkeit; der entstandene Niederschlag muß sich beim langsamen Umschwenken klar lösen[3].

Trocknen von 0,2 g des Salzes bei 100°; es darf höchstens 0,032 g an Gewicht verlieren.

eintritt, die sich auch nur sehr allmählich verstärkt; zudem liegt bei der Schwerlöslichkeit des Salzes nur eine sehr wenig konzentrierte Lösung vor.

Salzsäure durch eine weiße Trübung oder Fällung.

Fremde organische Stoffe oder **Alkaloide** durch eine gefärbte Lösung.

Fremde Alkaloide durch eine unvollständige Lösung.

Unzulässige Menge fremder Chinaalkaloide (Cinchonin, Cinchonidin, Chinidin und Hydrochinin), wenn bis zur vollständigen Lösung der gefällten Alkaloide mehr als 4 ccm Ammoniakflüssigkeit nötig sind.

Zu großen Wassergehalt, wenn ein größerer Gewichtsverlust als 0,032 g stattfindet[4].

Verwittertes Salz, wenn ein geringerer Gewichtsverlust stattfindet.

Anorganische Beimengungen durch feinen Rückstand von 0,001 g oder mehr.

Verbrennen des getrockneten Chininsulfats in einem gewogenen Tiegel. Es darf nur weniger als 0,001 g Rückstand bleiben.

Aufbewahrung: Vor Licht geschützt.

[1] Chinin ist ein Fluoreszenzindikator.

[2] $(C_{20}H_{24}N_2O_2 \cdot H_2SO_4 + Ba(NO_3)_2 = BaSO_4 + 2\,(C_{20}H_{24}N_2O_2 \cdot HNO_3)$.
Barium-   Barium-   Chininnitrat
nitrat   sulfat

[3] Siehe bei Chininum hydrochloricum Nr. 4.

[4] $(C_{20}H_{24}N_2O_2)_2 \cdot H_2SO_4 \cdot 8\,H_2O = (C_{20}H_{24}N_2O_2)_2 \cdot H_2SO_4 + 8\,H_2O$.
890,6   144,12

Chininum tannicum — Chinintannat.

Gehalt: 30 bis 32% Chinin.

Gelblichweißes, amorphes, geruchloses Pulver von sehr schwach bitterem und kaum zusammenziehendem Geschmack.

Verhalten gegen Lösungsmittel: In kaltem Wasser nur wenig löslich, in heißem Wasser ballt es sich zu einer zähen gelben Masse zusammen, in heißem Weingeist

ist es klar oder schwach trübe löslich, Eisenchloridlösung erzeugt in den Lösungen eine blauschwarze Färbung.

Zur Prüfung sind erforderlich: Etwa 17 g Chinintannat.

Prüfung durch:	Zeigt an:
*Schütteln des Salzes mit Wasser, Abfiltrieren und Versetzen des Filtrats mit Eisenchloridlösung.	**Identität** durch eine blauschwarze Färbung.
*Schütteln von 0,4 g Chinintannat mit 0,4 ccm Salpetersäure und 20 ccm Wasser, Filtrieren und Versetzen des Filtrats	
*a) mit 3 Tropfen Natriumsulfidlösung, es darf keine Veränderung stattfinden,	**Schwermetallsalze** durch eine dunkle Färbung.
*b) mit Silbernitratlösung,	**Salzsäure** durch eine sofort eintretende weiße Trübung.
*c) mit 2 Tropfen Bariumnitratlösung.	**Schwefelsäure** durch eine sofort eintretende weiße Trübung.
Durch die Reagenzien darf nicht sofort Trübung entstehen.	
Trocknen von 0,2 g Chinintannat bei 100°; es darf höchstens 0,2 g an Gewicht verlieren.	**Zu großer Wassergehalt** durch einen größeren Wasserverlust als 0,02 g.
Verbrennen des getrockneten Chinintannats in einem gewogenen Tiegel; es darf nur weniger als 0,001 g Rückstand bleiben.	**Anorganische Beimengungen** durch einen Rückstand von 0,001 g oder mehr.

Gehaltsbestimmung: 1,2 g des bei 100° getrockneten Chinintannats[1] werden in einem Arzneiglas von 75 ccm Inhalt mit 5 g Natronlauge zu einem gleichmäßigen Brei angeschüttelt[2]. Dann fügt man 30 g Äther hinzu, verschließt das Gefäß gut und schüttelt 5 Minuten lang kräftig durch. Nach Zugabe von 0,5 g Traganth schüttelt man nochmals etwa 2 Minuten lang durch und gießt nach weiteren 5 Minuten 25 g der klaren ätherischen Lösung (= 1 g Chinintannat) in ein gewogenes Kölbchen ab. Nach dem Eindunsten auf dem Wasserbad und Trocknen bei 100° muß der Rückstand mindestens 0,3 g betragen[3].

Wird das aus einer größeren Menge (etwa 15 g) Chinintannat in gleicher Weise abgeschiedene Chinin mit starkverdünnter Schwefelsäure bis zur schwach alkalischen oder neutralen Reaktion versetzt und die Lösung zur Trockne verdampft, so muß das so gewonnene Chininsulfat den an Chininsulfat gestellten Anforderungen genügen.

Aufbewahrung: Vor Licht geschützt.

[1] Siehe die Anm. 4 bei Chininum ferrocitricum.

[2] Wird Chinintannat mit Natronlauge versetzt, so scheidet sich Chininhydrat, $C_{20}H_{24}N_2O_2 \cdot 3H_2O$ aus, das mit Äther ausgeschüttelt wird. Bei 100° verliert Chininhydrat die 3 Moleküle Wasser.

[3] Hier wird für das getrocknete Salz ein Chiningehalt von 30% gefordert, der bei dem lufttrocknen Salz einem Gehalt von nur 27% entsprechen würde.

Chloralum hydratum — Chloralhydrat.

$CCl_3 \cdot CH(OH)_2$. Mol.-Gew.: 165,40.

Trockne, farblose, durchsichtige Kristalle von stechendem Geruch und schwach bitterem und brennendem Geschmack.

Es sintert bei 49° und ist bei 53° völlig geschmolzen. Will man vor der Schmelzpunktsbestimmung das Chloralhydrat trocknen, so muß das mit den ganzen Kristallen geschehen, nicht nach dem Verreiben zu Pulver. Denn das Pulver ist stark hygroskopisch. Wirklich trocknes, frischzerriebenes Chloralhydrat zeigt übrigens einen höheren Schmelzpunkt als den des DAB 6, etwa 56 bis 58°.

Verhalten gegen Lösungsmittel: Leicht in Wasser, Weingeist und Äther, weniger leicht in Chloroform, fetten Ölen und Schwefelkohlenstoff löslich.

Chloralhydrat soll farblose Kristalle bilden. Es kommt aber vor, daß anfangs tadellose Präparate bei längerer Aufbewahrung gelblich werden und einzelne stärker gefärbte Kristalle aufweisen. Auf unsere Anfrage erklärte eine erste, für dieses Präparat maßgebende Fabrik, daß sie über den Grund der Verfärbung bzw. Zersetzung nichts sagen könne, sie habe aber schon leider öfters die Erfahrung gemacht, daß die besten Arzneibuchpräparate nach einiger Zeit ohne erkennbaren Grund diese Erscheinung zeigen. Demnach bleibt in solchen Fällen nur ein Umtausch übrig.

Zur Prüfung sind erforderlich: 5,2 g Chloralhydrat.

Prüfung durch:	Zeigt an:
*Auflösen von 1 g Choralhydrat in 5 ccm Kalilauge in der Wärme.	**Identität** durch eine trübe Lösung, welche sich unter Abscheidung von Chloroform klärt.
*Abfiltrieren der wäßrigen Flüssigkeit, Zusatz von Jodlösung bis zur Gelbfärbung. Stehenlassen 1 Stunde lang. Es darf sich kein Jodoform abscheiden.	**Chloralalkoholat** durch Abscheidung von Jodoform[1]. Diese Prüfung auf Chloralalkoholat beruht auf der bekannten Identifizierung des Alkohols, nach der letzterer mit Jod in alkalischer Lösung schon bei längerem Stehen Jodoform bildet. Natürlich darf bei Anstellung dieser Probe nicht *alkoholische* Jodlösung benutzt werden.
*Auflösen von 1 g Chloralhydrat in 10 ccm Weingeist. *a) Eintauchen von blauem Lackmuspapier. Eine schwache Rötung des Lackmuspapiers darf erst beim Trocknen eintreten.	**Chlorwasserstoff, Zersetzungsprodukte** durch eine sofortige Rötung des Lackmuspapiers.
*b) Versetzen mit Silbernitratlösung. Es darf keine sofortige Veränderung stattfinden.	**Salzsäure, Zersetzung des Präparats** durch eine sofort eintretende weiße Färbung.
*Auflösen von 1 g Chloralhydrat in 5 ccm Wasser und Erwärmen. Es darf kein Benzolgeruch auftreten.	**Benzol** (aus dem Chloralhydrat bei der Herstellung umkristallisiert wurde) durch den Geruch.
Häufiges Schütteln von 2,0 g Chloralhydrat mit 10 ccm Schwefelsäure in einem vorher mit Schwefelsäure gespülten Glas mit Glasstöpsel. Zugabe von 4 Tropfen Formaldehydlösung. Die Schwefelsäure soll sich innerhalb $^1/_2$ Stunde nicht färben.	**Organische Verunreinigungen** durch eine Bräunung der Schwefelsäure innerhalb einer halben Stunde.
Verbrennen von 0,2 g Chloralhydrat in einem gewogenen Tiegel; es darf nur weniger als 0,001 g Rückstand bleiben.	**Anorganische Beimengungen** durch einen Rückstand von 0,001 g oder mehr.

Aufbewahrung: Vorsichtig.

$$[1]\ CCl_3 \cdot CH \overset{OC_2H_5}{\underset{OH}{{<}}} + KOH = HCCl_3 + KOOCH + C_2H_5OH$$

$$\text{Chloralalkoholat} \qquad \underset{\text{Chloroform}}{} \quad \underset{\text{Kalium-formiat}}{} \quad \underset{\text{Äthyl-alkohol}}{}$$

$$C_2H_5OH \xrightarrow[\text{Jodlösung}]{\text{alkal.}} CHJ_3 \ \text{Jodoform.}$$

Chloramin — Chloramin.
p-Toluolsulfonchloramidnatrium.
Mianin.

$$G_6H_4 \diagdown \begin{matrix} CH_3 \\ SO_2N \diagdown \begin{matrix} Na \\ Cl \end{matrix} \end{matrix} + 3\,H_2O \qquad \text{Mol.-Gew.: } 281{,}64.$$

[1]

[4]

Gehalt: Mindestens 25% wirksames Chlor (Atom-Gew.: 35,46) auf Zusatz von Salzsäure.

Weißes oder höchstens schwach gelbliches, kristallinisches Pulver von schwach chlorartigem Geruch.

Verhalten gegen Lösungsmittel: Leicht löslich in Wasser, in Weingeist und in Glyzerin, unlöslich in Chloroform, Äther oder Benzol.

Zur Prüfung sind erforderlich: Etwa 6 g Chloramin.

Prüfung durch:	Zeigt an:
*Lösen von 0,5 g Chloramin in 9,5 ccm Wasser. Die Lösung darf höchstens schwach getrübt sein.	
*Eintauchen von rotem Lackmuspapier in die Lösung. Es wird zunächst gebläut und dann gebleicht.	**Identität** durch Zersetzung des Farbstoffs.
*Versetzen der Lösung mit 40 ccm Wasser, Ansäuern mit verdünnter Schwefelsäure und Zugabe von Jodzinkstärkelösung.	**Identität** durch Blaufärbung der Jodzinkstärkelösung.
*Vorsichtiges Erhitzen von 0,2 g Chloramin im Porzellantiegel. Schwache Verpuffung; Veraschen und Glühen, Lösen des Rückstands in Wasser, Ansäuern mit Salzsäure, Zugabe von Bariumnitratlösung.	**Identität** durch einen weißen Niederschlag[1].
*Erhitzen von 0,5 g Chloramin mit 5 ccm Natronlauge. Es darf sich kein Chloroform abscheiden.	**Chloralformamid** durch Abscheidung von Chloroform.
Lösen von 5 g Chloramin in Wasser in einem Meßkolben, Auffüllen auf 250 ccm. Versetzen von 25 ccm dieser Lösung mit 1 g Kaliumjodid und 1 ccm Salzsäure und Titration mit $^1/_{10}$-Normal-Natriumthiosulfatlösung, zuerst bis zur Gelbfärbung, nach Zusatz von Stärke bis zum Farbumschlag.	**Vorschriftsmäßigen Chlorgehalt,** wenn bis zu diesem Punkt mindestens 35,2 ccm $^1/_{10}$-Normal-Natriumthiosulfatlösung verbraucht werden (1 ccm $^1/_{10}$-Normal-Natriumthiosulfatlösung = 0,003 546 g wirksames Chlor = 0,014 082 g Chloramin). 35,2 ccm = 0,1248 g Chlor = 0,4957 g Chloramin[2].

Aufbewahrung: In gutverschlossenen Gefäßen, kühl und vor Licht geschützt.

[1] Bei Veraschen entsteht u. a. Natriumsulfat Na_2SO_4.

[2] Chloramin enthält nur 12,5 % Chlor. Bei der Bestimmung wird, entsprechend Chlorkalk, das auf Säurezusatz ausgeschiedene „wirksame" Chlor (die doppelte Menge!) berechnet.

$$CH_3 \cdot C_6H_4 \cdot SO_2NClNa + H_2O \leftrightharpoons CH_3 \cdot C_6H_4 \cdot SO_2NH_2 + NaOCl$$
$$NaOCl + HCl = HOCl + NaCl$$
$$HOCl + HCl = Cl_2 + H_2O$$

Chloroformium — Chloroform.

$CHCl_3$. Mol.-Gew.: 119,39.

Gehalt: 99 bis 99,4% reines Chloroform und 1 bis 0,6% absoluter Alkohol.

Klare, farblose, flüchtige Flüssigkeit von eigenartigem Geruch, süßlichem Geschmack, sehr wenig löslich in Wasser, mit absolutem Alkohol, Äther, fetten und ätherischen Ölen in jedem Verhältnis mischbar.

Siedepunkt: Bei 60 bis 62°.

Dichte: 1,474 bis 1,478.

Zur Prüfung sind erforderlich: Etwa 40 ccm Chloroform bzw. etwa 90 ccm Narkosechloroform.

Prüfung durch:	Zeigt an:
Bestimmen der Dichte. Sie muß 1,474 bis 1,478 betragen.	**Zu hoher Weingeistgehalt** durch eine niedrigere Dichte.
*Vorsichtiges Verdunstenlassen von 5 ccm Chloroform auf einem Uhrglas auf dem Wasserbad.	**Fremdartige Bestandteile** durch einen festen oder öligen Rückstand.
*Schütteln von 10 ccm Chloroform mit 5 ccm Wasser und sofortiges Abheben (durch Pipette mit aufgesetztem Gummiball) von 2,5 ccm Wasser:	
*a) Eintauchen von blauem Lackmuspapier; es darf sich nicht röten.	**Salzsäure** durch Rötung des Lackmuspapiers.
*b) Vorsichtiges Schichten des mit Chloroform geschüttelten Wassers auf eine mit gleichviel Wasser verdünnte Silbernitratlösung. Es darf keine Trübung entstehen.	**Salzsäure** durch eine weiße Zwischenzone[1] [2]
*Schütteln von 2 ccm Chloroform mit 2 ccm Wasser und 0,5 ccm Jodzinkstärkelösung. Es darf weder eine Bläuung der Jodzinkstärkelösung noch eine Färbung des Chloroforms eintreten.	**Freies Chlor** durch eine Bläuung der Jodzinkstärkelösung, bei größerer Menge von freiem Chlor durch eine violette Färbung des Chloroforms[2] [3].
*Geruch.	**Zersetzung des Chloroforms** durch den erstickenden Geruch nach Phosgengas[3]).
*Tränken von Filtrierpapier mit Chloroform, Verdunstenlassen des letzteren. Das Papier darf keinen Geruch mehr abgeben.	**Fremde Chlorverbindungen des Äthyls, Amyls** usw. durch einen Geruch.
Häufiges Schütteln von 20 ccm Chloroform mit 15 ccm Schwefelsäure in einem 3 cm weiten, vorher mit Schwefelsäure gespülten Glas mit Glasstöpsel. Innerhalb 1 Stunde darf sich die Schwefelsäure nicht färben.	**Organische Verunreinigungen** durch eine Bräunung der Schwefelsäure innerhalb einer Stunde.

Chloroform wird bei dieser Behandlung mit Schwefelsäure nicht angegriffen, wohl aber gewisse Verunreinigungen wie Amylverbindungen, herrührend aus fuselhaltigem Alkohol. — Ist bei dieser Prüfungsart auf organische Verunreinigungen mittels Schwefelsäure schon immer darauf hingewiesen worden, daß peinlichste Sauberkeit der Gefäße dabei nötig ist, damit nicht etwaige Verunreinigungen der Gläser eine Unbrauchbarkeit des Präparats vortäuschen, so ist der Hinweis hier ganz besonders geboten. Am Schluß des Versuchs beobachte man genau gegen einen weißen Untergrund, ob eine Verfärbung eingetreten. Ist man sich über den Ausfall der Prüfung nicht ganz klar, so muß man zugleich einen blinden Versuch anstellen. Man benutzt also zwei reine Gläschen. In dem einen befindet sich nur die Schwefelsäure, in dem andern Schwefelsäure + Chloroform. Nach 1 Stunde vergleiche man die Schwefelsäureschichten. — Ganz besonders muß man sich hier davor hüten, daß nicht ein Partikelchen Kork oder sonst organische Substanz in die Flüssigkeit gerät und Färbung herbeiführt.

Narkosechloroform (Chloroformium pro narcosi) muß den an Chloroform bezüglich Dichte, Siedepunkt und Abwesenheit von freiem Chlor gestellten Forderungen genügen. Außerdem sind die folgenden Prüfungen anzustellen:

Prüfung durch:	Zeigt an:
*Freiwilliges Verdunstenlassen von 25 ccm Narkosechloroform bei Zimmertemperatur aus einem gewogenen Schälchen. Es darf kein wägbarer Rückstand und kein unangenehmer Geruch hinterlassen werden.	**Fremdartige Bestandteile** durch einen unangenehmen Geruch oder einen Rückstand von 0,001 g oder mehr.
*Versetzen von 10 ccm Narkosechloroform mit 1 Tropfen einer Lösung von 0,01 g Dimethylaminoazobenzol in 10 ccm Narkosechloroform. Es darf keine violettrote Färbung auftreten.	**Salzsäure** durch eine auftretende Violettfärbung[3].
Stehenlassen einer Lösung von 0,1 g Benzidin in 20 ccm Narkosechloroform in einem verschlossenen Stöpselglas 24 Stunden lang an einem vor Licht geschützten Ort. Es darf höchstens eine schwachgelbe, keineswegs aber zitronengelbe Färbung oder Trübung oder Ausscheidung von Flokken eintreten.	**Phosgen** durch eine zitronengelbe Färbung oder eine Trübung[3].
*Versetzen von 5 ccm Narkosechloroform in einem mit Narkosechloroform gutgespülten Glas mit 5 ccm Wasser und 3 Tropfen Neßlers Reagens. Durchschütteln. Es darf innerhalb $^1/_4$ Stunde höchstens schwache Gelbfärbung eintreten.	**Alhedyd** durch eine gelbrote, bald grau werdende Trübung[4]. Bei der Prüfung auf Aldehyde soll vor allem auf Anwesenheit von Chloral gefahndet werden.
*Häufiges Schütteln von 20 ccm Narkosechloroform, 15 ccm Schwefelsäure und 4 Tropfen Formaldehydlösung in einem 3 cm weiten, mit Schwefelsäure gespülten Glasstöpselglas; die Schwefelsäure darf sich innerhalb $^1/_2$ Stunde nicht färben.	**Fremde organische Stoffe** (Äthylidenchlorid, gechlorte Amylverbindungen, tertiärer Butylalkohol) durch eine Färbung der Schwefelsäure innerhalb $^1/_2$ Stunde.

Narkosechloroform ist sofort nach der Prüfung in braune, trockne, fast ganz gefüllte und gutverschlossene Flaschen von höchstens 60 ccm Inhalt abzufüllen und darin aufzubewahren.

Aufbewahrung: Chloroform und Narkosechloroform sind vorsichtig, vor Licht geschützt aufzubewahren.

[1] Diese Form der Ausführung ist erforderlich, weil Chloroform in Wasser etwas löslich ist und bei Mischen mit der Silbernitratlösung sehr bald Salzsäure abspalten würde.

[2] $ZnJ_2 = Cl_2 = ZnCl_2 + J_2$.
   Zinkjodid   Zinkchlorid

[3] Durch Einwirkung von Licht, Luft und Feuchtigkeit wird Chloroform zersetzt unter Bildung von Chlorwasserstoff, Chlor und Phosgen.

$$2 CCl_3H + O_2 = 2 HCl + 2 COCl_2; \quad COCl_2 + H_2O = CO_2 + 2 HCl.$$
  Chloroform   Phosgen

$$COCl_2 + O = CO_2 + Cl_2.$$

[4] Der Aldehyd reduziert das Quecksilberjodid zu metallischem Quecksilber.

Chrysarobinum — Chrysarobin.

Die durch Umkristallisieren aus Benzol gereinigten Ausscheidungen aus den Höhlungen der Stämme von Andira araroba Aguiar. Gelbes, leichtes, kristallinisches Pulver.

Verhalten gegen Lösungsmittel: In etwa 300 Teilen siedendem Alkohol oder in etwa 45 Teilen Chloroform von 40° bis auf einen geringen Rückstand löslich.

Zur Prüfung sind erforderlich: Etwa 2 g Chrysarobin.

Prüfung durch:	Zeigt an:

{ *Auflösen von 0,2 g Chrysarobin in 60 g siedendem Weingeist.

Auflösen von 0,2 g Chrysarobin in etwa 9 g Chloroform von 40°.   **Fremde Beimengungen** durch einen größeren, ungelösten Rückstand.

Es muß sich in beiden Fällen bis auf einen geringen Rückstand lösen.

*Aufstreuen von Chrysarobin auf Schwefelsäure.   **Identität** durch eine rötlichgelbe Lösung.

*Erhitzen von Chrysarobin auf dem Platinblech.   **Identität** durch Schmelzen, Ausstoßen von gelben Dämpfen und geringe Verkohlung.

Kochen von 0,1 g Chrysarobin mit 20 ccm Wasser und Filtrieren.   **Identität** durch eine schwach braunrötliche Färbung.

a) Eintauchen von Lackmuspapier in das schwach bräunlichrötliche Filtrat.   **Identität** durch die unveränderten Farben des Lackmuspapiers.

b) Versetzen mit Eisenchloridlösung.   **Identität** durch die unveränderte Farbe des Filtrats nach Zusatz der Eisenchloridlösung.

Schütteln von 0,1 g Chrysarobin mit Ammoniakflüssigkeit.   **Identität** durch eine im Lauf des Tages eintretende karminrote Farbe[1].

*Bestreuen von 1 Tropfen rauchender Salpetersäure mit etwa 0,001 g Chrysarobin, Ausbreitung der roten Lösung in eine dünne Schicht und Betupfen derselben mit Ammoniakflüssigkeit.   **Identität** durch eine violette Färbung.

Verbrennen von 0,1 g Chrysarobin in einem gewogenen Tiegel. Es darf höchstens 0,003 g Rückstand bleiben.   **Anorganische Beimengungen** durch einen größeren Rückstand als 0,003 g.

[1] Die ammoniakalische Lösung von Chrysarobin oxydiert sich an der Luft zu Chrysophansäure, die sich mit Ammoniak zu chrysophansaurem Ammonium verbindet.

$$C_{30}H_{26}O_7 + 2O_2 = 2(C_{15}H_{10}O_4) + 3H_2O.$$
Chrysarobin   Chrysophansäure

An den Apotheker tritt oft die Frage heran, wie die lästigen Chrysarobinflecke aus Wäsche usw. zu entfernen sind. Das geschieht (nach Pharmaz. Ztg. 1910, S. 313) am besten durch Benzol, auch Chloroform oder absoluten Alkohol. Erwärmung (vorsichtig!) des Lösungsmittels steigert die Wirkung.

Cocainum hydrochloricum — Kokainhydrochlorid.

$$HCl \cdot N(CH_3)C_7H_{10} \Big\langle {O \cdot CO \cdot C_6H_5 \atop CO \cdot OCH_3} \qquad Mol.\text{-}Gew.: 339,6.$$

Farblose, durchscheinende, fast geruchlose Kristalle, welche mit Wasser und mit Weingeist neutrale Lösungen geben. Die Lösungen besitzen bittern Geschmack und rufen auf der Zunge eine vorübergehende Unempfindlichkeit hervor.

Schmelzpunkt: Nicht unter 182°.

Zur Prüfung sind erforderlich: Etwa 0,5 g Kokainhydrochlorid und etwa 7 ccm einer wäßrigen Lösung (1 + 99).

Prüfung durch:	Zeigt an:

*Eintauchen von blauem Lackmuspapier in die Lösung (1 + 99). Es darf nicht gerötet werden.   **Freie Salzsäure** durch Rötung des Lackmuspapiers.

Versetzen von je 1 ccm der Lösung (1 + 99)

*a) mit Salzsäure und mit Quecksilberchloridlösung,

Identität durch einen weißen Niederschlag (Bildung eines Doppelsalzes).

*b) mit Jodlösung,

Identität durch einen braunen Niederschlag (Perjodid).

*c) mit Kalilauge,

Identität durch einen weißen Niederschlag, der im Weingeist und im Äther leicht löslich ist (freie Base).

*d) mit Salpetersäure und Silbernitratlösung,

Identität durch einen weißen Niederschlag.

*e) mit 1 bis 2 Tropfen Chromsäurelösung. Umschwenken. Weiterer Zusatz von Chromsäurelösung.

Identität durch einen Niederschlag, der sich beim Umschwenken wieder löst und bei weiterem Zusatz von Chromsäurelösung wieder ausfällt[1].

*f) mit 1 Tropfen verdünnter Schwefelsäure und 1 Tropfen Kaliumpermanganatlösung. Die Flüssigkeit wird violett gefärbt, und diese Färbung zeigt bei Ausschluß von Staub im Lauf von $^1/_2$ Stunde kaum eine Abnahme.

Zinnamylverbindungen durch eine sofortige oder innerhalb $^1/_2$ Stunde eintretende Entfärbung der Lösung.

Das angewendete Glas ist vor der Prüfung besonders zu reinigen. Zur Beurteilung, ob eine Abnahme der Färbung eintrat, ist am besten ein blinder Versuch (d. h. eine Kaliumpermanganatlösung der gleichen Konzentration ohne Kokain) anzusetzen. Der Versuch ist sehr wichtig. (Die Kaliumpermanganatlösung ist hier sehr verdünnt, ergibt deshalb keine kristallinische Ausscheidung.)

*Versetzen einiger Tropfen der Lösung (1 + 99) auf einem Uhrglas mit einem Kristall Kaliumpermanganat.

Identität durch Ausscheidung violettgefärbter Kriställchen[2] (nur unter dem Mikroskop).

*Erwärmen von 0,01 g des Salzes mit 1 ccm Schwefelsäure 5 Minuten lang auf dem siedenden Wasserbad und vorsichtiger Zusatz von 2 ccm Wasser.

Identität durch einen Geruch nach Benzoesäuremethylester und reichliches Ausscheiden von Kristallen (Benzoesäure) beim Erkalten, die beim Hinzufügen von 1 ccm Weingeist wieder verschwinden[3].

*Auflösen von 0,01 g des Salzes in 1 ccm Schwefelsäure.
*Auflösen von 0,01 g des Salzes in 1 ccm Salpetersäure.
Es muß sich in beiden Säuren ohne Färbung auflösen.

Unreines Salz, fremde Alkaloide durch eine Färbung der Lösung (**Zucker** durch eine Bräunung, **Morphin** durch eine rote Färbung beim Auflösen in Salpetersäure).

Auflösen von 0,025 g Kokainhydrochlorid in 20 ccm Wasser, vorsichtiges Zumischen von 0,5 ccm eines Gemischs von 1 Teil Ammoniakflüssigkeit und 9 Teilen Wasser ohne Schütteln und ruhiges Stehenlassen 1 Stunde lang. Es darf keine Trübung entstehen.

Fremde Kokabasen durch eine trübe Lösung.

Hierauf zeitweiliges kräftiges Umschütteln und Reiben der Wandungen des Glases mit einem Glasstab. Es muß sich das Kokain flockig

Fremde Kokabasen durch eine milchige Trübung der Flüssigkeit.

kristallinisch ausscheiden, während die Flüssigkeit selbst vollkommen klar bleiben muß.

Sammeln der ausgeschiedenen Kristalle, Auswaschen mit wenig Wasser, Trocknen im Exsikkator und Ausführung der Schmelzpunktsbestimmung.

Trocknen von 0,2 g Kokainhydrochlorid bei 100° in einem gewogenen Tiegel. Es darf kaum an Gewicht verlieren[5].

Hierauf stärkeres Erhitzen bis zur Verbrennung. Es darf nur weniger als 0,001 g Rückstand bleiben.

Diese Probe nach MAC LAGAN bezweckt vor allem den evtl. Nachweis des Isatropylkokains, das sich im Gegensatz zu den schönen Kristallen des Kokains unter milchiger Trübung ausscheidet. Aber erstens ist zur Vorschrift des DAB 6 zu sagen, daß sie von einer sehr kleinen, wohl zu kleinen Menge des Kokainhydrochlorids ausgehen läßt. Zweitens gelingt die Probe nach dem DAB 6 nur nach großer Mühe und auch so nicht einmal regelmäßig. Denn die freie Kokainbase besitzt weitgehend die Eigenschaft, übersättigte Lösungen zu bilden, so daß sie sich sehr häufig nicht ausscheidet, trotz kräftigen Umschüttelns und Reibens mit einem Glasstab. Man kommt aber ganz einfach zum Ziel, wenn man nur die Reihenfolge der Zusätze ändert: Man wägt in ein besonders mit Schwefelsäure gereinigtes Kölbchen (am besten mit Glasstopfen; 100 g „Jodkölbchen") 80 g Wasser, setzt dann 5 Tropfen Ammoniakflüssigkeit hinzu und nach Umschwenken die 0,1 g Kokainhydrochlorid in Substanz. Schüttelt man nunmehr 1 bis 2 Minuten lang kräftig, so wird man bei gutem Präparat mit Gewißheit die Ausscheidung der schönen Kristalle, der freien Base, aus völlig klarer Lösung konstatieren können. (Die Reaktion gelingt auf diese Weise wahrscheinlich so leicht, weil das Kokainhydrochlorid in Spuren freie Base enthält, die hier „impfend" wirkt; vielleicht ist die Ursache auch darin zu suchen, daß auf diese Weise die Base in einzelnen Tröpfchen, also größeren Partikelchen ausfällt.)

Identität und **Reinheit,** wenn der Schmelzpunkt bei 97,5 bis 98° liegt[4].

Wasserhaltiges Salz durch einen größeren Gewichtsverlust.

Anorganische Beimengungen durch einen Rückstand von 0,001 g oder mehr.

Aufbewahrung: Vorsichtig.

[1] $C_{17}H_{21}O_4N \cdot HCl + CrO_3 + H_2O = C_{17}H_{21}O_4N \cdot H_2CrO_4 + HCl.$
Kokainhydrochlorid Chrom-   Kokainchromat
                                    trioxyd
[2] $C_{17}H_{21}O_4N \cdot HCl + KMnO_4 = C_{17}H_{21}O_4N \cdot HMnO_4 + KCl.$
                      Kalium-   Kokain-
                      permanganat   permanganat
[3] $C_{17}H_{21}NO_4 + 2H_2O = C_9H_{15}NO_3 + C_6H_5 \cdot COOH + CH_3 \cdot OH.$
        Kokain   Ekgonin   Benzoesäure   Methylalkohol
Ein Teil der Benzoesäure verbindet sich mit dem Methylalkohol zu Benzoesäuremethylester.

$$C_6H_5 \cdot COOH + CH_3 \cdot OH = C_6H_5 \cdot COO(CH_3) + H_2O.$$
Benzoesäure   Methyl-   Benzoesäuremethyl-
                              alkohol   ester

[4] Das heißt die reine Kokainbase schmilzt bei 97,5 bis 98°.

[5] Es ist wiederholt beobachtet, daß dem Kokainhydrochlorid in betrügerischer
Absicht Novokainhydrochlorid zugesetzt wurde. Schon in sehr geringen Anteilen
ist dieses Novokainhydrochlorid zu erkennen, da es bei der „Diazoreaktion", also
bei der auf S. 465 des Arzneibuchs vorgeschriebenen Behandlung mit salpetriger
Säure und β-Naphthol den schön scharlachroten Azofarbstoff bildet, Kokain aber
nicht. Außerdem ist natürliches Kokain linksdrehend, Novokain inaktiv. Vor allem
aber stelle man bei Verdacht die genannte Diazoreaktion an.

Cocainum nitricum — Kokainnitrat.

Die Einführung des Kokainnitrats hat folgenden Grund: Es liegt häufig **das**
Bedürfnis vor, dem ätzenden Silbernitrat das anästhesierende Kokain zuzufügen.
Dazu ist das Kokainhydrochlorid wegen der Bildung bzw. Ausscheidung von Chlor-
silber nicht verwendbar, wohl aber das Kokainnitrat.

$(C_{17}H_{21}O_4N)HNO_3 + 2H_2O.$ Mol.-Gew.: 402,2.

Farb- und geruchlose Kristalle von bitterem Geschmack, die auf der Zunge eine
vorübergehende Unempfindlichkeit hervorrufen. In Wasser oder Weingeist leicht
löslich. Die wäßrige Lösung verändert Lackmuspapier nicht.

Schmelzpunkt: 58 bis 63°.

Zur Prüfung sind erforderlich: Etwa 0,5 g Kokainnitrat und etwa 7 ccm der
wäßrigen Lösung (1 + 99).

Prüfung durch:	Zeigt an:
*Versetzen von je 1 ccm der Lösung (1 + 99)	
a) mit Salzsäure und Quecksilberchloridlösung,	**Identität** durch einen weißen Niederschlag (Doppelsalz).
b) mit Jodlösung,	**Identität** durch einen braunen Niederschlag (Perjodid).
c) mit Kalilauge.	**Identität** durch einen weißen, in Weingeist oder Äther, leichtlöslichen Niederschlag.
*Mischen von 1 ccm der Lösung (1 + 99) mit 1 ccm Schwefelsäure, vorsichtiges Überschichten mit Ferrosulfatlösung. Zwischen beiden Flüssigkeiten entsteht eine braunschwarze Zone.	**Identität** durch Eintreten der für Salpetersäure charakteristischen Farbreaktion.
*Versetzen von 1 ccm der Lösung (1 + 99) zuerst mit 1 bis 2 Tropfen dann mit mehr Chromsäurelösung.	**Identität** durch einen Niederschlag, der sich beim Umschwenken sofort wieder löst. Durch den weiteren Zusatz von Chromsäurelösung findet eine bleibende Ausscheidung statt.

*Versetzen von 1 ccm der Lösung (1 + 99) mit 1 Tropfen verdünnter Schwefelsäure und 1 Tropfen Kaliumpermanganatlösung. Die Lösung muß violett gefärbt werden und darf bei staubsicherem Abschluß und bei einer 20° nicht übersteigenden Temperatur im Lauf von $^1/_2$ Stunde kaum eine Abnahme zeigen.

Zinnamylverbindungen durch eine rascher auftretende Entfärbung.

*Versetzen einiger Tropfen der Lösung (1 + 99) auf einem Uhrglas mit einem Kristall Kaliumpermanganat.

Identität durch Ausscheidung von violettgefärbten Kriställchen.

*Lösen von 0,01 g Kokainnitrat in 1 ccm Schwefelsäure.

Fremde organische Stoffe durch eine gefärbte Lösung.

*Vorsichtiges Mischen der Lösung von 0,025 g Kokainnitrat in 20 ccm Wasser mit 0,5 ccm einer Mischung von 1 Teil Ammoniakflüssigkeit und 9 Teilen Wasser ohne Schütteln. Bei ruhigem Stehen darf innerhalb 1 Stunde keine Trübung entstehen. Dann Reiben der Wandungen des Glases mit einem Glasstab unter zeitweiligem, kräftigem Umschütteln. Das Kokain muß sich flockigkristallinisch ausscheiden und die Flüssigkeit selbst wieder vollkommen klar werden.

Fremde Kokabasen durch frühzeitiges Eintreten einer Trübung mit der Ammoniaklösung.

Sammeln des Kokains, Auswaschen mit wenig Wasser, Trocknen mit Exsikkator. Schmelzpunktbestimmung.

Identität durch einen Schmelzpunkt der Kokainbase von 97,5 bis 98°.

Trocknen von 0,2 g Kokainnitrat über Schwefelsäure bis zur Gewichtskonstanz. Es darf höchstens 0,018 g an Gewicht verlieren.

Unzulässigen Wassergehalt durch einen höheren Trockenverlust als 0,018 g.

Verbrennen des getrockneten Kokainnitrats. Es darf keinen wägbaren Rückstand hinterlassen.

Anorganische Beimengungen, wenn der Glührückstand 0,001 g oder mehr beträgt.

Aufbewahrung: Vorsichtig.

Codeinum phosphoricum — Kodeinphosphat.

$[C_{17}H_{18}(OCH_3)O_2N]H_3PO_4 + 1^1/_2 H_2O.$ Mol.-Gew.: 424,3.

Farblose Kristalle oder weißes kristallinisches Pulver, bitter schmeckend, in etwa 3,2 Teilen Wasser, schwerer in Weingeist löslich. Die wäßrige Lösung reagiert schwach sauer.

Zur Prüfung sind erforderlich: Etwa 0,5 g Kodeinphosphat und etwa 15 ccm der wäßrigen Lösung (1 + 99).

Prüfung durch:

Zeigt an:

*Auflösen von 0,01 g des Salzes in 10 ccm Schwefelsäure; es entsteht eine farblose oder vorübergehend blaßrote Lösung.

Narkotin, Narzein, Papaverin durch eine grünlichgelbe, später rotgelbe Lösung.

Zusatz von 1 Tropfen Eisenchloridlösung zur obigen Lösung und Erwärmen.

Identität durch eine blaue Färbung beim Erwärmen.

*Erkaltenlassen und Zusatz von 2 Tropfen Salpetersäure.

Identität durch eine tiefrote Färbung[1].

*Auflösen von 0,25 g des Salzes in 4,75 g Wasser und Versetzen mit 1 ccm Kalilauge.

Identität durch eine weißliche Trübung, die durch kleine ölige Tröpfchen bewirkt wird; nach längerem Stehen erfolgt eine reichliche Ausscheidung von farblosen, prismatischen Kristallen[2].

Versetzen von je 5 ccm der wäßrigen Lösung (1 + 99)

*a) mit Silbernitratlösung,

Identität durch einen gelben Niederschlag, der in Salpetersäure löslich ist[3].

*Zusatz von Salpetersäure. Der Niederschlag muß völlig in Lösung gehen,

*b) mit Bariumnitratlösung; es darf keine Trübung erfolgen.

Salzsäure durch eine bestehenbleibende Trübung.

Schwefelsäure durch eine sofort eintretende weiße Trübung.

*Auflösen eines Körnchens Kaliumferrizyanid in 10 ccm Wasser, Zusatz von 1 Tropfen Eisenchloridlösung und hierauf von 1 ccm einer wäßrigen Kodeinphosphatlösung (1 + 99). Es darf nicht sofort blaue Färbung entstehen.

Morphinsalze durch einen sofort eintretenden Umschlag der braunroten Farbe in Blau[4].

*Schmelzen von etwas Kodeinphosphat am Platindraht durch Annähern an die Flamme bis zur Verbrennung des größten Teils der Kohle, Anfeuchten des Rückstands mit Salzsäure. Die Flamme darf sich weder gelb noch violett färben.

Kalium- oder **Natriumsalze** durch eine violette oder gelbe Flammenfärbung.

*Versetzen von 1 ccm der wäßrigen Lösung (1 + 99) mit 3 Tropfen Kalilauge. Erhitzen der Lösung. Darübergehaltenes, mit Wasser angefeuchtetes Lackmuspapier darf nicht gebläut werden.

Ammoniumsalze durch eine Bläuung des Lackmuspapiers.

Trocknen von 0,02 g Kodeinphosphat bei 100°; es darf nicht mehr als 0,014 g und nicht weniger als 0,012 g Gewichtsverlust eintreten[5].

Zu **großen Wassergehalt** durch einen größeren Gewichtsverlust als 0,014 g.

Verwittertes Salz durch einen geringeren Gewichtsverlust als 0,012 g.

Aufbewahrung: Vorsichtig.

[1] Die Reaktion beruht darauf, daß das Kodein beim Erwärmen mit Schwefelsäure in Apomorphin übergegangen ist.

[2] $C_{18}H_{21}NO_3 \cdot H_3PO_4 + 2\,KOH = C_{17}H_{21}NO_3 + K_2HPO_4 + 2\,H_2O.$
$\qquad\qquad\qquad\qquad$ Kodein $\quad$ Saures Kaliumphosphat

[3] $C_{18}H_{21}NO_3 \cdot H_3PO_4 + 3\,AgNO_3 = Ag_3PO_4 + C_{18}H_{21}NO_3 \cdot HNO_3 + 2\,HNO_3.$
Kodeinphosphat $\qquad\qquad$ Silberphosphat $\quad$ Kodeinnitrat

[4] Morphin reduziert das Kaliumferrizyanid zu Kaliumferrozyanid, und dieses gibt mit Eisenchlorid eine blaue Färbung von Ferriferrozyanid.

[5] $C_{18}H_{21}NO_3 \cdot H_3PO_4 \cdot 1^1/_2 H_2O = C_{18}H_{21}NO_3 \cdot H_3PO_4 + 1^1/_2 H_2O.$
Kodeinphosphat $\qquad\qquad\qquad\qquad\qquad$ 27,024.
$\quad$ 424,3

Coffeinum — Koffein.

$$CH_3 \cdot N \cdot CO$$
$$OC \quad C \cdot N \cdot CH_3 \cdot H_2O. \quad \text{Mol.-Gew.: } 212,13.$$
$$CH_3 \cdot N \cdot C\,N\!\!>\!\!CH$$

Weiße, glänzende, biegsame Nadeln, mit 80 Teilen Wasser eine farblose, neutrale, schwach bitter schmeckende Lösung gebend. An der Luft verliert das Koffein einen Teil seines Kristallwassers, bei 100° wird es wasserfrei. Bei wenig über 100° beginnt es sich in geringer Menge zu verflüchtigen, um bei 180° zu sublimieren, ohne zu schmelzen.

Verhalten gegen Lösungsmittel: 1 Teil Koffein wird von 2 Teilen siedendem Wasser zu einer Flüssigkeit gelöst, die beim Erkalten zu einem Kristallbrei erstarrt. In

80 Teilen Wasser, 50 Teilen Weingeist und in 9 Teilen Chloroform löst es sich; in Äther ist es wenig löslich.

Schmelzpunkt: Bei 234 bis 235°.

Zur Prüfung sind erforderlich: Etwa 0,25 g Koffein und 3 ccm einer wäßrigen Lösung (1 + 99).

Prüfung durch:	Zeigt an:
*Mischen von 0,01 g Koffein mit 10 Tropfen Wasserstoffsuperoxydlösung und 1 Tropfen Salzsäure in einem Porzellanschälchen, Eindampfen auf dem Wasserbad und sofortiges Befeuchten des Rückstands mit wenig Ammoniakflüssigkeit.	**Identität** durch einen gelbroten Verdampfungsrückstand, der sich mit Ammoniak schön purpurrot färbt[1].
Versetzen von je 1 ccm der Lösung (1 + 99) *a) mit 0,5 ccm Gerbsäurelösung,	**Identität** durch einen starken Niederschlag, der sich in überschüssiger Gerbsäurelösung wieder auflöst.
*b) mit Jodlösung; es darf keine Trübung entstehen,	**Fremde Alkaloide** durch eine Fällung.
*c) mit Ammoniakflüssigkeit; es darf keine Färbung entstehen.	**Unreines Präparat, Extraktivstoffe** durch eine Färbung.
*Auflösen von 0,01 g Koffein in 1 ccm Schwefelsäure; es muß sich ohne Färbung auflösen. *Auflösen von 0,01 g Koffein in 1 ccm Salpetersäure; es muß sich ohne Färbung auflösen.	**Fremde Alkaloide** durch eine rote Färbung.
Erhitzen von 0,2 g Koffein in einem gewogenen Tiegel; es verflüchtigt sich ohne Verkohlung, und es darf nur weniger als 0,001 g Rückstand bleiben.	**Anorganische Beimengungen** durch einen Rückstand von 0,001 g oder mehr.

Aufbewahrung: Vorsichtig.

[1] *Murexidreaktion* $H_2O_2 + 2 HCl = 2 H_2O + Cl_2$. Das Chlor führt das Koffein in Amalinsäure (Tetramethylalloxanthin) $C_8(CH_3)_4N_4O_7 + H_2O$ über, die durch Ammoniak in das purpurrote Salz der Purpursäure, das Murexid, übergeführt wird.

Coffeinum-Natrium benzoicum — Koffein-Natriumbenzoat.

Gehalt: Mindestens 38% Koffein ($C_8H_{10}O_2N_4$, Mol.-Gew.: 194,11).

Weißes, amorphes Pulver oder weiße, körnige Masse. Geruchlos, süßlich-bitter schmeckend. In 2 Teilen Wasser und in 50 Teilen Weingeist löslich.

Verhalten gegen Lösungsmittel: Die wäßrige Lösung (1 + 4) muß farblos sein und darf sich nach einigem Stehen höchstens schwach rötlich färben. (Diese Prüfung ist sehr wichtig, da der gute Ausfall derselben wesentlich für die Haltbarkeit des gelösten Präparats in Ampullen spricht.) Die wäßrige Lösung (1 + 19) verändert Lackmuspapier nicht oder bläut es nur schwach.

Zur Prüfung sind erforderlich: Etwa 1 g Koffein-Natriumbenzoat und 15 ccm wäßrige Lösung (1 + 19).

Prüfung durch:	Zeigt an:
*Versetzen von 1 ccm der Lösung (1 + 19) mit Salzsäure.	**Identität** durch einen weißen, in Äther löslichen Niederschlag[1].
*Versetzen von 1 ccm der Lösung (1 + 19) mit Eisenchloridlösung.	**Identität** durch einen hellrötlichbraunen, nach Zusatz von Salzsäure und Weingeist wieder verschwindenden Niederschlag[2].
*Erwärmen von Koffein-Natriumbenzoat mit Chloroform, Filtrieren, Verdunsten des Filtrats.	**Identität** durch einen kristallinischen Rückstand, der das Verhalten des Koffeins zeigt.

*Lösen von 0,1 g Koffein-Natriumbenzoat in 1 ccm Schwefelsäure.

Kohlensäure durch Aufbrausen, **fremde organische Stoffe** durch eine Färbung.

Versetzen von je 5 ccm der wäßrigen Lösung (1 + 19)
*a) mit Bariumnitratlösung,

Schwefelsäure durch eine weiße Trübung oder Fällung.

*b) mit je 3 Tropfen verdünnter Essigsäure und Natriumsulfidlösung.
Sie darf nicht verändert werden.

Schwermetallsalze durch eine Trübung oder Fällung.

Versetzen von 2 ccm der Lösung (1+19) mit 3 ccm Weingeist, mit Salpetersäure und Silbernitratlösung. Sie darf höchstens opalisierend getrübt werden.

Salzsäure durch eine mehr als opalisierende Trübung.

Trocknen von 0,2 g Koffein-Natriumbenzoat bei 100° in einem gewogenen Wägeglas. Sie dürfen höchstens 0,01 g an Gewicht verlieren.

Unzulässigen Wassergehalt durch einen Trockenverlust von mehr als 0,01 g.

Lösen von 0,5 g Koffein-Natriumbenzoa tin einem Arzneiglas von etwa 50 ccm Inhalt in 1 ccm Wasser, Zugabe von 25 g Chloroform und 2,5 g Natronlauge. 5 Minuten lang kräftig schütteln. Zusatz von 0,3 g Traganthpulver. Nochmals einige Minuten lang schütteln. Nach weiteren 5 Minuten 20 g der Chloroformlösung (= 0,4 g Koffein-Natriumbenzoat) durch ein Wattebäuschchen in ein gewogenes Kölbchen eingießen. Verdunsten des Chloroforms, Trocknen des Rückstands bei 100°.

Vorschriftsmäßiger Gehalt an Koffein, wenn hierbe imindestens 0,15 g Rückstand bleiben[3].

Aufbewahrung: Vorsichtig.

[1] Benzoesäure.   [2] von Ferribenzoat.

[3] Zu dieser Gehaltsbestimmung sagen J. GADAMER und E. NEUHOFF (Archiv Pharmaz. 1926, S. 553): „Die äußerst schwach alkalische, fast neutrale Reaktion des Koffeins verbietet seine Bestimmung auf maßanalytischem Weg." Deshalb die gravimetrische Methode, bei der das Koffein durch Chloroform, in dem es sehr leicht löslich, extrahiert wird. Da aber das Koffein auch in Wasser wesentlich löslich ist, würde letzteres auch nach mehrmaliger Ausschüttelung etwas Koffein zurückhalten, das Resultat also zu niedrig ausfallen, wenn hier nicht ein Kunstgriff angewendet wäre: Die wäßrige Lösung wird stark alkalisch gemacht. So wird das Resultat schon nach einmaligem Ausschütteln praktisch quantitativ. Hier sei nur noch besonders bemerkt, daß 0,3 g Traganthpulver zum Verquellen vielfach nicht ausreichen, daß man besser etwa 0,6 g verwendet.

Coffeinum-Natrium salicylicum — Koffein-Natriumsalizylat.

Gehalt: Mindestens 40% Koffein (Mol.-Gew.: wasserfrei 194,11).

Weißes amorphes Pulver oder eine weiße, körnige Masse, ohne Geruch, von süßlich bitterem Geschmack.

Verhalten gegen Lösungsmittel: In 2 Teilen Wasser und in 50 Teilen Weingeist löslich. Die wäßrige Lösung reagiert neutral oder nur schwach sauer.

Zur Prüfung sind erforderlich: Etwa 2,5 g Koffein-Natriumsalizylat und 15 ccm einer wäßrigen Lösung (1 + 19).

Prüfung durch:

Zeigt an:

*Erhitzen von 0,05 g des Salzes in einem engen, trocknen Probierrohr.

Identität durch Entwicklung von weißen, nach Phenol riechenden Dämpfen und Hinterlassung eines kohligen Rückstands[1].

*Übergießen des kohligen Rückstands mit einer Säure. Erhitzen eines mit der Platinöse entnommenen Tröpfchens in einer nicht leuchtenden Flamme:

Identität durch Aufbrausen.
Identität durch eine gelbe Färbung der Flamme.

*a) Versetzen von 1 ccm der Lösung (1 + 19) mit Salzsäure,

Identität durch Abscheidung weißer Kristalle, die auf Zusatz von Äther löslich sind[2].

*b) Vermischen von 1 ccm der Lösung (1 + 19) mit 49 g Wasser und Zusatz von Eisenchloridlösung.

Identität durch eine blauviolette Färbung.

*Erwärmen von 0,5 g des Salzes mit 5 ccm Chloroform, Filtrieren und Verdunsten des Filtrats.

Identität durch Hinterlassung eines kristallinischen Rückstands, der das Verhalten des Koffeins zeigen soll.

*Eindampfen obigen Rückstands mit 10 Tropfen Wasserstoffsuperoxydlösung und 1 Tropfen Salzsäure auf dem Wasserbad zur Trockne und sofortiges Betupfen des gelbroten Rückstands mit wenig Ammoniakflüssigkeit.

Identität des Koffeins durch eine schön purpurrote Färbung.

*Auflösen von 1 g des Salzes in 4 g Wasser. Die Lösung soll farblos sein und darf sich nach einigem Stehen höchstens schwach röten.

Unreines Präparat (Eisengehalt) durch eine sofortige rötliche Färbung der Lösung.

*Auflösen von 0,1 g des Salzes in 1 ccm Schwefelsäure. Es darf kein Aufbrausen und keine Färbung entstehen.

Karbonate durch Aufbrausen.
Fremde organische Stoffe durch eine Färbung der Schwefelsäure.

Versetzen von je 5 ccm der Lösung (1 + 19)
*a) mit je 3 Tropfen verdünnter Essigsäure und Natriumsulfidlösung,

Schwermetallsalze durch eine dunkle Färbung oder Fällung.

b) mit Bariumnitratlösung,

Schwefelsäure durch eine weiße Trübung.

*c) Versetzen von 2 ccm der Lösung (1 + 19) mit 3 ccm Weingeist, Ansäuern mit Salpetersäure und Zusatz von Silbernitratlösung.
Keines dieser Reagenzien darf eine Veränderung hervorbringen.

Salzsäure durch eine weiße Trübung[3].

Trocknen von 0,2 g des Salzes bei 100°; es darf höchstens ein Gewichtsverlust von 0,01 g erfolgen.

Zu **großen Wassergehalt,** wenn ein größerer Gewichtsverlust als 0,01 g erfolgt.

Auflösen von 0,5 g Koffein-Natriumsalizylat in einem Arzneiglas von etwa 50 ccm Inhalt in 1 ccm Wasser; Zugeben von 25 g Chloroform und 2,5 g Natronlauge. Kräftig schütteln 5 Minuten lang. Zusatz von 0,3 g Traganthpulver, nochmals einige Minuten lang schütteln, 5 Minuten stehenlassen. 20 g der Chloroformlösung durch ein Wattebäuschchen in ein gewogenes Kölbchen gießen. Nach dem Verdunsten des Chloroforms und Trocknen des Rückstands bei 100° müssen mindestens 0,16 g Rückstand hinterbleiben.

Der **vorschriftsmäßige Gehalt an Koffein,** wenn aus 20 g Chloroformlösung (= 0,4 g Koffein-Natriumsalizylat) mindestens 0,16 g Rückstand bleiben.

Aufbewahrung: Vorsichtig.

[1] Bei dem Erhitzen von Natriumsalizylat zersetzt sich dieses unter Abspaltung von Phenol, als Rückstand bleibt kohlehaltiges Natriumkarbonat zurück.

$$ ^2 \quad C_6H_4\diagup^{OH}_{\diagdown COONa} + HCl = C_6H_4\diagup^{OH}_{\diagdown COOH} + NaCl. $$

Natriumsalizylat   Salizylsäure

[3] Diese Prüfung auf HCl wird wie bei Natrium salicylicum mit Hilfe von Weingeist angestellt, damit dieser die frei werdende Salizylsäure in Lösung hält.

15*

Colchicinum — Kolchizin.

$C_{22}H_{25}O_6N + \frac{1}{2}CHCl_3$[1]. Mol.-Gew.: 458,9.

Gehalt: 87% Kolchizin.

Weißes bis gelblichweißes Kristallpulver von eigenartigem Geruch und stark bitterem Geschmack.

Verhalten gegen Lösungsmittel: In etwa 20 Teilen Wasser, 2 Teilen Weingeist oder 1 Teil Chloroform, in Äther sehr schwer löslich. Die wäßrige Lösung ist gelb und verändert Lackmuspapier nicht.

Schmelzpunkt: Unscharf, es erweicht bei etwa 120°, sintert bei etwa 135° und ist bei etwa 150° geschmolzen.

Zur Prüfung sind erforderlich: Etwa 0,5 g Kolchizin.

Prüfung durch:	Zeigt an:
*Lösen von 0,01 g Kolchizin in 1 ccm Weingeist, Zusatz von 1 Tropfen Eisenchloridlösung.	**Identität** durch eine granatrote Färbung.
*Lösen von 0,01 g Kolchizin in 2 ccm verdünnter Salzsäure. Zugabe von 1 Tropfen Eisenchloridlösung. Erhitzen zum Sieden.	**Identität** durch eine stark gelbe Lösung, die durch Zugabe von Eisenchlorid nicht verändert wird und nach dem Erhitzen zum Sieden dunkelolivgrüne Farbe annimmt.
*Erkaltenlassen. Ausschütteln mit 2 ccm Chloroform.	**Identität** durch Rot- bis Rotbraunfärbung des Chloroforms.
*Lösen von 0,01 g Kolchizin in 1 ccm Schwefelsäure. Zugabe von 1 Tropfen Salpetersäure.	**Identität** durch eine stark gelbe Farbe, die durch Salpetersäure in Grün, Blau, Violett, Rot, Gelb übergeht.
*Anschütteln von 0,2 g Kolchizin mit 2 ccm Wasser, Einstellen 1 Minute lang in ein siedendes Wasserbad.	**Identität** dadurch, daß die Lösung zunächst milchig getrübt wird, sich dann unter Abscheidung kleiner Öltropfen und Auftreten des Geruchs des Chloroforms klärt. Durch Schütteln bis zum Erkalten werden die Öltröpfchen wieder gelöst.
*Versetzen der Hälfte dieser Lösung mit 0,5 ccm Phenollösung.	**Identität** durch einen Niederschlag.
*Versetzen der anderen Hälfte mit Pikrinsäurelösung.	**Fremde Alkaloide** durch eine Trübung oder einen Niederschlag.
Trocknen von 0,2 g Kolchizin bei 100°. Es darf höchstens 0,026 g an Gewicht verlieren.	**Unzulässig hohen Chloroformgehalt** durch einen höheren Trockenverlust.
Verbrennen des getrockneten Kolchizins. Es darf keinen wägbaren Rückstand hinterlassen.	**Anorganische Beimengungen** durch einen Rückstand von 0,001 g oder mehr[2].

Aufbewahrung: Sehr vorsichtig und vor Licht geschützt.

[1] Kolchizin enthält also Kristallchloroform.

[2] Hierzu ist zu bemerken, daß bei 100° das Chloroform-Kolchizin nicht das gesamte Chloroform abgibt (siehe J. GADAMER u. E. NEUHOFF, Archiv Pharmaz. 1926, S. 553).

Collemplastra — Kautschukpflaster.

Gestrichene Pflaster, deren Pflastermasse als wesentlichen Bestandteil Kautschuk enthält.

Collemplastrum adhaesivum — Kautschukheftpflaster.

Bräunlich und stark klebend. Es darf, aufgerollt, nicht mit der Rückseite verkleben.

Collemplastrum Zinci — Zinkkautschukpflaster.

Gelblichweiß und stark klebend. Es darf, aufgerollt, nicht mit der Rückseite verkleben.

Collodium — Kollodium.

Farblose oder nur schwach gelblich gefärbte, neutrale Flüssigkeit von Sirupdicke, in dünnen Schichten nach der Verdunstung des Ätherweingeists ein farbloses, fest zusammenhängendes Häutchen hinterlassend.

Prüfung durch:	Zeigt an:
Erwärmen von 10 g Kollodium auf dem Wasserbad, tropfenweiser Zusatz von 10 ccm Wasser unter beständigem Umrühren, wobei sich gallertartige Flocken abscheiden. Eindampfen dieser Mischung auf dem Wasserbad und Trocknen des Rückstands bei 100°.	**Vorschriftsmäßige Zusammensetzung,** wenn der Rückstand 0,4 bis 0,42 g beträgt.

Collodium cantharidatum — Spanischfliegen-Kollodium.

Gelbgrüne, nach längerer Aufbewahrung bräunliche Flüssigkeit von schwach saurer Reaktion, in dünnen Schichten nach dem Verdunsten des Ätherweingeistes ein grünes, fest zusammenhängendes Häutchen hinterlassend.
Aufbewahrung: Vorsichtig.

Collodium elasticum — Elastisches Kollodium.

Farblos oder schwach gelblich.

Colophonium — Kolophonium.

Das von Terpentinöl befreite Harz verschiedener Pinusarten. Glasartig durchsichtige, oberflächlich bestäubte, großmuschelig brechende, in scharfkantige Stücke zerspringende, gelbliche oder hellbräunliche Stücke, im Wasserbade zu einer zähen, klaren Flüssigkeit schmelzend, welche bei stärkerem Erhitzen schwere, weiße, aromatische Dämpfe ausstößt.
Säurezahl: 151,5 bis 179,6.
Verhalten gegen Lösungsmittel: 1 Teil Kolophonium löst sich langsam in 1 Teil Weingeist oder in 1 Teil Essigsäure. In Äther und Chloroform ist es völlig, in Schwefelkohlenstoff oder Benzol ist es völlig oder fast völlig, in Petroleumbenzin nur zum Teil löslich. Die weingeistige Lösung rötet mit Wasser angefeuchtetes Lackmuspapier.

Prüfung durch:	Zeigt an:
Auflösen von 1 g (genau gewogen) gepulvertem Kolophonium bei Zimmertemperatur in 25 ccm weingeistiger $^1/_2$-Normal-Kalilauge. Versetzen mit 1 ccm Phenolphthaleinlösung und Titration mit $^1/_2$-Normal-Salzsäure, bis Entfärbung erfolgt.	Die **vorschriftsmäßigeSäurezahl,** wenn bis zu diesem Punkt 18,6 bis 19,6 ccm $^1/_2$-Normal-Salzsäure verwendet werden.
	Es wurden 25—18,6 bis 19,6 = 6,4 bis 5,4 ccm $^1/_2$-Normal-Kalilauge zur Sättigung der Säuren gebraucht. Diese enthalten:
	6,4 bis 5,4 · 28,055 = 179,55 bis 151,49 mg Kaliumhydroxyd,

und diese Zahlen drücken die Säurezahl des Kolophoniums aus[1].

[1] Kaliumhydroxydtafel s. S. 18.

Cortex Chinae — Chinarinde.

Gehalt: Mindestens 6,5% Alkaloide, berechnet auf $C_{20}H_{24}N_2O_2$ (Chinin) und $C_{19}H_{22}O_2N$ (Cinchonin), durchschnittliches Mol.-Gew.: 309,2.

Die getrocknete Stamm- und Zweigrinde der angebauten Cinchona succirubra Pavon.

Chinarinde bildet Röhren oder Halbröhren von 1 bis 4 cm Durchmesser und ist 2 bis 5 mm dick. Die graubräunliche Außenseite zeigt grobe Längsrunzeln und feinere Querrisse, die rotbraune Innenseite ist fein längsstreifig. Die Rinde bricht mürbe, im äußern Teile ziemlich glatt, im innern Teile kurzfaserig. Die Längsbruchfläche läßt unter der Lupe besonders deutlich zahlreiche, weiße Punkte in der rotbraunen Grundmasse erkennen.

Chinarinde riecht schwach, eigenartig und schmeckt stark bitter und zusammenziehend.

Mikroskopische Prüfung: Der **Kork** besteht aus dünnwandigen, mehr oder weniger mit braunen bis roten Massen gefüllten Zellen. Die **primäre Rinde** besteht aus **derbem Parenchym** und enthält an ihrer Innengrenze eine Reihe weiter, leerer oder inhaltsarmer **Milchsaftschläuche.** Die **sekundäre Rinde** zeigt 1 bis 3 Zellen breite **Markstrahlen** in großer Zahl. Die schmalen Rindenstränge sind durch sehr zahlreiche, einzelnstehende oder zu kleinen Gruppen vereinigte, zu Radialreihen geordnete, spindelförmige, sehr **stark verdickte, gelbliche Fasern** ausgezeichnet. Diese sind bis zu 90 μ, meistens 50 bis 70 μ dick und 500 bis 1350 μ lang; ihre deutlich geschichteten Wände sind verholzt, ihre Tüpfel gegen das schmale Lumen trichterförmig erweitert. Das **Parenchym** der primären und sekundären Rinde führt spärlich kleinkörnige, meist einfache, rundliche, meist 6 bis 10 μ, höchstens 15 μ große, selten aus 2 bis 4 Teilkörnern zusammengesetzte **Stärkekörner** und amorphen, rotbraunen Inhalt, seine Wände sind sämtlich rotbraun gefärbt; einzelne Zellen enthalten Kristallsand von **Kalziumoxalat.**

Mikroskopische Prüfung des Pulvers: Chinarindenpulver ist gekennzeichnet durch die **gelblichen, glänzenden Fasern** oder deren Bruchstücke, die **rotbraunen Parenchymzellen,** die meist dunklen **Bruchstücke des Korkes** und die wenig zahlreichen **Stärkekörnchen.**

Chinarindenpulver darf Steinzellen und gelbliche, meist schmale, getüpfelte Stabzellen nicht enthalten. Diese Elemente würden auf **Rinden anderer Cinchona-Arten** und von **Ladenbergia-Arten** hinweisen.

Bestimmung des Alkaloidgehalts: 2 g feingepulverte Chinarinde übergießt man in einem Arzneiglas von etwa 100 ccm Inhalt mit 1 g Salzsäure und 5 ccm Wasser und erhitzt das Gemisch 10 Minuten lang im siedenden Wasserbade. (Wendet man direkt Natronlauge an, so werden offenbar die groben Alkaloidtannatmassen nicht genügend durchdrungen, also zerlegt.) Nach dem Erkalten fügt man 15 g Chloroform und nach kräftigem Umschütteln 5 g Natronlauge (nach WOJAHN besser 5 g 30%ige Natronlauge!) hinzu und schüttelt das Gemisch 10 Minuten lang kräftig durch. Alsdann setzt man 25 g Äther und nach erneutem Umschütteln 1 g Traganthpulver hinzu. Nachdem man wieder einige Minuten lang durchgeschüttelt hat, gießt man 30 g der klaren Äther-Chloroform-Lösung (= 1,5 g Chinarinde) durch ein Wattebäuschchen in ein Kölbchen, fügt 10 ccm Weingeist hinzu und destilliert die Mischung bis zum Verschwinden des Äther-Chloroform-Geruchs ab[1]. Den Rückstand nimmt man mit 10 ccm Weingeist unter gelindem Erwärmen auf, verdünnt die Lösung mit

10 ccm Wasser und titriert nach Zusatz von 2 Tropfen Methylrotlösung mit $^1/_{10}$-Normal-Salzsäure bis zum Farbumschlag. Hierzu müssen mindestens 3,15 ccm $^1/_{10}$-Normal-Salzsäure verbraucht werden, was einem Mindestgehalt von 6,5% Alkaloiden entspricht. 1 ccm $^1/_{10}$-Normal-Salzsäure $=$ 0,03092 g Alkaloide, 3,15 ccm $=$ 0,0974 g Alkaloide, diese sind enthalten in 1,5 g Chinarinde, in 100 g also 6,493 g oder 6,5%.

Prüfung durch:	Zeigt an:
*Vermischen von 5 ccm der titrierten Alkaloidlösung mit 1 ccm verdünntem Bromwasser (1 + 4) und Zusatz von Ammoniakflüssigkeit.	**Identität des Chinins**[2] durch eine grüne Färbung der Lösung.
Verbrennen von 1 g Chinarinde in einem gewogenen Tiegel. Es darf höchstens 0,05 g Rückstand bleiben.	**Minderwertige Rinde** durch einen höheren Rückstand als 0,05 g.
*Erhitzen von Chinarindenpulver im Probierrohr.	**Identität** durch die Entwicklung von (anfangs weißen, dann rotvioletten) Dämpfen, die sich im kälteren Teil des Rohres als rötlicher (richtiger karminroter) Teer niederschlagen.

[1] Die Alkaloide, welche in der Chinarinde an Chinasäure und Chinagerbsäure gebunden sind, werden durch Salzsäure in die Hydrochloride übergeführt, aus denen die Basen durch Natronlauge in Freiheit gesetzt werden, dann werden sie von der Chloroform-Äther-Mischung aufgenommen. Es wird dann mit $^1/_{10}$-Normal-Salzsäure titriert.

$$\left.\begin{array}{l} C_{20}H_{24}N_2O_2 \\ \quad \text{Chinin} \\ C_{19}H_{22}O_2N \\ \quad \text{Cinchonin} \end{array}\right\} \begin{array}{c} + \text{ HCl} = \\ 36,47 \end{array} \left\{\begin{array}{l} C_{20}H_{24}N_2O_2 \cdot \text{HCl} \\ C_{19}H_{22}N_2O \cdot \text{HCl} \end{array}\right.$$

Durchschnittl.
Mol.-Gew.: 309,2

1 Molekül Chlorwasserstoff $=$ 36,47 entspricht 1 Molekül der Alkaloide $=$ 309,2.

[2] Die Thalleiochinreaktion fällt nicht immer gleichmäßig aus. Ist die Alkaloidmenge für die angewendete Brommenge zu groß, so fällt auf Ammoniakzusatz weißes Alkaloid aus. Ein Bromüberschuß erzeugt zunächst rosa bis rote, dann olivgrüne, wenig beständige Färbung.

Cortex Cinnamomi — Ceylonzimt.

Gehalt an ätherischem Öl: Mindestens 1%.

Die von der Außenrinde befreite, getrocknete Stamm- oder Zweigrinde junger Triebe von Cinnamomum ceylanicum Nees.

Ceylonzimt besteht aus meist 0,35, höchstens 0,7 mm dicken Rindenstücken, ist hellbraun und auf der Außenseite durch Sklerenchymfaserstränge fein weißlich längsstreifig. Die Rindenstücke sind zu Röhren oder Doppelröhren eingerollt und zu mehreren ineinandergeschoben. Er riecht und schmeckt eigenartig und würzig.

Prüfung durch:	Zeigt an:
Verbrennen von 1 g Ceylonzimt in einem gewogenen Tiegel; es darf höchstens 0,05 g Rückstand bleiben.	**Minderwertige Ware** durch einen größeren Rückstand als 0,05 g.
Bestimmung des ätherischen Öls in 10 g Ceylonzimt nach S. 13.	**Einwandfreie Ware,** wenn sich dabei mindestens 0,1 g ätherisches Öl ergeben.

Mikroskopische Prüfung: Die Rinde im Querschnitt zeigt als äußerste Grenze einen aus fast isodiametrischen, dickwandigen **Steinzellen** bestehenden, geschlossenen mechanischen Ring, dem außen dünne Stränge von **primären Faserbündeln** eingelagert sind. Die **Markstrahlen** der Innenwände sind 1 bis 3, meist 2 Zellen breit, die sehr kleine, nadelförmige **Oxalatkristalle** enthalten. Im **Grundgewebe** treten die bis zu 30 bis 60 μ weiten **Sekretbehälter** hervor, die entweder ätherisches Öl oder Schleim enthalten; es finden sich ferner einzelne oder zu 2 bis 4 beieinanderliegende **Sklerenchymfasern** von bis zu 600 μ Länge und mit 10 bis 30 μ messendem, viereckigem oder rundlichem Querschnitt, der oft bis zum **Verschwinden des Lumens** verdickte Wände erkennen läßt. Das **Parenchym** enthält einfache 2 bis 4 μ große und zusammengesetzte **Stärkekörner** von 3 bis 10 μ, höchstens 15 μ Durchmesser.

Mikroskopische Prüfung des Zimtpulvers: Durchweg gelbbraun gefärbtes, reichlich **Stärkekörner** enthaltendes **Parenchym,** freiliegende, selten zusammengesetzte **Stärke,** zahlreiche **Sklerenchymfasern,** dickwandige **Steinzellen,** winzige, nadel- oder wetzsteinförmige **Oxalatkristalle.**

Die Gegenwart von dünnwandigen Faserzellen mit Spalttüpfeln oder Hoftüpfeln und von Gefäßen würde auf Vermischen mit **Holzpulver,** die von Korkzellen auf Verwendung von **chinesischem Zimt oder Chips** hinweisen.

Cortex Condurango — Kondurangorinde.

Die getrocknete Rinde oberirdischer Achsen von Marsdenia condurango Reichenbach fil. Kondurangorinde stellt 2 bis 5 mm dicke, röhren- oder rinnenförmige und meist etwas verbogene Stücke dar. Die Außenseite ist braungrau und von großen Lentizellen höckerig; die Innenseite ist hellgraubraun und grob längsstreifig. Der Querbruch ist hellgelblichgrau und im allgemeinen körnig; nur aus dem äußeren Teil jüngerer Rinden treten lange Fasern hervor. Riecht schwach würzig und schmeckt etwas bitter und schwach kratzend.

Prüfung durch:	Zeigt an:
Ausziehen von 5 g Kondurangorinde mit 25 Teilen kaltem Wasser, Filtrieren und Erhitzen des klaren Filtrats.	**Identität** durch starke Trübung des Filtrats beim Erhitzen und Klarwerden nach dem Erkalten.

Mikroskopische Prüfung des Rindenquerschnitts: Die **Korkschicht** besteht aus dünnwandigen Zellen. Die Zellen des **Phelloderms** enthalten meist je einen Einzelkristall von **Kalziumoxalat.** An der inneren Grenze der Oxalatdrusen von 15 bis 45 μ Durchmesser und **Milchröhren** enthaltenden **primären Rinde** liegen zu 1 oder 2 Tangentialreihen angeordnete größere oder kleinere Bündel dickwandiger **Fasern** von 15 bis 45 μ Durchmesser. Die **sekundäre Rinde** zeigt **Markstrahlen,** die 1, sehr selten 2 Zellen breit und 10 bis 40, meist 15 Zellen hoch sind. Die Zellen der Markstrahlen führen teilweise **Oxalatdrusen,** im übrigen wie das Rindenparenchym einfache, selten zu wenigen zusammengesetzte **Stärkekörner** von rundlicher Gestalt und im Mittel von etwa 10 μ Größe. Die Rindenstränge enthalten **Milchröhren** und in der Richtung der Längsachse der Rinde gestreckte Nester von dickwandigen, reich getüpfelten **Steinzellen,** die zu lockeren Tangentialreihen geordnet sind.

Mikroskopische Prüfung des Pulvers: Kondurangorindenpulver ist gelblichgrau und gekennzeichnet durch zahlreiche, gelbe **Steinzellen, Faserbruchstücke,** die kleinen **Stärkekörner, Kalziumoxalatdrusen,** Stücke des **Phelloderms** mit einem Einzelkristall in jeder Zelle, **Korkfetzen** und Stücke von **Milchröhren** mit dunklem Inhalt.

Kondurangorindenpulver darf Bruchstücke von Gefäßen nicht enthalten. Diese würden auf **Teile des Holzkörpers von Marsdenia** oder auf **Stipites Guaco, Stengel von Aristolochia-Arten,** hinweisen.

Betreffs einer Bestimmung des **Kondurangingehalts** sei auf das in Pharm. Ztg. 1928, S. 1309, veröffentlichte Referat einer Arbeit von H. WAGNER verwiesen.

Cortex Frangulae — Faulbaumrinde.

Die höchstens 1,2 mm dicke, getrocknete Rinde der oberirdischen Achsen von Rhamnus frangula Linné, welche vor dem Gebrauch mindestens 1 Jahr gelagert haben soll. Die Außenseite der Rinde ist graubraun, nach dem Abschaben der äußeren Korkschicht rot und trägt zahlreiche, weißliche, quergestreckte Lentizellen; die Innenseite ist rotgelb bis bräunlich. Geschmack schleimig, süßlich und bitterlich.

Prüfung durch:	Zeigt an:
*Legen eines Stückchens der Rinde in Ammoniakflüssigkeit oder Anrühren von etwas Rindenpulver damit.	**Identität** durch eine schöne rote Färbung der Innenseite.

Betrachten eines Querschnitts der Rinde unter dem Mikroskop: Auf die einen roten Zellinhalt führende **Korkschicht** folgen einige Lagen etwas verdickter **Phellodermzellen,** dann dünnwandiges **Parenchym** der **primären Rinde.** In ihre Zellen sind häufig **Oxalatdrusen** eingelagert, auch findet man hier vereinzelte Bündel von oft nur schwach **verholzten Fasern.** Die **sekundäre Rinde** wird von **Markstrahlen** durchzogen, die 1 bis 3 Zellen breit und 10 bis 25 Zellen hoch sind. In den **Rindensträngen** liegen breite, oft zu Tangentialbinden angeordnete Bündel langer, 12 bis 24 μ dicker, fast farbloser **verholzter Fasern,** die von Kristallzellreihen mit gut ausgebildeten **Einzelkristallen** begleitet sind, während im übrigen Parenchym auch **Oxalatdrusen** vorkommen.

Mikroskopische Prüfung des Pulvers: Faulbaumrindenpulver ist gekennzeichnet durch zahlreiche Stücke von häufig etwas **derbwandigem, perlschnurartig verdicktem Parenchym,** zahlreiche Bruchstücke von **Faserbündeln** und **Kristallzellreihen** mit Einzelkristallen, **Kalziumoxalatdrusen, Korkschüppchen** mit rotem Inhalt und höchstens sehr geringe Mengen winziger **Stärkekörner.**

Faulbaumrindenpulver darf Steinzellen sowie knorrige, gewundene Fasern und erheblichere Mengen Stärke nicht enthalten. Diese würden auf Verwechslungen mit **Rinden** von **Alnus-, Prunus-** und andere **Rhamnus-Arten** hinweisen.

Verhalten bei der Mikrosublimation: Es entsteht ein gelbes kristallinisches Sublimat, das sich in einem Tröpfchen Kalilauge mit roter Farbe löst[1].

[1] Frangula-Emodin, ein Trioxymethylanthrachinon bildet gelbrote Kristalle, die sich in Ammoniak mit roter Farbe lösen.

Verwechslungen: Die Rinde der Erle, Alnus glutinosa, ist braun und glatt. — Die Rinde der Traubenkirsche, Prunus padus, besitzt graugelbe oder gelbgraue Korkwarzen und einen feinfaserigen Bruch mit weißen Bastfasern. — Die Rinde von Rhamnus cathartica ist glänzend rotbraun und zeigt beim Bruche sehr lange gelbe Fasern. — Die Rinde von Rhamnus Purshiana ist viel heller, und der Kork besitzt silbergraue Flecken.

Cortex Granati — Granatrinde.

Gehalt: Mindestens 0,4% Gesamtalkaloide; durchschnittliches Mol.-Gew.: 147,5.

Die getrocknete Rinde der oberirdischen Achsen und der Wurzeln von Punica granatum Linné. Granatrinde bildet bis etwa 10 cm lange, 1 bis 3 mm dicke, eingerollte oder ziemlich flache oder unregelmäßig verbogene, außen meist graugelbliche, innen gelbbräunliche Stücke von glattem, gleichmäßig gelblichem, nur in einer dünnen Außenschicht manchmal braunem oder grauem Bruch. Granatrinde schmeckt herb, nicht bitter.

Mikroskopische Prüfung der Rinde.

a) **Achsenrinde:** Die Korkschicht der Achsenrinde besteht aus Zellen, deren **Innenwände stark verdickt,** deutlich **geschichtet, getüpfelt** und **verholzt** sind. Im innern Teil des spärlich **Einzelkristalle** führenden, primären und im äußern Teil des sekundären Rindengewebes liegen 20 bis 200 μ breite, besonders dickwandige, oft unregelmäßig gestaltete, schwach oder gar nicht verholzte **Steinzellen** zerstreut. Die **Markstrahlen** der sekundären Rinde sind 1, selten 2 Zellen breit, die Rindenstränge bestehen aus abwechselnden Zonen von **Siebröhren** führendem Parenchym und einreihig nebeneinanderliegenden **Kristallreihen.** Jede Kristallzelle enthält eine **Kalziumoxalatdruse** von etwa $15\,\mu$ Durchmesser. Die Parenchymzellen der Rinde sind mit rundlichen, selten zusammengesetzten, 2 bis $8\,\mu$ großen **Stärkekörnern** erfüllt.

b) **Wurzelrinde:** Die Wurzelrinde ist gegenüber der Stammrinde durch früh entstandene **Schuppenborke** gekennzeichnet und besteht nur aus sekundärer Rinde, ist aber im übrigen wie die Stammrinde gebaut.

Mikroskopische Prüfung des Granatrindenpulvers: Es ist gekennzeichnet durch die sehr zahlreichen **Stärkekörner** und **Kalziumoxalatdrusen,** durch Parenchymfetzen, die sehr reichlich Stärke, sehr oft **Zellreihen mit Kalziumoxalatdrusen,** vereinzelt auch Einzelkristalle enthalten, durch die charakteristischen **Korkzellen** und die spärlichen, eigenartigen **Steinzellen.**

Betrachten eines mit verdünnter Eisenchloridlösung (1 + 9) hergestellten Präparats. Es darf nur blauschwarz gefärbte Teilchen erkennen lassen. Ungefärbte Elemente würden auf fremde Rinden hinweisen.

Prüfung durch:	Zeigt an:
Betupfen des gesamten Gewebes beider Rinden mit verdünnter Eisenchloridlösung (1 + 9) und Betrachten eines Schnitts unter dem Mikroskop.	Es ist durchgehend tief blauschwarz gefärbt.
Verbrennen von 1 g Granatrinde in einem gewogenen Tiegel. Es darf höchstens 0,17 g Rückstand bleiben.	**Einwandfreie Beschaffenheit,** falls der Rückstand nicht mehr als 0,17 g beträgt.

Bestimmung des Alkaloidgehalts: 6 g feingepulverte Granatrinde übergießt man in einem Arzneiglas von 150 ccm Inhalt mit 60 g Äther sowie nach kräftigem Umschütteln mit 10 g Natronlauge und läßt das Gemisch unter häufigem Umschütteln eine halbe Stunde lang stehen. Nach dem Absetzen gießt man die ätherische Lösung möglichst vollständig durch ein Wattebäuschchen in ein Arzneiglas von 100 ccm Inhalt, gibt 1 ccm Wasser hinzu und schüttelt das Gemisch kräftig durch. Nach Klärung der Flüssigkeit setzt man 2 g getrocknetes Natriumsulfat hinzu, schüttelt einige Minuten lang kräftig durch und läßt das Gemisch 10 Minuten lang stehen. Nun gießt man 30 g der ätherischen Lösung ($=$ 3 g Granatrinde) durch ein Wattebäuschchen in ein Kölbchen, dunstet den Äther mittels Durchleitens eines Luftstroms auf ungefähr die Hälfte ab, fügt 5 ccm $^{1}/_{10}$-Normal-Salzsäure und 10 ccm Wasser hinzu und destilliert den Rest des Äthers unter häufigem Umschwenken vollständig ab. Nach Zusatz von 2 Tropfen Methylrotlösung zu der erkalteten Lösung titriert man mittels Feinbürette mit $^{1}/_{10}$-Normal-Kalilauge bis zum Farbumschlag. Hierzu dürfen höchstens 4,18 ccm $^{1}/_{10}$-Normal-Kalilauge erforderlich sein. Es sind dann 0,82 ccm $^{1}/_{10}$-Normal-Salzsäure zur Sättigung der Alkaloide[1] verbraucht worden, entsprechend $0{,}82 \cdot 0{,}01475\,\text{g} = 0{,}0121\,\text{g}$ Alkaloiden in 3 g Rinde, oder 0,4%.

[1] Die wichtigsten Alkaloide der Granatrinde sind: Pelletierin, $C_8H_{15}NO$, Methylpelletierin, $C_9H_{17}NO$ und Isopelletierin. Das durchschnittliche Molekulargewicht der Alkaloide beträgt 148.

1 Molekül Granatrindenalkaloide $=$ 1 Molekül HCl.

148   36,47

Die an organische Säuren gebundenen Alkaloide werden durch Natronlauge in Freiheit gesetzt und vom Äther gelöst. Die zum Freimachen der Alkaloide vorgeschriebene Menge Natronlauge ist größer als bei anderen Alkaloidbestimmungen, weil die Granatrinde einen hohen Gehalt an Gerbsäure hat, die gebunden werden muß. Durch das Schütteln des Äthers mit Wasser werden alkalihaltige Pulverteilchen beseitigt. Das Wasser löst auch kleine Mengen der Alkaloide, die aber beim Zusatz von Natriumsulfat zur Bindung des Wassers infolge der Verminderung der Löslichkeit in Wasser wieder in den Äther übergehen.

Alle 5 Alkaloide sind *flüchtig*. Deshalb darf das Verdampfen des Äthers nicht auf dem Wasserbad geschehen, wie bei anderen Alkaloidbestimmungen.

Verwechslungen: Die Wurzelrinde von Berberis vulgaris, Buxus sempervirens und Morus nigra. Sie zeigen einen andersgearteten anatomischen Bau.

Cortex Quercus — Eichenrinde.

Die getrocknete Rinde jüngerer Stämme und Zweige von Quercus robur Linné.

Eichenrinde ist 1 bis 2 mm dick und meist röhrenförmig zusammengerollt. Die Außenseite ist bräunlich bis silberglau, glatt, glänzend, mit spärlichen, etwas quergestreckten, weißlichen Lentizellen besetzt und trägt nur selten Flechten. Die Innenseite ist braunrot, matt und zeigt starke, unregelmäßige Längsleisten. Die Rinde bricht, besonders in den innern Teilen splitterig-faserig. Eichenrinde riecht, besonders nach dem Anfeuchten, loheartig und schmeckt schwach bitter und stark zusammenziehend.

Prüfung durch:	Zeigt an:
*Befeuchten eines Querschnitts der Rinde mit Eisenchloridlösung.	**Identität** durch eine sofort eintretende schwarzblaue Farbe des Querschnitts.
Verbrennen von 1 g Eichenrinde in einem gewogenen Tiegel. Es darf höchstens 0,08 g Rückstand bleiben.	**Einwandfreie Qualität,** falls der Rückstand nicht mehr als 0,08 g beträgt.

Mikroskopische Prüfung des Rindenquerschnitts: Die rotbraune **Korkschicht** besteht aus dünnwandigen, flachen Zellen. Das gesamte **Parenchym** ist stärkefrei, und seine Zellen enthalten reichlich **Kalziumoxalatdrusen.** In der Mitte der **primären Rinde** verläuft ein Ring aus vereinzelten **Faserbündeln,** die durch **Steinzellbrücken** miteinander verbunden sind. Faserbündel sind in der gesamten Rinde sehr reichlich vorhanden; sie treten besonders in der **sekundären Rinde** meist in der Form tangentialer Binden auf, die mit etwas dickeren Schichten von Parenchym und Siebröhren abwechseln und von den einreihigen, selten zweireihigen **Markstrahlen** radial durchbrochen werden; sämtliche Faserbündel werden von **Kristallzellreihen** und **Einzelkristallen** umhüllt. Auch vereinzelte **Steinzellennester** treten in der primären und sekundären Rinde auf.

Mikroskopische Prüfung des Eichenrindenpulvers: Es ist graubraun und gekennzeichnet durch große Mengen von **Faserbruchstücken** und **Steinzellen,** oft in Begleitung von **Kristallreihen** mit **Einzelkristallen** von Kalziumoxalat, durch meist **stärkefreies Parenchym** sowie geringe Mengen rundlicher Stärkekörner, **Kalziumoxalatdrusen** und **Korkschüppchen.** Es wird durch verdünnte Eisenchloridlösung (1+9) sofort schwarzblau gefärbt.

Cortex Quillaiae — Seifenrinde.

Die von der braunen Borke befreite, getrocknete Achsenrinde von Quillaia saponaria Molina.

Seifenrinde stellt flache oder nur wenig rinnenförmige, oft über 10 cm breite gegen 1 m lange, bis 1 cm dicke gelblichweiße Stücke dar, die auf der Außenseite grob längsgestreift, auf der Innenseite ziemlich glatt sind. Die leicht in dünne Platten spaltbare Rinde bricht mit Ausnahme der innersten Schicht zähe und grobsplittrig, dabei einen niesenerregenden Staub gebend. Sie ist geruchlos und schmeckt schleimig und kratzend. Die wäßrige Abkochung der Rinde schäumt beim Schütteln sehr stark.

Prüfung durch:	Zeigt an:
*Betrachten der Bruchfläche mit der Lupe.	Glitzernde Kristalle von **Kalziumoxalat.**
*Aufweichen der Rinde in Wasser und Betrachten eines Querschnitts mit der Lupe.	Erscheint ziemlich regelmäßig gefeldert, indem feine, ra-

Verbrennen von 1 g Seifenrinde in einem gewogenen Tiegel. Es darf höchstens 0,18 g Rückstand bleiben.

diale und breitere, weiße, tangentiale Streifen schichtweise mit gelblichen Streifen abwechseln.

Einwandfreie Qualität, wenn der Rückstand nicht mehr als 0,18 g beträgt.

Mikroskopische Prüfung des Rindenquerschnitts: Seifenrinde besteht nur oder fast nur aus **sekundärer Rinde.** Sie ist von **Markstrahlen,** die 4 bis 5 Zellreihen breit sind, durchzogen. Die Rindenstrahlen enthalten in ihren innersten Teilen **Parenchym** und guterhaltene **Siebröhren,** im übrigen **obliteriertes Siebgewebe, Parenchym** und Tangentialverbände bildende Gruppen knorriger, stark verdickter und verholzter **Fasern,** die sich oft schon mit Salzsäure allein rötlich färben. Die an die Fasergruppen grenzenden **Markstrahlzellen** sind häufig mäßig verdickt und verholzt. Zahlreiche Parenchymzellen enthalten bis über 200 μ lange, prismatische **Kalziumoxalatkristalle,** die übrigen größtenteils einfache, selten bis zu 3 zusammengesetzte, 5 bis 10 μ, selten bis 20 μ große **Stärkekörner.**

Mikroskopische Prüfung des Seifenrindenpulvers: Es ist gekennzeichnet durch die großen Mengen der **Faserbruchstücke,** der ganzen oder zerbrochenen **Kalziumoxalatprismen** und die in der Menge etwas zurücktretenden **Stärkekörner.**

Seifenrindenpulver darf **Steinzellen** und **Gefäßbruchstücke** nicht enthalten. Diese Elemente würden auf Verfälschungen mit fremden Rinden oder Holz schließen lassen.

Verwechslung: Die Seifenrinde von Maracaibo besteht aus schwachen Stücken, ist außen mit dünnem, weißlichem Kork bedeckt und ist auf dem Querschnitt und auf der Innenseite gelb.

Cotarninium chloratum — Kotarninchlorid.

Styptizin.

$C_{12}H_{14}O_3NCl + 2H_2O$. Mol.-Gew.: 291,6.

Blaßgelbes, mikrokristallinisches Pulver, in 1 Teil Wasser und 4 Teilen Alkohol löslich. Aus der alkoholischen Lösung wird es durch Äther kristallinisch gefällt. Beim raschen Erhitzen bräunt es sich bei etwa 180° und zersetzt sich bei etwa 190°, ohne zu schmelzen.

Zur Prüfung sind erforderlich: 0,3 g Kotarninchlorid, 1 ccm wäßrige Lösung (1 + 4) und 5 ccm wäßrige Lösung (1 + 19).

Prüfung durch:	Zeigt an:
*Versetzen von 5 ccm der Lösung (1 + 19) mit Salpetersäure und Silbernitratlösung.	**Identität** durch einen weißen Niederschlag.
*Lösen von 0,1 g Kotarninchlorid in 3 ccm Wasser, Zugabe von 3 Tropfen Natronlauge. Jeder Tropfen verursacht eine weiße Trübung, die beim Umschwenken wieder verschwinden muß.	**Fremde Alkaloide** durch eine dauernde Trübung.
Schütteln der Mischung mit 0,3 ccm Äther. Es scheidet sich sehr bald ein weißer, kristallinischer Niederschlag ab; die überstehende Flüssigkeit muß klar und höchstens schwach gelb gefärbt sein.	**Identität** und **Reinheit** durch das angegebene Verhalten und durch einen Schmelzpunkt der Kotarninbase von 130 bis 132°.
Abfiltrieren und Auswaschen des Niederschlags mit äthergesättigtem Wasser. Trocknen im Exsikkator. Schmelzpunktbestimmung.	
*Versetzen von 1 ccm der Lösung (1 + 4) mit Ammoniakflüssigkeit. Sie darf nicht getrübt werden.	**Fremde Alkaloide** durch eine Trübung.

Trocknen von 0,2 g Kotarninchlorid bei 100°. Es darf höchstens 0,025 g an Gewicht verlieren.

Verbrennen des getrockneten Salzes. Es darf keinen wägbaren Rückstand hinterlassen.

Aufbewahrung: Vorsichtig.

Unzulässigen Wassergehalt durch einen Trockenverlust von mehr als 0,025 g.

Anorganische Beimengungen durch einen wägbaren Glührückstand.

Cresolum crudum — Rohes Kresol.

Gehalt: Mindestens 50% m-Kresol $(C_6H_4)(CH_3)OH(1,3)$. Mol.-Gew.: 108,06.

Klare, gelbliche oder gelblichbraune, bei der Aufbewahrung dunkler werdende, brenzlig riechende Flüssigkeit, die in viel Wasser bis auf wenige Flocken, in Weingeist und Äther völlig löslich ist.

Zur Prüfung sind erforderlich: Etwa 70 g rohes Kresol.

Prüfung durch:

Destillieren von 50 g rohem Kresol aus einem Destillationskölbchen von ungefähr 100 ccm Inhalt. Auffangen des Destillats in einem gewogenen Kölbchen.

*Schütteln von 10 ccm rohem Kresol mit 50 ccm Natronlauge und 50 ccm Wasser in einem 200 ccm fassenden Meßzylinder mit Stöpsel und halbstündiges Stehenlassen. Es sollen nur wenige Flocken ungelöst bleiben[1].

Zeigt an:

Vorschriftsmäßige Beschaffenheit (meta-Kresol), wenn zwischen 199 bis 204° mindestens 46 g überdestillieren.

Orthokresol durch einen Siedepunkt bei etwa 188°.

Naphthalin usw. durch reichliche Ausscheidung von Flocken innerhalb einer halben Stunde.

Wird das Kresol mit der verdünnten Natronlauge geschüttelt, so lösen sich die Kresole als Kresolate auf $(C_6H_4(CH_3)ONa)$, während Naphthalin und andere Kohlenwasserstoffe, selbst wenn sie sich zunächst bei der auftretenden Reaktionswärme lösen, nach halbstündigem Stehen und damit eintretender Abkühlung wieder zur Ausscheidung kommen. Es stellt sich aber in der Praxis als nicht eindeutig genug heraus, daß es hier heißt, es sollen nur „wenige Flocken ungelöst bleiben“. Sollen diese wenigen Flocken aus Naphthalin bestehen, so sind damit ganz geringe Spuren dieses Stoffes gestattet. Diese ungenaue Angabe hat schon oft zu Meinungsverschiedenheiten Anlaß gegeben, da von einer Seite die geringsten Spuren Naphthalin (auch nur durch den Geruch erkennbar) beanstandet, von der andern Seite zugelassen werden. Da in den letzten Jahren im Handel öfters Präparate angetroffen werden, die, mit

*Versetzen obiger Flüssigkeit mit 30 ccm Salzsäure und 10 g Natriumchlorid. Zusammenschütteln und Stehenlassen[2].

*Schütteln von 0,5 ccm der abgeschiedenen Kresole mit 30 ccm Wasser und Versetzen mit einem Tropfen Eisenchloridlösung.

Erhitzen von 10 g rohem Kresol und 30 g Schwefelsäure[3] in einem weithalsigen Kolben von etwa einem Liter Inhalt eine Stunde lang im Wasserbad, Abkühlen des Gemischs auf Zimmertemperatur, Zufügen von 90 ccm roher Salpetersäure[4], sofortiges Lösen durch behutsames Umschwenken[5], Stehenlassen des Kolbens nach Beendigung der nach etwa 1 Minute eintretenden, heftig verlaufenden Reaktion 15 Minuten lang, Gießen des Inhalts in eine Porzellanschale, die 40 ccm Wasser enthält, Nachspülen des Kolbens mit ebensoviel Wasser, Zerkleinern der nach 2 Stunden entstandenen Kristalle mit einem Pistill, Aufbringen derselben auf ein bei 100° getrocknetes, gewogenes Saugfilter[6], Abwaschen in kleinen Anteilen mit 100 ccm Wasser, die man vorher zum Ausspülen des Kolbens und der Schale benutzt hat, Trocknen der Kristalle mit dem Filter zunächst bei 50°, dann 2 Stunden lang bei 100° (nicht höher), Wägen nach dem Erkalten.

Bestimmung des Schmelzpunkts des Trinitro-m-Kresols; derselbe darf nicht unter 105° liegen.

Natronlauge behandelt, nach einer halben Stunde eine fast klare Lösung geben, wird man an ein gutes Präparat mit Recht die Anforderung stellen können, daß es, in der vorgeschriebenen Weise behandelt, nach einer halben Stunde eine vollständige, höchstens schwach opalisierende Lösung ergibt.

Vorschriftsmäßige Beschaffenheit, wenn die sich oben ansammelnde ölartige Kresolschicht mindestens 9 ccm beträgt.

Identität durch eine blauviolette Färbung.

Vorschriftsmäßigen Gehalt an Kresol, wenn das so erhaltene Trinitro-m-Kresol mindestens 8,7 g beträgt.

Beim Trocknen des abfiltrierten Trinitro-m-Kresols berücksichtige man, daß dieses in nassem Zustand einen sehr niedrigen Schmelzpunkt zeigt (wohl auch deshalb, weil noch Säurereste darin vorhanden). Deshalb nehme man zunächst das vom DAB 6 vorgeschriebene Vortrocknen bei etwa 50° vor, wenn nicht das Schmelzen schon sehr unerwünscht im Trockenschrank bei der höheren Temperatur stattfinden soll.

Trinitro-Para- oder -Ortho-kresol durch einen niedrigeren Schmelzpunkt.

Aufbewahrung: Vorsichtig.

[1] $C_6H_4(CH_3)OH + NaOH = C_6H_4(CH_3)ONa + H_2O.$
   Kresol   Kresolnatrium

[2] $C_6H_4(CH_3)ONa + HCl = C_6H_4(CH_3)OH + NaCl.$
   Kresolnatrium   Kresol

[3] $C_6H_4(CH_3)OH + H_2SO_4 = C_6H_3(SO_3H)(CH_3)OH + H_2O.$
   Kresol   Kresolschwefelsäure

[4] $C_6H_3(SO_3H)(CH_3)OH + 3HNO_3 = C_6H(NO_2)_3(CH_3)OH + H_2SO_4 + 2 H_2O.$
   Kresolschwefelsäure   Trinitrokresol

[5] Die Operation ist an einem gutziehenden Ort, also unter dem Abzug oder im Freien vorzunehmen.

[6] Zweckmäßig ist ein Goochtiegel oder ein Filter aus Glassintermasse zu verwenden.

Crocus — Safran.

Die getrockneten Narbenschenkel von Crocus sativus Linné. Safran ist dunkelorangerot bis braunrot, trocken etwa 2 cm, aufgeweicht 3 bis 3,5 cm lang und besitzt eine oben spatelförmig verbreiterte Platte, die so zusammengerollt ist, daß ihre Längsränder dicht aneinander liegen, so daß oben ein nicht geschlossener Trichter, unten eine Rinne gebildet wird. Der obere Rand des Trichters ist unregelmäßig flach, gekerbt gezähnt. Safran riecht kräftig, schmeckt würzig und bitterlich und fühlt sich, zwischen den Fingern gerieben, etwas fettig an.

Prüfung durch:	Zeigt an:
Ausziehen von 0,1 g über Schwefelsäure getrocknetem Safran mit 100 g Wasser 3 Stunden lang unter öfterem Schütteln bei Zimmertemperatur und Vermischen von 1 ccm des Auszugs mit 9 ccm Wasser.	**Unverfälschten Safran** durch eine reingelbe Farbe der Mischung, die mindestens die gleiche Farbtiefe hat wie eine gleichhohe Schicht einer Lösung von 0,05 Kaliumdichromat in 100 ccm Wasser[1].
*Erwärmen von 0,1 g Safran mit Kalilauge in einem Probierrohr und Darüberhalten eines befeuchteten roten Lackmuspapiers; es darf nicht blau gefärbt werden.	**Ammoniumsalze** durch Entwicklung von Ammoniak, wodurch Lackmuspapier gebläut wird.
Prüfen des Geschmacks, er darf nicht süß schmecken.	**Zucker** durch einen süßen Geschmack.
Ausziehen von 0,1 g Safran mit Petroleumbenzin, Verdampfen des Auszugs in einem gewogenen Schälchen. Es darf höchstens 0,005 g Rückstand bleiben.	**Fett, Paraffinöl** durch einen größeren Rückstand als 0,005 g.
Trocknen von 0,1 g Safran bei 100°, in einem gewogenen Tiegel, wobei der Safran brüchig wird; er darf höchstens 0,012 g an Gewicht verlieren.	Zu **großen Wassergehalt** durch einen größeren Gewichtsverlust als 0,012 g. **Glycerin, Fett, Öl,** wenn der Safran beim Trocknen nicht brüchig wird.
Verbrennen von 0,2 g Safran; es darf höchstens 0,013 g Rückstand bleiben.	**Anorganische Beimengungen** durch einen größeren Rückstand beim Verbrennen als 0,013 g.
Betrachten eines Narbenschenkelschnitts unter dem Mikroskop.	Er besteht aus dünnwandigem **Parenchym,** dessen Zellen von einem orangeroten **Farbstoff** erfüllt sind und das von feinen **Leitbündeln** durchzogen wird. In den Grund jedes Narbenschenkels tritt ein einziges zartes Leitbündel ein, das sich nach oben zu wiederholt gabelig verzweigt, so daß im oberen, breiten Teil ungefähr 20 Leitbündel blind endigen. Die **Epidermiszellen** sind längsgestreckt, rechteckig; die am Rand des Trichters stehenden sind zu je einer Narbenpapille ausgezogen, zwischen denen häufig große, runde **Pollenkörner** sitzen, deren sehr dicke Exine keine Austrittstellen erkennen läßt.
Betrachten des Safranpulvers in Wasser unter dem Mikroskop.	Bruchstücke zartwandiger, orangeroter, ihren Farbstoff rasch abgebender **Zellen,** zwischen denen man häufig kleine **Leitbündel** verlaufen sieht, die

<table>
<tr><td>

Betrachten des Safranpulvers in Olivenöl unter dem Mikroskop.

</td><td>

sich durch besonders enge **Spiralgefäße** auszeichnen. Mitunter sind Narbenpapillen und runde, fast glatte **Pollenkörner** zu erkennen.

Es zeigen sich nur dunkelorangerote **Zellfetzen** und einzelne **Pollenkörner.**

Stärke, Kalziumoxalatkristalle, verhärtete Elemente, Haare, Sekretgänge, dreiporige Pollenkörner, fibröse Zellen von Antherenwänden würden **Verfälschung mit andern Pflanzenteilen,** Kristalle oder kristallartige Körper die **Beschwerung mit Zucker oder Salzen** anzeigen.

</td></tr>
<tr><td>

Zufließenlassen eines Tropfens Schwefelsäure zu dem trocknen Safranpulver unter dem Deckgläschen.

</td><td>

Die Teilchen umgeben sich sofort mit einer tiefblauen Zone und nehmen auch selbst diese Farbe an, die aber bald in Violett und Braunrot übergeht.

</td></tr>
</table>

Aufbewahrung: In gutverschlossenen Gefäßen, vor Licht geschützt.

[1] CAESAR u. LORETZ (C. u. L. 1926, S. 85) vermissen eine Prüfungsvorschrift auf Nitrofarbstoffe und empfehlen hierzu die von BETTINK vorgeschlagene Methode (C. u. L. 1924, S. 254). Hiernach wird 0,1 g Safran mit 10 ccm destilliertem Wasser $^{1}/_{2}$ Minute lang geschüttelt und die Flüssigkeit durch einen Wattebausch abfiltriert. 5 ccm des Filtrats werden mit 5 ccm konzentrierter Schwefelsäure gemischt, wonach auf die noch warme Mischung 3 ccm Ferrosulfatlösung (1:3) vorsichtig geschichtet werden. Bei Anwesenheit eines Nitrofarbstoffs soll eine dunkle Zone entstehen.

Des weiteren soll der Rest des wäßrigen Filtrats im Wasserbad auf 50° erwärmt und mit 3 Tropfen schwefliger Säure versetzt werden, wodurch bei Anwesenheit eines Nitrofarbstoffs die gelbe Farbe verschwindet.

Cuprum aluminatum — Kupferalaun.

Grünblaue, nach Kampfer riechende Stücke oder Stäbchen, welche in 16 Teilen Wasser bis auf einen geringen Rückstand von Kampfer löslich sind. Kupferalaun soll in der Masse ungleichartige Teile nicht erkennen lassen.

Aufbewahrung: Vorsichtig.

Cuprum sulfuricum — Kupfersulfat.

$CuSO_4 \cdot 5 H_2O$. Mol.-Gew.: 249,72.

Blaue, durchscheinende Kristalle, wenig verwitternd.

Verhalten gegen Lösungsmittel: In 3,0 Teilen Wasser von 20° und in 98 Teilen siedendem Wasser löslich, in Weingeist fast unlöslich. Die wäßrige Lösung reagiert sauer.

Zur Prüfung sind erforderlich: 0,7 g Kupfersulfat.

<table>
<tr><td>

Prüfung durch:

</td><td>

Zeigt an:

</td></tr>
<tr><td>

Auflösen von 0,5 g Kupfersulfat in 10 ccm Wasser und Versetzen von je 5 ccm
  *a) mit Bariumnitratlösung,

</td><td>

Identität durch einen weißen, in verdünnten Säuren unlöslichen Niederschlag.

</td></tr>
</table>

b) mit überschüssiger Ammoniakflüssigkeit.

Identität durch eine klare, tiefblaue Färbung der Flüssigkeit[1].

Eisen durch Abscheidung von braunroten Flecken.

*Auflösen von 0,2 g des Salzes in 10 g Wasser, Ansäuern mit 10 ccm verdünnter Schwefelsäure, Zusatz von 2 ccm Natriumsulfidlösung zur Fällung des Kupfers[2] kräftig schütteln. Abfiltrieren des Niederschlags und

*a) Versetzen des farblosen Filtrats mit überschüssiger Ammoniakflüssigkeit; es darf keine Fällung und höchstens eine grünliche Färbung entstehen.

Eisensalze durch eine schwarze[3], **Zinksalze** durch eine weiße Trübung.

*b) Weiterer Zusatz von Natriumphosphatlösung; es darf höchstens eine schwache Trübung auftreten.

Kalzium-, Magnesiumsalze durch eine stärkere Trübung.

Aufbewahrung: Vorsichtig.

[1] Es wird zuerst basisches Kupfersulfat, dann Kupferhydroxyd gefällt, das sich in überschüssiger Ammoniakflüssigkeit als komplexes Kupferammoniakhydroxyd, $Cu(NH_3)_4(OH)_2$, mit blauer Farbe löst.

[2] $CuSO_4 + H_2S = CuS + H_2SO_4$.

Kupfer-   Kupfer-
sulfat   sulfid

[3] $FeSO_4 + 2NH_3 + H_2S + FeS + (NH_4)_2SO_4$.

Ferro-   Ferro- Ammonium-
sulfat   sulfid   sulfat

Cuprum sulfuricum crudum — Rohes Kupfersulfat.

Blaue, durchscheinende, wenig verwitternde Kristalle oder kristallinische Krusten. Die wäßrige Lösung rötet Lackmuspapier.

Prüfung durch:

Zeigt an:

Auflösen von 0,5 g in 10 ccm Wasser und Versetzen von je 5 ccm der Lösung

*a) mit Bariumnitratlösung,

Identität durch einen weißen, in verdünnten Säuren unlöslichen Niederschlag.

*b) mit überschüssiger Ammoniakflüssigkeit.

Identität durch eine klare oder fast klare, tiefblaue Flüssigkeit.

Eisen, Magnesia, Tonerde durch eine trübe Flüssigkeit.

Aufbewahrung: Vorsichtig.

Dammar — Dammar.

Das Harz von Bäumen aus der Familie der Dipterocarpaceae. Gelblich- oder rötlichweiße, durchsichtige, tropfsteinartige, birnen- oder keulenförmige Stücke von verschiedener Größe. Es liefert beim Zerreiben ein weißes, geruchloses Pulver, welches bei 90° nicht erweicht.

Verhalten gegen Lösungsmittel: Leicht und vollständig in Chloroform und Schwefelkohlenstoff, zum Teil in Äther und Weingeist löslich. In Chloralhydratlösung quillt es auf, ohne sich zu lösen.

Prüfung durch:	Zeigt an:
Stehenlassen von 1 g feingepulvertem Dammar mit 10 g Ammoniakflüssigkeit unter Umschütteln $^{1}/_{2}$ Stunde, Filtrieren und Übersättigen des klaren oder schwach opalisierenden Filtrats mit Essigsäure. Es darf keine Trübung eintreten.	**Kolophonium** durch eine Trübung.

Decocta — Abkochungen.

Abkochungen sind zur Abgabe frisch zu bereiten.

Decoctum Sarsaparillae compositum — Sarsaparillabkochung.

Decoctum Zittmanni — Zittmannsche Abkochung.

Dextrinum — Dextrin.

Weißes oder gelbliches, trocknes, amorphes, fast geruchloses, süßlich schmeckendes Pulver, in heißem Wasser leicht, in verdünntem Weingeist wenig löslich, in absolutem Alkohol und in Äther fast unlöslich.

Zur Prüfung sind erforderlich: Etwa 1 g Dextrin und 25 ccm wäßrige Lösung (1 + 19).

Prüfung durch:	Zeigt an:
*Eintauchen von blauem und rotem Lackmuspapier in die wäßrige Lösung.	**Säuren, Alkalien** durch eine Veränderung des Lackmuspapiers.
*Versetzen von 5 ccm der wäßrigen Lösung (1 + 19) mit Jodlösung.	**Identität** durch eine weinrote Farbe[1].
*Betrachten eines Glyzerinpräparats von Dextrin unter dem Mikroskop bei etwa 200facher Vergrößerung.	**Röstdextrin** durch rundliche oder elliptische Körner mit einem zentral oder exzentrisch gelegenen Luftbläschen[2].
Versetzen von je 5 ccm der Lösung (1 + 19) *a) mit Essigsäure und verdünnter Kalziumchloridlösung,	**Oxalsäure** durch eine stärkere Trübung.
*b) mit Essigsäure und Ammoniumoxalatlösung. Sie darf von beiden Reagenzien höchstens schwach getrübt werden,	**Kalziumsalze** durch eine stärkere Trübung.
c*) mit je 3 Tropfen verdünnter Essigsäure und Natriumsulfidlösung, *d) mit Ammoniakflüssigkeit im Überschuß und 3 Tropfen Natriumsulfidlösung. Sie darf von beiden Reagenzien nicht verändert werden.	**Schwermetalle** durch eine Trübung oder Fällung.
Trocknen von 1 g Dextrin bei 100°. Es darf höchstens 0,1 g an Gewicht verlieren.	**Unzulässigen Wassergehalt,** wenn der Verlust mehr als 0,1 g beträgt.
Verbrennen des getrockneten Dextrins. Es darf höchstens 0,005 g Rückstand hinterlassen.	**Anorganische Beimengungen** durch einen Glührückstand von mehr als 0,005 g.

[1] Die Umwandlung der Stärke in Dextrin erscheint beendet, sobald das Produkt nicht mehr mit Jod die bekannte Blaufärbung gibt, sondern das hier geforderte Weinrot. Da von der Dextrinlösung etwas Jod ohne Färbung aufgenommen wird, ist es erforderlich, erst die Sättigung der Flüssigkeit mit Jod abzuwarten und dann noch etwas Jod hinzuzufügen. Da ferner die Umwandlung der Stärke meist mittels Oxalsäure geschieht, folgt nachstehend eine spezielle Prüfung auf diese Säure.

[2] Viele Handelssorten Dextrin entsprechen dieser Forderung nicht, da sie stets bei der vorgeschriebenen Vergrößerung die verbotenen rundlichen oder elliptischen Körner zeigten. Wohl erkannte man eine Veränderung der charakteristischen Stärkekörner dadurch, daß diese Körner im Glyzerinpräparat bald unter dem Mikroskop ein Zerfallen zeigten. Aber die Struktur war zunächst deutlich zu erkennen.

Diacetylmorphinum hydrochloricum — Diazetylmorphinhydrochlorid.

Heroinhydrochlorid.

$C_{17}H_{17}ON(O \cdot CO \cdot CH_3)_2 \cdot HCl.$ Mol.-Gew.: 405,7.

Weißes, kristallinisches Pulver, das bitter schmeckt.

Verhalten gegen Lösungsmittel: Leicht in Wasser, schwerer in Weingeist löslich, unlöslich in Äther. Die wäßrige Lösung rötet Lackmuspapier schwach.

Prüfung durch:	Zeigt an:
*Auflösen des Salzes in Salpetersäure.	**Identität** durch eine gelbe Färbung der Lösung.
*Erhitzen einer Lösung von 0,05 g des Salzes in 1 ccm Weingeist und 1 ccm Schwefelsäure.	**Identität** durch den Geruch nach Essigäther[1].
*Zugabe der erkalteten Mischung der Lösung eines Körnchens Kaliumferrozyanid in 10 ccm Wasser, die mit 1 Tropfen Eisenchloridlösung versetzt ist.	**Identität** durch Umschlag der braunroten Farbe nach Blau und Ausfallen eines braunen Niederschlags[2].
Versetzen von je 1 ccm der Lösung (1 + 99)	
*a) mit einem Tropfen Silbernitratlösung nach Ansäuern mit Salpetersäure;	**Identität** durch einen weißen Niederschlag.
*b) mit Bariumnitratlösung; es darf keine Veränderung entstehen;	**Schwefelsäure** durch eine weiße Trübung.
*c) mit verdünnter Schwefelsäure; es darf keine Veränderung entstehen,	**Bariumsalze** durch eine weiße Trübung.
*d) mit einer braunroten Lösung eines Körnchens Kaliumferrizyanid in 10 ccm Wasser, dem 1 Tropfen Eisenchloridlösung zugesetzt war; sie darf nicht blau gefärbt werden.	**Morphin** durch eine blaue Färbung.
Versetzen von 5 ccm der Lösung (1 + 99) mit 1 Tropfen Ammoniakflüssigkeit, die Lösung darf sich nicht sofort trüben.	**Fremde Alkaloide** durch eine sofortige Trübung.
Schütteln der Mischung mit 0,5 ccm Äther, sofortige Abscheidung eines weißen, kristallinischen Niederschlags, der nach dem Auswaschen mit äthergesättigtem Wasser und Trocknen im Exsikkator bei 171° schmilzt.	**Identität** durch Abscheidung der bei 171° schmelzenden Heroinbase.
Verbrennen von 0,2 g des Salzes in einem gewogenen Tiegel; es darf nur weniger als 0,001 g Rückstand bleiben.	**Anorganische Beimengungen** durch einen Rückstand von 0,001 g oder mehr.

Aufbewahrung: Vorsichtig.

[1] $2\,[C_{17}H_{17}ON(O \cdot CO \cdot CH_3)_2 \cdot HCl] + 4\,C_2H_5 \cdot OH + H_2SO_4$
Alkohol

$= 4\,[CH_3COO(C_2H_5)] + (C_{17}H_{19}O_3N)_2 \cdot H_2SO_4 + 2\,HCl.$
Essigsäureäthyläther   Morphinsulfat

[2] Beim Erwärmen mit Schwefelsäure entsteht Morphin. Dieses reduziert das Kaliumferrizyanid zu Kaliumferrozyanid, und dieses gibt mit Eisenchlorid einen blauen Niederschlag von Ferriferrozyanid.

Dimethylaminophenyldimethylpyrazolon —
Dimethylaminophenyldimethylpyrazolon.

Pyramidon.

$$C_6H_5 \cdot N \underset{\diagdown CO \cdot}{\overset{\diagup N(CH_3) \cdot C \cdot CH_3}{\big<}} \overset{\|}{\underset{C \cdot N(CH_3)_2}{}} \qquad \text{Mol.-Gew.: } 231,2.$$

Kleine, farblose Kristalle von schwach bitterem Geschmack, die sehr leicht in Weingeist, weniger in Äther und in 20 Teilen Wasser löslich sind. Die wäßrige Lösung bläut Lackmuspapier schwach.

Schmelzpunkt: 108°.

Zur Prüfung sind erforderlich: Etwa 0,2 g Pyramidon und 20 ccm der wäßrigen Lösung (1 + 19).

Prüfung durch:	Zeigt an:
Versetzen von je 5 ccm der Lösung (1 + 19)	
*a) mit Eisenchloridlösung nach schwachem Ansäuern mit Salzsäure,	**Identität** durch eine blauviolette Färbung.
	Bei dieser Reaktion erscheint bisweilen anstatt der gewünschten violetten Färbung eine rote Farbe, die Ungeübtere stutzig machen kann. Man darf eben nur schwach ansäuern oder man verdünne bei Eintritt der roten Farbe mit Wasser, worauf die verlangte Violettfärbung erscheint.
*b) mit einigen Tropfen Silbernitratlösung,	**Identität** durch eine zunächst kräftige Violettfärbung, dann nach kurzer Zeit durch einen grauschwarzen Niederschlag von metallischem Silber.
*c) mit 3 Tropfen Natriumsulfidlösung; es darf keine Veränderung eintreten,	**Schwermetallsalze** durch eine dunkle Färbung oder Fällung.
*d) mit Silbernitratlösung nach Ansäuern mit 1 ccm verdünnter Schwefelsäure; es darf keine Trübung entstehen.	**Salzsäure** durch eine weiße Trübung.
	Das hier vorgeschriebene Ansäuern mit 1 ccm verdünnter Schwefelsäure (nicht weniger anwenden!) ist notwendig, damit bei Zusatz des $AgNO_3$ nicht Reduktion zu Ag eintritt.
Auflösen von 0,02 g Pyramidon in 5 ccm Wasser, Zusatz von 2 Tropfen Schwefelsäure und 2 Tropfen Natriumnitritlösung; es entsteht eine blauviolette Färbung, die alsbald verschwindet. Die Lösung erscheint dann farblos.	**Phenyldimethylpyrazolon** durch eine blaugrüne Färbung[1].
Verbrennen von 0,2 g Pyramidon in einem tarierten Tiegel; es darf nur weniger als 0,001 g zurückbleiben.	**Anorganische Beimengungen** durch einen Rückstand von 0,001 g oder mehr.

Aufbewahrung: Vorsichtig, vor Licht geschützt.

[1] Die Färbung rührt von Nitrosodimethylphenylpyrazolon her (siehe bei Phenyldimethylpyrazolonum).

Dioxyanthrachinonum — 1,8-Dioxyanthrachinon.

Istizin.

Im Jahre 1880 teilte BORNTRÄGER mit, daß, wenn man eine Äther- oder Benzinlösung von Aloe (die kräftig gelb gefärbt ist) mit Ammoniakflüssigkeit durchschüttele, diese Ammoniakflüssigkeit eine schön rote Farbe annehme. Bald aber erkannte man, daß diese Reaktion allgemein den (laxierend wirkenden) Stoffen zukäme, die Abkömmlinge des Anthrachinons sind bzw. den Drogen, die solche Abkömmlinge des Anthrachinons enthalten. Diese Reaktion ist also eine Gruppenreaktion, wird als Borntägersche Reaktion allgemein angewendet und von unserm Arzneibuch auch zur Kennzeichnung von Drogen wie Folia Sennae oder von Präparaten wie Extract. Frangulae fluid., Extr. Rhei vorgeschrieben. Auch wird die Ausführung dieser Borntägerschen Reaktion nachstehend zur Identifizierung des Dioxyanthrachinons gefordert, das synthetisch hergestellt wird. Nur ist die Reaktion hier etwas modifiziert, indem die zu prüfende Substanz erst mit Kalilauge gekocht, dann aus dem Filtrat, welches das Phenolat enthält, wieder mit Salzsäure in Freiheit gesetzt und nunmehr erst mit Äther ausgeschüttelt werden soll. Dieser ganze Umweg ist unnötig: Eine winzige Messerspitze Dioxyanthrachinon löst sich in etwa 10 ccm Äther, die Flüssigkeit gelb färbend. Wird die ätherische Lösung mit Ammoniakflüssigkeit geschüttelt, tritt die Borntägersche Reaktion ein, d. h. Rotfärbung der ammoniakalischen Flüssigkeit, während die Ätherschicht gelb bleibt.

$$(HO)C_6H_3 \Big\langle {CO \atop CO} \Big\rangle C_6H_3(OH) \ [1,8] \qquad \text{Mol.-Gew.: } 240,1.$$

Orangegelbes, kristallinisches, geruch- und geschmackloses Pulver, das bei vorsichtigem Erhitzen sublimiert. Sehr schwer in Wasser und in kalten organischen Lösungsmitteln, leichter in heißer Essigsäure, heißem Benzol oder heißem Xylol löslich.

Schmelzpunkt: 190 bis 192°.

Zur Prüfung sind erforderlich: Etwa 0,7 g Dioxyanthrachinon.

Prüfung durch:	Zeigt an:
*Lösen von 0,1 g 1,8-Dioxyanthrachinon in 1 ccm Schwefelsäure.	**Identität** durch eine kirschrote Lösung, aus der beim Verdünnen mit Wasser eigelbe Flocken ausfallen.
*Kochen von 0,01 g 1,8-Dioxyanthrachinon mit 10 ccm einer Kaliumhydroxydlösung (1+99), Filtrieren, mit Salzsäure schwach übersättigen, sofort Ausschütteln mit 10 ccm Äther.	**Identität** durch eine Gelbfärbung des Äthers.
*Schütteln des abgehobenen Äthers mit 5 ccm Ammoniakflüssigkeit.	**Identität,** wenn sich die wäßrige Schicht kirschrot färbt, während der Äther gelb gefärbt bleibt.
*Durchschütteln von 0,3 g 1,8-Dioxyanthrachinon mit 15 ccm Wasser. Filtrieren. Das Filtrat darf Lackmuspapier nicht verändern. Versetzen je der Hälfte des Filtrats *a) mit Silbernitratlösung,	**Salzsäure** durch eine weiße Trübung oder Fällung.
*b) mit Bariumnitratlösung. Es darf nicht verändert werden.	**Schwefelsäure** durch eine weiße Trübung oder Fällung.
Verbrennen von 0,2 g 1,8-Dioxyanthrachinon in einem gewogenen Tiegel. Sie dürfen keinen wägbaren Rückstand hinterlassen.	**Anorganische Beimengungen** durch einen Rückstand von 0,001 g oder mehr.

Dulcin — Dulzin.
p-Phenetylkarbamid.

$$C_6H_4\begin{cases} OC_2H_5 \quad [1] \\ NHCONH_2 \ [4] \end{cases}$$ Mol.-Gew.: 180,11.

Farbloses, glänzendes, luftbeständiges, kristallinisches Pulver, das von Wasser sehr schwer benetzt wird.

Verhalten gegen Lösungsmittel: In etwa 800 Teilen Wasser von 20°, in etwa 50 Teilen siedendem Wasser sowie in 25 Teilen Weingeist löslich. Die Lösung von 0,1 g in 300 ccm Wasser schmeckt noch deutlich süß.

Schmelzpunkt: 172 bis 173°.

Zur Prüfung sind erforderlich: Etwa 1,2 g Dulzin und 8 ccm weingeistige Lösung (1 + 29).

Prüfung durch:	Zeigt an:
*Erhitzen von 0,1 g Dulzin im Probierrohr über den Schmelzpunkt.	**Identität**, durch Zersetzung unter Entwicklung von Ammoniak und Bildung eines weißen Sublimats.
*Erhitzen von 0,02 g Dulzin mit 4 Tropfen verflüssigtem Phenol und 4 Tropfen Schwefelsäure bis zum beginnenden Sieden. Abkühlen, Lösen in 10 ccm Wasser und Unterschichten mit Kalilauge.	**Identität** durch eine nach einigen Minuten entstehende blaue Zone.
*Erhitzen von 3 ccm der weingeistigen Lösung (1 + 29) mit 3 ccm Wasser und 3 Tropfen $^1/_{10}$-Normal-Jodlösung.	**p-Phenetidin** durch eine auftretende Rotfärbung. Bei Gegenwart von p-Phenetidin bildet sich durch Jod das Jodphenetidin.
*Versetzen von 5 ccm der weingeistigen Lösung (1 + 29) mit 3 Tropfen Natriumsulfidlösung. Sie dürfen nicht verändert werden.	**Schwermetallsalze** durch eine Trübung oder Fällung.
Erhitzen von 0,2 g Dulzin mit 10 ccm Wasser zum Sieden, Abkühlen, Filtrieren, Eintauchen von blauem und rotem Lackmuspapier. Es darf nicht verändert werden.	**Alkalien, Säuren** durch Veränderung des Lackmuspapiers.
*Zusatz von einigen Tropfen Salpetersäure und 0,5 ccm Silbernitratlösung. Es darf sich höchstens eine Opaleszenz zeigen.	**Salzsäure** durch eine stärkere Trübung als Opaleszenz.
*Schütteln von 0,5 g Dulzin mit 200 ccm siedendem Wasser.	**Di-p-phenetylkarbamid** durch eine nicht völlig klare Lösung.
*Schütteln von 0,2 g Dulzin mit 2 ccm Schwefelsäure. Es darf höchstens eine schwach gelbbraun gefärbte Lösung entstehen.	**Fremde organische Stoffe** durch eine stärkere Färbung.
Verbrennen von 0,2 g Dulzin in einem gewogenen Tiegel. Sie dürfen keinen wägbaren Rückstand hinterlassen.	**Anorganische Beimengungen** durch einen Rückstand von 0,001 g oder mehr.

Aufbewahrung: Vorsichtig.

Elaeosacchara — Ölzucker.

Sie sind zur Abgabe frisch zu bereiten.

Electuaria — Latwergen.

Brei- oder teigförmige, zum innerlichen Gebrauch bestimmte Mischungen aus festen und flüssigen oder halbflüssigen Stoffen. Latwergen müssen durchaus gleichmäßig gemischt sein.

Electuarium Sennae — Sennalatwerge.

Sie sei grünlichbraun.

Elixir Aurantii compositum — Pomeranzenelixir.

Es sei eine klare, braune, würzig und bitter schmeckende Flüssigkeit.

Elixir e Succo Liquiritiae — Brustelixir.

Es sei eine braune Flüssigkeit und frei vom Bodensatz.

Emetinum hydrochloricum — Emetinhydrochlorid.

Weißes, kristallinisches Pulver, das bitter schmeckt und sich am Licht gelblich färbt, leicht löslich in Wasser oder Weingeist.

Die Lösungen verändern Lackmuspapier nicht oder röten es nur schwach.

Zur Prüfung sind erforderlich: Etwa 0,3 g Emetinhydrochlorid und 7 ccm wäßrige Lösung (1 + 99).

Prüfung durch:	Zeigt an:
*Versetzen von je 1 ccm der wäßrigen Lösung (1 + 99)	
a) mit Kaliumjodidlösung,	**Identität** durch einen weißen Niederschlag.
b) mit Neßlers Reagens.	**Identität** durch einen gelblich weißen Niederschlag.
*Lösen von 0,01 g Emetinhydrochlorid in 1 ccm Schwefelsäure. Die Lösung sei farblos oder höchstens schwach gelb; Zusatz von 1 Tropfen Salpetersäure, die Lösung nimmt eine braunrote Farbe an.	**Reinheit** durch eine farblose Lösung. **Identität** durch eine braunrote Färbung.
Versetzen von 5 ccm der Lösung (1 + 99) mit 2 ccm Kalilauge, Abfiltrieren und Auswaschen des weißen Niederschlags mit 5 ccm Wasser; Trocknen im Exsikkator. Schmelzpunktbestimmung.	**Identität,** wenn die Emetinbase bei etwa 68° schmilzt[1].
*Lösen von 0,1 g Emetinhydrochlorid in 2 ccm Wasser. Die Lösung muß klar und farblos oder höchstens schwach gelblich sein.	**Reinheit** durch klare und farblose Lösung.
Zusatz von Bariumnitratlösung. Sie darf nicht verändert werden.	**Schwefelsäure** durch eine weiße Trübung.
Trocknen von 0,2 g Emetinhydrochlorid bei 100° in einem gewogenen Tiegel. Es darf höchstens 0,02 g an Gewicht verlieren.	**Unzulässiger Wassergehalt** durch einen höheren Trockenverlust als 0,02 g.
Verbrennen des getrockneten Salzes. Es darf keinen wägbaren Rückstand hinterlassen.	**Anorganische Beimengungen,** wenn der Rückstand 0,001 g oder mehr beträgt.

Aufbewahrung: Vorsichtig und vor Licht geschützt.

[1] P. KROLL (Apotheker-Ztg. 1928, S. 791) sagt: Die Anwendung der vorgeschriebenen Kalilauge ist unzweckmäßig. Erstens läßt sich das überschüssige KOH schlecht auswaschen. Sodann hält KOH das evtl. als Verunreinigung vorhandene Cephaelin in Lösung, das doch, wenn zugegen, mit ausfallen und den Schmelzpunkt herabsetzen soll. Deshalb empfiehlt KROLL, Ammoniak statt KOH anzuwenden: Die vom Arzneibuch angegebene Lösung des Alkaloidsalzes alkalisiert man mit einigen Tropfen Ammoniakflüssigkeit und wäscht den Niederschlag mit etwa 10 ccm Wasser aus. — Der Schmelzpunkt der abgeschiedenen getrockneten Base ist freilich nicht scharf; tatsächlich zeigen manche Präparate nach vorhergehendem Sintern einen nicht unwesentlich höheren Schmelzpunkt.

Emplastra — Pflaster.

In Tafeln, Stangen oder Stücke verschiedenster Form gebrachte oder auf Stoff aufgestrichne, zum äußerlichen Gebrauch bestimmte Arzneizubereitungen. Bei gewöhnlicher Temperatur sind die Pflaster fest und in der Hand knetbar; beim Erwärmen werden sie flüssig.

Sind gestrichne Pflaster ohne Angabe der zu verwendenden Pflastermenge verordnet, so soll die Dicke der Pflasterschicht in der Regel 1 mm nicht überschreiten.

Emplastrum adhaesivum — Heftpflaster.

Es sei braungelb und klebe nach dem Erwärmen stark.

Emplastrum Cantharidum ordinarium — Spanischfliegenpflaster.

Es sei ein grünlichschwarzes weiches Pflaster.

Emplastrum Cantharidum perpetuum —
Immerwährendes Spanischfliegenpflaster.

Es sei ein grünlichschwarzes, hartes Pflaster.

Emplastrum Cantharidum pro usu veterinario —
Spanischfliegenpflaster für tierärztlichen Gebrauch.

Es sei hart und grünlichschwarz.

Emplastrum Cerussae — Bleiweißpflaster.

Es sei ein weißes Pflaster.

Emplastrum fuscum camphoratum — Mutterpflaster.

Es sei schwarzbraun, zähe und rieche nach Kampfer.

Emplastrum Hydrargyri — Quecksilberpflaster.

Gehalt: 18,7 bis 20,1% Quecksilber (Hg. Atom-Gew.: 200,6).

Es sei grau und lasse beim Betrachten mit der Lupe Quecksilberkügelchen nicht erkennen.

Prüfung durch:	Zeigt an:
Erhitzen von 3 g Quecksilberpflaster mit 20 ccm roher Salpetersäure etwa 10 Minuten lang auf dem Wasserbad[1] in einem Kölbchen mit aufgesetztem Trichter. Zufügen von 25 ccm Wasser, den Trichter damit abspülend, sobald in dem sandigen Bodensatz von Bleinitrat keine Quecksilberkügelchen mehr erkennbar sind, Erhitzen von neuem, bis sich die Fettschicht klar abgeschieden hat, Erkaltenlassen, Gießen der Lösung durch ein Flöckchen Watte in einen Meßkolben von 100 ccm Inhalt, Zerkleinerung der Fettschicht, Abspülen derselben und des Kölbchens 4- bis 5mal mit je etwa 5 ccm Wasser, Versetzen der vereinigten, wäßrigen Flüssigkeiten mit so viel Kaliumpermanganatlösung (1 + 19), daß sie beständig rot erscheint oder sich braune Flocken abscheiden[2]. Entfärben oder Klä-	Den **vorschriftsmäßigen Gehalt an Queckslber,** wenn bis zu diesem Punkt 14,0 bis 15,0 ccm $^1/_{10}$-Normal-Ammoniumrhodanidlösung verbraucht werden.
	1 ccm $^1/_{10}$-Normal-Ammoniumrhodanidlösung = 0,01003 g Quecksilber, 14 bis 15 ccm = 0,14042 bis 0,15045 g Quecksilber, welche in $^1/_4$ = 0,75 g Quecksilberpflaster enthalten sein sollen. Für 100 g des letzteren berechnet sich

$$\frac{0,14042 \text{ bis } 0,15045 \cdot 100}{0,75}$$
$$= 18,7 \text{ bis } 20,1 \text{ g Quecksilber.}$$

ren des Gemischs durch Zusatz von Ferrosulfat.
Auffüllen der Lösung bis zur Marke, Abmessen
von 25 ccm der filtrierten Lösung, Versetzen mit
5 ccm Ferriammoniumsulfatlösung[3] und Titration
mit $^1/_{10}$-Ammoniumrhodanidlösung[4], bis eine
braunrote Färbung eintritt.

[1] $3 Hg + 8 HNO_3 = 3 Hg(NO_3)_2 + 2 NO + 4 H_2O.$
Merkurinitrat

[2] Kaliumpermanganat verwandelt etwa vorhandenes Merkuronitrat in Merkurinitrat.

$$Hg_2(NO_3)_2 + 2 HNO_3 + O = 2 Hg(NO_3)_2 + H_2O.$$
Merkuronitrat   Merkurinitrat

[3] $Fe_2(NH_4)_2(SO_4)_4 + 6 (NH_4)CNS = 2 Fe(CNS)_3 + 4 (NH_4)_2SO_4.$
Ferriammonium-   Ammonium-   Ferrirhodanid
sulfat   rhodanid

[4] $Hg(NO_3)_2 + 2 (NH_4)CNS = Hg(CNS)_2 + 2 (NH_4)NO_3.$
entsprech.   Ammonium-   Quecksilber-
1 Atom   rhodanid   rhodanid
$Hg = 200,6$ $2 . 76,12$
1 Molekül Ammoniumrhodanid $= 76,12$ entspricht $^1/_2$ Molekül Quecksilber
$= 100,3.$

Emplastrum Lithargyri — Bleipflaster.

Es sei grauweiß bis gelblich und darf ungebundne Bleiglätte nicht enthalten,
weshalb es sich in warmem Terpentinöl vollständig lösen muß.

Emplastrum Lithargyri compositum — Gummipflaster.
Gelbes Zugpflaster.

Es sei anfangs gelb, später bräunlichgelb und rieche würzig.

Emplastrum saponatum — Seifenpflaster.

Es sei gelblich, nicht schlüpfrig.

Emplastrum saponatum salicylatum — Salizylseifenpflaster.

Es sei gelb bis bräunlich.

Emulsiones — Emulsionen.

Emulsio Olei Jecoris Aselli composita —
Zusammengesetzte Lebertranemulsion.

Gehalt: 40% Lebertran.
Sie sei gelblichweiß.

Eucalyptolum — Eukalyptol.
Zineol.

$C_{10}H_{18}O.$ Mol.-Gew.: 154,1.
Der durch fraktionierte Destillation gewonnene Hauptbestandteil der flüchtigen
Öle von Eukalyptus- und Melaleuca-Arten. Farblose, optisch inaktive Flüssigkeit
(hier ist die Forderung nicht zu übersehen, daß das Zineol = Eukalyptol [im Gegensatz zu Eukalyptusöl] optisch inaktiv sein soll!) von kampferähnlichem Geruch

und eigentümlichem, kühlendem Geschmack; angezündet, verbrennt es mit rußender Flamme.

Verhalten gegen Lösungsmittel: In Wasser fast unlöslich, klar löslich in Äther, Chloroform, Terpentinöl sowie in 2 Raumteilen 70%igen Alkohols.

Dichte: 0,924 bis 0,927.

Erstarrungspunkt: 0° bis + 1°.

Siedepunkt: 175 bis 177°.

Prüfung durch:	Zeigt an:
*Verbringen eines Tropfens Brom in ein Probierrohr. Verteilen an der Wand. Verbringen von 2 Tropfen Eukalyptol in ein zweites Probierrohr. Verteilen an der Wand. Umstülpen des mit Bromdampf gefüllten Probierrohrs, so daß die Bromdämpfe in das Probierrohr mit Eukalyptol fließen.	**Identität** durch sich bildende zahlreiche rotgelbe, stark verzweigte Kristalle.
Schütteln von 1 ccm Eukalyptol mit 2 ccm Resorzinlösung (1 + 1). Das Gemisch erstarre innerhalb 5 Minuten vollständig zu einer festen Kristallmasse.	**Identität** und **Reinheit** durch völliges Erstarren zu Zineol-Rezorcin[1].
*Versetzen einer Lösung von 1 ccm Eukalyptol in 5 ccm Weingeist unter Umschütteln tropfenweise mit Bromwasser. Es dürfen höchstens 10 Tropfen zur Erzielung einer etwa $^1/_2$ Stunde lang bleibenden Gelbfärbung verbraucht werden.	**Terpentinöl,** wenn mehr Bromwasser verbraucht wird oder die Färbung vor Ablauf einer halben Stunde verblaßt[2].

Aufbewahrung: Vor Licht geschützt.

[1] Verbindung von 1 Molekul Resorzin mit 2 Molekulen Zineol. Eine feste molekulare Additionsverbindung, die sich im Überschuß der konzentrierten Resorzinlösung wieder auflöst.

Die Tendenz zur Bildung dieser Molekülverbindung ist so groß, daß die Reaktion zur quantitativen Bestimmung des Eukalyptols im Oleum Eucalypti (siehe dort) verwendet werden kann. Übrigens tritt die Bildung der Verbindung und damit das Erstarren schon bald nach dem Umschütteln, nicht erst nach Minuten ein.

[2] Terpentinöl und andere ungesättigte Verbindungen, die ebenfalls Brom anlagern, würden die Mischung bald entfärben. Eine solche frühzeitige Entfärbung kann aber nicht nur bei Gegenwart der genannten Vereinigungen eintreten, sondern auch bei Verwendung eines zu alten, zu schwach gewordenen Bromwassers. Tritt eine zu frühzeitige Entfärbung ein, ist es geboten, vor einer Beanstandung den Versuch mit frischhergestelltem Bromwasser zu wiederholen!

Eukodal — Eukodal.

Dihydrooxycodeinonum hydrochloricum — Dihydrooxycodeinonhydrochlorid.

$(C_{18}H_{21}O_4N)HCl + 3H_2O$. Mol.-Gew.: 405,7.

Weißes, kristallinisches, bitter schmeckendes Pulver, in 6 Teilen Wasser und in 60 Teilen Weingeist mit neutraler Reaktion löslich.

Zur Prüfung sind erforderlich: Etwa 0,6 g Eukodal und 6 ccm wäßriger Lösung (1 + 99).

$[\alpha]_D^{20°}$ für eine 5%ige wäßrige Lösung = etwa — 125°.

Prüfung durch:	Zeigt an:
Versetzen der Lösung von 0,2 g Eukodal in 5 ccm Wasser mit einigen Tropfen Ammoniakflüssigkeit. Abfiltrieren und Auswaschen des weißen Niederschlags mit wenig Wasser, Trocknen. Schmelzpunktbestimmung.	**Identität** durch einen Schmelzpunkt der Eukodalbase von 218 bis 220°.

*Versetzen der Lösung von 0,05 g Eukodal in 2 ccm Schwefelsäure. Es entsteht Schwefelsäure mit 1 Tropfen Salpetersäure. Es entsteht eine rotbraune Färbung.

Identität durch eine rotbraune Färbung.

Versetzen von 0,01 g Eukodal mit 1 ccm Formaldehyd-Schwefelsäure.

Identität durch eine tiefgelbe Färbung, die nach kurzer Zeit in Violettrot und später in Violettblau übergeht.

*Versetzen von 5 ccm der wäßrigen Lösung (1 + 99) mit einigen Tropfen Salpetersäure und Silbernitratlösung.

Identität durch einen weißen, käsigen Niederschlag[1].

*Lösen von 0,1 g Eukodal in 2 ccm Wasser. Die Lösung sei klar und farblos.

*Versetzen dieser Lösung mit Salpetersäure und Bariumnitratlösung, es darf keine Trübung eintreten.

Schwefelsäure durch eine weiße Trübung.

*Lösen von 0,01 g Eukodal in 1 ccm Schwefelsäure. Die Lösung sei farblos oder nur schwach gelblich.

Fremde organische Stoffe durch eine Färbung.

*Zusetzen von 1 ccm der Lösung (1 + 99) zu der mit 1 Tropfen Eisenchloridlösung versetzten Lösung eines Körnchens Kaliumferrizyanid in 10 ccm Wasser. Die braunrote Färbung darf nicht sofort in Blau umschlagen.

Morphin durch einen Farbumschlag nach Blau[2].

Trocknen von 0,2 g Eukodal bei 100° in einem gewogenen Tiegel. Es darf höchstens 0,03 g an Gewicht verlieren.

Zu hoher Wassergehalt durch einen höheren Trockenverlust als 0,03 g.

Verbrennen des getrockneten Salzes. Es darf keinen wägbaren Rückstand hinterlassen.

Anorganische Beimengungen, wenn der Rückstand 1 mg oder mehr beträgt.

Aufbewahrung: Vorsichtig.

[1] $(C_{18}H_{21}O_4N)HCl + AgNO_3 = (C_{18}H_{21}O_4N)HNO_3 + AgCl$.
[2] Siehe Aethylmorphin. hydrochl. Nr. 1.

Euphorbium — Euphorbium.

Der an der Luft eingetrocknete, leicht zerreibliche Milchsaft von Euphorbia resinifera Berg.

Euphorbium besteht aus unregelmäßigen Stücken, die die zweistachligen Blattpolster, die Blütengabeln und die dreiköpfigen Früchte umhüllen und eine dementsprechende geformte Innenseite zeigen. Es ist mattgelblich bis gelbbraun, geruchlos und schmeckt andauernd brennend scharf.

Prüfung durch:

Zeigt an:

Behandeln von 1 g gepulvertem Euphorbium mit siedendem Weingeist bis zur Erschöpfung, Abfiltrieren des Rückstands durch ein gewogenes Filter, Trocknen desselben bei 100° und Wägen. Er darf nicht mehr als 0,5 g betragen.

Einen **zu großen Gehalt an fremden Bestandteilen** (Pflanzenresten, Sand) durch einen größeren Rückstand als 0,5 g.

Verbrennen von 1 g Euphorbium in einem gewogenen Tiegel; es darf höchstens 0,1 g Rückstand bleiben.

Fremde Beimengungen (Pflanzenreste, Sand) in zu großer Menge, wenn der Rückstand mehr als 0,1 g beträgt.

Aufbewahrung: Vorsichtig.

Extracta — Extrakte.

Eingedickte Auszüge aus Pflanzenstoffen oder eingedickten Pflanzensäften. Hinsichtlich der Extraktdicke zerfallen die Extrakte in 3 Abteilungen, nämlich

1. **dünne,** welche dem frischen Honig gleichen,
2. **dicke,** welche, erkaltet, sich nicht ausgießen lassen,
3. **trockene,** welche sich zerreiben lassen.

Lösungen von Trockenextrakten dürfen nicht vorrätig gehalten werden.

Prüfung durch:

*Veraschen von 1 g Extrakt, Befeuchten des Rückstands mit einigen Tropfen Salpetersäure, Verdampfen und Glühen des Rückstands, Lösen unter Erwärmen in 5 ccm verdünnter Salzsäure. Versetzen der Lösung mit 3,5 ccm Ammoniakflüssigkeit und dann mit verdünnter Essigsäure bis zur schwach sauren Reaktion. Filtrieren. Verdünnen auf 10 ccm und Zusatz von 3 Tropfen Natriumsulfidlösung. Eine etwa auftretende Färbung darf nicht dunkler sein als die einer Mischung von 1 ccm Kupfersulfatlösung, die in 1000 ccm 0,5 g Kupfersulfat enthält, 1 ccm verdünnter Essigsäure, 8 ccm Wasser und 3 Tropfen Natriumsulfidlösung. Die Beobachtung ist in zwei gleichweiten Probierrohren vorzunehmen.

Zeigt an:

Schwermetallsalze (besonders Kupfer) in unzulässiger Menge durch eine dunklere Färbung, als sie die Vergleichsflüssigkeit aufweist, oder durch eine Fällung.

Extractum Absinthii — Wermutextrakt.

Dickes Extrakt, braun, in Wasser trübe löslich, von bitterem Geschmack. Prüfung auf Schwermetalle siehe Extracta.

Extractum Aloes — Aloeextrakt.

Trockenes Extrakt, gelbbraun, bitter schmeckend.

In 5 Teilen Wasser löst es sich zu einer fast klaren Flüssigkeit, die bei weiterem Zusatz von Wasser nur infolge einer Alterserscheinung trübe wird. Prüfung auf Schwermetalle siehe Extracta.

Prüfung durch:

*Lösen von 0,1 g Aloeextrakt in 1 ccm Wasser. Zugabe von 0,1 g Borax.

Zeigt an:

Identität durch eine spätestens nach einer Viertelstunde auftretende grüne Fluoreszenz, die beim Verdünnen mit 100 ccm Wasser stärker hervortritt.

Extractum Belladonnae — Tollkirschenextrakt.

Gehalt: 1,48 bis 1,52% Hyoszyamin ($C_{17}H_{23}O_3N$. Mol.-Gew.: 289,2).

Durch Zusatz von Dextrin wird erforderlichenfalls das Extrakt auf einen Hyoszyamingehalt von 1,48 bis 1,52% gebracht.

Trocknes Extrakt, braun, in Wasser nicht klar löslich. Prüfung auf Schwermetalle siehe Extracta.

Bestimmung des Alkaloidgehalts des frischbereiteten Tollkirschenextrakts: Man löse 2,5 g des Trockenextrakts in einem Arzneiglas in 5 ccm Wasser unter gelindem Erwärmen, fügt zu der Lösung nach dem Erkalten 25 g Äther sowie nach kräftigem Umschütteln 2 g Ammoniakflüssigkeit hinzu und schüttelt 5 Minuten lang kräftig durch. Nach Zusatz von 1 g Traganthpulver schüttelt man nochmals so lange, bis sich die ätherische Schicht vollständig geklärt hat, gießt 20 g der klaren ätherischen Lösung (= 2 g des Trockenextrakts) durch ein Wattebäuschchen in ein Kölbchen, destilliert den Äther ab und erwärmt auf dem Wasserbad bis zum Verschwinden des Äthergeruchs. Nachdem man den Rückstand in 1 ccm Weingeist gelöst hat, gibt man 5 ccm $^1/_{10}$-Normal-Salzsäure, 5 ccm Wasser und 1 Tropfen Methylrotlösung hinzu und titriert vermittelst der Feinbürette mit $^1/_{10}$-Normal-Kalilauge bis zum Farbumschlag. Aus der Anzahl der zur Sättigung des vorhandenen Hyoszyamins verbrauchten ccm $^1/_{10}$-Normal-Salzsäure ergibt sich durch Multiplikation mit 1,446 (log 16017) der Prozentgehalt des Trockenextrakts.

Tollkirschenextrakt, das einen höheren Gehalt an Hyoszyamin aufweist, ist mit Dextrin auf den vorgeschriebenen Gehalt einzustellen. Durch Multiplikation der oben zur Sättigung des Hyoszyamins verbrauchten ccm $^1/_{10}$-Normal-Salzsäure mit 0,9640 (log 98408) erhält man die Menge, auf die man je 1 g des Extrakts mit Dextrin verdünnen muß.

Bestimmung des Alkaloidgehalts des eingestellten Extrakts: Sie erfolgt in der gleichen Weise, wie vorstehend beschrieben ist. Es dürfen nicht mehr als 3,98 und nicht weniger als 3,95 ccm $^1/_{10}$-Normal-Kalilauge verbraucht werden, so daß mindestens 1,02 und höchstens 1,05 ccm $^1/_{10}$-Normal-Salzsäure zur Sättigung des vorhandenen Hyoszyamins erforderlich sind, was einem Gehalt von 1,48 bis 1,52% Hyoszyamin entspricht. 1 ccm $^1/_{10}$-Normal-Salzsäure = 0,02892 g Hyoszyamin,

$$1,02 \text{ bis } 1,05 \text{ ccm } {}^1/_{10}\text{-Normal-Salzsäure} = \frac{1,02 \text{ bis } 1,05 \cdot 100 \cdot 0,02892}{2} \% \text{ Hyoszyamin.}$$

<table>
<tr><td>Prüfung durch:</td><td>Zeigt an:</td></tr>
<tr><td>Ausschütteln der mit Salzsäure schwach angesäuerten titrierten Flüssigkeit in einem Scheidetrichter mit Äther. Ablassen der wäßrigen Schicht in einen andern Scheidetrichter, Zusatz von Ammoniakflüssigkeit bis zur schwach alkalischen Reaktion, nochmaliges Ausschütteln mit Äther. Verdunstenlassen der zweiten ätherischen Lösung, Abdampfen des Rückstandes mit 5 Tropfen rauchender Salpetersäure, nach dem Erkalten Übergießen mit weingeistiger Kalilauge. Er muß eine violette Färbung annehmen.</td><td>**Identität** durch eintretende violette Färbung.</td></tr>
</table>

Extractum Calami — Kalmusextrakt.

Dickes Extrakt, rotbraun, in Wasser trübe löslich. Prüfung auf Schwermetalle siehe Extracta.

Extractum Cardui benedicti — Kardobenediktenextrakt.

Dickes Extrakt, braun, in Wasser fast klar löslich, von bittrem Geschmack. Prüfung auf Schwermetalle siehe Extracta.

Extractum Chinae spirituosum — Weingeistiges Chinaextrakt.

Gehalt: Mindestens 12% Alkaloide, berechnet auf $C_{20}H_{24}N_2O_2$ (Chinin) und $C_{19}H_{22}N_2O$ (Cinchonin). Durchschnittliches Mol.-Gew.: 309,2.

Weingeistiges Chinaextrakt ist trocken, rotbraun, in Wasser trübe löslich, von bittrem Geschmack. Prüfung auf Schwermetalle siehe Extracta.

Bestimmung des Alkaloidgehalts: 2 g zerriebnes weingeistiges Chinaextrakt löst man in einem Arzneiglas von etwa 75 ccm Inhalt in 1 g Salzsäure und 10 ccm Wasser durch etwa 5 Minuten langes Erwärmen im Wasserbad, fügt nach dem Erkalten 15 g Chloroform sowie nach kräftigem Umschütteln 5 g Natronlauge (vgl. Cortex Chinae) hinzu und schüttelt die Mischung 10 Minuten lang kräftig durch. Alsdann fügt man 25 g Äther und nach erneutem Umschütteln 1,5 g Traganth hinzu[1]. Nachdem man wieder einige Minuten lang durchgeschüttelt hat, gießt man die klare Äther-Chloroform-Lösung durch ein Wattebäuschchen in ein Kölbchen. Zu 20 g des Filtrats (= 1 g weingeistiges Chinaextrakt) fügt man 10 ccm Weingeist hinzu und destilliert die Mischung bis zum Verschwinden des Äther-Chloroform-Geruchs ab. Den Rückstand nimmt man mit 10 ccm Weingeist unter gelindem Erwärmen auf, verdünnt die Lösung mit 10 ccm Wasser und titriert mittels Feinbürette nach Zusatz von 2 Tropfen Methylrotlösung mit $^1/_{10}$-Normal-Salzsäure bis zum Farbumschlag. Hierzu müssen mindestens 3,88 ccm $^1/_{10}$-Normal-Salzsäure verbraucht werden. 1 ccm $^1/_{10}$-Normal-Salzsäure = 0,03 092 g Alkaloide, berechnet auf Chinin und Cinchonin. 3,88 ccm = 3,88 · 100 · 0,3 092% Alkaloide = 12%.

Prüfung durch:	Zeigt an:
Vermischen von 5 ccm der titrierten Flüssigkeit mit 1 ccm verdünntem Bromwasser (1 + 4) und Zusatz von Ammoniakflüssigkeit.	**Identitätsreaktion für Chinin** durch eine schön grüne Färbung. (Thalleiochinreaktion.)

[1] Vor dem Traganthzusatz soll man Äther hinzufügen und umschütteln. Schüttelt man hier zu stark, so bildet sich leicht eine Emulsion, die beim Öffnen der Flasche herausspritzen kann. Ein starkes Umschütteln ist hier auch nicht nötig, weil schon mit Chloroform kräftig ausgeschüttelt wird. Deshalb gibt man den Äther zu, schüttelt mäßig und nach dem Traganthzusatz noch einmal kräftig.

Extractum Colocynthidis — Koloquinthenextrakt.

Trocknes Extrakt, gelbbraun, in Wasser trübe löslich, von **sehr bittrem** Geschmack. Prüfung auf Schwermetalle siehe Extracta.

Prüfung durch:	Zeigt an:
*Lösen von 0,01 g Koloquinthenextrakt in 1 ccm verdünntem Weingeist, Eindampfen zur Trockne auf dem Wasserbad, Zusatz einiger Tropfen Schwefelsäure.	**Identität** durch eine tieforangerote Färbung.

Aufbewahrung: Vorsichtig.

Extractum Faecis — Hefeextrakt.

Ein braunes Pulver von würzigem Geschmack, in Wasser nicht vollkommen löslich.

Hefeextrakt darf nicht schwarzbraun aussehen und nicht bitter oder brenzlig schmecken. Prüfung auf Schwermetalle siehe Extracta.

Extractum Ferri pomati — Eisenhaltiges Apfelextrakt.

Gehalt: An Eisen mindestens 5%.

Dickes Extrakt, grünschwarz, in Wasser klar löslich, von süßem, eigenartigem, aber keineswegs scharfem Geschmack.

Prüfung durch:	Zeigt an:
Lösen von etwa 1 g (genau gewogen) eisenhaltigem Apfelextrakt in einem Kolben mit eingeriebenem Glasstopfen unter gelindem Erwärmen in 20 ccm Wasser, Erhitzen zum Sieden, Zugabe in einem Guß von 30 ccm Wasserstoffsuperoxydlösung. $^1/_2$ Minute lang kräftig schütteln, Stehenlas-	Den **vorgeschriebenen Gehalt an Eisen,** wenn bis zu diesem Punkt für je 1 g Extrakt mindestens 9,0 ccm $^1/_{10}$-Normal-Natriumthiosulfatlösung gebraucht werden.

sen bis die Gasentwicklung fast ganz aufgehört hat, Zusatz von 5 ccm Schwefelsäure unter Umschwenken und nochmals Erhitzen zum Sieden. Erkaltenlassen, Zusatz von halbprozentiger Kaliumpermanganatlösung bis zur schwachen, etwa $^1/_2$ Minute beständigen Rötung. Nach Entfärbung Zusatz von 2 g Kaliumjodid[1], Stehenlassen eine Stunde lang bei gewöhnlicher Temperatur im verschlossenen Gefäß, Titrieren mit $^1/_{10}$-Normal-Natriumthiosulfatlösung[2] bis zur hellgelben Färbung, dann Zusatz einiger Tropfen Stärkelösung und wiederum Titration bis zur Entfärbung.

1 ccm $^1/_{10}$-Normal-Natriumthiosulfatlösung = 0,005 584 g Eisen, 9 ccm = 0,050 256 g Eisen. In 100 g Extrakt müssen daher mindestens 5,02 g Eisen enthalten sein.

Man erhält den Prozentgehalt an Eisen durch Multiplizieren der Anzahl ccm mit 5,0256 und Division durch die Einwaage.

$$\frac{\text{ccm}}{\text{g}} \cdot 5{,}0256 \ (\log 70\,119).$$

---

[1] $2\,\text{FeCl}_3 + 2\,\text{KJ} = 2\,\text{FeCl}_2 + 2\,\text{KCl} + 2\,\text{J}$
entsprechend 2 Atome Ferrochlorid $\quad 2 \cdot 126{,}92$
$\quad$ Fe $= 2 \cdot 55{,}84$.

[2] Siehe bei Calcaria chlorata Nr. 3.

1 Molekül Natriumthiosulfat = 248,22 entspricht 1 Atom Jod = 1 Atom Eisen = 55,84.

Extractum Filicis — Farnextrakt.

Gehalt: An Rohfilizin mindestens 25%.
Dichte: Nicht unter 1,04.

Dünnes Extrakt, grün bis braungrün, in Wasser nicht löslich, von widerlichem, kratzendem Geschmack. Das Extrakt soll von Äther völlig frei sein[1]. Prüfung auf Schwermetalle siehe Extracta.

Prüfung durch:

*Anfertigen eines Glyzerin-Jod-Präparats und Betrachten unter dem Mikroskop. Es dürfen sich keine Stärkekörner zeigen.

Zeigt an:

Unrichtige Bereitungsweise durch Anwesenheit von Stärkekörnern. Diese färben sich blau.

Diese Forderung ist zu rigoros. Vereinzelte Stärkekörner werden sich fast immer, auch in guten Extrakten, zeigen.

*Lösen von 0,1 g Farnextrakt in 10 ccm Weingeist unter gelindem Erwärmen. Zugabe von 0,2 g Talk. Kräftig schütteln. Filtrieren. Versetzen von 1 ccm Filtrat mit 9 ccm Weingeist. Zusatz von 1 Tropfen verdünnter Eisenchloridlösung (1 + 9).

Identität durch Farbumschlag von Lichtgrün nach Braun.

Bestimmung des Rohfilizingehalts: 5 g des bei 50° gut durchgemischten Farnextrakts werden in einem Arzneiglas von 200 ccm Inhalt in 30 g Äther gelöst und mit 100 g Barytwasser 5 Minuten lang kräftig durchgeschüttelt. Man läßt dann in einem Scheidetrichter klar absetzen und filtriert die wäßrige Flüssigkeit sofort. 82 g des Filtrats (= 4 g Farnextrakt) werden nach Zusatz von 4 ccm Salzsäure in einem zweiten Scheidetrichter nacheinander mit 25, mit 15 und mit 10 ccm Äther ausgeschüttelt. Die ätherischen Auszüge werden nacheinander durch ein doppeltes, glattes Filter in ein gewogenes Kölbchen filtriert und durch Destillation vom Äther befreit. Das Gewicht des Rückstands muß nach dem Trocknen bei 100°[2] mindestens 1 g betragen, was einem Mindestgehalt von 25% Rohfilizin entspricht[3]. Die das Filizin enthaltende Ätzbarytlösung ist sofort nach dem Trennen vom Äther weiterzuverarbeiten, da sie sonst bald Veränderungen, Trübungen durch den Einfluß der Kohlensäure der Luft zeigt.

Vor der Abgabe ist Farnextrakt bei 50° gut zu durchmischen.

Aufbewahrung: Vorsichtig.

[1] Diese Forderung halten viele Handelsextrakte nicht. Die Feststellung der Ätherfreiheit erfolge durch Einstellen eines mit dem Extrakt beschickten Reagenzglases in ein Becherglas mit Wasser von 50 bis 55°. Äther gibt sich durch Gasblasenbildung und den Geruch zu erkennen. Evtl. kann man auch den verdunstenden Äther zur Entflammung bringen, indem man die Öffnung des Reagenzglases einer Flamme nähert.

[2] Gewichtskonstanz ist nicht immer leicht zu erreichen. Bei mehr als einstündigem Trocknen bei 100° muß mit Zersetzung gerechnet werden.

[3] Filizin ist eine Substanz von saurem Charakter. Durch das Barythydrat wird sie in wasserlösliche Salzform übergeführt, durch Salzsäure wieder abgeschieden und dann wieder vom Äther aufgenommen.

Extractum Gentianae — Enzianextrakt.

Dickes Extrakt, rotbraun, in Wasser schwach trübe löslich, von anfangs süßem, dann bittrem Geschmack. Prüfung auf Schwermetalle siehe Extracta.

Extractum Hyoscyami — Bilsenkrautextrakt.

Gehalt: 0,47 bis 0,55% Hyoszyamin ($C_{17}H_{23}O_3N$. Mol.-Gew.: 289,2).

Durch Zusatz von Dextrin wird erforderlichenfalls das Extrakt auf einen Hyoszyamingehalt von 0,5% gebracht.

Trockenextrakt, dunkelbraun, in Wasser nicht klar löslich. Prüfung auf Schwermetalle siehe Extracta.

Bestimmung des Alkaloidgehalts des frischbereiteten Bilsenkrautextrakts: Man löst 5 g des Trockenextrakts in einem Arzneiglas in 5 ccm Wasser unter gelindem Erwärmen, fügt zu der Lösung nach dem Erkalten 25 g Äther sowie nach kräftigem Umschütteln 2 g Ammoniakflüssigkeit hinzu und schüttelt 5 Minuten lang kräftig durch. Nach Zusatz von 1 g Traganthpulver schüttelt man nochmals so lange, bis sich die ätherische Schicht vollständig geklärt hat, gießt 20 g der klaren ätherischen Lösung (= 4 g des Trockenextrakts) durch ein Wattebäuschchen in ein Kölbchen, destilliert den Äther ab und erwärmt auf dem Wasserbad bis zum Verschwinden des Äthergeruchs. Nachdem man den Rückstand in 1 ccm Weingeist gelöst hat, gibt man 5 ccm $^1/_{10}$-Normal-Salzsäure, 5 ccm Wasser und 1 Tropfen Methylrotlösung hinzu und titriert vermittels der Feinbürette mit $^1/_{10}$-Normal-Kalilauge bis zum Farbumschlag. Aus der Anzahl der zur Sättigung des vorhandenen Hyoszyamins verbrauchten ccm $^1/_{10}$-Normal-Salzsäure ergibt sich durch Multiplikation mit 0,723 (log 85914) der Prozentgehalt des Trockenextrakts.

Bilsenkrautextrakt, das einen höheren Gehalt an Hyoszyamin aufweist, ist mit Dextrin auf den vorgeschriebnen Gehalt einzustellen. Durch Multiplikation der oben zur Sättigung des Hoyszyamins verbrauchten ccm $^1/_{10}$-Normal-Salzsäure mit 1,446 (log 16017) erhält man die Menge, auf die man 1 g des Extrakts verdünnen muß.

Bestimmung des Alkaloidgehalts des eingestellten Extrakts: Sie erfolgt in der gleichen Weise, wie vorstehend beschrieben ist. Es dürfen nicht mehr als 4,35 und nicht weniger als 4,24 ccm $^1/_{10}$-Normal-Kalilauge verbraucht werden, so daß mindestens 0,65 ccm und höchstens 0,76 ccm $^1/_{10}$-Normal-Salzsäure zur Sättigung des vorhandnen Hyoszyamins erforderlich sind, was einem Gehalt von 0,47 bis 0,55% Hyoszyamin entspricht. 1 ccm $^1/_{10}$-Normal-Salzsäure = 0,02 892 g Hyoszyamin,

$$0,65 \text{ bis } 0,76 \text{ ccm} = \frac{0,65 \text{ bis } 0,76 \cdot 0,02892}{4} \% \text{ Hyoszyamin.}$$

Prüfung durch:	Zeigt an:
Ausschütteln der mit Salzsäure schwach angesäuerten, titrierten Flüssigkeit in einem Scheidetrichter mit Äther, Ablassen der wäßrigen Schicht in einen andern Scheidetrichter, Zusatz von Ammoniakflüssigkeit bis zur schwach alkalischen Reaktion, nochmaliges Ausschütteln mit Äther. Verdunstenlassen der zweiten ätherischen Lösung, Abdampfen des Rückstands mit 5 Tropfen rauchender Salpetersäure, nach dem Erkalten Übergießen mit weingeistiger Kalilauge. Er muß eine violette Färbung annehmen.	**Identität** durch eine eintretende violette Färbung.

Aufbewahrung: Vorsichtig.

Extractum Opii — Opiumextrakt.

Gehalt: Etwa 20% Morphin ($C_{17}H_{19}O_3N$. Mol.-Gew.: 285,2).

Durch Zusatz von Milchzucker wird erforderlichenfalls das Extrakt auf einen Morphingehalt von 20% gebracht.

Trocknes, graubraunes, bitter schmeckendes und in Wasser trübe lösliches Extrakt.

Bestimmung des Morphingehalts des Extrakts[1]: 1,5 g Opiumextrakt löse man in 20 g Wasser, versetze die Lösung unter Vermeidung starken Schüttelns mit 1 ccm einer Mischung von 17 g Ammoniakflüssigkeit und 83 g Wasser, und filtriere sofort durch ein trocknes Faltenfilter von 8 cm Durchmesser. 15 g des Filtrats (= 1 g Opiumextrakt) versetze man in einem Kölbchen durch Umschwenken mit 5 ccm Essigäther und füge noch 2,5 ccm einer Mischung von 17 g Ammoniakflüssigkeit und 83 g Wasser zu. Alsdann verschließe man das Kölbchen, schüttle den Inhalt 10 Minuten lang kräftig um, füge hierauf noch 10 ccm Essigäther zu und lasse unter zeitweiligem, leichtem Umschwenken $^1/_4$ Stunde lang stehen.

Darauf bringe man zuerst die Essigätherschicht möglichst vollständig auf ein glattes Filter von 7 cm Durchmesser, gebe zu der im Kölbchen zurückgebliebenen, wäßrigen Flüssigkeit nochmals 5 ccm Essigäther, bewege die Mischung einige Augenblicke lang und bringe zunächst die Ätherschicht auf das Filter.

Nach dem Ablauf der ätherischen Flüssigkeit lasse man das Filter lufttrocken werden und gieße die wäßrige Lösung, ohne auf die an den Wänden des Kölbchens haftenden Kristalle Rücksicht zu nehmen, auf das Filter und spüle dieses sowie das Kölbchen dreimal mit je 5 ccm mit Äther gesättigtem Wasser nach. Dann lasse man das Kölbchen gut auslaufen.

Kölbchen und Filter trockne man bei 100°, löse dann die Morphinkristalle in 25 ccm $^1/_{10}$-Normal-Salzsäure, gieße die Lösung in einen andern Kolben, wasche Filter und Kölbchen sorgfältig mit Wasser nach und verdünne die Lösung schließlich auf etwa 50 ccm.

Nach Zusatz von 2 Tropfen Methylrotlösung titriert man mittels der Feinbürette mit $^1/_{10}$-Normal-Kalilauge bis zum Farbumschlag.

Zieht man die zum Zurücktitrieren verbrauchten ccm $^1/_{10}$-Normal-Kalilauge von 10 ccm $^1/_{10}$-Normal-Salzsäure ab, so erhält man die ccm $^1/_{10}$-Normal-Salzsäure, welche zur Sättigung von Morphin verwendet wurden. Multipliziert man diese mit 2,852 (log 45 515), so erhält man den Prozentgehalt des Opiumextrakts an Morphin.

Opiumextrakt, das einen höheren Gehalt an Morphin aufweist, ist mit Milchzucker auf den vorgeschriebenen Gehalt einzustellen. Durch Multiplikation der oben zur Sättigung des Morphins verbrauchten ccm $^1/_{10}$-Normal-Salzsäure mit 0,1426 (log 15 412) erhält man die Menge, auf die man 1 g Extrakts verdünnen muß.

Die **Gehaltsbestimmung** des **eingestellten** Opiumextrakts erfolgt in gleicher Weise. Es dürfen nicht mehr als 3,05 und nicht weniger als 2,90 ccm $^1/_{10}$-Normal-

Kalilauge zum Zurücktitrieren verbraucht werden, so daß 6,95 bis 7,10 ccm
$^1/_{10}$-Normal-Salzsäure zur Sättigung des vorhandenen Morphins nötig sind.

1 ccm $^1/_{10}$-Normal-Salzsäure = 0,02852 g Morphin, 6,95 bis 7,10 ccm = 0,1982
bis 0,2025 g Morphin, welche in 1 g Opiumextrakt vorhanden sein müssen; in 100 g
Extrakt sind daher 19,82 bis 20,25 g Morphin enthalten.

Prüfung durch:	Zeigt an:
*Hinzugeben von 5 ccm der titrierten Flüssigkeit zu der Lösung eines Körnchens Kaliumferrizyanid in 10 ccm Wasser, die mit 1 Tropfen Eisenchloridlösung und einigen Tropfen Salzsäure versetzt ist.	**Identität** durch Farbumschlag von Braunrot nach Blau[2].

Aufbewahrung: Vorsichtig.

[1] Siehe hierzu die Ausführungen unter Opium betr. Vereinfachung der Bestimmung.

[2] Siehe Aethylmorphin hydrochlor. Nr. 1.

Extractum Rhei — Rhabarberextrakt.

Trocknes Extrakt, braun, in Wasser trübe löslich, von eigenartigem, bitterem
Geschmack. Prüfung und Schwermetalle siehe Extracta.

Prüfung durch:	Zeigt an:
Schütteln einer Lösung von 0,5 g Rhabarberextrakt in 2 g verdünntem Weingeist mit 10 ccm Äther, Abgießen von etwa 5 ccm der klaren, zitronengelben Ätherschicht, Schütteln mit 5 ccm Wasser und einigen Tropfen Ammoniakflüssigkeit.	**Identität** durch eine nach dem Absetzen der wäßrigen Schicht auftretende kirschrote Färbung. (Oxymethylanthrachinonreaktion.)

Extractum Rhei compositum — Zusammengesetztes Rhabarberextrakt.

Trocknes Extrakt, grau bis graubraun, in Wasser trübe löslich, von bittrem
Geschmack. Prüfung auf Schwermetalle siehe Extracta.

Extractum Strychni — Brechnußextrakt.

Gehalt: 15,75 bis 16,21% Alkaloide, berechnet auf Strychnin ($C_{21}H_{22}O_2N_2$) und
Bruzin ($C_{23}H_{26}O_4N_2$). Durchschnittliches Mol.-Gew.: 364,2.

Brechnußextrakt, das einen höheren Gehalt an Alkaloiden aufweist, ist mit Milchzucker auf den vorgeschriebenen Gehalt einzustellen. Durch Multiplikation der bei
der Titration verbrauchten ccm $^1/_{10}$-Normal-Salzsäure mit 0,5691 (log 75516) erhält
man die Menge, auf die 1 g des Extrakts verdünnt werden muß.

Trocknes Extrakt, braun, in Wasser trübe löslich, Geschmack sehr bitter. Prüfung
auf Schwermetalle siehe Extracta.

Bestimmung des Alkaloidgehalts im frischbereiteten Brechnußextrakt: Man löst
0,5 g des Trockenextrakts in einem Arzneiglas in 4 ccm Wasser und 1,5 g verdünnter
Schwefelsäure unter gelindem Erwärmen, gibt zu dieser Lösung nach dem Erkalten
8 g Chloroform sowie nach kräftigem Umschütteln 0,5 g Natronlauge und 3 g Natriumkarbonatlösung hinzu (wegen reichlich vorhandenem fettem Öl ist Natronlauge
ungünstig; die Fettsäureester würden gespalten und die entstehende Seifenlösung
die Alkaloidbestimmung stören) und schüttelt 5 Minuten lang kräftig durch. Alsdann fügt man 17 g Äther hinzu und schüttelt nochmals 5 Minuten lang. Nach Zusatz
von 1 g Traganthpulver schüttelt man hierauf noch so lange, bis sich die Äther-
Chloroform-Schicht vollständig geklärt hat, gießt 20 g der klaren Äther-Chloroform-
Lösung (= 0,4 g des Trockenextrakts) durch ein Wattebäuschchen in ein Kölbchen

und destilliert bis auf einige Kubikzentimeter ab. Nun gibt man 5 ccm $^1/_{10}$-Normal-Salzsäure und 4 ccm Wasser in das Kölbchen, erwärmt auf dem Wasserbad bis zum Verschwinden des Äther-Chloroform-Geruchs, fügt nach dem Erkalten 1 Tropfen Methylrotlösung hinzu und titriert vermittels der Feinbürette mit $^1/_{10}$-Normal-Kalilauge bis zum Farbumschlag. Aus der Anzahl der zur Sättigung der vorhandnen Alkaloide verbrauchten ccm $^1/_{10}$-Normal-Salzsäure ergibt sich durch Multiplikation mit 0,9105 (log 95928) der Prozentgehalt des Trockenextrakts[1].

Bestimmung des Alkaloidgehalts des eingestellten Brechnußextrakts: Sie erfolgt in der gleichen Weise, wie vorstehend beschrieben ist. Es dürfen nicht mehr als 3,27 ccm und nicht weniger als 3,22 ccm $^1/_{10}$-Normal-Kalilauge verbraucht werden, so daß mindestens 1,73 ccm und höchstens 1,78 ccm $^1/_{10}$-Normal-Salzsäure zur Sättigung der vorhandenen Alkaloide erforderlich sind. 1 ccm $^1/_{10}$-Normal-Salzsäure

$$= 0{,}03642 \text{ g Strychnin und Bruzin, } 1{,}73 \text{ bis } 1{,}78 \text{ ccm} = \frac{1{,}73 \text{ bis } 1{,}78 \cdot 100 \cdot 0{,}03642}{4}$$

$$= 15{,}75 \text{ bis } 16{,}21\% \text{ Alkaloide.}$$

Prüfung durch:	Zeigt an:
*Versetzen von 2 ccm der titrierten Flüssigkeit mit 0,5 ccm verdünntem Bromwasser (1 + 4), die Lösung färbt sich vorübergehend rot. Weiterer Zusatz von 0,5 ccm verdünntem Bromwasser (1 + 4), es entsteht eine milchig-gelbe Trübung. Unterschichten dieses Gemischs mit dem gleichen Raumteil Schwefelsäure. Es entsteht an der Berührungsfläche eine rötlichviolette Färbung, die sich beim Stehen der ganzen Lösung mitteilt.	**Identität,** wenn die Farbreaktionen wie beschrieben auftreten.

Aufbewahrung: Vorsichtig.

[1] Da hier ein stark gerbsäurehaltiges Extrakt vorliegt, ist znächst ein „Aufschluß" durch Mineralsäure (hier verdünnte Schwefelsäure) zu bewirken, ähnlich wie bei Cort. Chinae. Diesem Aufschluß folgt zunächst eine annähernde Neutralisation der zugesetzten Säure durch Natronlauge, dann die Abscheidung der Alkaloide durch Natriumkarbonatlösung. Nach der Behandlung mit Traganth darf man die *klare* Äther-Chloroform-Lösung nicht zur Trockne abdestillieren, muß vielmehr einige Kubikzentimeter zurücklassen, da andernfalls das Auflösen des an den Kolbenwandungen anbackenden Rückstands erschwert ist. Dann aber muß man nach Hinzufügen der $^1/_{10}$-Normal-Salzsäure und des Wassers das Äther-Chloroform-Gemisch völlig durch Erhitzen entfernen, da bei Gegenwart von Chloroform der deutliche Umschlag des Indikators gestört wird.

Extractum Trifolii fibrini — Bitterkleeextrakt.

Dickes Extrakt, schwarzbraun, in Wasser fast klar löslich. Prüfung auf Schwermetalle siehe Extracta.

Extracta fluida — Fluidextrakte.

Flüssige Auszüge aus Pflanzenteilen.

Das Gewicht des Extrakts entspricht genau demjenigen der dazu verwendeten lufttrocknen Pflanzenteile.

Prüfung durch:	Zeigt an:
*Veraschen von 2 g Fluidextrakt, Befeuchten des Rückstands mit einigen Tropfen Salpetersäure, Verdampfen und Glühen des Rückstands. Lösen unter Erwärmen in 5 ccm verdünnter Salzsäure, Versetzen der Lösung mit 3,5 ccm Ammoniak-	**Schwermetallsalze** (besonders **Kupfer**) durch eine dunklere Färbung, als sie die Vergleichsflüssigkeit zeigt, oder eine Fällung.

flüssigkeit und dann mit verdünnter Essigsäure bis zur schwach sauren Reaktion. Filtrieren und Verdünnen auf 10 ccm, Zusatz von 3 Tropfen Natriumsulfidlösung. Eine etwa auftretende Färbung darf nicht dunkler sein als die einer Mischung von 1 ccm Kupfersulfatlösung, die in 1000 ccm 0,5 g Kupfersulfat enthält, 1 ccm verdünnter Essigsäure, 8 ccm Wasser und 3 Tropfen Natriumsulfidlösung. Die Beobachtung ist in zwei gleichweiten Probierrohren vorzunehmen.

Extractum Aurantii fluidum — Pomeranzenfluidextrakt.

Dunkelbraunes Fluidextrakt, nach Pomeranzenschale riechend, bitter schmeckend. Prüfung auf Schwermetalle siehe Extracta fluida.

Extractum Chinae fluidum — Chinafluidextrakt.

Gehalt: Mindestens 3,5% Alkaloide, berechnet auf $C_{20}H_{24}N_2O_2$ (Chinin) und $C_{19}H_{22}N_2O$ (Cinchonin). Durchschnittliches Mol.-Gew.: 309,2.

Chinafluidextrakt ist klar, rotbraun, riecht und schmeckt kräftig nach Chinarinde und ist in Wasser und Weingeist fast klar löslich. Prüfung auf Schwermetalle siehe Extracta fluida.

Bestimmung des Alkaloidgehalts: 4 g Chinafluidextrakt werden in einem Arzneiglas von etwa 75 ccm Inhalt mit einer Mischung von 10 g Chloroform und 10 g Äther kräftig durchgeschüttelt und mit 1,5 g Kalilauge versetzt. Nun schüttelt man abermals 10 Minuten lang und fügt weitere 20 g Äther hinzu. Alsdann schüttelt man erneut kräftig durch, gibt 0,5 g Traganth hinzu, schüttelt nochmals einige Minuten lang und gießt die klare Äther-Chloroform-Lösung durch ein Wattebäuschchen in ein Kölbchen. Zu 30 g des Filtrats (= 3 g Chinafluidextrakt) fügt man 10 ccm Weingeist hinzu und destilliert die Mischung bis zum Verschwinden des Äther-Chloroform-Geruchs. Den Rückstand nimmt man mit 10 ccm Weingeist unter gelindem Erwärmen auf, verdünnt die Lösung mit 10 ccm Wasser und titriert nach Zusatz von 2 Tropfen Methylrotlösung mit $^1/_{10}$-Normal-Salzsäure bis zum Farbumschlag. Hierzu müssen mindestens 3,4 ccm $^1/_{10}$-Normal-Salzsäure verbraucht werden. 1 ccm $^1/_{10}$-Normal-Salzsäure = 0,03092 g Alkaloide, berechnet auf Chinin und Cinchonin, 3,4 ccm $= \dfrac{3,4 \cdot 0,03092 \cdot 100}{3}$ % Alkaloide. Man erhält den Prozentgehalt an Alkaloiden durch Multiplikation der gefundenen Anzahl ccm $^1/_{10}$-Normal-Salzsäure mit 1,0307 (log 01314).

Vor dem Traganthzusatz soll man Äther hinzufügen und „kräftig" umschütteln. Schüttelt man hier zu stark, so bildet sich leicht eine Emulsion, die beim Öffnen der Flasche herausspritzen kann. Ein besonders kräftiges Umschütteln ist hier auch nicht nötig, weil schon mit Äther-Chloroform tüchtig durchgeschüttelt ist. Deshalb gibt man den Äther zu, schüttelt jetzt nicht zu stark, aber nach dem Traganthzusatz noch einmal sehr kräftig.

Prüfung durch:	Zeigt an:
Vermischen von 5 ccm der titrierten Flüssigkeit mit 1 ccm verdünntem Bromwasser (1 + 4) und Zusatz von Ammoniakflüssigkeit.	**Identität** des Chinins durch eine grüne Färbung. (Thalleiochinreaktion[1].)

[1] Siehe Cortex Chinae Nr. 2.

Extractum Condurango fluidum — Kondurangofluidextrakt.

Das Fluidextrakt ist braun und riecht und schmeckt kräftig nach Kondurangorinde. Prüfung auf Schwermetalle siehe Extracta fluida.

Prüfung durch:	Zeigt an:
*Erhitzen eines Filtrats eines Gemischs von 1 ccm Fluidextrakt und 4 ccm Wasser zum Sieden und Erkaltenlassen.	**Identität** durch eine starke Trübung beim Erhitzen zum Sieden; beim Erkalten wird die Flüssigkeit wieder fast klar[1].
*Verdünnen von 2 ccm obiger erkalteten Flüssigkeit mit 8 ccm Wasser und Zusatz von Gerbsäurelösung.	**Identität** durch einen reichlichen, flockigen Niederschlag.

Siehe auch Cortex Condurango letzten Absatz.

[1] Nicht selten bleiben gute, gehaltreiche Extrakte auch nach dem Erkalten trübe,
so daß diese Trübung nicht immer als Kennzeichen eines schlechten, minderwertigen Kondurangofluidextrakts anzusehen ist, die Angabe des Arzneibuchs also
mit Vorsicht aufgefaßt werden muß.

Extractum Frangulae fluidum — Faulbaumfluidextrakt.

Dunkelrotbraunes Fluidextrakt von bitterem Geschmack. Prüfung auf Schwermetalle siehe Extracta fluida.

Prüfung durch:	Zeigt an:
*Verdünnen von 1 ccm Fluidextrakt mit 1 ccm Wasser, Durchschütteln der Flüssigkeit mit 10 ccm Äther. Abheben von 5 ccm der klaren, zitronengelben Ätherschicht und Schütteln derselben mit 5 ccm Wasser und einigen Tropfen Ammoniakflüssigkeit.	**Identität** durch eine kirschrote Farbe der wäßrigen Schicht nach dem Absetzen. (Oxymethylanthrachinonreaktion.)

Extractum Hydrastis fluidum — Hydrastisfluidextrakt.

Gehalt: Mindestens 2,2% Hydrastin ($C_{21}H_{21}O_6N$. Mol.-Gew.: 383,2).
Dunkelrotbraunes Fluidextrakt von bitterem Geschmack. Prüfung auf Schwermetalle siehe Extracta fluida.

Prüfung durch:	Zeigt an:
*Vermischen von 1 Tropfen Fluidextrakt mit 200 g Wasser.	**Identität** durch eine deutlich gelbe Farbe der Mischung.

Bestimmung des Alkaloidgehalts des Fluidextraks: 6 g Hydrastisfluidextrakt
dampfe man nach Zusatz von 12 ccm Wasser in einem gewogenen Kölbchen von
100 ccm in siedendem Wasserbad auf etwa 6 g ein, füge 1,0 g verdünnte Salzsäure[1]
hinzu und bringe das Gewicht mit Wasser auf 15 g, füge 1 g Talk hinzu, schüttle
kräftig um und filtriere durch ein trocknes Filter von 6 cm Durchmesser in ein
trocknes Gefäß.

10 g des Filtrats (= 4 g Fluidextrakt) bringe man in ein Arzneiglas von 100 ccm
Inhalt, füge 25 g Äther und nach kräftigem Schütteln 4 g Ammoniakflüssigkeit[2]
hinzu, setze dann 15 g Petroleumbenzin hinzu und schüttle von neuem einige Minuten lang. Nach Zusatz von 1,5 g Traganthpulver schüttle man kräftig so lange, bis
sich die ätherische Schicht vollständig geklärt hat, gießt 30 g der Äthermischung
(= 3 g Hydrastisfluidextrakt) durch ein Wattebäuschchen in ein Kölbchen und
destilliert die Flüssigkeit bis auf einige Kubikzentimeter ab. Nun gibt man 5 ccm

$^1/_{10}$-Normal-Salzsäure und 5 ccm Wasser in das Kölbchen und erwärmt auf dem Wasserbad bis zum Verschwinden des Äthergeruchs, fügt nach dem Erkalten 2 Tropfen Methylorangelösung hinzu und titriert mittels der Feinbürette mit $^1/_{10}$-Normal-Kalilauge bis zum Farbumschlag. Hierzu dürfen höchstens 3,28 ccm $^1/_{10}$-Normal-Kalilauge verbraucht werden, so daß mindestens 1,72 ccm $^1/_{10}$-Normal-Salzsäure zur Absättigung des vorhandenen Hydrastins erforderlich sind. 1 ccm

$$^1/_{10}\text{-Normal-Salzsäure} = 0,03832 \text{ g Hydrastin,} \quad 1,72 \text{ ccm} = \frac{1,72 \cdot 0,03832 \cdot 100}{3} =$$

2,2% Hydrastin. Durch Multiplizieren der gefundenen Anzahl ccm $^1/_{10}$-Normal-Salzsäure mit 1,277 (log 10619) erhält man den Prozentgehalt an Hydrastin.

Prüfung durch:	Zeigt an:
Versetzen der titrierten Flüssigkeit mit 1 ccm verdünnter Schwefelsäure und 5 ccm Kaliumpermanganatlösung, Schütteln bis zur Entfärbung.	**Identität** des Hydrastins durch eine besonders nach Verdünnen mit 50 ccm Wasser blau fluoreszierende Flüssigkeit.

Aufbewahrung: Vorsichtig.

[1] $C_{21}H_{21}O_6N + HCl = C_{21}H_{21}O_6N \cdot HCl.$
Hydrastin   Hydrastinhydro-
              chlorid
[2] $C_{21}H_{21}O_6N \cdot HCl + NH_3 = C_{21}H_{21}O_6N + NH_4Cl.$

Extractum Secalis cornuti fluidum — Mutterkornfluidextrakt.

Das Fluidextrakt ist rotbraun und klar, riecht eigenartig und rötet Lackmuspapier. Prüfung auf Schwermetalle siehe Extracta fluida.

Aus den Nachläufen werden die wirksamen Basen durch Natriumkarbonat gefällt, abfiltriert und dem Vorlauf hinzugefügt, worauf schließlich das Fluidextrakt so weit verdünnt wird, daß 1 Teil Fluidextrakt einem Teil Droge entspricht. Durch diese veränderte Darstellung hat sich auch die Farbe des Fluidextrakts geändert, ist nicht wie bisher eindeutig „rotbraun" zu nennen. Die Farbe ist jetzt vielmehr meist die eines sehr dunklen Rotweins, zuweilen mit einem starken Stich ins Braune[1].

Prüfung durch:	Zeigt an:
*Mischen von 1 g Mutterkornfluidextrakt und 5 g Wasser mit 2 Tropfen Ammoniakflüssigkeit, Ausschütteln mit 10 ccm Äther und Verdunsten des abgehobenen Äthers in einem Becherglas. Aufnehmen des geringen Rückstands mit 2 ccm Essigsäure, der einen Tropfen verdünnte Eisenchloridlösung (1 + 24) zugesetzt ist, und vorsichtiges Schichten der Essigsäurelösung über 2 ccm Schwefelsäure. An der Berührungsstelle der beiden Flüssigkeiten tritt eine blauviolette Zone auf.	**Identität** durch eine blauviolette Zone (Ergotamin)[2].
*Mischen von 10 ccm Mutterkornfluidextrakt und 10 ccm Weingeist mit 5 Tropfen verdünnter Salzsäure, Filtrieren und Eindampfen auf 5 ccm. Mischen dieser 5 ccm Flüssigkeit mit 10 ccm Wasser. Filtrieren und Versetzen von 5 ccm des Filtrats mit 1 ccm Mayers Reagens.	**Identität** durch eine sofort eintretende Trübung und einen sich bildenden reichlichen, flokkigen Niederschlag.

Aufbewahrung: Vorsichtig.
Mutterkornfluidextrakt ist nur zum innern Gebrauch zu verwenden.

[1] H. KAISER und K. EGGENSPERGER, Süddtsch. Apotheker-Ztg. 1927, S. 841.

[2] Hier liegt die Keller-Frommesche Farbreaktion vor, nach der gewisse Alkaloide des Mutterkorns mit eisenchloridhaltiger Schwefelsäure eine blauviolette Färbung ergeben. Vgl. hierzu G. BÜMMING und S. KROLL (Pharmaz. Ztg. 1928, S. 16): Die

Ausführung dieser Farbreaktion bietet keine Schwierigkeit bei der Droge, bei der sie mit dem isolierten Alkaloid vorgenommen wird. Aber sie fällt bei diesem Fluidextrakt nicht gleichmäßig aus, auch da nicht, wo die verwendete Droge zur vollen Zufriedenheit die blauviolette Zone ergeben hat. Die Autoren nahmen daher an, daß der zu prüfende ätherische Rückstand zuweilen zu stark durch Fette, Harze, Extraktivstoffe verunreinigt sei, durch Stoffe also, die mit Schwefelsäure sich bräunen, daher das Blau verdecken. Deshalb reinigten sie den Rückstand durch ein- bis zweimaliges Abwaschen mit 2 bis 3 ccm niedrig siedendem Petroläther oder Pentan. Dieser enthielt nunmehr statt der kleinen, bräunlichen Öltröpfchen einen gelblichweißen, amorphen Körper, der jetzt einwandfrei die farbige Zone ergab. (Siehe auch die ausführliche Arbeit von H. ESCHENBRENNER, Pharmaz. Ztg. 1928, S. 13.)

Extractum Thymi fluidum — Thymianfluidextrakt.

Braunes Fluidextrakt, kräftig nach Thymian riechend und sich trüb mit Wasser mischend. Prüfung auf Schwermetalle siehe Extracta fluida.

Faex medicinalis — Medizinische Hefe.

Ausgewaschne, entbitterte, untergärige Bierhefe, bei höchstens 40° getrocknet und dann mittelfein gepulvert. Hellbraunes Pulver, das eigenartig riecht und schmeckt und mit Wasser angefeuchtetes Lackmuspapier schwach rötet. Sie darf nicht widerlich oder faulig riechen oder schmecken.

Mikroskopische Prüfung der medizinischen Hefe: Sie besteht aus einzelnen, rundlichen oder eiförmigen Zellen von 8 bis 10 μ Durchmesser.

In Jodlösung dürfen sich nur vereinzelt blauschwarz gefärbte Teilchen zeigen, **Stärke.** Eine Prüfung auf Stärke soll vorgenommen werden, weil diese zuweilen ein Verfälschungsmittel der Hefe ist; ferner wird Abwesenheit von Zucker gefordert, weil dieser wohl bei der Herstellung des Materials zugesetzt sein kann, aber im fertigen Produkt völlig vergoren sein muß. In Weingeist dürfen keine Kristalle von **Zucker** zu erkennen sein.

Prüfung durch:	Zeigt an:
Versetzen von einer Lösung von 0,5 g Traubenzucker in 10 ccm Wasser mit 2 Tropfen 2%iger Natriumbikarbonatlösung und 1,0 g medizinischer Hefe. Sie muß innerhalb von 3 Stunden eine lebhafte Gärung hervorrufen.	**Tote Hefezellen** (Fehlen der aktiven Zymase der Hefe), falls die Gärung ausbleibt[1].
Versetzen von einer Lösung von 0,5 g Traubenzucker in 10 ccm Wasser mit 2 Tropfen 2%iger Natriumbikarbonatlösung und 1,0 g medizinischer Hefe zur **Pillenbereitung.** Sie darf innerhalb 2 Stunden keine Gärung hervorrufen.	**Lebende Hefe** (Vorhandensein aktiver Zymase in der Hefe) durch eine lebhafte Gärung[2].

[1] Die für diese Besprechung wichtigste Prüfung ist die, ob die medizinische Hefe noch genügende Gärkraft besitzt. Dazu ist zunächst folgendes zu sagen: Die Hefe enthält Enzyme, von denen die Zymase den Traubenzucker so spaltet, daß schließlich Äthylalkohol und Kohlensäure entstehen. Lebende Hefe, also fortpflanzungsfähige Hefe, wird diese Spaltung in einem geeigneten Medium während ihres Lebensprozesses bewirken. Aber auch tote, nicht mehr fortpflanzungsfähige Hefe kann Gärkraft besitzen, wenn ihre Zymase nicht oder nur zum Teil zerstört ist. Lebende Hefe wird also zugleich gärfähig sein; gärfähige Hefe ist aber nicht immer zugleich lebende. Von verschiedenen autoritativen Stellen ist nun angegeben, daß bei der Gärleistung der Trockenhefe weniger als 1% auf noch vorhandene lebende, fortpflanzungsfähige Hefe zurückzuführen ist; wir haben es also bei Faex medicinalis in der Hauptsache mit der Wirkung des Ferments zu tun.

SABALITSCHKA und WEIDLICH (Apotheker-Ztg. 1927, S. 1011) schlagen vor: In einer mit 2 Tropfen Natriumbikarbonatlösung 0,2/10,0 versetzten Lösung von 0,5 g Traubenzucker in 10 ccm Wasser muß 1 g medizinische Hefe innerhalb 2 bis 3 Stunden eine lebhafte Kohlensäureentwicklung hervorrufen (Ermittlung der Zymasewirkung).

[2] Zur Pillenbereitung darf nur eine medizinische Hefe verwendet werden, die 2 Stunden lang im Trockenschrank bei etwa 100° erhitzt worden ist.

In einer mit 2 Tropfen Natriumbikarbonatlösung 0,2/10,0 versetzten Lösung von 0,5 g Traubenzucker in 10 ccm Wasser darf 1 g medizinische Hefe zur Pillenbereitung innerhalb 3 Stunden keine Kohlensäureentwicklung hervorrufen (nicht abgetötete Zymase).

Ferrum carbonicum cum Saccharo — Zuckerhaltiges Ferrokarbonat.

Ferrum carbonicum saccaratum.

Gehalt: An Eisen 9,5 bis 10%.

Grünlichgraues, mittelfeines Pulver, süß und schwach nach Eisen schmeckend.

Zur Prüfung sind erforderlich: Etwa 2 g Ferrum carbonicum saccharatum.

Prüfung durch:	Zeigt an:
*Auflösen von 1 g in Salzsäure.	**Identität** durch eine reichliche Kohlensäureentwicklung und durch eine grünlichgelbe Lösung[1]. **Zersetzung des Präparats** durch eine schwache Kohlensäureentwicklung.
*Verdünnen der salzsauren Lösung mit Wasser und Versetzen je der Hälfte *a) mit Kaliumferrozyanidlösung,	**Identität** durch einen blauen Niederschlag[2].
*b) mit Kaliumferrizyanidlösung.	**Identität** durch einen blauen Niederschlag[3].
*Auflösen von 0,5 g des Präparats in 2 ccm Salzsäure, Verdünnen der Lösung mit Wasser bis auf 25 g und Zusatz von Bariumnitratlösung. Die Lösung darf kaum getrübt werden.	**Schwefelsäure** durch eine weiße, undurchsichtige Trübung.
Auflösen von 0,5 g des Präparats in 5 ccm verdünnter Schwefelsäure[4] in einem Glasstöpselkolben ohne Anwendung von Wärme, Versetzen mit Kaliumpermanganatlösung (0,5 : 100) bis zur schwachen, kurze Zeit bestehenbleibenden Rötung[5] und hierauf nach eingetretener Entfärbung mit 2 g Kaliumjodid[6], Stehenlassen dieser Mischung 1 Stunde lang im geschlossenen Gefäß, Titration (vermittels der Feinbürette) mit $^1/_{10}$-Normal-Natriumthiosulfatlösung[7], bis die Flüssigkeit hellgelb geworden, sodann nach Zusatz von einigen Tropfen Stärkelösung Weitertitrieren mit $^1/_{10}$-Normal-Natriumthiosulfatlösung, bis die Flüssigkeit farblos geworden.	Den **vorgeschriebenen Gehalt an Eisen,** wenn bis zur vollständigen Bindung des ausgeschiedenen Jods 8,50 bis 8,95 ccm $^1/_{10}$-Normal-Natriumthiosulfatlösung gebraucht werden. 1 ccm $^1/_{10}$-Normal-Natriumthiosulfatlösung = 0,005584 (log 74 695) Eisen, 8,50 bis 8,95 ccm = in 100 g des Präparats sollen 9,49 bis 9,94 g Eisen enthalten sein.

Aufbewahrung: In gutverschlossenen Gefäßen.

[1] $FeCO_3 + 2\,HCl = FeCl_2 + CO_2 + H_2O$
  Ferro-   Ferro-
  karbonat   chlorid
  $Fe(OH)_3 + 3\,HCl = FeCl_3 + 3\,H_2O.$
  Ferri-   Ferri-
  hydroxyd   chlorid

[2] $4\,FeCl_3 + 3\,K_4Fe(CN)_6 = Fe_4[Fe(CN)_6]_3 + 12\,KCl.$
    Ferri-   Kaliumferro-   Ferriferro-
    chlorid   zyanid   zyanid

[3] $3\,FeCl_2 + 2\,K_3Fe(CN)_6 = Fe_3[Fe(CN)_6]_2 + 6\,KCl.$
    Ferro-   Kaliumferri-   Ferroferri-
    chlorid   zyanid   zyanid

[4] $FeCO_3 + H_2SO_4 = FeSO_4 + CO_2 + H_2O.$
    Ferro-
    sulfat

$2\,Fe(OH)_3 + 3\,H_2SO_4 = Fe_2(SO_4)_3 + 6\,H_2O.$

[5] $10\,FeSO_4 + 2\,KMnO_4 + 8\,H_2SO_4 = 5\,Fe_2(SO)_4)_3 + 2\,MnSO_4 + K_2SO_4$
    Ferro-   Kalium-   Ferrisulfat   Mangano-
    sulfat   permanganat   sulfat
$$+ 8\,H_2O.$$

[6] $Fe_2(SO_4)_3 + 2\,KJ = 2\,FeSO_4 + K_2SO_4 + J_2.$
entsprechend   Ferrosulfat $2 . 126{,}92$
2 Atom
$Fe = 2 . 55{,}84.$

[7] $J_2 + 2\,(Na_2S_2O_3 + 5\,H_2O) = 2\,NaJ + Na_2S_4O_6 + 10\,H_2O.$
    Natriumtetrathionat

1 Molekül Natriumthiosulfat $= 248{,}22$ entspricht 1 Atom Jod $=$ 1 Atom Eisen $= 55{,}85.$

Ferrum lacticum — Ferrolaktat.

$[CH_3 \cdot CHOH \cdot COO]_2Fe + 3\,H_2O.$ Mol.-Gew.: $287{,}97$.

Gehalt: An wasserhaltigem Ferrolaktat mindestens $97{,}3\%$, entsprechend $18{,}9\%$ Eisen.

Grünlichweiße, aus kleinen, nadelförmigen Kristallen bestehende Krusten oder ein kristallinisches Pulver von eigenartigem Geruch.

Verhalten gegen Lösungsmittel: Es löst sich bei fortgesetztem Schütteln in einer verschlossenen Flasche langsam in etwa 40 Teilen *ausgekochtem* Wasser von 20°, in 12 Teilen siedendem Wasser; in Weingeist ist es sehr schwer löslich. Nur das Ferrolaktat in Kristallkrusten ist so haltbar, daß es auch nach längerer Aufbewahrung in Wasser klar löslich ist. Das erheblich billigere Pulver oxydiert sich sehr bald und gibt dann trübe Lösungen[1]. — Das Wasser muß für die vorstehende Prüfung ausgekocht, d. h. von Luft befreit sein, damit es nicht durch seinen Sauerstoffgehalt oxydierend wirkt.

Zur Prüfung sind erforderlich: Etwa $2{,}0$ g Ferrolaktat und etwa 60 ccm der wäßrigen Lösung ($1 + 49$).

Prüfung durch:	Zeigt an:
*Eintauchen von blauem Lackmuspapier in die wäßrige Lösung.	**Identität** durch eine grünlichgelbe, sauer reagierende Lösung.
Versetzen von je 5 ccm der wäßrigen Lösung ($1 + 49$)	
*a) mit Kaliumferrizyanidlösung,	**Identität** durch einen dunkelblauen Niederschlag[2].
*b) mit Kaliumferrozyanidlösung: es entstehe ein anfangs hellblauer, später dunkelblau werdender Niederschlag,	Einen **Gehalt an Ferrisalz** durch einen sofort auftretenden dunkelblauen Niederschlag[3].
*c) mit Bleiazetatlösung; es darf nur eine weißliche opalisierende Trübung entstehen,	**Weinsäure, Zitronensäure, Apfelsäure** durch eine weiße, undurchsichtige Trübung[4].
*d) mit Salzsäure und 3 Tropfen Natriumsulfidlösung; sie darf nicht dunkel gefärbt werden,	**Fremde Schwermetallsalze** (Blei, Kupfer) durch eine dunkle Färbung oder Fällung.

*e) Ansäuern von 10 ccm der Lösung mit Salpetersäure und Versetzen je der Hälfte

 *α) mit Bariumnitratlösung; es darf nicht sofort eine Veränderung auftreten,

  Schwefelsäure durch eine sofort eintretende weiße, undurchsichtige Trübung.

 *β) mit Silbernitratlösung. Es darf nur eine weiße, opalisierende Trübung entstehen.

  Salzsäure durch eine weiße, undurchsichtige Trübung.

*Kochen von 30 ccm der Lösung (1 + 49) nach Zusatz von 3 ccm verdünnter Schwefelsäure einige Minuten lang, Versetzen mit 5 ccm Natronlauge, Filtrieren und Erhitzen des Filtrats mit alkalischer Kupfertartratlösung. Es darf sich kein roter Niederschlag abscheiden.

  Zucker durch einen roten Niederschlag[5].

*Erhitzen des Salzes auf dem Platinblech.

  Identität durch Verkohlung und Verbreitung eines karamelartigen Geruchs.

*Zerreiben von 0,5 g des Salzes mit Schwefelsäure; es darf bei halbstündigem Stehen keine Braunfärbung entstehen.

  Weinsäure, Zucker, Gummi und andere **Kohlenhydrate** durch eine Bräunung der Schwefelsäure.

Durchfeuchten von 1 g Ferrolaktat mit Salpetersäure in einem Porzellantiegel, Eindunsten bei gelinder Wärme, Glühen des Rückstands, bis alle Kohle verbrannt ist, Ausziehen des Rückstands mit Wasser.

Eintauchen von rotem Lackmuspapier, es darf nicht gebläut werden. Eindunsten des Rückstands in einem gewogenen Schälchen im Wasserbad. Es darf kein wägbarer Rückstand bleiben.

  Alkalisalze durch Bläuung des Lackmuspapiers und durch einen wägbaren Rückstand.

Auflösen von etwa 0,2 g (genau gewogen) feingepulvertem Ferrolaktat in einem Glasstopfenkölbchen von 100 ccm Inhalt in 10 g Wasserstoffsuperoxydlösung unter Umschwenken. Zusatz von 5 ccm Schwefelsäure, Erhitzen zum Sieden 2 Minuten lang. Nach dem Erkalten Verdünnen mit etwa 25 ccm Wasser, Zusatz von 2 g Kaliumjodid. Eine Stunde lang im verschlossenen Glas stehenlassen. Titration vermittels Feinbürette mit $^1/_{10}$-Normal-Natriumthiosulfatlösung erst bis zur Gelbfärbung, dann nach Zusatz von Stärkelösung bis zum Farbumschlag[6].

  Den richtigen Eisengehalt, wenn bis zu diesem Punkt für je 0,2 g Ferrolaktat mindestens 6,77 ccm $^1/_{10}$-Normal-Natriumthiosulfatlösung gebraucht werden. 1 ccm $^1/_{10}$-Normal-Natriumthiosulfatlösung = 0,005584 g Eisen; 6,77 ccm = 0,037804 g Eisen.

Aufbewahrung: Vor Licht geschützt.

Ferrolaktattafel[7].

g	ccm	g	ccm
0,1	338	0,6	2031
0,2	**6,77**	0,7	2369
0,3	1015	0,8	2708
0,4	1354	0,9	3046
0,5	1692		

Zur Berechnung aus der Formel $\dfrac{g}{F}\,T$; $\log T = 52951$.

[1] G. FRERICHS, Apotheker-Ztg. 1917, S. 203.

[2] $3\,\mathrm{Fe(C_3H_5O_3)_2} + 2\,[\mathrm{K_3Fe(CN)_6}] = \mathrm{Fe_3[Fe(CN)_6]_2} + 6\,\mathrm{KC_3H_5O_3}.$
  Ferrolaktat Kaliumferri-   Ferroferri-   Kalium-
       zyanid   zyanid   laktat

[3] Ferrosalze erzeugen mit Kaliumferrozyanid einen weißen, schnell blau werdenden Niederschlag.

^{4} $C_4H_6O_6 + Pb(C_2H_3O_2)_2 = C_4H_4PbO_6 + 2\,C_2H_4O_2$.
Weinsäure   Bleiazetat   Bleiartrat
^{5} Durch Kochen mit verdünnter Schwefelsäure wird der Rohrzucker invertiert.
$C_{12}H_{22}O_{11} + H_2O = 2\,C_6H_{12}O_6$.
  Rohrzucker   Invertzucker
   $2\,[C_2H_3(O_2Cu)(COONa)_2] + 2\,C_6H_{12}O_6 + 2\,H_2O = Cu_2O$
    Alkalisches Kupfer-   Invertzucker   Kupfer-
     Natriumtartrat   oxydul
   $+\,2\,[C_2H_2(OH)_2(COONa)_2] +$ Oxydationsprodukte des Invertzuckers.
^{6} Siehe Ferrum carbonicum c. Saccharo 6 und 7.
^{7} Erläuterung s. S. 10 bis 11.

Ferrum oxydatum cum Saccharo — Eisenzucker.

Ferrum oxydatum saccharatum.

Gehalt: An Eisen 2,8 bis 3%.

Rotbraunes, süßes Pulver von schwachem Eisengeschmack.

Der Eisenzucker ist kein Saccharat, sondern enthält das Eisen als kolloides Eisenoxydhydrat. Seine Lösungen sind kolloider Natur, das in ihnen kolloid gelöste Eisenoxydhydrat fixiert eine gewisse Menge Zucker und Alkali durch Adsorption. — Eine Lösung des offizinellen Eisenzuckers ist ebenso wie der offizinelle Eisenoxydchloridliquor eine kolloide Lösung von Eisenoxydhydrat. Trotzdem ist ein wesentlicher Unterschied vorhanden: In der Eisenoxychloridlösung sind die Kolloidteilchen positiv geladen, in der Eisenzuckerlösung negativ.

Zur Prüfung sind erforderlich: 2,5 g Eisenzucker.

Prüfung durch:	Zeigt an:
*Auflösen von 1 g Eisenzucker in 20 ccm heißem Wasser.	**Identität** durch eine völlig klare, rotbraune Flüssigkeit.
a) Eintauchen von rotem Lackmuspapier; es darf nur schwache Bläuung zeigen.	**Zu großen Alkaligehalt** durch starke Bläuung des Lackmuspapiers.
b) Versetzen der Lösung mit Kaliumferrozyanidlösung; es darf keine Veränderung erfolgen.	**Abwesenheit von Ferrisalz.** Durch Zusatz von Kaliumferrozyanid tritt zunächst (schon wegen der alkalischen Reaktion) eine Blaufärbung nicht ein, nach Zusatz von Salzsäure aber erfolgt die *allmähliche* Bildung von Eisenchlorid, so daß sich dann das Entstehen von Berliner Blau zuerst durch eine schmutziggrüne, dann reinblaue Farbe (bzw. blauen Niederschlag) bemerkbar macht.
Zusatz von Salzsäure zur obigen Lösung[1].	**Identität** durch eine zuerst schmutziggrüne, dann reinblaue Färbung[2].
*Auflösen von 0,5 g Eisenzucker in 9,5 g Wasser, Erhitzen der Lösung mit überschüssiger verdünnter Salpetersäure, Erkaltenlassen und Zusatz von Silbernitratlösung; es darf höchstens opalisierende Trübung entstehen.	**Salzsäure** durch eine weiße, undurchsichtige Trübung.
Auflösen von 1 g Eisenzucker in 10 ccm verdünnter Schwefelsäure[3] in einem Glasstopfenkölbchen unter Erwärmen auf dem Wasserbad, Ver-	Den **vorgeschriebenen Gehalt an Eisen,** wenn bis zu diesem Punkt 5,01 bis 5,37 ccm $^1/_{10}$-

setzen der Lösung nach dem vollständigen Verschwinden der rotbraunen Farbe und nach dem Erkalten mit Kaliumpermanganatlösung (0,5 : 100) bis zur schwachen, vorübergehend bleibenden Rötung, nach eingetretener Entfärbung mit 2 g Kaliumjodid[4] Stehenlassen in geschlossenem Gefäß eine Stunde lang, Titrieren mit $^1/_{10}$-Normal-Natriumthiosulfatlösung zunächst bis zur hellgelben Färbung, dann nach Zusatz einiger Tropfen Stärkelösung, bis die Flüssigkeit farblos geworden ist[4].

Normal-Natriumthiosulfatlösung verbraucht werden.

1 ccm der $^1/_{10}$-Normal-Natriumthiosulfatlösung $=$ 0,005 584 g (log 74 695) Eisen.

5,01 bis 5,37 ccm $=$ 0,0279 bis 0,0299 g Eisen. In 100 g des Präparats sollen also 2,79 bis 2,96 g Eisen enthalten sein.

[1] Das kolloide $Fe(OH)_3$ reagiert nicht mit Kaliumferrozyanid, durch Salzsäure wird es zunächst ausgeflockt, dann erst beginnt die Lösung zu $FeCl_3$ und damit die Reaktion. $Fe(OH)_3 + 3\,HCl = FeCl_3 + 3\,H_2O$.

Eisenhydroxyd   Ferrichlorid

[2] $4\,FeCl_3 + 3\,[K_4Fe(CN)_6] = Fe_4[Fe(CN)_6]_3 + 12\,KCl$.

Ferri-   Kaliumferro-   Ferriferro-
chlorid   zyanid   zyanid

[3] $2\,Fe(OH)_3 + 3\,H_2SO_4 = Fe_2(SO_4)_3 + 6\,H_2O$.

Ferrihydroxyd   Ferrisulfat

[4] Siehe bei Ferrum carbonic. saccharat. Nr. 6 und 7.

Ferrum pulveratum — Gepulvertes Eisen.

Fe. Atom-Gew.: 55,84.

Gehalt: An Eisen mindestens 97,6%.

Feines, schweres, etwas metallisch glänzendes, graues Pulver, welches vom Magneten angezogen und durch verdünnte Schwefelsäure oder Salzsäure unter Entwicklung von Wasserstoff gelöst wird.

Zur Prüfung sind erforderlich: Etwa 3 g Ferrum pulveratum.

Prüfung durch:	Zeigt an:
*Auflösen von etwa 0,5 g Eisen in verdünnter Salzsäure[1], starkes Verdünnen der Lösung mit Wasser und Zusatz von Kaliumferrizyanidlösung.	**Identität** durch einen tiefblauen Niederschlag[2].
*Auflösen von 1 g gepulvertem Eisen in 15 ccm verdünnter Salzsäure.	
*Bedecken des Probierrohrs, in welchem obige Lösung des Eisens stattfindet, mit einem mit Bleiazetatlösung benetzten Papierstreifen. Er darf sofort nicht mehr als bräunlich gefärbt werden.	**Schwefeleisen** durch sofortige Schwärzung des Papierstreifens[3].
Filtrieren durch ein zuvor getrocknetes und gewogenes Filter. Auswaschen des Filtrats mit heißem Wasser und Trocknen. Es *darf* nicht mehr als 0,01 g Rückstand bleiben.	**Fremde Beimengungen** (Kohlenstoff, Kieselsäure) durch einen größeren Rückstand als 0,01 g.
*Oxydieren der obigen sauren Lösung durch Erhitzen mit 5 ccm Salpetersäure[4]. Ausfällen mit überschüssiger Ammoniakflüssigkeit[5], Filtrieren und Versetzen des farblosen Filtrats mit 3 Tropfen Natriumsulfidlösung; es darf kaum eine Veränderung entstehen.	**Kupfer** durch eine blaue Farbe des Filtrats. Fremde **Schwermetallsalze** (Kupfer, Blei) durch eine dunkle, **Zink** durch eine weiße Fällung[6].
Übergießen eines Gemischs von 0,4 g gepulvertem Eisen und 0,4 g Kaliumchlorat in einem geräumigen Probierrohr allmählich mit 4 ccm Salzsäure, Erwärmen des Gemischs[7], nachdem die Einwirkung beendet ist, bis zur Entfernung des freien Chlors, Filtrieren, Versetzen von 1 ccm des Fil-	**Arsen** durch eine braune Färbung oder Fällung[9].

trats mit etwa 0,5 g kristallisiertem Zinnchlorür bis zum Verschwinden der bräunlichen Färbung und dann mit 3 ccm Natriumhypophosphitlösung. Viertelstündiges Erhitzen im siedenden Wasserbad. (Die Lösung wird grünlich durch Reduktion des Ferrichlorids[8].) Es darf keine bräunliche Färbung entstehen.

Auflösen von etwa 0,5 g (genau gewogen) gepulvertem Eisen in einem 100 ccm Meßkölbchen in 40 ccm verdünnter Schwefelsäure unter Erwärmen im Wasserbad[10], Verdünnen der Lösung mit Wasser auf 100 ccm, Versetzen von 5 ccm der Lösung in einem Glasstopfenkölbchen mit Kaliumpermanganatlösung (0,5 : 100) bis zur schwachen Rötung (etwa 7 ccm). Zufügen von 2 g Kaliumjodid, nachdem die Flüssigkeit durch Zusatz von Weinsäurelösung wieder entfärbt ist (bzw. die rote Farbe verschwunden ist, denn die Gelbtönung rührt von Ferrisulfat her!), Stehenlassen der Mischung eine Stunde lang in verschlossenem Gefäß, Titrieren vermittels Feinbürette mit $^1/_{10}$-Normal-Natriumthiosulfatlösung zunächst bis zur schwachgelben Färbung, dann nach Zugabe von einigen Tropfen Stärkelösung bis zur völligen Entfärbung[11].

Den vorgeschriebenen Eisengehalt, wenn bis zu diesem Punkt für eine Einwaage von je 0,5 g mindestens 4,37 ccm $^1/_{10}$-Normal-Natriumthiosulfatlösung verbraucht werden.

1 ccm $^1/_{10}$-Normal-Natriumthiosulfatlösung = 0,005 584 g (log 74 695) Eisen.

4,37 ccm = 0,024 402 g Eisen.

Diese Eisenmenge ist in 0,025 g des Präparats enthalten. In 100 g sind also 100 · 40 · 0,024 402 = 97,608 g Eisen enthalten.

Eisentafel[12].

g	ccm
0,1	0874
0,2	1748
0,3	2622
0,4	3496
0,5	**4,370**
0,6	5244
0,7	6118
0,8	6992
0,9	7866

Zur Berechnung aus der Formel $\dfrac{g}{T} \, T$; log $T = 24\,250$.

[1] $Fe + 2\,HCl = FeCl_2 + H_2$.
Ferro-
chlorid

[2] $3\,FeCl_2 + 2\,K_3Fe(CN)_6 = Fe_3[Fe(CN)_6]_2 + 6\,KCl$.
  Ferro-   Kaliumferri-   Ferroferrizyanid
  chlorid   zyanid

[3] $FeS + 2\,HCl = FeCl_2 + H_2S$.
  Ferro-   Ferro-
  sulfid   chlorid
  $Pb(C_2H_3O_2)_2 + H_2S = PbS + 2\,C_2H_4O_2$
  Bleiazetat   Bleisulfid Essigsäure

[4] $3\,FeCl_2 + 3\,HCl + HNO_3 = 3\,FeCl_3 + 2\,H_2O + NO$.
  Ferro-   Ferri-   Stick-
  chlorid   chlorid   oxyd

[5] $FeCl_3 + 3\,NH_3 + 3\,H_2O = Fe(OH)_3 + 3\,NH_4Cl$.
  Ferri-   Ferri-
  chlorid   hydroxyd

[6] Zinkchlorid bleibt in ammoniakalischer Lösung gelöst und wird dann durch Schwefelwasserstoff als Zinksulfid gefällt. Kupferchlorid wird von Ammoniak als Kupferchlorid-Ammoniak, $CuCl_2 + 4\,NH_3$, gelöst und daraus durch Schwefelwasserstoff als Kupfersulfid gefällt.

$$^7\ KClO_3 + 6\,HCl = KCl + 3\,H_2O + 3\,Cl_2.$$
Kalium-
chlorat
$$2\,Fe + 3\,Cl_2 = 2\,FeCl_2.$$
Ferrichlorid
$$^8\ 2\,FeCl_3 + H_3PO_2 + H_2O = 2\,FeCl_2 + 2\,HCl + H_3PO_3.$$
Ferri-   Unterphos-   Ferro-   Phosphorige
chlorid   phorige   chlorid   Säure
           Säure
$$^9\ 2\,AsCl_3 + 3\,H_3PO_2 + 3\,H_2O = As_2 + 6\,HCl + 3\,H_3PO_3.$$
Arsentri-
chlorid

Die Empfindlichkeit dieser Reaktion wird durch Zugabe von Stannochlorid
wesentlich erhöht, da sonst die Eigenfarbe des Gemischs die Erkennung geringer
(aber nicht wesentlicher) As-Mengen verdeckt.

$$^{10}\ Fe + H_2SO_4 = FeSO_4 + H_2.$$
Ferrosulfat

[11] Siehe Ferrum carbonic. saccharat. Nr. 6 und 7.

[12] Erläuterung s. S. 10 bis 11.

Ferrum reductum — Reduziertes Eisen.

Fe. Atom-Gew.: 55,84.

Gehalt: An metallischem Eisen mindestens 90%, Gesamtgehalt an Eisen mindestens 96,5%.

Feines, schweres, glanzloses, grauschwarzes Pulver, das vom Magnet angezogen wird und beim Erhitzen an der Luft unter Verglimmen in schwarzes
Eisenoxyduloxyd übergeht.

Zur Prüfung sind erforderlich: Etwa 5 g Ferrum reductum.

Prüfung durch:	Zeigt an:
*Erhitzen des Pulvers an der Luft. (Auf dem Deckel eines Porzellantiegels; cave Platinblech.)	**Identität** durch Verglimmen[1].
*Auflösen von 1 g reduziertem Eisen in 15 ccm verdünnter Salzsäure.	**Identität** durch Entwicklung von Wasserstoffgas[2].
*Bedecken des Probierrohrs, in welchem obige Lösung des Eisens stattfindet, mit einem mit Bleiazetatlösung befeuchteten Papierstreifen. Er darf sich sofort nicht mehr als bräunlich färben.	**Schwefeleisen** durch sofortige Schwärzung des Papiers[3].
Filtrieren der Lösung durch ein vorher getrocknetes Filter. Auswaschen des Filters mit heißem Wasser, Trocknen und Wägen. Es darf nicht mehr als 0,01 g Rückstand bleiben.	**Kohle, Kieselsäure** durch einen größeren Rückstand als 0,01 g.
*Verdünnen eines Tropfens der Lösung mit Wasser und Zusatz von Kaliumferrizyanidlösung.	**Identität** durch einen tiefblauen Niederschlag[4].
*Erwärmen des Rests der Lösung mit 5 ccm Salpetersäure. Übersättigen mit Ammoniakflüssigkeit. Filtrieren, Zusatz von 3 Tropfen Natriumsulfidlösung zu dem **farblosen** Filtrat. Es darf kaum verändert werden.	**Kupfer** durch eine blaue Farbe des Filtrats, **fremde Schwermetalle** durch eine Trübung oder Fällung durch Natriumsulfid.
Kochen von 2 g des Präparats mit 10 ccm Wasser, Filtrieren und Eintauchen von rotem Lackmuspapier. Es darf nicht gebläut werden.	**Alkalikarbonat** durch Bläuung des Lackmuspapiers.
Verdampfen obigen Filtrats in einem gewogenen Schälchen. Es darf höchstens 0,003 g Rückstand bleiben.	**Wasserlösliche Salze** durch einen größeren Rückstand als 0,003 g.
Übergießen eines Gemenges aus 0,4 g des Präparats und 0,4 g Kaliumchlorat in einem geräumi-	**Arsen** durch eine braune Färbung oder Fällung[5].

gen Probierrohr mit 4 ccm Salzsäure, Erwärmen des Gemischs, nachdem die Einwirkung beendigt ist, bis zur Entfernung des freien Chlors, Filtrieren, Versetzen von 1 ccm des Filtrats mit 0,5 g kristallisiertem Zinnchlorür und dann mit 3 ccm Natriumhypophosphitlösung. Erhitzen $\frac{1}{4}$ Stunde im siedenden Wasserbad. (Die Lösung wird schwach grün durch Reduktion des Ferrichlorids.) Es darf keine bräunliche Färbung entstehen[6].

Auflösen von etwa 0,5 g (genau gewogen) reduziertem Eisen in einem 100-ccm-Meßkölbchen in etwa 40 ccm verdünnter Schwefelsäure unter Erwärmen im Wasserbad[7], Verdünnen der Lösung auf 100 ccm, Abmessen von 5 ccm in ein Glasstopfenkölbchen, Versetzen mit Kaliumpermanganatlösung (0,5 : 100) bis zur schwachen Rotfärbung (etwa 7 ccm) Zusatz von Weinsäurelösung zur Entfärbung (vgl. Ferrum pulveratum), hierauf von 2 g Kaliumjodid, Stehenlassen der Mischung 1 Stunde lang im verschlossenen Glas, Titration mittels Feinbürette mit $^1/_{10}$-Normal-Natriumthiosulfatlösung zunächst bis zur weingelben Färbung, hierauf nach Zusatz von einigen Tropfen Stärkelösung bis zur Entfärbung[8].

Den **vorschriftsmäßigen Gesamtgehalt an Eisen,** wenn bis zu diesem Punkt bei einer Einwaage von je 0,5 g mindestens 4,32 ccm $^1/_{10}$-Normal-Natriumthiosulfatlösung gebraucht wird.

1 ccm $^1/_{10}$-Natriumthiosulfatlösung $=$ 0,005 584 g Eisen, 47,32 $=$ 0,024 123 g Eisen, was einem Mindestgehalt von 96,49% Eisen entspricht.

(Berechnung siehe bei Ferrum pulveratum.)

Eisentafel[9].

g	ccm
0,1	086
0,2	173
0,3	259
0,4	345
0,5	**4,32**
0,6	518
0,7	605
0,8	691
0,9	778

Zur Berechnung aus der Formel $\frac{g}{F}\,T$; $\log T = 23\,758$.

[1] $3\,Fe + 2\,O_2 = Fe_3O_4$.
Eisenoxydul-
oxyd
[2] $Fe + H_2SO_4 = FeSO_4 + H_2$.
Ferrosulfat
[3] Siehe Ferrum pulveratum Nr. 3.
[4] $3\,FeSO_4 + 2\,K_3[Fe(CN)_6] = Fe_3[Fe(CN)_6]_2 + 3\,K_2SO_4$.
Ferrosulfat Kaliumferri-   Ferroferri-
            zyanid   zyanid
[5] Siehe Ferrum pulveratum Nr. 8 und 9.
[6] Siehe Ferrum pulveratum Nr. 7, 8 und 9.
[7] Siehe oben bei Nr. 2.
[8] Siehe bei Ferrum carbonicum sacchar. Nr. 6 und 7.
[9] Erläuterung s. S. 10 bis 11.

Ferrum sulfuricum — Ferrosulfat.

$FeSO_4 \cdot 7\,H_2O$. Mol.-Gew.: 278,02.

Ein kristallinisches, an trockner Luft verwitterndes, hellgrünes Pulver, welches sich in etwa 1,8 Teilen Wasser mit bläulichgrüner Farbe löst.

Zur Prüfung sind erforderlich: 3 g Ferrosulfat.

Prüfung durch:	Zeigt an:
*Auflösen von 1 g Ferrosulfat in 19 g ausgekochtem und abgekühltem Wasser. Die Lösung muß klar sein.	**Basisches Ferrisulfat** durch eine trübe, grüne Lösung.
*Eintauchen von blauem Lackmuspapier in obige Lösung. Sie sei fast ohne Wirkung auf Lackmuspapier.	**Freie Schwefelsäure** durch starke Rötung des Lackmuspapiers.
*Verdünnen einiger Tropfen der Lösung mit 10 ccm Wasser und Versetzen je der Hälfte	
*a) mit Kaliumferrizyanidlösung,	**Identität** durch einen tiefblauen Niederschlag[1].
*b) mit Bariumnitratlösung.	**Identität** durch einen weißen, in verdünnten Säuren unlöslichen Niederschlag[2].
Auflösen von 2 g des Salzes in 20 ccm Wasser, Oxydieren des Salzes durch Erhitzen mit etwa 2 ccm Salpetersäure[3], Zufügen von überschüssiger Ammoniakflüssigkeit[4], Filtrieren und Versetzen der Hälfte des farblosen Filtrats	**Kupfer** durch eine blaue Färbung des Filtrats[5].
*a) mit 3 Tropfen Natriumsulfidlösung; es darf keine Veränderung entstehen;	**Kupfer- und Mangansalze** durch eine dunkle, **Zink** durch eine weiße Trübung[1].
b) Verdampfen der andern Hälfte des Filtrats in einem tarierten Tiegel und Glühen; es darf höchstens 0,001 g Rückstand bleiben.	**Salze der Alkalien und alkalischen Erden** durch einen größeren Rückstand als 0,001 g.

[1] Siehe bei Ferrum reductum Nr. 4.

[2] $FeSO_4 + Ba(NO_3)_2 = Fe(NO_3)_2 + BaSO_4.$

[3] $6\,FeSO_4 + 8\,HNO_3 = 2\,Fe_2(SO_4)_3 + 2\,Fe(NO_3)_3 + 2\,NO + 4\,H_2O.$
Ferrosulfat   Ferrisulfat   Ferrinitrat   Stickoxyd

[4] $2\,Fe_2(SO_4)_3 + 2\,Fe(NO_3)_3 + 18\,NH_3 + 18\,H_2O = 6\,Fe(OH)_3$
Ferrisulfat   Ferrinitrat   Ferrihydroxyd
$+ 6\,(NH_4)_2SO_4 + 6\,(NH_4)NO_3.$

[5] Bei Gegenwart von Kupfersulfat wird dieses als Kupfer-Ammoniakhydroxyd mit tiefblauer Farbe gelöst und dann durch Schwefelwasserstoff als Kupfersulfid gefällt. Auch Zink- und Mangansalze bleiben in ammoniakalischer Lösung und werden durch Schwefelwasserstoff als Metallsulfide gefällt.

Ferrum sulfuricum crudum — Eisenvitriol.

Kristalle oder kristallinische Bruchstücke von grüner Farbe, meist etwas feucht, bisweilen an der Oberfläche weißlich bestäubt, mit 2 Teilen Wasser eine etwas trübe, sauer reagierende Flüssigkeit von zusammenziehendem, tintenartigem Geschmack gebend.

Prüfung durch:	Zeigt an:
*Auflösen von 1 g Eisenvitriol in 4 g Wasser und Filtrieren. Das Filtrat sei von blaugrüner Farbe.	**Basisches Ferrisulfat** durch einen erheblichen, ockergelben, unlöslichen Rückstand und ein gelbliches Filtrat.
*Ansäuern des obigen Filtrats mit 2 Tropfen verdünnter Salzsäure und Zusatz von 15 ccm Wasser und 1 Tropfen Natriumsulfidlösung. Es darf nur eine schwache Bräunung eintreten.	**Kupfersalze** in unzulässiger Menge durch eine dunkle Fällung[1].

[1] $CuSO_4 + H_2S = CuS + H_2SO_4.$
Kupfersulfat   Kupfersulfid

Ferrum sulfuricum siccatum — Getrocknetes Ferrosulfat.

Ferrum sulfuricum siccum.

Gehalt an Eisen: Mindestens 30,2%. Fe = 55,84.

Weißliches, in Wasser langsam zu einer meist getrübten Flüssigkeit lösliches Pulver; in bezug auf die Anforderungen an die Reinheit dem Ferrosulfat entsprechend.

Prüfung durch:

Zeigt an:

Die gleichen Reaktionen wie bei Ferrum sulfuricum.

**Basisches Ferrisulfat
Freie Schwefelsäure
Kupfer, Mangan, Zink
Salze der Alkalien und alkalischen Erden.**

Auflösen von etwa 0,1 g (genau gewogen) des Präparats in 5 ccm verdünnter Schwefelsäure in einem Glasstopfenkölbchen, Zusatz von Kaliumpermanganatlösung (0,5 : 100) bis zur schwachen Rötung, Zufügen von Weinsäurelösung bis zur Entfärbung (vgl. Ferrum pulveratum) und hierauf von 1,5 g Kaliumjodid, Stehenlassen der Mischung im geschlossenen Gefäß 1 Stunde lang, Titration mit $^1/_{10}$-Normal-Natriumsulfatlösung bis zur hellgelben Färbung, dann nach Zugabe von einigen Tropfen Stärkelösung bis zur völligen Entfärbung[1].

Den **vorgeschriebenen Gehalt an Eisen,** wenn bis zu diesem Punkt für je 0,1 g Einwaage mindestens 5,4 ccm $^1/_{10}$-Normal-Natriumthiosulfatlösung verbraucht werden.

1 ccm $^1/_{10}$-Normal-Natriumthiosulfatlösung = 0,005 584 g Eisen, 5,4 ccm daher = 0,030 16 g Eisen. Diese Menge soll mindestens in 0,1 g des Präparats enthalten sein, was einem Prozentgehalt von 30,16 an Eisen entspricht.

Ferrosulfattafel[2].

g	ccm
0,1	**5,4**
0,2	108
0,3	162
0,4	216
0,5	270
0,6	324
0,7	378
0,8	432
0,9	486

Zur Berechnung aus der Formel $\dfrac{g}{F}\,T$; log T = 73 306.

[1] Siehe bei Ferrum carbonic. saccharat. Nr. 6 und 7.
[2] Erläuterung s. S. 10 bis 11.

Flores Arnicae — Arnikablüten.

Die getrockneten Zungen- und Röhrenblüten von Arnica montana Linné.

Die Blüten sind rotgelb und besitzen einen schwach fünfkantigen, behaarten Fruchtknoten, an dessen oberem Ende der blaßgelbliche, borstige Pappus steht. Die Krone der Zungenblüten besitzt 3 Zähnchen und 8 bis 12 Nerven. Die Antherenhälften endigen unten stumpf; das Konnektiv der Staubblätter ist in ein dreieckiges Läppchen ausgezogen. Die Narbenlappen tragen an der Spitze ein Büschel langer Feghaare, an ihrer Seite je eine Leiste von kleinen Narbenpapillen. Die Arnikablüten riechen schwach würzig und schmecken etwas bitter.

Mikroskopische Untersuchung: Der **Fruchtknoten** ist mit aufwärts gerichteten, aus zwei seitlich verbundenen Zellen bestehenden **Haaren** und mit **Kompositen-Drüsenhaaren** besetzt. Die **Fruchtknotenwand** enthält an der Außenseite der Faserschicht braune bis schwarze Einlagerungen von Phytomelan. Die Epidermiszellen der Pappusborsten sind auf der Innenseite der Borsten häufig flach, im übrigen aber in aufwärtsgerichtete Spitzen ausgezogen. Die **Blumenkrone** der Zungen- und Röhrenblüten ist außer mit Compositen-Drüsenhaaren mit langen, mehrzelligen, einreihigen, spitz endenden Haaren reichlich versehen. Die **Exine der kugligen Pollenkörner** ist mit zahlreichen Stacheln besetzt und mit drei Austrittsstellen versehen.

Verwechslungen: Die Blüten von Inula britannica sind goldgelb, besitzen viernervige Zungenblüten, und die Blättchen des Hauptkelchs sind linearisch-lanzettlich, die Scheibenblüten überragend. — Die Blüten von Calendula officinalis besitzen viernervige Zungenblüten ohne Pappus, die Fruchtknoten nach innen gekrümmt. — Die Blüten von Anthemis tinctoria sind goldgelb, besitzen einen mit Spreublättchen besetzten Fruchtboden, die Achänen sind ohne Pappus. — Die Blüten der gemeinen Gemswurz, Doronicum pardalianches, besitzen vier- bis fünfnervige Zungenblüten, die Achänen sind ohne Pappus.

Flores Caryophylli — Gewürznelken.

Caryophylli.

Gehalt: Mindestens 16% ätherisches Öl.

Die getrockneten Blütenknospen von Jambosa caryopyhllus (Sprengel) Niedenzu.

Die 12 bis 17 mm langen Gewürznelken sind von hell- bis tiefbrauner Farbe und besitzen einen 3 bis 4 mm dicken, stielartigen, schwach vierkantigen, sehr feinrunzeligen, nach oben zu wenig verdickten, unterständigen Fruchtknoten, in dessen oberem Teil die beiden kleinen Fruchtknotenfächer liegen. Die 4 am oberen Ende des Fruchtknotens stehenden, dicken, dreieckigen Kelchblätter sind stark abspreizend; die 4 kreisrunden, sich dachziegeilig deckenden, gelbbraunen Blumenblätter schließen zu einer Kugel von 4 bis 5 mm Durchmesser zusammen und umfassen die zahlreichen, am Außenrand eines niedrigen Walles eingefügten, eingebogenen Staubblätter und den schlanken Griffel. Die Gewürznelken riechen stark eigenartig und schmecken brennend würzig.

Prüfung durch:	Zeigt an:
*Drücken des Fruchtknotens mit dem Fingernagel.	**Güte der Gewürznelken** durch reichliches Austreten von ätherischem Öl.
*Befeuchten von Gewürznelkenpulver mit verdünnter Eisenchloridlösung (1 + 9).	**Identität** durch eine blauschwarze Färbung.
Verbrennen von 1 g Gewürznelken in einem gewogenen Porzellantiegel. Es darf höchstens 0,08 g Asche zurückbleiben.	**Anorganische Beimengungen** durch einen größeren Rückstand als 0,08 g.
Bestimmung des Gehalts an ätherischem Öl nach Ziffer 26 S. 13 mit 5 g Gewürznelken.	**Einwandfreie Qualität,** falls dabei mindestens 0,8 g ätherisches Öl gefunden werden.

Mikroskopische Prüfung: Der Querschnitt durch den mittleren Teil des stielartigen **Fruchtknotens** zeigt eine kleinzellige, mit dicker Außenwand versehene **Epidermis,** und darunter, in ein kleinzelliges **Parenchym** eingebettet, zwei bis drei unregelmäßige Kreise großer, ovaler, mit ätherischem Öl erfüllter **Behälter,** die in geringerer Anzahl auch in allen übrigen Blütenteilen vorkommen. Nach innen liegt ein kollenchymatisch verdicktes, **Oxalatdrusen** führendes **Parenchym,** in dem ein Kreis von vereinzelten, zarten, unregelmäßig konzentrischen, von vereinzelten

Bastfasern begleiteten **Leitbündeln** verläuft, die reichlich Kristallreihen mit Kalziumoxalatdrusen enthalten. Innerhalb dieses Leitbündelkreises folgt ein sehr lockeres, von großen **Interzellularen** durchzogenes Parenchym, das im Zentrum von einem dichteren, vereinzelte Leitbündel führenden **Parenchymstrang** abgeschlossen wird.

Mikroskopische Prüfung des Gewürznelkenpulvers: Es ist gekennzeichnet durch reichliches **Kollenchym,** dessen Zellen nicht selten **Kalziumoxalatdrusen** enthalten, Parenchym, dickwandige **Epidermisteilchen** mit vereinzelten **Spaltöffnungen,** zahlreiche kleine gerundet-tetraedrische **Pollenkörner,** ziemlich zahlreiche **Leitbündelbruchstücke,** die zarte, 4 bis 15 μ, meist 6 bis 10 μ breite, gewöhnlich spiralig verdickte **Gefäße,** zuweilen in Begleitung von **Kristallzellreihen** oder **Fasern** enthalten, spärliche, isolierte Fasern von schlanker bis gedrungener Gestalt und vereinzelte, durch fibröse Zellen ausgezeichnete **Antherenbruchstücke.** Größere Parenchymtrümmer lassen oft noch Sekretbehälter erkennen.

Typische Steinzellen, Netz- oder Treppengefäße und Einzelkristalle (Nelkenstiele) dürfen nur ganz vereinzelt, knorrige, vorwiegend stab- oder faserförmige Steinzellen (Mutternelken) sowie Stärkekörner aller Art dürfen nicht vorhanden sein.

Flores Chamomillae — Kamillen.

Gehalt: Mindestens 0,4% ätherisches Öl.

Die getrockneten Blütenköpfchen von Matricaria chamomilla Linné. Kamillen haben einen aus grünen, am Rand trockenhäutigen und weißen, in etwa drei Reihen angeordneten Hochblättern bestehenden Hüllkelch. Der Blütenboden ist hohl, nackt, bei jüngeren Blütenköpfchen halbkuglig, bei älteren kegelförmig. Er ist mit 12 bis 18 weißen Zungenblüten, die eine dreizähnige, viernervige Krone haben, und mit zahlreichen gelben, fünfnervigen Röhrenblüten besetzt. Kamillen riechen kräftig würzig und schmecken etwas bitter.

Mikroskopische Prüfung: Im **Blütenboden** finden sich große schizogene **Sekretbehälter,** desgleichen je einer im oberen Mesophyll jedes Hüllblättchens und in den Narben. Die **Blumenkronen** sind mit **Kompositen-Drüsenhaaren** besetzt. Die deutlichen **Rippen des Fruchtknotens** tragen auf ihrem Scheitel lange Reihen kleiner **Schleimzellen.** Die **Pollenkörner** haben eine kurzstachlige, gekörnte Exine mit drei Austrittstellen für die Pollenschläuche.

Mikroskopische Prüfung des Kamillenpulvers: Es ist gekennzeichnet durch die zahlreichen **Pollenkörner,** weiße und gelbe **Fetzen** und **Blumenkronen** mit kleinen, geradlinig-vieleckigem, zum Teil papillösen oder schwach welligen Epidermiszellen, durch Stücke der **Antheren** mit durch feine Leisten verdickten Zellwänden, durch Stücke der **Fruchtknoten** mit leistenförmigen Reihen schmaler **Schleimzellen** und mit **Kompositen-Drüsenhaaren,** durch das grüne **Parenchym der Hüllkelchblätter,** zarte **Gefäßbündel,** braune **Sekretmassen** und geringe Mengen winziger **Kalziumoxalatdrusen.** Das Parenchym der Staubfäden und die Gefäße sind verholzt.

Prüfung durch:	Zeigt an:
Bestimmung des ätherischen Öls in 10 g Kamillen nach Ziffer 26 S. 13. Sie müssen mindestens 0,04 g ätherisches Öl liefern.	**Einwandfreie Qualität** durch einen Gehalt an ätherischem Öl von mindestens 0,4%.

Verwechslungen: Die Blüten von Anthemis arvensis und Anthemis cotula, Hundskamille, besitzen einen markig gefüllten Fruchtboden, welcher mit Spreublättchen besetzt ist. — Die Blüten von Chrysanthemum leucanthemum besitzen einen nackten, innen markigen Fruchtboden.

Flores Cinae — Zitwerblüten.

Gehalt: Mindestens 2% Santonin.

Die getrockneten, noch geschlossenen Blütenköpfchen von Artemisia cina Berg.

Das Blütenköpfchen ist oval oder länglich, ungefähr 2 bis 4 mm lang und 1 bis 1,5 mm dick, gerundet-kantig, etwas höckerig, fast kahl, gelbgrün oder bräunlichgrün. Der Hüllkelch besteht aus 12 bis 20 ovalen bis länglichen, sich dachziegelförmig deckenden Blättchen, Diese sind mit farblosem, häutigem Rande und über dem Mittelnerv mit einer kielförmigen Erhebung versehen. Der Blütenboden ist schlank, walzenförmig und kahl. Der Hüllkelch umschließt drei bis fünf Knöspchen mit zwittrigen Röhrenblüten. Zitwerblüten dürfen Stengelteile, Stückchen von schmallinearen, behaarten Laubblattabschnitten nur in sehr geringer Menge, sonstige Beimengungen nicht enthalten. Zitwerblüten riechen eigenartig, würzig und schmecken widerlich bitter und kühlend.

Prüfung durch:	Zeigt an:
*Übergießen des Pulvers der Zitwerblüten mit weingeistiger $^1/_2$-Normal-Kalilauge.	**Identität** durch eine tiefe orange Färbung des Pulvers.
Verbrennen von 1 g Zitwerblüten in einem gewogenen Tiegel; es darf höchstens 0,1 g Rückstand bleiben.	**Anorganische Beimengungen** durch einen größeren Rückstand als 0,1 g.

Mikroskopische Prüfung der Zitwerblüten: Der häutige Rand der **Hüllkelchblätter** wird von einer einzigen Lage langgestreckter, fächerartig angeordneter, nicht oder nur schwach verholzter, sehr schmaler Zellen gebildet. Den **Flügeln** der Hüllblätter sind gelegentlich **Santoninkristalle** aufgelagert, die im Chlorzinkjodpräparat zuerst gelb werden und dann in gelbbraune Tröpfchen übergehen. Auf der Außenseite des Mittelnerven tragen die Hüllblätter außer **Spaltöffnungen** gelbliche, sitzende **Kompositen-Drüsenhaare,** die aus drei bis vier Stockwerken von je 2 Zellen bestehen, ferner spärliche, lange, gewundne, bandförmige, dünnwandige **Haare,** die entweder einfach sind oder einem kurzen Stiel quer aufsitzen. Das **Leitbündel des Mittelnerven** wird von unregelmäßigen, starkverdickten, knorrigen und schwach **verholzten Fasern** begleitet. Im **Parenchym der Hüllblätter** und im **Konnektive** kommen spärliche, kleine **Kalziumoxalatdrusen** vor. Die **Pollenkörner** sind 16 bis 20 μ groß, rundlich, glatt und mit drei spaltenförmigen Austrittsstellen versehen.

Mikroskopische Prüfung des Zitwerpulvers: Es ist gekennzeichnet durch die zahlreichen **Bruchstücke des Mittelnerven** der **Hüllblättchen:** mit den Fasern, Stückchen des **häutigen Randes** der Hüllblättchen, zahlreiche einzelne oder zu Häufchen vereinigte **Pollenkörner, Haarbruchstücke** und **Kompositen-Drüsenhaare** und **kleinzelliges Parenchym,** zum Teil mit winzigen **Kalziumoxalatdrusen.**

Zitwerblütenpulver darf **feinstachlige Pollenkörner** (Tanacetum), **starkverholzte Zellen** vom Rand der Hüllblättchen und **starkverholzte Fasern** (andre Artemisia-Arten) nicht enthalten.

Bestimmung des Santoningehalts: 10 g mittelfein gepulverte Zitwerblüten übergießt man in einem Arzneiglas von etwa 150 ccm Inhalt mit 100 g Benzol und läßt das Gemisch unter häufigem Umschütteln $^1/_2$ Stunde lang stehen. Hierauf filtriert man 80 g der Benzollösung (= 8 g Zitwerblüten) durch ein trocknes, gutbedecktes Faltenfilter von 18 cm Durchmesser in ein Kölbchen, destilliert die Benzollösung ab und entfernt die letzten Anteile des Benzols durch Einblasen eines Luftstroms. Den Rückstand übergießt man mit 40 ccm einer Mischung von 15 g absolutem Alkohol und 85 g Wasser und erhitzt $^1/_4$ Stunde lang am Rückflußkühler. Die heiße Lösung gießt man alsdann durch einen mit einem Wattebäuschchen verschlossenen Trichter in ein zweites Kölbchen und wäscht das erste Kölbchen und das Wattebäuschchen zweimal mit je 5 ccm der heißen obigen Alkoholmischung nach.

Nach dem Erkalten gibt man etwa 0,1 g weißen Ton hinzu und erhitzt wiederum $^1/_4$ Stunde lang am Rückflußkühler. Danach filtriert man die heiße Lösung durch ein glattes Filter von 6 cm Durchmesser in ein gewogenes Kölbchen, wäscht Filter und Kölbchen dreimal mit je 5 ccm der obigen Alkoholmischung nach und läßt das Kölbchen verschlossen unter zeitweiligem, leichtem Umschwenken an einem vor Licht geschützten Ort bei etwa 15 bis 20° 24 Stunden lang stehen. Alsdann filtriert man die alkoholische Lösung, ohne auf die an den Wänden des Kölbchens haftenden Kristalle Rücksicht zu nehmen, durch ein glattes Filter von 6 cm Durchmesser, spült dieses sowie das Kölbchen dreimal mit je 2 ccm Wasser nach und trocknet beide. Darauf wird das auf dem Filter befindliche Santonin durch Auftropfen von 5 ccm Chloroform gelöst und die Lösung in das Kölbchen zurückgegeben. Das Chloroform läßt man unter gelindem Erwärmen verdunsten und trocknet den Rückstand 1 Stunde lang bei 100°. Das Gewicht des kristallinischen Rückstands muß nach Addition von 0,04 g mindestens 0,16 g betragen, was einem Mindestgehalt von 2% Santonin entspricht[1].

[1] Es ist besonders peinlich auf die richtige Herstellung des Alkohol-Wasser-Gemisches und genaue Innehaltung der davon zu verwendenden Mengen zu achten. Nur unter dieser Voraussetzung kann die Methode richtige Werte liefern; die hinzuzuzählenden 0,04 g sind in der abfiltrierten Alkohol-Wasser-Mischung gelöst.

P. S. MASSAGETOW (Arch. Pharmaz. **270**, 392 [1932]) hat als erster nicht nur aufgezeigt, daß die Arzneibuchmethode für die quantitative Bestimmung des Santonins ungünstig ist, sondern auch gleichzeitig eine Methode vorgeschlagen, die heute allgemeine Anerkennung gefunden hat und auch in der Industrie ganz allgemein praktisch benutzt wird. Der Grund für die Unbrauchbarkeit der Arzneibuchmethode liegt darin, daß nicht die Gesamtmenge der wirksamen Bestandteile erfaßt wird, da in der Droge nicht nur das Lakton *Santonin*, sondern auch die ihm entsprechende Säure in Form ihres Kalziumsalzes enthalten ist. Anderseits ist die Trennung des isolierten Santonins von den harzigen Beimengungen nur unter Verlust wertbedingender Bestandteile möglich. Die Methode von P. S. MASSAGETOW vermeidet diese Übelstände. Bei ihr wird das Santonin zunächst durch Kochen mit Kalziumhydroxyd unter Aufsprengung des Laktonringes in wasserlösliches *santoninsaures Kalzium* übergeführt. Hierbei scheidet sich ein großer Teil der harzigen Verunreinigungen unlöslich ab. Zur Entfernung der noch vorhandenen Reste gelöster Harzstoffe wird die wäßrige Lösung des santoninsauren Kalziums mit Salzsäure zum Lakton zyklisiert und die Chloroformlösung des Santonins mit kalter Natronlauge geschüttelt. Eine Aufspaltung des Laktonrings findet hierbei, wie VOGTHERR (Arch. Pharmaz. **266**, 324 [1926]) gezeigt hat, nicht statt. Ein weiterer Vorteil der von MASSAGETOW angegebenen Methode liegt in dem geringeren Materialverbrauch gegenüber der Germ. Nach Germ. werden 10 g Droge, nach MASSAGETOW nur 5 g Flores Cinae benötigt. Die *Ausführung* des *Verfahrens* gestaltet sich folgendermaßen:

5,0 mittelfein gepulverte Zitwerblüten werden in einem Mörser mit 1,0 gelöschtem Kalk verrieben und in einem Becherglas oder Erlenmeyer-Kolben mit 250 ccm Wasser 10 Minuten lang gekocht, dann wird sofort durch einen Büchner-Trichter filtriert und der Rückstand mit heißem Wasser ausgewaschen, bis das Gesamtfiltrat etwa 500 ccm beträgt. Das noch warme Filtrat wird in einen Scheidetrichter gegeben und mit 20 ccm Salzsäure ($D = 1,12$) angesäuert. Nach dem Erkalten wird nacheinander mit 50, 30, 20 und nochmals mit 20 ccm Chloroform unter energischem Schütteln extrahiert. Die Chloroformauszüge werden in einen zweiten Scheidetrichter hineinfiltriert und mit 50 ccm einer etwa 4%igen Ätznatronlösung ausgeschüttelt. Die Chloroformlösung wird abgelassen, mit 0,1 bis 0,2 g Tierkohle geschüttelt und in einen 300-ccm-Erlenmeyer-Kolben filtriert. Das Chloroform wird auf dem Wasserbad abdestilliert, der Rückstand mit 1 bis 2 ccm Alkohol gelöst und 100 ccm kochendes Wasser zugegeben. Darauf wird die Lösung auf 50 bis 70 ccm eingedampft und an einem kühlen Ort vor Licht geschützt zur Kristallisation aufgestellt. Nach 16 bis 24 Stunden wird filtriert, Filter und Kolben bei 100 bis 105° getrocknet und die Kristalle in wenig Chloroform gelöst. Die Lösung wird in einem gewogenen Kolben abgedampft, bei 100 bis 105° getrocknet und der Rückstand nach Abkühlung im Exsikkator gewogen. Zu dem erhaltenen Santonin wird die im Filtrat gelöst gebliebene Menge (0,0002 g pro 1 ccm) hinzugezählt. Die Summe mit 20 multipliziert ergibt den Prozentgehalt (nach HAGER, Ergänzungsband 1944).

Flores Koso — Kosoblüten.

Die getrockneten, nach dem Verblühen gesammelten, rötlichen weiblichen Blüten von Hagenia abyssinica Gmelin.

Die Blüte ist gestielt und durch zwei rundliche, häutige, netzadrige Vorblätter gestützt. Sie besitzt einen behaarten, fast kreiselförmigen, krugförmig vertieften, oben durch einen Ring verengten Blütenbecher, dessen Rand zahlreiche, verkümmerte Staubblätter, zwei abwechselnde, vier- bis fünfgliedrige Wirtel von häutigen, netzadrigen Kelchblättern und einen gleichzähligen Wirtel von sehr kleinen, lanzettlichen, weißlichen Kronenblättern trägt, die jedoch an der Droge meist abgefallen sind. Die fast 1 cm langen, äußern, länglichovalen Kelchblätter sind flach ausgebreitet, die kaum 3 mm langen innern, ovalen sind nach außen zu umgeschlagen und oben zusammengeneigt. Im Grunde des Blütenbechers stehen 2 Stempel, von denen sich oft einer zu einer Nüßchenanlage entwickelt hat.

Kosoblüten riechen schwach, eigenartig und schmecken etwas bitter, kratzend und zusammenziehend.

Von den Zweigen der Blütenstandachse dürfen Kosoblüten nur wenige der dünnsten, höchstens 0,5 mm dicken, enthalten. Sie müssen frei sein von den laubblattartigen Deckblättern und von den kleinen, durch ihre pollenreichen Staubbeutel ausgezeichneten männlichen Blüten.

Prüfung durch:	Zeigt an:
Verbrennen von 1 g Kosoblüten in einem gewogenen Tiegel. Es darf höchstens 0,14 g Rückstand bleiben.	**Anorganische Beimengungen** durch einen größeren Rückstand als 0,14 g.

Mikroskopische Prüfung der Kosoblüten: Das **Grundgewebe** der Vor- und Kelchblätter wird von **Armparenchym** gebildet und enthält **Kalziumoxalatdrusen.** Im **Gewebe** des **Blütenbechers** kommen kleine **Einzelkristalle von Kalziumoxalat** vor. Die **Haare** sind einzellige, dickwandige Borsten von verschiedener Größe, einzellige, dünnwandige Schlauchhaare, Drüsenhaare mit gekrümmtem, mehrzelligem Stiel und eiförmigem, mehrzelligem Köpfchen und solche mit geradem, mehrzelligem Stiel und kugligem, einzelligem, oft sehr großem Köpfchen.

Mikroskopische Prüfung des Kosoblütenpulvers: Bruchstücke der Vor- und Kelchblätter sowie des Blütenbechers und der Stempel, die verschiedenen Haare und deren Bruchstücke und die Kristalle. Die Breite der in dem Pulver vorkommenden Gefäße darf 18 μ nicht überschreiten. Breitere Gefäße würden auf **derbere Äste des Blütenstands** weisen.

Die rundlichen, mit drei spaltenförmigen Austrittsstellen versehenen Pollenkörner der männlichen Blüten dürfen nur in geringer Menge vorhanden sein. Bruchstücke der **Antherenwände** mit spiralig verdickten **fibrösen Zellen** würden auf **männliche Blüten** hindeuten.

Flores Lavandulae — Lavendelblüten.

Die getrockneten, vor völliger Entfaltung gesammelten Blüten von Lavandula spica Linné. Ihr Kelch ist bläulichgrau, röhrenförmig, oben etwas erweitert, zehn- bis dreizehnnervig, 5 mm lang und behaart. Von den fünf Zähnen des Kelchrands sind vier sehr kurz, der fünfte bildet ein fast 1 mm langes, eiförmiges, stumpfes, blaues Läppchen. Die Blumenkrone ist blau und besitzt eine zweilappige, größere Oberlippe und eine dreilappige, kleinere Unterlippe.

An **Haargebilden**[1] finden sich kleine, kegelförmige und größere, verzweigte, dickwandige, spitze **Deckhaare** mit grobkörniger Kutikula, kleine **Köpfchenhaare** mit kurzer Stielzelle, und rundem Köpfchen, vor allem am Kelch, **knorrig verdickte Haare,** zum Teil mit **kugeliger, sezernierender Endzelle** besonders an der Blumenkrone und **Labiaten-Drüsenschuppen** an Kelch und Krone.

Die Pollenkörner sind kugelförmig und besitzen sechs schlitzförmige Austrittsstellen; ihre Exine ist mit unregelmäßigen Erhöhungen oder mit einem netzförmigen Leistenwerk versehen.

Lavendelblüten riechen kräftig würzig und schmecken bitter.

[1] Es fehlt die Beschreibung der Sternhaare, die mit einer feinstreifigen Kutikula versehen sind und die auch ihres eigenartigen Baus halber Etagenbüschelhaare genannt werden.

Flores Malvae — Malvenblüten.

Die getrockneten Blüten von Malva silvestris Linné. Ihr 5 mm hoher Kelch ist fünfspaltig, außen von drei schmalen, spatelförmigen, spitzen, mit ihm verwachsenen Hochblättern umgeben. Die fünf, über 2 cm langen, blauen Kronenblätter sind keilförmig, bis schmal umgekehrt-eiförmig, an der Spitze tief ausgerandet, am Grunde der Staubblattröhre angewachsen.

Die Staubblattröhre trägt zahlreiche, nur je 2 Pollensäcke besitzende Antheren und umschließt den mit 10 Narbenschenkeln versehenen Griffel. Die Malvenblüten schmecken schwach schleimig.

An **Haargebilden** finden sich **einzellige Haare,** sternartig geordnete **Haarbüschel, Wollhaare**[1] und aus vielen Zellen aufgebaute **Drüsenhaare,** außerdem sind **Schleimzellen** und **Kalziumoxalatdrusen** in den meisten Blütenorganen vorhanden. Die **Pollenkörner** sind groß, stachlig und mit zahlreichen Austrittstellen für die Pollenschläuche versehen.

[1] Einzellig.

Verwechslungen: Die Blüten von Malva vulgaris und Malva rotundifolia sind kleiner und blasser, die Blume ist kaum doppelt so lang als der Kelch. — Die Blüten von Althaea rosea sind größer, hellrot bis schwarzbraun gefärbt.

Flores Sambuci — Holunderblüten.

Die getrockneten Blüten von Sambucus nigra Linné. Ihr unterständiger Fruchtknoten trägt einen kurzen Griffel mit drei Narben, fünf dreieckigen Kelchblättchen und eine radförmige, fünflappige Blumenkrone, auf deren Rand fünf mit den Kronlappen abwechselnde Staubblätter stehen. Die im trocknen Zustand ellipsoidischen Pollenkörner besitzen drei parallel gestellte, schlitzförmige Austrittstellen und zeigen auf der Oberfläche ein feines, aus Stäbchenreihen gebildetes Netzwerk. Auf der Unterseite der Kelchblätter finden sich mehrzellige Drüsenhaare sowie kleine, einzellige, kegelförmige Haare mit körniger Kutikula; die übrigen Blütenorgane sind unbehaart.

Holunderblüten sind gelblich und riechen kräftig, schmecken schleimig, süßlich, später kratzend.

Verwechslungen: Die Blüten von Sambucus ebulus stehen in am Grunde dreiteiligen Trugdolden, sind weiß, außen rötlich und besitzen rötliche Staubbeutel. — Die Blüten von Sambucus racemosa stehen in dichtbehaarten eiförmigen Trugdolden, sind anfangs grünlich, dann gelblichweiß.

Flores Tiliae — Lindenblüten.

Die getrockneten, grünlichgelben Blütenstände von Tilia cordata Miller und Tilia platyphyllos Scopoli.

Der Hauptachse des Blütenstands ist ein großes, zungenförmiges, häutiges, netzadriges und kahles Hochblatt zur Hälfte angewachsen. Der Blütenstand von Tilia cordata wird von 5 bis 15, der von Tilia platyphyllos von 3 bis 7 Blüten gebildet.

Die gelblichen Blüten besitzen 5 in der Knospe klappige, leicht abfallende Kelchblätter, 5 spatelförmige, kahle Kronenblätter, 30 bis 40 Staubblätter mit fadenförmigem Stiel und gespaltenem Konnektive, sowie einen oberständigen, fünffächerigen Stempel mit kurzem Griffel, mit fünflappiger Narbe. An Haargebilden finden sich lange, einzellige Haare, Büschelhaare und sternförmig geordnete Haarbüschel. Ferner sind in den meisten Blütenteilen Schleimzellen und Kalziumoxalatdrusen vorhanden. Die Pollenkörner zeigen drei Austrittstellen und sind fein punktiert.

Lindenblüten riechen und schmecken schwach würzig.

Flores Verbasci — Wollblumen.

Die getrockneten, goldgelben Blumenkronen mit den ihnen aufsitzenden Staubblättern von Verbascum phlomoides Linné und Verbascum thapsiforme Schrader. Die Krone ist 1,5 bis 2 cm breit, und besitzt eine kurze Röhre sowie einen ungleich fünflappigen Saum. Mit den Kronlappen wechseln 5 Staubblätter ab. Die beiden neben dem großen Lappen stehenden Staubblätter sind kahl; die übrigen, die eine ihrem Stiel quer aufgesetzte Anthere tragen, sind behaart. Die Blumenkrone ist mit großen Sternhaaren, deren Strahlenwirtel meist in mehreren Absätzen übereinander stehen, und mit Drüsenhaaren besetzt. Die Haare der Staubblätter sind einzellig und keulenförmig. Die Pollenkörner haben eine feinkörnige Exine und drei Austrittsstellen für die Pollenschläuche.

Wollblumen riechen kräftig eigenartig.

Aufbewahrung: Sorgfältig getrocknet in gutverschlossenen Gefäßen.

Verwechslungen: Die Blüten von Verbascum thapsus sind kleiner, besitzen eine trichterförmige Blumenkrone und weiße, wollige Staubfäden. — Die Blüten von Verbascum nigrum haben violette, wollige Staubfäden.

Folia Althaeae — Eibischblätter.

Die getrockneten Laubblätter von Althaea officinalis Linné. Die Spreite ist bis 10 cm lang, rundlich, elliptisch, drei- bis fünflappig, meist mit herzförmigem, seltener gerade abgeschnittnem oder keilförmigem Grund, gekerbt oder gesägt und auf beiden Seiten dicht behaart. Der Stiel der Blätter ist kürzer als die Spreite.

Eibischblätter sind geruchlos und schmecken fade, schleimig.

Mikroskopische Prüfung der Eibischblätter: Die **obere Epidermis** besteht aus großen, oft nahezu isodiametrischen Zellen mit schwach welligen Seitenwänden, die **untere** aus schmaleren Zellen mit stark welligen Seitenwänden; beide führen **Spaltöffnungen mit 3 Nebenzellen,** von denen die eine meist merklich kleiner ist als die beiden andern; beide enthalten **Schleimzellen** und tragen gleichartige **Haare,** nämlich zahlreiche, dickwandige, einzellige, zu meist fünf- bis achtgliedrigen Büscheln geordnete Haare[1], deren Basis verholzt und grob getüpfelt ist, spärliche einfache Haare und kurzgestielte Köpfchenhaare, deren Köpfchen durch Quer- und Längswände in meist 6 Zellen geteilt ist. Das **Mesophyll** besteht aus 1 bis 2 Palisadenschichten und einem Schwammgewebe aus ellipsoidischen Zellen und enthält **Schleimzellen** und **Kalziumoxalatdrusen.** Eibischblätter dürfen nicht von Pilzen befallen sein.

Mikroskopische Prüfung des Eibischblätterpulvers: Es ist grün und gekennzeichnet durch die zahlreichen Bruchstücke der **Büschelhaare** mit verholzter und grobgetüpfelter Basis, **Epidermisfetzen, Mesophyllbruchstücke, Kalziumoxalatdrusen,** spärliche **Drüsenhaare** und die im Tuschepräparat reichlich sich bildenden **Schleimkugeln.**

Eibischblätterpulver darf Teleutosporen, stammend von Puccinia malvacearum, nicht oder nur vereinzelt enthalten.

Prüfung durch:	Zeigt an:
Verbrennen von 1 g Eibischblätter in einem gewogenen Tiegel. Es darf höchstens 0,16 g Rückstand bleiben.	**Minderwertige Ware** durch einen höheren Aschengehalt als 0,16 g.

[1] Unter denen sich Kalziumoxalatdrusen finden.

Folia Belladonnae — Tollkirschenblätter.

Gehalt: Mindestens 0,3% Hyoszyamin ($C_{17}H_{23}O_3N$. Mol.-Gew.: 289,2).

Die zur Blütezeit gesammelten und getrockneten Laubblätter von Atropa belladonna Linné. Tollkirchenblätter sind bis über 20 cm lang, bis 10 cm breit, eiförmig, am oberen Ende zugespitzt, nach unten in den kurzen halbstielrunden Blattstiel verschmälert, ganzrandig, fiedernervig, dünn und brüchig, fast kahl, oberseits bräunlichgrün, unterseits graugrün.

Tollkirschenblätter dürfen Stengel, Blüten und Früchte der Tollkirsche sowie Blätter mit grob oder fein gezähntem, gesägtem oder ausgeschweiftem Rand oder mit stärkerer Behaarung nicht enthalten.

Tollkirschenblätter riechen schwach betäubend und schmecken etwas bitter.

Mikroskopische Prüfung der Tollkirschenblätter: Die **Epidermiszellen** der Oberseite sind schwach, die der Unterseite stark wellig-buchtig, die **Kutikula** der Oberseite zeigt deutliche, wellige Falten. **Spaltöffnungen** mit meist 3 Nebenzellen, von denen eine meist merklich kleiner ist, finden sich auf beiden Seiten, jedoch reichlicher auf der Unterseite. Im **Schwammparenchyme,** vornehmlich dicht unter der einreihigen **Palisadenschicht,** und im **Gewebe der Nerven** kommen **Kristallsandzellen** vor. Die besonders auf der Unterseite an den Nerven vorhandenen **Haare** sind teils lange, einfache, dünnwandige, schlaffe, glatte mehrzellige **Deckhaare,** teils **Drüsenhaare** mit einzelligem, rundem Köpfchen auf langem, in der Regel mehrzelligem Stiel, teils Drüsenhaare mit kurzem Stiel und kolbenförmigem, meist gekrümmtem Köpfchen, das aus 4 bis 6 in 2 Reihen angeordneten Zellen besteht.

Mikroskopische Prüfung des Tollkirschenblätterpulvers: Es ist grün und gekennzeichnet durch Stückchen der **Epidermis** mit den **Spaltöffnungen** und **Kutikularfalten,** zahlreiche grüne Bruchstücke des **Mesophylls** und farblose der **Nerven** und des **Stiels,** wenige Bruchstücke der **glatten Haare,** wenige **Drüsenköpfchen** und **Kristallsandzellen.**

Verholzte Fasern, große, wellig begrenzte, dickwandige **Zellen der Samenschale, geradlinig-vieleckige Epidermiszellen,** besonders solche mit gekräuselter Kutikula, starre **dickwandige Haare, Drüsenhaare** mit **zweizelligem** Köpfchen und **einzelligem** Stielchen, **Kalziumoxalatdrusen** und **Kalziumoxalatraphiden** dürfen in dem Pulver nicht enthalten sein. Sie würden auf Beimengungen von Blättern von **Ailanthus, Phytolacca, Plantago, Stengeln** und **Blüten** der **Tollkirsche** hinweisen.

Prüfung durch:	Zeigt an:
Verbrennen von 1 g Tollkirschenblätter in einem gewogenen Tiegel. Es darf höchstens 0,15 g Rückstand bleiben.	**Minderwertige Qualität,** wenn der Rückstand mehr als 0,15 g beträgt.

Bestimmung des Alkaloidgehalts: 10 g feingepulverte Tollkirschenblätter übergießt man in einem Arzneiglas von 250 ccm Inhalt mit 100 g Äther sowie nach kräftigem Umschütteln mit 7 g Ammoniakflüssigkeit und läßt das Gemisch unter häufigem, kräftigem Umschütteln 1 Stunde lang stehen. Nach dem Absetzen gießt man die ätherische Lösung durch ein Wattebäuschchen in ein Arzneiglas von 150 ccm Inhalt, gibt 1 g Talk und nach 3 Minuten langem Schütteln 5 ccm Wasser hinzu. Nachdem man das Gemisch 3 Minuten lang durchgeschüttelt hat, läßt man es bis zur vollständigen Klärung stehen[1], filtriert 50 g der ätherischen Lösung (= 5 g Tollkirschenblätter) durch ein trocknes, gut bedecktes Filter in ein Kölbchen und destilliert etwa zwei Drittel des Äthers ab. Den erkalteten Rückstand bringt man in einen Scheidetrichter, spült das Kölbchen dreimal mit je 5 ccm Äther nach und gibt 5 ccm $^1/_{10}$-Normal-Salzsäure und 5 ccm Wasser hinzu. Hierauf schüttelt man 3 Minuten lang kräftig, läßt die salzsaure Lösung nach vollständiger Klärung in ein Kölbchen abfließen und wiederholt das Ausschütteln noch dreimal in derselben Weise mit je 5 ccm Wasser. Nun setzt man zu der salzsauren Lösung 2 Tropfen Methylrotlösung hinzu und titriert vermittels der Feinbürette mit $^1/_{10}$-Normal-Kalilauge bis zum Farbumschlag. Hierzu dürfen höchstens 4,48 ccm $^1/_{10}$-Normal-Kalilauge verbraucht werden, so daß mindestens 0,52 ccm $^1/_{10}$-Normal-Salzsäure zur Sättigung des vorhandenen Hyoszyamins erforderlich sind. 1 ccm $^1/_{10}$-Normal-Salzsäure = 0,02 892 g Hyoszyamin, 0,52 ccm = 0,01 504 g Hyoszyamin = 0,3%.

Prüfung durch:	Zeigt an:
*Ausschütteln der mit Salzsäure schwach angesäuerten, titrierten Flüssigkeit in einem Scheidetrichter mit Äther, Ablassen der wäßrigen Schicht, Zugabe von Ammoniakflüssigkeit bis zur schwach alkalischen Reaktion. Erneutes Ausschütteln mit Äther in einem andern Scheidetrichter, Abdampfen des nach dem Verdunsten der zweiten ätherischen Lösung erhaltenen Rückstands mit 5 Tropfen rauchender Salpetersäure, Erkaltenlassen und Übergießen mit weingeistiger Kalilauge.	**Identität** durch eine von der weingeistigen Kalilauge bewirkte violette Färbung.

Aufbewahrung: Vorsichtig.

[1] Wichtig ist, daß die Ätherlösung völlig blank ist; selbst der geringste Schleier, der von feinverteiltem Speckstein und Pflanzenteilen herrührt, führt zu Überwerten bis zu 100%. Vermutlich ist an diesen feinst suspendierten Teilchen Ammoniak so fest adsorbiert, daß es sich beim Abdestillieren des Äthers nicht verflüchtigt, während es dann beim Ausschütteln mit $^1/_{10}$-Normalsäure an diese gebunden wird und so einen Überwert hervorruft.

Folia Digitalis — Fingerhutblätter.

Fingerhutblätter müssen den amtlich vorgeschriebenen, pharmakologisch ermittelten Wirkungswert aufweisen.

Die getrockneten und grobgepulverten Laubblätter von Digitalis purpura Linné.

Fingerhutblätterpulver riecht schwach eigenartig und schmeckt widerlich bitter und ist rein- bis mattgrün.

Mikroskopische Prüfung des Fingerhutblätterpulvers: Es ist gekennzeichnet durch zahlreiche Teilchen, die **Querschnitt-** oder meist **Flächenbilder der Blätter** darbieten, sowie durch feinste **Zelltrümmer, Haarbruchstücke** und unregelmäßige oder verzerrte Stücke des **Gewebs des Blattstiels,** der **Nerven** und der **Blattfläche.** Die **Querschnittansichten** zeigen im Mesophyll eine fast einreihige Palisadenschicht und mehrere Reihen von Schwammgewebezellen. Die **Flächenansichten** lassen entweder die obere, keine oder wenige Spaltöffnungen enthaltende Epidermis aus Zellen mit schwach welligen oder nahezu geraden Seitenwänden oder die untere, mit vielen Spaltöffnungen versehene Epidermis aus Zellen mit stark welligen Seitenwänden erkennen. Der **oberen Epidermis** sitzen die etwa 20, höchstens bis 30 μ weiten Palisadenzellen, der **unteren** die kleinen, kurzarmigen Schwammgewebezellen an. Die **Spaltöffnungen** sind von 3 bis 7, meist 4 Nebenzellen umgeben. Beide **Epidermen** tragen, besonders längs der Nerven, mit spitzer, stumpfer oder selten birnförmiger Endzelle versehne, meist vierzellige, dünnwandige, von meist feinpunktierter Kutikula überzogene, einer geradlinig-vieleckigen, zuweilen durch eine Wand geteilten Basalzelle aufsitzende **Deckhaare** und wenige einer sehr kleinen Epidermiszelle aufsitzende **Köpfchenhaare** mit kurzem, einzelligem Stiel und zweizelligem, selten vierzelligem Köpfchen.

Einzelkristalle, Drusen oder Kristallsand von Kalziumoxalat würden auf **Hyoszyamus, Datura, Atropa,** Epidermiszellen mit deutlicher, welliger Kutikularstreifung auf **Atropa,** dickwandige Haare oder deren Bruchstücke und verholzte Fasern auf **andre Pflanzen mit ähnlich geformten Blättern** hinweisen, die als Verwechslungen der Verfälschungen in Frage kämen.

Prüfung durch:	Zeigt an:
Trocknen von 1 g Fingerhutblätterpulver bei 100°. Es darf höchstens 0,03 g an Gewicht verlieren.	**Unzulässiger Wassergehalt,** falls der Gewichtsverlust mehr als 0,03 g beträgt.
Verbrennen des getrockneten Pulvers. Es darf höchstens 0,13 g Rückstand hinterlassen.	**Minderwertige Qualität,** falls der Aschengehalt mehr als 0,13 g beträgt.

Aufbewahrung: Vorsichtig, in zugeschmolzenen Ampullen oder in Flaschen, deren Stöpsel mit Paraffin überzogen ist.

Folia Farfarae — Huflattichblätter.

Die getrockneten Laubblätter von Tussilago farfara Linné. Sie sind langgestielt; die Spreite ist herzförmig, spitz, mit stumpfer Grundbucht, mehr oder weniger eckig ausgeschweift, in den Buchten gezähnt, 8 bis 15 cm lang, handnervig, oberseits dunkelgrün, unterseits weißfilzig. Fast geruch- und geschmacklos.

Mikroskopische Prüfung: Beide Epidermen enthalten **Spaltöffnungen,** die von 4 bis 6, seltener bis 9 gewöhnlichen Epidermiszellen umgeben sind. Die Zellen der **oberen Epidermis** haben gerade oder nur wenig gebogene, die der unteren starkwellige Seitenwände. Die **Haare der Blattunterseite** sind einreihige Gliederhaare mit sehr langer, peitschenförmiger, unregelmäßig gebogener und gewundener.Endzelle; die **Haarnarben der Oberseite** sind von einem Kranze strahlig von ihnen ausgehender Kutikularfalten umgeben. Das **Palisadengewebe** besteht aus 3 bis 4 Schichten, das **Schwammgewebe** aus einschichtigen Platten mauerförmigen Parenchyms, die weite Lufträume umschließen. In der Nähe der Nerven liegen schizogene **Sekretbehälter**[1]. **Kristalle**[2] fehlen.

Blattstücke mit 1 bis 2 Palisadenschichten, mit derb- bis dickwandigen, ein- bis dreizelligen Haarstümpfen oder oberseitige Haarbasen mit mehr als 50 μ Durchmesser und ohne strahlige Kutikularfalten dürfen nicht zu finden sein, sie würden auf **Blätter von Petasites-, Lappa-, Eupatorium-Arten** hinweisen.

[1] Die Sekretbehälter liegen in den Nieren.
[2] Nach ZÖRNIG enthält das Mesophyll Kalziumoxalatkristalle, nach ROSENTHALER Sphärokristalle von Kohlenhydrat in der getrockneten Droge und im Weingeistpräparat.

Folia Hyoscyami — Bilsenkrautblätter.
Folium Hyoscyami P. I.

Gehalt: Mindestens 0,07% Hyoszyamin, $C_{17}H_{23}O_3N$. Mol.-Gew.: 289,2.

Die getrockneten Laubblätter von Hyoscyamus niger Linné. Sie sind matt graugrün, beiderseits reichlich behaart, fiedernervig, mit heller und breiter Mittelrippe versehen, gestielt oder ungestielt. Die gestielten Blätter sind meist groß, bis 30 cm lang und bis 10 cm breit, länglich-eiförmig, in den Blattstiel verschmälert, am Rand tief oder flach gezähnt, selten ganzrandig oder fast buchtig-fiederspaltig. Die ungestielten Blätter sind kleiner und haben eine etwa 5 bis 15 cm lange, im Umriß eiförmige, buchtig-fiederspaltige, beiderseits 1 bis 4 spitze, zahnförmige Lappen tragende Spreite. Sie dürfen Stengel, Blüten und Früchte nicht enthalten. Sie riechen betäubend und schmecken etwas bitter und scharf.

Mikroskopische Prüfung der Blätter: Die **Epidermiszellen** der Ober- und der Unterseite haben wellig-buchtige Seitenwände. **Spaltöffnungen** sind auf beiden Seiten vorhanden, reichlicher jedoch auf der Unterseite; sie sind von meist drei Nebenzellen umgeben, von denen eine merklich kleiner ist als die andern. Das **Mesophyll** besteht aus einer einreihigen Palisadenschicht und einem Schwammgewebe, in dessen oberster, an die Palisaden grenzender Schicht sich verschieden geformte **Einzel- oder Zwillingskristalle** oder **Drusen**[1] **von Kalziumoxalat** finden. Die gleichen Kristallformen kommen auch im parenchymatischen Gewebe der Nerven vor. Die **Haare** der Blätter sind meist lange, sehr dünnwandige, einfache, glatte, zwei- bis vier-, höchstens zehnzellige **Gliederhaare** oder **langgestielte,** schlaffe **Drüsenhaare** mit ein- bis vielzelligem Köpfchen. **Kurze Drüsenhaare** mit kugeligem oder mehrzelligem Köpfchen sind spärlich vorhanden.

Mikroskopische Prüfung des Bilsenkrautblätterpulvers: Es ist gekennzeichnet durch **Mesophyllstücke** mit **Einzelkristallen** oder meist einfachen **Drusen** von **Kalziumoxalat, Epidermisfetzen** mit welligen Zellen und **Spaltöffnungen** mit meist 3 Nebenzellen und die Bruchstücke der glatten, zartwandigen **Haare.**

Fasern, grobe Gefäße, Pollenkörner, kleinzellige **Gewebe der Blütenteile** und die etwa 150 μ breiten, mit welligen, dicken, gelben, nicht verholzten Wänden versehenen **Zellen der Samenschale** dürfen in dem Pulver nicht enthalten sein.

Prüfung durch:	Zeigt an:
Verbrennen von 1 g Bilsenkrautblätter in einem gewogenen Tiegel. Es darf höchstens 0,3 g Rückstand hinterlassen.	**Minderwertige Qualität** durch einen höheren Rückstand als 0,3 g.

Bestimmung des Alkaloidgehalts: 20 g feingepulverte Bilsenkrautblätter übergießt man in einem Arzneiglas von 250 ccm Inhalt mit 100 g Äther, sowie nach kräftigem Umschütteln mit 7 g Ammoniakflüssigkeit und läßt das Gemisch unter häufigem Umschütteln 1 Stunde lang stehen. Nach dem Absetzen gießt man die ätherische Lösung durch ein Wattebäuschchen in ein Arzneiglas von 150 ccm Inhalt, gibt 1 g Talk und nach 3 Minuten langem Schütteln 5 ccm Wasser hinzu. Nachdem man das Gemisch 3 Minuten lang durchgeschüttelt hat, läßt man es bis zur vollständigen Klärung stehen, filtriert 50 g der ätherischen Lösung ($= 10$ g Bilsenkrautblätter)[2] durch ein trocknes, gutbedecktes Filter in ein Kölbchen und destilliert etwa zwei Drittel des Äthers ab. Den erkalteten Rückstand bringt man in einen Scheidetrichter, spült das Kölbchen dreimal mit je 5 ccm Äther nach und gibt 5 ccm $^1/_{10}$-Normal-Salzsäure und 5 ccm Wasser hinzu. Hierauf schüttelt man 3 Minuten lang kräftig, läßt die salzsaure Lösung nach vollständiger Klärung in ein Kölbchen abfließen und wiederholt das Ausschütteln noch dreimal in derselben Weise mit je 5 ccm Wasser. Nun setzt man zu der salzsauren Lösung 2 Tropfen Methylrotlösung hinzu und titriert mit $^1/_{10}$-Normal-Kalilauge bis zum Farbumschlag.

Hierzu dürfen höchstens 4,76 ccm $^1/_{10}$-Normal-Kalilauge verbraucht werden, so daß mindestens 0,24 ccm $^1/_{10}$-Normal-Salzsäure zur Sättigung des vorhandenen Hyoszyamins erforderlich sind. 1 ccm $^1/_{10}$-Normal-Salzsäure = 0,02 892 g Hyoszyamin, 0,24 ccm = 0,0694 g = 0,07% Hyoszyamin.

Prüfung durch:	Zeigt an:
Ausschütteln der mit Salzsäure schwach angesäuerten, titrierten Flüssigkeit mit Äther, Ablassen der wäßrigen Schicht in einen andern Scheidetrichter, Versetzen bis zur schwach alkalischen Reaktion mit Ammoniakflüssigkeit, wiederum Ausschütteln mit Äther. Verdunstenlassen der zweiten ätherischen Lösung, Abdampfen des Rückstands mit 5 Tropfen rauchender Salpetersäure. Nach dem Erkalten Übergießen mit weingeistiger Kalilauge.	**Identität** des Hyoszyamins durch eine bei Übergießen mit weingeistiger Kalilauge entstehende violette Färbung.

Aufbewahrung: Vorsichtig.

[1] Diese selten und dann einfache aus wenigen Einzelkristallen bestehende.

[2] Man erhält schon bei Anwendung der 10 g Fol. Belladonnae und 100 g Äther nicht ganz leicht die vorgeschriebenen 50 g Filtrat. Das gelingt hier noch schwerer oder überhaupt nicht, wenn man nach der Vorschrift **20 g** Fol. Hyoscyami mit ebenfalls 100 g Äther behandelt. Deshalb übergießt man zweckmäßig die 20 g Droge mit 125 g Äther. Die 50 g Filtrat entsprechen dann 8 g Bilsenkrautblätter, so daß man somit von dieser Drogenmenge bei der Schlußrechnung auszugehen hat.

Folia Juglandis — Walnußblätter.

Die getrockneten Fiederblättchen von Juglans regia Linné. Sie sind grün, länglicheiförmig, zugespitzt, ganzrandig, 6 bis 15 cm lang, 3 bis 7 cm breit und haben beiderseits des Mittelnerven meist je 12 unterseits gleichmäßig stark hervortretende Seitennerven erster Ordnung, die durch ungefähr rechtwinklig auf ihnen stehende, fast geradlinige, kaum hervortretende Seitennerven zweiter Ordnung verbunden sind. Sie riechen schwach würzig und schmecken etwas kratzend.

Mikroskopsiche Prüfung der Blätter: Die **obere Epidermis** besteht aus Zellen mit fast geraden bis schwach welligen Seitenwänden, die **untere** aus Zellen mit meist stärker welligen, oft aber auch fast geraden Seitenwänden; nur die untere Epidermis führt **Spaltöffnungen.** Die Behaarung besteht aus **Drüsenhärchen** mit ein- bis vier-, meist zweizelligem Stiel und meist zwei-, seltener vierzelligem Köpfchen, spärlichen, meist etwas in die Blattfläche eingesenkten, großen **Drüsenschuppen** mit flacher Stielzelle und vielzelligem, unter der abgehobenen Kutikula reichlich Sekret führendem Kopf, endlich spärlichen, einzelligen, meist büschelig gestellten, dickwandigen, glatten hinfälligen **Deckhaaren** in den Aderwinkeln. Im **Mesophyll** befinden sich 2 bis 3 Palisadenschichten und ein schmales Schwammgewebe aus gespreiztarmigen Zellen; besonders die **Palisadenschichten** enthalten ziemlich reichlich **Kalziumoxalatdrusen** von sehr verschiedener, bisweilen 50 μ weit überschreitender Größe. Die stärkeren **Nerven** führen derbe, in parenchymatisches Grundgewebe eingebettete **Gefäßbündelstränge** und als mechanisches Gewebe subepidermales **Kollenchym.**

Mikroskopische Prüfung des Walnußblätterpulvers: Es ist gekennzeichnet durch die Fetzen der **spaltöffnungsfreien oberen** und der **spaltöffnungshaltigen unteren Epidermis,** Stücke des **Mesophylls,** zahlreiche **Kalziumoxalatdrusen** verschiedner Größe, spärliche **Drüsen-** und **Deckhaare,** farbloses, rundliches **Parenchym** und **Kollenchymstränge.**

Prüfung durch:	Zeigt an:
Ausführung der Mikrosublimation (unterbleibt zweckmäßig).	**Identität** durch ein zitronengelbes, kristallinisches Mikrosublimat[1].
Verbrennen von 1 g Walnußblättern in einem gewogenen Tiegel. Es darf höchstens 0,1 g Rückstand bleiben.	**Minderwertige Qualität** durch einen höheren Rückstand als 0,1 g.

[1] Nach der übereinstimmenden Äußerung einer Reihe von Autoren kann ein solches Sublimat aus der Droge nicht erhalten werden.

Folia Malvae — Malvenblätter.

Die getrockneten Laubblätter von Malva silvestris Linné und Malva neglecta Wallroth. Sie sind grün, langgestielt, ihre Spreiten handnervig, rundlich, fünf- bis siebenlappig, ungleich gekerbt bis gesägt, schwach behaart. Die Blätter von Malva silvestris sind am Grund flach herzförmig, bisweilen gestutzt, gewöhnlich 7 bis 11 cm lang und 12 bis 15 cm breit, schwach gelappt, die von Malva neglecta nierenförmig oder tief herzförmig eingeschnitten, bis 8 cm lang und ebenso breit, tiefer gelappt. Sie sind geruchlos und schmecken fad, schleimig.

Mikroskopische Prüfung der Blätter: Die **obere Epidermis** besteht aus vieleckigen Zellen mit fast geraden oder wenig welligen Seitenwänden, die **untere** aus zarteren Zellen mit stark welligen Seitenwänden; beide enthalten **Schleimzellen** und führen **Spaltöffnungen** mit meist 3 Nebenzellen, von denen eine gewöhnlich merklich kleiner ist als die beiden andern. **Die Behaarung** besteht aus meist kleinen Gewebepolstern aufsitzenden, dickwandigen, einzelligen, zwei- bis sechsgliedrigen **Büschelhaaren,** deren Basis getüpfelt und schwach verholzt ist, aus einzelligen, meist etwas gekrümmten, spitzen, dickwandigen **Einzelhaaren** und sitzenden oder kurzgestielten **Köpfchenhaaren,** deren Köpfchen durch Quer- und Längswände in 4 bis 10 Zellen geteilt ist. Malva silvestris hat vorzugsweise Haarbüschel, Malva neglecta hauptsächlich Einzelhaare. Das **Mesophyll** besteht aus einer Palisadenschicht und einem Schwammgewebe aus kleinen, ellipsoidischen Zellen und enthält **Schleimzellen** und **Kalziumoxalatdrusen.** Malvenblätter dürfen nicht von Pilzen befallen sein.

Mikroskopische Prüfung des Malvenblätterpulvers: Es ist gekennzeichnet durch die Bruchstücke der **Haare, Epidermisfetzen,** farbloses Gewebe der **Stiele** und **Nerven,** Stücke des **Mesophylls,** spärliche **Kalziumoxalatdrusen.**

Mehrzellige Haare würden auf Verfälschung mit **Xanthium strumarium** mehr als vereinzelte Teleutosporen auf ein Befallensein der Blätter mit Puccinia malvacearum hinweisen.

Prüfung durch:	Zeigt an:
Herstellung eines Tuschepräparats.	**Identität** durch sich reichlich bildende Schleimkugeln.
Verbrennen von 1 g Malvenblättern. Es darf höchstens 0,17 g Rückstand bleiben.	**Minderwertige Qualität** durch einen höheren Rückstand als 0,17 g.

Folia Melissae — Melissenblätter.

Die getrockneten Laubblätter angebauter Pflanzen von Melissa officinalis Linné. Sie sind langgestielt und haben eine 3 bis 5 cm lange und bis 3 cm breite, dünne, oberseits sattgrüne, unterseits hellere, ei- oder herzförmige, stumpfgesägte, locker behaarte Spreite. Sie riechen zitronenähnlich und schmecken würzig.

Mikroskopische Prüfung der Blätter: Die **obere Epidermis** besteht aus großen, ziemlich derbwandigen Zellen mit meist nur schwach welligen Seitenwänden, die

untere aus kleineren Zellen mit stark wellig-buchtigen Seitenwänden. **Spaltöffnungen** finden sich nur in der untern Epidermis und sind von 2 ihre Pole umfassenden Nebenzellen umgeben. Die **Behaarung** besteht aus sehr kurzen, breitkegel- oder zahnförmigen, **einzelligen Haaren** mit feinkörnig rauher Kutikula, hauptsächlich auf der Oberseite des Blattes vorkommenden **zwei- bis sechszelligen Haaren** mit kurz-längsgestrichelter Kutikula, kleinen **Drüsenhaaren** mit ein- bis zweizelligem Köpfchen und selten mehr als einzelligem Stiel und aus großen, in die Epidermis eingesenkten, glänzenden **Labiaten-Drüsenschuppen.** Das **Mesophyll** enthält eine Reihe langer Palisadenzellen und ein ziemlich schmales, lockeres Schwammgewebe.

Mikroskopische Prüfung des Melissenblätterpulvers: Es ist gekennzeichnet durch zahlreiche grüne **Mesophyllstücke,** Stücke der beiden **Epidermen,** zahlreiche kurze, zahnförmige **Haare** und Bruchstücke der mehrzelligen, derbwandigen **Deckhaare.** Das Pulver darf **Kalziumoxalatkristalle nicht** enthalten.

Prüfung durch:	Zeigt an:
Verbrennen von 1 g Melissenblätter in einem gewogenen Tiegel. Es darf höchstens 0,14 g Rückstand bleiben.	**Minderwertige Ware,** falls der Rückstand mehr als 0,14 g beträgt.

Folia Menthae piperitae — Pfefferminzblätter.

Gehalt: Mindestens 0,7% ätherisches Öl.

Die getrockneten Laubblätter des von Linné Mentha piperita genannten Bastards zwischen Mentha viridis Linné und Mentha aquatica Linné. Die 0,5 bis 1 cm lang gestielte Spreite ist 3 bis 7 cm lang, ei-lanzettlich spitz, ungleich scharf gesägt und schwach behaart. Pfefferminzblätter dürfen Stengelteile nicht enthalten. Sie riechen kräftig, eigenartig, schmecken brennend würzig und haben einen angenehmen, kühlenden Nachgeschmack.

Mikroskopische Prüfung der Blätter: Die **obere Epidermis** ist spaltöffnungsfrei[1] und besteht aus großen Zellen mit welligen Seitenwänden, die **untere** aus kleineren, stärker welligen Zellen und enthält zahlreiche **Spaltöffnungen** mit 2 ihre Pole umfassenden Nebenzellen. Besonders auf der Unterseite und hier vornehmlich auf den Nerven finden sich lange, dünne, sechs- bis achtzellige, mit kurz-längsstreifiger Kutikula versehene und kurze, wenigzellige, spitze **Gliederhaare,** auf der Blattfläche kurze, wenigzellige **Haare mit kugeliger Endzelle** und, in die Epidermis mehr oder weniger tief eingesenkt, große **Labiaten-Drüsenschuppen.** Das **Mesophyll** besteht aus einer Palisadenschicht und einem Schwammgewebe aus kurzarmigen Zellen. Den **Nerven** und dem **Blattstiel** fehlen verholzte Fasern, dem **ganzen Blatte** Kristalle[2].

Mikroskopische Prüfung des Pfefferminzblätterpulvers: Es ist gekennzeichnet durch **Fetzen der beiden Epidermen** mit gelegentlich unversehrten **Drüsenschuppen,** Bruchstücke des **Mesophylls,** der faserfreien **Nerven** und der **Haare.**

Im Phlorogluzin-Salzsäure-Präparat darf es außer den zarten Spiralgefäßen keine rotgefärbten Teilchen, von **Stengelteilen** herrührend, aufweisen.

Prüfung durch:	Zeigt an:
Verbrennen von 1 g Pfefferminzblättern in einem gewogenen Tiegel. Es darf höchstens 0,12 g Rückstand bleiben.	**Minderwertige Qualität,** falls der Rückstand höher als 0,12 g ist.
Bestimmung des ätherischen Öls in 10 g Pfefferminzblättern (s. S. 13). Sie müssen mindestens 0,07 g ätherisches Öl liefern.	**Einwandfreie Qualität,** falls mindestens 0,07 g ätherisches Öl erhalten werden.

[1] Meistens.

[2] Das heißt von Kalziumoxalat. Sowohl Menthol- wie Sphärokristalle können vorkommen.

Folia Salviae — Salbeiblätter.

Gehalt: Mindestens 1,5% ätherisches Öl.

Die getrockneten Laubblätter von Salvia officinalis Linné. Sie sind in der Gestalt und in den Ausmessungen sehr wechselnd, grünlich- bis silbergrau gestielt, meist eiförmig oder länglich, 3 bis 6 cm lang, 1 bis 4 cm breit, fein gekerbt, mehr oder weniger dicht behaart oder filzig, mit sehr dichtem, auf der Oberseite tief eingesenktem, auf der Unterseite stark hervortretendem Nervennetz versehen.

Salbeiblätter dürfen dunkelgrüne, erheblich größere oder am Grunde herzförmige oder mit Sternhaaren besetzte Blätter, die auf andre Salvia- und Phlomis-Arten deuten würden, nicht enthalten. Sie riechen kräftig und streng würzig und schmecken würzig und bitter.

Mikroskopische Prüfung der Blätter: Die Zellen der **oberen Epidermis** haben nicht oder nur wenig wellige, die der **unteren** mäßig gewellte Seitenwände. Beide Epidermen enthalten **Spaltöffnungen** mit zwei ihre Pole umfassenden Nebenzellen und tragen gleiche Haarformen, doch ist meist die untere Epidermis stärker behaart. Die **Deckhaare** sind meist zwei- bis fünfzellig, derbwandig, spitz, oft gebogen bis hakig gekrümmt, seltener fast gerade oder stark gewunden und durcheinandergewirrt, meist von einer körnigen Kutikula überzogen, seltener glatt. Ferner finden sich **Köpfchenhaare** mit ein- bis zweizelligem Köpfchen, die mit ein- bis vierzelligem Stielchen den Epidermiszellen aufsitzen, und meist sehr zahlreiche **Labiaten-Drüsenschuppen.** Das **Mesophyll** besteht aus einem meist zweireihigen Palisadengewebe und einem mäßig lockeren Schwammgewebe aus nur kurzarmigen Zellen[1].

Mikroskopische Prüfung des Salbeiblätterpulvers: Es ist gekennzeichnet durch die sehr reichlichen Bruchstücke der **Deckhaare** und des **Mesophylls** und durch die **Epidermiszellen** der Ober- und Unterseite des Blattes, und darf einzellige, breitkegelförmige Haare oder Sternhaare, die auf andre Salvia- und Phlomis-Arten deuten würden, nicht enthalten.

Prüfung durch:	Zeigt an:
Verbrennen von 1 g Salbeiblättern in einem gewogenen Tiegel. Es darf höchstens 0,08 g Rückstand bleiben.	**Minderwertige Qualität,** falls der Rückstand mehr als 0,08 g beträgt.
Bestimmung des ätherischen Öls in 10 g Salbeiblättern (s. S. 13). Sie müssen mindestens 0,15 g ätherisches Öl liefern.	**Einwandfreie Qualität,** wenn mindestens 0,15 g Öl erhalten werden.

[1] Kalziumoxalatkristalle fehlen.

Folia Sennae — Sennesblätter.

Die getrockneten Blättchen der paarig gefiederten Laubblätter von Cassia angustifolia Vahl und Cassia acutifolia Delile[1]. Sie sind beiderseits hellgrün, bis über 5 cm lang, bis über 2 cm breit, kurz gestielt, lanzettlich, schwach behaart, am obern Ende zugespitzt und mit einem kurzen Stachelspitzchen versehen, am Grunde etwas ungleichhälftig. Sie riechen schwach eigenartig und schmecken anfangs süßlich, später bitter und kratzend.

Mikroskopische Prüfung der Blätter: Die **Epidermis** beider Seiten besteht aus vieleckigen, geradwandigen, teilweise schleimführenden Zellen und zeigt keine deutliche Kutikularstreifung. Sie trägt bis 260 μ lange, einzellige, dickwandige, meist gekrümmte **Haare** mit warzig-rauher Kutikula und enthält **Spaltöffnungen** mit meist zwei zum Spalte parallelen Nebenzellen, die länger als die Schließzellen zu sein pflegen. Unter beiden Epidermen liegt je eine Schicht von **Palisadenzellen**; die Mittelschicht des **Mesophylls** besteht aus rundlichen Zellen, die teilweise **Kalziumoxalatdrusen** führen. Die **Leitbündel der Nerven** sind von **Kristallzellreihen** mit Einzelkristallen von Kalziumoxalat und von **Bündeln kurzendiger Fasern** begleitet.

Mikroskopische Prüfung des Sennesblätterpulvers: Es ist gekennzeichnet durch geradlinig-vieleckige **Epidermiszellen,** einzellige **Haare** mit warzig-rauher Kutikula, **Spaltöffnungen** mit 2 Nebenzellen, grünes **Mesophyllgewebe, Faserbündel** mit dichtem Belag von **Einzelkristallen** und Stückchen von **Spiralgefäßen.**

Sennesblätterpulver darf dick- oder dünnwandige, mehrzellige Haare, Epidermiszellen mit welligen Seitenwänden, Epidermisfetzen mit deutlicher Kutikularstreifung oder -kräuselung, papillöse Epidermiszellen und braune Sekretklumpen nicht enthalten, die auf Blätter von Solenostemma-, Colutea-, Tephrosia-, Coriaria-, Coronilla-, Ailanthus-Arten u. a. deuten würden.

Prüfung durch:	Zeigt an:
*Herstellung eines Präparats mit 80%iger Schwefelsäure. Es dürfen nur grüne und bräunliche, jedoch keine tief karmesinrot gefärbten Teilchen zu erkennen sein. (Cassia auriculata.)	**Verfälschung mit Blättern von Cassia auriculata** durch eine tief karmesinrote Färbung.
*Kochen von 0,5 g gepulverten Sennesblättern mit 10 ccm weingeistiger Kalilauge einige Minuten lang. Zusatz von 10 ccm Wasser, Filtrieren. Schwaches Ansäuern des Filtrats mit Salzsäure, Ausschütteln mit der doppelten Raummenge Benzol, Abheben von 5 ccm Benzol, Durchschütteln mit der gleichen Raummenge Ammoniakflüssigkeit. Diese muß sich deutlich rot färben.	**Identität** durch Eintreten der Oxymethylanthrachinon-Farbreaktion.
Verbrennen von 1 g Sennesblättern in einem gewogenen Tiegel. Es darf höchstens 0,12 g Rückstand bleiben.	**Minderwertige Qualität** durch einen größeren Rückstand als 0,12 g.

[1] Die morphologische Beschreibung paßt nur zu den Blättern von C. angustifolia, nicht aber zu denen von C. acutifolia.

Folia Stramonii — Stechapfelblätter.

Die zur Blütezeit gesammelten und getrockneten Laubblätter von Datura stramonium Linné. Der lange Blattstiel ist walzig, auf der Oberseite von einer engen Furche durchzogen. Die Spreite ist höchstens 20 cm lang und bis 15 cm breit, breitoder länglich-eiförmig, zugespitzt, am Grund gerade abgeschnitten oder etwas keiloder herzförmig, ungleich- oder doppeltbuchtig gezähnt, lebhaft grün, glatt, dünn und brüchig, fast kahl und wird zu beiden Seiten des Mittelnerven von 3 bis 5 stärkeren Seitennerven durchlaufen. Stechapfelblätter riechen schwach betäubend und schmecken bitterlich und salzig.

Mikroskopische Prüfung der Blätter: Die **Epidermiszellen** der Oberseite sind schwach, die der Unterseite stark wellig-buchtig. **Spaltöffnungen** finden sich auf beiden Seiten, jedoch reichlicher auf der Unterseite; sie haben meist 3 Nebenzellen, von denen eine merklich kleiner ist als die andern, seltener sind 4 oder 5 Nebenzellen vorhanden. Das **Mesophyll** besteht aus einer Reihe langer **Palisaden** und einem **Schwammgewebe** aus in den unteren Lagen deutlich armigen Zellen, in dessen oberster, an die Palisaden grenzender Schicht sich fast in jeder Zelle eine **Kalziumoxalatdruse** befindet. Im **Gewebe der Nerven** finden sich Zellen mit **Einzelkristallen** und **Kristallsand** von Kalziumoxalat. Die besonders den Nerven der Unterseite ansitzenden **Haare** sind meist mehrzellige, oft sichelförmig gekrümmte **Deckhaare** mit warziger Kutikula, seltener **Drüsenhaare** mit langem Stiel und kugeligem, einzelligem Köpfchen, oder solche mit kurzem, in der Regel einzelligem, gekrümmtem Stiel und umgekehrt-kegelförmigem, mehrzelligem Köpfchen.

Mikroskopische Prüfung des Stechapfelblätterpulvers: Es ist gekennzeichnet durch **Epidermisstückchen** mit den **Spaltöffnungen,** Bruchstücke der **Deckhaare** mit warziger Kutikula, grüne **Mesophyllteile** und große Mengen von **Kalziumoxalat-**

drusen, die in den größeren Mesophyllstückchen in einer zusammenhängenden Schicht liegen.

Abweichend geformte Epidermiszellen, glatte Deckhaare, über 25 μ weite Gefäße und unter den größeren Pulverteilchen kristallfreie Mesophyllstücke würden auf Verfälschungen mit Stengelteilen, Blättern von Solanum-, Lactuca-, Xanthium-Arten u. a. hinweisen.

Prüfung durch:	Zeigt an:
Verbrennen von 1 g Stechapfelblättern in einem gewogenen Tiegel. Es darf höchstens 0,2 g Rückstand bleiben.	**Minderwertige Qualität** durch einen größeren Rückstand als 0,2 g.

Aufbewahrung: Vorsichtig.

Folia Stramonii nitrata — Asthmakraut.

Aufbewahrung: Vorsichtig.

Folia Trifolii fibrini — Bitterklee.

Die getrockneten Laubblätter von Menyanthes trifoliata Linné. Der Stiel der dreizähligen Blätter ist drehrund, bis 10 cm lang und bis 5 mm dick, die 3 bis 10 cm langen und 2 bis 5 cm breiten, kahlen, sitzenden oder fast ungestielten Blättchen sind verkehrt-eiförmig, verkehrt-lanzettlich oder elliptisch, am Grunde keilförmig, schwach ausgeschweift und in den Buchten mit verdickten Stellen versehen und haben einen nur unterseits hervortretenden, rasch an Breite abnehmenden Mittelnerven. Bitterklee ist geruchlos und schmeckt stark bitter.

Mikroskopische Prüfung der Blätter: Die **obere Epidermis** besteht aus geradlinigvieleckigen, die **untere** aus wellig-buchtigen Zellen; beide enthalten **Spaltöffnungen,** die von meist 4 gewöhnlichen Epidermiszellen umgeben sind, und zeigen strahlige Kutikularstreifung. Das **Mesophyll** besteht aus 1 bis 4 Schichten kurzer Palisadenzellen und einem etwas dickeren, weitlückigen Schwammgewebe aus meist kurzarmigen Zellen. Die **Leitbündel** der Spreite und des Blattstiels sind von Parenchymscheiden umgeben; sie[1] sind im Blattstiel zu 6 bis 12 im Kreis in ein Grundgewebe gelagert, das aus einschichtigen, weite Interzellularräume umschließenden Parenchymplatten besteht. Die Epidermis trägt beiderseits nur **Haarnarben. Fasern**[2] und **Kristalle** fehlen.

Mikroskopische Prüfung des Bitterkleepulvers: Es ist gekennzeichnet durch **Epidermisfetzen,** Stücke des **Mesophylls,** der **Nerven** und des **Blattstiels** und durch das Fehlen von verholzten Fasern und von Kristallen.

[1] Die Leitbündel.
[2] Diese Ausgabe ist nach L. ROSENTHALER unrichtig.

Folia Uvae Ursi — Bärentraubenblätter.

Die getrockneten Laubblätter von Arctostaphylos uva ursi (Linné) Sprengel. Sie sind kurzgestielt, 1,2 bis 2,5 cm lang und 0,8 bis 1,2 cm breit, spatelförmig, selten umgekehrt-eiförmig, ganzrandig, mit kaum zurückgebogenem Rande, steif, brüchig, oberseits dunkelgrün, meist glänzend, mit vertieftem Nervennetz, unterseits blaßgrün mit dunklerer, schwach hervortretender Nervatur. Das obere Ende der Blätter ist abgerundet oder läuft in ein kurzes, zurückgebogenes Spitzchen aus.

Bärentraubenblätter dürfen Stengelstücke, Blätter von der Größe der Bärentraubenblätter, aber von krautiger Beschaffenheit oder mit gesägtem Rand oder mit fiederiger Nervatur oder mit braunen Pünktchen auf der Unterseite oder braune oder erheblich größere Blätter nicht enthalten.

Bärentraubenblätter sind geruchlos und schmecken zusammenziehend und schwach bitter, später etwas süßlich.

Mikroskopische Prüfung der Blätter: Die **Epidermis der Ober- und Unterseite** besteht aus Zellen, die, von oben gesehen, vieleckig und geradwandig erscheinen. Die nur auf der Unterseite des Blattes vorkommenden **Spaltöffnungen** sind breit-oval, bis etwa 50 μ lang, 40 μ breit, und von einem Kranz gewöhnlicher Epidermiszellen umgeben. Das **Mesophyll** besteht aus 3 bis 4 Lagen kurzer Palisadenzellen, die nach unten allmählich in lockeres Schwammparenchym aus kurzarmigen Zellen übergehen. Die **Sekundärnerven** enthalten einen Strang dickwandiger Fasern. In den dickwandigen, chlorophyllfreien Zellen, die das Leitbündel der Nerven begleiten, kommen **Einzelkristalle von Kalziumoxalat** und **Stärkekörner** vor, während das Mesophyll frei von Kalziumoxalat ist. Die zweizelligen, dickwandigen **Haare** sind meist abgebrochen.

Mikroskopische Prüfung des Bärentraubenblätterpulvers: Es ist gekennzeichnet durch zum Teil spaltöffnungsfreie, zum Teil große Spaltöffnungen enthaltende **Epidermisfetzen** aus geradlinig-vieleckigen Zellen, deren Außenwand häufig unregelmäßige Risse zeigt, Stücke des **Mesophylls** und der **Gefäßbündel,** knorrige **Fasern** und farblose, dickwandige Parenchymzellen, bisweilen mit **Einzelkristallen von Kalziumoxalat** und vereinzelten **Stärkekörnern.** Teilchen mit welligen Epidermiszellen, Kalziumoxalatdrusen, kurze kegelförmige, sehr stark verdickte Haare und Mesophyllzellen, die sich mit verdünnter Eisenchloridlösung (1 + 9) in einer halben Stunde nicht blau färben, weisen auf andre **Ericaceen** oder **Buxus** hin.

Prüfung durch:	Zeigt an:
*Kochen von 0,1 g zerschnittenen Bärentraubenblättern oder Bärentraubenblätterpulver mit 5 ccm Wasser. Versetzen des Filtrats mit wenig Ferrosulfat. Die Flüssigkeit färbt sich sofort violett, und es entsteht bald ein violetter Niederschlag.	**Identität** durch eine violette Färbung bzw. einen violetten Niederschlag.
Verbrennen von 1 g Bärentraubenblättern in einem gewogenen Tiegel. Es darf höchstens 0,04 g Rückstand bleiben.	**Minderwertige Qualität** durch einen größeren Rückstand als 0,04 g.

Formaldehyd solutus — Formaldehydlösung.

Gehalt: 35% Formaldehyd (H · CHO. Mol.-Gew.: 30,02).

Klare, farblose, stechend riechende, wechselnde Mengen von Methylalkohol enthaltende (Der Gehalt an Methylalkohol ist hier aber durchaus nicht unwichtig. Ist er sehr gering, so ist die Formaldehydlösung nicht sehr haltbar, sondern trübt sich verhältnismäßig bald unter Ausscheidung eines polymeren Produkts [Di- oder Triooxymethylen]. Diese Polymerisation tritt stets ein, wenn die Temperatur unter 0° sinkt. Solche Trübung ist an sich für die meisten Verwendungszwecke [z. B. Desinfektion] gleichgültig, zumal die Abscheidung geringer ist, als es den Anschein hat. Außerdem ist die Trübung meist leicht zu beseitigen, indem man das Gefäß in einen warmen Raum bringt oder vorsichtig in warmes Wasser stellt und zuweilen umschüttelt. Doch muß man sich hüten, die Formaldehydlösung längere Zeit, etwa 14 Tage lang der Kälte auszusetzen, weil die Ausscheidung dann schwer löslich wird), neutrale oder doch nur sehr schwach sauer reagierende, wäßrige Flüssigkeit, welche sich mit Wasser und mit Weingeist in jedem Mengenverhältnis mischt, nicht dagegen mit Äther.

Dichte: 1,075 bis 1,086. Die Dichte hängt hier nicht allein vom Gehalt an Formaldehyd ab, sondern auch weitgehend von den wechselnden Mengen des noch vorhandenen, nicht zur Oxydation gelangten Methylalkohols. Da nun die Mengen des vorhandenen Methylalkohols in den Präparaten des Handels weitgehend schwanken, hat das DAB 6 bezüglich der vorgeschriebenen Grenzen für die Dichte einen sehr weiten Spielraum zugelassen.

Zur Prüfung sind erforderlich: 25 g Formaldehydlösung.

Prüfung durch:

Eindampfen von 10 g Formaldehydlösung auf dem Wasserbad in einem Tiegel.

Identität durch Hinterlassung einer weißen, amorphen, in Wasser nicht sofort löslichen Masse[1].

Verbrennen des Verdampfungsrückstands, es darf nicht mehr als 1 mg Glührückstand bleiben.

Anorganische Beimengungen durch einen größeren Rückstand als 0,001 g.

Starkes Übersättigen von Formaldehyd mit Ammoniakflüssigkeit und Eindampfen im Wasserbad.

Identität durch einen weißen kristallinischen, in Wasser sehr leicht löslichen Rückstand[2].

Versetzen von je 5 ccm Formaldehydlösung

*a) mit ammoniakalischer Silbernitratlösung,

Identität durch allmähliche Abscheidung von metallischem Silber[3].

b) mit alkalischer Kupfertartratlösung und Erhitzen.

Identität durch Entfärbung und Abscheidung eines roten Niederschlags[4].

Vermischen von 3 g Formaldehydlösung mit 12 ccm Wasser und Versetzen von je 5 ccm der Mischung

*a) mit Silbernitratlösung;

Salzsäure durch eine weiße Trübung.

b) mit Bariumnitratlösung;

Schwefelsäure durch eine weiße Trübung.

*c) mit je 3 Tropfen verdünnter Essigsäure und Natriumsulfidlösung.
Diese Reagenzien dürfen keine Veränderung hervorrufen.

Schwermetallsalze durch eine dunkle Färbung oder Fällung.

*Versetzen von 1 ccm Formaldehydlösung mit 2 Tropfen Phenolphthaleinlösung und Titration mittels Feinbürette mit $^1/_{10}$-Normal-Kalilauge bis zum Farbumschlag.

Einen zu hohen Gehalt an freier Säure, wenn bis zu diesem Punkt mehr als 0,50 ccm $^1/_{10}$-Normal-Kalilauge verbraucht werden.

Genaues Abwägen von etwa 1 g Formaldehydlösung in einem Meßkölbchen von 100 ccm Inhalt, der 2,5 ccm Wasser und 2,5 ccm Normal-Kalilauge enthält. Umschütteln und Auffüllen mit Wasser bis zur Marke. Abmessen von 10 ccm dieser Lösung. Zugabe von 50 ccm $^1/_{10}$-Normal-Jodlösung und 20 ccm Normal-Kalilauge. Nach 15 Minuten Zugabe von 10 ccm verdünnter Schwefelsäure. Titration mit $^1/_{10}$-Normal-Natriumthiosulfatlösung zunächst bis zur Gelbfärbung, dann noch Zusatz von Stärkelösung bis zum Farbumschlag.

Vorschriftsmäßigen Gehalt an Formaldehyd, wenn bis zu diesem Punkt für je 0,1 g Formaldehyd nicht mehr als 26,7 ccm $^1/_{10}$-Normal-Natriumthiosulfatlösung verbraucht werden, so daß zur Oxydation des Formaldehyds mindestens 23,3 ccm $^1/_{10}$-Normal-Jodlösung verbraucht wurden. 1 ccm $^1/_{10}$-Normal-Jodlösung $=$ 0,001 501 g, 23,3 ccm $=$ 0,0349 g $=$ 35% Formaldehyd[5].

Der Überschuß an Jod muß ein erheblicher sein; deshalb werden hier auch 50 ccm $^1/_{10}$-Normal-Jodlösung angewendet, obgleich nur rund 23 ccm zur Oxydation verbraucht werden. Um nicht eine zu große Menge an Jodlösung vorschreiben zu müssen, wurde die Menge des Formaldehyds möglichst klein gewählt. Deshalb ist die angewendete Menge von „etwa 1 g Fomaldehydlösung" äußerst genau zu wägen und die ganze Bestimmung sehr exakt durchzuführen. Versuchsfehler verändern das Resultat ganz außerordentlich durch die Umrechnung!

Formaldehydtafel[6].

g	ccm $^1/_{10}$-Normal-Thiosulfat
0,1	23,3
0,2	466
0,3	700
0,4	933
0,5	1166
0,6	1399
0,7	1632
0,8	1865
0,9	2099

Zur Berechnung aus der Formel $\dfrac{g}{F}\,T$; $\log T = 36769$.

Aufbewahrung: Vorsichtig, vor Licht geschützt, bei über 9° liegender Temperatur.

[1] Formaldehyd verwandelt sich beim Eindampfen im Wasserbad in Paraformaldehyd $(H \cdot COH)_3$.

[2] $6 H \cdot COH + 4 NH_3 = (CH_2)_6 N_4 + 6 H_2O$.
Formaldehyd   Hexamethylentetramin

[3] $H \cdot COH + AgNO_3 + 2 NH_3 + H_2O = Ag + H \cdot COO(NH_4)$
Formaldehyd   Ammoniumformiat
$+ (NH_4)NO_3$.
Ammoniumnitrat

[4] $H \cdot COH + 2 [C_2H_2(O_2Cu) \cdot (COONa)_2] + 2 H_2O = H \cdot COOH$
Alkalisches Kupfertartrat   Ameisensäure
$+ Cu_2O + 2 [C_2H_2(OH)_2COONa)_2]$.
Kupfer-   Natriumtartrat
oxydul

[5] Die Reaktion zwischen Kalilauge und Jod
$$(1)\ 6 KOH + 3 J_2 = 5 KJ + KJO_3 + 3 H_2O$$
verläuft in 2 Phasen
$$(2)\ 6 KOH + 3 J_2 = 3 KJ + 3 KJO + 3 H_2O,$$
$$(3)\ 3 KJO = 2 KJ + KJO_3.$$
Das intermediär entstehende KJO reagiert mit Formaldehyd
$$(4)\ KJO + HCOH = KJ + HCOOH.$$
Nach der Oxydation des Formaldehyds werden durch Schwefelsäure aus je $[5 KJ + KJO_3]$ wieder $3 J_2$ abgeschieden,
$$(5)\ 5 KJ + KJO_3 + 3 H_2SO_4 = 3 J_2 + 3 H_2O + 3 K_2SO_4,$$
die durch Titration gemessen werden. Da nach Gleichung (2) zur Bildung von $3 KJO\ 3 J_2$ erforderlich sind, so ergibt sich aus (2) und (4) folgende Bruttogleichung:
$6 KOH + 3 J_2 + 3 HCOH = 6 KJ + 3 H_2O + 3 HCOOH$, also durch 1 Mol. Formaldehyd (30,2) werden J_2 (253,84) in eine durch Schwefelsäure nach (5) nicht abspaltbare Form übergeführt.

[6] Erläuterung s. S. 10 bis 11.

Fructus Anisi — Anis.

Gehalt: Mindestens 1,5% ätherisches Öl.

Die reifen Spaltfrüchte von Pimpinella anisum Linné, meist in ganzem Zustand, seltener in die beiden Teilfrüchte zerfallen. Die umgekehrt-birnförmige oder breiteiförmige, von der Seite her deutlich zusammengedrückte, bis 5 mm lange, 2,5 bis 3 mm breite, graugrünliche, seltener graubräunliche Frucht ist mit angedrückten, sehr kurzen Haaren dicht besetzt, mit 10 niedrigen, etwas helleren, geraden Rippen versehen und trägt meist noch das kurze Stielchen. Die Fugenseite der Teilfrüchte ist fast flach; sie zeigt eine helle Mittellinie und beiderseits von dieser je einen dunkeln Sekretgang.

Anis darf keine grau- bis gelbbräunlichen, flachen, nierenförmigen, 1 bis 2 mm großen Samen von **Hyoszyamus** und keine kahlen Umbelliferenfrüchte mit scharf eingeschnittnen braungrünen Tälchen und hellen, starken Rippen (von **Aethusa cynapium**) oder mit wellig-gekerbten Rippen (von **Conium maculatum**) enthalten; andre fremde Früchte und Samen, Stengelteile, Doldenstrahlen dürfen in Anis nur in geringer Menge vorhanden sein.

Anis riecht kräftig würzig und schmeckt stark würzig und zugleich süß.

Mikroskopische Prüfung der Frucht: Die **Fruchtwandepidermis** ist mit zahlreichen kurzen, ein-, selten zweizelligen, stumpfen, meist engen, dickwandigen, von einer feinwarzigen Kutikula überzognen **Haaren** besetzt, die vorwiegend nach der Fruchtspitze zu gebogen sind. Im dünnwandigen **Parenchym** der Fruchtwand verlaufen unter den mit je einem Leitbündel versehenen Rippen gewöhnlich 1 bis 2 sehr kleine, unter den Tälchen je 3 bis 5 etwas größere und auf der Fugenseite jeder Teilfrucht 2 sehr breite, **schizogene Sekretgänge,** die von **gelbbraunem Epithel** bedeckt sind. In der Nähe der größtenteils aus verholzten Fasern bestehenden **Karpophors** finden sich auf der Fugenfläche in der Epidermis und dem darunterliegenden Gewebe der Fruchtwand reichlich mehr oder weniger stark **verdickte, reichgetüpfelte Zellen.** Die **innere Epidermis der Fruchtwand** wird aus schmalen, quergestreckten Zellen gebildet. Das **Endosperm** setzt sich aus kleinen, derbwandigen Zellen zusammen, die neben **fettem Öl** reichlich **Aleuronkörner** mit je 1 bis 2 winzigen **Kalziumoxalatrosetten** enthalten.

Mikroskopische Prüfung des Anispulvers: Es ist gekennzeichnet durch die zahlreichen, kurzen, rauhen, meist gekrümmten **Haare,** die sehr zahlreichen Bruchstücke des **Endosperms, Aleuronkörner,** spärliche **Fasern,** vereinzelte, meist schwach verdickte, **verholzte, reichgetüpfelte Parenchymzellen** und endlich durch die in feinen Pulvern seltener, in gröberen häufiger auftretenden Gewebetrümmer mit **Bruchstücken** von Sekretgängen, denen oft rechtwinklig dazu gestreckte **Querzellen** aufliegen.

Anispulver darf nicht enthalten:

80 bis 180 μ große, wellig begrenzte Zellen oder deren Teile mit gelben bis hellbraunen, glänzenden, bis über 10 μ dicken, nicht verholzten Wänden (**Epidermis von Hyoszyamus-Samen**),

dünnwandige Parenchymzellen mit sehr zarten verholzten Spiral- und Netzfaserverdickungen (**Fruchtwand von Aethusa cynapium**),

Stärkekörner über 10 μ Größe; über 20 μ weite Gefäße (Stengelteile, Doldenstrahlen) und kleinkörnige Stärke dürfen höchstens in sehr geringer Menge vorhanden sein.

Prüfung durch:	Zeigt an:
Mehrstündiges Stehenlassen von 5 g gequetschtem Anis oder Anispulver in einem 250-ccm-Kolben mit 75 ccm Wasser und 2 ccm Kalilauge. Zusatz von 10 ccm wäßriger Bariumchloridlösung (1 + 9). Destillation, bis etwa 10 ccm Flüssigkeit übergegangen sind. Zusatz einiger Tropfen Salzsäure zum Destillat, Ausschütteln mit Äther, Verdampfen der wäßrigen Flüssigkeit in einer Glasschale auf dem Wasserbad. Zusatz einiger Tropfen Kalilauge, Auflegen eines Uhrglases auf die Glasschale, Mikrodestillation auf dem Drahtnetz mit 1 cm hoher Flamme. Das an dem Uhrglas sich ansammelnde Destillat darf mit Jodlösung keine Trübung oder Fällung geben.	**Verunreinigung mit Früchten von Conium maculatum L.** durch eine Trübung oder Fällung mit Jodlösung[1] als Koniinperjodid.

Verbrennen von 1 g Anis in einem gewogenen Tiegel. Es darf höchstens 0,1 g Rückstand bleiben.

Bestimmung des ätherischen Öls in 10 g Anis (s. S. 13). Sie müssen mindestens 0,15 g ätherisches Öl liefern.

Minderwertige Qualität durch einen höheren Rückstand als 0,1 g.

Einwandfreie Qualität, falls mindestens 0,15 g Öl erhalten wird.

[1] Koniin geht in das erste Destillat zusammen mit Anisöl über, wird durch die Salzsäure gebunden, so daß es von Äther nicht gelöst wird, dann durch Kalilauge in Freiheit gesetzt und durch die Mikrodestillation auf dem Uhrglas niedergeschlagen.

Fructus Aurantii immaturi — Unreife Pomeranzen.

Die getrockneten, unreifen Früchte von Citrus aurantium Linné subspecies amara Linné. Sie sind fast kugelig, im Durchmesser 5 bis 15 mm groß, sehr hart, von dunkelgraugrüner bis bräunlichgrauer, matter Farbe; ihre Oerfläche ist meist deutlich vertieft punktiert. Auf dem Querschnitt zeigen sich dicht unter der Oberfläche zahlreiche, mit der Lupe deutlich erkennbare, fast kugelige Sekretbehälter, in der Mitte 8 bis 10, seltener 12 Fruchtknotenfächer, die um eine Mittelsäule herumliegen und häufig je mehrere zentralwinkelständige, unreife Samen enthalten. Die Samen sind dicht von keulenförmigen Zotten umgeben, die an der äußern Wand der Fruchtknotenfächer entspringen. Unreife Pomeranzen riechen stark würzig und schmecken würzig und bitter.

Mikroskopische Prüfung eines Querschnitts: Die kleinzellige **Epidermis** der Frucht ist mit **Spaltöffnungen** versehen. Die **Fruchtwand** besteht hauptsächlich aus derbwandigem, farblosem **Parenchym,** das von wenigen dünnen **Gefäßbündeln** durchzogen ist. Namentlich die äußern Schichten enthalten kleine Einzelkristalle von **Kalziumoxalat,** ferner **Hesperidinklumpen**[1], die sich mit gelber Farbe in Kalilauge lösen.

Mikroskopische Prüfung des Pulvers: Es färbt sich mit Kalilauge lebhaft gelb und ist gekennzeichnet durch die Trümmer des derbwandigen, farblosen **Parenchyms,** dessen äußere Schichten sich oft noch im Zusammenhang mit der Epidermis befinden und kleine **Kalziumoxalatkristalle** enthalten, sowie durch vereinzelte schwachverholzte **Spiralgefäße.** Es darf nur sehr geringe Mengen kleinkörniger Stärke enthalten.

Prüfung durch:
Verbrennen von 1 g unreifer Pomeranzen. Es darf höchstens 0,065 g Rückstand bleiben.

Zeigt an:
Minderwertige Qualität durch einen größeren Rückstand als 0,065 g.

[1] Sphärokristalle.

Fructus Capsici — Spanischer Pfeffer.

Die getrockneten, reifen Früchte von Capsicum annuum Linné. Sie sind kegelförmig, 5 bis 12 cm lang, am Grund bis 4 cm dick; besitzen eine dünne, glänzende, gelbrote bis braunrote, glatte, meist fein quergestrichelte, brüchige Fruchtwand. Die im obern Teil ungefächerte, im untern zwei- bis dreifächerige Frucht enthält zahlreiche, noch an der Plazenta sitzende oder bereits abgefallene, hellgelbe, flach scheibenartige, feinpunktierte Samen von 3 bis 5 mm Durchmesser. Am Grund der Frucht findet sich ein flacher, meist fünfzähniger, etwas ledriger, bräunlichgrüner Kelch und ein kurzer, gekrümmter Fruchtstiel. Spanischer Pfeffer schmeckt brennend scharf und riecht nur schwach würzig.

Mikroskopische Prüfung eines Querschnitts: Unter der aus verdickten und getüpfelten Zellen bestehenden **Epidermis der Fruchtwand** liegt eine **kollenchymatische**

Hypodermis, die allmählich in großzelliges, dünnwandiges **Parenchym** übergeht. Epidermis und Hypodermis zeigen gelbe Zellwände. Besonders die äußern Fruchtwandschichten enthalten **gelbrote Chromoplasten** und **gelbe bis rote Öltropfen,** die durch Schwefelsäure tiefblau gefärbt werden. Zuweilen finden sich auch geringe Mengen sehr kleiner runder **Stärkekörner.** Die **innere Epidermis** der Fruchtwand besteht der Hauptsache nach aus großen Gruppen meist wellig buchtiger, reichgetüpfelter und rosenkranzförmig verdickter Zellen. Die **großen Epidermiszellen der Samenschale** sind durch unregelmäßig wulstige Verdickung der Innenwand und der Radialwände ausgezeichnet. Im übrigen setzt sich die Samenschale aus dünnwandigen Zellen zusammen. **Endosperm** und **Keimling** bestehen aus kleinen, dünnwandigen Zellen, die **fettes Öl und Aleuronkörner** enthalten.

Mikroskopische Prüfung des Pulvers: Es ist gekennzeichnet durch die **gelbroten Öltröpfchen,** die zum Teil frei, zum Teil noch in den Parenchymzellen eingeschlossen sind, ferner durch die **derben Zellen** der **äußern** und die **eigenartig verdickten Zellen** der **innern Epidermis** der Fruchtwand, endlich durch die hellgelben Trümmer der unregelmäßig verdickten Zellen der **Samenepidermis.** Sehr kleine rundliche **Stärkekörner** sind höchstens in ganz geringer Menge vorhanden. Andre, insbesondre polyedrische Stärkekörner deuten auf **Mais,** größere, rundliche bis ovale Stärkeballen von gelber Farbe auf **Kurkumawurzel.** Schimmelpilzhyphen dürfen nur ganz vereinzelt angetroffen werden.

Prüfung durch:	Zeigt an:
*Aufstreuen einer geringen Menge des Pulvers in einer Porzellanschale auf Schwefelsäure. Es muß sich sofort bläulichgrün, dann braungrün färben.	**Teerfarbstoffe,** durch eine manchmal nur vorübergehend auftretende rote oder violette Färbung.
Verbrennen von 1 g spanischem Pfeffer in einem gewogenen Tiegel. Es darf höchstens 0,08 g Rückstand bleiben.	**Minderwertige Qualität,** wenn der Rückstand höher ist als 0,08 g.

Fructus Cardamomi — Malabar-Kardamomen.

Die kurz vor der Reife gesammelten, getrockneten Früchte von Elettaria cardamomum (Roxburgh) Maton. Sie sind etwa 10 bis 15 mm, seltener bis 20 mm lang, 8 bis 10 mm dick, hellgelb bis graugelblich, längsgestreift, im Querschnitt rundlich-dreikantig, dreifächerig, mit dünner, strohig-zäher, geschmackloser Wandung, zuweilen am obern Ende mit einem kurzen röhrenförmigen Schnabel, dem Perigonrest, versehen. An der zentralwinkelständigen Plazenta sitzen in jedem Fach in 2 unregelmäßigen Reihen etwa 4 bis 8 Samen, die zu Ballen verklebt sind, durch Druck aber leicht auseinanderfallen. Die sehr harten Samen sind von einem häutigen, sehr zarten, fast farblosen Samenmantel umhüllt, ungleichmäßig kantig, grob querrunzelig, braun, 2 bis 3 mm lang, an der Bauchseite mit einer Furche versehen und auf dem Querschnitt nierenförmig. Malabar-Kardamomen riechen stark würzig und schmecken würzig und brennend.

Zur Herstellung von Pulver dürfen nur die Samen Verwendung finden.

Mikroskopische Prüfung eines Querschnitts: Die **Fruchtschale** besteht zum größten Teil aus farblosem, großzelligem, lufthaltigem **Parenchym,** das von **Leitbündeln** mit wenig verdickten, aber verholzten **Fasern** durchzogen ist. Dazwischen finden sich einzelne kleinere **Sekretzellen** mit gelbem oder rotbraunem Inhalt.

Die **Epidermis der Samenschale** setzt sich aus dünnwandigen, faserförmig gestreckten Zellen zusammen. Darunter folgt eine zarte **Querzellenlage** von brauner Farbe und hierauf die Schicht der weiten, dünnwandigen, das **ätherische Öl enthaltenden Zellen.** Die **innerste Schicht der Samenschale** wird durch braune, palisadenartige **Sklereiden** gebildet, in deren kleinem, an der Außenseite befindlichem Lumen ein warziger **Kieselkörper** liegt.

Die **Hauptmasse des Samens** besteht aus **Perisperm,** dessen Zellen dicht mit sehr kleinen, meist zu festen Ballen vereinigten **Stärkekörnchen** angefüllt sind. In den meisten Stärkezellen beobachtet man außerdem einen oder mehrere kleine **Kalziumoxalatkristalle,** die im Chloralhydratpräparat sichtbar werden.

Endosperm und Keimling enthalten **Öl** und **Aleuron.**

Mikroskopische Prüfung des Pulvers: Es ist rötlich- bis bräunlichgrau und vorwiegend gekennzeichnet durch die rundlich-kantigen, zum Teil zertrümmerten **Stärkeklumpen** des Perisperms. Im Chloralhydratpräparat treten ferner besonders die durch den Zusammenhang mit der Querzellenschicht gewöhnlich braun erscheinenden **Epidermiszellen** sowie die braunen, in der Flächenansicht vieleckigen **Sklereiden** der Samenschale hervor.

Einzelstärkekörner von über 10 μ Größe (**Getreide, Ingwer**) und verholzte Fasern (**Fruchtschale**) dürfen im Pulver nicht enthalten sein.

Prüfung durch:	Zeigt an:
Verbrennen von 1 g Malabar-Kardamomen in einem gewogenen Tiegel. Es darf höchstens 0,1 g Rückstand bleiben.	**Minderwertige Qualität,** falls mehr als 0,1 g Rückstand bleiben.

Fructus Carvi — Kümmel.

Gehalt: Mindestens 4% ätherisches Öl.

Die gewöhnlich in ihre Teilfrüchte zerfallenen, reifen Spaltfrüchte von Carum carvi Linné. Die Teilfrucht ist bogen- oder sichelförmig gekrümmt, an beiden Enden verjüngt, etwa 5 mm lang, in der Mitte 1 mm dick, glatt, kahl, graubraun und zeigt 5 schmale, scharf hervortretende helle Rippen. In den 4 Tälchen der Teilfrucht erkennt man je einen dunkelbraunen Sekretgang, während auf der ebenen Fugenfläche in der Mitte ein hellerer Streifen sichtbar ist, zu dessen Seiten sich je 1 Sekretgang befindet. Kümmel riecht und schmeckt stark würzig.

Mikroskopische Prüfung eines Querschnitts: Die **Epidermis der Fruchtwand** besteht aus rechteckigen bis vieleckigen, mit deutlicher Kutikularlängsstreifung versehenen Zellen. Im **Parenchym der Fruchtwand** verläuft **in jedem Tälchen** ein großer schizogener, mit braunem Epithelbelage versehener **Sekretgang von elliptischem Querschnitt: Auf der Fugenseite** jeder Teilfrucht finden sich deren **zwei,** während **jede Rippe einen winzigen Sekretgang** enthält, unter dem das von starkem Faserbelag umhüllte Leitbündel liegt. Einzelne Zellen des Fruchtwandparenchyms in der Umgebung der Leitbündel sind mehr oder weniger verdickt. Das **Karpophor** besteht hauptsächlich aus **Fasern. Die innere Epidermis der Fruchtwand** ist aus dünnwandigen, in Reihen angeordneten, tangential gestreckten Zellen gebildet. Das **Endosperm** setzt sich aus ziemlich dickwandigen Zellen zusammen, deren Membrane im Chloralhydratpräparat sehr stark quillt und die neben **fettem Öl Aleuronkörner** mit winzigen, fast kugeligen **Kalziumoxalatrosetten** enthalten.

Mikroskopische Prüfung des Kümmelpulvers: Es ist gekennzeichnet durch das dickwandige **Parenchym des Endosperms, Aleuronkörner,** bräunliche **Parenchymschollen** mit Bruchstücken der braun erscheinenden **Sekretgänge** und lange, zuweilen von Spiralgefäßen begleitete **Fasern.** Vereinzelt beobachtet man auch poröse, meist wenig verdickte **Parenchymzellen** und **Epidermisfetzen** mit gestreifter Kutikula.

Größere Mengen dickwandiger Fasern und über 20 μ weite Gefäße würden auf Stengelteile und Doldenstrahlen hinweisen.

Prüfung durch:	Zeigt an:
Verbrennen von 1 g Kümmel in einem gewogenen Tiegel. Es darf höchstens 0,08 g Rückstand bleiben.	**Minderwertige Qualität** durch einen höheren Rückstand als 0,08 g.

Bestimmung des ätherischen Öls in 10 g Kümmel (s. S. 13). Sie müssen mindestens 0,4 g ätherisches Öl liefern.

Einwandfreie Qualität, falls mindestens 0,4 g Öl erhalten werden.

Fructus Colocynthidis — Koloquinthen.

Die von der äußern harten Schicht der Fruchtwand befreiten, reifen Früchte von Citrullus colocynthis (Linné) Schrader. Sie sind kugelig, im Durchmesser 6 bis 8 cm groß, reinweiß bis gelblichweiß und sehr leicht; sie bestehen aus dem weichen, schwammigen Gewebe der inneren Fruchtwand und der Plazenten mit den zahlreichen, flach eiförmigen, graugelben bis gelbbraunen Samen-Koloquinten und sind geruchlos und schmecken sehr bitter.

Mikroskopische Prüfung: Das **schwammige Gewebe** setzt sich zusammen aus weiten, luftführenden, von großen **Interzellularräumen** umgebenen, dünnwandigen, annähernd kugeligen **Parenchymzellen,** die an ihren rundlichen Berührungsflächen **deutliche Tüpfel** aufweisen. Das Parenchym ist von verhältnismäßig **spärlichen Leitbündeln** mit **engen Spiralgefäßen** durchzogen.

Mikroskopische Prüfung des Koloquinthenpulvers: Es ist weiß oder gelblichweiß und vorwiegend gekennzeichnet durch Trümmer des **farblosen Parenchyms** und wenige Bruchstücke von **Leitbündeln.**

Verholzte Teile der **Steinzellen der äußern Fruchtwand oder Samenschale** dürfen nur vereinzelt, Fetttropfen und Aleuronkörner als **Samenbestandteile** überhaupt nicht vorhanden sein.

Die Samen sind vor der Verwendung der Früchte zu entfernen.

Fructus Cubebae — Kubeben.

Cubebae.

Die getrockneten, noch nicht völlig reifen Steinfrüchte vom Piper cubeba Linné fil.

Die Frucht hat einen Durchmesser von 4 bis 5 mm, ist kugelig, graubraun, graubläulich bis grauschwarz, meistens stark gerunzelt, am Scheitel mit 3 bis 5 mehr oder weniger deutlichen Narbenlappen versehen und am Grunde in einen 5 bis 10, meist 6 bis 8 mm langen, kaum 1 mm dicken, stielartigen Fortsatz ausgezogen. Der Längsschnitt läßt eine 0,4 bis 0,5 mm dicke Fruchtwand erkennen; in der von dieser umschlossenen Höhlung findet sich ein Same, der am Grund mit der Fruchtwand verwachsen ist. Er besteht zum größten Teil aus Perisperm, in das an der Spitze das kleine Endosperm mit dem winzigen Keimling eingelagert ist. Beide sind bei unreifen Samen bis zur Unkenntlichkeit geschrumpft. Kubeben riechen würzig und schmecken würzig, etwas scharf und bitter.

Prüfung durch:	Zeigt an:
*Einbringen eines Stückchens der Fruchtwand in 80% starke Schwefelsäure.	**Identität** durch eine starke Rötung der Säure (Kubebin).
	Fremde Piperarten durch eine bräunliche oder grünliche Färbung.
*Geschmacksprobe.	**Fremde Piperarten** durch einen brennenden Geschmack.
Verbrennen von 1 g Kubebenpulver in einem gewogenen Tiegel; es darf höchstens 0,08 g Rückstand bleiben.	**Mangelhafte Beschaffenheit** durch einen größeren Rückstand als 0,08 g.

Mikroskopische Prüfung je eines Querschnitts der Fruchtwand, des Stiels und des Samens: Die **Epidermis der Fruchtwand** ist kleinzellig. Unter ihr liegt eine vielfach von **Parenchym** unterbrochne, zuweilen mehrreihige Schicht kleiner, fast quadratischer **Steinzellen** und bräunlichem Inhalt. Das darauffolgende Parenchym ist dünnwandig und enthält zahlreiche **Sekretzellen**. Auf das Parenchym folgen 1, selten 2 oder 3 Reihen von großen, radial gestreckten, grobgetüpfelten, gelben **Steinzellen,** dann die unscheinbare **Innenepidermis.** Denselben Bau wie die Fruchtwand zeigt auch im allgemeinen der stielartige Fortsatz; doch sind hier die **Steinzellen** teilweise lang gestreckt, mehr oder weniger faserartig. Der **Samen** ist von einer rotbraunen, dünnen **Samenschale** umgeben. Das **Perisperm** besteht aus dünnwandigen, meist vieleckigen, von Ballen kleinkörniger **Stärke** angefüllten Parenchymzellen und zahlreichen **Sekretzellen.**

Mikroskopische Prüfung des Kubebenpulvers: Es ist braun und gekennzeichnet durch die mit **Stärkeballen** gefüllten **Perispermzellen,** sehr kleine freiliegende **Stärkekörnchen,** die oft in Nestern zusammenliegenden großen, gelben **Steinzellen,** kleine, mehr bräunlich erscheinende Steinzellen, geringe Mengen faserartig gestreckter **Sklerenchymzellen,** braungefärbte Bruchstücke der **Samenschale,** und die namentlich an größeren Trümmern der Fruchtwand erkennbaren, dunkelbraunen **Sekretzellen,** die sich nach Zusatz von 80%iger Schwefelsäure, ebenso wie das Parenchym, rot färben.

Größere Mengen sklerosierter Fasern würden auf **Verfälschung mit Fruchtspindeln deuten.**

Fructus Foeniculi — Fenchel.

Gehalt: Mindestens 4,5% ätherisches Öl.

Die bald in größerer, bald in geringerer Zahl in ihre Teilfrüchte zerfallenen, reifen Spaltfrüchte von Foeniculum vulgare Miller. Fenchel ist 6 bis 10 mm lang, bis 4 mm breit, oft noch mit dem kleinen Stiel versehen, annähernd zylindrisch, häufig leicht gekrümmt, kahl, bräunlichgrün oder grünlichgelb, in den Tälchen stets etwas dunkler gefärbt. Jede Teilfrucht hat 5 kräftige Rippen, von denen die Randrippen etwas stärker hervortreten. In jedem Tälchen ist ein breiter, dunkler Sekretgang und auf der ebenen Fugenfläche zu beiden Seiten einer hellen Mittellinie je ein gleichartiger Sekretgang erkennbar. Fenchel riecht würzig und schmeckt süßlich, schwach brennend.

Mikroskopische Prüfung eines Querschnitts: Die **Epidermis der Fruchtwand** besteht aus derbwandigen, vieleckigen Zellen ohne Kutikularfaltung. In den **Rippen** verlaufen von kräftigen Fasersträngen begleitete **Leitbündel,** in deren Umgebung die Parenchymzellen größtenteils eine netz- oder leistenförmige Wandverdickung aufweisen. In der Nähe der mit braunem Epithelbelag versehenen, im Querschnitt elliptischen, schizogenen **Sekretgänge** finden sich im Fruchtwandparenchym derbwandige, gelbbraun- bis braungefärbte Zellen. Die **innere Epidermis** der Fruchtwand besteht aus tafelförmigen Zellen, von denen die meisten durch fortgesetzte Teilungen in zahlreiche, schmale Zellen derart zerlegt worden sind, daß die innere Epidermis in der Flächenansicht parkettiert erscheint. Das **Karpophor** besteht hauptsächlich aus **Fasern.** Das **Endosperm** setzt sich aus ziemlich kleinen, starkwandigen Zellen zusammen, die neben **fettem Öl Aleuronkörner** mit winzigen, fast kugeligen **Kalziumoxalatrosetten** enthalten.

Mikroskopische Prüfung des Fenchelpulvers: Es ist gekennzeichnet durch die Elemente des **Endosperms, Aleuronkörner,** leisten- oder netzförmig verdickte und derbwandige, braune **Parenchymzellen der Fruchtwand,** parkettartig angeordnete **Zellen der inneren Epidermis, Epithelteilchen der Sekretbehälter** und schmale **Fasern.**

Stärke würde auf Verunreinigung mit **Unkrautsamen,** größere Mengen dickwandiger Fasern und über 20 μ weiter Gefäße auf Stengelteile und Doldenstrahlen hinweisen.

Prüfung durch:	Zeigt an:
Verbrennen von 1 g Fenchel in einem gewogenen Tiegel. Es darf höchstens 0,1 g Rückstand bleiben.	**Minderwertige Qualität,** falls der Rückstand mehr als 0,1 g beträgt.
Bestimmung des ätherischen Öls in 10 g Fenchel (s. S. 13). Sie müssen mindestens 0,45 g ätherisches Öl liefern.	**Vorschriftsmäßige Beschaffenheit,** wenn mindestens 0,45 g Öl erhalten werden.

Fructus Juniperi — Wacholderbeeren.

Gehalt: Mindestens 1% ätherisches Öl.

Die getrockneten, reifen Beerenzapfen von Juniperus communis Linné. Sie sind kugelig, 7 bis 9 mm dick, violett- bis schwarzbraun, meist bläulich bereift. Am Scheitel der Frucht findet sich ein dreistrahliger, geschlossener Spalt und zwischen dessen Strahlen 3 undeutliche Höcker, am Grund oft noch der Rest des kurzen Fruchtzweigs mit mehreren dreizähligen, alternierenden Blattwirteln. Im hellbräunlichen, krümeligen Fruchtfleisch liegen 3 kleine, stumpf dreikantige, scharfgekielte, sehr harte Samen, die auf dem Rücken einige große blasenartige, mit dem untern Teil in die Samenschale eingesenkte Sekretbehälter tragen. Wacholderbeeren riechen würzig und schmecken würzig und süß.

Mikroskopische Prüfung eines Querschnitts: Die **Epidermis der Frucht** besteht aus dickwandigen, mit braunem Inhalt versehenen Zellen, die in der Umgebung des Spalts papillenartig vorgewölbt sind. Das **dünnwandige Fruchtparenchym** ist unter der Epidermis **kollenchymatisch** ausgebildet. Im übrigen, stark lückigen Teil verlaufen kleine **Leitbündel** und zahlreiche **schizogene Sekretbehälter.** Außerdem beobachtet man große, wenig verdickte, verholzte **Idioblasten.** Die **Samenschale** besteht hauptsächlich aus einem starken Gewebe von dickwandigen, getüpfelten **Steinzellen,** in deren engem Lumen sich meist ein **Kalziumoxalatkristall** vorfindet. **Endosperm** und **Keimling** bestehen aus dünnwandigem **Parenchym,** das **fettes Öl** und **Aleuron** enthält.

Mikroskopische Prüfung des Wacholderbeerenpulvers: Es ist gekennzeichnet durch die Trümmer des **Fruchtparenchyms,** die verholzten, großen, länglichen **Idioblasten,** Gruppen von dickwandigen, **kristallführenden Steinzellen** und Bruchstücke der **Epidermis,** die an einzelnen Teilchen papillenartig vorgewölbte Zellen zeigen.

Prüfung durch:	Zeigt an:
Verbrennen von 1 g Wacholderbeeren in einem gewogenen Tiegel. Es darf höchstens 0,05 g Rückstand bleiben.	**Minderwertige Qualität,** wenn der Rückstand höher ist als 0,05 g.
Bestimmung des ätherischen Öls in 10 g Wacholderbeeren (s. S. 13). Sie müssen mindestens 0,1 g ätherisches Öl liefern.	**Einwandfreie Qualität,** wenn mindestens 0,1 g Öl erhalten wird.

Fructus Lauri — Lorbeeren.

Die getrockneten, reifen, beerenartigen Steinfrüchte von Laurus nobilis Linné. Sie sind eirund oder fast kugelig, 10 bis 16 mm lang, am Grund mit einer hellen Stielnarbe versehen, am oberen Ende durch den Griffelrest leicht bespitzt. Die braunschwarze bis blauschwarze, runzelige, etwa 0,5 mm dicke, leicht zerbrechliche Fruchtwand ist mit der braunen, auf der Innenseite etwas glänzenden Samenschale verklebt und umschließt den geschrumpften und deshalb locker liegenden, dickfleischigen, bräunlichen oder braunen, harten Keimling. Lorbeeren riechen würzig und schmecken würzig, herb und bitter.

Mikroskopische Prüfung eines Querschnitts: Die **Fruchtwandepidermis** wird aus derbwandigen Zellen mit braunem Inhalt gebildet. Sie bedeckt die aus **dünnwan-**

digem Parenchym bestehende, von zahlreichen **Sekretzellen** durchsetzte **Fleischschicht.** Den inneren Abschluß der Fruchtwand bildet eine Lage großer, in der Seitenansicht palisadenartiger, in der Flächenansicht wellig-buchtiger bis sternförmiger **Steinzellen** mit wulstig verdickten, gelben Wänden. Die mit dieser Hartschicht fest verbundene **Samenschale** besteht aus mehreren Lagen brauner, zusammengefallener Zellen. Das von **Sekretzellen** durchsetzte Gewebe des **Keimlings** ist reich an **fettem Öl** und kleinkörniger **Stärke.**

Mikroskopische Prüfung des Lorbeerpulvers: Es ist gekennzeichnet durch die großen, etwa sternförmigen **Steinzellen,** die **Sekretzellen** des Fruchtfleisches, durch **Epidermisteilchen** der Fruchtwand, deren Farbstoff sich in Chloraldehydratlösung gewöhnlich mit purpurner Farbe löst, Bruchstücke kleiner **Gefäße** und durch die die Hauptmenge ausmachenden Trümmer des **fett-** und **stärkereichen Keimlings.**

Prüfung durch:	Zeigt an:
Verbrennen von 1 g Lorbeeren in einem gewogenen Tiegel. Es darf höchstens 0,03 g Rückstand bleiben.	**Minderwertige Qualität,** falls der Rückstand mehr als 0,03 g beträgt.

Fructus Piperis nigri — Schwarzer Pfeffer.
Piper nigrum.

Die vor der Reife gesammelten und getrockneten, beerenartigen Früchte von Piper nigrum Linné. Schwarzer Pfeffer ist kugelig, ungestielt, stark gerunzelt, schwarzbraun, etwa 5 mm groß. Die Fruchtschale umschließt einen mit ihr verwachsenen Samen, der der Hauptsache nach aus einem außen harten, innen mehr mehligen, weißlichgrauen Perisperm besteht, das in der Mitte eine etwa 1 mm große, unregelmäßige Höhle zeigt. An der Spitze des Samens liegt im Perisperm das kleine Endosperm mit dem winzigen, unentwickelten Keimling. Schwarzer Pfeffer riecht scharf würzig und schmeckt brennend scharf.

Mikroskopische Prüfung eines Querschnitts: Die **Epidermis der Fruchtwand** besteht aus gerundet vieleckigen Zellen mit dunkelbraunem Inhalt. Darunter liegt eine mehrreihige, oft von dünnwandigem **Parenchym** unterbrochene Schicht aus gelben, starkverdickten, getüpfelten, meist radial gestreckten **Steinzellen** mit gewöhnlich rotbraunem Inhalt. In dem hierauf folgenden, kleinkörnige **Stärke** enthaltenden, dünnwandigen Parenchym finden sich rundliche **Sekretzellen** mit Öl oder Harz; im **innern Teil des Mesokarps** treten solche in einer zusammenhängenden Schicht auf. Die Fruchtwand wird nach innen abgeschlossen durch eine Lage hufeisenförmig verdickter, getüpfelter, gelber **Steinzellen** und wenige Schichten dünnwandiger, **kollabierter Zellen,** die mit der **orangebraunen Samenschale** verwachsen sind. Das **Perisperm,** das die Hauptmenge der Frucht ausmacht, setzt sich aus dünnwandigen, vorwiegend radial gestreckten, vieleckigen Zellen zusammen, deren jede von einem aus zahlreichen, 2 bis höchstens 6 μ großen Einzelkörnchen gebildeten **Stärkeballen**[1] erfüllt ist. Einzelne Zellen des Perisperms enthalten **ätherisches Öl, Harz** oder **Piperinkristalle** und färben sich mit Schwefelsäure rot.

Mikroskopische Prüfung des Pulvers: Es ist gekennzeichnet durch die zahlreichen eckigen, meist gestreckten, aus den **Perispermzellen** herausgefallenen **Aleuronkörner** und ihre aus winzigen Einzelkörnchen bestehenden Trümmer, durch einzeln oder in kleinern Verbänden auftretende, gelbe, meist gestreckte **Steinzellen,** Bruchstücke der **schwarzbraunen Epidermis** und die flächenförmigen Verbände der **innern Steinzellschicht,** die sich häufig noch im Zusammenhang mit der **orangebraunen Samenhaut** befinden.

Über 6 μ große Stärkekörner würden auf **fremde Stärkearten,** große getüpfelte Zellen mit sehr starken, aus Reservezellulose bestehenden, weiß erscheinenden Wandverdickungen auf Steinnußmehl hindeuten.

Prüfung durch:	Zeigt an:
Verbrennen von 1 g schwarzem Pfeffer in einem gewogenen Tiegel. Es darf höchstens 0,05 g Rückstand bleiben.	**Minderwertige Qualität** durch einen höheren Rückstand als 0,05 g.

¹ In den äußeren Lagen enthält das Perisperm keine Stärke, sondern Aleuron.

Galbanum — Galbanum.

Gummiharz nordpersischer Ferula-Arten, namentlich von Ferula galbaniflua Boissier et Buhse. Es besteht aus losen oder zusammenklebenden Körnern von bräunlicher oder gelber, oft schwach grünlicher Färbung, ist aber nie auf dem frischen Bruch weiß, oder es stellt eine ziemlich gleichartige, braune, leicht erweichende Masse dar. Es besitzt einen würzigen Geruch und einen würzigen Geschmack ohne Schärfe.

Zur Prüfung sind erforderlich: 2,5 g Galbanum.

Prüfung durch:	Zeigt an:
*Kochen von 0,5 g zerriebenem Galbanum mit einigen ccm Salzsäure 2 bis 3 Minuten lang, Abfiltrieren der zuweilen rotgefärbten Flüssigkeit von dem blau- bis violettgefärbten Rückstand durch ein mit Wasser augefeuchtetes Filter, Übersättigen des klaren Filtrats vorsichtig mit Ammoniakflüssigkeit.	**Identität** durch eine im auffallenden Licht blaue Fluoreszenz (Reaktion auf Umbelliferon), besonders bei starkem Verdünnen mit Wasser.
Vollkommenes Erschöpfen von 1 g feinzerriebenem Galbanum mit siedendem Weingeist, Filtrieren durch ein gewogenes Filter, Trocknen desselben samt Inhalt bei 100°. Der Inhalt darf höchstens 0,5 g wiegen.	**Fremde Beimengungen** durch einen größeren Rückstand als 0,5 g.
Veraschen von 1 g Galbanum in einem tarierten Tiegel. Die Asche darf höchstens 0,1 g betragen.	**Anorganische Beimengungen** durch einen größeren Rückstand als 0,1 g.

Gallae — Galläpfel.

Die durch den Stich der Gallwespe, Cynips tinctoria Hartig, auf den jungen Trieben von Quercus infectoria Olivier hervorgerufenen Gallen. Galläpfel sind kugelig und haben einen Durchmesser von 1,5 bis 2,5 cm; seltener sind sie birnenförmig. Am Grund zeigen sie meist einen kurzen, dicken Stielteil, besonders gegen das obere Ende hin unregelmäßige, größere oder kleinere Höcker. Sie sind graugrün, sehr hart und ziemlich schwer. In der Mitte der Galläpfel befindet sich ein 5 bis 7 mm weiter, kugeliger Hohlraum, in dem man häufig Überreste des Tieres antrifft; fehlen diese, so findet man an einer Stelle der untern Hälfte des Gallapfels ein kreisrundes, etwa 3 mm weites Flugloch. Die zerschlagenen Galläpfel zeigen einen wachsglänzenden, körnigen oder strahligen Bruch von weißlicher bis brauner Farbe.

Die Galläpfel schmecken stark und anhaltend herb.

Mikroskopische Prüfung der Galläpfel: Der äußere, weitaus größte Teil der Galläpfel besteht aus dünnwandigem **Parenchym,** dessen Zellen von **Gerbstoffschollen** erfüllt sind und besonders in dem innersten Teil **Kalziumoxalatkristalle** führen. Es folgt auf diese Parenchymschicht eine aus wenigen Lagen großer, dickwandiger, starkgetüpfelter **Steinzellen** gebildete **Steinschicht,** darauf die parenchymatische **Nährschicht,** die außen **Stärke** und **fettes Öl,** innen traubenförmige Ligninkörper enthält.

Mikroskopische Prüfung des graugelblichen Galläpfelpulvers: Es ist gekennzeichnet durch die kantigen, farblosen **Gerbstoffschollen,** die sich in Wasser ziemlich schnell lösen, die einzeln und in Klumpen auftretenden **Steinzellen, Parenchym-trümmer, Gefäßbündelbruchstücke,** geringe Mengen kleinkörniger **Stärke, Kalziumoxalatkristalle** und eigenartige, gelbe, **traubenförmige Gebilde,** die aus der Nährschicht stammen und sich mit Phlorogluzin-Salzsäure, ebenso wie die Steinzellen und die meisten Gefäße, rot färben.

Gelatina alba — Weißer Leim.

Farblose oder nahezu farblose, durchsichtige, geruch- und geschmacklose, dünne Tafeln von glasartigem Glanz.

Weißer Leim quillt im kalten Wasser stark auf, ohne sich zu lösen. In heißem Wasser ist er leicht löslich zu einer klebrigen, klaren oder opalisierenden Flüssigkeit, welche beim Erkaltenlassen noch in der Verdünnung $1 + 99$ gallertartig erstarrt. (Die Probe der Gallertbildung ist eine sehr wichtige, da nur eine wirklich gute, glutinreiche Gelatine die Fähigkeit besitzt, noch in einer Lösung $1:100$ beim Erkalten eine Gallerte zu bilden. Aber die Lösung darf nur möglichst kurze Zeit erhitzt werden, da längeres Erwärmen das Glutin zersetzt, somit die Möglichkeit zur Gallertbildung fortfällt. Nach H. KÜHL[1] wird die Probe am besten so vorgenommen, daß man zum Lösen der Gelatine destilliertes Wasser von etwa $60°$ verwendet und die erhaltene Lösung möglichst rasch, also an einem kühlen Ort, im bedeckten Becherglas abkühlen läßt.) In Weingeist und in Äther ist er unlöslich.

Zur Prüfung sind erforderlich: 33 g Gelatine.

Prüfung durch:	Zeigt an:
*Auflösen von 1 g weißem Leim in 99 g Wasser unter Erwärmen und Erkaltenlassen.	**Identität** durch eine gallertartige Erstarrung. Siehe oben!
*Auflösen von 1 g obiger Gallerte in 100 g Wasser und Versetzen mit Gerbsäurelösung.	**Identität** durch einen weißen Niederschlag.
Quellenlassen von 20 g weißem Leim in einem Kolben von 500 ccm Inhalt in 60 ccm Wasser einige Stunden lang, Lösen durch Erwärmen auf dem Wasserbad, Verdünnen mit 50 ccm Wasser, Zusatz von 10 ccm Phosphorsäure. Verschließen des Kolbens mit einem doppelt durchbohrten Stopfen, armiert mit einem bis auf den Boden reichenden Gaseinleitungsrohr und einem kurzen, in eine gutgekühlte, mit 20 ccm $^1/_{10}$-Normal-Jodlösung beschickte Vorlage eintauchenden Gasentbindungsrohr. Einleiten von Kohlendioxydgas. Erwärmen, sobald die Luft aus dem Kölbchen durch das Kohlendioxyd verdrängt ist, auf dem siedenden Wasserbad unter andauerndem Durchleiten von Kohlendioxyd mindestens 1 Stunde lang[2]. Kochen der Jodlösung bis zur Entfernung des überschüssigen Jods und Zugeben von einigen Tropfen Salzsäure und 0,8 ccm Bariumnitratlösung zu der heißen Lösung. Nach dem Erkalten darf im Filtrat durch weiteren Zusatz von Bariumnitratlösung keine Trübung mehr entstehen[3].	**Unzulässige Mengen schwefliger Säure** durch eine Trübung des Filtrats.
Verbrennen von 1 g weißem Leim in einem gewogenen Tiegel; es darf höchstens 0,02 g Asche zurückbleiben.	**Anorganische Beimengungen** durch einen größeren Rückstand als 0,02 g.
Auflösen der Asche von 10 g weißem Leim in 3 ccm verdünnter Salpetersäure und Übersättigen der Lösung mit Ammoniakflüssigkeit; die Lösung darf nicht blau gefärbt sein.	**Kupfersalze** durch eine blaue Lösung.

[1] H. KÜHL: Chem. Ztg. 1917, S. 481.
[2] $SO_2 + H_2O + J_2 = SO_3 + 2HJ$,
  $SO_3 + H_2O = H_2SO_4$.
[3] Entsprechend $0,05\%$ SO_2.

Gelatinae — Gallerten.

Sie sind bei Zimmertemperatur elastisch und werden bei gelindem Erwärmen
flüssig.

Gelatina Zinci — Zinkleim.

Zinkleim ist weiß.

Glandulae Thyreoideae siccatae — Getrocknete Schilddrüsen.

Gehalt: Mindestens $0,18\%$ Jod (Atom-Gew.: 126,92).

Die zerkleinerte, bei gelinder Wärme getrocknete und gepulverte Schilddrüse von
Rindern oder Schafen. Ein gelbbraunes, mittelfeines Pulver von schwachem, eigentümlichem Geruch. Ihr Gehalt an Jod muß ausschließlich den Schilddrüsen ent-
stammen. 1 Teil getrocknete Schilddrüsen entspricht etwa 5 Teilen frischen Schilddrüsen.

Mikroskopische Prüfung des Schilddrüsenpulvers: Bei etwa 100facher Vergrößerung erkennt man gelblichgraue bis rötlichgelbe, unregelmäßige **Gewebeschollen,**
von denen ein erheblicher Teil aus rundlichen **Drüsenbläschen** zusammengesetzt ist,
während einzelne durch scharfkantige, oft mit muscheligen Bruchflächen versehene
Formen und durch ihre gleichmäßig durchscheinende strukturlose Beschaffenheit
.auffallen.

Mit einer Mischung von 1 Teil Kalilauge und 2 Teilen Wasser hergestellte Präparate lassen durch die allmählich eintretende Quellung und Aufhellung die Form-
elemente deutlich hervortreten.

Bei etwa 300facher Vergrößerung erkennt man zahlreiche isolierte, oft aber noch
zu größeren Gewebeteilchen vereinigte, etwa eirunde **Drüsenbläschen** verschiedener
Größe, die nur durch wenig **Bindegewebe** voneinander getrennt sind. Die Drüsenbläschen sind mit einschichtigem **Epithel** aus niedrigen, etwa kubischen Zellen aus-
gekleidet und mit einem Inhalt versehen, der aus einer strukturlosen, oft feinkör-
nigen Masse, dem **Kolloid,** besteht; ferner erkennt man in geringer Menge Bruchstücke des Bläscheninhalts, **quergestreifte Muskelfasern,** Bruchstücke von **Gefäßen,**
insbesondere von **Arterien,** die durch ziemlich derbe netzartige Geflechte meist in
der Längsrichtung verlaufender, elastischer Fasern ausgezeichnet sind; außerdem
finden sich vorwiegend aus der **Drüsenkapsel** stammende Teilchen mit **feinen elasti-
schen Fasern** vor.

Hefezellen in den getrockneten Schilddrüsen würden auf Verfälschung mit
Trockenhefe hinweisen.

Prüfung durch:	Zeigt an:
Übergießen einiger Milligramm getrockneter Schilddrüsen in einem Schälchen mit etwa 3 ccm Jodbenzin, 1 Minute lang Umschwenken, Abgießen der Flüssigkeit, Nachwaschen des gelbbraunen Bodensatzes mit etwas Petroleumbenzin, Herstellung eines Präparats mit flüssigem Paraffin. Betrachten bei etwa 300facher Vergrößerung. Farblose Teilchen dürfen nicht erkennbar sein.	**Milchzucker, Stärke, Salze und ähnliche Stoffe** durch Hervortreten farbloser Teilchen im Präparat.
Übergießen von 1 g getrockneter Schilddrüse in einem Becherglas mit 10 ccm Wasser, Stehenlassen unter zeitweiligem Umschwenken 1 Stunde lang.	**Zu hohe Temperatur bei der Trocknung,** wenn sich keine Flocken ausscheiden.

Filtrieren durch ein kleines, mit Wasser angefeuchtetes, glattes Filter, Nachwaschen von Becherglas und Filter mit 5 ccm Wasser. Erhitzen des Filtrats bis zum Sieden und Zugabe von 1 Tropfen verdünnter Essigsäure. Es muß sich ein flockiger Niederschlag von Eiweiß ausscheiden.

Erkaltenlassen und Abfiltrieren des Niederschlags durch ein kleines Filter. Aufbewahren des Filtrats als **wäßriger Auszug.**

Zurückgeben des Filterrückstands in das Becherglas und Übergießen mit 10 ccm Weingeist, Stehenlassen unter zeitweiligem Umschwenken 1 Stunde lang. Darauf Filtrieren durch ein kleines, glattes Filter und Nachwaschen von Becherglas und Filter mit 5 ccm Weingeist. Aufbewahren des Filtrats als **weingeistiger Auszug.**

Zurückgeben des Filterrückstands wiederum in das Becherglas, Übergießen mit 10 ccm Äther; Stehenlassen, mit einem Uhrglas bedeckt, 1 Stunde lang. Filtrieren durch ein kleines, glattes Filter und Nachwaschen von Becherglas und Filter mit 5 ccm Äther. Aufbewahren des Filtrats als **ätherischer Auszug.**

Verdampfen der Auszüge in einem Porzellantiegel von etwa 25 ccm Inhalt unter anfangs gelindem Erwärmen nacheinander erst des ätherischen, dann des weingeistigen und zuletzt des wäßrigen Auszugs bis auf insgesamt etwa 0,5 ccm, Zugabe von 5 g einer Mischung von 5 Teilen Kaliumkarbonat, 5 Teilen getrocknetem Natriumkarbonat und 3 Teilen Kaliumnitrat. Erwärmen auf dem Wasserbad bis zur Trockne. Danach Erhitzen, zunächst gelinde, dann stärker bis zum Schmelzen des Gemischs.

Erkaltenlassen und Lösen der Schmelze unter Erwärmen in etwa 40 ccm Wasser. Überführen der Lösung in ein Becherglas von etwa 200 ccm Inhalt. Zusatz von 0,2 g gepulvertem Kaliumpermanganat, Kochen etwa 2 Minuten lang. Vorsichtige Zugabe unter Umschwinken von etwa 20 ccm verdünnter Schwefelsäure, bis Lackmuspapier gerötet wird. Weiterkochen $^1/_2$ Stunde lang unter Ergänzung des verdampfenden Wassers und wenn nötig des Kaliumpermanganats. Entfärbung darf nicht eintreten. Dann allmähliche Zugabe von 2 bis 3 g getrocknetem Natriumkarbonat, bis Lackmuspapier gebläut wird, und von 0,2 g Talk, Aufkochen 1 Minute lang und Versetzen der Flüssigkeit, **die noch deutlich die Farbe des Kaliumpermanganats aufweisen muß,** mit 0,5 ccm Weingeist. Erneutes Kochen 10 Minuten lang unter Ergänzung des verdampften Wassers, Filtrieren der heißen Lösung durch ein glattes Filter von 12 cm Durchmesser in einen Kolben, Nachwaschen von Becherglas und Filter dreimal mit je 20 ccm heißer Natriumsulfatlösung (1 + 19). Nach dem Erkalten vorsichtige Zugabe von verdünnter Schwefelsäure und dann von 0,1 g Kaliumjodid.

Nach Zusatz von Stärkelösung muß die Lösung

Fremde, in Wasser, Weingeist oder Äther lösliche Jodverbindungen, wenn durch 0,1 ccm $^1/_{10}$-Normal-Natriumthiosulfatlösung keine Entfärbung eintritt[1].

durch 0,1 ccm $^1/_{10}$-Normal-Natriumthiosulfatlösung entfärbt werden[2].

Mischen von 1 g getrockneter Schilddrüse in einem Porzellantiegel von etwa 50 ccm Inhalt mit 7 g einer Mischung von 5 Teilen Kaliumkarbonat, 5 Teilen getrocknetem Natriumkarbonat und 3 Teilen Kaliumnitrat und Bedecken des Gemischs mit 3 g der Salzmischung. Erhitzen zunächst etwa 10 Minuten lang schwach, dann stärker bis zum Schmelzen der Masse. Erkaltenlassen, Lösen der weißlichgrauen Schmelze unter Erwärmen in 75 ccm Wasser, Überführen der Lösung in ein Becherglas von etwa 400 ccm Inhalt. Zugabe von 0,3 g gepulvertem Kaliumpermanganat, Kochen 2 Minuten lang, Zugabe, vorsichtig unter Umschwenken, von 40 ccm verdünnter Schwefelsäure, bis Lackmus gerötet wird, Weiterkochen $^1/_2$ Stunde lang unter Ergänzung des verdampfenden Wassers und wenn nötig des Kaliumpermanganats, dessen Farbe nicht verschwinden darf. Allmählichen Zusatz von 2 bis 3 g getrocknetem Natriumkarbonat, bis Lackmuspapier gebläut wird, dann von 0,3 g Talk, Kochen 1 Minute lang und Versetzen der Flüssigkeit, **die noch deutlich die Farbe des Kaliumpermanganats aufweisen muß,** mit 0,5 ccm Weingeist. Erneutes Kochen 10 Minuten lang unter Ergänzung des verdampfenden Wassers, Filtrieren der heißen Lösung durch ein glattes Filter von 12 cm Durchmesser in einen Kolben, Nachwaschen von Becherglas und Filter dreimal mit je 20 ccm einer heißen Lösung von Natriumsulfat (1 + 19). Nach dem Erkalten vorsichtige Zugabe von 20 ccm verdünnter Schwefelsäure, dann von 0,1 g Kaliumjodid und Titration (Feinbürette) mit $^1/_{10}$-Normal-Natriumthiosulfatlösung bis zur Entfärbung.

Trocknen von 0,2 g getrockneter Schilddrüse bei 100°. Sie dürfen höchstens 0,012 g an Gewicht verlieren. Verbrennen der getrockneten Schilddrüsen. Es darf höchstens 0,01 g Rückstand bleiben.

Vorschriftsmäßiger Jodgehalt, wenn hierzu mindestens 0,85 ccm $^1/_{10}$-Normal-Natriumthiosulfatlösung verbraucht werden, entsprechend einem Mindestgehalt von 0,18% Jod. 1 ccm $^1/_{10}$-Normal-Natriumthiosulfatlösung =

$$\frac{0,012\,692}{6} = 0,002\,115 \text{ g Jod}^3.$$

Unzulässiger Wassergehalt, wenn der Trockenverlust mehr als 0,012 g beträgt.
Anorganische Beimengungen durch einen höheren Aschengehalt als 0,01 g.

Aufbewahrung: Vorsichtig aufzubewahren.

[1] Die in Wasser, Weingeist oder Äther gelösten Jodverbindungen werden durch die Schmelze mineralisiert, wobei KJ entsteht, das durch KMO_4 zu KJO_3 oxydiert wird.
$$KJO_3 + 5\,KJ + 3\,H_2SO_4 = 3\,J_2 + 3\,H_2O + 3\,K_2SO_4.$$

[2] Nimmt die Lösung vor Ablauf von 1 Minute wieder eine blaue Färbung an, so ist die Prüfung von Anfang an zu wiederholen, denn KJ für sich allein reagiert nicht mit Stärkelösung, KJO_3 und KJ setzen sich sofort quantitativ um. Eine nachträgliche Bläuung zeigt also eine mangelhafte Mineralisierung oder Oxydation an, so daß noch Jodverbindungen vorliegen, die sich nachträglich unter Jodabspaltung zersetzen. Das von WINTERFELD und ROEDERER vorgeschlagene Verfahren nach ST. BUGARSZKY und B. HORVATH ist zweckmäßiger:

In einem Porzellantiegel werden etwa 0,5 g getrocknete Schilddrüsen genau gewogen und mit Hilfe eines Glasstabes mit 1,5 g Boraxpulver und 1 g einer Mischung von gleichen Teilen Kaliumkarbonat und getrocknetem Natriumkarbonat gemischt. Der Tiegel wird dann zunächst einige Minuten schwach und dann stärker erhitzt. Nach dem Erkalten löst man die weißgraue Schmelze unter gelindem Erwärmen (auf dem Wasserbad) in Wasser (etwa 20 ccm) unter Zusatz von etwa 7—10 ccm verdünnter Schwefelsäure. (Man legt den Tiegel dabei in eine Porzellanschale.) Die Lösung wird unter Nachspülen der Schale und des Filters in einen Glasstopfenkolben oder -glas von 200 ccm filtriert, mit 3 ccm (Meßglas) gesättigtem Bromwasser versetzt und gut gemischt. Nach 10 Minuten fügt man 2—3 Tropfen verflüssigtes Phenol hinzu und mischt wieder gut. Die klare, farblose Flüssigkeit wird nach einigen Minuten mit etwa 0,1 g Kaliumjodid und 5 ccm (Meßglas) Phosphorsäure versetzt und das ausgeschiedene Jod aus der *Feinbürette* mit $^1/_{10}$-Normal-Natriumthiosulfatlösung titriert (Stärkelösung). Für 0,5 g getrocknete Schilddrüsen müssen mindestens 0,43 ccm $^1/_{10}$-Normal-Natriumthiosulfatlösung verbraucht werden.

[3] Das zu bestimmende Jod liegt in Form von Jodat vor, es entstammt also nur $^1/_6$ der gemessenen Jodmenge den Schilddrüsen. Nimmt die titrierte Lösung vor Ablauf von 3 Minuten wieder eine blaue Färbung an, so ist die Bestimmung von Anfang an zu wiederholen (s. Anm. 2).

Glycerinum — Glyzerin.

$CH_2(OH) \cdot CH(OH) \cdot CH_2(OH)$. Mol.-Gew.: 92,06.

Gehalt: 84 bis 87% wasserfreies Glyzerin.

Klare, farblose, süße, neutrale, sirupartige Flüssigkeit, die bei großer Menge einen schwach wahrnehmbaren, eigenartigen Geruch besitzt.

Verhalten gegen Lösungsmittel: In jedem Verhältnis in Wasser, Weingeist und Ätherweingeist, nicht aber in Äther, Chloroform und fetten Ölen löslich.

Dichte: 1,221 bis 1,231.

Über eine Schnellprüfung zur Unterscheidung von Glyzerin und Glykol berichtet K. KUNTZE[1].

Zur Prüfung sind erforderlich: Etwa 90 g Glyzerin.

Prüfung durch:	Zeigt an:
*Verreiben von 1 g Glyzerin zwischen den Händen. Es darf kein fremdartiger Geruch wahrzunehmen sein.	**Unreines Glyzerin** durch einen unangenehmen Geruch[2].
*Vermischen von 1 ccm Glyzerin mit 3 ccm Natriumhypophosphitlösung. Es darf beim Erhitzen im siedenden Wasserbad innerhalb $^1/_2$ Stunde keine dunkle Färbung entstehen.	**Arsenverbindungen** durch eine bräunliche Färbung, welche im Laufe von $^1/_2$ Stunde eintritt[3].
*Verdünnen von 5 g Glyzerin mit 25 g Wasser und Eintauchen von blauem und rotem Lackmuspapier. Es darf beide Farben nicht verändern.	**Alkalische Stoffe** durch eine Bläuung des roten Lackmuspapiers.
	Freie Säuren durch eine Rötung des blauen Lackmuspapiers.
Versetzen von je 5 ccm dieser wäßrigen Lösung:	
*a) mit je 3 Tropfen verdünnter Essigsäure und Natriumsulfidlösung,	**Schwermetallsalze** durch eine dunkle Färbung oder eine Fällung.
*b) mit Ammoniumoxalatlösung,	**Kalziumsalze** durch eine weiße Trübung.
*c) mit verdünnter Kalziumchloridlösung,	**Oxalsäure** durch eine weiße Trübung[4].
*d) mit Bariumnitratlösung; es darf nicht sofort eine Veränderung eintreten.	**Schwefelsäure** durch eine sofort eintretende weiße Trübung.
Diese Reagenzien dürfen keine Veränderung erzeugen;	
*e) mit Silbernitratlösung; es darf höchstens eine opalisierende Trübung eintreten,	**Salzsäure** durch eine mehr als opalisierende weiße Trübung.
*f) mit einigen Tropfen Salzsäure und mit Kaliumferrozyanidlösung; es darf nicht sofort eine blaue Färbung entstehen.	**Eisensalze** durch eine sofortige blaue Färbung[5].

*Erhitzen von 5 ccm Glyzerin in einem gewogenen, offenen Porzellanschälchen zum Sieden und Anzünden der Dämpfe. Es muß vollständig bis auf einen dunklen Anflug verbrennen, und bei stärkerem Erhitzen darf kein wägbarer Rückstand bleiben.

*Erwärmen von 1 ccm Glyzerin mit 1 ccm Ammoniakflüssigkeit auf dem Wasserbad auf 60°; es darf keine gelbe Färbung entstehen.

Entfernen vom Wasserbad und sofortiger Zusatz von 3 Tropfen Silbernitratlösung; es darf innerhalb 5 Minuten weder eine Färbung noch eine braunschwarze Ausscheidung erfolgen.

Erwärmen von 1 ccm Glyzerin mit 1 ccm Natronlauge im Wasserbad. Es darf sich weder färben noch Ammoniak oder ein Geruch nach leimartigen Substanzen entwickeln.

*Erwärmen einer Mischung von 50 ccm Glyzerin und 50 ccm Wasser mit 10 ccm $^1/_{10}$-Normal-Kalilauge $^1/_4$ Stunde lang im Wasserbad, Erkaltenlassen, Zusatz einiger Tropfen Phenolphthaleinlösung und Titration mit $^1/_{10}$-Normal-Salzsäure, bis Entfärbung stattfindet. Es müssen hierzu mindestens 4 ccm $^1/_{10}$-Normal-Salzsäure nötig sein.

*Kochen von 5 ccm Glyzerin mit 5 ccm verdünnter Schwefelsäure; es darf keine gelbe Färbung erfolgen.

Fremde Beimengungen (Zucker) durch einen größeren kohligen Rückstand.

Anorganische Salze durch einen wägbaren Rückstand bei stärkerem Erhitzen.

Akrolein durch eine gelbe Färbung.

Reduzierende Stoffe durch eine Färbung oder eine braunschwarze Ausscheidung innerhalb 5 Minuten.

Traubenzucker durch eine Bräunung der Flüssigkeit.

Ammoniumverbindungen durch Entwicklung von Ammoniak, erkennbar an den sich bildenden weißen Dämpfen, wenn ein mit Salzsäure befeuchteter Glasstab darüber gehalten wird[6].

Ungereinigtes Glyzerin durch einen leimartigen Geruch.

Zu hoher Gehalt an Fettsäureestern, wenn weniger als 4 ccm $^1/_{10}$-Normal-Salzsäure zur Entfärbung der Flüssigkeit nötig sind[7].

Schönungsmittel durch eine gelbe Färbung. (Ein solches Glyzerin besitzt eine eigentümliche matte Färbung.)

---

[1] K. KUNTZE: Pharmaz. Ztg. 83 (1947), 424.

[2] Aussehen und Geruch des Glyzerins sind vor der eigentlichen Untersuchung aufmerksam zu prüfen. Zunächst füllt man zweckmäßig eine größere *weiße* Flasche mit der zu untersuchenden Ware, stellt die Flasche auf eine weiße Unterlage und prüft genau, ob sich nicht ein düsterer Schein oder eine schwach blaurötliche Farbe bemerkbar macht. Als Vergleichsobjekt stellt man am besten die Vorratsflasche mit einwandfreiem Glyzerin daneben. Es ist nämlich im Handel üblich, gelbliche Ware zu „schönen", d. h. mit einem blauen Farbstoff, meist Methylenblau, zu versetzen. Dann erscheint zwar die Flüssigkeit in dünner Schicht farblos, zeigt aber in größerer Schicht den erwähnten „düsteren" Schein, der bei guter Ware nicht vorkommen darf. Ein eigentümlicher Geruch ist bei Glyzerin immer vorhanden, doch ist er bei guter Ware *äußerst schwach.*

[3] $As_2O_3 + 3\,H_3PO_2 = As_2 + 3\,H_3PO_3.$
Arsentrioxyd

[4] $H_2C_2O_4 + CaCl_2 + H_2O = CaC_2O_4 \cdot H_2O + 2\,HCl.$
Oxalsäure   Kalziumoxalat

[5] $4\,FeCl_3 + 3\,K_4Fe(CN)_6 = Fe_4[Fe(CN)_6]_3 + 12\,KCl.$
Ferri-   Kaliumferro-   Ferriferrozyanid
chlorid   zyanid

[6] $NH_4Cl + NaOH = NH_3 + NaCl + H_2O.$
Ammonium-
chlorid

[7] $C_3H_5(O \cdot C_{18}H_{35}O)_3 + 3\,KOH = C_3H_5(OH)_3 + 3\,C_{18}H_{35}O_2K.$
Stearinsäure-Glyzerinester   Glyzerin   Stearinsaures Kalium

Gossypium depuratum — Gereinigte Baumwolle.

Die weißen, entfetteten, bis 4 cm langen, einzelligen, bandartig abgeflachten, bis über 40 μ breiten und häufig um ihre Achse gedrehten Haare der Samen von Gossypium-Arten.

Gereinigte Baumwolle soll von harten Flocken und braunen Samenteilen frei sein.

Prüfung durch:	Zeigt an:
*Durchfeuchten mit Wasser und Andrücken von blauem und rotem Lackmuspapier, das sich nicht verändern darf.	**Freie Säure** durch Rötung des blauen Lackmuspapiers. **Alkalien** durch Bläuung des roten Lackmuspapiers.
*Ausziehen von 5 g Baumwolle mit 50 g siedendem Wasser und Versetzen von je 5 ccm des Auszugs	
*a) mit Silbernitratlösung. Sie darf höchstens opalisierende Trübung hervorbringen.	**Salzsäure** durch eine mehr als opalisierende weiße Trübung.
*b) mit Bariumnitratlösung,	**Schwefelsäure** durch eine sofort eintretende weiße Trübung.
*c) mit Ammoniumoxalatlösung.	**Kalziumsalze** durch eine sofort eintretende weiße Trübung.
Die Reagenzien dürfen nicht sofort Veränderungen bewirken. *d) Versetzen von 10 ccm des Auszugs mit einigen Tropfen verdünnter Schwefelsäure und 3 Tropfen Kaliumpermangantlösung; die entstehende Rötung soll innerhalb 5 Minuten nicht verschwinden.	**Reduzierende Stoffe** (schweflige Säure) durch Verschwinden der roten Färbung innerhalb von 5 Minuten.
*Werfen der Baumwolle auf ausgekochtes und unter Luftabschluß abgekühltes Wasser. Sie muß sich sofort voll Wasser saugen und untersinken.	**Ungenügende Entfettung,** wenn sie sich mit Wasser nicht benetzt und darauf schwimmen bleibt.
Verbrennen von 1 g Baumwolle in einem gewogenen Tiegel. Es darf nicht mehr als 0,003 g Asche zurückbleiben.	**Anorganische Beimengungen** durch einen höheren Aschengehalt als 0,003 g.

Granula — Körner.

Runde, trockene Körner, von denen jedes, wenn nicht anders vorgeschrieben ist, 0,05 g wiegen soll.

Guajacolum carbonicum — Guajakolkarbonat. Duotal.

$$CH_3 \cdot O \cdot C_6H_4 \cdot O \diagdown \quad [1,2]$$
$$\qquad\qquad\qquad CO \qquad , \text{ Mol.-Gew.: } 274,1.$$
$$CH_3 \cdot O \cdot C_6H_4 \cdot O \diagup \quad [1,2]$$

Weißes, kristallinisches, fast geruchloses Pulver.

Verhalten gegen Lösungsmittel: Leicht löslich in Chloroform und heißem Weingeist, schwer löslich in kaltem Weingeist und Äther, unlöslich in Wasser.

Schmelzpunkt: 86 bis 88°.

Zur Prüfung sind erforderlich: 2 g Guajakolkarbonat.

Prüfung durch:	Zeigt an:
*Kochen von 0,2 g Guajakolkarbonat mit 10 ccm einer klaren Lösung von 0,5 g Kaliumhydroxyd in 12 ccm absolutem Alkohol 2 bis 3 Minuten lang.	**Identität** durch eine weiße, kristallinische Abscheidung[1].
*Abfiltrieren der Abscheidung, nachheriges Trocknen und Übergießen mit verdünnter Schwefelsäure.	**Identität** durch eine reichliche Entwicklung von Kohlensäure.

Prüfung durch:	Zeigt an:
*Versetzen des Filtrats mit 5 ccm Wasser, Verdampfen des Weingeists auf dem Wasserbad. Ausschütteln des Rückstands nach Übersättigen mit 5 ccm verdünnter Schwefelsäure mit Äther, Verdunsten des abgehobenen Äthers.	**Identität** durch einen nach Guajakol riechenden Rückstand[2].
*Auflösen obigen Rückstands in Weingeist und Versetzen mit 1 Tropfen Eisenchloridlösung.	**Identität** durch eine grüne Farbe der Lösung.
*Auflösen von 0,5 g Guajakolkarbonat in 10 ccm heißem Weingeist:	
*a) Eintauchen von mit Wasser angefeuchtetem Lackmuspapier; es darf nicht verändert werden,	**Freie Säure** durch Rötung des Lackmuspapiers.
*b) Versetzen mit 1 Tropfen Eisenchloridlösung; es darf keine blaue oder grüne Färbung eintreten.	**Freies Guajakol** durch eine blaue oder grüne Färbung.
*Schütteln von 1 g Guajakolkarbonat mit 10 ccm Wasser, Filtrieren, Ansäuern des Filtrats mit Salpetersäure und Zusatz von Silbernitratlösung; es darf nicht verändert werden.	**Salzsäure** durch eine weiße Trübung.
*Auflösen von 0,1 g Guajakolkarbonat in 1 ccm Schwefelsäure. Die Lösung muß farblos sein.	**Organische Verunreinigungen** durch eine gefärbte Lösung.
Verbrennen von 0,2 g Guajakolkarbonat in einem gewogenen Tiegel; es darf nur weniger als 0,001 g Rückstand bleiben.	**Anorganische Beimengungen** durch einen Rückstand von 0,001 g oder mehr.

[1] Beim Kochen von Guajakolkarbonat mit weingeistiger Kaliumhydroxydlösung scheidet sich Kaliumkarbonat aus.

$$\begin{matrix} CH_3 \cdot O \cdot C_6H_4 \cdot O \\ CH_3 \cdot O \cdot C_6H_4 \cdot O \end{matrix}\Big\rangle CO + 4\,KOH = 2\left[C_6H_4\begin{matrix}OCH_3\\OK\end{matrix}\right] + K_3CO_3 + 2\,H_2O$$

Guajakolkarbonat　　　　　　　　Guajakolkalium

[2]

$$\begin{matrix} CH_3 \cdot O \cdot C_6H_4 \cdot O \\ CH_3 \cdot O \cdot C_6H_4 \cdot O \end{matrix}\Big\rangle CO + 4\,KOH = 2\left[C_6 \cdot H_4\begin{matrix}OCH_3\\OK\end{matrix}\right] + K_2CO_3 + 2\,H_2O$$

Guajakolkarbonat　　　　　　　　Guajakolkalium

$$2\left[C_6H_4\begin{matrix}OCH_3\\OK\end{matrix}\right] + H_2SO_4 = 2\left[C_6H_4\begin{matrix}OCH_3\\OH\end{matrix}\right] + K_2SO_4.$$

Guajakol

Gummi arabicum — Arabisches Gummi.

Das aus den Stämmen und Zweigen ausgeflossene, an der Luft erhärtete Gummi von Acacia senegal (Linné) Wildenow und einigen andern afrikanischen Acacia-Arten. Arabisches Gummi stellt mehr oder weniger rundliche, weißliche oder schwach gelbliche Stücke von verschiedener Größe dar, welche außen matt und rissig sind und leicht in kleinmuschelig eckige, glasglänzende, zuweilen leicht irisierende Stücke zerbrechen. Arabisches Gummi ist geruchlos und schmeckt fade und schleimig.

Zur Prüfung sind erforderlich: 8 g Arabisches Gummi.

Prüfung durch:	Zeigt an:
*Auflösen von 5 g Gummi in 10 g Wasser.	**Identität** durch eine zwar langsame, aber vollständige Lösung zu einem klebenden, geruchlosen, hellgelblichen Schleim von fadem Geschmack und schwach saurer Reaktion.

Versetzen von je 5 ccm des Gummischleimes:

   *a) mit Bleiazetatlösung,

Identität durch Mischbarkeit in jedem Verhältnis ohne Trübung.

   *b) mit Weingeist,
   *c) mit Eisenchloridlösung.

Identität durch Bildung einer steifen Gallerte.

*Vermischen von 0,3 g Gummischleim mit 500 g Wasser und Zusatz von 5 Tropfen Bleiessig zu 10 ccm der Mischung.
Erhitzen der Mischung.

Identität durch eine Trübung, die stärker ist als die durch 5 Tropfen Bleiessig in 10 ccm Wasser bewirkte[1]. Beim Erhitzen Bildung eines Niederschlags.

*Versetzen einer Anreibung von 1 g Gummi in 10 ccm Wasser mit 1 Tropfen Salzsäure und 1 Tropfen $^1/_{10}$-Normal-Jodlösung. Es darf weder eine blaue noch eine weinrote Lösung entstehen.
Aufkochen obiger Lösung, Erkaltenlassen und Zusatz eines weiteren Tropfens $^1/_{10}$-Normal-Jodlösung. Es darf keine blaue Färbung entstehen.

Dextrin durch eine weinrote Lösung.
Stärke durch eine blaue Färbung.
Verkleisterte Stärke durch eine blaue Färbung.

*Übergießen von 2 g Gummipulver mit 10 ccm verdünntem Weingeist. Stehenlassen $^1/_2$ Stunde lang unter wiederholtem Schütteln, Filtrieren, Abdampfen von 5 ccm in einem gewogenen Schälchen zur Trockne. Trocknen bei 100°. Der Rückstand darf höchstens 0,01 g betragen.

Zucker durch einen höheren Rückstand als 0,01 g.

Verbrennen von 1 g Arabischem Gummi in einem gewogenen Tiegel; es darf höchstens 0,04 g Rückstand bleiben.

Anorganische Beimengungen durch einen größeren Rückstand als 0,04 g.

[1] L. ROSENTHALER erklärt diese Probe für unbrauchbar, da kohlensäurefreies destilliertes Wasser mit Bleiessig klar mischbar ist.

Gutta Percha — Guttapercha.

Der koagulierte und getrocknete Milchsaft von Palaquiumarten. Er bildet meist gelbbraune, in heißem Wasser erweichende und dann knetbare, nach dem Erkalten wieder erhärtende Stücke.

Prüfung durch:

Zeigt an:

*Auflösen von Guttapercha in siedendem Chloroform. Es darf nur ein sehr geringer Rückstand bleiben.

Fremde Beimengungen durch einen größeren Rückstand.

Das aus gereinigtem Guttapercha sehr dünn ausgewalzte **Guttaperchapapier,** Percha lamellata, ist gelbbraun, durchscheinend, nicht klebend.

Guttaperchastäbchen, Percha in bacillis, sind aus gereinigtem Guttapercha hergestellte, weiße bis grauweiße Stäbchen, die unter Wasser aufzubewahren sind, dem 10% Glyzerin oder Weingeist zugesetzt sind.

Gutti — Gummigutt.

Das Gummiharz mehrerer Garcinia-Arten, besonders von Garcinia Hanburyi Hooker fil. Es besteht aus 3 bis 7 cm dicken, walzenförmigen Stücken, seltener aus zusammengeflossenen, unregelmäßigen Klumpen von rotgelber Farbe, die leicht in dunkelzitronengelbe, flachmuschelige, undurchsichtige Splitter zerbrechen. Gummigutt ist geruchlos und anfangs geschmacklos, dann schmeckt es süßlich und brennend.

Zur Prüfung sind erforderlich: 2 g Gummigutt.

Prüfung durch:	Zeigt an:
(*Zusammenreiben von 1 g Gummigutt mit 2 g Wasser.	**Identität** durch eine schöngelbe Emulsion von brennendem Geschmack.
	Fremde Beimengungen (Sand) durch einen Absatz.
*Vermischen obiger gelben Emulsion mit 15 ccm Wasser und 1 g Ammoniakflüssigkeit.	**Identität** durch Klärung der Flüssigkeit und Entstehen einer feurigroten, dann braunen Färbung.
*Übersättigen der ammoniakalischen Lösung mit Salzsäure.	**Identität** durch Abscheidung von gelben Flocken und Entfärbung der Flüssigkeit.
Betrachten eines Tropfens der Emulsion unter dem Mikroskop nach Zusatz von 1 Tropfen Jodlösung; es dürfen sich nur vereinzelte Stärkekörner zeigen.	**Stärkemehl** durch die charakteristische Gestalt und Färbung der Stärkekörner.
Verbrennen von 1 g Gummigutt in einem gewogenen Tiegel; es darf nicht mehr als 0,01 g Asche zurückbleiben.	**Anorganische Beimengungen** durch einen größeren Rückstand als 0,01 g.

Aufbewahrung: Vorsichtig.

Herba Absinthii — Wermut.

Die getrockneten Blätter und krautigen Zweigspitzen mit den Blüten von Artemisia absinthium Linné. Die bodenständigen Blätter sind langgestielt, dreifach fiederteilig mit schmallanzettlichen, spitzen Zipfeln; die Stengelblätter sind nach oben hin kürzer gestielt, die unteren sind doppelt-, die oberen einfach fiederteilig. Die 3 mm dicken, fast kugeligen Blütenköpfchen des rispigen Blütenstands, denen zungenförmige Blüten fehlen, stehen meist einzeln in der Achsel eines lanzettförmigen Deckblatts. Blättchen und Stengelspitzen sind, besonders bei den wildwachsenden Pflanzen, mattgrau bis silbergrau behaart. Wermut darf grobe Stengelteile nicht enthalten. Wermut riecht würzig und schmeckt würzig, stark und anhaltend bitter.

Mikroskopische Prüfung: Die **Epidermiszellen** beider Blattseiten haben wellige Seitenwände, **Spaltöffnungen** finden sich vorwiegend auf der Unterseite. Die **Behaarung** besteht aus **dünnwandigen Haaren,** die einen kurzen, oft mehrzelligen Stiel und eine lange, quergestellte, beiderseits zugespitzte Endzelle haben, ferner aus **Kompositen-Drüsenschuppen.** Das **Mesophyll** besteht aus einer **Palisadenschicht** und einem **Schwammgewebe,** dessen unterste Zellen sich der Palisadenform nähern, und ist **kristallfrei.** Der **Blütenboden** trägt flache, **keulenförmige Haare.** Die **Pollenkörner** sind kugelig, glatt und haben 3 Austrittstellen.

Mikroskopische Prüfung des graugrünen Wermutpulvers: Es ist gekennzeichnet durch große Mengen der dünnwandigen, eigenartigen **Deckhaare,** Stücke der Blätter mit welligen **Epidermiszellen,** selten mit **Drüsenschuppen, Mesophyllteile,** viele **Pollenkörner,** zartwandiges **Gewebe der Blüten, Haare des Blütenbodens,** zartwandiges **Gewebe der Blüten, Haare des Blütenbodens** und wenig Bruchstücke **stark verdickter Fasern.**

Wermutpulver darf starkgewundne, sehr lange, denen des Wermuts im übrigen gleich gebaute Deckhaare von Artemisia vulgaris nicht enthalten und darf nicht überwiegend aus Teilen des Stengelgewebes bestehen.

Prüfung durch:	Zeigt an:
Verbrennen von 1 g Wermut in einem gewogenen Tiegel. Es darf höchstens 0,1 g Rückstand hinterlassen.	**Minderwertige Qualität** durch einen höheren Rückstand als 0,1 g.

Herba Cardui benedicti — Kardobenediktenkraut.

Die getrockneten Blätter und krautigen Zweigspitzen mit den Blüten von Cnicus benedictus Linné. Die bis 30 cm langen, grundständigen Blätter sind lineal- oder länglich-lanzettlich, spitz, in einen dreikantigen, geflügelten Blattstiel übergehend, schrotsägezähnig oder fiederspaltig; die oberen Stengelblätter sind sitzend und am Stengel herablaufend. Alle Blätter sind an der Spitze und den Lappen mit einem Stachel versehen und zottig behaart. Die 3 cm langen, einzelständigen Blütenköpfe haben gelbe Blüten und einen Hüllkelch, dessen äußere, eiförmige Blätter in einen einfachen, am Rand spinnwebig behaarten Stachel ausgehen, während die innern, schmaleren mit gefiedertem Stachel versehen sind. Kardobenediktenkraut schmeckt bitter.

Mikroskopische Prüfung des Krauts: Beide **Epidermen der Laubblätter** bestehen aus Zellen mit welligen Seitenwänden und enthalten **Spaltöffnungen** ohne Nebenzellen. Das **Mesophyll** besteht aus 2 bis 3 **Palisadenschichten** sowie einem schmalen **Schwammgewebe** und ist **frei von Kristallen.** Es sind 2 Formen von **Deckhaaren** vorhanden; diese bestehen entweder aus kurzen, breiten Zellen und haben eine kegelförmige Endzelle oder kurzen schmalen Basalzellen und haben dann eine sehr lange, gewundene Endzelle. Die **Gefäßbündel der Nerven** sind von Faserbündeln begleitet. Die **Stacheln der Hüllkelchblätter** sind ebenfalls aus Faserbündeln gebildet. Die **Pollenkörner** haben eine warzige Exine mit 3 Austrittstellen.

Mikroskopische Prüfung des Kardobenediktenkrautpulvers: Es ist gekennzeichnet durch zahlreiche Stücke des grünen **Mesophylls** und des farblosen **Stengel- und Nervenparenchyms,** durch sehr zahlreiche **Faserbruchstücke, Gefäße** verschiedener Weite, Trümmer der breitzelligen und der schmalzelligen **Deckhaare,** einige Fetzen der **Spreuschuppen des Blütenbodens** aus derbwandigen Zellen und durch spärliche **Pollenkörner.**

Prüfung durch:	Zeigt an:
Verbrennen von 1 g Kardobenediktenkraut in einem gewogenen Tiegel. Es darf höchstens 0,2 g Rückstand hinterlassen.	**Minderwertige Qualität** durch einen höheren Rückstand als 0,2 g.

Herba Centaurii — Tausendgüldenkraut.

Die während der Blütezeit gesammelten, getrockneten, oberirdischen Teile von Erythraea centaurium (Linné) Persoon. Tausendgüldenkraut ist kahl. Der Stengel ist vierkantig und bis 2 mm dick. Die kreuzgegenständigen Blätter sind sitzend, länglich oder schmal verkehrt-eiförmig, drei- oder fünfnervig, ganzrandig. Die in endständigen Trugdolden stehenden Blüten haben einen fünfzipfeligen Kelch, eine mit weißlicher Röhre und 5 roten, länglichen Zipfeln versehene Krone, 5 am Kronenschlunde angeheftete Staubgefäße, deren Staubbeutel nach dem Ausstäuben schraubenförmig gedreht sind, und einen oberständigen Fruchtknoten mit vielen Samenanlagen. Tausendgüldenkraut schmeckt kräftig bitter.

Mikroskopische Prüfung des Krautes: Die **Zellen des Holzkörpers** des Stengels sind sehr dickwandig. Obere und untere **Epidermis des Blattes** führen **Spaltöffnungen,** die untere mehr, und bestehen aus Zellen mit welligen Seitenwänden. Das **Mesophyll** besteht aus 2 **Palisadenschichten,** deren Zellen je einen **Einzelkristall** von **Kalziumoxalat** enthalten, und einem mehrschichtigen **Schwammgewebe.** Die **Epidermiszellen der Außenseite der Kelchblätter** tragen sehr **dickwandige Papillen** mit auffallender **Kutikularstreifung.** Die **Pollenkörner** sind kugelig, glatt, fein punktiert, und haben 3 schlitzförmige Austrittstellen.

Mikroskopische Prüfung des Tausendgüldenkrautpulvers: Es ist gekennzeichnet durch zahlreiche **Teile des Stengels mit Gefäßen** und **Fasern, wellige Epidermiszellen der Blätter, geradlinig-vieleckige Epidermiszellen der Kelche** mit strahligen

Kutikularfaltung über jeder Zelle, **Mesophyllstücke,** zum Teil mit den kleinen **Kalziumoxalatkristallen,** rote **Stücke der Blumenkronen** und **Pollenkörner.**

Tausendgüldenkrautpulver darf Haarbildungen und Kalziumoxalatraphiden von **Epilobium** nicht enthalten.

Prüfung durch:	Zeigt an:
Verbrennen von 1 g Tausendgüldenkraut in einem gewogenen Tiegel. Es darf höchstens 0,08 g Rückstand hinterlassen.	**Minderwertige Qualität,** falls der Rückstand mehr als 0,08 g beträgt.

Herba Lobeliae — Lobelienkraut.

Die gegen Ende der Blütezeit gesammelten, getrockneten, oberirdischen Teile von Lobelia inflata Linné. Der furchig-kantige, im untern Teil oft rotviolette Stengel ist rauhhaarig. Die Blätter sind einfach, wechselständig, blaßgrün, fiedernervig, die untern bis 7 cm lang, länglich, stumpf, in den kurzen Blattstiel verschmälert, die oberen kleiner, eiförmig bis lanzettlich, sitzend, alle ungleich kerbig gesägt und beiderseits zerstreut behaart. An der Spitze der Zähne tragen sie helle, drüsenähnliche Warzen. Die in beblätterten Trauben angeordneten Blüten sind etwa 7 mm lang, fünfzählig. Die Kelchabschnitte sind lineal- oder pfriemförmig, abstehend. Die weißliche oder hellbläuliche, fünfzipfelige Blumenkrone ist zweilippig, die Oberlippe bis zum Grund gespalten. Die Staubblätter sind im obern Teil miteinander verwachsen und umschließen den Griffel. Die bis 5 mm dicken, unterständigen Kapseln sind häutig, verkehrt-eiförmig, zehnrippig, zweifächerig und vom Kelchrest gekrönt. Sie enthalten zahlreiche, sehr kleine, braune, längliche Samen mit netzig-grubiger Oberfläche. Lobelienkraut riecht schwach und schmeckt anfangs schwach, dann kräftig scharf und kratzend.

Mikroskopische Prüfung des Krauts: Der meist hohle **Stengel** besitzt einen geschlossenen **Holzring.** Die **obere Epidermis der Blätter** besteht aus deutlich getüpfelten, in der Aufsicht geradlinig-vieleckigen, im Blattquerschnitt linsenförmigen oder papillösen Zellen und ist **frei von Spaltöffnungen.** Die Zellen der **zahlreichen Spaltöffnungen** ohne Nebenzellen enthaltenden **unteren Epidermis** haben wellige Seitenwände. Auf der Oberseite finden sich spärliche, auf der Unterseite zahlreiche, kegelförmige, spitze, derbwandige, einzellige, gerade **Haare** mit feinwarziger oder gestrichelter Kutikula. Das **Mesophyll** besteht aus einer Schicht kurzer **Palisaden** und einigen **Schwammgewebe**schichten und ist **frei von Kristallen.** Den **Nerven** fehlen Fasern, in ihrem Siebteil finden sich wie in der Stengelrinde und den Blüten und Früchten **Milchröhren.** Der **Pollen** ist glatt, kugelig, bis gerundet-dreieckig und hat drei Austrittstellen. Die **Gefäßbündel der Fruchtwand** sind von Fasern begleitet. In der **Epidermis der Fruchtscheidewand** finden sich dickwandige, stark buchtige Zellen. Die **Samenschale** besteht aus U-förmig verdickten, braunen Zellen.

Mikroskopische Prüfung des Lobelienkrautpulvers: Es ist gekennzeichnet durch Stücke des **Holzkörpers der Stengel, Epidermisfetzen der Blätter** mit auffallend **getüpfelten Zellen** und **kegelförmigen Haaren, Mesophylltrümmer, Pollenkörner, Stücke der Blumenkrone** mit zum Teil stark **papillösen Zellen, Stücke der Staubbeutel** mit der fibrösen Schicht und stark papillöser Epidermis, **Teilchen der Fruchtwand** und der **Kelchzipfel** und die kleinen **Samen** oder ihre Bruchstücke mit **brauner Samenschale** aus dickwandigen, meist **sechseckigen Zellen.**

Prüfung durch:	Zeigt an:
Verbrennen von 1 g Lobelienkraut in einem gewogenen Tiegel. Es darf höchstens 0,12 g Rückstand hinterlassen.	**Minderwertige Qualität,** falls der Rückstand mehr als 0,12 g beträgt.

Aufbewahrung: Vorsichtig.

Herba Meliloti — Steinklee.

Die getrockneten Blätter und Blütenstände von Melilotus officinalis (Linné) Desrousseaux und Melilotus altissimus Thuillier. An den dreizähligen, mit pfriemförmigen Nebenblättchen versehenen Blättern ist das 1 bis 4 cm lange Endblättchen etwas länger und auch länger gestielt als die seitlichen Blättchen; alle Blättchen sind länglich bis elliptisch, am oberen Ende gestutzt, mit sehr kleinen Endspitzen versehen, am Grunde keilförmig, am Rand spitz gezähnt. Die gelben Schmetterlingsblüten stehen in lockern, achselständigen Trauben. Die eiförmigen Früchte sind querrunzelig, kahl (Melilotus officinalis) oder netzig-runzelig, zerstreut behaart (Melilotus altissimus) und schließen 1 bis 2 Samen ein. Steinklee riecht kräftig nach Kumarin.

Herba Serpylli — Quendel.

Die zur Blütezeit gesammelten, getrockneten, beblätterten, ungefähr 1 mm dicken Zweige von Thymus serpyllum Linné. Die Blätter sind kreuzgegenständig, kurzgestielt, rundlich-eiförmig bis schmal-lanzettlich, ungefähr 1 cm lang, bis 7 mm breit, am Grund gewöhnlich gewimpert, sonst meist nur mit eingesenkten, dunklen Drüsenschuppen besetzt. Die gestielten Blüten stehen in meist kopfig gedrängten Scheinquirlen. Sie besitzen einen behaarten, bis zur Hälfte in 2 Lippen gespaltenen, fünfzähnigen, am Schlund mit einem Kranz steifer Haare ausgekleideten Kelch und eine zweilippige, vierzipfelige, purpurne oder weißliche Blumenkrone.

Quendel riecht und schmeckt stark würzig.

Herba Thymi — Thymian.

Die abgestreiften, getrockneten Blätter und Blüten von Thymus vulgaris Linné. Die Blätter sind kurzgestielt oder ungestielt, lineallanzettlich, elliptisch oder gerundet-rhombisch, spitz, bis 9 mm lang, mehr oder weniger grau behaart, mit eingesenkten, dunklen Drüsenschuppen dicht besetzt, am Rand zurückgerollt. Die gestielten Blüten besitzen einen behaarten, bis zur Hälfte in 2 Lippen gespaltenen, fünfzähnigen, am Schlund mit einem Kranz steifer Haare ausgekleideten Kelch und eine zweilippige, vierzipfelige, blaßrötliche Blumenkrone. Thymian riecht und schmeckt würzig.

Mikroskopische Prüfung des Krauts: Die **obere Epidermis der Blätter** besteht aus Zellen mit schwach welligen, die **untere** aus solchen mit stark welligen Seitenwänden. Beide führen **Spaltöffnungen,** und zwar die untere erheblich mehr, die von 2 die Pole umfassenden Epidermiszellen umgeben sind. Auf der Blattoberseite finden sich zahlreiche ein- bis zweizellige, sehr kurze, fast papillenartige oder zahnförmige **Haare,** auf der Unterseite zahlreiche zwei- bis dreizellige, gekniete, etwas längere Haare mit körniger Kutikula. Beide Seiten tragen eingesenkte **Labiaten-Drüsenschuppen** und sitzende, einzellige, birnenförmige **Drüsenköpfchen.** Das **Mesophyll** besteht aus 1 bis 2 **Palisadenschichten** und einem **Schwammgewebe** aus meist ellipsoidischen Zellen. Die **Pollenkörner** sind kugelig, glatt.

Mikroskopische Prüfung des Thymianpulvers: Es ist gekennzeichnet durch Fetzen der **beiden Blattepidermen,** Stücke des **Mesophylls,** zartwandiges **Parenchym der Blütenteile,** zahlreiche, gekniete **Haare, Drüsenschuppen und Pollenkörner.**

Prüfung durch:	Zeigt an:
Verbrennen von 1 g Thymian in einem gewogenen Tiegel. Es darf höchstens 0,12 g Rückstand hinterlassen.	**Minderwertige Qualität** durch einen Rückstand von 0,12 g oder mehr.

Herba Violae tricoloris — Stiefmütterchen.

Die getrockneten, oberirdischen Teile blühender, wildwachsender Pflanzen von Viola tricolor Linné. Der Stengel ist kantig, hohl und trägt langgestielte, mit großen, fiederteiligen Nebenblättern versehene Blätter, deren Spreite an den untern Blättern herzförmig bis eiförmig, an den obern länglich bis lanzettlich und gekerbt ist. Die Blüten sind achselständig, gelblich oder hellviolett, langgestielt; das vordere Blatt der fünfblätterigen Blumenkrone trägt einen Sporn, das mittlere Blattpaar ist am Grund gebartet. Stiefmütterchen schmeckt etwas süß.

Hexamethylentetraminum — Hexamethylentetramin. Urotropin.

$(CH_2)_6N_4$. Mol.-Gew.: 140,13.

Farbloses, kristallinisches Pulver, von anfangs süßem, später bitterlichem Geschmack, das sich beim Erhitzen verflüchtigt, ohne zu schmelzen. Es löst sich in etwa 1,5 Teilen Wasser und in 10 Teilen Weingeist. Die wäßrige Lösung bläut Lackmuspapier sehr schwach, rötet aber Phenolphthaleinlösung nicht. (Die wäßrige Lösung von Hexamethylentetramin [1 + 1,5] wird durch Phenolphthaleinlösung tatsächlich nicht gerötet, wohl aber [auch bei reinstem Präparat] die verdünnte wäßrige Lösung [etwa 1 + 19].)

Zur Prüfung sind erforderlich: 0,3 g Hexamethylentetramin und 30 ccm wäßrige Lösung (1 + 19).

Prüfung durch:	Zeigt an:
Versetzen von je 5 ccm der Lösung (1 + 19)	
*) mit verdünnter Schwefelsäure und Erhitzen,	**Identität** durch einen Geruch nach Formaldehyd[1].
Übersättigen der Mischung mit Natronlauge und erneutes Erwärmen;	**Identität** durch Entweichen von Ammoniak[1].
*b) mit 5 Tropfen Silbernitratlösung,	**Identität** durch einen weißen Niederschlag[2], der sich im Überschuß von Hexamethylentetraminlösung wieder löst.
*c) mit 3 Tropfen Natriumsulfidlösung,	**Schwermetallsalze** durch eine Trübung oder Fällung.
*d) mit Bariumnitratlösung.	**Schwefelsäure** durch eine weiße Trübung.
Diese Reagenzien dürfen keine Veränderung erzeugen.	
*e) mit 2 ccm Salpetersäure und einigen Tropfen Silbernitratlösung. Es darf höchstens Opaleszenz auftreten,	**Salzsäure** in unzulässiger Menge durch eine stärkere Trübung.
*f) mit 5 Tropfen Neßlers Reagens und dann einmaliges Aufkochen; sie darf sich weder färben noch trüben.	**Ammoniumsalze, Paraformaldehyd** durch eine gelbe Färbung oder Trübung[3].
*Lösen von 0,1 g Hexamethylentetramin in 2 ccm Schwefelsäure. Die Lösung muß farblos sein.	**OrganischeVerunreinigungen** durch eine Färbung der Lösung. Bei dieser Prüfung müssen auch sehr kleine Mengen Wasser abwesend sein. Ist das Hexamethyltetramin oder das Reagenzglas feucht, so tritt bei Zusatz von Schwefelsäure Erwärmung und Schwärzung ein.
Verbrennen von 0,2 g Hexamethylentetramin in einem gewogenen Tiegel; es darf nur weniger als 0,001 g Rückstand bleiben.	**Fremde Beimengungen** durch einen Rückstand von 0,001 g oder mehr.

[1] $(CH_2)_6N_4 + 10 H_2O = 6 H \cdot COH + 4 NH_3 + 4 H_2O.$
Hexamethylen- Formaldehyd
 tetramin
[2] Es entsteht ein Doppelsalz von Hexamethylentetramin und Silbernitrat.
[3] $[4(HgJ_2 + KJ) + 6 KOH] + 2 NH_4Cl = 2 (HgJNH_2 + HgO) + 10 KJ$
 Neßlers Reagenz   Ammonium- Quecksilberammonium-
  chlorid   jodid-Quecksilberoxyd
 $+ 2 HCl + 4 H_2O.$

Urotropin ist eine (schon durch längeres Kochen mit Wasser) leicht Ammoniak abspaltende Verbindung. Dazu kommt, daß Neßlers Reagens in größerer Menge die Zersetzung durch seinen Alkaligehalt fördert. Deshalb soll man zur Prüfung nur 5 Tropfen Neßlers Reagens hinzunehmen und einmal kurz aufkochen. Ammiumsalze führen bei dieser Reaktion eine Färbung oder Fällung herbei, Paraformaldehyd eine Trübung.

Homatropinum hydrobromicum — Homatropinhydrobromid.

$C_{16}H_{21}O_3N \cdot HBr.$ Mol.-Gew.: 356,1.
Weißes, geruchloses, kristallinisches Pulver, in Wasser leicht, in Weingeist schwer löslich.
Schmelzpunkt: Annähernd $214°$.
Zur Prüfung sind erforderlich: Etwa 0,4 g Homatropinhydrobromid sowie 5 ccm wäßrige Lösung (1 + 19).

Prüfung durch:	Zeigt an:
*Eintauchen von blauem und rotem Lackmuspapier in die wäßrige Lösung.	**Geforderte Neutralität** durch die unveränderten Farben des Lackmuspapiers.
Versetzen von je 1 ccm der Lösung (1 + 19)	
*a) mit Gerbsäurelösung; sie wird nicht gefällt,	**Fremde Alkaloide** durch eine Trübung.
*b) mit Quecksilberchloridlösung,	**Identität** durch eine weiße Fällung[1].
*c) mit Jodlösung.	**Identität** durch eine braune Fällung[2].
*d) mit Kalilauge, und zwar zuerst 1 Tropfen, dann im Überschuß,	**Identität** durch eine weiße Fällung, die im Überschuß des Fällungsmittels wieder gelöst wird[3].
*e) mit Silbernitratlösung.	**Identität** durch eine gelbliche Fällung[4].
*Eindampfen von 0,01 g des Präparats mit 5 Tropfen rauchender Salpetersäure in einem Porzellanschälchen auf dem Wasserbad, Erkaltenlassen und Übergießen des Rückstands mit weingeistiger Kalilauge.	**Identität** durch einen kaum gelblich gefärbten Rückstand beim Eindampfen mit rauchender Salpetersäure, der durch weingeistige Kalilauge rotgelbe Färbung annimmt. **Atropin** durch eine beständige violette Färbung beim Übergießen mit weingeistiger Kalilauge.
Verbrennen von 0,2 g Homatropinhydrobromid in einem gewogenen Tiegel; es darf nur weniger als 0,001 g Rückstand bleiben.	**Anorganische Beimengungen** durch Rückstand von 0,001 g oder mehr.
Aufbewahrung von 0,2 g des Präparats längere Zeit über Schwefelsäure im Exsikkator; es darf nichts an Gewicht verlieren.	**Feuchtigkeit** durch Abnahme des Gewichts.

Aufbewahrung: Sehr vorsichtig.

[1] Es entsteht eine Fällung eines Quecksilberdoppelsalzes.

[2] Es wird ein Perjodid des Alkaloids gefällt.

[3] $C_{16}H_{21}O_3N \cdot HBr + KOH = C_{16}H_{21} \cdot O_3N + KBr + H_2O.$
Homatropin-   Homatropin
hydrobromid

[4] $C_{16}H_{21}O_3N \cdot HBr + AgNO_3 = AgBr + C_{16}H_{21}O_3N \cdot HNO_3.$
Homatropinnitrat

Hydrargyrum — Quecksilber.

Hg. Atom-Gew.: 200,6.

Gehalt: 99,6 bis 100%.

Flüssiges, silberweißes Metall, das bei ungefähr $-39°$ erstarrt und bei ungefähr $357°$ siedet.

Dichte: 13,546.

Prüfung durch:	Zeigt an:
*Schütteln von Quecksilber mit Luft; es muß seine glänzende Oberfläche behalten.	**Fremde Metalle** durch Abscheidung einer grauen, pulverigen Masse.
*Auflösen von Quecksilber in Salpetersäure[1] unter Erwärmen. Es darf kein Rückstand bleiben.	**Antimon, Zinn** durch einen weißen Rückstand[2].
Erhitzen von etwa 0,3 g Quecksilber (genau gewogen) in einem Kölbchen mit 10 ccm Salpetersäure etwa 10 Minuten lang auf dem Wasserbad; während des Erhitzens wird auf das Kölbchen ein Trichter gesetzt. Sobald keine Quecksilberkügelchen mehr erkennbar sind, Abkühlenlassen, Abspülen des Trichters mit etwa 20 ccm Wasser und Zugabe von so viel Kaliumpermanganatlösung (1 + 19), daß die Lösung rot gefärbt ist oder sich braune Flocken abscheiden. Entfärben oder Klären des Gemisches durch Zusatz von wenig Ferrosulfat, Zugabe von 5 ccm Ferriammoniumsulfatlösung und Titration mit $^1/_{10}$-Normal-Ammoniumrhodanidlösung bis zum Farbumschlag[3].	**Richtigen Gehalt,** wenn für je 0,3 g Quecksilber 29,8 bis 29,9 ccm $^1/_{10}$-Normal-Ammoniumrhodanidlösung verbraucht werden, was einem Gehalt von 99,6 bis 100% Quecksilber entspricht. 1 ccm $^1/_{10}$-Normal-Ammoniumchodanidlösung $= 0,01003$ g Quecksilber, 29,8 bis 29,9 ccm $= 0,2989$ bis 0,2999 g Hg.

Quecksilbertafel[4].

99,6%		100%	
g	ccm	g	ccm
0,1	993	0,1	997
0,2	1986	0,2	1994
0,3	**29,79**	0,3	**29,91**
0,4	3972	0,4	3988
0,5	4965	0,5	4985
0,6	5958	0,6	5982
0,7	6951	0,7	6979
0,8	7954	0,8	7976
0,9	8937	0,9	8973

Zur Berechnung aus der Formel $\frac{g}{F}\, T$; $\log T_{(99\,6)}\ 99696,$ $\log T_{(1\,0)}\ 99870.$

[1] $Hg + 4\,HNO_3 = Hg(NO_3)_2 + 2\,NO_2 + 2\,H_2O.$
Quecksilber-
oxydnitrat

[2] $2\,Sb + 2\,HNO_3 = Sb_2O_3 + 2\,NO + H_2O.$
Antimon   Antimon- Stick-
oxyd   oxyd

^{3} Siehe Anm. 1.

$$Hg(NO_3)_2 + NH_4SCN = 2\,NH_4NO_3 + Hg(SCN)_2.$$

^{4} Erläuterung s. S. 10 bis 11.

Hydrargyrum bichloratum — Quecksilberchlorid.

Sublimat.

$HgCl_2$. Mol.-Gew.: 271,5.

Schwere, weiße, durchscheinende, rhombische Kristalle oder weißes, kristallinisches Pulver.

Verhalten gegen Lösungsmittel: Es löst sich in etwa 15 Teilen Wasser von 20°, 3 Teilen siedendem Wasser, 3 Teilen Weingeist und in etwa 17 Teilen Äther.

Diese Angaben über Löslichkeit sind sehr wichtig, weil diese Proben zugleich Reinheitsproben sind. Denn durch Löslichkeit in siedendem Wasser, Weingeist, Äther soll auch die Abwesenheit von Kalomel und Arsen bzw. Merkuriarseniat erwiesen werden. Ganz geringe Spuren von Kalomel zeigen übrigens fast sämtliche Handelssorten des Sublimats.

Zur Prüfung sind erforderlich: 1,2 g Sublimat.

Prüfung durch:	Zeigt an:
*Erhitzen von 0,2 g Sublimat in einem Probierrohr; es schmilzt und verflüchtigt sich vollständig.	**Nichtflüchtige Beimengungen** durch einen (wägbaren) Rückstand.
*Auflösen von 1 g Quecksilberchlorid in 5 g siedendem Wasser. Es muß sich ohne Rückstand lösen. Verdünnen mit Wasser auf 20 g und Eintauchen von blauem Lackmuspapier, welches gerötet wird.	**Kalomel** durch einen weißen, ungelösten Rückstand. Die wäßrige Lösung des Sublimats reagiert sauer, weil das Salz eine hydrolytische Spaltung erleidet. Durch genügenden Zusatz von Alkalichlorid tritt die saure Reaktion zurück, weil sich Komplexsalze bilden, die sich chemisch und auch physiologisch (durch geringere Giftigkeit) vom Sublimat unterscheiden. Auf dieser Erscheinung beruht auch die letzte Forderung des nächsten Absatzes, nach der Zusatz von Natriumchlorid die saure Reaktion des Sublimats aufheben soll, widrigenfalls im $HgCl_2$ freie Säure vorhanden ist.
Versetzen von je 5 ccm der Lösung	
*a) mit 5 ccm Natriumchloridlösung und Eintauchen von blauem Lackmuspapier,	**Identität** durch die unveränderte Farbe des Lackmuspapiers[1].
*b) mit Natronlauge,	**Identität** durch eine gelbe Fällung[2].
*c) zunächst mit einigen Tropfen, dann mit überschüssiger Kaliumjodidlösung.	**Identität** durch eine rote Fällung[3], die im Überschuß mit gelblicher Farbe löslich ist.

Aufbewahrung: Sehr vorsichtig.

^{1} Es entstehen Doppelverbindungen, $NaHgCl_3$, Na_2HgCl_4.

^{2} $HgCl_2 + 2\,NaOH = 2\,NaCl + HgO + H_2O$.

^{3} $HgCl_2 + 2\,KJ = HgJ_2 + 2\,KCl$; $HgJ_2 + 2\,KJ = K_2HgJ_4$.

Hydrargyrum bijodatum — Quecksilberjodid.

HgJ_2. Mol.-Gew.: 454,4.

Scharlachrotes Pulver.

Verhalten gegen Lösungsmittel: Löslich in etwa 250 Teilen Weingeist von 20°, in etwa 40 Teilen siedendem Weingeist, in Wasser fast unlöslich, dagegen leicht löslich in Kaliumjodidlösung.

Zur Prüfung sind erforderlich: Etwa 2 g Quecksilberjodid.

Prüfung durch:	Zeigt an:
*Erhitzen einer kleinen Menge Quecksilberjodid in einem Probierrohr. Es muß sich vollkommen verflüchtigen.	**Identität** durch Gelbwerden, Schmelzen, vollständige Verflüchtigung bei fortgesetztem Erhitzen, ein gelbes Sublimat gebend, welches beim Erkalten allmählich scharlachrote Farbe annimmt.
*Auflösen in heißem Weingeist, Erkaltenlassen. Die Lösung sei farblos.	**Reinheit** durch vollständige klare, farblose Lösung in der Hitze.
*Schütteln von 1 g Quecksilberjodid mit 20 ccm Wasser, Filtrieren und Versetzen des Filtrats 　*a) mit 3 Tropfen Natriumsulfidlösung; es darf nur schwach dunkel gefärbt werden; 　*b) mit Silbernitratlösung; es darf nur schwach opalisierend getrübt werden.	**Quecksilberchlorid** durch eine dunkle Färbung oder Fällung. **Quecksilberchlorid** durch eine weiße, undurchsichtige Trübung.
Erhitzen von 0,2 g Quecksilberjodid in einem gewogenen Tiegel **unter dem Abzug.** Es darf kein wägbarer Rückstand bleiben.	**Nichtflüchtige Beimengungen** durch einen wägbaren Rückstand.

Aufbewahrung: Sehr vorsichtig und vor Licht geschützt.

Hydrargyrum chloratum — Quecksilberchlorür.
Kalomel.

Hg_2Cl_2. Mol.-Gew.: 472,1.

Weißes bis gelblichweißes, aus sublimiertem Quecksilberchlorür hergestelltes, bei hundertfacher Vergrößerung deutlich kristallinisches, feinst geschlämmtes Pulver, das bei starkem Reiben tiefer gelblich wird und sich am Lichte zersetzt. In Wasser und Weingeist ist es unlöslich.

Zur Prüfung sind erforderlich: 5 bis 6 g Quecksilberchlorür.

Prüfung durch:	Zeigt an:
*Betrachten unter dem Mikroskop bei 100facher Vergrößerung.	**Vorschriftsmäßige Beschaffenheit** durch kristallinische Struktur[1].
*Erhitzen des Präparats im Probierrohr; es muß sich vollkommen, ohne zu schmelzen, verflüchtigen.	**Fremde Beimengungen** (Bleiweiß, Gips, Schwerspat usw.) durch einen Rückstand.
*Übergießen von Quecksilberchlorür mit Ammoniakflüssigkeit.	**Identität** durch Schwärzung[2].
*Filtrieren obiger Flüssigkeit, Ansäuern des Filtrats mit Salpetersäure und Zusatz von Silbernitratlösung.	**Identität** durch einen weißen Niederschlag (Chlorsilber).
*Erwärmen von 1 g Quecksilberchlorür mit Natronlauge; es darf kein Ammoniakgeruch auftreten.	**Quecksilberstickstoffverbindungen** durch einen Geruch nach Ammoniak[3].

*Schütteln von 1 g Quecksilberchlorür mit 10 ccm Wasser, Filtrieren durch ein doppeltes, angefeuchtetes Filter und Versetzen des Filtrats

Hier liegt die wichtigste Prüfung auf Quecksilberchlorid vor, die sehr sorgfältig ausgeführt werden muß. Die Ausschüttelung des Kalomels mit dem Wasser stelle man zum Absetzen mindestens $^1/_2$ Stunde beiseite, gebe ohne Aufschütteln des Bodensatzes die überstehende Flüssigkeit auf ein doppeltes, gutgenäßtes Filter und gieße die Flüssigkeit immer wieder auf das Filter, bis sie absolut klar durchläuft. Nur ein völlig blankes Filtrat ist zu verwenden; gehen die geringsten Spuren Kalomel durch das Filter, geben sie sofort nach Zusatz von Na_2S eine starke Färbung.

{ *a) mit Silbernitratlösung; es darf höchstens opalisierend getrübt werden,
b) mit Natriumsulfidlösung; es darf nicht verändert werden.

Quecksilberchlorid durch eine weiße Trübung.

Schütteln von 1 g Quecksilberchlorür mit 5 ccm Salzsäure. Es darf sich nicht dunkel färben.

Schwermetallsalze durch eine Trübung oder Fällung.

Erhitzen von 0,2 g Quecksilberchlorür in einem gewogenen Tiegel (Abzug!). Es darf kein wägbarer Rückstand bleiben.

Arsen durch eine dunkle Färbung[4].

Nichtflüchtige Beimengungen durch einen Rückstand von 0,001 g oder mehr.

Aufbewahrung: Vorsichtig, vor Licht geschützt[5].

[1] Das Arzneibuch beschreibt das sublimierte Kalomel bei 100facher Vergrößerung als „deutlich kristallinisch", das Dampfkalomel bei gleicher Vergrößerung als „nur vereinzelte Kristalle zeigend". Durch dauernde Prüfung der im Handel befindlichen, aus erster Quelle bezogenen Präparate wurde festgestellt: Es sind so viel Übergänge zwischen den beiden Präparaten bezüglich der Bilder unter dem Mikroskop zu beobachten, daß man auch auf diese Weise nicht den Unterschied zwischen sublimiertem Kalomel und Dampfkalomel exakt feststellen kann (siehe auch Südd. Apotheker-Ztg. 1925, S. 485).

[2] $Hg_2Cl_2 + 2(NH_4 \cdot OH) = NH_2HgCl + Hg + NH_4Cl + 2 H_2O.$
Merkuri-
Ammoniumchlorid

[3] $HgCl \cdot NH_2 + NaOH = HgO + NaCl + NH_3.$
Quecksilber-
amidochlorid

[4] $AsCl_3 + Hg_2Cl_2 = Hg_2 + AsCl_5.$
Diese Prüfung ist von G. FRERICHS (Apotheker-Ztg. 1917, S. 219) mitgeteilt. Diese Angaben bedürfen aber einer gewissen Ergänzung: Die Probe beruht darauf, daß Quecksilberchlorür auf Arsenverbindungen reduzierend wirkt; sie ist sehr scharf. Schon bei Gegenwart von ganz geringen Verunreinigungen durch Arsen zeigen sich Dunkelfärbungen (Gelb- bzw. Braunfärbungen) in der Flüssigkeit oder gar Ausscheidungen von braunen Flocken, genau wie wir sie von BETTENDORFs Reagens her kennen. Aber es muß hervorgehoben werden, daß diese Prüfung auch bei Kalomel, das völlig frei von Arsenverbindungen ist, eine gewisse Verfärbung allmählich, also nach einiger Zeit, ergibt. Es tritt nämlich eine *ganz geringe* Schwärzung des Kalomels ein, so daß das weißliche Pulver einen grauen Schein annimmt. Diese Reaktion ist wegen des Farbtons nicht zu verwechseln mit der durch Arsen hervorgebrachten. Aber die Forderung, daß das Quecksilberchlorür sich „nicht

dunkler färben darf", ist wörtlich nicht zu erfüllen. — Die Ursache dieser Schwärzung ist noch nicht eindeutig aufgeklärt.

[5] $Hg_2Cl_2 = HgCl_2 + Hg.$
Quecksilber-
chlorür

Hydrargyrum chloratum vapore paratum —
Durch Dampf bereitetes Quecksilberchlorür.

Hg_2Cl_2. Mol.-Gew.: 472,1.

Durch schnelles Abkühlen des Quecksilberchlorürdampfes gewonnenes, weißes, bei starkem Reiben gelbliches Pulver, welches bei 100facher Vergrößerung nur vereinzelte Kriställchen zeigt. In Wasser und Weingeist ist es unlöslich. Es zersetzt sich am Lichte.

Zur Prüfung sind erforderlich: Etwa 5 bis 6 g durch Dampf bereitetes Quecksilberchlorür.

Prüfung durch:	Zeigt an:
*Betrachten unter dem Mikroskop bei 100facher Vergrößerung.	**Vorschriftsmäßige Beschaffenheit,** wenn sich nur vereinzelte Kriställchen zeigen.
*Erhitzen in einem Probierrohr; es muß sich vollständig, ohne zu schmelzen, verflüchtigen.	**Fremde Beimengungen** durch einen Rückstand oder durch Schmelzen vor dem Verflüchtigen.
*Übergießen des Präparats mit Ammoniakflüssigkeit.	**Identität** durch Schwärzung.
*Filtrieren und Versetzen des Filtrats nach Übersättigen mit Salpetersäure mit Silbernitratlösung.	**Identität** durch einen weißen Niederschlag.
*Erwärmen von 1 g des Präparats mit Natronlauge; es darf kein Ammoniakgeruch entstehen.	**Quecksilberstickstoffverbindungen** durch einen Geruch nach Ammoniak.
*Schütteln von 1 g Quecksilberchlorür mit 10 ccm Wasser, Filtrieren durch ein doppeltes, angefeuchtetes Filter und Versetzen des Filtrats	
*a) mit Silbernitratlösung; es darf nur schwach opalisierend getrübt werden,	**Quecksilberchlorid** durch eine weiße Trübung.
*b) mit Natriumsulfidlösung; es darf keine Veränderung entstehen.	**Schwermetallsalze** durch ein Färbung oder Fällung.
*Schütteln von 1 g des Präparats mit 5 ccm Salzsäure. Es darf sich nicht dunkel färben.	**Arsen** durch eine dunkle Färbung.
Erhitzen von 0,2 g des Präparats in einen gewogenen Tiegel (Abzug!). Es darf kein wägbarer Rückstand bleiben.	**Nichtflüchtige Beimengungen** durch einen Rückstand von 0,001 g oder mehr.

Aufbewahrung: Vorsichtig, vor Licht geschützt.

Hydrargyrum cyanatum — Quecksilberzyanid.

$Hg(CN)_2$. Mol.-Gew.: 252,6.

Farblose, durchscheinende, säulenförmige Kristalle.

Verhalten gegen Lösungsmittel: Löslich in etwa 12 Teilen Wasser von 20°, in 3 Teilen siedendem Wasser und 12 Teilen Weingeist von 20°, in Äther aber schwer löslich.

Zur Prüfung sind erforderlich: 0,55 g Quecksilberzyanid.

Prüfung durch:	Zeigt an:
*Schwaches Erhitzen von 0,2 g Quecksilberzyanid mit 0,2 g Jod in einem trockenen Probierrohr.	**Identität** durch Entstehung eines zuerst gelben, später rot

werdenden Sublimats, über welchem sich ein weißes, aus nadelförmigen Kristallen bestehendes Sublimat lagert[1].

Quecksilberchlorid durch eine Rötung des blauen, **Quecksilberoxyzyanid** durch eine Bläuung des roten Lackmuspapiers[2].

*Auflösen von 0,25 g des Präparates in 4,75 g Wasser und Eintauchen von rotem und blauem Lackmuspapier; dasselbe darf nicht verändert werden.	
*Versetzen der Lösung mit 1 ccm Salpetersäure und mit 2 Tropfen Silbernitratlösung. Es darf kein weißer Niederschlag entstehen.	**Quecksilberchlorid** durch einen weißen Niederschlag.

*Versetzen der Lösung mit 1 ccm Salpetersäure und mit 2 Tropfen Silbernitratlösung. Es darf kein weißer Niederschlag entstehen.

*Vorsichtiges Erhitzen von 0,1 g des zerriebenen Präparats in einem Probierrohr unter dem Abzug. Es darf kein Rückstand bleiben.

Fremde Beimengungen durch einen Rückstand.

Aufbewahrung: Sehr vorsichtig.

[1] $Hg(CN)_2 + 4 J = HgJ_2 + 2 CNJ.$
Quecksilber-   Queck-   Jodzyan
zyanid   silberjodid

[2] Nach G. FRERICHS (Apotheker-Ztg. 1917, S. 219) darf hier die Menge der Salpetersäure und der Silbernitratlösung nicht zu groß genommen werden, weil sonst ein kristallinischer Niederschlag entsteht von $Hg(CN)_2 \cdot AgNO_3 + 2 H_2O.$ Deshalb beachte man die vom DAB 6 vorgeschriebenen Zusatzmengen von Salpetersäure und Silbernitrat.

Hydrargyrum oxycyanatum — Quecksilberoxyzyanid.

Hydrargyrum oxycyanatum cum Hydrargyro cyanato.

Zyanidhaltiges Quecksilberoxyzyanid.

Gehalt: 33,3 bis 35,2% Quecksilberoxyzyanid [$Hg(CN)_2 \cdot HgO$. Mol.-Gew. 469,2], entsprechend 15,37 bis 16,25% Quecksilberoxyd (HgO. Mol.-Gew. 216,6), und 84,6 bis 83,8% Gesamt-Quecksilberzyanid [$Hg(CN)_2$. Mol.-Gew. 252,6]. Ein Gemisch von etwa 34% Quecksilberoxyzyanid und etwa 66% Quecksilberzyanid. Weißes bis gelblichweißes Pulver, in etwa 19 Teilen Wasser langsam löslich.

Zur Prüfung sind erforderlich: 1 g Quecksilberoxyzyanid und 10 ccm wäßrige Lösung (1 + 19).

Prüfung durch:	Zeigt an:
*Eintauchen von rotem Lackmuspapier in die wäßrige Lösung (1 + 19). Es wird gebläut.	**Identität** durch Bläuung des Lackmuspapiers[1].
Versetzen von je 5 ccm der wäßrigen Lösung (1 + 19) *a) tropfenweise mit Kaliumjodidlösung bis zur Gelbfärbung und dann mit Ammoniakflüssigkeit.	**Identität** dadurch, daß sie sich zuerst dunkelgelb färbt, dann scheidet sich ein braunroter Niederschlag ab, der sich nach weiterem Zusatz von Kaliumjodidlösung wieder farblos löst[2].
*b) mit 1 ccm Salpetersäure und 2 Tropfen Silbernitratlösung. Es darf kein Niederschlag entstehen.	**Quecksilberchlorid** durch einen weißen Niederschlag.
Lösen von 1 g Quecksilberoxyzyanid mit 1 g Natriumchlorid in 50 ccm warmen Wasser; nach dem Erkalten Zusatz von 3 Tropfen Methylorangelösung und Titration mittels Feinbürette mit Normal-Salzsäure bis zum Farbumschlag.	**Vorschriftsmäßigen Gehalt an Quecksilberoxyzyanid,** wenn hierzu 1,42 bis 1,50 ccm Normal-Salzsäure verbraucht werden, was einem Gehalt von

Nunmehr Zusatz von 4 g Kaliumjodid und 50 ccm Wasser. Erneute Titration der hellgelb gewordenen Lösung mit Normal-Salzsäure bis zum Farbumschlag.

15,37 bis 16,25% Quecksilberoxyd oder 33,3 bis 35,2% Quecksilberoxyzyanid entspricht. 1 ccm Normal-Salzsäure = 0,1083 g Quecksilberoxyd = 0,2346 g Quecksilberoxyzyanid[3]. 1,42 bis 1,50 ccm Normal-Salzsäure = 1,42 bis 1,50 · 0,1083 Quecksilberoxyd = 0,1530 bis 0,1624 g. 1,42 bis 1,50 ccm Normal-Salzsäure = 1,42 bis 1,50 · 0,2346 g = 0,3331 bis 0,3519 g Quecksilberoxyzyanid.

Vorschriftsmäßiger Gesamtquecksilbergehalt, wenn hierzu 6,64 bis 6,70 ccm Normal-Salzsäure verbraucht werden, was einem Gehalt von 83,8 bis 84,6% Gesamt-Quecksilberzyanid[4] entspricht. 1 ccm Normal-Salzsäure = 0,1263 g Quecksilberzyanid. 6,64 bis 6,70 ccm Normal-Salzsäure = 0,8396 bis 0,8462 g Quecksilberzyanid[5].

[1] Die Präparate des Handels lösen sich meist nicht klar. Es bleibt ein grauer Schleier, der mit dem Alter des Präparats sich bedeutend verstärkt. Ein grauer, durch Filtration leicht zu beseitigender Schleier sollte zugelassen werden. — Außerdem sagt hierzu E. RUPP (Südd. Apotheker-Ztg. 1913, S. 696): Beim Lösen des Salzes soll Erwärmen über freier Flamme vermieden werden, da am Gefäßboden liegende Oxyzyanidpartikel hierbei leicht überhitzt und unter Quecksilberabscheidung zersetzt werden.

[2] $Hg(CN)_2 + 2\,KJ = HgJ_2 + 2\,KCN.$
$HgO + H_2O + 2\,KJ = HgJ_2 + 2\,KOH.$
HgJ_2, KJ und KOH sind die Bestandteile des NESTLERschen Reagens auf Ammoniak, das damit einen braunroten, im KJ-Überschuß löslichen Niederschlag erzeugt.

[3] $HgO + 2\,NaCl = HgCl_2 + 2\,NaOH$ oder $Hg(CN)_2 \cdot HgO + 2\,NaCl$
216,6 $\qquad\qquad\qquad\qquad\qquad\qquad\qquad$ 469,2
$$= Hg(CN)_2 + HgCl_2 + 2\,NaOH.$$

[4] $Hg(CN)_2 + 2\,KJ = HgJ_2 + 2\,KCN.$
252,6
Kaliumzyanid läßt sich bei Gegenwart von Methylorange mit Salzsäure titrieren.

[5] Zu den Gehaltsbestimmungen teilen E. RUPP und F. LEWY (Apotheker-Ztg. 1928, S. 228) folgendes mit: Zunächst hatte E. RUPP zur Bestimmung des Gesamtquecksilberzyanids vorstehende Umsetzung mittels Jodkalium zu Kaliumzyanid vorgeschlagen. Die Kostspieligkeit des Jodids gab dem Verfasser später Gelegenheit, das sehr viel billigere Natriumthiosulfat vorzuschlagen, das unter Bildung von Natriumthiosulfatomerkuroat ebenfalls Alkalizyanid ergibt:
$$Hg(CN)_2 + 2\,Na_2S_2O_3 = Na_2[Hg(S_2O_3)_2] + 2\,NaCN.$$
Da das DAB 6 für die Bestimmung nicht weniger als 4 g Kaliumjodid verwenden läßt, schlagen die Verfasser dringend die Anwendung von $Na_2S_2O_3$ vor unter Titration mit $^1/_{10}$-Normal-Salzsäure für beide Bestimmungen (die des Quecksilberoxyds und die des Gesamt-Quecksilberzyanids):
„In einem Titrierbecher macht man 45 bis 50 ccm Wasser lauwarm und löst darin 0,5 g Quecksilberoxyzyanid nebst 0,5 bis 0,6 g Chlornatrium. Nach Erkaltung versetzt man mit 3 Tropfen Methylorange und titriert mit $^1/_{10}$-Normal-Salzsäure bis zum Farbumschlag. Hierzu müssen 7,1 bis 7,5 ccm verbraucht werden, was einem Gehalt von 15,37 bis 16,25% Quecksilberoxyd entspricht (1 ccm $^1/_{10}$-Normal-Säure = 0,01083 g HgO).

Nach Zusatz von 1,8 bis 2 g gepulvertem Natriumthiosulfat (Handwaage) wird die hellgelb gewordene Lösung wieder mit $^1/_{10}$-Normal-Säure bis zum Farbumschlag titriert. Hierzu müssen 33,2 bis 33,5 ccm verbraucht werden, was einem Gehalt von 83,8 bis 84,6% Gesamt-Quecksilberzyanid entspricht (1 ccm $^1/_{10}$-Normal-Säure = 0,01263 g $Hg(CN)_2$)."

Die Herstellung einer Lösung von Quecksilberoxyzyanid durch Erwärmen darf nur auf dem Wasserbad erfolgen.

Aufbewahrung: Sehr vorsichtig, nicht in Glasstopfengefäßen (**Explosionsgefahr!**) und vor Licht geschützt.

Hydrargyrum oxydatum — Quecksilberoxyd.
Rotes Quecksilberoxyd.

HgO. Mol.-Gew.: 216,6.

Gelblichrotes, feinst geschlämmtes, kristallinisches Pulver, das in Wasser fast unlöslich ist.

Zur Prüfung sind erforderlich: 3,1 g rotes Quecksilberoxyd.

Prüfung durch:	Zeigt an:
*Erhitzen von etwa 0,2 g Quecksilberoxyd in einem Probierrohr.	**Identität** durch Verflüchtigung unter Abscheidung von Quecksilber.
*Auflösen von 0,5 g Quecksilberoxyd in 5 ccm verdünnter Salzsäure; die Lösung darf höchstens schwach getrübt sein.	**Quecksilber, Quecksilberoxydul** durch eine starke Trübung[1].
Stehenlassen von 1 g Quecksilberoxyd mit 20 ccm Oxalsäurelösung 1 Stunde lang unter häufigem Umschütteln bei Zimmertemperatur; es darf keine wesentliche Farbenveränderung eintreten.	**Gelbes Quecksilberoxyd** durch heller werdende Färbung des Quecksilberoxyds[2].
Schütteln von 1 g Quecksilberoxyd mit 2 ccm Wasser, Versetzen mit 2 ccm Schwefelsäure, Erkaltenlassen und Überschichten mit 1 ccm Ferrosulfatlösung; es entstehe keine gefärbte Zone zwischen beiden Flüssigkeiten.	**Salpetersäure** (basisches Merkurinitrat) durch Bildung einer braunen Zone zwischen beiden Flüssigkeiten[3].
*Auflösen von 0,2 g Quecksilberoxyd in 20 Tropfen verdünnter Salpetersäure, Verdünnen mit 10 ccm Wasser und Zusatz von Silbernitratlösung; es darf höchstens eine opalisierende Trübung entstehen.	**Salzsäure** durch eine weiße undurchsichtige Trübung.
Erhitzen von 0,2 g Quecksilberoxyd in einem tarierten Porzellantiegel (Abzug!); es darf nur weniger als 0,001 g Rückstand bleiben.	**Fremde Beimengungen** durch einen Rückstand von 0,001 g oder mehr.

Aufbewahrung: Sehr vorsichtig, vor Licht geschützt.

[1] $HgO + 2 HCl = HgCl_2 + H_2O$.
Quecksilber-
chlorid

[2] $HgO + H_2C_2O_4 = HgC_2O_4 + H_2O$. Es reagiert jedoch nur gelbes Quecksilber-
Oxalsäure Merkuri-
oxalat
oxyd, nicht rotes.

Das rote Quecksilberoxyd soll mit Oxalsäurelösung in der vorgeschriebenen Konzentration und Zeit „keine wesentliche Farbveränderung" erleiden, während das nachstehende gelbe Quecksilberoxyd bei derselben Behandlung „allmählich in ein weißes, kristallinisches Pulver sich umwandeln soll". Diese Forderungen beruhen darauf, daß beide Präparate schließlich in das kristallinische Quecksilberoxalat übergehen, daß diese Umsetzung aber verhältnismäßig schnell eintreten soll bei dem besonders fein verteilten gelben Oxyd, sehr viel langsamer bei dem sehr viel weniger fein verteilten roten Oxyd. Es muß aber betont werden, daß die Reaktionen nicht so scharf unterschiedlich bei den beiden Präparaten verlaufen, wie der Text des Arzneibuches es besagt. Auch bei dem roten Oxyd ist die Farbveränderung, die Umwandlung in das Oxalat, nicht so „unwesentlich". Umgekehrt dauert die volle Umsetzung des gelben Quecksilberoxyds (mit Oxalsäurelösung genau so angeschüttelt wie das rote Oxyd) eine geraume Zeit. Es kommt dazu, daß das rote Oxyd in verschiedener Feinheit in den Handel kommt, oft recht hell und dann von schnellerer Umsetzbarkeit ist. Hier ist also kein derart prinzipieller Unterschied vorhanden, es finden Ähnlichkeiten, Übergänge statt.

$$\left\{ \begin{array}{l} ^3\,[\mathrm{Hg(NO_3)_2} + 2\,\mathrm{HgO}] + 3\,\mathrm{H_2SO_4} = 3\,\mathrm{HgSO_4} + 2\,\mathrm{HNO_3} + 2\,\mathrm{H_2O}. \\ \text{Basisches Merkurinitrat} \qquad\qquad \text{Merkurisulfat} \\ \text{Siehe bei Acetum Nr.5.} \end{array} \right\}$$

Hydrargyrum oxydatum via humida paratum —
Gelbes Quecksilberoxyd.

HgO. Mol.-Gew.: 216,6.

Gelbes, amorphes Pulver, in Wasser fast ganz unlöslich, in verdünnter Salzsäure oder Salpetersäure leicht löslich.

Zur Prüfung sind erforderlich: Etwa 2,5 g gelbes Quecksilberoxyd.

Prüfung durch:	Zeigt an:
*Lösen von 0,5 g gelbem Quecksilberoxyd in 5 ccm verdünnter Salzsäure. Es muß sich leicht lösen, die Lösung darf höchstens eine geringe Trübung zeigen.	**Quecksilber, Merkurooxyd** durch einen ungelösten Rückstand.
*Erhitzen des Präparats in einem Probierrohr.	**Identität** durch vollständige Verflüchtigung unter Abscheidung von Quecksilber.
*Schütteln von 1 g des Präparats mit 20 ccm Oxalsäurelösung.	**Identität** durch allmähliche Bildung eines weißen, kristallinischen Pulvers[1]. **Rotes Quecksilberoxyd** durch die unveränderte Farbe des Quecksilberoxyds.
*Auflösen von 0,2 g gelbem Quecksilberoxyd in 20 Tropfen verdünnter Salpetersäure und Verdünnen der Lösung mit 10 ccm Wasser. Die Lösung sei klar. *Versetzen obiger Lösung mit 3 Tropfen Silbernitratlösung; sie darf nur opalisierend getrübt werden.	**Fremde Beimengungen** (Okker, Mennige usw.) durch eine trübe Lösung oder einen Rückstand. **Salzsäure** durch eine weiße, undurchsichtige Trübung.
Erhitzen von 0,2 g des Präparats in einem gewogenen Porzellantiegel (Abzug!). Es darf nur weniger als 0,001 g Rückstand bleiben.	**Fremde Beimengungen** durch einen Rückstand von 0,001 g oder mehr.

Aufbewahrung: Sehr vorsichtig, vor Licht geschützt.

[1] Siehe bei Hydrargyrum oxydatum. Nr. 2.

Hydrargyrum praecipitatum album — Weißes Quecksilberpräzipitat.

Gehalt: Mindestens 98,3% weißes Quecksilberpräzipitat der Formel $\mathrm{NH_2HgCl}$. Mol.-Gew.: 252,1.

Weiße Stücke oder weißes amorphes Pulver, in Wasser fast ganz unlöslich, in erwärmter Salpetersäure[1] leicht löslich.

Prüfung durch:

*Erwärmen des Präparats mit Natronlauge.

*Erhitzen eines kleinen Stückchens im Probier-rohr; es muß, ohne zu schmelzen, unter Zersetzung ohne Rückstand sich verflüchtigen.

Einschütten von 0,2 g feingepulvertem, weißem Quecksilberpräzipitat in 10 ccm verdünnte Essig-säure[3], die zuvor auf 70° erwärmt worden ist. Bei öfterem Umschütteln muß eine klare Lösung ent-stehen.

Genaues Abwägen von etwa 0,2 g feinzerriebe-nem, weißem Quecksilberpräzipitat in einer Glas-stöpselflasche, Übergießen mit etwa 50 ccm Was-ser, Zugabe von 2 g Kaliumjodid, Stehenlassen unter häufigem Umschütteln etwa 10 Minuten lang bis zur vollständigen Lösung. Zusatz von 2 Tropfen Methylorangelösung und Titration mit $^1/_{10}$-Nor-mal-Salzsäure bis zum Farbumschlag.

Zeigt an:

Identität durch Ammoniak-entwicklung und Abscheidung von gelbem Quecksilberoxyd[2].

Schmelzbares Präzipitat durch Schmelzen vor der Ver-flüchtigung.

Fremde Beimengungen durch einen nichtflüchtigen Rückstand.

Quecksilberchlorür durch eine trübe Lösung.

Vorschriftsmäßigen Gehalt an Quecksilber, wenn hierbei für je 0,2 g weißes Quecksilber-präzipitat mindestens 15,6 ccm $^1/_{10}$-Normal-Salzsäure ver-braucht werden, was einem Mindestgehalt von 98,3% wei-ßem Quecksilberpräzipitat[4] entspricht. 1 ccm $^1/_{10}$-Normal-Salzsäure = 0,012605 g weißes Quecksilberpräzipitat, 15,6 ccm = 0,1966 g = 98,3%.

Aufbewahrung: Sehr vorsichtig, vor Licht geschützt.

Quecksilberpräzipitattafel[5].

g	ccm
0,1	78
0,2	**15,6**
0,3	234
0,4	312
0,5	390
0,6	468
0,7	546
0,8	624
0,9	702

Zur Berechnung aus der Formel $\dfrac{g}{F}\,T$; $\log T = 89\,201$.

[1] $2\,(NH_2HgCl) + 4\,HNO_3 = (HgNO_3)_2 + HgCl_2 + 2\,(NH_4)NO_3$.
  Quecksilber-   Merkuri-   Queck-
  amidochlorid   nitrat   silber-
          chlorid

[2] $NH_2HgCl + NaOH = HgO + NH_3 + NaCl$.

[3] $2\,(NH_2 \cdot HgCl) + 4\,CH_3 \cdot COOH = HgCl_2 + (CH_3COO)_2Hg$
      Essigsäure   Queck-   Merkuri-
              silber-   azetat
              chlorid
          $+ 2\,CH_3 . COO(NH_4)$.
          Ammoniumazetat

[4] $NH_2HgCl + 2\,KJ + 2\,H_2O = HgJ_2 + NH_4Cl + 2\,KOH$.
    252,1

[5] Erläuterung s. S. 10 bis 11.

Hydrargyrum salicylicum — Anhydrohydroxymerkurisalizylsäure.

$$C_6H_3 \begin{cases} OH & [1] \\ CO \cdot O & [2] \\ Hg & [6] \end{cases} \text{und} \begin{cases} [1] \\ [2] \\ [4] \end{cases}. \quad \text{Mol.-Gew.: } 336,6.$$

Gehalt: Mindestens 92% Anhydrohydroxymerkurisalizylsäure, entsprechend 54,8% Quecksilber.

Weißes bis hellrosa gefärbtes, geruch- und geschmackloses Pulver. Es ist hier nicht nur ein weißes Pulver vorgeschrieben, sondern auch ein „hellrosa gefärbtes" zugelassen, weil solche Rosafärbung (von Eisen herrührend) fast unvermeidlich ist.

Verhalten gegen Lösungsmittel: In Wasser und in Weingeist fast unlöslich, in Natronlauge und in Natriumkarbonatlösung bei 20°, in gesättigter Natriumchloridlösung beim Erwärmen klar löslich[1].

Zur Prüfung sind erforderlich: 0,7 g.

Prüfung durch:	Zeigt an:
*Versetzen von 0,1 g des Präparats mit 3 Tropfen Eisenchloridlösung in einem Schälchen, hierauf Verdünnen mit 5 ccm Wasser.	**Identität** durch eine schmutzig-grüne Färbung, welche beim Verdünnen mit Wasser tief violett wird. (Salizylsäurereaktion.)
*Erhitzen von etwa 0,1 g des Präparats in einem sehr engen Probierrohr mit einem Körnchen Jod.	**Identität** durch Entstehen des charakteristischen rotgelben bis roten Quecksilberjodidbeschlags.
*Auflösen von 0,1 g des Präparats in 1 ccm Natronlauge.	**Vorschriftsmäßige Beschaffenheit** durch eine klare Lösung[2].
*Auflösen von 0,1 g des Präparats in 10 ccm $^1/_{10}$-Normal-Jodlösung.	**Vorschriftsmäßige Beschaffenheit** durch Auflösen bis auf wenige Flocken[3].
Lösen von etwa 0,3 g Anhydrohydroxymerkurisalizylsäure (genau gewogen) in einem Kölbchen mit Hilfe von 1 g Natriumkarbonat in 9 ccm Wasser; Zusatz von 1,5 g feingepulvertem Kaliumpermanganat. Umschwenken. Nach 5 Minuten allmähliche Zugabe von 5 ccm Schwefelsäure[4] unter Drehen und Neigen des Kölbchens, nach weiteren 5 Minuten Verdünnen mit etwa 40 ccm Wasser. Allmählicher Zusatz von 4 bis 8 ccm mit Wasser verdünnter konzentrierter Wasserstoffsuperoxydlösung[5] (1 + 9), bis der Niederschlag ganz oder nahezu vollständig zum Verschwinden gebracht ist. Versetzen der farblosen Lösung tropfenweise bis zur schwachen Rosafärbung mit Kaliumpermanganatlösung[6], Entfärben durch wenig Ferrosulfat[7], Zusatz von etwa 5 ccm Ferriammoniumsulfatlösung und Titration mit $^1/_{10}$-Normal-Ammoniumrhodanidlösung bis zum Farbumschlag.	**Vorschriftsmäßige Zusammensetzung,** wenn hierbei für je 0,3 g Anhydrohydroxymerkurisalizylsäure mindestens 16,4 ccm $^1/_{10}$-Normal-Ammoniumrhodanidlösung verbraucht werden, was einem Mindestgehalt von 92% Anhydrohydroxymerkurisalizylsäure = 54,8% Quecksilber entspricht. 1 ccm $^1/_{10}$-Normal-Ammoniumrhodanidlösung = 0,01683 g Anhydrohydroxymerkurisalizylsäure oder = 0,01003 g Quecksilber, 16,4 ccm = 0,2759 g Anhydrohydroxymerkurisalizylsäure = 92% oder = 0,1645 g Quecksilber = 54,8%. Die Zusammensetzung des Hydrarg. salicyl. wechselt je nach der Darstellung. Deshalb gaben die bisherigen Methoden zur Gehaltsbestimmung meist abweichende Resultate. Man begnügt sich daher jetzt mit der Bestimmung des Gesamtquecksilbers nach Mineralisie-

rung der organischen Substanz. Das kann man insofern, als in jedem Fall die Abwesenheit von ionisiertem, stärker wirkendem Quecksilber durch die klare Löslichkeit des Präparats in Lauge verbürgt ist. Richtiger wäre es freilich gewesen, nach einem Vorschlag von E. RUPP und H. GERSCH[8] hier eine genaue Darstellungsvorschrift zu geben.

Aufbewahrung: Sehr vorsichtig.

Anhydrohydroxymerkurisalizylsäuretafel[9].

g	ccm
0,1	546
0,2	1093
0,3	**16,39**
0,4	2185
0,5	2731
0,6	3278
0,7	3824
0,8	4370
0,9	4917

Zur Berechnung aus der Formel $\dfrac{g}{F}\,T$; $\log T = 73748$.

[1] Es bildet sich ein Salz von der Zusammensetzung:

$$C_6H_3\!\!<\!\!\begin{array}{l} OH \\ COONa \\ HgCl \end{array}$$

[2] $C_6H_3\!\!<\!\!\begin{array}{l} OH \\ CO\cdot O \\ Hg \end{array}\!\!> + \; NaOH = C_6H_3\!\!<\!\!\begin{array}{l} OH \\ COONa \\ HgOH \end{array}$

[3] $C_6H_3\!\!<\!\!\begin{array}{l} OH \\ CO\cdot O \\ Hg \end{array}\!\!> + \; KJ = C_6H_3\!\!<\!\!\begin{array}{l} OH \\ COOK \\ HgJ \end{array}$

$C_6H_3\!\!<\!\!\begin{array}{l} OH \\ COOK \\ HgJ \end{array} + \; J_2 = HgJ_2 + C_6H_3\!\!<\!\!\begin{array}{l} OH \\ COOK \\ J \end{array}.$

[4] Kaliumpermanganat und Schwefelsäure oxydieren das Hydrarg. salicyl. zu Merkurisulfat unter Abscheidung von MnO_2.

[5] Es entsteht Manganosulfat und Sauerstoff. Nur konzentriertes H_2O_2 ist sicher chloridfrei. Chloridgehalt stört die Titration.

[6] Zur Zerstörung des überschüssigen H_2O_2.

[7] Ferrosulfat reduziert die Reste von $KMnO_4$.

[8] E. RUPP und H. GERSCH: Archiv, 1927, S. 323.

[9] Erläuterung s. S. 10 bis 11.

Hydrargyrum sulfuratum rubrum — Rotes Quecksilberoxyd.

Zinnober.

HgS. Mol.-Gew.: 232,7.

Ein lebhaft rotes Pulver.

Verhalten gegen Lösungsmittel: In Wasser, Weingeist, Salzsäure, Salpetersäure und verdünnter Kalilauge unlöslich, in Königswasser dagegen löslich unter Abscheidung von Schwefel.

Zur Prüfung sind erforderlich: Etwa 1,5 g Zinnober.

Prüfung durch:	Zeigt an:
*Erhitzen von 0,2 g Zinnober in einem gewogenen Schälchen unter dem Abzug; es darf kein Rückstand bleiben.	**Identität** durch Verbrennen des Schwefels mit kaum sichtbarer, blauer Flamme und Verflüchtigung des Quecksilbers[1]. **Fremde Beimengungen** durch einen wägbaren Rückstand.
*Schütteln einer kleinen Menge von Zinnober mit Salpetersäure; er darf seine Farbe nicht ändern.	**Mennige** durch eine braune Färbung[2].
*Schütteln eines Gemisches von 0,5 g Zinnober, 10 ccm Salpetersäure und 10 ccm Wasser unter gelindem Erwärmen, Filtrieren und Versetzen des Filtrats mit 7 ccm Ammoniakflüssigkeit, dann mit verdünnter Essigsäure bis zur schwach sauren Reaktion und mit 3 Tropfen Natriumsulfidlösung; es darf keine Veränderung entstehen.	**Schwermetallsalze** durch eine Trübung oder Fällung.
*Erwärmen eines Gemisches von 0,5 g Zinnober mit 10 ccm Kalilauge und 10 ccm Wasser unter Schütteln, Filtrieren und Versetzen des Filtrats mit überschüssiger Salzsäure; es darf weder Trübung noch Färbung stattfinden, noch sich Schwefelwasserstoff entwickeln.	**Arsen- und Antimonverbindungen** durch eine Trübung und Färbung[3]. **Schwefel** durch Entwicklung von Schwefelwasserstoff[4].

Aufbewahrung: Vor Licht geschützt.

[1] $HgS + O_2 = Hg + SO_2.$
  Queck-   Schwefel-
  silbersulfid   dioxyd
[2] $Pb_3O_4 + 4\,HNO_3 = 2\,Pb(NO_3)_2 + PbO_2 + 2\,H_2O.$
  Mennige   Bleinitrat   Bleisuper-
                                     oxyd
[3] $2\,A_2S_3 + 4\,KOH = 3\,KAsS_2 + KAsO_2 + 2\,H_2O$
  Arsentri-   Kalium-   Kalium-
    sulfid   metasulf-   met-
                       arsenit   arsenit
  $3\,KAsS_2 + KAsO_2 + 4\,HCl = 2\,As_2S_3 + 4\,KCl + 2\,H_2O.$
                                  Arsen-
                                  trisulfid
[4] $4\,S + 6\,KOH = 2\,K_2S + K_2S_2O_3 + 3\,H_2O$
                    Kalium- Kalium-
                    sulfid   thiosulfat
  $2\,K_2S + 4\,HCl = 4\,KCl + 2\,H_2S.$
  Kaliumsulfid

Hydrastininium chloratum — Hydrastininchlorid.
Hydrastinium hydrochloricum.

$C_{11}H_{12}O_2NCl.$ Mol.-Gew.: 225,6.

Schwach gelbliche, nadelförmige Kristalle oder ein gelblichweißes, kristallinisches Pulver, ohne Geruch, von bitterem Geschmack.

Verhalten gegen Lösungsmittel: Leicht löslich in Wasser und in Weingeist, schwer löslich in Äther und in Chloroform.

Zur Prüfung sind erforderlich: Etwa 0,3 g Hydrastininchlorid und 10 ccm wäßrige Lösung (1 + 49).

Prüfung durch:	Zeigt an:
*Lösen von 0,01 g Hydrastininchlorid in 1 ccm Schwefelsäure, Verdünnen mit 10 ccm Wasser.	**Identität** durch eine gelbliche Lösung mit bläulicher Fluoreszenz, die bei Wasserzusatz stärker hervortritt[1].
*Eintauchen von blauem Lackmuspapier in die Lösung (1 + 49). Es darf keine Rötung erfolgen.	**Freie Salzsäure** durch eine Rötung des Lackmuspapiers.
Versetzen von je 5 ccm der Lösung (1 + 49). *a) mit Kaliumdichromatlösung,	**Identität** durch Entstehen eines gelben, kristallinischen Niederschlags, der beim Erwärmen wieder verschwindet; beim Erkalten scheiden sich gelbrote, nadelförmige Kristalle aus[2].
*b) mit Ammoniakflüssigkeit; es darf keine Trübung entstehen.	**Hydrastin** und andere **Alkaloide** durch eine Trübung.
*Auflösen von 0,1 g des Präparats in 3 ccm Wasser und Zusatz von 5 Tropfen Natronlauge.	**Identität und Abwesenheit fremder Alkaloide** durch eine weiße Trübung, die beim Umschütteln fast vollständig wieder verschwindet.
Längeres Schütteln obiger Lösung nach Zugabe von 0,3 ccm Äther.	**Identität** und **Reinheit** durch Ausscheidung von reinweißen, glitzernden Kristallen, die nach dem Abfiltrieren, Auswaschen mit äthergesättigtem Wasser und Trocknen im Exsikkator nicht unter 111° und nicht über 117° schmelzen.
Verbrennen von 0,2 g des Präparats in einem gewogenen Tiegel; es darf kein wägbarer Rückstand bleiben.	**Anorganische Beimengungen** durch einen Rückstand von 0,001 g oder mehr.

Aufbewahrung: Vorsichtig.

[1] Die Fluoreszenz ist den Salzlösungen des Hydrastinins eigen. So wird auch das aus Hydrastisextrakt isolierte Hydrastin identifiziert, indem man es in schwefelsaurer Lösung oxydiert und das hierdurch entstandene Hydrastinin durch die schön blau fluoreszierende Lösung kenntlich macht.

[2] $2 (C_{11}H_{12}O_2NCl) + K_2Cr_2O_7 = (C_{11}H_{12}O_2N)_2 \cdot Cr_2O_7 + 2 KCl.$
  Hydrastinin-   Kalium-   Hydrastinindichromat
    chlorid   dichromat

Hydrogenium peroxydatum solutum — Wasserstoffsuperoxydlösung.

Gehalt: 3 bis 3,2 Gewichtsprozente Wasserstoffsuperoxyd (H_2O_2. Mol.-Gew.: 34,016).

Klare, farb- und nahezu geruchlose, schwach bitter schmeckende Flüssigkeit, die Lackmuspapier schwach rötet und sich bei Zimmertemperatur sehr langsam, bei Berührung mit gewissen Stoffen, wie Braunstein, sehr rasch unter Entwicklung von Sauerstoff zersetzt[1].

Zur Prüfung sind erforderlich: Etwa 80 g Wasserstoffsuperoxyd.

Prüfung durch:	Zeigt an:
*Versetzen von 5 ccm Wasserstoffsuperoxydlösung mit einigen Tropfen verdünnter Schwefelsäure und einigen ccm Kaliumpermanganatlösung.	**Identität** durch Aufbrausen der Mischung und Verschwinden der Farbe der Permanganatlösung[2].

*Schütteln von 1 ccm der Wasserstoffsuperoxydlösung nach Ansäuern mit einigen Tropfen verdünnter Schwefelsäure mit etwa 2 ccm Äther, Versetzen der Mischung mit einigen Tropfen Kaliumdichromatlösung und erneutes Schütteln.

Identität durch eine tiefblaue Färbung der ätherischen Schicht[3].

*Versetzen von je 5 ccm Wasserstoffsuperoxydlösung

   *a) mit verdünnter Schwefelsäure; sie darf innerhalb 10 Minuten nicht verändert werden,

   *b) mit 0,5 ccm verdünnter Kalziumchloridlösung nach Zusatz von 1 ccm verdünnter Essigsäure und 0,5 ccm Natriumazetatlösung; es darf keine Veränderung entstehen.

Bariumsalze durch eine weiße Trübung innerhalb 10 Minuten[4].

Oxalsäure durch eine weiße Trübung[5].

*Versetzen von 50 ccm Wasserstoffsuperoxydlösung mit einigen Tropfen Phenolphthaleinlösung und Zusatz von $^1/_{10}$-Normal-Kalilauge bis zur Rotfärbung der Flüssigkeit. Es dürfen hierzu höchstens 3,0 ccm $^1/_{10}$-Normal-Kalilauge gebraucht werden.

Zu großen Gehalt an freier Säure, wenn bis zu diesem Punkt mehr als 3,0 ccm $^1/_{10}$-Normal-Kalilauge gebraucht werden.

Ein gewisser Säuregehalt des Präparats ist vor allem deshalb notwendig, weil die Aufbewahrungsgläser allmählich Alkali abgeben, das abgestumpft werden muß. Andernfalls bewirken schon geringste Mengen überschüssigen Alkalis einen schnellen Zerfall des H_2O_2 in H_2O + O. Diese Wirkung des Alkali ist ja auch der Grund, weshalb man früher das Innere der Aufbewahrungsgefäße mit einer Paraffinschicht belegte.

Verdampfen von 10 ccm Wasserstoffsuperoxydlösung auf dem Wasserbad; es darf höchstens 0,015 g Rückstand bleiben.

Fremde Beimengungen durch einen größeren Rückstand als 0,015 g.

Verdünnen von 10 g Wasserstoffsuperoxydlösung mit Wasser auf 100 ccm, Versetzen von 10 ccm dieser Mischung mit 5 ccm verdünnter Schwefelsäure und 1 g Kaliumjodid[6], Stehenlassen in einem verschlossenen Glas $^1/_2$ Stunde lang, Titration mit $^1/_{10}$-Normal-Natriumthiosulfatlösung bis zur hellgelben Färbung, dann nach Zusatz von einigen Tropfen Stärkelösung bis zur Entfärbung.

Den richtigen Gehalt von Wasserstoffsuperoxyd, wenn bis zu diesem Punkt mindestens 17,7 und nicht mehr als 18,9 ccm $^1/_{10}$-Normal-Natriumthiosulfatlösung verbraucht werden.

1 ccm $^1/_{10}$-Normal-Natriumthiosulfatlösung = 0,001701 g Wasserstoffsuperoxyd, 17,7 ccm = 0,0301 g, 18,9 ccm = 0,3215 g Wasserstoffsuperoxyd, welche in 1 g Wasserstoffsuperoxydlösung enthalten sein müssen, entsprechend einem Gehalt von mindestens 3 und höchstens 3,2% Wasserstoffsuperoxyd.

Aufbewahrung: Kühl und vor Licht geschützt.

[1] $2\,H_2O_2 = 2\,H_2O + O_2$.

[2] $5\,H_2O_2 + 2\,KMnO_4 + 3\,H_2SO_4 = K_2SO_4 + 2\,MnSO_4 + 8\,H_2O + 5\,O_2$.
      Kaliumper-   Mangano-
      manganat   sulfat

[3] Die blaue Farbe der Lösung rührt von Überchromsäureanhydrid her.

Es erscheint zunächst als Widerspruch, daß dieselbe Substanz einerseits oxydierend, andererseits reduzierend wirken soll. Man faßt jetzt aber das Wasserstoffsuperoxyd gemäß seinen Bildungsweisen als das erste Reduktionsprodukt des Sauerstoffmoleküls auf, also als: H—O—O—H. Es zerfällt zunächst leicht unter Sauerstoffabgabe, ein Vorgang, der nach H. WIELAND in zwei Phasen stattfinden soll: I. $H_2O_2 = 2H + O_2$; II. $2H + H_2O_2 = 2H_2O$. So wird also die oxydierende Wirkung erklärt. Andererseits besagt die Formel I, daß das Wasserstoffsuperoxyd wieder zum Sauerstoffmolekül werden und die beiden Wasserstoffatome als Reduktionsmittel abgeben kann.

[4] $Ba(OH)_2 + H_2SO_4 = BaSO_4 + H_2O$.

 Barium-   Barium-
 hydroxyd   sulfat

(Herstellung des H_2O_2 aus Bariumperoxyd $BaO_2 + 2H_2O + H_2SO_4 = BaSO_4 + 2H_2O_2$).

[5] $H_2C_2O_4 + CaCl_2 + 2 (CH_3 \cdot COONa) + H_2O = CaC_2O_4 \cdot H_2O + 2NaCl$

 Oxal-   Natriumazetat   Kalziumoxalat
 säure

$$+ 2 CH_3 \cdot COOH.$$
Essigsäure

[6] $H_2O_2 + H_2SO_4 + 2KJ = K_2SO_4 + 2H_2O + J_2$.
 34,016 $2 \cdot 126,92$

1 Molekül Natriumthiosulfat $= 248,22$ entspricht 1 Atom Jod, entsprechend $^1/_2$ Molekül Wasserstoffsuperoxyd $= 17,01$.

Hydrogenium peroxydatum solutum concentratum —
Konzentrierte Wasserstoffsuperoxydlösung.

Gehalt: Mindestens 30 Gewichtsprozent Wasserstoffsuperoxyd (H_2O_2. Mol.-Gew.: 34,016).

Diese konzentrierte Wasserstoffsuperoxydlösung wird jetzt verhältnismäßig stabil geliefert. Aber es bleibt zu beachten, daß trotzdem hier ein immerhin labiles Präparat vorliegt. Hineinfallen von Korkteilen oder Staub genügt, um eine Zersetzung einzuleiten[1]. Besondere Vorsichtsmaßregeln kommen in Betracht, wenn man aus diesem konzentrierten Präparat das 3%ige Produkt durch Verdünnen mit destilliertem Wasser herstellen will. Bei Anwesenheit von sehr geringen Spuren von Kupfer, Mangan, Eisen, die sich im Wasser befinden können, muß bald in der daraus hergestellten Wasserstoffsuperoxydlösung Zersetzung eintreten. Es ist deshalb hier ein destilliertes Wasser zu verwenden, an das besonders hohe Reinheitsforderungen zu stellen sind.

Klare, farblose Flüssigkeit, die Lackmuspapier rötet und sich bei Zimmertemperatur sehr langsam, bei Berührung mit gewissen Stoffen, wie Braunstein, sehr rasch unter Entwicklung von Sauerstoff[2] zersetzt.

Zur Prüfung sind erforderlich: Etwa 26 ccm konzentrierte Wasserstoffsuperoxydlösung sowie 15 ccm wäßrige Lösung (1 + 9).

Prüfung durch:	Zeigt an:
*Versetzen von 5 ccm konzentrierter Wasserstoffsuperoxydlösung mit etwa 10 Tropfen Schwefelsäure und einigen ccm Kaliumpermanganatlösung.	**Identität** durch eine besonders beim Umschütteln eintretende Gasentwicklung, unter Verschwinden der Farbe der Kaliumpermanganatlösung[3].
*Schütteln einer mit einigen Tropfen verdünnter Schwefelsäure versetzten Mischung von 2 Tropfen konzentrierter Wasserstoffsuperoxydlösung und 1 ccm Wasser mit 2 ccm Äther, Zusatz von einigen Tropfen Kaliumdichromatlösung. Erneutes Durchschütteln.	**Identität** durch eine tiefblaue Färbung der ätherischen Schicht.[4]

Die ätherische Schicht färbt sich tiefblau.

Versetzen von je 5 ccm der wäßrigen Lösung (1 + 9)

*a) mit verdünnter Schwefelsäure. Sie darf innerhalb 10 Minuten nicht verändert werden.

Bariumsalze durch eine innerhalb 10 Minuten auftretende weiße Fällung[5].

*b) mit 1 ccm verdünnter Essigsäure, 0,5 ccm Natriumazetatlösung und 0,5 ccm verdünnter Kalziumchloridlösung. Sie darf nicht verändert werden.

Oxalsäure durch eine weiße Fällung[6].

*c) mit 1 ccm Salpetersäure und mit Silbernitratlösung. Sie darf höchstens opalisierend getrübt werden.

Salzsäure durch eine mehr als opalisierende Trübung.

*Verdünnen von 5 ccm konzentrierter Wasserstoffsuperoxydlösung mit 45 ccm Wasser, Zusatz einiger Tropfen Phenolphthaleinlösung und Titration mit $^1/_{10}$-Normal-Kalilauge bis zur Entfärbung. Es dürfen höchstens 2 ccm $^1/_{10}$-Normal-Kalilauge verbraucht werden.

Unzulässige Menge freie Säure, wenn mehr als 2 ccm $^1/_{10}$-Normal-Kalilauge verbraucht werden.

Verdampfen von 10 ccm konzentrierter Wasserstoffsuperoxydlösung in einem gewogenen Tiegel auf dem Wasserbad. Sie dürfen höchstens 0,03 g Rückstand hinterlassen.

Glühen des Rückstands. Es darf höchstens 0,005 g Glührückstand verbleiben.

Fremde Beimengungen, falls der Trockenrückstand mehr als 0,03 g, der Glührückstand mehr als 0,005 g beträgt.

Eindampfen von 5 ccm konzentrierter Wasserstoffsuperoxydlösung in einem Porzellantiegel auf dem Wasserbad zur Trockne. Zusatz von 2 ccm Natriumhypophosphitlösung und weiteres Erhitzen eine Viertelstunde lang bei aufgedecktem Uhrglas auf dem Wasserbad. Es darf keine bräunliche Färbung eintreten.

Arsenverbindungen durch eine bräunliche Färbung.

Verdünnen von etwa 1 g konzentrierter Wasserstoffsuperoxydlösung (genau gewogen), in einem Meßkölbchen von 100 ccm Inhalt mit Wasser bis zur Marke. Versetzen von 10 ccm dieser Lösung mit 5 ccm verdünnter Schwefelsäure und 1 g Kaliumjodid; Stehenlassen in einem verschlossenen Glas $^1/_2$ Stunde lang. Titration mit $^1/_{10}$-Normal-Natriumthiosulfatlösung zunächst bis zur Gelbfärbung, dann nach Zusatz von Stärkelösung bis zum Farbumschlag.

Vorschriftsmäßiger Gehalt, wenn hierbei für je 0,1 g konzentrierte Wasserstoffsuperoxydlösung mindestens 17,7 ccm $^1/_{10}$-Normal-Natriumthiosulfatlösung verbraucht werden, was einem Mindestgehalt von 30 Gew.-% Wasserstoffsuperoxyd entspricht. 1 ccm $^1/_{10}$-Normal-Natriumthiosulfatlösung = 0,001701 g Wasserstoffsuperoxyd, 17,7 ccm = 0,3010 g = 30,1%.

Aufbewahrung: Kühl und vor Licht geschützt aufzubewahren.

Wasserstoffsuperoxydtafel[7].

g	ccm
0,1	17,63
0,2	3527
0,3	5290
0,4	7053
0,5	8817
0,6	10580
0,7	12343
0,8	14106
0,9	15870

Zur Berechnung aus der Formel $\frac{g}{F}\,T$; $\log T = 24\,667$.

[1] E. MERCK: Pharmaz. Ztg. 1923, S. 913.

[2]
[3]
[4] Siehe die gleichen Nummern bei Hydrogenium peroxydatum solutum.
[5]
[6]

[7] Erläuterung s. S. 10 bis 11.

Infusa — Aufgüsse.

Aufgüsse, mit Ausnahme von Wiener Trank, sind zur Abgabe frisch zu bereiten.

Infusum Sennae compositum — Wiener Trank.

Er sei braun und klar.

Jodoformium — Jodoform.

CHJ_3. Mol.-Gew.: 393,77.

Kleine, glänzende, hexagonale, fettig anzufühlende Blättchen oder Tafeln oder ein kristallinisches Pulver von zitronengelber Farbe, von durchdringendem, etwas safranartigem Geruch, mit den Dämpfen des siedenden Wassers flüchtig.

Schmelzpunkt: Annähernd 120°.

Verhalten gegen Lösungsmittel: Es ist unlöslich in Wasser, löslich in 70 Teilen Weingeist von 20° und ungefähr 10 Teilen siedendem Weingeist und in 10 Teilen Äther; es ist ferner löslich in Chloroform, Kollodium, schwer in fetten Ölen, kaum in Glyzerin.

Zur Prüfung sind erforderlich: Etwa 3 g Jodoform.

Prüfung durch:	Zeigt an:
Erhitzen von Jodoform in einem Tiegel.	**Identität** durch Entwicklung von violetten Dämpfen.
*Schütteln von 1 g Jodoform mit 10 ccm Wasser 1 Minute lang und Filtrieren. Das Filtrat sei farblos.	**Pikrinsäure** durch ein gelbgefärbtes Filtrat.
Versetzen des Filtrats:	
*a) mit Silbernitratlösung; es darf sofort nur opalisierend getrübt werden;	**Jodwasserstoffsäure, Salzsäure** durch eine sofort eintretende weiße, undurchsichtige Trübung[1].
*b) mit Bariumnitratlösung; es darf nicht verändert werden.	**Schwefelsäure** durch eine weiße Trübung.
Trocknen von 1 g Jodoform 24 Stunden lang über Schwefelsäure im Exsikkator. Es darf höchstens 0,01 g an Gewicht verlieren.	**Zu großen Wassergehalt,** wenn der Gewichtsverlust mehr als 0,01 beträgt.
Verbrennen von 0,2 g Jodoform in einem gewogenen Tiegel; es darf nur weniger als 0,001 g Rückstand bleiben.	**Anorganische Beimengungen** durch einen Rückstand von 0,001 g oder mehr[2].

Aufbewahrung: Vorsichtig, vor Licht geschützt.

[1] $KJ + AgNO_3 = AgJ + KNO_3$.

[2] Jodoform wird jetzt im allgemeinen in ausgezeichneter Reinheit geliefert. Nur Anwesenheit von Sulfaten wurde von uns zuweilen bemerkt und manchmal auch ein erhöhter Glührückstand. Um letzteren genau zu bestimmen, verbrenne man 1 g und bleibe bei der Verbrennung (im Abzug!) zugegen, um die Flamme so zu

regulieren, daß das Aufflammen, die Jodentwicklung nicht zu stark wird. Ohne diese Vorsicht können kleine Aschenteilchen aus dem Tiegel oder der Schale fortgerissen werden. Für diese Verbrennung ist die Anwendung einer Quarzschale sehr empfehlenswert.

Jodum — Jod.

J. Atom-Gew.: 126,92.

Gehalt: Mindestens 99% Jod.

Schwarzgraue, metallisch glänzende, trockene, rhombische Tafeln oder Blättchen von eigenartigem Geruch.

Verhalten gegen Lösungsmittel: Es löst sich bei Zimmertemperatur in annähernd 4000 Teilen Wasser, in 9 Teilen Weingeist und in etwa 200 Teilen Glyzerin mit brauner bis rotbrauner Farbe. Von Äther und wäßriger Kaliumjodidlösung wird Jod mit brauner bis rotbrauner, von Chloroform und Schwefelkohlenstoff mit violetter Farbe gelöst.

Zur Prüfung sind erforderlich: Etwa 1 g Jod.

Prüfung durch:	Zeigt an:
*Erhitzen von Jod in einem Porzellanschälchen. Es verflüchtigt vollständig unter Entwicklung von violetten Dämpfen.	**Fremde Beimengungen** durch einen Rückstand.
*Schütteln von Jod mit Wasser, Filtrieren und Versetzen des Filtrats mit Stärkelösung.	**Identität** durch eine blaue Färbung der Stärkelösung, welche beim Erwärmen verschwindet, beim Erkalten wieder auftritt.
*Schütteln von 0,5 g zerriebenem Jod mit 20 ccm Wasser, Filtrieren und Vermischen von je der Hälfte des Filtrats:	
*a) mit schwefliger Säure bis zur Entfärbung, dann Zusatz von 1 Körnchen Ferrosulfat, 1 Tropfen Eisenchloridlösung und 2 ccm Natronlauge, gelindes Erwärmen und Zusatz von überschüssiger Salzsäure; es darf keine blaue Färbung entstehen,	**Jodzyan** durch eine blaue Färbung[1]. Die Natronlauge fügt man besser vor dem Zusatz von Ferrosulfat (etwa 0,01 g) und Eisenchloridlösung hinzu.
b) mit 1 ccm Ammoniakflüssigkeit, sodann mit 5 Tropfen Silbernitratlösung[2], Filtrieren und Übersättigen des Filtrats mit Salpetersäure. Es darf nur eine Opaleszenz, aber kein Niederschlag entstehen.	**Chlorjod** durch einen weißen Niederschlag.
Auflösen von 0,2 g Jod (genau gewogen) und 0,5 g Kaliumjodid in zunächst 1 ccm Wasser, dann Verdünnen auf etwa 20 ccm. Titration mit $^1/_{10}$-Normal-Natriumthiosulfatlösung, bis die Flüssigkeit hellgelb geworden, dann, nach Zusatz von einigen Tropfen Stärkelösung, bis die Flüssigkeit vollkommen entfärbt ist[3].	**Vorschriftsmäßige Beschaffenheit,** wenn zur Bindung von je 0,2 g Jod mindestens 15,6 ccm $^1/_{10}$-Normal-Natriumthiosulfatösung verbraucht werden. 1 ccm $^1/_{10}$-Normal-Natriumthiosulfatlösung $=$ 0,012692 g Jod, 15,6 ccm $= 0,19799$ g Jod, welche mindestens in 0,2 g Jod enthalten sein müssen. Es entspricht dieses einem Mindestgehalt von $$\frac{0,19799 \cdot 100}{0,2} = 98,99\% \text{ Jod.}$$

Aufbewahrung: Vorsichtig.

Jodtafel[4].

g	ccm	g	ccm
0,1	78	0,6	468
0,2	15,6	0,7	546
0,3	234	0,8	624
0,4	312	0,9	702
0,5	390		

Zur Berechnung aus der Formel $\frac{g}{F} T$; $\log T = 89211$.

[1] $JCN + SO_2 + 2H_2O = HCN + HJ + H_2SO_4$.

$HCN + NaOH = NaCN + H_2O$.

$6 NaCN + FeSO_4 = Na_4Fe(CN)_6 + Na_2SO_4$.

Natrium-   Ferro-   Natrium-
zyanid   sulfat   ferrozyanid

$3 Na_4Fe(CN)_6 + 4 FeCl_3 = Fe_4[Fe(CN)_6]_3 + 12 NaCl$.

Natriumferro-   Ferri-   Ferriferrozyanid   chlorid   zyanid

Der blaue Niederschlag von Ferriferrozyanid wird erst nach Übersättigen mit Salzsäure sichtbar, welche das aus überschüssig zugesetztem Eisensalz gefällte Eisenhydroxyduloxyd auflöst.

[2] $NH_4J + AgNO_3 = AgJ + (NH_4)NO_3$.

Am-   Silber-
monium-   jodid
jodid

Silberjodid ist in Ammoniak nahezu unlöslich. Ist Jodtrichlorid zugegen, so wird auch Silberchlorid gebildet, das in Ammoniak löslich ist und sich beim Übersättigen mit Salpetersäure wieder ausscheidet.

[3] Siehe bei Calcaria chlorata Nr. 3.

[4] Erläuterung s. S. 10 bis 11.

Kali causticum fusum — Kaliumhydroxyd.

Ätzkali.

KOH. Mol.-Gew.: 56,11.

Gehalt: Mindestens 85% Kaliumhydroxyd.

Weiße, trockene, harte Stücke oder Stäbchen von kristallinischem Bruche, die aus der Luft Kohlensäure aufnehmen und an der Luft zerfließen. Kaliumhydroxyd löst sich in 1 Teil Wasser und leicht in Weingeist.

Schon das Aussehen des Präparates ist wichtig für die Beurteilung: ,,Trocken und hart" müssen die Stücke oder Stäbchen sein, das heißt nicht feucht. Außerdem müssen sie noch ziemlich durchscheinend sein; ein porzellanartiges Aussehen deutet darauf hin, daß sie bereits sehr viel Kohlensäure angezogen haben. — Das ,,Kali causticum fusum" löst sich nur so weit in Weingeist auf, als es wirklich aus KOH besteht. Ein Teil der Substanz, hauptsächlich an der Oberfläche, wird durch die Kohlensäure der Luft in Kaliumkarbonat übergeführt sein, welch letzteres in Weingeist unlöslich ist.

Zur Prüfung sind erforderlich: 7,5 Ätzkali, 5 ccm wäßrige Lösung (1 + 9) und 13 ccm wäßrige Lösung (1 + 49).

Prüfung durch:	Zeigt an:
*a) Eintauchen von rotem Lackmuspapier in die Lösung (1 + 9).	**Identität** durch Bläuung des Lackmuspapiers.
*b) Übersättigen von 5 ccm der Lösung (1 + 9) mit Weinsäurelösung.	**Identität** durch einen allmählich entstehenden weißen, kristallinischen Niederschlag[1].

*Auflösen von 1 g Kaliumhydroxyd in 2 ccm Wasser und Vermischen mit 10 ccm Weingeist. Innerhalb 1 Stunde darf sich nur ein sehr geringer Bodensatz bilden.

Fremde Salze, Kieselsäure, Tonerde durch eine Ausscheidung innerhalb 1 Stunde.

Auflösen von 1 g Kaliumhydroxyd in 10 ccm Wasser, Kochen dieser Lösung mit 15 ccm Kalkwasser[2], Filtrieren und Eingießen des Filtrats in überschüssige Salpetersäure. Es sollen sich keine Gasblasen entwickeln.

Einen **zu hohen Gehalt** an **Kaliumkarbonat** durch Auftreten von Gasblasen.

Auflösen von 0,5 g des Präparats in 9,5 g verdünnter Schwefelsäure, Mischen von 2 ccm dieser Lösung mit 2 ccm Schwefelsäure, Erkaltenlassen und Überschichten mit 1 ccm Ferrosulfatlösung. Es darf zwischen beiden Flüssigkeiten keine gefärbte Zone entstehen.

Salpetersäure durch eine braune Zone zwischen beiden Flüssigkeiten[3].

*a) Übersättigen von 10 ccm der Lösung (1 + 49) mit Salpetersäure und Versetzen;

α) mit Bariumnitratlösung; es darf nicht sofort eine Veränderung entstehen,

β) mit Silbernitratlösung; sie darf nur opalisierend getrübt werden.

Schwefelsäure durch eine sofort entstehende weiße Trübung.

Salzsäure durch eine weiße, undurchsichtige Trübung.

*b) Übersättigen von 3 ccm der Lösung (1 + 49) mit verdünnter Schwefelsäure, Zusatz von 3 Tropfen Kaliumjodidlösung und einigen Tropfen Stärkelösung; es darf keine blaue Färbung eintreten.

Salpetrige Säure durch eine blaue Färbung[4].

*Auflösen von etwa 5 g Kaliumhydroxyd (in einem geschlossenen Wägeglas genau gewogen) in Wasser zu 100 ccm; Versetzen von 20 ccm der Lösung mit einigen Tropfen Methylorangelösung und dann Titration mittels Feinbürette mit Normal-Salzsäure, bis eine deutliche Rosafärbung eintritt[5]. Da nur der Mindestgehalt bestimmt wird, erübrigt sich die Benutzung einer Feinbürette.

Vorschriftsmäßige Beschaffenheit, wenn bis zu diesem Punkt für je 1 g Kaliumhydroxyd mindestens 15,15 ccm Normal-Salzsäure nötig waren.

1 ccm Normal-Salzsäure = 0,05611 g Kaliumhydroxyd, 15,15 ccm = 0,8497 g Kaliumhydroxyd, welche mindestens in 20 ccm = 1 g des Präparates enthalten sein sollen, entsprechend einem Mindestgehalt von 85% Kaliumhydroxyd[6].

Kaliumhydroxydtafel[7].

g	ccm
1	3030
2	6060
3	9089
4	12119
5	**15,149**
6	18179
7	21209
8	24238
9	27268

Zur Berechnung aus der Formel $\dfrac{g}{F}\,T$; $\log T = 18\,038$.

Aufbewahrung: Vorsichtig.

[1] $KOH + C_4H_6O_6 = C_4H_5KO_6 + H_2O.$
Wein-   Saures
säure   Kalium-
tartrat

[2] $K_2CO_3 + Ca(OH)_2 = CaCO_3 + 2\,KOH.$
Kalium-   Kalzium-
karbonat   karbonat

[3] $2\,KNO_3 + H_2SO_4 = K_2SO_4 + 2\,HNO_3$
Kalium-
nitrat
Siehe bei Acetum Nr. 5.

[4] $2\,KNO_2 + 2\,KJ + 2\,H_2SO_4 = 2\,K_2SO_4 + 2\,NO + 2\,H_2O + J_2.$
Kalium-   Stick-
nitrit   oxyd

[5] $KOH + HCl = KCl + H_2O.$
56,11   36,47

[6] Da oben zur Umsetzung des in 1 g Ätzkali enthaltenen Kaliumkarbonats 15 ccm Kalkwasser verbraucht wurden, die $\dfrac{4,0 \text{ bis } 4,5 \cdot 15}{100} = 0,6 \text{ bis } 0,67$ ccm Normal-Salzsäure entsprechen, so sind zur Titration von KOH nur 14,48 bis 14,55 ccm Normal-Salzsäure verbraucht worden, der wahre Gehalt von KOH beträgt demnach höchstens nur 0,8125 bis 0,8164 g = 81,25 bis 81,6%. Der Rest ist Kaliumkarbonat.

[7] Erläuterung s. S. 10 bis 11.

Kalium bicarbonicum — Kaliumbikarbonat.

$KHCO_3$. Mol.-Gew.: 100,11.

Farblose, durchscheinende, trockene Kristalle, in 4 Teilen Wasser langsam löslich, in absolutem Alkohol unlöslich.

Zur Prüfung sind erforderlich: Etwa 4 g Kaliumbikarbonat und 20 ccm wäßrige Lösung (1 + 19).

Prüfung durch:	Zeigt an:
*Übergießen der Kristalle mit einer Säure.	**Identität** durch Aufbrausen.
Auflösen von 0,5 g Kaliumbikarbonat in 4,5 g Wasser.	
*a) Eintauchen von rotem Lackmuspapier.	**Identität** durch Bläuung des Lackmuspapiers.
*b) Versetzen mit überschüssiger Weinsäurelösung.	**Identität** durch einen weißen kristallinischen Niederschlag, der sich allmählich abscheidet[1].
*a) Übersättigen von 10 ccm der Lösung (1 + 19) mit Essigsäure (2 ccm) und Versetzen α) mit Bariumnitratlösung,	**Schwefelsäure** durch eine weiße Trübung.
β) mit 3 Tropfen Natriumsulfidlösung. Beide Reagenzien dürfen keine Veränderung erzeugen.	**Schwermetallsalze** (Kupfer, Blei) durch eine dunkle Färbung oder Fällung, **Zink** durch eine weiße.
*b) Ansäuern von 5 ccm der Lösung (1 + 19) mit Salpetersäure und Versetzen mit Silbernitratlösung; sie darf nicht mehr als opalisierend getrübt werden.	**Salzsäure** durch eine stärkere als opalisierende Trübung.
*c) Übersättigen von 5 ccm der Lösung (1 + 19) mit Salzsäure und Versetzen mit 0,5 ccm Kaliumferrozyanidlösung. Es darf sofort keine Bläuung eintreten.	**Eisensalze** durch eine sofort entstehende blaue Färbung.

Auflösen von 2 g über Schwefelsäure getrockneten Kaliumbikarbonats in 50 ccm Wasser, Zusatz einiger Tropfen Methylorangelösung und Titration mit Normal-Salzsäure, bis deutliche Rosafärbung erfolgt[2].

Die **richtige Zusammensetzung des Salzes,** wenn bis zu diesem Punkt 20 ccm Normal-Salzsäure verbraucht werden. 1 ccm Normal-Salzsäure = 0,10011 g Kaliumbikarbonat, 20 ccm = 2,0022 g Kaliumbikarbonat. Es entspricht dieses rund 100% Kaliumbikarbonat[3].

Glühen von 1 g über Schwefelsäure getrocknetem Kaliumbikarbonat in einem gewogenen Tiegel. Es darf keine vorübergehende Schwärzung erfolgen und der Rückstand muß 0,69 g betragen.

Organische Stoffe (Kaliumbitartrat) durch eine vorübergehende Schwärzung.

Kaliumkarbonat durch einen größeren Rückstand als 0,69 g.

*Erhitzen eines Gemisches von 0,5 g Kaliumbikarbonat mit 5 ccm Natriumhypophosphitlösung 15 Minuten lang im siedenden Wasserbad. Es darf keine dunkle Färbung auftreten.

Arsenverbindungen durch eine dunkle Färbung[4].

[1] $KHCO_3 + C_4H_6O_6 = C_4H_5KO_6 + CO_2 + H_2O.$
        Wein-   Saures
        säure   Kalium-
                 tartrat

[2] $KHCO_3 + HCl = KCl + CO_2 + H_2O.$
    100,11   36,47

[3] Zunächst scheint ein starker Widerspruch darin zu liegen, daß ein $KHCO_3$ (genau gerechnet) 100,11% $KHCO_3$ enthalten soll. Aber erstens ist der Unterschied so gering, daß die Zahlen evtl. als abgerundet gelten können; zweitens hat das Arzneibuch durch diese Forderung wohl einen ganz geringen Gehalt an Kaliumkarbonat, das mehr Salzsäure erfordert, zugelassen.

[4] $As_2O_3 + 3 H_3PO_2 = As_2 + 3 H_3PO_3.$

Kalium bromatum — Kaliumbromid.

KBr. Mol.-Gew.: 119,02.

Gehalt: Nach dem Trocknen bei 100° mindestens 98,5% Kaliumbromid, entsprechend 66,1% Brom.

Farblose, würfelförmige, glänzende, luftbeständige Kristalle oder ein weißes, kristallinisches Pulver, in etwa 1,5 Teilen Wasser und in etwa 200 Teilen Weingeist löslich.

Zur Prüfung sind erforderlich: Etwa 1 g Kaliumbromid und 35 ccm wäßrige Lösung (1 + 19).

Prüfung durch:

Zeigt an:

*Erhitzen einer Spur Kaliumbromid am Öhre des Platindrahtes in einer Flamme. Die Flamme darf höchstens vorübergehend gelb erscheinen.

Identität durch eine von Beginn an violette Färbung der Flamme.

Natriumsalze durch eine anhaltende gelbe Färbung der Flamme.

*Auflegen von zerriebenem Salz auf angefeuchtetes, rotes Lackmuspapier. Es darf nicht sofort gebläut werden.

Alkalikarbonate durch eine sofortige Bläuung des Lackmuspapiers[1].

Versetzen von je 5 ccm der Lösung (1 + 19).
   *a) mit 2 ccm verdünnter Salzsäure und 5 Tropfen Chloraminlösung und Schütteln mit Chloroform.

Identität durch eine rotbraune Färbung des Chloroforms[2].

*b) mit Weinsäurelösung und einige Zeit Stehenlassen.

*c) mit Bariumnitratlösung.

*d) mit je 3 Tropfen verdünnter Essigsäure und Natriumsulfidlösung.

Diese Reagenzien dürfen keine Veränderung hervorrufen.

*e) mit einigen Tropfen Salzsäure und mit 0,5 ccm Kaliumferrozyanidlösung; es darf sofort keine Bläuung entstehen.

*f) Versetzen von 10 ccm der Lösung mit 3 Tropfen Eisenchloridlösung und etwas Stärkelösung; es darf innerhalb 10 Minuten keine Blaufärbung entstehen.

*Auflösen von 0,5 g Kaliumbromid in 4,5 g Wasser und Zusatz von verdünnter Schwefelsäure; es darf keine Färbung entstehen.

*Schütteln obiger Mischung mit Chloroform; es darf sich nicht gelb färben.

Erhitzen von 1 g Kaliumbromid mit 3 ccm Natriumhypophosphitlösung 15 Minuten lang im siedenden Wasserbad. Die Mischung darf sich nicht dunkel färben.

Auflösen von 0,4 g bei 100° getrockneten Kaliumbromids (genau gewogen) in 20 ccm Wasser, Versetzen mit einigen Tropfen Kaliumchromatlösung und dann Titration mit $^1/_{10}$-Normal-Silbernitratlösung, bis sich die Flüssigkeit bleibend rot färbt[7].

(Reines Salz würde hierzu 33,61 ccm $^1/_{10}$-Normal-Silbernitratlösung brauchen.)

Identität durch einen weißen, kristallinischen Niederschlag, der allmählich entsteht[3].

Schwefelsäure durch eine weiße Trübung.

Schwermetallsalze durch eine Färbung oder Fällung.

Eisensalze durch eine sofort entstehende blaue Färbung.

Jodwasserstoffsäure durch eine blaue Färbung innerhalb 10 Minuten[4].

Bromsäure durch eine gelbe Färbung der Flüssigkeit[5].

Bromsäure durch eine gelbe Färbung des Chloroforms.

Arsenverbindungen durch eine dunkle Färbung[6].

Die **vorschriftsmäßige Reinheit,** wenn bis zu diesem Punkt für je 0,4 g Kaliumbromid nicht mehr als 33,9 ccm $^1/_{10}$-Normal-Silbernitratlösung verbraucht werden.

1 ccm $^1/_{10}$-Normal-Silbernitratlösung = 0,011 902 g Kaliumbromid oder = 0,007456 g Kaliumchlorid. Der Verbrauch von 33,9 ccm $^1/_{10}$-Normal-Silbernitratlösung entspricht einem Mindestgehalt von 98,5% Kaliumbromid und 1,5% Kaliumchlorid.

Ein **höherer Gehalt als 1,5% an Chloriden,** wenn mehr als 33,9 ccm $^1/_{10}$-Normal-Silbernitratlösung verbraucht werden[8].

Kaliumbromidtafel[9].

g	ccm
0,1	848
0,2	1695
0,3	2543
0,4	**33,91**
0,5	4238
0,6	5086
0,7	5934
0,8	6782
0,9	7629

Zur Berechnung aus der Formel $\dfrac{g}{F}\,T$; $\log T = 92\,825$.

[1] Diese Probe stellt man am besten so an, daß man ein mit destilliertem Wasser benetztes Stück rotes Lackmuspapier auf ein Uhrglas legt und etwa eine Messerspitze zerriebenes Kaliumbromid auf eine Stelle schüttet, so daß noch etwas Salz ungelöst bleibt, die Lösung also gesättigt ist. Eine Blaufärbung, die bei den Handelspräparaten bisweilen auftritt, erkennt man am besten auf der Unterseite des Lackmuspapiers. In zweifelhaften Fällen wendet man folgendes sehr empfehlenswerte Verfahren an: Die wäßrige Lösung $(1 + 19)$ wird mit 1 Tropfen Phenolphthaleinlösung versetzt. Bei unerlaubtem Gehalt an Alkali tritt dann Rötung ein.

[2] $2\,KBr + Cl_2 = 2\,KCl + Br_2$.

[3] Siehe Kali causticum Nr. 1.

[4] $2\,KJ + 2\,FeCl_3 = 2\,FeCl_2 + 2\,KCl + J_2$.
        Ferri-   Ferro-
        chlorid   chlorid

[5] $KBrO_3 + 5\,KBr + 6\,H_2SO_4 = 3\,Br_2 + 3\,H_2O + 6\,KHSO_4$ ⎫
Kalium-   Kalium-   Saures   ⎬
bromat   bromid   Kalium-   ⎭
                                                    sulfat

[6] $As_2O_3 + 3\,H_3PO_2 = As_2 + 3\,H_3PO_3$.

[7] $KBr + AgNO_3 = AgBr + KNO_3$ ⎫
119,02   169,89   ⎪
$KCl + AgNO_3 = AgCl + KCl$ ⎬
74,56   169,89   ⎪
$2\,AgNO_3 + K_2CrO_4 = Ag_2CrO_4 + 2\,KNO_3$ ⎭

[8] Ist a die Einwaage und b die Anzahl Kubikzentimeter $1/_{10}$-Normal-Silbernitratlösung, die zur Titration der a Gramm verbraucht wurden, so enthalten die

a Gramm $\dfrac{b - 84,02\,a}{50,10}$ g Kaliumchlorid, falls andere Verunreinigungen fehlen.

[9] Erläuterung s. S. 10 bis 11.

Kalium carbonicum — Kaliumkarbonat.

K_2CO_3. Mol.-Gew.: 138,20.

Gehalt: Annähernd 95% Kaliumkarbonat.

Weißes, körniges, trockenes, an der Luft feucht werdendes, in 1 Teil Wasser lösliches, in absolutem Alkohol unlösliches, alkalisch reagierendes Pulver.

Zur Prüfung sind erforderlich: Etwa 3 g Kaliumkarbonat und 26 ccm wäßrige Lösung $(1 + 19)$.

Prüfung durch:	Zeigt an:
*Auflösen von 0,5 g Kaliumkarbonat in 4,5 g Wasser und Übersättigen der Lösung mit Weinsäurelösung.	**Identität** durch Aufbrausen und allmähliche Entstehung eines weißen, kristallinischen Niederschlags[1].
Erhitzen einer Spur des Salzes am Öhr des Platindrahtes in einer Flamme. Die Flamme darf höchstens vorübergehend gelb gefärbt werden.	**Identität** durch eine violette Färbung der Flamme. **Natriumsalze** durch eine andauernd gelbe Färbung der Flamme.
Versetzen von je 5 ccm der Lösung $(1 + 19)$ ⎰ *a) mit verdünnter Essigsäure bis zur schwachsauren Reaktion und α) mit 3 Tropfen Natriumsulfidlösung,	**Schwermetallsalze** (Kupfer, Blei) durch eine dunkle, Zink durch eine weiße Fällung.
β) mit Bariumnitratlösung. Beide Reagenzien dürfen keine Veränderung hervorrufen.	**Schwefelsäure** durch eine weiße Trübung.

*b) mit überschüssiger Salpetersäure und mit Silbernitratlösung; sie darf nicht mehr als opalisierend getrübt werden,

*c) mit überschüssiger Salzsäure und mit 0,5 ccm Kaliumferrozyanidlösung. Es darf keine sofortige Bläuung entstehen,

*d) mit einem Körnchen Ferrosulfat und 1 Tropfen Eisenchloridlösung, gelindes Erwärmen und Übersättigen mit Salzsäure; es darf keine blaue Färbung entstehen.

*e) Eingießen von 1 ccm der wäßrigen Lösung in 10 ccm $^1/_{10}$-Normal-Silbernitratlösung und gelindes Erwärmen; sie darf nicht dunkel gefärbt werden.

Salzsäure durch eine weiße, undurchsichtige Trübung.

Eisensalze durch eine sofortige blaue Färbung oder Fällung.

Zyanwasserstoffsäure durch eine blaue Färbung[2].

Vorschriftsmäßige Beschaffenheit durch Entstehung eines gelblichweißen Niederschlags, der beim gelinden Erhitzen nicht dunkler gefärbt wird[3].

Ameisensäure durch eine graue bis schwarze Färbung des Niederschlags beim Erwärmen der Flüssigkeit[4].

Salpetersäure durch eine gefärbte Zone zwischen beiden Flüssigkeiten[5].

*Auflösen von 0,5 Kaliumkarbonat in 9,5 g verdünnter Schwefelsäure, Vermischen von 2 ccm dieser Lösung mit 2 ccm Schwefelsäure, Erkaltenlassen und Überschichten mit 1 ccm Ferrosulfatlösung. Es darf sich zwischen beiden Flüssigkeiten keine gefärbte Zone bilden.

*Einstreuen von 0,1 g Kaliumkarbonat in 1 ccm Schwefelsäure. Diese darf sich nicht färben.

*Erhitzen von 0,5 g Kaliumkarbonat mit 5 ccm Natriumhypophosphitlösung 15 Minuten lang in siedendem Wasserbad. Das Gemisch darf sich nicht dunkel färben.

Auflösen von 1 g Kaliumkarbonat in 50 ccm Wasser, Zusatz einiger Tropfen Methylorangelösung und Titration mit Normal-Salzsäure, bis deutliche Rosafärbung eintritt[8].

Chlorsäure durch eine gelbe Färbung[6].

Arsenverbindungen durch eine dunkle Färbung[7].

Den **vorschriftsmäßigen Gehalt an Kaliumkarbonat,** wenn bis zu diesem Punkt mindestens 13,7 ccm Normal-Salzsäure gebraucht werden.

1 ccm Normal-Salzsäure = 0,0691 g Kaliumkarbonat, 13,7 ccm = 0,9466 g Kaliumkarbonat; es entspricht dieses einem Mindestgehalt von 94,66% Kaliumkarbonat.

---

[1] Siehe Kali causticum Nr. 1.

[2] $6 KCN + FeSO_4 = K_4Fe(CN)_6 + K_2SO_4$
Kalium- Ferro- Kaliumferro-
zyanid   sulfat   zyanid
Siehe bei Ammonium chloratum Nr. 4.
Der Niederschlag von Ferriferrozyanid wird erst nach dem Übersättigen mit Salzsäure sichtbar, welche das aus dem überschüssigen Eisensalz gefällte Eisenhydroxyduloxyd auflöst.

[3] $K_2CO_3 + 2 AgNO_3 = Ag_2CO_3 + 2 KNO_3$.
Kalium-   Silber-   Kaliumkarbonat   karbonat   nitrat

[4] Bei Gegenwart von Ameisensäure scheidet sich beim Erwärmen Silber aus
$H \cdot COOH + 2 AgNO_3 = Ag_2 + 2 HNO_3 + CO_2$.
Ameisensäure

[5] Siehe Acetum Nr. 5.

[6] $KClO_3$ löst sich in Säuren unter Entwicklung von Chlor und ClO_2, die beide gelb gefärbt sind.

[7] Diese Prüfung auf Arsenverbindungen ist äußerst wichtig und muß unter allen Umständen aufmerksam ausgeführt werden! Es teilte nämlich LÜHRIG (Chemiker-Ztg. 1924, S. 461) mit, es sei im Handel Kaliumkarbonat vorhanden, das, zu Backzwecken verwendet, sich als derart giftig erwiesen, daß es Menschen in Lebensgefahr gebracht habe. In dieser Pottasche wurden nicht unerhebliche Mengen Arsen gefunden. Lange Zeit war man völlig im unklaren, woher diese giftige Beimengung in die Pottasche gelangt sei. Man nimmt jetzt an, die fragliche Pottasche sei aus Wollschweiß gewonnen, und zwar aus dem von Schafen, die mit arsenhaltigen Ungeziefermitteln behandelt waren. Jedenfalls Vorsicht!

[8] $K_2CO_3 + 2\,HCl = 2\,KCl + CO_2 + H_2O$.
    138,20   2 . 3   6,47
1 Molekül Chlorwasserstoff $= 36,47$ entspricht $^1/_2$ Molekül Kaliumkarbonat $= 69,1$.

Diese Gehaltsforderung des Arzneibuches wird von frischen Präparaten meist gehalten. Sehr schnell aber zieht das Salz Feuchtigkeit an und sinkt dann im Gehalt leicht unter die zulässige Grenze. Es ist daher Aufbewahrung in gutverschlossenen Gefäßen notwendig. Vorratsflaschen werden zweckmäßig am Stopfen mit Paraffin überzogen. Feucht gewordene Präparate trocknet man durch kurzes Glühen auf freier Flamme in blanken eisernen Schalen.

Kalium carbonicum crudum — Pottasche.

Gehalt: Mindestens 89,8% Kaliumkarbonat.

Weißes, körniges, trockenes, an der Luft feucht werdendes Pulver, in 1 Teil Wasser fast klar löslich.

Zur Prüfung sind erforderlich: 2 g Pottasche.

Prüfung durch:	Zeigt an:
*Auflösen von 0,5 g Pottasche in 4,5 g Wasser.	
*a) Eintauchen von rotem Lackmuspapier.	**Identität** durch Bläuung des Lackmuspapiers.
*b) Übersättigen mit Weinsäurelösung.	**Identität** durch Aufbrausen und allmähliche Abscheidung eines weißen, kristallinischen Niederschlags.
*Erhitzen von 0,5 g Pottasche und 5 ccm Natriumhypophosphitlösung 15 Minuten lang im siedenden Wasserbad. Es darf keine dunkle Färbung auftreten.	**Arsenverbindungen** durch eine dunkle Färbung. Hier gilt das gleiche wie bei dem reinen Präparat erörtert!
Auflösen von 1 g Pottasche in 50 ccm Wasser, Zusatz einiger Tropfen Methylorangelösung und Titration mit Normal-Salzsäure, bis deutliche Rosafärbung erfolgt.	**Vorschriftsmäßigen Gehalt an Kaliumkarbonat,** wenn bis zu diesem Punkt mindestens 13 ccm Normal-Salzsäure gebraucht werden.
	1 ccm Normal-Salzsäure $=$ 0,0691 g Kaliumkarbonat, 13 ccm $= 0,8983$ g Kaliumkarbonat; es entspricht dieses einem Mindestgehalt von 89,83% Kaliumkarbonat.

Kalium chloricum — Kaliumchlorat.

$KClO_3$. Mol.-Gew.: 122,56.

Farblose, glänzende, blätterige oder tafelförmige, luftbeständige Kristalle oder ein Kristallmehl.

Verhalten gegen Lösungsmittel: In 15 Teilen Wasser von 20° und in 2 Teilen siedendem Wasser und in 130 Teilen Weingeist klar löslich.

Zur Prüfung sind erforderlich: 1 g Kaliumchlorat und 35 ccm wäßrige Lösung (1 + 19).

Prüfung durch:	Zeigt an:
*Versetzen von je 5 ccm der Lösung (1 + 19) *a) mit Salzsäure und Erwärmen,	**Identität** durch eine grüngelbe Färbung und reichliche Entwicklung von Chlor[1].
*b) mit Weinsäurelösung,	**Identität** durch einen allmählich auftretenden, weißen kristallinischen Niederschlag[2].
*c) mit je 3 Tropfen Essigsäure und Natriumsulfidlösung (es entsteht meist eine weiße Trübung von Schwefel),	**Schwermetallsalze** (Kupfer, Blei) durch eine dunkle Färbung oder Fällung.
*d) mit Ammoniumoxalatlösung,	**Kalziumsalze** durch eine weiße Trübung.
*e) mit Bariumnitratlösung,	**Schwefelsäure** durch eine weiße Fällung.
*f) mit Silbernitratlösung. Diese Reagenzien dürfen keine Veränderung hervorrufen.	**Salzsäure** durch eine weiße Trübung. Wohl geben die Chloride, die das Ion Cl′ in wäßriger Lösung enthalten, den bekannten Niederschlag von Chlorsilber, nicht aber chlorsaure Salze, deren Anion ClO_3' ist.
*g) mit einigen Tropfen Salzsäure und 0,5 ccm Kaliumferrozyanidlösung. Es darf sofort keine blaue Färbung entstehen.	**Eisensalze** durch eine sofortige blaue Färbung.
Erwärmen von 1 g des Salzes mit 5 ccm Natronlauge, 0,5 g Zinkfeile und 0,5 g Eisenpulver. Es darf sich kein Ammoniak entwickeln.	**Salpetersäure** durch Entwicklung von Ammoniak[3].

[1] $KClO_3 + 6\,HCl = KCl + 3\,Cl_2 + 3\,H_2O$.

[2] Siehe Kali causticum Nr. 1.

[3] $Zn + 2\,NaOH = Zn(ONa)_2 + H_2$ } $KNO_3 + 4\,H_2 = NH_3 + KOH + 2\,H_2O$ }

Da Kaliumchlorat nicht mittels Ferrosulfat und Schwefelsäure auf Salpetersäure geprüft werden kann, geschieht die Prüfung hier, indem in alkalischer Lösung Wasserstoff bereitet wird, der in statu nascendi etwa vorhandene Salpetersäure zu Ammoniak reduziert.

Kalium dichromicum — Kaliumdichromat.

$K_2Cr_2O_7$. Mol.-Gew.: 294,22.

Ansehnliche, dunkelgelbrote Kristalle, beim Erhitzen zu einer braunroten Flüssigkeit schmelzend, in etwa 8 Teilen Wasser löslich.

Zur Prüfung sind erforderlich: 5 ccm wäßrige Lösung (1 + 19) und 20 ccm wäßrige Lösung (1 + 99).

Prüfung durch:	Zeigt an:
*Eintauchen von blauem Lackmuspapier in die Lösung (1 + 19).	**Identität** durch eine Rötung des Lackmuspapiers.
*Erhitzen von 5 ccm der Lösung (1 + 19) mit 5 ccm Salzsäure und allmählicher Zusatz von 1 ccm Weingeist.	**Identität** durch grüne Färbung der Lösung[1].
*Erwärmen von 5 ccm der Lösung (1 + 99) mit 5 ccm Salpetersäure. Versetzen der Lösung mit Silbernitratlösung. Es darf keine Veränderung entstehen.	**Salzsäure** durch eine weiße Trübung oder Fällung.

*Versetzen von 10 ccm der Lösung (1 + 99) mit 1 ccm Salpetersäure und mit Bariumnitratlösung. Innerhalb von 3 Minuten darf. keine Veränderung entstehen.

Schwefelsäure durch eine weiße Fällung innerhalb 3 Minuten.

*Versetzen von 5 ccm der Lösung mit Ammoniakflüssigkeit und Ammoniumoxalatlösung. Es darf keine Trübung entstehen.

Kalziumsalze durch eine weiße Trübung.

Aufbewahrung: Vorsichtig.

[1] $K_2Cr_2O_7 + 3\,C_2H_5 \cdot OH + 8\,HCl = 3\,CH_3 \cdot COH + 2\,CrCl_3 + 2\,KCl + 4\,H_2O.$
Kalium-   Alkohol   Azetaldehyd   Chrom-
dichromat   chlorid

Kalium jodatum — Kaliumjodid.

KJ. Mol.-Gew.: 166,02.

Farblose, würfelförmige, an der Luft nicht feucht werdende Kristalle von scharf salzigem und schwach bitterem Geschmack, in 0,75 Teilen Wasser und in 12 Teilen Weingeist löslich.

Zur Prüfung sind erforderlich: Etwa 2 g Kaliumjodid und 35 ccm wäßrige Lösung (1 + 19), mit ausgekochtem und erkaltetem Wasser frisch zu bereiten.

Prüfung durch:

Erhitzen eines Kriställchens am Öhr des Platindrahtes in der Flamme. Sie darf höchstens vorübergehend gelb gefärbt werden.

Zeigt an:

Identität durch eine von Anfang an violette Farbe der Flamme.

Natriumjodid durch eine gelbe Flamme.

*Auflegen des zerriebenen Salzes auf befeuchtetes, rotes Lackmuspapier. Dasselbe darf nicht sofort blau gefärbt werden.

Alkalikarbonate durch eine sofort eintretende blaue Färbung der Stellen des Lackmuspapiers, auf welchen das Salz gelegen[1].

Versetzen von je 5 ccm der Lösung (1 + 19)

*a) mit je einigen Tropfen Stärkelösung und verdünnter Schwefelsäure. Es darf nicht sofort eine blaue Färbung entstehen,

Jodsäure durch eine sofort eintretende blaue Färbung[2]. (Bei einigem Stehen tritt nach $2\,HJ + O = H_2O + J_2$ auch bei Abwesenheit von Jodat Blaufärbung auf.)

*b) mit einigen Tropfen Salzsäure und Chloraminlösung[3] und Schütteln mit Chloroform,

Identität durch eine violette Färbung des Chloroforms.

*c) mit Bariumnitratlösung;
beide Reagenzien dürfen keine Veränderung erzeugen;

Schwefelsäure durch eine weiße Trübung.

*d) mit je 3 Tropfen verdünnter Essigsäure und Natriumsulfidlösung,

Schwermetallsalze (Kupfer, Blei) durch eine dunkle Färbung.

*e) mit Weinsäurelösung,

Identität durch einen allmählich auftretenden weißen, kristallinischen Niederschlag.

*f) mit einem Körnchen Ferrosulfat, 1 Tropfen Eisenchloridlösung, Zusatz von Natronlauge, gelindes Erwärmen und Übersättigen mit Salzsäure. Es darf keine blaue Färbung entstehen,

Zyanwasserstoffsäure durch eine blaue Färbung[4].

*g) mit einigen Tropfen Salzsäure und mit 0,5 ccm Kaliumferrozyanidlösung. Es darf sofort keine Bläuung entstehen.

Eisensalze durch eine sofortige blaue Färbung.

*Erwärmen von 1 g des Salzes mit 5 ccm Natronlauge, 0,5 g Zinkfeile und 0,5 g Eisenpulver. Es darf sich kein Ammoniak entwickeln.

*Auflösen von 0,2 g Kaliumjodid in 8 ccm Ammoniakflüssigkeit, Vermischen unter Umschütteln mit 13 ccm $^1/_{10}$-Normal-Silbernitratlösung[6], 1 Minute lang Schütteln. Filtrieren und Übersättigen des Filtrats mit Salpetersäure. Es darf sich weder dunkel färben noch innerhalb 5 Minuten eine stärkere Trübung zeigen, als eine Mischung von 0,6 ccm $^1/_{100}$-Normal-Salzsäure, 8 ccm Wasser und 1 ccm Salpetersäure nach Zusatz von 1 ccm $^1/_{10}$ Normal-Silbernitratlösung innerhalb der gleichen Zeit zeigt.

Salpetersäure durch Entwicklung von Ammoniak[5].

Kaliumthiosulfat durch eine dunkle Färbung innerhalb dieser Zeit[7].

Einen zu **hohen Gehalt an Salzsäure, Bromwasserstoffsäure** durch eine stärkere Trübung, als sie in der Vergleichslösung eintritt[8].

Aufbewahrung: Vorsichtig.

[1] Ein geringer Gehalt an Alkali bei Kaliumjodid ist nicht unwichtig. Es hat sich nämlich in der Praxis herausgestellt, daß manche Handelssorten KJ in wäßriger konzentrierter Lösung sehr lichtempfindlich sind, d. h. eine gelbe Farbe annehmen, die sich bei der Abgabe naturgemäß sehr störend bemerkbar macht. Ferner stellte sich heraus, daß das gerade die Sorten waren, die sich bei der Prüfung auf Alkali am reinsten zeigten, d. h. befeuchtetes Lackmuspapier auch nach längerer Zeit der Einwirkung nicht bläuten. Man sollte deshalb zur Verhinderung solcher Lichtempfindlichkeit einen kleinen Alkaligehalt absichtlich dulden, d. h. nur die Ware beanstanden, die nach dem Wortlaut des DAB 6 *sofort* die alkalische Reaktion zeigt.

[2] $KJO_3 + 5\,KJ + 6\,H_2SO_4 = 3\,J_2 + 3\,H_2O + 6\,KHSO_4$

Kalium-   Kalium-   Saures
  jodat   jodid   Kalium-
                                         sulfat

[3] $2\,KJ + Cl_2 = 2\,KCl + J_2.$

[4] Siehe bei Kalium carbonicum Nr. 1.

[5] Siehe bei Kalium chloricum Nr. 2.

[6] $KJ + AgNO_3 = AgJ + KNO_3.$
166,02   169,89
Jodsilber ist in Ammoniak nicht löslich. Ist Kaliumchlorid oder Kaliumbromid vorhanden, so wird Silberchlorid oder Silberbromid gefällt, die in Ammoniak löslich sind und beim Übersättigen mit Salpetersäure sich ausscheiden.

[7] $K_2S_2O_3 + 2\,AgNO_3 = Ag_2S_2O_3 + 2\,KNO_3$
Kalium-   Silber-
thiosulfat   thiosulfat
$Ag_2S_2O_2 + H_2O = Ag_2S + H_2SO_4.$
Silberthio-   Silber-
  sulfat   sulfid

[8] Auch das frühere Arzneibuch ließ diese Prüfung ähnlich vornehmen, jedoch nur 2 ccm Ammoniakflüssigkeit statt der jetzt vorgeschriebenen 8 ccm anwenden. Es stellte sich aber heraus, daß das Bromsilber doch nicht genügend in Ammoniakflüssigkeit löslich ist, um bei Anwendung von 2 ccm dieses Lösungsmittels nachher eine genügend deutliche Reaktion zu ergeben. Es wurde nachgewiesen, daß Fälscher 20 bis 30% KBr dem KJ zugesetzt hatten, ohne daß diese gröbliche Fälschung nach dem DAB 5 nachgewiesen werden konnte! Deshalb sind erstens die jetzt vorgeschriebenen 8 ccm Ammoniakflüssigkeit wirklich anzuwenden; zweitens ist die ammoniakalische Lösung genau nach Vorschrift „*eine* Minute lang kräftig" zu schütteln, damit vorhandenes Bromsilber wirklich in Lösung bleibt bzw. gerät (siehe E. RUPP, Apotheker-Ztg. 1922, S. 452). Auch muß man zu der ammoniakalischen Lösung des KJ die Silbernitratlösung allmählich und unter kräftigem Umschwenken zugeben, damit das Jodsilber flockig, nicht kolloid ausfällt und somit gut abfiltriert werden kann.

Kalium nitricum — Kaliumnitrat.

Kalisalpeter.

KNO_3. Mol.-Gew.: 101,11.

Farblose, durchsichtige, luftbeständige, prismatische Kristalle oder ein kristallinisches Pulver von kühlend salzigem, etwas bitterem Geschmack.

Verhalten gegen Lösungsmittel: In 3,5 Teilen Wasser von 20° und 0,4 Teilen siedendem Wasser löslich, in Weingeist fast unlöslich.

Zur Prüfung sind erforderlich: Etwa 1 g Kaliumnitrat und 26 ccm wäßrige Lösung (1 + 19).

Prüfung durch:	Zeigt an:
*Auflösen von 0,5 g Kaliumnitrat in 4,5 g Wasser und Versetzen mit Weinsäurelösung.	**Identität** durch einen allmählich entstehenden weißen, kristallinischen Niederschlag[1].
Mischen von 1 ccm der Lösung (1 + 19) mit 1 ccm Schwefelsäure. Nach dem Erkalten Überschichten mit Ferrosulfatlösung.	**Identität** durch eine braunschwarze Färbung zwischen den Flüssigkeiten.
*Erhitzen eines Körnchens Kaliumnitrat am Öhr des Platindrahtes in der Flamme.	**Identität** durch eine violette Flamme; sie darf höchstens vorübergehend gelb erscheinen.
	Natriumsalz durch eine andauernd gelbe Färbung.
Eintauchen von blauem und rotem Lackmuspapier in die Lösung (1 + 19). Die Farben des Papiers dürfen nicht verändert werden.	**Kaliumkarbonat, Kalihydrat** durch Bläuung des roten Lackmuspapiers.
	Freie Säure durch Rötung des blauen Lackmuspapiers.
Versetzen von je 5 ccm der Lösung (1 + 19) *a) mit je 3 Tropfen verdünnter Essigsäure und Natriumsulfidlösung,	**Schwermetallsalze** durch eine dunkle Färbung oder Fällung.
*b) mit Bariumnitratlösung,	**Schwefelsäure** durch eine weiße Trübung.
*c) mit Silbernitratlösung,	**Salzsäure** durch eine weiße Trübung.
*d) mit Ammoniakflüssigkeit und mit Natriumphosphatlösung. Diese Reagenzien dürfen keine Veränderung erzeugen	**Kalziumsalze, Magnesiumsalze** durch eine weiße Trübung[2].
*e) mit einigen Tropfen Salzsäure und 0,5 ccm Kaliumferrozyanidlösung. Es darf nicht sofort eine blaue Färbung entstehen.	**Eisensalze** durch eine sofortige blaue Färbung.
Schwaches Glühen von 0,25 g Kaliumnitrat, Auflösen des Rückstands in 5 ccm Wasser, Ansäuren mit Salpetersäure und Versetzen mit Silbernitratlösung; es darf höchstens eine opalisierende Trübung entstehen.	**Chlorsäure, Perchlorsäure** durch eine weiße Trübung[3].

[1] Siehe Kali causticum Nr. 1.

[2] $Mg(NO_3)_2 + NH_3 + Na_2HPO_4 + 6H_2O = Mg(NH_4)PO_4 \cdot 6H_2O + 2NaNO_3$.
  Magnesium-   Natrium-   Ammonium-
    nitrat   phosphat   Magnesiumphosphat

[3] $KClO_4 = KCl + 2O_2$; $2KClO_3 = 2KCl + 3O_2$
  Kalium-   Kalium-
perchlorat   chlorat
  $KCl + AgNO_3 = AgCl + KNO_3$.

Kalium permanganicum — Kaliumpermanganat.
Übermangansaures Kali.

$KMnO_4$. Mol.-Gew.: 158,03.

Dunkelviolette, trockene, fast schwarze Prismen mit stahlblauem Glanz, welche mit 16 Teilen Wasser von 20° und mit 3 Teilen siedendem Wasser eine blaurote Lösung geben. Die wäßrige Lösung (1 + 999) wird nach Zusatz von verdünnter Schwefelsäure durch einige Körnchen Natriumsulfit[1] und durch Ferrosulfat[2] sofort, durch Oxalsäurelösung[3] bei Erwärmen entfärbt.

Zur Prüfung sind erforderlich: Etwa 0,6 g Kaliumpermanganat.

Prüfung durch:	Zeigt an:
*Auflösen von 0,5 g Kaliumpermanganat in 25 ccm Wasser, Hinzufügen von 2 ccm Weingeist, Erhitzen zum Sieden und Filtrieren.	**Identität** durch ein farbloses Filtrat und einen braunen Niederschlag (Braunstein)[4].
*Ansäuern des farblosen Filtrats mit Salpetersäure und Versetzen	
*a) mit Bariumnitratlösung; es darf nicht sofort getrübt werden,	**Schwefelsäure** durch eine sofortige, weiße Trübung.
*b) mit Silbernitratlösung, es darf nicht mehr als opalisierend getrübt werden,	**Salzsäure** durch eine weiße, undurchsichtige Trübung.
*c) Vermischen von 2 ccm des Filtrats mit 2 ccm Schwefelsäure, Erkaltenlassen und Überschichten mit 1 ccm Ferrosulfatlösung. Es darf zwischen beiden Flüssigkeiten keine gefärbte Zone entstehen.	**Salpetersäure** durch eine gefärbte Zone zwischen beiden Flüssigkeiten[5].

Aufbewahrung: Vor Licht geschützt.

[1] $2KMnO_4 + 5SO_2 + 2H_2O = 2MnSO_4 + 2KHSO_4 + H_2SO_4$.
   Kalium- Schweflige   Mangano-
permanganat Säure   sulfat

[2] $2KMnO_4 + 10FeSO_4 + 9H_2SO_4 = 5Fe_2(SO_4)_3 + 2MnSO_4$
        Ferro-   Ferri-   Mangano-
        sulfat   sulfat   sulfat
$$+ 2KHSO_4 + 8H_2O.$$

[3] $5H_2C_2O_4 + 2KMnO_4 + 4H_2SO_4 = 2MnSO_4 + 2KHSO_4 + 10CO_2 + 8H_2O$.
  Oxal-   Kalium-   Mangano- Saures
  säure   per-   sulfat   Kalium-
         manganat   sulfat

[4] $3C_2H_5 \cdot OH + 4KMnO_4 = 4MnO_2 + KOH + 3CH_3 \cdot COOK + 4H_2O$.
  Alkohol   Kalium-   Kaliumazetat
          permanganat

[5] Siehe bei Acetum Nr. 5.

Kalium sulfoguajacolicum — Guajakolsulfosaures Kalium.
Thiokol.

$C_6H_3(OH)(OCH_3)(SO_3K)$ $(1, 2, 4)$ und $(1, 2, 5)$. Mol.-Gew.: 242,23.

Nach den oben angegebenen Formeln soll das Kalium sulfoguajacolicum aus den beiden bezeichneten isomeren Salzen bestehen. Diese Salze reagieren gegen Lackmus ganz schwach sauer. Wenn trotzdem das Arzneibuch eine schwach alkalische Reaktion gegen Lackmus vorschreibt, so hat das folgenden Grund: Zur Erhöhung der Löslichkeit in Wasser, d. h. um zu erreichen, daß sich das Salz wirklich in 8 Teilen Wasser löst, werden dem Präparat gewisse Mengen des sehr leicht löslichen Dikaliumsalzes zugefügt.

$$C_6H_3 \begin{cases} OK \\ OCH_3 \\ SO_3K \end{cases}$$

Dieses Dikaliumsalz reagiert gegen Lackmuspapier alkalisch. Schreibt also das Arzneibuch eine schwach alkalische Reaktion vor, ist damit stillschweigend ein geringer Gehalt an Dikaliumsalz zugelassen[1].

Gehalt: Mindestens 96,9%.

Weißes, fast geruchloses, kristallinisches Pulver; in 8 Teilen Wasser löslich, in Weingeist oder Äther unlöslich. Die wäßrige Lösung bläut Lackmuspapier schwach.

Zur Prüfung sind erforderlich: Etwa 0,5 g Kalium sulfoguajacolicum und 15 ccm wäßrige Lösung (1 + 19).

Prüfung durch:	Zeigt an:
*Erhitzen einer Probe guajakolsulfosaures Kalium.	**Identität,** wenn es erst schmilzt und dann unter starkem Aufblähen und Hinterlassung eines die Flamme violett färbenden Rückstandes verbrennt.
Versetzen von je 5 ccm der Lösung (1 + 19) a) mit Eisenchloridlösung,	**Identität** durch violettblaue Färbung, die nach Zusatz von Ammoniakflüssigkeit unter Abscheidung brauner Flocken verschwindet[2].
*b) mit Natriumsulfidlösung,	**Schwermetallsalze** durch eine Fällung oder Trübung.
*c) mit Salzsäure und Bariumnitratlösung. Sie darf durch beide Reagenzien nicht verändert werden.	**Schwefelsäure** durch eine weiße Fällung. Es ist hier besonders sorgfältig darauf zu prüfen, ob schwefelsaure Salze (etwa Kaliumsulfat) zugegen sind. Diese Feststellung ist um so notwendiger, als die folgende Gehaltsbestimmung des DAB 6 unmaßgebliche Resultate ergibt.

1. Auflösen[3] von 0,2 g guajakolsulfosaurem Kalium und 0,4 g Quecksilberoxydazetat in einem 2 bis 3 cm weiten Probierrohr in einer Mischung von 1 ccm verdünnter Essigsäure und 15 ccm Wasser. Einstellen in ein siedendes Wasserbad und Erhitzen darin $^1/_2$ Stunde lang. Abkühlen, Überspülen des Inhalts des Probierrohrs mit 30 bis 50 ccm Wasser in ein Kölbchen, das 25 ccm $^1/_{10}$-Normal-Jodlösung und 1,2 g Kaliumjodid enthält. Umschwenken. Nach 2 bis 3 Minuten Zurücktitrieren des Jodüberschusses mit $^1/_{10}$-Normal-Natriumthiosulfatlösung unter Verwendung von Stärkelösung als Indikator.

2. Blinder Versuch. Lösen von 0,4 g Quecksilberoxydazetat in einem Probierrohr in einer Mischung von 1 ccm verdünnter Essigsäure und 15 ccm Wasser. Erhitzen $^1/_2$ Stunde lang im siedenden Wasserbad. Abkühlen, mit Wasser in ein Kölbchen spülen, das 5 ccm $^1/_{10}$-Normal-Jodlösung und 1,2 g Kaliumjodid enthält, und Zurücktitrieren des Jodüberschusses mit $^1/_{10}$-Normal-Natriumthiosulfatlösung.

Die dem Jodverbrauch des blinden Versuchs äquivalente Menge $^1/_{10}$-Normal-Natriumthiosulfatlösung wird der Menge $^1/_{10}$-Normal-Natriumthio-

Vorschriftsmäßiger Gehalt, wenn die errechnete Gesamtmenge $^1/_{10}$-Normal-Natriumthiosulfatlösung für die angewendeten 0,2 g guajakolsulfosaures Kalium höchstens 9 ccm betragen, entsprechend einem Mindestverbrauch von 16 ccm $^1/_{10}$-Normal-Jodlösung, was einem Mindestgehalt von 96,9% guajakolsulfosaurem Kalium entspricht. 1 ccm $^1/_{10}$-Normal-Jodlösung = 0,012 111 g guajakolsulfosaures Kalium. 16 ccm = 0,1938 g = 96,9%.

sulfatlösung zugerechnet, die bei der Gehaltsbestimmung des guajakolsulfosauren Kaliums verbraucht wurde.

[1] E. RUPP und A. V. BRIXEN: Archiv 1926, S. 702.

[2] Reaktion der Phenolhydroxylgruppe.

[3] Die Gehaltsbestimmung ist praktisch wertlos, da sich der Reaktionsverlauf
nicht notwendig nur nach folgenden Gleichungen vollziehen muß:

$$C_6H_3(OH)\,(OCH_3)\,(SO_3K) + Hg(OOCCH_3)_2 = C_6H_2{\Large\langle}{\small\begin{matrix}(HO)\,(OCH_3)\,(SO_3K)\\[4pt]HgOOCCH_3\end{matrix}}$$

$$+ HOOCCH_3$$
$$\text{Essigsäure}$$

$$C_6H_2{\Large\langle}{\small\begin{matrix}(OH)\,(OCH_3)\,(SO_3K)\\[4pt]HgOOCCH_3\end{matrix}} + KJ = C_6H_2{\Large\langle}{\small\begin{matrix}(OH)\,(OCH_3)\,(SO_3K)\\[4pt]HgJ\end{matrix}} + KOOCCH_3$$

$$C_6H_2{\Large\langle}{\small\begin{matrix}(OH)\,(OCH_3)\,(SO_3K)\\[4pt]HgJ\end{matrix}} + J_2 = HgJ_2 + C_6H_2J(OH)\,(OCH_3)\,(SO_3K).$$

Es können vielmehr auch 2 (und mehr) -HgOOCCH$_3$-Gruppen in das Guajakol-
sulfosäuremolekül eintreten, so daß Überwerte durchaus möglich sind.

Der blinde Versuch ist erforderlich, da das Merkuriazetat infolge Selbstzersetzung
Merkuroazetat bzw. met. Quecksilber enthält. $Hg + J_2 = HgJ_2$.

Kalium sulfuratum — Schwefelleber.

Leberbraune, später gelbgrüne Stücke, welche schwach nach Schwefelwasserstoff
riechen und sich in 2 Teilen Wasser zu einer fast klaren, alkalischen, gelbgrünen,
nach Schwefelwasserstoff riechenden Flüssigkeit lösen. Die Forderung, daß Schwe-
felleber sich in 2 Teilen Wasser fast klar lösen soll, ist wichtig. Der gute Ausfall
dieser Prüfung neben richtigem Aussehen und Geruch verbürgen schon weitgehend
ein brauchbares Präparat.

Prüfung durch:	Zeigt an:
*Auflösen von 5 g Schwefelleber in 10 g Wasser. Sie muß sich bis auf einen geringen Rückstand auflösen.	**Zersetzung** oder **fremde Beimengungen** durch einen größeren, unlöslichen Rückstand.
*Auflösen von 0,5 g Schwefelleber in 9,5 g Wasser und Erhitzen mit überschüssiger Essigsäure. (Abzug!)	**Güte des Präparats** durch reichliche Entwicklung von Schwefelwasserstoff unter Abscheidung von Schwefel[1].
Filtrieren obiger Lösung, Erkaltenlassen und Versetzen des Filtrats mit Weinsäurelösung.	**Identität** durch einen allmählich entstehenden weißen, kristallinischen Niederschlag[2].

Aufbewahrung: In gutverschlossenen Gefäßen.

[1] $K_2S_3 + 2\,CH_3 \cdot COOH = 2\,CH_3 \cdot COOK + H_2S + S_2$.
Kalium-   Essigsäure   Kaliumazetat
trisulfid

[2] $CH_3 \cdot COOK + C_4H_6O_6 = C_4H_5KO_6 + CH_3 \cdot COOH$.
  Kalium-   Wein-   Saures   Essigsäure
   azetat   säure   Kalium-
                  tartrat

Kalium sulfuricum — Kaliumsulfat.

K_2SO_4. Mol.-Gew.: 174,27.

Weiße, harte, luftbeständige Kristalle oder Kristallkrusten.

Verhalten gegen Lösungsmittel: In 10 Teilen Wasser von 20° und 5 Teilen siedendem Wasser löslich, in Weingeist aber unlöslich.

Zur Prüfung sind erforderlich: Etwa 1 g Kaliumsulfat und 30 ccm wäßrige Lösung (1 + 19).

Prüfung durch:	Zeigt an:
*Erhitzen eines Kriställchens am Öhr des Platindrahts in der Flamme. Die Flamme darf sich höchstens vorübergehend gelb färben.	**Identität** durch eine violette Flammenfärbung. **Natriumsalze** durch eine anhaltend gelbe Flammenfärbung.
*Eintauchen von blauem und rotem Lackmuspapier in die Lösung (1 + 19). Die Farben des Papiers dürfen sich nicht verändern.	**Saures Kaliumsulfat** durch Rötung des blauen Lackmuspapiers. **Kaliumkarbonat** durch eine Bläuung des roten Lackmuspapiers.
Versetzen von je 5 ccm der Lösung (1 + 19) *a) mit Weinsäurelösung,	**Identität** durch einen allmählich entstehenden weißen, kristallinischen Niederschlag[1].
*b) mit Bariumnitratlösung,	**Identität** durch einen weißen, in verdünnten Säuren unlöslichen Niederschlag.
*c) mit je 3 Tropfen verdünnter Essigsäure und Natriumsulfidlösung, es darf keine Veränderung entstehen,	**Schwermetallsalze** durch eine Färbung oder Fällung.
*d) mit Silbernitratlösung; sie darf höchstens opalisierend werden,	**Salzsäure** durch eine weiße undurchsichtige Trübung.
*e) mit Ammoniakflüssigkeit und mit Natriumphosphatlösung. Beide Reagenzien dürfen keine Veränderung hervorrufen.	**Kalziumsalze, Magnesiumsalze** durch eine weiße Trübung[2].
*f) mit einigen Tropfen Salzsäure 0,5 ccm Kaliumferrozyanidlösung; es darf nicht sofort eine Bläuung entstehen.	**Eisensalze** durch eine sofortige blaue Färbung.
Erhitzen von 1 g zerriebenem Kaliumsulfat und 3 ccm Natriumhypophosphitlösung 15 Minuten lang im siedenden Wasserbad. Es darf sich nicht dunkel färben.	**Arsenverbindungen** durch eine dunkle Färbung[3].

[1] Siehe Kali causticum Nr. 1.

[3] $MgSO_4 + NH_3 + Na_2HPO_4 + 6H_2O = Mg(NH_4) \cdot PO_4 \cdot 6H_2O + Na_2SO_4.$
Magnesium-sulfat　　　Natrium-phosphat　　　Ammonium-Magnesiumphosphat

[2] $As_2O_3 + 3H_3PO_2 = As_2 + 3H_3PO_3.$

Kalium tartaricum — Kaliumtartrat.

CH(OH) · COOK
| 　　　　　 $\cdot \, ^1/_2 \, H_2O$. Mol.-Gew.: 235,24.
CH(OH) · COOK

Weißes kristallinisches Pulver oder farblose, durchscheinende, luftbeständige Kristalle, die in 0,7 Teilen Wasser, in Weingeist nur wenig löslich sind.

Zur Prüfung sind erforderlich: Etwa 2,5 g Kaliumtartrat und 25 ccm wäßrige Lösung (1 + 19).

Prüfung durch:	Zeigt an:
*Erhitzen auf einem Tiegeldeckel, Behandeln des Rückstands mit Wasser und Eintauchen von rotem Lackmuspapier.	**Identität** durch Verkohlung unter Entwicklung von Karamelgeruch, durch eine violette Färbung der Flamme und durch Bläuung des Lackmuspapiers.
Auflösen von 1 g des Salzes in 10 ccm Wasser und Schütteln mit 5 ccm verdünnter Essigsäure.	**Identität** durch einen weißen, kristallinischen Niederschlag[1].
Abgießen der Flüssigkeit von dem ausgeschiedenen Kristallmehl, Verdünnen mit gleichviel Wasser und Zufügen von 4 Tropfen Ammoniumoxalatlösung. Es darf innerhalb 1 Minute keine Veränderung eintreten.	**Kalziumsalze** durch eine weiße Trübung innerhalb 1 Minute[2].
Versetzen von je 5 ccm der Lösung (1 + 19) *a) mit 1 Tropfen Phenolphthaleinlösung. Sie darf sich nicht rot färben,	**Freies Alkali** durch eine Rotfärbung.
b*) mit je 3 Tropfen verdünnter Essigsäure und Natriumsulfidlösung; es darf keine Veränderung entstehen,	**Schwermetallsalze** durch eine Trübung oder Fällung.
*c) mit einigen Tropfen Salzsäure und 0,5 ccm Kaliumferrozyanidlösung; es darf nicht sofort eine Bläuung entstehen.	**Eisensalze** durch eine sofort blaue Färbung[3].
*Versetzen von 10 ccm der Lösung mit Salpetersäure, Abfiltrieren des ausgeschiedenen Kristallmehls und Versetzen des Filtrats: a) mit Bariumnitratlösung; es darf keine Veränderung entstehen,	**Schwefelsäure** durch eine weiße Trübung.
b) mit Silbernitratlösung; es darf höchstens opalisierend getrübt werden.	**Salzsäure** durch eine mehr als opalisierende Trübung.
Erwärmen von 1 g des Salzes mit 5 ccm Natronlauge; es darf sich kein Ammoniak entwickeln.	**Ammoniumsalze** durch Entwicklung von Ammoniak[4].
Erhitzen von 1 g Kaliumtartrat mit 3 ccm Natriumhypophosphitlösung 15 Minuten lang im siedenden Wasserbad. Es darf keine dunkle Färbung auftreten.	**Arsenverbindungen** durch eine dunkle Färbung[5].

[1]
$$\begin{matrix} CH(OH) \cdot COOK \\ | \\ CH(OH) \cdot COOK \end{matrix} + CH_3 \cdot COOH = \begin{matrix} CH \cdot (OH) \cdot COOK \\ | \\ CH(OH) \cdot COOH \end{matrix} + CH_3 \cdot COOK.$$

Kaliumtartrat   Essigsäure   Saures Kaliumtartrat

Hier wird das Kaliumtartrat als Weinstein ausgefällt, bevor auf Kalziumsalze geprüft wird, weil die Gegenwart weinsaurer Salze das Ausfallen von oxalsaurem Kalk erschwert. Das Ausfallen des Kaliumbitartrats befördert man zweckmäßig durch Reiben der Glaswand mit einem runden Glasstab. Schließlich soll nach dem Text des Arzneibuchs die Flüssigkeit vom Niederschlag *abgegossen*, nicht abfiltriert werden, damit nicht etwa durch die essigsaure Lösung aus dem Filtrierpapier die dort fast immer vorhandenen Kalziumsalze herausgelöst werden und damit eine Verunreinigung vortäuschen.

[2] $C_4H_4O_6Ca + (NH_4)_2C_2O_4 + H_2O = CaC_2O_4 \cdot H_2O + C_4H_4O_6(NH_4)_2.$

Kalzium-   Ammonium-   Kalziumoxalat   Ammonium-
tartrat   oxalat   tartrat

[3] Siehe Acetum pyrolign. Nr. 1.

[4] $C_4H_4O_6(NH_4)_2 + 2\,NaOH) = C_4H_4O_6Na_2 + 2\,NH_3 + 2\,H_2O.$

Ammonium-   Natrium-
tartrat   tartrat

[5] $As_2O_3 + 3\,H_3PO_2 = As_2 + 3\,H_3PO_3.$

Kamala — Kamala.

Das Haarkleid der Früchte von Mallotus philippinensis (Lamarck) Mueller Argoviensis.

Kamala stellt ein leichtes und weiches, nicht klebriges, geschmack- und geruchloses, braunrotes, mit wenig graugelben Teilchen durchsetztes Pulver dar, das an Weingeist, Chloroform, Äther und Laugen einen rotgelben Farbstoff abgibt.

Prüfung durch:	Zeigt an:
Verbrennen von 1 g Kamala in einem gewogenen Tiegel; es darf höchstens 0,06 g Rückstand bleiben.	**Anorganische Beimengungen** durch einen größeren Rückstand als 0,06 g.
Betrachten des Pulvers unter dem Mikroskop.	Die **Drüsen** sind unregelmäßig kugelig, höckerig, haben einen Durchmesser von 40 bis 100 μ und enthalten eine rote, glänzende Harzmasse.
	Die **Büschelhaare** sind vielstrahlig, die sie zusammensetzenden Haare dickwandig, gewöhnlich etwas gekrümmt, zum Teil mit hakenförmig gekrümmter Spitze versehen, meist einzellig. Kamala darf mineralische Bestandteile nur in geringer Menge und Gewebsbestandteile der Fruchtschale der Kamalapflanze nur in Spuren enthalten.
Behandeln des Pulvers mit verdünnter Kalilauge (1 + 2), Auswaschen mit Wasser und Betrachten unter dem Mikroskop.	Innerhalb der blasigen **Kutikula** der Drüsen sind zahlreiche, dünnwandige, strahlig angeordnete, keulenförmige **Zellen.**

Kamala darf parenchymatische Gewebebestandteile der Fruchtschale der Kamalapflanze nur in Spuren, verholzte Zellen[1], Pollenkörner, Stärke überhaupt nicht enthalten, was auf Verfälschung mit rotem Sandelholz, Rinden, Saflor und sonstigen Fälschungsmitteln deuten würde.

[1] Die Haare enthalten verholzte Zellen.

Kreosotum — Kreosot.

Das durch Destillation aus Buchenholzteer gewonnene, aus Guajakol, Kreosol und Kresolen bestehende Gemisch.

Klare, schwachgelbliche, im Sonnenlicht sich nicht bräunende, stark lichtbrechende, ölartige Flüssigkeit von durchdringend rauchartigem Geruch und brennendem Geschmack. **Dichte** nicht unter 1,075. Kreosot siedet größtenteils zwischen 200 und 220° und erstarrt selbst bei — 20° noch nicht. In Äther, Weingeist und Schwefelkohlenstoff ist es löslich, mit etwa 120 Teilen heißem Wasser gibt es eine klare Lösung, welche sich beim Erkalten trübt und allmählich unter Abscheidung von Öltropfen wieder klar wird.

Die Bestimmung der Dichte ist sehr wichtig, da Kreosot außer den geforderten 3 Bestandteilen Guajakol, Kreosol, Kresolen noch minderwertige Phenole von niedrigerer Dichte wie Xylenole usw. enthalten kann.

Auch durch Bestimmung des Siedepunktes sollen fremde Phenole möglichst erkannt werden. Vor allem darf unter 200° höchstens eine sehr geringe Menge Flüssigkeit übergehen. (Phenol siedet z. B. bereits bei 181°.)

Zur Prüfung sind erforderlich: 9 ccm Kreosot.

Prüfung durch:

Bestimmen der Dichte. Sie darf nicht unter 1,075 betragen.

*Schütteln von 0,5 g Kreosot mit 60 g heißem Wasser, Erkaltenlassen, Abgießen der klaren Flüssigkeit und Versetzen:

    *a) mit Bromwasser,

    *b) Versetzen von 10 ccm der Lösung mit 1 Tropfen Eisenchloridlösung.

*Auflösen von 0,1 g Kreosot in 5 ccm Weingeist und Zusatz einiger Tropfen verdünnter Eisenchloridlösung (1 + 9).

*Betupfen von angefeuchtetem blauem Lackmuspapier mit 1 Tröpfchen Kreosot.

*Schütteln von 1 ccm Kreosot mit 2,5 ccm Natronlauge. Es soll eine klare, hellgelbe Lösung geben, welche beim Verdünnen mit 50 ccm Wasser sich nicht trübt.

*Mischen von 1 ccm Kreosot mit 10 ccm einer mit absolutem Alkohol dargestellten Kaliumhydroxydlösung (1 + 4).

*Schütteln von 5 ccm Kreosot mit 15 ccm eines Gemischs aus 1 Teil Wasser und 3 Teilen Glyzerin in einer graduierten Röhre und Abscheidenlassen. Reines Kreosot behält nahezu sein gleiches Volumen.

*Schütteln von 1 ccm Kreosot mit 2 ccm Petroleumbenzin und 2 ccm Barytwasser und Absetzenlassen. Bei gutem Kreosot bleibt die Benzinschicht ungefärbt, die wäßrige Schicht wird olivenfarbig.

Zeigt an:

Fremde Phenole (Xylenole, Phlorol usw.) durch eine niedrigere Dichte als 1,075.

Identität durch einen rotbraunen Niederschlag.

Identität durch eine Trübung und eine graugrüne oder schnell vorübergehende blaue Färbung, die schließlich schmutzigbraun wird unter Abscheidung von ebenso gefärbten Flocken.

Identität durch eine tiefblaue. Färbung, die auf Zusatz von mehr Eisenchloridlösung dunkelgrün wird.

Organische, von Teer herrührende, und **anorganische Säuren** durch Rötung des Lackmuspapiers[1].

Teeröle durch eine braune, trübe Lösung in Natronlauge.

Naphthalin durch eine Trübung oder eine Abscheidung beim Verdünnen mit Wasser.

Genügenden Gehalt an Guajakol und **Kreosol** durch Erstarren zu einer festen kristallinischen Masse nach einiger Zeit[2].

Fremde Phenole, Teeröle usw. durch Flüssigbleiben.

Steinkohlenkreosot durch eine merkliche Verminderung des Volumens des Kreosots.

Coerulignon und **hochsiedende Bestandteile des Holzteers** durch eine blaue oder schmutzige Farbe der Benzinschicht und durch eine rote Färbung der wäßrigen Flüssigkeit.

Aufbewahrung: Vorsichtig.

[1] Kreosot wird stets etwas sauer reagieren.

$$[2]\ \ C_6H_4\!\!\begin{array}{c}\nearrow OCH_3\\\searrow OH\end{array} + C_6H_3(CH_3)\!\!\begin{array}{c}\nearrow OCH_3\\\searrow OH\end{array} + 2\,KOH = C_6H_4\!\!\begin{array}{c}\nearrow OCH_3\\\searrow OK\end{array}$$

Guajakol   Kreosol   Guajakolkalium

$$+\ C_6H_3(CH_3)\!\!\begin{array}{c}\nearrow OCH_3\\\searrow OK\end{array} + 2\,H_2O\,.$$

Kreosolkalium

Kreosotum carbonicum — Kreosotkarbonat.

Creosotal.

Zähe, farblose bis gelbliche, schwach nach Kreosot riechende Flüssigkeit, in Wasser unlöslich, in Weingeist, Äther und in fetten Ölen löslich. Bei längerem Stehen in der Kälte scheiden sich Kristalle von Guajakolkarbonat aus.

Prüfung durch:	Zeigt an:
Kochen von 0,2 g Kreosotkarbonat mit 10 ccm einer filtrierten Lösung von 0,5 g Kaliumhydroxyd in 12 ccm absolutem Alkohol 2 Minuten lang, Abfiltrieren des weißen kristallinischen Niederschlags, Waschen mit absolutem Alkohol und Trocknen. Übergießen des Niederschlags mit Salzsäure. Es entwickelt sich reichlich Kohlendioxyd. Verdünnen des Fitrats mit 5 ccm Wasser, Verdampfen des Alkohols auf dem Wasserbad und Ansäuern des Rückstands mit verdünnter Schwefelsäure. Es tritt der Geruch des Kreosots auf.	**Identität** durch Kohlensäureentwicklung und durch Kreosotgeruch[1].
Lösen von 1 g Kreosotkarbonat in 10 ccm Weingeist und Zusatz von 1 Tropfen Eisenchloridlösung. Es darf keine grüne Farbe auftreten.	**Freies Kreosot** durch eine grüne Farbe.
Verbrennen von 0,2 g Kreosotkarbonat in einem gewogenen Tiegel. Sie dürfen keinen wägbaren Rückstand hinterlassen.	**Anorganische Beimengungen** durch einen wägbaren Rückstand.

Aufbewahrung: Vorsichtig.

[1] z. B.

$$\begin{matrix} CH_3OC_6H_4O \\ \\ CH_3OC_6H_4O \end{matrix} \bigg\rangle CO + 4\ KOH = K_2CO_3 + 2\ CH_3OC_6H_4OK + 2\ H_2O\,.$$

Guajakolkarbonat   Guajakolkalium

$$K_2CO_3 + 2\,HCl = 2\,KCl + H_2O + CO_2$$
$$2\,CH_3OC_6H_4OK + H_2SO_4 = K_2SO_4 + 2\,CH_3OC_6H_4OH.$$

Guajakol

Lactylphenetidinum — Laktyl-p-phenetidin.

Laktophenin.

$$C_6H_4 \begin{cases} NH \cdot CO \cdot CH(OH) \cdot CH_3 \\ \\ OC_2H_5 \end{cases} \quad [1,4]. \quad \text{Mol.-Gew.: } 209{,}1.$$

Farblose, durchscheinende Kristallnädelchen. Es ist geruchlos und schmeckt schwach bitter. Es löst sich in 400 Teilen Wasser von 20°, in 45 Teilen siedendem Wasser und in 6 Teilen Weingeist. Die Lösungen verändern Lackmuspapier nicht. In einer zur Lösung unzureichenden Menge siedendem Wasser schmilzt Laktyl-p-phenetidin zu einer ölartigen Flüssigkeit.

Schmelzpunkt: 117° bis 118°.

Zur Prüfung sind erforderlich: Etwa 1,2 g Laktyl-p-phenetidin.

Prüfung durch:	Zeigt an:
*Schütteln von Laktophenin mit Salpetersäure.	**Identität** durch eine gelbe Färbung[1].
*Kochen einer Mischung von 0,2 g Laktophenin in 2 ccm Salzsäure 1 Minute lang[2], Verdünnen mit 20 ccm Wasser und Zusatz von 6 Tropfen Chromsäurelösung.	**Identität** durch eine zunächst violette, dann rubinrote Färbung.

*1 Minute langes kräftiges Schütteln von 0,5 g Laktophenin mit 5 ccm Wasser, Filtrieren und Versetzen des Filtrats mit 1 bis 1,5 ccm Bromwasser (bis zur Gelbfärbung); es darf keine Trübung entstehen.
Längeres Stehenlassen obiger Mischung.

Azetanilid durch eine Trübung[3].

Identität durch Verschwinden der gelben Färbung unter Abscheidung eines weißen, kristallinischen Niederschlags. Schließlich nimmt die Flüssigkeit eine rotbraune Färbung an.

*Auflösen von 0,1 g Laktophenin in 1 ccm Schwefelsäure in einem Porzellanschälchen; die Lösung muß farblos sein.

Fremde, organische Beimengungen durch eine gefärbte Lösung.

Verbrennen von 0,2 g Laktophenin in einem gewogenen Tiegel; es darf nur weniger als 0,001 g Rückstand bleiben.

Anorganische Beimengungen durch einen Rückstand von 0,001 g oder mehr.

Aufbewahrung: Vorsichtig.

[1] Es entsteht Nitro-Laktyl-p-phenetidin.

$$[2]\ C_6H_4\big\langle{}^{NH(C_3H_5O_2)}_{OC_2H_5} + HCl + H_2O = C_6H_4\big\langle{}^{NH_2 \cdot HCl + C_3H_6O_3 \cdot}_{OC_2H_5}$$

Laktophenin   p-Amidophenetol-hydrochlorid   Milchsäure

$$[3]\ C_6H_5 \cdot NH \cdot CO \cdot CH_3 + 2\,Br = C_6H_4\big\langle{}^{Br}_{NH \cdot CO \cdot CH_3} + HBr$$

Azetanilid   Parabromazetanilid

Azetanilid löst sich in 230 Teilen kaltem Wasser. Ist also dieser Stoff vorhanden, so werden sich davon beim Schütteln mit kaltem Wasser nicht ganz unwesentliche Anteile lösen, so daß das Filtrat nach Zusatz von Bromwasser durch Bildung von p-Bromazetanilid eine Trübung oder gar eine Ausscheidung ergibt. Die Probe ist so scharf, daß schon bei Gegenwart von 1% Azetanilid im Laktophenin sofort nach Zufügung des Bromwassers eine deutliche Opaleszenz entsteht. Reines Laktylphenetidin dagegen gibt, mit Wasser geschüttelt, ein Filtrat, das durch den Zusatz von Bromwasser gelb gefärbt wird, aber minutenlang klar bleibt. Erst später zeigt sich unter Abblassen der gelben Färbung ein weißer kristallinischer Niederschlag, worauf schließlich die Flüssigkeit eine rotbraune Färbung annimmt.

Lanolinum — Lanolin. Wasserhaltiges Wollfett.

Gelblichweiße, fast geruchlose, salbenartige Masse.

Lichen islandicus — Isländisches Moos.

Die Flechte Cetraria islandica (Linné) Acharius. Der fast laubartige Thallus ist bis 15 cm lang, höchstens 0,5 mm dick, unregelmäßig gabelig verzweigt, mit bald breiteren, bald schmäleren, rinnenförmigen oder fast flachen, zuweilen krausen Zipfeln versehen, am Grunde rinnig. Auf der einen Seite ist er grünlichbraun oder braun, auf der anderen grauweißlich oder hellbräunlich und mit zerstreuten, weißen, vertieften Flecken besetzt, auf beiden Seiten kahl, am Rand durch Spermogonien gefranst. Selten kommen ferner flachscheibenförmige, anfangs grünliche, später braune Apothezien vor. Isländisches Moos ist in trockenem Zustand brüchig, nach dem Anfeuchten wird es weich und lederartig. Isländisches Moos riecht schwach eigenartig und schmeckt bitter.

Mikroskopische Prüfung im Querschnitt: Er zeigt beiderseits eine aus eng untereinander verflochtenen und zusammengepreßten **Hyphen** gebildete Rindenschicht, unter der sich je eine Lage lockeren Hyphengewebes mit den rundlichen **Konidien** befindet. Die Markschicht besteht aus einem lockeren Gewebe fädiger Hyphen. Der Schnitt durch die **Apothezien** zeigt die **Asci** mit je **8 Sporen.** Die kleinen weißen Flecke auf der helleren Seite des Thallus bestehen aus ziemlich lockerem Hyphengeflecht mit kleinen Gruppen von **Algenzellen.** Jodlösung färbt die Hyphenwände vorzugsweise an den Rändern des Querschnitts blau.

Prüfung durch:	Zeigt an:
Kochen von Isländischem Moos mit 20 Teilen Wasser.	**Identität** durch einen bitter schmeckenden Schleim, der beim Erkalten zu einer Gallerte erstarrt.
Ausführung einer Mikrosublimation.	**Identität** durch weiße, sehr feinkörnige, mikrokristallinische Sublimate von Fumarsäure, die sich leicht und farblos in Ammoniakflüssigkeit lösen. Aus dieser Lösung scheiden sich alsbald nadelförmige, oft zu zweigartigen Gebilden zusammentretende Kristalle von fumarsaurem Ammonium aus.

Lignum Guajaci — Guajakholz.

Das Holz von Guajacum officinale Linné und Guajacum sanctum Linné. Guajakholz ist sehr fest und hart, nur unregelmäßig spaltbar und sinkt in Wasser unter. Auf dem Querschnitt erscheint es unter der Lupe durch die Gefäße punktiert und läßt sehr feine, genäherte Markstrahlen sowie abwechselnde, heller und dunkler gefärbte Querbinden erkennen. Das braune oder grünbraune Kernholz ist scharf gegen das schmälere, hellgelbliche Splintholz abgesetzt. Das Kernholz entwickelt beim Erwärmen einen würzigen, benzoeartigen Geruch und schmeckt etwas kratzend. Das Splintholz ist geruch- und geschmacklos. Die Abkochung von 1 Teil Guajakholz und 5 Teilen Wasser ist trübe und gibt beim Schütteln einen bleibenden, weißen Schaum.

Prüfung durch:	Zeigt an:
*Schütteln von 0,2 g Guajakholz mit 5 ccm Weingeist 10 Sekunden lang und Versetzen des Filtrats mit 1 Tropfen Kupfersulfatlösung und 2 Tropfen $^1/_{10}$-Normal-Ammoniumrhodanidlösung.	**Identität** durch eine tiefblaue Färbung.

Mikroskopische Prüfung: Die **Markstrahlen** sind 1 Zelle breit und 3 bis 6, meist 4 Zellen hoch. Die Hauptmasse der **Holzstränge** wird von sehr dickwandigen, spulenrunden, vielfach gebogenen, unregelmäßig verlaufenden, schräggetüpfelten **Fasern** gebildet. Die sehr weiten, dickwandigen, kurzgliederigen, mit sehr zahlreichen Hoftüpfeln versehenen **Gefäße** stehen fast immer einzeln und nehmen meist die ganze Breite des Raumes zwischen zwei Markstrahlen ein. Ferner finden sich tangential verlaufende, 1 bis 2 Zellen breite, unregelmäßige **Bänder von Parenchymzellen,** die teilweise den Gefäßen dicht anliegen. Die Zellen des Holzparenchyms enthalten zum Teil schlecht ausgebildete **Einzelkristalle von Kalziumoxalat.** Die Gefäße und die Zellen des Kernholzes sind gewöhnlich von einer braunen **Harzmasse** ausgefüllt.

Lignum Quassiae — Quassiaholz.

Das Holz der Stämme und Äste von Picrasma excelsa (Swartz) Planchon und von Quassia amara Linné. Quassiaholz ist gelblichweiß oder hellgelblich, leicht spaltbar, geruchlos und schmeckt stark und anhaltend bitter.

Mikroskopische Prüfung des Holzes von Picrasma excelsa: Das Jamaika-Quassiaholz erscheint sowohl auf dem Radial- wie auch auf dem Tangentialschnitt **horizontalstreifig**; es besitzt **Markstrahlen,** die 2 bis 5 Zellen breit und meist 10 bis 25 Zellen hoch sind. Sie werden durch Brücken von gewöhnlich 2 bis 5 Tangentialreihen von **Holzparenchymzellen** verbunden. Diesen angelagert sieht man einzelne oder in Gruppen von 2 bis 5 liegende **Gefäße,** deren Wände mit kleinen, spaltenförmigen, zuweilen etwas langgestreckten, behöften Tüpfeln versehen sind. Die Hauptmasse der Holzstränge bilden **Fasern** mit wenig verdickten Wänden. Die Parenchymzellen des Holzes enthalten zum Teil **große Einzelkristalle** oder **Kristallsand** von Kalziumoxalat.

Mikroskopische Prüfung des Holzes von Quassia amara: Das Surinam-Quassiaholz ist dem von Picrasma excelsa ähnlich gebaut. Es erscheint nur auf dem Radialschnitt horizontalstreifig. Die **Markstrahlen** sind jedoch nur 1, höchstens 2 Zellen breit und 5 bis 20 Zellen hoch; **Kalziumoxalatkristalle fehlen.**

Prüfung durch:	Zeigt an:
*Schwaches Kochen von 0,5 g Quassiaholz mit 5 ccm Weingeist einige Minuten lang, Filtrieren und Zusatz von 2 Tropfen Phlorogluzinlösung und 4 ccm Salzsäure. Das Filtrat muß in wenigen Minuten eine rosarote Färbung annehmen.	**Identität** durch Auftreten einer rosaroten Färbung.

Lignum Sassafras — Sassafrasholz.

Das Holz der Wurzel von Sassafras officinale Nees. Sassafrasholz ist leicht, gut spaltbar, rötlich oder bräunlich, von zahlreichen, feinen, genäherten Markstrahlen durchzogen und besitzt deutliche Jahresringe. Sassafrasholz riecht würzig, fenchelartig und schmeckt würzig und etwas süß.

Mikroskopische Prüfung: Die mit rotbraunem Inhalt versehenen **Markstrahlen** sind 1 bis 4 Zellen breit. Die **Gefäße** sind mit behöften, spaltenförmigen Tüpfeln versehen und von Parenchym umgeben. Die in den **Holzsträngen** vorhandenen Ersatzfasern besitzen nur mäßig stark verdickte, sehr wenig und zartgetüpfelte Wände. In den Holzsträngen sowie in den Markstrahlen finden sich **Sekretzellen** von der Weite kleinerer Gefäße mit einem gelblichen Inhalt und verkorkten Wänden; die Markstrahlen, das spärliche Holzparenchym und die Ersatzfasern führen kleine, einfache oder zusammengesetzte **Stärkekörner.**

Linimenta — Linimente.

Flüssige oder feste, gleichmäßige Mischungen.

Linimentum ammoniato-camphoratum —
Flüchtiges Kampferliniment.

Flüchtiges Kampferliniment ist weiß, dickflüssig und riecht stark nach Ammoniak und Kampfer. Es darf sich beim Aufbewahren nicht in Schichten sondern.

Linimentum ammoniatum — Flüchtiges Liniment.

Flüchtiges Liniment ist weiß, dickflüssig und riecht stark nach Ammoniak. Es darf sich beim Aufbewahren nicht in Schichten sondern.

Linimentum Calcariae — Kalkliniment.

Kalkliniment ist gleichmäßig, dickflüssig und gelb, es ist *zur Abgabe frisch zu bereiten.*

Linimentum contra Scabiem — Krätzeliniment.

Krätzeliniment ist klar und rotbraun.

Linimentum saponato-ammoniatum —
Flüssiges Seifenliniment.

Es ist schwach trübe.

Linimentum saponato-camphoratum — Opodeldok.

Opodeldok ist eine feste, fast farblose, wenig opalisierende Masse, in der sich zuweilen während der Aufbewahrung weiße, kristallinische Körnchen absondern. Es riecht stark nach seinen flüchtigen Bestandteilen und schmilzt leicht durch die Wärme der Hand.

Liquor Aluminii acetici — Aluminiumazetatlösung.

Gehalt: Mindestens 8,5% basisches Aluminiumazetat von der Zusammensetzung $Al(C_2H_3O_2)_2OH$. Mol.-Gew.: 162,03.

Klare, farblose Flüssigkeit, die Lackmuspapier rötet, schwach nach Essigsäure riecht und einen süßlich zusammenziehenden Geschmack besitzt.

Dichte: Mindestens 1,042 (nach Matthes mindestens 1,044).

Zur Prüfung sind erforderlich: Etwa 30,0 Liq. Aluminii acetici.

Prüfung durch:	Zeigt an:
*Erhitzen von 10 g des Liquors im Wasserbad nach Zusatz einer Lösung von 0,2 g Kaliumsulfat in 10 ccm Wasser.	**Identität** durch ein Gerinnen der Flüssigkeit; beim Erkalten nach kurzer Zeit wieder flüssig und klar werdend[1].
*Mischen von 1 ccm des Liquors mit 3 ccm Natriumhypophosphitlösung; es darf beim Erhitzen $^1/_4$ Stunde lang im siedenden Wasserbad keine dunklere Färbung entstehen.	**Arsenverbindungen** durch eine braune Färbung innerhalb $^1/_4$ Stunde.
*Vermischen von 6 ccm des Liquors mit 14 ccm Wasser und Zusatz von 0,5 ccm Kaliumferrozyanidlösung. Es darf höchstens schwache Bläuung entstehen.	**Eisensalze** in unzulässiger Menge durch eine stärkere Blaufärbung.
*Versetzen von 5 ccm des Liquors mit 1 ccm verdünnter Essigsäure und 3 Tropfen Natriumsulfidlösung; es darf keine Veränderung entstehen.	**Schwermetallsalze** durch eine dunkle Färbung oder Fällung.
*Vermischen von 2 ccm des Liquors mit 4 ccm Weingeist; er darf sofort höchstens opalisierend getrübt werden, aber es darf kein Niederschlag entstehen.	**Magnesiumsulfat** sowie unzulässige Mengen von **Aluminiumsulfat, Kalziumsulfat** durch einen Niederschlag.
Lösen von 1 g Ammoniumchlorid in 5 g Aluminiumazetatlösung, dann Versetzen unter Umschütteln mit 2,5 ccm Ammoniakflüssigkeit. Zusatz von 250 g heißem Wasser, Erhitzen zum Sieden und 1 Minute lang im Sieden erhalten. Absetzenlassen des Niederschlags, Abgießen der über ihm stehenden Flüssigkeit durch ein aschefreies Filter, fünfmaliges Dekantieren des Niederschlags	**Vorschriftsmäßige Zusammensetzung,** wenn der aus Aluminiumoxyd bestehende Glührückstand mindestens 0,133 g[3] beträgt. 1 g Al_2O_3 = 3,179 g $AlOH(OOCCH_3)_2$, 0,133 = 0,133 · 3,179 = 0,4228 g = 8,5%.

mit heißem Wasser; Aufbringen auf das Filter.
Trocknen von Niederschlag und Filter bei 100°,
Veraschen im gewogenen Tiegel, starkes Glühen
und Erkaltenlassen im Exsikkator[2].

[1] Es handelt sich um einen kolloidchemischen Vorgang.

[2] $Al(C_2H_3O_2)_2OH + 2NH_4OH = Al(OH)_3 + 2NH_4C_2H_3O_2$.
Der Zusatz von Ammoniumchlorid dient zum Aussalzen des Kolloids.
$2Al(OH)_3 = Al_2O_3 + 3H_2O$.

[3] Nach MATTHES enthält ein lege artis hergestellter Liquor Alum. acetici mindestens 9%iges Aluminiumazetat und liefert mindestens 0,142 g Aluminiumoxyd. Liquores, die bei vorschriftsmäßiger Dichte weniger als 0,142 g Al_2O geben, enthalten zuviel Kalziumazetat.

Liquor Aluminii acetico-tartarici —
Aluminiumazetotartratlösung.

Gehalt: Annähernd 45% Aluminiumazetotartrat[1].

Klare, farblose oder schwachgelblich gefärbte Flüssigkeit von sirupartiger Beschaffenheit, die Lackmuspapier rötet; sie riecht nach Essigsäure und schmeckt süßlich zusammenziehend.

Dichte: 1,258 bis 1,262.

Zur Prüfung sind erforderlich: Etwa 20 g Liquor Aluminii aceticotartarici.

Prüfung durch:	Zeigt an:
*Erwärmen von 6 ccm des Liquors mit 3 ccm Kaliumpermanganatlösung im Wasserbad.	**Identität** durch eine klare und farblose Mischung. (Liquor Aluminii acetici bleibt rot gefärbt.)
*Verdünnen von 2 g des Liquors mit 8 g Wasser und Zusatz von Ammoniakflüssigkeit.	**Identität** durch einen weißen, gallertartigen, in Natronlauge leicht löslichen Niederschlag[2].
*Erhitzen einer Mischung von 2 ccm des Liquors, 8 ccm Wasser und 1 ccm einer gesättigten, weingeistigen Zinkazetatlösung im Wasserbad bis nahezu zum Sieden.	**Identität** durch Entstehung eines dichten, weißen Niederschlags, der sich beim Erkalten allmählich wieder löst[3]. (Liquor Aluminii acetici gibt diesen Niederschlag nicht.)
*Verdünnen von 2 g des Liquors mit 8 g Wasser und Zusatz von einigen Tropfen Natriumsulfidlösung; es darf keine Veränderung entstehen.	**Schwermetallsalze** durch eine dunkle Färbung oder Fällung.
Eindampfen von 5 g des Liquors im Wasserbad, Trocknen des Rückstands bei 100°.	**Vorschriftsmäßige Beschaffenheit,** wenn das Gewicht des Rückstands mindestens 2,24 g beträgt, was einem Mindestgehalt von annähernd 45% Aluminiumazetotartrat entspricht.

[1] Das Aluminiumazetotartrat ist voraussichtlich kein einfaches Doppelsalz der Weinsäure und Essigsäure mit Aluminium, sondern eine Komplexverbindung.

[2] Auf Zusatz von Ammoniakflüssigkeit scheidet sich Aluminiumhydroxyd $[Al(OH)_3]$ aus, das in Natronlauge als Natriumaluminat, $Al(ONa)_3$, löslich ist.

[3] Die Reaktion ist lediglich durch den Weingeist bedingt, nicht durch das Zinkazetat.

Liquor Ammonii anisatus — Anisölhaltige Ammoniakflüssigkeit.

Klare und farblose oder höchstens blaßgelbe Flüssigkeit, die stark nach Anis und Ammoniak riecht.

Dichte: 0,861 bis 0,865.

Prüfung durch:	Zeigt an:
Verdampfen von etwa 2 g der Flüssigkeit auf dem Wasserbad; es darf kein Rückstand bleiben.	**Fremde Beimengungen** durch einen Rückstand.

Liquor Ammonii caustici — Ammoniakflüssigkeit.

Gehalt: 9,94 bis 10% Ammoniak (NH_3; Mol.-Gew.: 17,032).

Klare, farblose, flüchtige Flüssigkeit von durchdringendem, stechendem Geruch und stark alkalischer Reaktion.

Dichte: 0,957 bis 0,958.

Zur Prüfung sind erforderlich: Etwa 45 g Ammoniakflüssigkeit.

Prüfung durch:	Zeigt an:
*Darüberhalten eines mit Salzsäure befeuchteten Glasstabes.	**Identität** durch Entstehen von dichten, weißen Nebeln[1].
*Vermischen von 5 ccm Ammoniakflüssigkeit mit 20 ccm Kalkwasser und einstündiges Stehenlassen im verschlossenen Gefäß; es darf höchstens schwache Trübung entstehen.	**Kohlensäure, Ammoniumkarbaminat** durch eine weiße, undurchsichtige Trübung[2].
*Eindampfen von 20 ccm Ammoniakflüssigkeit auf 10 ccm und Verdünnen mit 20 ccm Wasser. Versetzen von je 5 ccm der Flüssigkeit	Das Eindampfen der Ammoniakflüssigkeit hat darin seinen Grund, daß das NH_3 möglichst entfernt werden soll. Geschieht das nicht, so müßte zum Übersättigen mit Salpetersäure eine verhältnismäßig so große Menge derselben angewendet werden, daß bei der Prüfung auf Schwefelsäure und Salzsäure die Probeflüssigkeit zu stark verdünnt wäre. Auch hier wird wieder das NH_3 entfernt, damit nicht die saure Reaktion der Natriumhypophosphitlösung zu weitgehend abgeschwächt wird.
*a) mit 3 Tropfen Natriumsulfidlösung; es darf höchstens eine grünliche Färbung entstehen,	**Schwermetallsalze** in unzulässiger Menge durch eine dunkle Fällung.
*b) mit Ammoniumoxalatlösung,	**Kalziumsalze** durch eine weiße Trübung.
*c) mit Salpetersäure und mit Bariumnitratlösung. Beide Reagenzien dürfen keine Veränderung erzeugen.	**Schwefelsäure** durch eine weiße Trübung.
*d) mit Salpetersäure bis zur sauren Reaktion und mit Silbernitratlösung; sie darf nicht mehr als getrübt werden.	**Salzsäure** durch eine weiße, undurchsichtige Trübung.
*Schwaches Ansäuern von 5 ccm Ammoniakflüssigkeit mit Salpetersäure. Die Flüssigkeit muß farb- und geruchlos sein.	**Teerbestandteile** durch eine gefärbte Flüssigkeit und teerartigen Geruch.
Verdampfen der Flüssigkeit zur Trockne; sie muß eine weiße Salzmasse liefern, die bei stärkerem Erhitzen ohne Rückstand flüchtig ist.	**Teerbestandteile** durch einen roten bis braunen Verdampfungsrückstand. **Nichtflüchtige Salze** durch einen Rückstand.

*Verdampfen von 5 ccm Ammoniakflüssigkeit in einer Porzellanschale auf dem Wasserbad nahezu zur Trockne. Überspülen des Rückstands mit 3 ccm Natriumhypophosphitlösung in ein Probierrohr. 15 Minuten Erhitzen im siedenden Wasserbad. Es darf keine dunkle Färbung entstehen.

Schütteln von 5 ccm Ammoniakflüssigkeit mit 3 g gepulverter Weinsäure. Prüfen des Geruchs.

Eingießen von etwa 4 g Ammoniakflüssigkeit in ein Glasstopfenkölbchen, das mit 30 ccm Normal-Salzsäure zuvor beschickt und genau gewogen war. Feststellen der Einwaage von Ammoniakflüssigkeit. Zusatz einiger Tropfen Methylorangelösung und Titration mittels Feinbürette mit Normal-Kalilauge bis zum Farbumschlag nach gelb[4].

Arsenverbindungen durch eine dunkle Färbung[3].

Pyridin, durch einen mehr als schwachen Geruch danach. Als Teerbestandteile kommen die aus dem Gaswaschwasser stammenden Verunreinigungen in Frage, also erstens Anilin, das beim Übersättigen mit Salpetersäure oder nach dem Abdampfen im Rückstand eine Färbung geben würde, und zweitens das häufig vorkommende und sehr störende Pyridin bzw. ähnliche Basen.

Den **vorschriftsmäßigen Gehalt an Ammoniak,** wenn zum Zurücktitrieren für je 4 g Ammoniakflüssigkeit nicht mehr als 6,65 und nicht weniger als 6,51 ccm Normal-Kalilauge erforderlich sind. Es wurden dann 23,35 bis 23,49 ccm Normal-Salzsäure zur Neutralisation des Ammoniaks verbraucht.

1 ccm Normal-Salzsäure = 0,017032 g Ammoniak, 23,35 bis 23,49 ccm = 0,3977 bis 0,4001 g Ammoniak, welche in 4 g Ammoniakflüssigkeit enthalten sein sollen, was einem Prozentsatz von 9,94 bis 10% Ammoniak entspricht.

Ammoniaktafel[5].

9,94%		10%	
g	ccm	g	ccm
1	584	1	587
2	1167	2	1174
3	1751	3	1761
4	**23,34**	4	**23,49**
5	2918	5	2936
6	3502	6	3523
7	4085	7	4110
8	4669	8	4697
9	5252	9	5284

Zur Berechnung aus der Formel $\dfrac{g}{F}\,T$; $\log T_{(9,94)} = 76613$
$\log T_{(10)} = 76874$.

[1] $NH_3 + HCl = NH_4Cl$.

[2] $NH_2 \cdot CO_2 \cdot NH_4 + Ca(OH)_2 = CaCO_3 + 2\,NH_3 + H_2O$.
   Ammonium-
   karbaminat

^{3} $As_2O_3 + 3H_3PO_2 = As_2 + 3H_3PO_3$.
^{4} $NH_3 + HCl = NH_4Cl$. (Wegen der Flüchtigkeit des Ammoniaks ist direkte
      170,32 36,47
Titration unmöglich.) Die Ammoniakflüssigkeit soll zu der Säure gegeben werden,
damit das NH_3 sofort gebunden wird und nicht ein kleiner Anteil davon entweichen
kann. Zweckmäßig geht man so vor, daß man in ein Glasstöpselgefäß (Jodkolben)
erst die 30 ccm $^1/_1$-Normal-Salzsäure gibt, dann Inhalt und Gefäß auf der analytischen Waage wägt, hierauf auf der Rezepturwaage 4 g der Ammoniakflüssigkeit
hinzugibt und schließlich auf der analytischen Waage diese Menge genau bestimmt,
um bei der Berechnung davon auszugehen.
^{5} Erläuterung s. S. 10 bis 11.

Liquor Calcii chlorati — Kalziumchloridlösung.

Gehalt: Annähernd 50% kristallisiertes Kalziumchlorid ($CaCl_2 + 6H_2O$, Mol.
Gew.: 219,09) oder annähernd 25% wasserfreies Kalziumchlorid ($CaCl_2$, Mol.-Gew.:
110,99). Klare, farb- und geruchlose Flüssigkeit, die Lackmuspapier nicht verändert.
Dichte: 1,226 bis 1,233.
Zur Prüfung sind erforderlich: Etwa 16 ccm Kalziumchloridlösung.

Prüfung durch:	Zeigt an:
*Versetzen von je 5 ccm der Lösung a) mit Ammoniumoxalatlösung,	**Identität** durch einen weißen Niederschlag, der nach Zusatz von verdünnter Essigsäure nicht verschwindet[1].
*b) mit Salpetersäure und Silbernitratlösung.	**Identität** durch einen weißen, käsigen, in Ammoniakflüssigkeit löslichen Niederschlag.
Vermischen von 3 ccm der Lösung mit 12 ccm Wasser und Versetzen von je 5 ccm *a) mit je 3 Tropfen verdünnter Essigsäure und Natriumsulfidlösung und dann mit 1 ccm Ammoniakflüssigkeit,	**Schwermetallsalze** durch einen schon auf Natriumsulfidzusatz oder erst auf Ammoniakzusatz auftretenden Niederschlag.
*b) mit Bariumnitratlösung,	**Schwefelsäure** durch eine weiße Trübung.
*c) mit Kalziumsulfatlösung. Sie darf durch keines dieser Reagenzien verändert werden.	**Bariumsalze** durch eine weiße Trübung.
*Erhitzen von 1 ccm Kalziumchloridlösung mit 5 ccm Natronlauge. Es darf kein Geruch nach Ammoniak auftreten.	**Ammoniumsalze** durch Auftreten von Ammoniakgeruch.
Erhitzen von 1 ccm Kalziumchloridlösung und 3 ccm Natriumhypophosphitlösung 15 Minuten lang im siedenden Wasserbad. Es darf keine dunkle Färbung auftreten.	**Arsenverbindungen** durch eine dunkle Färbung.
Versetzen einer Mischung von 1 g Kalziumchloridlösung, 25 ccm Wasser, 1 ccm Salzsäure und 2 ccm Ammoniakflüssigkeit in der Siedehitze mit 15 ccm Ammoniumkarbonatlösung. Kurze Zeit im Sieden erhalten. Erkaltenlassen und Abfiltrieren des Niederschlags. Verdampfen des Filtrats in einem gewogenen Tiegel, Durchfeuchten des Rückstands mit 1 Tropfen Schwefelsäure. Glühen. Der Glührückstand darf höchstens 0,005 g betragen.	**Magnesium-, Alkalisalze** durch einen Glührückstand von mehr als 0,005 g.

^{1} $CaCl_2 + C_2O_4(NH_4)_2 = CaC_2O_4 + 2NH_4Cl$

Liquor Carbonis detergens — Steinkohlenteerlösung.

Steinkohlenteerlösung ist klar und braun.

Liquor Cresoli saponatus — Kresolseifenlösung.

Gehalt: Annähernd 50% rohes Kresol und eine etwa 25% Fettsäure enthaltende Menge Seife.

Klare, rotbraune, ölartige Flüssigkeit, die Lackmuspapier bläut, nach Kresol riecht und in Wasser, Glyzerin, Weingeist und in Petroleumbenzin klar löslich ist.

Zur Prüfung sind erforderlich: Etwa 42 g Kresolseifenlösung.

Prüfung durch:	Zeigt an:
*Versetzen von 10 ccm einer Verdünnung von Kresolseifenlösung (1 + 99) mit 2 ccm Magnesiumsulfatlösung. Es bildet sich eine starke Ausscheidung.	**Identität** durch einen starken flockigen Niederschlag[1].
*Zugabe von 1 g Kresolseifenlösung zu 24 ccm Weingeist, der vorher mit 1 ccm Phenolphthaleinlösung und so viel $^1/_{10}$-Normal-Kalilauge tropfenweise versetzt wurde, bis die Rotfärbung nicht sofort wieder völlig verschwindet. Bis zum Verschwinden einer nach Zugabe der Kresolseifenlösung etwa eintretenden Rotfärbung dürfen höchstens 2 Tropfen Normal-Salzsäure verbraucht werden.	**Unzulässiger Alkaligehalt** der Seife durch einen Mehrverbrauch von Salzsäure.
Verdünnen von 40 g Kresolseifenlösung mit 120 g Wasser in einem Kolben von 1 l Inhalt, Versetzen mit 10 Tropfen Methylorangelösung und mit verdünnter Schwefelsäure (etwa 15 ccm) bis zur Rötung[2], Destillieren mit Wasserdampf, Abstellen der Kühlung, sobald das anfangs milchig trübe Destillat klar übergeht, weitere Destillation, bis Dampf aus dem Kühlrohr auszutreten beginnt, wiederum Kühlen und Fortsetzung der Destillation noch weitere 5 Minuten. Versetzen des Destillats mit 20 g Natriumchlorid auf je 100 ccm Destillat und kräftiges Schütteln mit 100 ccm Petroläther im Scheidetrichter, Abheben der Petrolätherschicht, Wiederholung des Ausschüttelns, wobei die Vorlage jedesmal mit dem Petroläther auszuspülen ist, mit je 50 ccm Petroläther. Abdestillieren des Petroläthers aus einem gewogenen Kolben, Trocknen des zurückbleibenden Kresols in aufrecht stehendem Kolben 40 Minuten lang bei 100° und Wägen desselben.	**Vorschriftsmäßigen Gehalt an Kresol,** wenn der getrocknete Rückstand mindestens 19 g wiegt. 10 g des erhaltenen Kresols werden nach der bei Cresolum crudum zur Gehaltsbestimmung angegebenen Weise behandelt. Das erhaltene Trinitro-m-Kresol soll mindestens 7,4 g wiegen und bei 105° schmelzen.
Überführen der im Destillationskolben zurückgebliebenen, die Fettsäuren enthaltenden Flüssigkeit noch heiß in einen Scheidetrichter. Erkaltenlassen. Zugabe von 100 ccm Petroläther. Kräftig Durchschütteln. Abheben der Petrolätherschicht. Ausschüttlung unter Nachspülen des Kolbens noch zweimal mit je 50 ccm Petroläther. Vereinigen der klaren Petrolätherlösungen in einem gewogenen Kolben. Abdestillieren des Petroläthers und Trocknen des Rückstands $^1/_2$ Stunde lang bei 100°. Sein Gewicht muß mindestens 9,5 g betragen.	**Vorschriftsmäßiger Gehalt an Seife,** wenn der Rückstand mindestens 9,5 g beträgt.
{ Schütteln von 5 ccm des bei der Gehaltsbestimmung erhaltenen Kresols in einem Meßzylinder von 100 ccm Inhalt mit je 25 ccm Na-	**Naphthalin** durch einen unlöslichen Rückstand[3].

tronlauge und Wasser. Es muß sich bis auf geringe Spuren lösen.

Zusatz von 10 ccm rauchender Salzsäure und 5 g Natriumchlorid. Schütteln bis das Natriumchlorid gelöst ist. Absetzenlassen. Die Kresolschicht muß mindestens 4,5 ccm betragen.

Vorschriftsmäßige Beschaffenheit des Kresols, wenn die Kresolschicht mindestens 4,5 ccm beträgt.

Aufbewahrung : Vorsichtig.

[1] Die starke Ausscheidung, die sich ergibt, wenn man die Magnesiumsulfatlösung zur verdünnten Kresolseifenlösung gibt, soll erweisen, daß hier wirklich Kresolseife, nicht etwa Kresolalkalilösung, vorliegt. Das Magnesiumsalz muß hierbei die Seife zersetzen, d. h. eine Ausscheidung von fettsaurem Magnesium bewirken. Die Stärke der Ausscheidung gibt auch schon einen ungefähr orientierenden Hinweis auf die Menge der vorhandenen Seife.

[2] $2\,[C_6H_4(CH_3)OK] + H_2SO_4 = 2\,C_6H_4(CH_3)OH + K_2SO_4.$
　　　　Kresolkalium　　　　　　　　　　　Kresol

Schwefelsäurezusatz erfolgt, um die Seife zu zerlegen und dadurch das Schäumen bei der Destillation zu verhüten.

[3] $C_6H_4CH_3OH + NaOH = C_6H_4CH_3ONa + H_2O.$
　　　　　　　　Kresolnatrium

Das rohe Kresol ist bei dem Prozeß nicht ganz unverändert geblieben. Bei der Destillation ist nicht nur das Kresol übergegangen, sondern ein kleiner Anteil flüchtiger Fettsäuren. Versucht man nun dieses Kresol in verdünnter Natronlauge zu lösen, so wird sich durch geringe Seifenbildung immer eine gewisse Trübung bilden, d. h., das isolierte Rohkresol wird sich nicht mehr so gut in Natronlauge lösen, wie es vor seiner Verarbeitung geschah.

Liquor Ferri albuminati — Eisenalbuminatlösung.

Gehalt: An Eisen 0,39 bis 0,4%.

Fast klare, im auffallenden Licht wenig trübe, rotbraune Flüssigkeit von schwach alkalischer Reaktion, von schwachem Zimtgeschmack und -geruch, aber fast ohne Eisengeschmack.

Schon diese Tatsache, daß die Eisenalbuminatlösung in der Durchsicht fast klar, im auffallenden Licht trübe ist, weist darauf hin, daß hier eine kolloide Lösung vorliegt.

Dichte: 0,982 bis 0,992.

Zur Prüfung sind erforderlich: Etwa 82 ccm Liquor ferri album.

Prüfung durch:	Zeigt an:
Versetzen von 5 ccm des Liquors mit Salzsäure und nachheriges Erwärmen.	**Identität** durch eine starke, rotbraune Trübung.
	Identität durch eine Sonderung in eine klare, gelbe Flüssigkeit und weißliche Flocken beim Erwärmen[1].
*Versetzen von 5 ccm des Liquors mit verdünnter Salzsäure, Natriumsulfidlösung und dann sofort mit Ammoniakflüssigkeit.	**Identität** durch eine sofort entstehende schwarze Färbung und darnach durch einen schwarzen Niederschlag[2].
*Aufkochen von 5 ccm des Liquors; er darf sich nicht stärker trüben.	**Eiweiß** durch eine Trübung.
*Vermischen von 5 ccm des Liquors mit 5 ccm Weingeist; er darf sich nicht stärker trüben.	
*Vermischen von 40 ccm des Liquors mit 0,6 ccm Normal-Salzsäure und Abfiltrieren. Das Filtrat muß farblos sein.	**Fremde Eisensalze** oder zu **große Menge Natriumhydroxyd** durch ein gefärbtes Filtrat[3].
*Erwärmen einer Mischung von 2 ccm des Liquors, 4 ccm Wasser und 1 ccm Salpetersäure, Filtrieren und Versetzen des Filtrats mit Silber-	**Salzsäure** durch eine weiße Trübung.

nitratlösung; sie darf höchstens opalisierend getrübt werden.

Erwärmen einer Mischung von 20 g des Liquors und 30 g verdünnter Schwefelsäure im Wasserbad, bis der anfangs rotbraune Niederschlag eine weißliche Färbung[4] zeigt, Erkaltenlassen, Verdünnen mit Wasser auf 100 ccm, Filtrieren, Abmessen von 50 ccm des Filtrats, Versetzen des Filtrats mit Kaliumpermanganatlösung (0,5:100) bis zur schwachen, kurze Zeit bestehenbleibenden Rötung[5] und nach Entfärbung mit 2 g Kaliumjodid, Stehenlassen in einem verschlossenen Glas 1 Stunde lang[6], Titration mittels Feinbürette mit $^1/_{10}$-Normal-Natriumthiosulfatlösung bis zur hellgelben Färbung, dann nach Zugabe von einigen Tropfen Stärkelösung bis zur Entfärbung.

Den **vorschriftsmäßigen Gehalt an Eisen,** wenn bis zu diesem Punkte 6,98 bis 7,17 ccm $^1/_{10}$-Normal-Natriumthiosulfatlösung gebraucht werden.

1 ccm $^1/_{10}$-Normal-Natriumthiosulfatlösung $= 0{,}005\,584$ g Eisen, 6,98 bis 7,17 ccm $= 0{,}03898$ bis 0,04004 g Eisen, welche in 10 g des Liquors enthalten sein sollen, was einem Gehalt von 0,39 bis 0,4% Eisen entspricht.

[1] Salzsäure zersetzt die Eisenalbuminatlösung, indem sich Natriumchlorid und Ferrichlorid bilden und Eiweiß sich in Flocken ausscheidet.

[2] Schwefelwasserstoff scheidet nach Zusatz an Ammoniakflüssigkeit schwarzes Eisensulfid aus.

[3] Ein Natriumhydroxydüberschuß würde eine völlige Ausflockung des kolloidalen „Eisenalbuminats" verhindern.

[4] Zunächst wird das kolloide „Eisenalbuminat" ($=$ Eisenhydroxyd $+$ Eiweiß) ausgeflockt. Dann geht das Eisenhydroxyd als Sulfat in Lösung, während das koagulierte Eiweiß (als weiße Flocken) zurückbleibt.

[5] $10\,FeSO_4 + 2\,KMnO_4 + 8\,H_2SO_4 = K_2SO_4 + 2\,MnSO_4 + 5\,Fe_2(SO_4)_3$
 Ferro- Kalium-   Mangano- Ferrisulfat
  sulfat permanganat   sulfat
$$+\ 8\,H_2O.$$

[6] $Fe_2(SO_4)_3 + 2\,KJ = 2\,FeSO_4 + K_2SO_4 + J_2$
  ent-   Ferro- $2\cdot126{,}92$
 sprechend   sulfat
  2 Atom
$Fe = 2\cdot55{,}84$

Durch das Erhitzen fällt wohl die Hauptmenge des Eiweißes aus, im Filtrat verbleiben aber noch geringe Anteile. Diese werden zuweilen durch das Kaliumpermanganat zerstört. Es entsteht dann durch den Zusatz von Kaliumjodid bzw. durch das entstehende Jodjodkalium keine Trübung. Entsteht aber eine Trübung, so rührt diese von noch gelöstem Eiweiß her, das durch Jodjodkalium gefällt wird. Diese Erscheinung beeinträchtigt jedoch das Resultat kaum, da aus den entstandenen Jodeiweißverbindungen der größte Teil des Jods bei gewöhnlicher Temperatur wieder abgespalten wird.

Liquor Ferri oxychlorati dialysati —
Dialysierte Eisenoxychloridlösung.

Gehalt: An Eisen 3,3 bis 3,6%.

Klare tiefbraunrote Flüssigkeit. Sie rötet Lackmuspapier schwach, schmeckt herbe, aber kaum eisenartig.

Dichte: 1,041 bis 1,045.

Zur Prüfung sind erforderlich: 60 ccm Liquor Ferri oxychlorati dialysati.

Prüfung durch:	Zeigt an:
Versetzen von 5 ccm des Liquors mit 1 Tropfen verdünnter Schwefelsäure.	**Identität** durch eine sofort entstehende gelb- bis braunrote Gallerte[1].
*Versetzen von 3 Tropfen des Liquors mit 20 ccm Wasser und 5 Tropfen Kaliumferrozyanid-	**Identität** durch eine braune Färbung.

lösung; es darf nur eine braune, aber keine grünbraune bis dunkelgrüne Färbung entstehen.

Versetzen von je 20 ccm des Liquors

{ *a) mit Natronlauge und Erhitzen zum Kochen, Darüberhalten eines angefeuchteten roten Lackmuspapiers; es darf nicht gebläut werden,

*b) mit überschüssiger Ammoniakflüssigkeit[4] und Filtrieren; das Filtrat muß farblos sein; Eindampfen des Filtrats und Glühen des Rückstands; er muß sich vollkommen verflüchtigen. }

Eisenchlorid durch eine grünbraune oder grüne Färbung[2].

Ammoniumchlorid durch Bläuung des Lackmuspapiers[3].

Kupfersalze durch ein blaues Filtrat[5].

Kalium-, Natrium-, Kalzium-, Magnesiumsalze durch einen Rückstand.

Unzulässiger hoher Chlorgehalt durch eine weiße Trübung[7] (es dürfen höchstens $0,32\%$ Chlor enthalten sein).

Kochen von 5 ccm des Liquors mit 15 ccm Salpetersäure[6] bis zur Klärung, Zusatz von 4,5 ccm $^1/_{10}$-Normal-Silbernitratlösung, Filtrieren und Versetzen des Filtrats mit weiterer Silbernitratlösung; es darf nicht verändert werden.

Erwärmen von 10 g des Liquors in einem 100 ccm fassenden Meßkolben mit 16 ccm Salzsäure[8], bis eine rotgelbe, klare Lösung entstanden ist, Erkaltenlassen, Auffüllen zur Marke. Abmessen von 10 ccm. Versetzen mit 1 ccm Salzsäure und 1,5 g Kaliumjodid[9] und Stehenlassen in einem verschlossenen Kolben 1 Stunde lang. Titration mittels Feinbürette mit $^1/_{10}$-Normal-Natriumthiosulfatlösung bis zur hellgelben Färbung, dann nach Zugabe von einigen Tropfen Stärkelösung, bis Entfärbung eintritt.

Vorschriftsmäßigen Gehalt an Eisen, wenn bis zu diesem Punkt 5,91 bis 6,45 ccm $^1/_{10}$-Normal-Natriumthiosulfatlösung verbraucht werden.

1 ccm $^1/_{10}$-Normal-Natriumthiosulfatlösung $= 0,005584$ g, 5,91 bis 6,45 ccm $= 0,03300$ bis $0,03602$ g Eisen, welche in 1 g des Liquors enthalten sein sollen, entsprechend 3,3 bis $3,6\%$ Eisen.

Aufbewahrung: Vor Licht geschützt.

[1] Ausgeflocktes kolloides Eisenhydroxyd.

[2] $4\,FeCl_3 + 3\,[K_4Fe(CN)_6] = Fe_4[Fe(CN)_6]_3 + 12\,KCl.$

Ferri-   Kaliumferro-   Ferriferro-

chlorid   zyanid   zyanid

Das blaue kolloidal gelöst bleibende Ferriferrozyanid würde mit der braunen Eigenfarbe eine braungrüne bis grüne Mischfarbe geben.

[3] $NH_4Cl + NaOH = NH_3 + H_2O + NaCl.$

[4] Das kolloide Eisenhydroxyd wird ausgeflockt.

[5] Bei Gegenwart von Kupfer ist Kupfer-Ammoniak-Hydroxyd, $Cu(NH_3)_4(OH)_2$ in Lösung.

[6] Das kolloide Eisenhydroxyd wird erst ausgeflockt, dann löst es sich in Salpetersäure zu Ferrinitrat.

[7] $FeCl_3 + 3\,AgNO_3 = 3\,AgCl + Fe(NO_3)_3.$

[8] Siehe unter 6.

[9] $2\,FeCl_3 + 2\,KJ = 2\,FeCl_2 + 2\,KCl + J_2.$

ent-   126,92.

sprechend

1 Atom Fe

$= 55,84$

Liquor Ferri sesquichlorati — Eisenchloridlösung.

Gehalt: 9,8 bis $10,3\%$ Eisen.

Klare, gelbbraune Flüssigkeit, die stark zusammenziehend schmeckt.

Dichte: 1,275 bis 1,285.

Zur Prüfung sind erforderlich: Etwa 15 g Liquor Ferri sesquichlorati.

Prüfung durch:

Verdünnen von 1 g des Liquors mit 9 g Wasser und Zusatz

(*a) von Silbernitratlösung,

{   *b) von Kaliumferrozyanidlösung.

*Darüberhalten eines mit Jodzinkstärkelösung befeuchteten Papierstreifens; derselbe darf nicht gebläut werden.

*Vermischen von 3 Tropfen des Liquors mit 10 ccm $^1/_{10}$-Normal-Natriumthiosulfatlösung, langsames Erwärmen auf 50° und Erkaltenlassen. Es sollen sich beim Erkalten einige Flöckchen von Eisenhydroxyd abscheiden[3].

*Erhitzen einer mit 0,5 g kristallisiertem Zinnchlorür versetzten Mischung von 1 ccm des Liquors mit 3 ccm Natriumhypophosphitlösung im siedenden Wasserbad 15 Minuten lang; es darf keine bräunliche Färbung entstehen (die Flüssigkeit wird hellgrün durch Ferrisalze. Die Reaktion wird sehr viel empfindlicher durch Zugabe von etwa 0,5 g Stannochlorid zu dem Liquor, der dann fast wasserhell wird. Ohne diesen Zusatz ist der Nachweis nur mit Natriumhypophosphitlösung allein nicht sehr empfindlich).

*Verdünnen von 1 ccm des Liquors mit 10 ccm Wasser, Zusatz von 5 Tropfen Salzsäure und von 10 Tropfen Kaliumferrizyanidlösung. Es darf keine blaue Färbung entstehen.

*Verdünnen von 5 ccm des Liquors mit 20 ccm Wasser, Vermischen mit überschüssiger Ammoniakflüssigkeit (7,5 ccm) und Filtrieren[5]. Das Filtrat muß farblos sein.

*a) Übersättigen von 10 ccm des Filtrats mit Essigsäure und Zusatz

*α) von Bariumnitratlösung,

*β) von Kaliumferrozyanidlösung.
Beide Reagenzien dürfen keine Veränderung hervorbringen.

*b) Vermischen von 2 ccm des Filtrats mit 2 ccm Schwefelsäure, Erkaltenlassen und Überschichten mit 1 ccm Ferrosulfatlösung; es darf sich zwischen beiden Flüssigkeiten keine braune Zone bilden.

*c) Verdampfen von 5 ccm des Filtrats in einem gewogenen Glühtiegel und gelindes Glühen; es darf kein wägbarer Rückstand bleiben.

Verdünnen von 5 g Eisenchloridlösung (genau gewogen) mit Wasser auf 100 ccm, Abmessen von 5 ccm (entsprechend 0,25 g Liquor), Versetzen mit 2 ccm Salzsäure[9] und 1,5 g Kaliumjodid, Stehenlassen 1 Stunde lang in einem verschlossenen Glas[9], Titration vermittels Feinbürette mit $^1/_{10}$-Normal-Natriumthiosulfatlösung bis zur hellgel-

---

Zeigt an:

Identität durch einen weißen Niederschlag.

Identität durch einen dunkelblauen Niederschlag[1].

Freies Chlor durch eine Bläuung des Papiers[2].

Freie Salzsäure durch Klarbleiben der Flüssigkeit oder bei größerer Menge durch eine milchige Trübung.

Arsenverbindungen durch eine braune Färbung.

Ferrochlorid durch eine blaue Färbung[4].

Kupfersalze durch eine blaue Farbe des Filtrats[6].

Schwefelsäure durch eine weiße Trübung.

Kupfersalze durch eine braunrote Färbung oder Fällung des Filtrats (das Filtrat war in diesem Fall blau).

Zinksalze durch eine weiße Fällung[7].

Salpetersäure oder **salpetrige Säure** durch eine braune Zone zwischen beiden Flüssigkeiten[8].

Salze der Alkalien und **alkalischen Erden** durch einen wägbaren (1 mg und darüber) Rückstand nach dem Glühen.

Vorschriftsmäßigen Gehalt an Eisen, wenn bis zu diesem Punkt für je 0,25 g Liquor 4,39 bis 4,61 ccm $^1/_{10}$-Normal-Natriumthiosulfatlösung verbraucht werden.

1 ccm $^1/_{10}$-Normal-Natrium-

ben Färbung, dann nach Zusatz von einigen Tropfen Stärkelösung, bis Entfärbung erfolgt[10].

thiosulfatlösung $= 0{,}005584$ g Eisen, $4{,}39$ bis $4{,}61$ ccm $= 0{,}0245$ bis $0{,}0257$ g $= 100 \cdot 4 \cdot 0{,}0245$ bis $0{,}0257 = 9{,}8$ bis $10{,}3\%$ Eisen.

Eisenchloridtafel[11].

9,8%		10,3%	
g	ccm	g	ccm
0,1	1755	0,1	1844
0,2	3510	0,2	3689
0,3	5265	0,3	5533
0,4	7020	0,4	7378
0,5	**8,775**	0,5	**9,222**
0,6	10530	0,6	11067
0,7	12285	0,7	12911
0,8	14040	0,8	14756
0,9	15795	0,9	16600

Zur Berechnung aus der Formel $\dfrac{g}{F}\, T$; $\quad \log T_{(9,8)} = 24428$
$\log T_{(10,3)} = 26589$.

Aufbewahrung: Vor Licht geschützt.

[1] Siehe bei Liquor Ferri oxychlorati dialysati Nr. 2.

[2] $ZnJ_2 + Cl_2 = ZnCl_2 + J_2$.

[3] Es entsteht zunächst eine violette Färbung, indem sich Ferrithiosulfat bildet.

$$2FeCl_3 + 3Na_2S_2O_3 = Fe_2(S_2O_3)_3 + 6NaCl.$$

Dieses geht beim Erwärmen in farbloses Ferrothiosulfat und Ferrotetrathionat über.

$$Fe_2(S_2O_3)_3 = FeS_2O_3 + FeS_4O_6.$$

Ferrithio-   Ferrothio-   Ferrosulfat   sulfat   tetrathionat

Dabei scheidet sich das in geringer Menge in dem Liquor kolloid gelöste Eisenhydroxyd in Flöckchen beim Erkalten aus. Eine geringe Menge freier Säure löst dieses Eisenhydroxyd, so daß seine Abscheidung ausbleibt.

Enthält der Liquor größere Mengen freier Salzsäure, so scheidet sich Schwefel ab unter Freiwerden von Schwefeldioxyd.

$$Na_2S_2O_3 + 2HCl = 2NaCl + SO_2 + S + H_2O.$$

Natrium-
thiosulfat

[4] $3FeCl_2 + 2\,K_3[Fe(CN)_6] = Fe_3[Fe(CN)_6]_2 + 6KCl.$

Ferro-   Kaliumferri-   Ferroferri-
chlorid   zyanid   zyanid

Man vergesse nicht, die Kristalle von $K_3[Fe(CN)_6]$ vor der Auflösung mit Wasser abzuspülen. — Sind wesentlichere Spuren von Ferrochlorid vorhanden, wird sich die blaue Farbe (von Berliner Blau) deutlich zeigen. Bei geringsten Spuren von Ferrochlorid wird der winzige Anteil des Blau mit dem Gelb die Mischfarbe „Grün" bilden, die ebenfalls nicht eintreten soll. Demnach sind auch geringste Spuren Ferrochlorid nicht zugelassen.

[5] $FeCl_3 + 3NH_3 + 3H_2O = Fe(OH)_3 + 3NH_4Cl.$

Ferri-   Ferri-
chlorid   hydroxyd

[6] Kupfer bleibt als Kupferchlorid-Ammoniak, $CuCl_2 + 4NH_3$, gelöst, ebenso Zinkchlorid als ein Additionsprodukt wie $ZnCl_2 \cdot 5NH_3 \cdot H_2O$, $ZnCl_2 \cdot 4NH_3 \cdot H_2O$ usw.

[7] $2[CH_3 \cdot (COO)_2Zn] + K_4[Fe(CN)_6] = Zn_2[Fe(CN)_6] + 4CH_3 \cdot COOK.$

Zinkazetat   Kalium-   Zinkferro-   Kaliumazetat
         ferrozyanid   zyanid

[8] Siehe bei Acetum Nr. 5.

[9] Siehe bei Liquor Ferri oxychlorati dialysat. Nr. 9.
[10] Siehe bei Ferrum carb. c. sacch. Nr. 7.
[11] Erläuterung s. S. 10 bis 11.

Liquor Kali caustici — Kalilauge.

Gehalt: 14,8 bis 15% Kaliumhydroxyd (KOH, Mol.-Gew.: 56,11).
Klare, farblose, stark alkalisch reagierende Flüssigkeit.
Dichte: 1,135 bis 1,137.
Zur Prüfung sind erforderlich: Etwa 20 ccm Kalilauge.

Prüfung durch:

*Verdünnen von 2,5 ccm des Liquors mit 2,5 ccm Wasser und Übersättigen mit Weinsäurelösung.

*Kochen von 5 g Kalilauge mit 20 g Kalkwasser, Filtrieren und Eingießen des Filtrats in überschüssige Salpetersäure. Es dürfen sich keine Gasblasen entwickeln.

Verdünnen von 2,5 g Kalilauge mit 12,5 g Wasser, Übersättigen von 10 ccm der Mischung mit Salpetersäure (2 ccm) und Versetzen

   *a) mit Bariumnitratlösung; es darf nicht sofort eine Veränderung auftreten,

   *b) mit Silbernitratlösung; es darf höchstens opalisierende Trübung erfolgen,

*c) Versetzen der restlichen 5 ccm nach schwachem Übersättigen mit verdünnter Essigsäure mit 3 Tropfen Natriumsulfidlösung, es darf keine Veränderung entstehen.

*Sättigen von 2 ccm Kalilauge mit verdünnter Schwefelsäure (2,5 ccm), Vermischen von 2 ccm dieser Lösung mit 2 ccm Schwefelsäure, Erkaltenlassen und Überschichten mit 1 ccm Ferrosulfatlösung; es darf sich keine gefärbte Zone bilden.

*Übersättigen von 3 ccm Kalilauge mit Salzsäure (2 ccm) und Zusatz von überschüssiger Ammoniakflüssigkeit (10 ccm); es darf innerhalb 2 Stunden höchstens eine opalisierende Trübung auftreten.

Vermischen von 5 g Kalilauge (genau gewogen) mit 20 ccm Wasser, Zusatz einiger Tropfen Methylorangelösung und Titration mit Normal-Salzsäure, bis deutliche Rotfärbung erfolgt[4].

Zeigt an:

Identität durch einen weißen, kristallinischen Niederschlag[1].

Unzulässige Menge Kohlensäure durch Entwicklung von Gasblasen[2].

Schwefelsäure durch eine sofort eintretende weiße Fällung.
Salzsäure durch eine weiße, undurchsichtige Trübung.
Schwermetallsalze durch eine Färbung oder Fällung.

Salpetersäure durch eine braune Zone zwischen beiden Flüssigkeiten.

Tonerde[3]**, Kieselsäure** (Wasserglas) durch eine gallertartige Trübung oder Fällung innerhalb 2 Stunden.

Den **vorgeschriebenen Gehalt an Kaliumhydroxyd,** wenn bis zu diesem Punkt für je 5 g Kalilauge 13,2 bis 13,4 ccm Normal-Salzsäure verbraucht werden.

1 ccm Normal-Salzsäure = 0,05611 g Kaliumhydroxyd, 13,2 bis 13,4 ccm = 0,7406 bis 0,7519 g Kaliumhydroxyd, welche in 5 g Kalilauge enthalten sein sollen, in 100 g ist somit die 20fache Menge, also 14,812 bis 15,038 g entsprechend 14,8 bis 15,0% enthalten[2].

Aufbewahrung: Vorsichtig.

24*

Kalilaugetafel[5].

14,8%		15,0%	
g	ccm	g	ccm
1	264	1	267
2	528	2	535
3	792	3	802
4	1055	4	1070
5	13,19	5	13,37
6	1583	6	1602
7	1847	7	1871
8	2111	8	2139
9	2375	9	2407

Zur Berechnung aus der Formel $\frac{g}{F}\,T$; $\log T_{(14,8)} = 42\,122$
$\log T_{(15,0)} = 42\,705$.

[1] $KOH + C_4H_6O_6 = C_4H_5KO_6 + H_2O$.
   Wein-   Saures
   säure   Kalium-
                tartrat

[2] $K_2CO_3 + Ca(OH)_2 = CaCO_3 + 2\,KOH$.
   Kalium-   Kalziumkarbonat   karbonat

(Es ist ein Gehalt von 1,12% Kaliumkarbonat gestattet; d. h., von den vorgeschriebenen 14,8 bis 15 g Kaliumhydroxyd je 100 g Liquor bestehen nur etwa 13,9 bis 14,1 g aus Kaliumhydroxyd, außerdem sind etwa 1,1 g Kaliumkarbonat zugegen, die bei der Titration als KOH mitberechnet werden, 138,20 g K_2CO_3 = 112,22 g KOH. $KOH + K_2CO_3 + 3\,HCl = 3\,KCl + CO_2 + 2\,H_2O$.)

[3] $AlCl_3 + 3\,NH_3 + 3\,H_2O = Al(OH)_3 + 3\,NH_4Cl$.

[4] $KOH + HCl = KCl + H_2O$.
   56,11   36,47

[5] Erläuterung s. S. 10 bis 11.

Liquor Kalii acetici — Kaliumazetatlösung.

Gehalt: 33,3% Kaliumazetat ($CH_3 \cdot COOK$, Mol.-Gew.: 98,12).

Klare, farblose und geruchlose Flüssigkeit, die Lackmuspapier schwach bläut, Phenolphthaleinpapier aber nicht verändert.

Es ist pharmazeutisch wichtig, daß der Liq. Kalii acetici nicht etwa von der Darstellung her Alkali im Überschuß enthält. Denn derartige alkalische Präparate würden eventuell Mixturen mißfarbig machen, die mit Himbeersaft bereitet sind. Deshalb soll die Kaliumazetatlösung nicht Phenolphthaleinpapier verändern. Es ist aber kein Widerspruch, wenn zugleich gesagt ist, daß die Lösung Lackmuspapier schwach bläut. Denn die Kaliumazetatlösung zeigt durch *Hydrolyse* eine gewisse Alkaleszenz, da die Essigsäure eine schwache Säure ist. Diese Alkaleszenz wird aber nur durch den Lackmusfarbstoff kenntlich, der eine stärkere Säure und daher gegen Alkali empfindlicher ist als Phenolphthalein.

Dichte: 1,172 bis 1,176.

Zur Prüfung sind erforderlich: 15 ccm Kaliumazetatlösung.

Prüfung durch:	Zeigt an:
Versetzen von je 5 ccm der Lösung { *a) mit Weinsäurelösung,	**Identität** durch einen weißen kristallinischen Niederschlag[1].

*b) mit Eisenchloridlösung;

*Geruch; sie darf nicht brenzlig riechen.

Identität durch eine tiefrote Färbung[2].
Teerbestandteile durch einen brenzligen Geruch.

*Verdünnen von 5 g Liquor mit 20 g Wasser und Versetzen von je 5 ccm der Mischung

*a) mit Silbernitratlösung nach dem Ansäuern mit 1 ccm Salpetersäure; sie darf höchstens opalisierend getrübt werden,

*b) mit 3 Tropfen Natriumsulfidlösung,

Salzsäure durch eine weiße undurchsichtige Trübung.

Schwermetallsalze durch ein Trübung oder Fällung.

*c) mit Bariumnitratlösung nach Ansäuern mit Salpetersäure.
Beide Reagenzien dürfen keine Veränderung hervorrufen.

Schwefelsäure durch eine weiße Trübung.

[1] $CH_3 \cdot COOK + C_4H_6O_6 = C_4H_5KO_6 + CH_3 \cdot COOH.$
Kaliumazetat   Wein-   Saures   Essigsäure
säure   Kaliumtartrat

[2] Es bilden sich Verbindungen, in denen komplexe Ferriazetat-Ionen die Farbe bedingen.

Liquor Kalii arsenicosi — Fowlersche Lösung.

Liquor arsenicalis Fowleri P. J.

Gehalt: 0,99 bis 1,00% arsenige Säure (As_4O_6, Mol.-Gew.: 395,84).
Klare, farblose, alkalisch reagierende Flüssigkeit.

Prüfung durch:

*Versetzen des mit Salzsäure angesäuerten Liquors mit Natriumsulfidlösung im Überschuß.

*Ansäuern von 5 ccm des Liquors mit Salzsäure. Es darf keine gelbe Färbung oder Fällung entstehen.

*Neutralisieren von 5 ccm des Liquors mit Salpetersäure und Zusatz von Silbernitratlösung; es entsteht ein blaßgelber Niederschlag[3].

*Vermischen von 5 g des Liquors (genau gewogen) mit 2 g Natriumbikarbonat, 20 g Wasser und einigen Tropfen (besser einige ccm) Stärkelösung, Titration mit $^1/_{10}$-Normal-Jodlösung. Für je 5 g Fowlersche Lösung muß nach Zusatz von 10 ccm $^1/_{10}$-Normal-Jodlösung noch Entfärbung stattfinden[5], auf weiteren Zusatz von höchstens 0,1 ccm $^1/_{10}$-Normal-Jodlösung muß eine blaue, nicht sofort wieder verschwindende Färbung eintreten[7].

Zeigt an:

Identität durch einen gelben Niederschlag[1].
Arsentrisulfid durch eine gelbe Färbung oder Fällung[2].

Arsensäure durch einen rotbraunen Niederschlag[4].

Den **vorgeschriebenen Gehalt an arseniger Säure,** wenn für je 5 g Fowlersche Lösung die 10 ccm Jodlösung vollständig entfärbt werden und auf weiteren Zusatz von 0,1 ccm Jodlösung eine blaue, nicht sofort wieder verschwindende Färbung eintritt.
Einen **zu geringen Gehalt an arseniger Säure,** wenn auf Zusatz von 10 ccm Jodlösung Blaufärbung eintritt[6].
Einen zu **hohen Gehalt an arseniger Säure,** wenn auf Zusatz von 10,1 ccm $^1/_{10}$-Normal-Jodlösung keine blaue Färbung erzeugt wird oder dieselbe sofort wieder verschwindet.
1 ccm $^1/_{10}$-Normal-Jodlösung = 0,004948 g Arsentrioxyd; 10,0 bis 10,1 ccm = 0,04948 bis

> 0,04 997 g Arsentrioxyd, welche in 5 g des Liquors enthalten sein sollen; 100 g des Liquors sollen daher $20 \cdot 0{,}04\,948$ bis $0{,}04\,997 = 0{,}9896$ bis $0{,}9994$ g Arsentrioxyd enthalten.

Aufbewahrung: Sehr vorsichtig.

Arsenigsäuretafel[8].

\multicolumn{2}{c}{0,99%}		\multicolumn{2}{c}{1%}	

g	ccm	g	ccm
1	200	1	202
2	400	2	404
3	600	3	606
4	800	4	808
5	**10,00**	5	**10,10**
6	1201	6	1213
7	1401	7	1415
8	1601	8	1617
9	1801	9	1819

Zur Berechnung aus der Formel $\dfrac{g}{F}\,T$;　$\begin{aligned}\log T_{(0,99)} &= 30\,121\\ \log T_{(1.00)} &= 30\,557.\end{aligned}$

[1] $2\,KAsO_2 + 3\,H_2S + HCl = As_2S_3 + 2\,KCl + 4\,H_2O.$
　Kalium-　　　　　　　Arsen-
　metarsenit　　　　　trisulfid

[2] $2\,KAsS_2 + 2\,HCl = As_2S_3 + 2\,KCl + H_2S.$
　Kalium-　　　　Arsen-
　metasulfarsenit　trisulfid

[3] $KAsO_2 + 3\,AgNO_3 + H_2O = Ag_3AsO_3 + KNO_3 + 2\,HNO_3.$
　Kalium-　　　　　　　　Silber-
　metarsenit　　　　　　　arsenit

[4] $K_3AsO_4 + 3\,AgNO_3 = Ag_3AsO_4 + 3\,KNO_3.$
　Kalium-　　　　Silber-
　arseniat　　　　arseniat

Bekanntlich gibt die arsenige Säure mit Silbernitrat das blaßgelbe arsenigsaure Silber, die Arsensäure aber das rotbraune arsensaure Silber; und zwar fallen diese beiden Stoffe nur in neutraler Lösung aus. Deshalb ist bei dieser Prüfung zunächst die Neutralisation vorzunehmen.

[5] $\underset{8 \cdot 126{,}92}{As_4O_6} + 4\,H_2O + 4\,J_2 = 2\,As_2O_5 + 8\,HJ.$

Der Zusatz von $NaHCO_3$ bewirkt Bindung der Jodwasserstoffsäure, was erforderlich ist, denn

$$8\,HJ + 2\,As_2O_5 \rightarrow As_4O_6 + 4\,H_2O + 4\,J_2.$$

1 Molekül
$As_4O_6 = 395{,}84$
1 Atom $J = 126{,}92$ entspricht $\frac{1}{8}$ Molekül Arsenigsäureanhydrid $= 49{,}97$.

[6] Das arsenigsaure Salz wird durch Luftsauerstoff allmählich in arsensaures Salz verwandelt, und man hat dann weniger Jodlösung zum Titrieren nötig. Da aber die Arsensäure giftiger wirkt als die arsenige Säure, so ist das Präparat dadurch nicht schwächer, sondern stärker geworden.

[7] Diese Versuchsanordnung ist recht unglücklich, da man ja nicht genau 5,000 g abwägt, sondern etwa 5 g. Zweckmäßiger ist eine Titration in der üblichen Weise und nachfolgende Berechnung.

[8] Erläuterung s. S. 10 bis 11.

Liquor Natri caustici — Natronlauge.

Gehalt: 14,8 bis 15% Natriumhydroxyd (NaOH, Mol.-Gew.: 40,01).
Klare, farblose, stark alkalisch reagierende Flüssigkeit.
Dichte: 1,165 bis 1,169.
Zur Prüfung sind erforderlich: Etwa 20 g Natronlauge.

Prüfung durch:

*Verdampfen am Platindraht.

*Kochen von 5 g Natronlauge mit 20 g Kalkwasser, Filtrieren und Eingießen des Filtrats in überschüssige Salpetersäure. Es dürfen sich keine Gasblasen entwickeln.

Verdünnen von 2,5 g Natronlauge mit 12,5 g Wasser, Übersättigen von 10 ccm der Mischung mit Salpetersäure und Versetzen

*a) mit Bariumnitratlösung; sie darf nicht sofort verändert werden,

*b) mit Silbernitratlösung; sie darf nicht mehr als opalisierend getrübt werden,

*c) Versetzen der restlichen 5 ccm nach schwachem Ansäuern mit verdünnter Essigsäure mit 3 Tropfen Natriumsulfidlösung; es darf keine Veränderung entstehen.

Übersättigen von 2 ccm Natronlauge mit verdünnter Schwefelsäure (4 ccm), Vermischen von 2 ccm dieser Lösung mit 2 ccm Schwefelsäure, Erkaltenlassen und Überschichten mit 1 ccm Ferrosulfatlösung. Es darf sich keine gefärbte Zone zeigen.

Übersättigen von 5 ccm Natronlauge mit Salzsäure (5 ccm), Zusatz von überschüssiger Ammoniakflüssigkeit (5 ccm). Sie darf innerhalb 2 Stunden höchstens opalisierend getrübt werden.

Vermischen von etwa 5 g Natronlauge (genau gewogen) mit 20 ccm Wasser, Zusatz einiger Tropfen Methylorangelösung und Titration mit Normal-Salzsäure, bis deutliche Rötung erfolgt[3].

Zeigt an:

Identität durch eine gelbe Färbung der Flamme.
Unzulässige Mengen Karbonat durch Entwicklung von Gasblasen[1].

Schwefelsäure durch eine sofort entstehende weiße Trübung.
Salzsäure durch eine weiße, undurchsichtige Trübung.
Schwermetallsalze durch eine Färbung oder Fällung.

Salpetersäure durch eine braune Zone zwischen beiden Flüssigkeiten.

Tonerde[2]**, Kieselsäure** (Wasserglas) durch eine weiße, gallertartige Trübung oder Fällung innerhalb 2 Stunden.

Den **vorgeschriebenen Gehalt an Natriumhydroxyd,** wenn bis zu diesem Punkt für je 5 g Natronlauge 18,5 bis 18,8 ccm Normal-Salzsäure gebraucht werden.

1 ccm Normal-Salzsäure = 0,04001 Natriumhydroxyd, 18,5 bis 18,8 ccm = 0,7402 bis 0,7522 g Natriumhydroxyd, welche in 5 g Natronlauge enthalten sein müssen, entsprechend 14,8 bis 15,0% (siehe Anm. 1).

Aufbewahrung: Vorsichtig.

Natronlaugetafel[4].

14,8%		15,0%	
g	ccm	g	ccm
1	370	1	375
2	740	2	750
3	1110	3	1125
4	1480	4	1500
5	18,50	5	18,75
6	2219	6	2249
7	2589	7	2424
8	2959	8	2999
9	3329	9	3374

Zur Berechnung aus der Formel $\dfrac{g}{F}\,T$; $\begin{aligned}\log T_{(14,8}&= 56\,809\\ \log T_{(15,)}&= 57\,392.\end{aligned}$

[1] $Na_2CO_3 + Ca(OH)_2 = CaCO_3 + 2\,NaOH.$
Natrium-   Kalzium-
karbonat   karbonat
(Es ist demnach ein Gehalt von etwa 0,850% Natriumkarbonat gestattet, und der wahre Gehalt der Lauge an NaOH beträgt nur etwa 14,5 bis 14,7%.)

[2] Siehe bei Liquor Kali caustici Nr. 3.

[3] $NaOH + HCl = NaCl + H_2O.$
    40,01   36,47

[4] Erläuterung s. S. 10 bis 11.

Liquor Natrii silicici — Natronwasserglaslösung.

Eine wäßrige, etwa 35%ige Lösung von wechselnden Mengen Natriumtrisilikat und Natriumtetrasilikat.

Klare, farblose oder schwach gelblich gefärbte, sirupartige, klebrige, alkalisch reagierende Flüssigkeit.

Dichte: 1,296 bis 1,396.

Zur Prüfung sind erforderlich: Etwa 20 ccm Wasserglaslösung.

Prüfung durch:	Zeigt an:
*Übersättigen von 5 ccm des Liquors mit Salzsäure.	**Identität** durch einen gallertartigen Niederschlag[1].
Erhitzen eines in den Liquor getauchten Platindrahts in einer Flamme.	**Identität** durch eine stark gelbe Färbung der Flamme.
*Vermischen von 1 ccm Wasserglaslösung mit 20 ccm Wasser, Ansäuern der Hälfte der Mischung mit Salzsäure. Es darf kein Aufbrausen stattfinden.	**Natriumkarbonat** durch Aufbrausen.
*Versetzen des Rests der Mischung mit verdünnter Essigsäure bis zur sauren Reaktion und dann a) mit 3 Tropfen Natriumsulfidlösung,	**Schwermetallsalze** durch eine Färbung oder Fällung.
*b) mit Bleiazetatlösung. Es darf keine Veränderung eintreten.	**Schwefelwasserstoff** durch eine dunkle Färbung.
*Verreiben von 15 g Wasserglaslösung mit 25 g Weingeist in einer Schale. Es muß sich ein körniges Salz in reichlicher Menge ausscheiden.	**Mono-** oder **Bisilikat** durch eine breiige oder schmierige Ausscheidung.
*Filtrieren obiger Mischung, Versetzen von 10 ccm des Filtrats mit einigen Tropfen Phenolphthaleinlösung und Zusatz von 0,1 ccm Normal-Salzsäure. Die Flüssigkeit muß farblos sein.	**Natriumhydroxyd** in unzulässiger Menge durch eine rote Farbe der Flüssigkeit[2].

[1] $Na_2Si_3O_7 + 5H_2O + 2\,HCl = 3\,H_4SiO_4 + 2\,NaCl.$
Natrium-   Kieselsäure
trisilikat

[2] Die beiden letzten Prüfungen sind ebenfalls sehr wichtig. Denn erstens sind viele Präparate im Handel, die, mit Weingeist verrieben, ein schmieriges, nicht körniges Salz ausscheiden. Ferner enthalten viele Handelssorten einen zu großen Gehalt an Natriumhydroxyd. Dieser Fehler kann zu unangenehmsten Ätzungen der Haut führen, falls ein solch unvorschriftsmäßiges Präparat zu Wasserglasverbänden benutzt wird.

Liquor Plumbi subacetici — Bleiessig.

Klare, farblose Flüssigkeit (betr. Kupfersalze) von süßem, zusammenziehendem Geschmack, die rotes Lackmuspapier bläut, aber Phenolphthaleinlösung nicht rötet.

Dichte: 1,232 bis 1,237.

Zur Prüfung sind erforderlich: 7 ccm Bleiessig.

Prüfung durch:	Zeigt an:
Eintauchen von rotem Lackmuspapier und Zuträpfeln von Phenolphthaleinlösung.	**Identität** durch eine Bläuung des Lackmuspapiers und durch die Indifferenz gegen Phenolphthaleinlösung.
*Versetzen von 2 ccm des Liquors mit Eisenchloridlösung im Überschuß.	**Identität** durch eine gelbrote Mischung, aus der sich beim Stehen eine dunkelrote Flüssigkeit und ein weißer Niederschlag abscheidet[1].
*Versetzen von 10 ccm des Liquors mit 3 ccm verdünnter Essigsäure. Es darf keine Färbung entstehen.	**Eisensalze** durch eine auftretende Rotfärbung.

Aufbewahrung: Vorsichtig und in kleinen, dem Verbrauch angemessenen Gefäßen.

[1] Es entsteht Bleichlorid (unlöslich) und eine komplexe Ferriazetatoverbindung, die mit dunkelroter Farbe löslich ist.

Lithargyrum — Bleiglätte. Bleioxyd.

PbO. Mol.-Gew.: 223,2.

Gelbes oder rotgelbes Pulver, fast unlöslich in Wasser.

Zur Prüfung sind erforderlich: 7 g Bleiglätte.

Prüfung durch:	Zeigt an:
*Auflösen von etwa 0,5 g Bleiglätte in verdünnter Salpetersäure. Die Auflösung muß vollständig und farblos sein[1].	**Fremde Beimengungen, Bleisuperoxyd** durch einen Rückstand, **Kupfersalze** durch eine blaue Färbung.
Versetzen der salpetersauren Lösung: *a) mit Natriumsulfidlösung,	**Identität** durch einen schwarzen Niederschlag.
*b) mit verdünnter Schwefelsäure.	**Identität** durch einen weißen, in überschüssiger Natronlauge löslichen Niederschlag[2].
Auflösen von 0,5 g Bleiglätte in 3 ccm verdünnter Salpetersäure, Ausfällen des Bleis vermittels 5 ccm verdünnter Schwefelsäure, Filtrieren und Übersättigen des Filtrats mit Ammoniakflüssigkeit (etwa 15 ccm). Es darf höchstens bläulich gefärbt werden oder höchstens Spuren eines rotgelben Niederschlags geben.	**Kupfersalze** durch eine blaue Farbe der Flüssigkeit[3]. **Eisensalze** durch einen rotgelben Niederschlag[4].
Glühen von 1 g Bleiglätte in einem tarierten Porzellantiegel. Das Gewicht darf höchstens um 0,01 g abnehmen.	**Feuchtigkeit, basisches Bleikarbonat** durch einen größeren Gewichtsverlust als 0,01 g.
Schütteln von 5 g Bleiglätte mit 5 ccm Wasser, dann Kochen mit 20 ccm verdünnter Essigsäure einige Minuten lang[5], Erkaltenlassen, Filtrieren, Auswaschen und Trocknen des Rückstands (auf einem gewogenen Filter). Derselbe darf nicht mehr als 0,05 g betragen.	**Metallisches Blei, unlösliche Verunreinigungen,** wenn der Rückstand mehr als 0,05 g wiegt. Es gibt noch eine zweite Sorte Bleiglätte im Handel, die mit Schwerspat versetzt ist. Diese Verunreinigung erkennt man leicht an ihrer Unlöslichkeit in Essigsäure.

Aufbewahrung: Vorsichtig.

[1] $PbO + 2\,HNO_3 = Pb(NO_3)_2 + H_2O.$
  Bleioxyd   Bleinitrat

[2] $Pb(NO_3)_2 + H_2SO_4 = PbSO_4 + 2\,HNO_3.$
  Bleinitrat   Bleisulfat
$PbSO_4 + 4\,NaOH = Pb(ONa)_2 + Na_2SO_4.$

[3] Kupfersalz ist in der ammoniakalischen Flüssigkeit als Kupfer-Ammoniak-Hydroxyd $Cu(NH_3)_4(OH)_2$ gelöst.

[4] $Fe(NO_3)_3 + 3\,NH_3 + 3\,H_2O = Fe(OH)_3 + 3\,(NH_4)NO_3.$
  Ferri-   Ferri-   Ammonium-
    nitrat   hydroxyd   nitrat

[5] $PbO + 2\,C_2H_4O_2 = Pb(C_2H_3O_2)_2 + H_2O.$
  Bleioxyd   Essigsäure   Bleiazetat

Lithium carbonicum — Lithiumkarbonat.

Li_2CO_3. Mol.-Gew.: 73,88.

Gehalt des bei 100° getrockneten Salzes mindestens 99% Lithiumkarbonat.

Leichtes, weißes, luftbeständiges Pulver.

Verhalten gegen Lösungsmittel: In ungefähr 80 Teilen Wasser löslich; in siedendem Wasser ist es schwer löslich, die Löslichkeit ist aber wegen der eintretenden Zersetzung und des Entweichens der Kohlensäure nicht immer die gleiche. In Weingeist ist es schwer löslich. Die wäßrige Lösung wird durch Phenolphthaleinlösung stark gerötet.

Zur Prüfung sind erforderlich: 2,2 g Lithiumkarbonat.

Prüfung durch:	Zeigt an:
*Auflösen von 0,5 g des Salzes in Salpetersäure und Verdampfen eines Tropfens am Platindraht in der Flamme.	**Identität** durch Aufbrausen beim Auflösen und durch eine karminrote Färbung der Flamme.
Verdünnen der Lösung mit Wasser auf 25 g und Versetzen von je 5 ccm	
*a) mit Bariumnitratlösung; es darf keine Veränderung entstehen,	**Schwefelsäure** durch eine weiße Trübung.
*b) mit Silbernitratlösung; es darf höchstens opalisierende Trübung entstehen,	
*c) Übersättigen von 10 ccm der Lösung mit Ammoniakflüssigkeit und Versetzen	
*α) mit Natriumsulfidlösung,	**Schwermetallsalze** durch eine Färbung oder Fällung.
*β) mit Ammoniumoxalatlösung. Beide Reagenzien dürfen keine Trübung oder Fällung erzeugen.	**Kalziumsalze** durch eine weiße Trübung.
*Auflösen von 1 g Lithiumkarbonat in 10 ccm verdünnter Salzsäure, Aufkochen, Erkaltenlassen, Zugabe von 5 ccm Natronlauge.	**Magnesiumsalze** durch einen weißen Niederschlag[1].
*Auflösen von 0,2 g Lithiumkarbonat in 1 ccm Salzsäure, Verdampfen zur Trockne und Auflösen des Rückstands in 3 ccm Weingeist. Die Lösung muß klar sein.	**Kalium-** und **Natriumsalze** durch eine trübe Lösung.
Auflösen von 0,5 g Lithiumkarbonat, bei 100° getrocknet, in 20 ccm Wasser, Zusatz einiger Tropfen Methylorangelösung und Titration mit Normal-Salzsäure, bis eine deutliche Rotfärbung eintritt[2].	Den **vorschriftsmäßigen Gehalt an Lithiumkarbonat,** wenn bis zu diesem Punkt mindestens 13,4 ccm Normal-Salzsäure verbraucht werden.
	1 ccm Normal-Salzsäure = 0,03694 g Lithiumkarbonat, 13,4 ccm = 0,4952 g Lithium-

karbonat, welche in 0,5 g des Präparats enthalten sein müssen. Für 100 g berechnet sich ein Mindestgehalt von 200 · 0,4952 = 99,04 g Lithiumkarbonat.

[1] $MgCl_2 + 2\,NaOH = Mg(OH)_2 + 2\,NaCl.$
[2] $Li_2CO_3 + 2\,HCl = 2\,LiCl + H_2O + CO_2.$
Lithium- 2 · 36,47 Lithium-
karbonat   chlorid
73,88
1 Molekül Chlorwasserstoff = 36,47 entspricht $^1/_2$ Molekül Lithiumkarbonat = 36,94.

Hier wäre richtiger die Anweisung erfolgt, daß man bei der Titration von ,,etwa 0,5 g" Lithiumkarbonat (genau gewogen) ausgehen solle.

Lobelinum hydrochloricum — Lobelinhydrochlorid.

$(C_{22}H_{27}O_2N)HCl.$ Mol.-Gew.: 373,3.

Weißes, körniges Pulver von bitterem Geschmack, das auf der Zunge eine vorübergehende Unempfindlichkeit hervorruft.

Verhalten gegen Lösungsmittel: Es löst sich in 40 Teilen Wasser, in 10 Teilen Weingeist und sehr leicht in Chloroform. Die wäßrige Lösung ist farblos, rötet Lackmuspapier kaum und dreht den polarisierten Lichtstrahl nach links. Für eine gesättigte wäßrige Lösung ist $[\alpha]_D^{20^\circ} = -42,51^\circ$.

Schmelzpunkt: Nach vorhergehender Bräunung nicht unter 178°. Dieser ,,Schmelzpunkt" ist mehr ein ,,Zersetzungspunkt". Überhaupt sind die Konstanten (der Schmelzpunkt des Alkaloidsalzes wie der nachstehend angegebene Schmelzpunkt der ausgeschiedenen Base) nur durch ungefähre Angaben charakterisiert, mit anderen Worten: Es liegen keine scharfen Schmelzpunkte vor.

Zur Prüfung sind erforderlich: Etwa 0,22 g Lobelinhydrochlorid und 3 ccm wäßrige Lösung (1 + 9 g).

Prüfung durch:	Zeigt an:
*Kochen von 1 ccm der wäßrigen Lösung.	**Identität** durch Auftreten des eigenartigen Geruchs des Azetophenons, der nach Zusatz von 1 Tropfen Natronlauge besonders deutlich wird[1].
*Versetzen von 1 ccm der wäßrigen Lösung mit Silbernitratlösung nach dem Ansäuern mit Salpetersäure.	**Identität** durch einen weißen, käsigen Niederschlag.
*Auflösen von 0,01 g Lobelinhydrochlorid in 1 ccm Schwefelsäure, Zugabe von 1 Tropfen Formaldehyd-Schwefelsäure.	**Identität** durch eine farblose Lösung, die sich auf Zugabe von Formaldehyd-Schwefelsäure kirschrot färbt.
Versetzen von 1 ccm der wäßrigen Lösung mit 1 Tropfen Ammoniakflüssigkeit, Stehenlassen der milchigen Flüssigkeit einige Zeit lang, Sammeln der Lobelinbase, Auswaschen, Abpressen zwischen Filtrierpapier, Trocknen über Schwefelsäure. Ausführung der Schmelzpunktsbestimmung.	**Identität** und **Reinheit,** wenn der Schmelzpunkt nicht unter 118° liegt.
Verbrennen von 0,2 g Lobelinhydrochlorid in einem gewogenen Tiegel. Es darf keinen wägbaren Rückstand hinterlassen.	**Reinheit** durch Fehlen eines wägbaren Rückstands nach dem Glühen.

Aufbewahrung : Vorsichtig.

[1] Ganz besonders charakteristisch ist diese Identitätsreaktion, bei der nach der angegebenen Behandlung der Geruch nach Azetophenon $(CH_3 \cdot CO \cdot C_6H_5)$ auftreten soll. Dieses Azetophenon, gemäß der Formel ein Methylphenylketon, kommt bekanntlich als Schlafmittel unter dem Namen „Hypnon" in den Handel.

Lycopodium — Bärlappsporen.

Die reifen Sporen von Lycopodium clavatum Linné, auch von anderen Arten der Gattung Lycopodium[1].

Ein geruch- und geschmackloses, feines, blaßgelbes, samtartig anzufühlendes, leicht haftendes, sehr bewegliches Pulver, das auf Wasser schwimmt, ohne sich zu benetzen, aber nach dem Kochen darin untersinkt. In eine Flamme geblasen verpufft es.

Mikroskopische Prüfung: Die einzelnen Sporen sind nahezu gleich groß. Sie haben meist 30 bis 35 μ, seltener bis 40 μ Durchmesser und sind von 3 ziemlich flachen oder seltener mäßig gewölbten und einer stärker gewölbten Fläche begrenzt. Letztere ist vollständig, die anderen Flächen sind bis nahe an die Kanten mit einem Netzwerk von Leisten bedeckt, die fünf- oder sechseckige Maschen bilden.

Im **Chloralhydratpräparat** dürfen Bruchstücke von Stengeln, Blättern oder Rinden, Pollenkörner von **Corylus**, **Pinus** und Pollentetraden von **Typha,** im **Glyzerin-Jodpräparat** Stärkekörner jeder Form und Größe, im **Glyzerinpräparat** stark lichtbrechende, farblose, ovale, meist mit exzentrisch gelagertem Luftbläschen versehene, bei Wasserzutritt sofort lösliche Körner von 15 bis 65 μ Größe **(Dextrin)** und amorphe oder kristallähnliche Beimengungen **(Gips, Talk, Schwefel, Kolophonium und andere Harze)** nicht sichtbar sein.

Prüfung durch:	Zeigt an:
Verbrennen von 1 g Bärlappsporen im gewogenen Tiegel. Es darf sich beim Verbrennen der Geruch der schwefligen Säure nicht entwickeln, und es darf höchstens 0,03 g Rückstand hinterbleiben.	**Vorschriftsmäßige Beschaffenheit,** wenn sich weder der Geruch nach schwefliger Säure entwickelt noch mehr als 0,3 g Rückstand bleibt.

[1] Die Beschreibung trifft in allen Punkten nur auf Lycopodium clavatum zu.

Magnesia usta — Gebrannte Magnesia.
Magnesiumoxyd.

MgO. Mol.-Gew.: 40,32.
Ein leichtes, weißes, feines, in Wasser fast unlösliches Pulver.
Zur Prüfung sind erforderlich: Etwa 2 g gebrannte Magnesia.

Prüfung durch:	Zeigt an:
*Auflösen einer Probe in verdünnter Schwefelsäure, Zusatz von Ammoniumchloridlösung, überschüssiger Ammoniakflüssigkeit und Natriumphosphatlösung.	**Identität** durch einen weißen, kristallinischen Niederschlag[1].
*Erhitzen von 0,8 g gebrannter Magnesia mit 50 ccm heißem, frisch abgekochtem Wasser zum Sieden, heiß Filtrieren.	
*a) Eintauchen von rotem Lackmuspapier in das noch heiße Filtrat; es darf sich nur schwach bläuen,	**Alkalikarbonat** durch eine starke Bläuung des Lackmuspapiers.
*b) Verdampfen des Filtrats zur Trockne in einem gewogenen Schälchen; es darf höchstens 0,01 g Rückstand bleiben.	**Salze fremder Metalle** durch einen größeren Rückstand als 0,01 g.

{ Auflösen der auf dem Filter zurückgebliebenen Magnesia in 10 ccm verdünnter Essigsäure. Es dürfen sich nur wenige Gasbläschen zeigen.

Kohlensaures Salz durch reichliche Entwicklung von Gasbläschen[2].

*Auflösen von 0,4 g gebrannter Magnesia in 5 ccm verdünnter Essigsäure, Verdünnen mit 35 g Wasser und Versetzen von je 5 ccm der Lösung

{ *a) mit 3 Tropfen Natriumsulfidlösung; es darf keine Veränderung eintreten,

Schwermetallsalze (Kupfer, Blei) durch eine dunkle, **Zink** durch eine weiße Färbung.

*b) mit Bariumnitratlösung; sie darf nicht sofort getrübt werden,

Schwefelsäure durch eine weiße, undurchsichtige Trübung innerhalb 5 Minuten.

*c) mit Silbernitratlösung nach Zusatz von Salpetersäure; sie darf innerhalb 5 Minuten nicht mehr als opalisierend getrübt werden,

Salzsäure durch eine mehr als opalisierende Trübung innerhalb 5 Minuten.

*d) mit 1 ccm Salzsäure und 0,5 ccm Kaliumferrozyanidlösung; es darf höchstens schwache Blaufärbung entstehen.

Eisensalze durch eine stärkere Blaufärbung.

*Schütteln von 0,2 g des Präparats mit 20 ccm Wasser, Filtrieren und Versetzen des Filtrats mit Ammoniumoxalatlösung; es darf innerhalb 5 Minuten nicht mehr als opalisierend getrübt werden.

Kalziumsalze durch eine weiße, undurchsichtige Trübung, welche innerhalb 5 Minuten eintritt.

[1] $MgSO_4 + NH_3 + Na_2HPO_4 + 6H_2O = Mg(NH_4)PO_4 \cdot 6H_2O + Na_2SO_4$.
Ma-   Natrium-   Ammonium-
gnesium-   phosphat   Magnesiumphosphat
sulfat

[2] $[4MgCO_3 + Mg(OH)_2] + 10C_2H_4O_2 = 5Mg(C_2H_3O_2)_2 + 4CO_2 + 6H_2O$.
Basisches   Essigsäure   Magnesium-
Magnesiumkarbonat   azetat

Die Entwicklung der Kohlensäure ist auf dem Filter schlecht zu beobachten. Man führt daher diese Prüfung auf Kohlensäure besser so aus: Werden 0,5 g gebrannte Magnesia mit 5 ccm Wasser geschüttelt und wird das Gemisch dann mit etwa 6 ccm verdünnter Essigsäure versetzt, so darf nur eine sehr schwache Gasentwicklung auftreten. Die entstandene Lösung ist dann, mit Wasser auf 50 g verdünnt, zur nachstehenden Prüfung auf Schwermetallsalze usw. zu verwenden.

Magnesium carbonicum — Basisches Magnesiumkarbonat.

Es besitzt je nach der Darstellung verschiedene Zusammensetzung, z. B.
$$(MgCO_3)_3 \cdot Mg(OH)_2 \cdot 3H_2O \text{ oder } (MgCO_3)_4 \cdot Mg(OH)_2 \cdot 4H_2O.$$
Gehalt: Mindestens 24% Magnesium.

Weiße, leichte, lose zusammenhängende, leicht zerreibliche Massen oder weißes lockeres Pulver.

Es ist in kohlensäurefreiem Wasser nur sehr wenig löslich. Die Lösung bläut Lackmuspapier schwach. In kohlensäurehaltigem Wasser und in wäßrigen Ammoniumsalzlösungen ist es leichter löslich.

Zur Prüfung sind erforderlich: Etwa 3 g basisches Magnesiumkarbonat.

Prüfung durch:

Zeigt an:

*Auflösen einer Probe in verdünnter Schwefelsäure, wobei reichliche Kohlensäureentwicklung stattfindet, und Versetzen der Lösung mit Ammoniumchloridlösung, überschüssiger Ammoniakflüssigkeit und Natriumphosphatlösung.

Identität durch einen weißen, kristallinischen Niederschlag[1].

*Erhitzen von 2 g Magnesiumkarbonat mit 50 g heißem, frisch ausgekochtem Wasser zum Sieden und heiß Filtrieren:

Prüfung durch:	Zeigt an:
*a) Eintauchen von rotem Lackmuspapier in das noch heiße Filtrat; das Papier darf nur schwach gebläut werden, *b) Verdampfen des Filtrats zur Trockne; es darf höchstens 0,01 g Rückstand bleiben.	**Alkalikarbonate** durch eine starke Bläuung des Lackmuspapiers. **Fremde Salze** durch einen größeren Rückstand als 0,01 g.

*Auflösen von 0,4 g Magnesiumkarbonat in einer kleinen Menge verdünnter Essigsäure[2] und Verdünnen der Lösung mit Wasser auf 20 g.

Versetzen von je 5 ccm der essigsauren Lösung

Prüfung durch:	Zeigt an:
*a) mit 3 Tropfen Natriumsulfidlösung; es darf keine Veränderung eintreten, *b) mit Bariumnitratlösung; sie darf nicht sofort getrübt werden,	**Schwermetallsalze** durch eine Färbung oder Fällung. **Schwefelsäure** durch eine weiße, sofort auftretende Trübung.
*c) mit Silbernitratlösung nach Versetzen mit Salpetersäure; sie darf innerhalb 5 Minuten nicht mehr als opalisierende Trübung zeigen, *d) mit 1 ccm Salzsäure und 0,5 ccm Kaliumferrozyanidlösung; es darf höchstens schwache Bläuung entstehen.	**Salzsäure** durch eine mehr als opalisierende Trübung innerhalb 5 Minuten. **Eisensalze** durch eine stärkere blaue Färbung.
Glühen von 0,2 g Magnesiumkarbonat in einem tarierten Tiegel. Es muß mindestens 0,08 g Rückstand bleiben[3]. Schütteln des Glührückstands mit 8 ccm Wasser, Filtrieren und Versetzen des Filtrats mit Ammoniumoxalatlösung; es darf innerhalb 5 Minuten höchstens opalisierend getrübt werden.	**Vorschriftsmäßige Zusammensetzung des Salzes,** wenn mindestens 0,08 g Rückstand bleiben[3], was einem Mindestgehalt von 24% Magnesium entspricht. **Kalziumsalze** durch eine weiße, undurchsichtige Trübung innerhalb 5 Minuten.

[1] Siehe Magnesia usta Nr. 1.   [2] Siehe Magnesia usta Nr. 2.
[3] Zum Beispiel $[4\,MgCO_3 \cdot Mg(OH)_2 \cdot 4\,H_2O] = 5\,MgO + 4\,CO_2 + 5\,H_2O$.

Magnesium citricum effervescens — Brausemagnesia.

Sie sei weiß und löse sich in Wasser unter reichlicher Kohlensäureentwicklung langsam zu einer angenehm säuerlich schmeckenden Flüssigkeit.

Magnesium peroxydatum — Magnesiumsuperoxyd.

Gehalt: Mindestens 25% Magnesiumsuperoxyd (MgO_2, Mol.-Gew.: 56,32).

Weißes, lockeres, in Wasser fast unlösliches, geruch- und geschmackloses Pulver, das neben Magnesiumsuperoxyd noch Magnesiumoxyd enthält. In verdünnten Säuren ist es unter Bildung von Wasserstoffsuperoxyd leicht löslich.

Zur Prüfung sind erforderlich: 4 g Magnesiumsuperoxyd.

Prüfung durch:	Zeigt an:
*Schütteln von 1 ccm einer Lösung von 0,1 g Magnesiumsuperoxyd in einer Mischung von 1 ccm verdünnter Schwefelsäure und 9 ccm Wasser mit 5 ccm Äther und einigen Tropfen Kaliumdichromatlösung.	**Identität** durch eine tiefblaue Färbung des Äthers[1].
*Versetzen des Restes der Lösung mit überschüssiger Ammoniakflüssigkeit und so viel Ammoniumchloridlösung, daß sich der entstandene Niederschlag wieder löst, und dann mit Natriumphosphatlösung.	**Identität** durch einen weißen, kristallinischen Niederschlag[2].
*Erhitzen von 0,2 g Magnesiumsuperoxyd mit 10 ccm Wasser zum Sieden, Erkaltenlassen, Filtrieren, Eintauchen von Lackmuspapier. Es darf höchstens schwach gebläut werden.	**Alkalikarbonat** durch starke Bläuung des Lackmuspapiers.

*Schütteln von 0,2 g Magnesiumsuperoxyd mit 20 ccm Wasser, Filtrieren und Zusatz von Ammoniumoxalatlösung. Es darf innerhalb 5 Minuten höchstens schwach getrübt werden.

Lösen von 0,2 g Magnesiumsuperoxyd in 2 ccm Salzsäure, Verdampfen auf dem Wasserbad zur Trockne. Lösen des Rückstands in 2 ccm verdünnter Essigsäure und 6 ccm Wasser, Zugabe von 3 Tropfen Natriumsulfidlösung; die Lösung darf weder gefärbt noch getrübt werden.

*Lösen von 1 g Magnesiumsuperoxyd in 10 ccm Magnesiumsuperoxyd in 10 ccm Salpetersäure, Versetzen von je 5 ccm

*a) mit 5 ccm Wasser und Bariumnitratlösung; sie darf nicht verändert werden,

*b) mit 15 ccm Wasser und Silbernitratlösung; sie darf innerhalb 5 Minuten höchstens schwach getrübt werden.

Verdampfen von 0,2 g Magnesiumsuperoxyd mit 2 ccm Salzsäure auf dem Wasserbad zur Trockne, Lösen des Rückstands in 2 ccm Salzsäure und 20 ccm Wasser, Zusatz von 0,5 ccm Kaliumferrozyanidlösung. Die Lösung darf nicht sofort gebläut werden.

Verdampfen von 1 g Magnesiumsuperoxyd mit 10 ccm Salzsäure auf dem Wasserbad zur Trockne, Aufnehmen des Rückstands mit 3 ccm Natriumhypophosphitlösung, viertelstündiges Erhitzen der Mischung im siedenden Wasserbad. Sie darf keine bräunliche Färbung annehmen.

Versetzen von etwa 0,2 g Magnesiumsuperoxyd (genau gewogen) mit 10 g Kaliumjodidlösung und 2 ccm Salzsäure[5] (beträgt die Einwaage auch nur wenig mehr als 0,2 g, so ist die Salzsäuremenge zu erhöhen), Stehenlassen der Mischung unter häufigem Umschwenken etwa $1/_2$ Stunde lang und Titration mit $1/_{10}$-Normal-Natriumthiosulfatlösung zunächst bis zur Gelbfärbung, dann nach Zusatz einiger Tropfen Stärkelösung bis zur Entfärbung. Um Überreste durch Luftsauerstoff zu vermeiden, schlägt AWE vor, etwa 0,2 g Magnesiumsuperoxyd in Glasstopfenkolben genau zu wiegen und in 10 ccm Wasser durch gelindes Schütteln zu verteilen. Dann fügt man unter Umschwenken 7 bis 8 ccm verdünnte Salzsäure hinzu, läßt die Mischung im verschlossenen Kolben $1/_2$ Stunde lang stehen und titriert das ausgeschiedene Jod mit $1/_{10}$-Normal-Natriumthiosulfatlösung (Stärkelösung als Indikator).

Kalziumsalze durch eine stärkere Trübung innerhalb 5 Minuten.

Schwermetallsalze durch eine Färbung oder Trübung[4].

Schwefelsäure durch eine weiße Trübung.

Salzsäure durch eine stärkere Trübung innerhalb von 5 Minuten.

Eisensalze durch eine sofort auftretende Blaufärbung.

Arsenverbindungen durch eine bräunliche Färbung[3].

Vorschriftsmäßiger Gehalt an MgO_2, wenn hierbei für je 0,2 g Magnesiumsuperoxyd mindestens 17,8 ccm $1/_{10}$-Normal-Natriumthiosulfatlösung verbraucht werden, entsprechend einem Mindestgehalt von 25% Magnesiumsuperoxyd.

1 ccm $1/_{10}$-Normal-Natriumthiosulfatlösung = 0,002816 g Magnesiumsuperoxyd, 17,8 ccm = 0,0501 g MgO_2, diese sind in 0,2 g enthalten, in 100 g also 500 · 0,0501 = 25,05 g.

Magnesiumsuperoxydtafel[6].

g	ccm
0,1	888
0,2	**17,76**
0,3	2664
0,4	3552
0,5	4440
0,6	5328
0,7	6216
0,8	7104
0,9	7992

Zur Berechnung nach der Formel $\dfrac{g}{F}\,T$; $\log T = 94831$.

[1] Siehe Hydrogenium peroxydatum Anm. 3.

[2] Siehe Magnesia usta Anm. 1.

[3] $As_2O_3 + 3\,H_3PO_2 = As_2 + 3\,H_3PO_3$.

[4] Bei dieser Prüfung auf Schwermetallsalze muß das Peroxyd erst wie angegeben zerstört werden, da sonst die durch Natriumsulfidlösung evtl. gebildeten Sulfide evtl. durch das H_2O_2 zu Sulfaten oxydiert würden. Ebenso notwendig ist die Zerstörung des Peroxyds vor der nachfolgenden Prüfung auf Eisensalze, da sonst das Kaliumferrozyanid zu Kaliumferrizyanid oxydiert würde. Endlich erfordert auch die nachstehende Prüfung auf Arsenverbindungen eine solche Zerstörung, da sonst das oxydierende H_2O_2 dem reduzierenden Natriumhypophosphit entgegenwirken würde. Es ist aber gewiß nicht notwendig, für diese drei Prüfungen dreimal gesondert Lösungen zu bereiten und einzudampfen. *Das kann selbstverständlich in einem Arbeitsgang erfolgen.* Man wird zweckmäßig 1,4 g Magnesiumsuperoxyd in 8 ccm Salzsäure lösen, das Lösungsmittel abdampfen und den Rückstand entsprechend für die drei Prüfungen einteilen, also für die vorstehende Prüfung auf Schwermetallsalze und die beiden nachfolgenden Prüfungen auf Eisensalze und Arsenverbindungen. Zu diesem Zweck verwendet man etwa zwei Drittel des Abdampfrückstands zur Prüfung auf Arsenverbindungen, von dem übrigbleibenden Drittel je die Hälfte zur Prüfung auf Schwermetallsalze und Eisensalze.

[5] C. WAGNER (Pharmaz. Ztg. 1927, S. 218) hat zu dieser Bestimmung mitgeteilt, daß hierbei zu niedrige Resultate durch einen zeitlichen und örtlichen Mangel an Säure eintreten können (da dann eine Nebenreaktion eintritt, bei der Jod verloren geht). WAGNER empfiehlt deshalb (in gewisser Abänderung des Arzneibuchverfahrens), die zu untersuchende Probe unter lebhaftem Umschwenken in die Mischung der Säure und der Kaliumjodidlösung zu geben. Wir haben tatsächlich nach dieser Modifikation etwa 1% MgO_2 mehr gefunden als nach der offiziellen Methode. Außerdem empfiehlt WAGNER, dann, wenn mehr als 0,2 g Magnesium peroxydatum angewendet werden, auch entsprechend mehr Säure zu verwenden. Diese Notwendigkeit kann vorliegen, da man nach dem DAB 6 von „etwa 0,2 g" Substanz ausgehen soll, also auch etwas mehr anwenden kann.

$MgO_2 + 2\,HCl = MgCl_2 + H_2O_2$.

$KJ + HCl = KCl + HJ$.

$H_2O_2 + 2\,HJ = J_2 + 2\,H_2O$.

[6] Erläuterung s. S. 10 bis 11.

Magnesium sulfuricum — Magnesiumsulfat.

Bittersalz.

$MgSO_4 \cdot 7\,H_2O$. Mol.-Gew.: 246,50.

Farblose, an trockener Luft kaum verwitternde, an feuchter Luft unverändert bleibende, prismatische Kristalle von bitterem, salzigem Geschmack.

Verhalten gegen Lösungsmittel: In 1 Teil Wasser von 20° und in etwa 0,3 Teilen siedendem Wasser löslich.

Zur Prüfung sind erforderlich: 1,5 g Magnesiumsulfat und 25 ccm wäßrige Lösung (1 + 19).

Prüfung durch:	Zeigt an:
Versetzen von je 5 ccm der Lösung (1 + 19)	
*a) mit Ammoniumchloridlösung, überschüssiger Ammoniakflüssigkeit und Natriumphosphatlösung,	**Identität** durch einen weißen, kristallinischen Niederschlag[1].
*b) mit Bariumnitratlösung.	**Identität** durch einen weißen, in verdünnten Säuren unlöslichen Niederschlag.
Feines Zerreiben von 0,5 g Magnesiumsulfat und 0,5 g Kalziumhydroxyd mit 3 ccm Weingeist und 3 ccm Wasser, 2 Minuten langes Erwärmen. Ver-	**Größere Verunreinigung mit Natriumsulfat** durch eine rote Färbung des Filtrats[2].

setzen mit 10 ccm absolutem Alkohol, Filtrieren und Zusatz von 0,5 ccm Kurkumatinktur zum Filtrat. Es darf keine rote Färbung entstehen.

Mischen von 1 g zerriebenem Magnesiumsulfat mit 3 ccm Natriumhypophosphitlösung und Erhitzen 15 Minuten lang im siedenden Wasserbad. Es darf keine dunkle Färbung auftreten.

Eintauchen von blauem Lackmuspapier in die Lösung (1 + 19). Es darf nicht gerötet werden.

Versetzen von je 5 ccm der Lösung (1 + 19)

*a) mit je 3 Tropfen verdünnter Essigsäure und Natriumsulfidlösung; es darf keine Veränderung entstehen,

*b) mit Silbernitratlösung; sie darf innerhalb 5 Minuten nicht mehr als opalisierend getrübt werden,

*c) mit einigen Tropfen Salzsäure und mit 0,5 ccm Kaliumferrozyanidlösung; sie darf nicht sofort blau gefärbt werden.

Arsenverbindungen durch eine braune Färbung[3].

Freie Schwefelsäure, Zinksulfat durch eine Rötung des blauen Lackmuspapiers.

Schwermetallsalze (Kupfer, Blei, Eisen) durch eine dunkle, **Zink** durch eine weiße Trübung.

Salzsäure durch eine mehr als opalisierende Trübung innerhalb 5 Minuten.

Eisensalze durch eine sofortige blaue Färbung.

[1] Siehe Magnesia usta Nr. 1.

[2] $Na_2SO_4 + Ca(OH)_2 = 2\,NaOH + CaSO_4$.

$MgSO_4 + Ca(OH)_2 = Mg(OH)_2 + CaSO_4$.

In dem absoluten Alkohol ist wohl NaOH, nicht aber $Mg(OH)_2$ oder $Ca(OH)_2$ löslich.

[3] $As_2O_3 + 3\,H_3PO_2 = As_2 + 3\,H_3PO_3$.

Magnesium sulfuricum siccatum —
Getrocknetes Magnesiumsulfat.
Magnesium sulfuricum siccum.

Gehalt: Mindestens 70% wasserfreies Magnesiumsulfat.

Weißes, mittelfeines, lockeres Pulver, welches hinsichtlich seiner Reinheit den an Magnesiumsulfat gestellten Anforderungen entsprechen soll, wobei man für die Prüfungen Lösungen (1 + 29) bzw. zwei Drittel der Salzmenge benutzt (siehe Magnesium sulfuricum).

Prüfung durch:

Gelindes Glühen von 1 g des Präparats. Es darf höchstens 0,3 g an Gewicht verlieren.

Zeigt an:

Zu **großen Feuchtigkeitsgehalt** durch einen größeren Gewichtsverlust als 0,3 g.

Aufbewahrung: In gutverschlossenen Gefäßen.

Manna — Manna.

Der durch Einschnitte in die Rinde von Fraxinus ornus Linné gewonnene, an der Luft eingetrocknete Saft.

Gehalt: Mindestens 75% Mannit.

Gerundete, flache oder rinnenförmige, kristallinische, trockene Stücke von blaßgelblicher, innen weißer Farbe, leicht löslich in Wasser, von schwach honigartigem Geruch und süßem Geschmack.

Prüfung durch:

Trocknen von 1 g Manna bei 100°; es darf höchstens 0,1 g an Gewicht verlieren.

Zeigt an:

Zu **großen Feuchtigkeitsgehalt** durch einen größeren Gewichtsverlust als 0,1 g.

Verbrennen der getrockneten Manna in einem gewogenen Tiegel; es darf höchstens 0,03 g Rückstand bleiben.

Kochen von 1 g Manna mit 1 ccm Wasser und 20 ccm Weingeist 1 Stunde lang am Rückflußkühler, Filtrieren der heißen Flüssigkeit durch ein Wattebäuschchen, Nachwaschen mit 5 ccm heißem Weingeist, Eindampfen des Filtrats und Trocknen des Rückstands bei 100°; er muß wenigstens 0,75 g betragen, was einem Mindestgehalt von 75% Mannit entspricht.

Anorganische Beimengungen durch einen größeren Rückstand als 0,03 g.
Fremde Beimengungen durch einen geringeren Rückstand als 0,75 g.

Mastix — Mastix.

Das Harz der auf der Insel Chios kultivierten baumartigen Form von Pistacia lentiscus Linné.

Mastix besteht aus rundlichen, seltener birnförmigen Körnern von blaßzitronengelber Farbe mit meist bestäubter Oberfläche, glasartig glänzendem Bruch und einem Durchmesser bis zu 2 cm. Die Körner sind leicht zerbrechlich und erweichen beim Kauen. Mastix riecht und schmeckt würzig, ist in Äther völlig, in Weingeist und in Chloroform teilweise löslich.

Mel — Honig.

Der von Honigbienen erzeugte und in den Waben abgelagerte, süße Stoff.

Honig bildet im frischen Zustand eine dickflüssige, durchscheinende Masse von eigenartigem Geruch und süßem Geschmack, welche allmählich mehr oder weniger fest und kristallinisch wird. Er ist meist weißgelb bis braungelb. Nach der Arzneibuchbeschreibung ist Honig „meist weißgelb bis braungelb". Nach BUJARD und BAIER ist die Farbe eine sehr verschiedenartige, bis dunkelbraun, und kann nicht als Maßstab für die Echtheit gelten.

Zur Prüfung sind erforderlich: 60 bis 70 g Honig.

Prüfung durch:	Zeigt an:
*Auflösen von 40 bis 50 g Honig in 80 bis 100 g Wasser; es entsteht eine nicht völlig klare Lösung.	**Fremde Beimengungen** durch eine stark trübe Lösung.
*a) Eintauchen von Lackmuspapier in die Lösung; sie darf nur schwache Rötung des Papiers erzeugen,	Zu **großen Säuregehalt** durch eine starke Rötung des Lackmuspapiers.
*b) Versetzen von 5 ccm der Lösung mit einigen Tropfen Gerbsäurelösung,	**Identität** durch eine sofortige, deutliche Trübung (Kunsthonig gibt keine Trübung).
*c) Bestimmen der Dichte der Lösung; sie soll mindestens 1,11 betragen,	Zu **großen Wassergehalt** durch eine niedrigere Dichte als 1,11.
*d) Filtrieren der Lösung (1 + 2), bis etwa 35 ccm Filtrat entstanden sind. Betrachten des Filterrückstands unter dem Mikroskop.	**Identität** durch Feststellung von Pollenkörnern.
Versetzen von je 5 ccm der filtrierten Lösung	
*e) mit Silbernitratlösung; es darf nur schwache Trübung entstehen,	**Salzsäure** durch eine weiße, undurchsichtige Trübung. Es deutet dieses auf Melassesirup.
*f) mit Bariumnitratlösung; es darf nur eine schwache Trübung entstehen,	**Schwefelsäure** durch eine weiße, undurchsichtige Trübung. Es deutet dieses auf Stärkesirup.

*g) mit dem gleichen Raumteil Ammoniakflüssigkeit; es darf sofort keine Farbenveränderung entstehen,

*h) Versetzen von 5 ccm der Lösung mit einigen Tropfen rauchender Salzsäure; sie darf nicht sofort rosa oder rot gefärbt werden.

*i) Erwärmen von 15 ccm der Lösung auf dem Wasserbad, Versetzen mit 0,5 ccm Gerbsäurelösung, Filtrieren nach der Klärung, Versetzen von 1 ccm des erkalteten, klaren Filtrats mit 2 Tropfen rauchender Salzsäure und hierauf mit 10 ccm absolutem Alkohol; sie darf nicht milchig getrübt werden.

Fremde Farbstoffe durch eine sofort eintretende dunkle Färbung.

Azofarbstoffe durch eine sofortige rosa oder rote Färbung.

Stärkesirup, Dextrin durch eine milchige Trübung auf Zusatz von absolutem Alkohol.

*Verdünnen von 10 g Honig mit 50 ccm Wasser, Zusatz einiger Tropfen Phenolphthaleinlösung und dann von so viel Normal-Kalilauge (besser ist es, mit $^1/_{10}$-Normal-Kalilauge zu arbeiten), bis bleibende rote Färbung eintritt. Man darf nicht mehr als 0,5 ccm Normal-Kalilauge brauchen. (Es entspricht dies 0,23% Säure, auf Ameisensäure berechnet.)

Verdorbenen, sauren Honig, wenn bis zu diesem Punkt mehr als 0,5 ccm Normal-Kalilauge gebraucht werden.

Die im Honig natürlich vorkommende Säure wird häufig als Ameisensäure angesprochen. Viele Autoren bestreiten deren Anwesenheit. Auch nach JUCKENACK besteht die Säure vorwiegend aus Äpfelsäure, während Ameisensäure nicht oder nur in sehr geringen Mengen im Honig vorkommt.

Invertzucker, Stärkesirup durch einen geringeren oder größeren Rückstand.

Invertzucker, Kunsthonig durch eine kirschrote Färbung.

Verbrennen von 2 g Honig in einem gewogenen Tiegel; es darf nicht weniger als 0,002 g und nicht mehr als 0,016 g Rückstand bleiben.

*Verreiben von 5 g Honig mit etwa 10 g Äther in einer Reibschale, Filtrieren der Ätherschicht in ein Porzellanschälchen, Verdunstenlassen des Äthers ohne Erwärmen. Befeuchten des **trockenen** Rückstandes mit einigen Tropfen Resorzin-Salzsäure. Sie darf sich nicht kirschrot färben.

Mel depuratum — Gereinigter Honig.

Klar, gelb bis braun, riecht und schmeckt nach Honig.

Dichte: 1,34.

Zur Prüfung sind erforderlich: 12 g gereinigter Honig.

Prüfung durch:

Verdünnen von 2 g gereinigtem Honig mit 4 g Wasser und Versetzen mit Silbernitratlösung; es darf nur eine schwache Trübung entstehen.

Zeigt an:

Salzsäure durch eine weiße, undurchsichtige Trübung. Es läßt dies auf Rübenzuckermelasse schließen.

Verdünnen von 10 g Honig mit 50 ccm Wasser, Zusatz einiger Tropfen Phenolphthaleinlösung und von so viel Normal-Kalilauge (besser ist es, mit $^1/_{10}$-Normal-Kalilauge zu arbeiten), bis bleibend rote Färbung eintritt. Man darf nicht mehr als 0,4 ccm Normal-Kalilauge verbrauchen. (Es entspricht dies 0,18% Säure, auf Ameisensäure berechnet.)

Verdorbenen, sauren Honig, wenn bis zu diesem Punkt mehr als 0,4 ccm Normal-Kalilauge gebraucht werden.

Die Prüfungsmethoden sind hier noch unsicherer wie bei dem nicht gereinigten Honig. Selbst die vorher erwähnte FIEHEsche Probe auf Kunsthonig verliert hier durch die längere Zeit hindurch erfolgte Erhitzung des Produktes nach Ansicht einiger Autoren und nach unserer Erfahrung an Wert. Der Honig, der uns bei der Untersuchung nach FIEHE ein negatives Resultat gibt, liefert nach der Verarbeitung zu Mel depuratum trotz Behandlung im Vakuum bisweilen ein Präparat, das positive Reaktion nach FIEHE zeigt.

Mentholum — Menthol.

$C_{10}H_{19}(OH)$. Mol.-Gew.: 156,2.

Spitze, spröde, farblose Kristalle, die pfefferminzähnlich riechen und schmecken.

Verhalten gegen Lösungsmittel: In Äther, Chloroform, Weingeist sehr leicht, in Wasser kaum löslich.

Schmelzpunkt: 42 bis 44°.

Prüfung durch:	Zeigt an:
*Anfühlen und Pressen von Menthol zwischen Filtrierpapier; es darf auf diesem keine feuchte Stellen zurücklassen und muß sich vollkommen trocken anfühlen.	**Feuchtigkeit** durch Befeuchten des Filtrierpapiers.
Verdampfen von 0,2 g Menthol in einer gewogenen Schale auf dem Wasserbad; es darf nur weniger als 0,001 g Rückstand bleiben.	**Fremde Beimengungen** durch einen größeren Rückstand von 0,001 g oder mehr.

Methylenum caeruleum — Methylenblau.

Tetramethylthioninchlorid.

$C_{16}H_{18}N_3SCl$. Mol.-Gew.: 319,7.

Dunkelgrüne, bronzeglänzende Kristalle oder dunkelgrünes Pulver mit wechselndem Wassergehalt. Methylenblau löst sich mit blauer Farbe leicht in Wasser, schwerer in Weingeist.

Zur Prüfung sind erforderlich: Etwa 2 g Methylenblau.

Prüfung durch:	Zeigt an:
*Lösen von etwa 0,01 g Methylenblau in 20 ccm verdünnter Schwefelsäure, Zusatz von 1 bis 2 g Zinkfeile.	**Identität** durch eine allmähliche Entfärbung. Läßt man die entfärbte und vom gelösten Zink abgegossene Flüssigkeit an der Luft stehen, so kehrt langsam die blaue Farbe wieder.
Versetzen von 1 g Methylenblau in einem langhalsigen Kolben aus Jenaer Glas von etwa 100 ccm Inhalt mit 10 ccm konzentrierter Wasserstoffsuperoxydlösung und 5 ccm Schwefelsäure, die man langsam unter Schwenken zufließen läßt[1]. Nach Beendigung der Reaktion Erhitzen auf dem Drahtnetz, bis die Flüssigkeit fast farblos geworden ist. Nach dem Erkalten Eingießen in 5 ccm Wasser, Filtrieren. Zusatz von 20 ccm Natriumhypophosphitlösung und Erhitzen $^1/_4$ Stunde lang im siedenden Wasserbad. Es darf weder Braunfärbung noch Abscheidung brauner Flöckchen eintreten.	**Arsenverbindungen** durch braune Färbung oder Abscheidung brauner Flocken.
Trocknen von 1 g Methylenblau bei 100°. Es darf nicht mehr als 0,22 g und nicht weniger als 0,18 g an Gewicht verlieren. Verbrennen des getrockneten Farbstoffs. Er darf höchstens 0,01 g Rückstand hinterlassen.	**Vorschriftsmäßige Beschaffenheit,** wenn der Trockenverlust nicht weniger als 0,18 und nicht mehr als 0,22 g beträgt, und wenn der Glührückstand nicht mehr als 0,01 g beträgt.

Lösen dieses Rückstandes in 10 ccm Salzsäure, Übersättigen mit Ammoniakflüssigkeit, Erhitzen zum Sieden, Filtrieren. Zusatz von Natriumsulfidlösung zum Filtrat. Es darf kein Niederschlag entstehen.

Zinkverbindungen[2] durch einen Niederschlag.

Aufbewahrung: Vor Licht geschützt.

[1] Dabei wird die organische Substanz mineralisiert.

[2] Das Tetramethylthioninchlorid bildet ein in der Färberei gebrauchtes Zinkdoppelsalz, wenn es mit Chlorzink- und Chlornatriumlauge behandelt wird.

Methylium phenylchinolincarbonicum —

Phenylchinolinkarbonsäure-Methylester.

Novatophan.

$$COOCH_3$$

Kleine, gelblichweiße, geschmacklose Kristalle.

Verhalten gegen Lösungsmittel: In Wasser unlöslich. In Weingeist von 20° schwer, in siedendem Weingeist sehr leicht sowie in je etwa 5 Teilen Äther, Essigäther oder Benzol löslich.

Schmelzpunkt: Zwischen 58 und 60°.

Zur Prüfung ist erforderlich: Etwa 1 g Novatophan.

Prüfung durch:	Zeigt an:
*Kochen von 0,1 g Phenylchinolinkarbonsäure-Methylester mit einer Mischung von 1 ccm Natronlauge und 1 ccm Weingeist 1 Minute lang, Verdünnen mit 2 ccm Wasser. Erkaltenlassen der klaren Lösung, Ansäuern mit verdünnter Salzsäure.	**Identität** durch einen gelben Niederschlag[1].
Abfiltrieren des gelblichen Niederschlags, etwa fünfmal mit je 5 ccm Wasser Auswaschen, Trocknen. Schmelzpunktsbestimmung.	**Identität** durch einen zwischen 208 und 213° liegenden Schmelzpunkt.
Verrühren von 0,05 g des getrockneten Niederschlags mit 2,5 ccm Salzsäure, Erwärmen[2]. Es entsteht eine hellgelbe Lösung. Versetzen mit dem gleichen Raumteil Bromwasser.	**Identität** durch einen orangeroten Niederschlag.
*Schütteln von 0,6 g Phenylchinolinkarbonsäure-Methylester mit 12 ccm Wasser $^1/_2$ Minute lang, Filtrieren, Zusatz von 5 Tropfen Salpetersäure und Versetzen	
a) mit 1 Tropfen Silbernitratlösung; innerhalb 1 Minute darf sich nur eine Opaleszenz zeigen,	**Salzsäure** durch eine stärkere Trübung.
b) mit Bariumnitratlösung; sie darf nicht verändert werden.	**Schwefelsäure** durch eine Trübung oder Fällung.
Verbrennen von 0,2 g Phenylchinolinkarbonsäure-Methylester in einem gewogenen Tiegel. Sie dürfen keinen wägbaren Rückstand hinterlassen.	**Anorganische Beimengungen** durch einen wägbaren Rückstand.

[1] Bestehend aus Phenylchinolinkarbonsäure.

$$R \cdot COOCH_3 + NaOH = R \cdot COONa + CH_3OH$$
$$R \cdot COONa + HCl = NaCl + HOOC \cdot R.$$

Behandelt man das Novatophan unter Erhitzen mit weingeistiger Natronlauge, so wird der Ester verseift und es resultiert das Atophan, das dessen Schmelzpunkt 208 bis 213° zeigt und ebenso dessen Identitätsreaktionen, z. B. die nachfolgende Reaktion mit Bromwasser. Nur in einer Beziehung muß man bei der Isolierung der entstandenen freien Phenylchinolinkarbonsäure vorsichtig sein: Nach der Verseifung entsteht naturgemäß zunächst das Natriumsalz der Säure; um diese in Freiheit zu setzen, muß man nach Erkalten die verdünnte Salzsäure in möglichst geringem Überschuß zusetzen. Sonst tritt leicht Zersetzung der frei werdenden Säure ein.

[2] Mit Salzsäure reagiert die Phenylchinolinkarbonsäure wie eine Base

$$C_{16}H_{11}O_2N + HCl = C_{16}H_{11}O_2N{\diagdown\atop\diagup}{H \atop Cl}$$

Brom tritt sowohl in die Phenol- als in die Chinolingruppe ein.

Methylium salicylicum — Methylsalizylat.

$$C_6H_4{\diagup\atop\diagdown}{OH \quad [1] \atop CO_2CH_3 \quad [2]} \qquad \text{Mol.-Gew.: } 152,06.$$

Gehalt: Mindestens 98%.

Farblose oder schwach gelbliche, eigenartig riechende Flüssigkeit, in Wasser schwer, in Weingeist oder Äther leicht, in fetten oder ätherischen Ölen in jedem Verhältnis löslich.

Dichte: 1,180 bis 1,185.

Siedepunkt: 221 bis 225°.

Zur Prüfung sind erforderlich: Etwa 2,5 g Methylsalizylat.

Prüfung durch:	Zeigt an:
*Schütteln mit 1 Tropfen Methylsalizylat mit 10 ccm Wasser, Zusatz von 1 Tropfen Eisenchloridlösung.	**Identität** durch eine violette Färbung.
*Eintauchen von blauem Lackmuspapier in die Lösung von 0,25 g Methylsalizylat in 2,5 ccm zuvor neutralisierten Weingeist. Das Lackmuspapier darf sich höchstens schwach röten.	**Freie Säure** durch starke Rötung des Lackmuspapiers.
*Schütteln von 10 ccm Kalilauge mit 1 ccm Methylsalizylat[1].	**Reinheit** durch eine klare, farblose oder nur schwach gelblich gefärbte Lösung. **Flüchtige Öle, Petroleumbestandteile** durch ölige Tröpfchen an der Oberfläche der Flüssigkeit oder am Boden.
Erhitzen von etwa 1 g Methylsalizylat (genau gewogen) in einem Kölbchen aus Jenaer Glas mit 25 ccm weingeistiger $^1/_2$-Normal-Kalilauge 1 Stunde lang am Rückflußkühler unter mehrfachem Umschwenken auf dem Wasserbad[1]. Nach Erkalten Zusatz von 1 ccm Phenolphthaleïnlösung und Titration mit $^1/_2$-Normal-Salzsäure bis zum Verschwinden der Rotfärbung.	**Vorschriftsmäßigen Gehalt,** wenn hierbei für je 1 g Methylsalizylat mindestens 12,9 ccm weingeistige $^1/_2$-Normal-Kalilauge verbraucht werden, so daß zum Zurücktitrieren höchstens 12,1 ccm $^1/_2$-Normal-Salzsäure erforderlich sind, was einem Mindestgehalt von 98% Methylsalizylat entspricht. 1 ccm $^1/_2$-Normal-Kalilauge = 0,07603 g Methylsalizylat, 12,9 ccm = 0,9808 g = 98,1%.

Methylsalizylattafel[2].

g	ccm
1	**12,9**
2	258
3	387
4	516
5	645
6	773
7	902
8	1031
9	1160

Zur Berechnung aus der Formel $\frac{g}{F}\, T$; $\log T = 11\,025$.

$$^1 \text{Kalt:} \quad C_6H_4 \begin{array}{c} \diagup OH \\ \diagdown COOCH_3 \end{array} + KOH = C_6H_4 \begin{array}{c} \diagup OK \\ \diagdown COOCH_3 \end{array} + H_2O$$

$$\text{heiß:} \quad C_6H_4 \begin{array}{c} \diagup OH \\ \diagdown COOCH_3 \end{array} + 2\,KOH = CH_3OH + H_2O + C_6H_4 \begin{array}{c} \diagup OK \\ \diagdown COOK \end{array}$$

Bei der Titration wird jedoch nur die zur Sättigung der COOH-Gruppe verbrauchte Kalilauge gemessen, nicht die von der Phenolhydroxylgruppe gebundene.

[2] Erläuterung s. S. 10 bis 11.

Methylsulfonalum — Methylsulfonal. Trional.

$$\begin{array}{c} CH_3 \diagdown \\ \quad\quad\, C(SO_2 \cdot C_2H_5)_2. \\ C_2H_5 \diagup \end{array} \quad \text{Mol.-Gew.: } 242,28.$$

Farblose, glänzende, geruchlose Kristalltafeln. Nach R. RICHTER[1] trifft man zuweilen Methylsulfonal an, das nach Vanillin riecht. Durch einen solchen Zusatz von Vanillin soll bei nicht ganz reinen Präparaten ein Merkaptolgeruch verdeckt werden!

Verhalten gegen Lösungsmittel: In Äther und Weingeist leicht löslich, in 450 Teilen Wasser zu einer bitter schmeckenden, neutral reagierenden Flüssigkeit löslich.

Schmelzpunkt: 76°.

Zur Prüfung sind erforderlich: 0,8 g Methylsulfonal.

Prüfung durch:	Zeigt an:
*Erhitzen von 0,1 g Methylsulfonal mit 0,1 g gepulverter Holzkohle.	**Identität** durch den charakteristischen Geruch nach Merkaptan[2].
*Auflösen von 0,5 g Methylsulfonal in 25 g siedendem Wasser. Es darf sich kein Geruch entwickeln. Erkaltenlassen obiger Lösung, Filtrieren und Versetzen des Filtrats	**Merkaptol** durch einen widrigen Geruch.
*a) mit Bariumnitratlösung,	**Schwefelsäure** durch eine weiße Trübung.
*b) mit Silbernitratlösung; es darf in beiden Fällen keine Veränderung entstehen,	**Salzsäure** durch eine weiße Trübung.

*c) Versetzen von 10 ccm der Lösung mit 1 Tropfen Kaliumpermanganatlösung; es darf keine Entfärbung stattfinden.

*Verbrennen von 0,2 g Methylsulfonal in einem gewogenen Tiegel; es darf nur weniger als 0,001 g Rückstand bleiben.

Fremde organische Beimengungen, Merkaptol durch eine sofortige Entfärbung[3].

Anorganische Beimengungen durch einen Rückstand von 0,001 g oder mehr.

Aufbewahrung: Vorsichtig.

[1] RICHTER, R.: Pharmaz. Ztrh. 1912, S. 803.

[2] Reaktionsschema etwa:

$$\begin{array}{l} CH_3 \\ \diagdown \\ C(SO_2 \cdot C_2H_5)_2 + 4\,C + H_2O = (CH_3{-}CO{-}C_2H_5) + 2\,C_2H_5 \cdot SH + 4\,CO \\ \diagup \\ C_2H_5 \end{array}$$

Methylsulfonal   Methyl-Äthylketon   Äthyl-merkaptan

[3]
$$\begin{array}{l} CH_3 \\ \diagdown \\ C(S \cdot C_2H_5)_2 + 2\,O_2 = \\ \diagup \\ C_2H_5 \end{array} \qquad \begin{array}{l} CH_3 \\ \diagdown \\ C(SO_2 \cdot C_2H_5)_2. \\ \diagup \\ C_2H_5 \end{array}$$

Merkaptol   Methylsulfonal

Minium — Mennige.

Zusammensetzung: Annähernd Pb_3O_4. Mol.-Gew.: 685,6.

Rotes, in Wasser unlösliches Pulver.

Prüfung durch:

*Übergießen mit Salzsäure.

Eintragen von 2,5 g Mennige in ein Gemisch von 10 ccm Salpetersäure und 10 ccm Wasser[2], wobei ein brauner Niederschlag entsteht; Hinzufügen einer Mischung von 1 ccm konzentrierter Wasserstoffsuperoxydlösung und 9 ccm Wasser[2], Filtrieren durch ein gewogenes Filter, Auswaschen, Trocknen und Wägen; der Rückstand darf höchstens 0,035 g betragen.

Zeigt an:

Identität durch Entwicklung von Chlor und Bildung eines weißen, kristallinischen Niederschlags von Bleichlorid[1].

Fremde Beimengungen durch einen größeren Rückstand als 0,035 g.

Aufbewahrung: Vorsichtig.

[1] $Pb_3O_4 + 8\,HCl = 3\,PbCl_2 + Cl_2 + 4\,H_2O$.
   Minium   Bleichlorid

[2] $Pb_3O_4 + 4\,HNO_3 = 2\,Pb(NO_3)_2 + PbO_2 + 2\,H_2O$
          Bleinitrat   Blei-superoxyd

$PbO_2 + H_2O_2 + 2\,HNO_3 = Pb(NO_3)_2 + 2\,H_2O + O_2$.
   Wasserstoff-superoxyd

Zu dieser Probe ist zu bemerken: Nach dem Arzneibuch soll hier nicht etwa die dreiprozentige Wasserstoffsuperoxydlösung verwendet werden, sondern eine Verdünnung der konzentrierten 30%igen. Die erstere enthält nämlich als Konservierungsmittel sehr häufig Phosphate, die letztere im allgemeinen nicht. Sind aber Phosphate vorhanden, so bildet sich bei der Reduktion durch H_2O_2 das sehr schwer lösliche Bleiphosphat, das dann ausfällt und fremde Verunreinigungen vortäuscht oder solche nicht erkennen läßt. Deshalb ist hier erstens die *konzentrierte* Wasserstoffsuperoxydlösung zu verwenden, zweitens, falls doch Unstimmigkeiten eintreten, vor einer Beanstandung zu prüfen, ob nicht das H_2O_2 doch Phosphate enthält. — Übrigens ist die Forderung eines Rückstands von höchstens 0,035 g sehr rigoros. Bei diesem eigentlich nur in großen technischen Betrieben hergestellten Präparat sollte eine gerechte Milderung dieser Forderung eintreten.

Mixtura oleoso-balsamica -- Hoffmannscher Lebensbalsam.

Klare, bräunlichgelbe Flüssigkeit.

Morphinum hydrochloricum — Morphinhydrochlorid.

$C_{17}H_{19}O_3N \cdot HCl \cdot 3H_2O$. Mol.-Gew.: 375,7.

Weiße, seidenglänzende, oft büschelförmig vereinigte Kristallnadeln oder weiße, würfelförmige Stücke von mikrokristallinischer Beschaffenheit.

Verhalten gegen Lösungsmittel: Das Salz löst sich in 25 Teilen Wasser sowie in 50 Teilen Weingeist zu einer farblosen, neutralen, bitter schmeckenden Flüssigkeit.

Die Lösungen sind farblos. Wahrscheinlich ist bei der wäßrigen Lösung die 1 + 25 gemeint. Es liegt aber hier eine Forderung vor, die vielfach zu Meinungsverschiedenheiten führt. Das weitestgehend gereinigte, schneeweiße Morphin. hydrochl. hält sich nämlich nicht in dieser Farbe auf die Dauer. So schreibt z. B. die Firma C. H. Boehringer Sohn, Nieder-Ingelheim, in der Pharmaz. Ztg. 1913, S. 791: „Alle Morphinsalze haben die Eigenschaft, bei längerem Lagern etwas gelblich zu werden; besonders im Sommer tritt dies auch bei den reinsten Präparaten schon nach einigen Monaten ein. Solche Gelbfärbung beeinträchtigt die Wirkung nicht." Dieses durch den Einfluß der Luft ganz schwach gelblich gefärbte Alkaloidsalz (diese Färbung geht naturgemäß auch in die wäßrige Lösung über) sollte man, soweit angängig, unbeanstandet lassen, da die Wirkung des Medikamentes dadurch tatsächlich nicht beeinflußt sein soll, und die Lieferung ganz weißer Ware, zumal im heißen Sommer, sich nicht immer verbürgen läßt. — Ferner zeigt sich bisweilen in älteren Lösungen die Bildung feiner, glitzernder Kristalle, die aus der freien Base Morphin bestehen. Die Erscheinung tritt dann ein, wenn die Lösung in viel Alkali abgebenden Gläsern aufbewahrt wird. Das Alkali bindet die Salzsäure und macht Morphin **frei.**

Zur Prüfung sind erforderlich: Etwa 0,5 g Morphinhydrochlorid und 15 ccm wäßrige Lösung (1 + 49).

Prüfung durch:	Zeigt an:
*Auflösen von 0,2 g des Salzes in 5 g Wasser und Zusatz von Salzsäure.	**Identität** durch Ausscheiden eines Teils des Salzes in Kristallen.
Versetzen von je 5 ccm der Lösung (1 + 49)	
*a) mit Silbernitratlösung,	**Identität** durch einen weißen käsigen Niederschlag.
*b) mit 1 Tropfen Eisenchloridlösung,	**Identität** durch eine blaue Färbung.
*c) mit 0,1 g Natriumbikarbonat und einer Spur Jodlösung. Schütteln mit Äther. Der Äther darf nicht rötlich, die wäßrige Sicht nicht grün gefärbt werden.	**Apomorphin** durch die genannten Farbreaktionen.
*Auflösen eines Körnchens des Salzes in einem trockenen Probierröhrchen in 5 Tropfen Schwefelsäure, Erwärmen 15 Minuten lang im siedenden Wasserbad[1], Erkaltenlassen und Zusatz einer Spur Salpetersäure.	**Identität** durch eine blutrote Färbung.
*Mischen von 0,01 g des Salzes mit 0,04 g Zucker und Eintragen des Gemisches in Schwefelsäure.	**Identität** durch eine rote Färbung des Gemisches (Furfurolreaktion).
*Zusatz von 1 Tropfen Bromwasser zur obigen Lösung.	**Identität** durch Verstärkung der roten Färbung.
*Verreiben von 1 Körnchen des Salzes mit Formaldehydschwefelsäure.	**Identität** durch eine rote, bald in Violett und Blauviolett übergehende Färbung.

*Auflösen von 0,05 g des Salzes in 1 ccm Schwefelsäure; die Lösung muß farblos sein oder darf sich nur sehr schwach rötlich färben.

Trocknen von 0,2 g des Salzes bei 100° bis zum konstanten Gewicht. Es soll nicht mehr als 0,029 g an Gewicht verlieren[2]. Getrocknetes Morphinhydrochlorid soll eine rein weiße oder doch nur schwach gelbliche Farbe zeigen.

Verbrennen des getrockneten Salzes in einem gewogenen Tiegel. Es soll nur weniger als 0,001 g Rückstand bleiben.

Nebenalkaloide durch eine gelbe bis rote Farbe der Lösung[3].

Zu großen Feuchtigkeitsgehalt, wenn der Rückstand weniger als 0,856 g wiegt.

Fremde Beimengungen durch eine bräunliche Farbe des getrockneten Salzes.

Anorganische Beimengungen durch einen Rückstand von 0,001 g oder mehr.

Aufbewahrung: Vorsichtig.

[1] Beim Erwärmen des Salzes mit Schwefelsäure geht das Morphin in Apomorphin über.

$$C_{17}H_{19}NO_3 = C_{17}H_{17}NO_2 + H_2O.$$
$$\text{Morphin} \qquad \text{Apomorphin}$$

[2] Beim Trocknen von 1 Molekül $C_{17}H_{19}O_3N \cdot HCl \cdot 3H_2O$ entweichen 3 Moleküle H_2O.

$$\frac{3 \cdot 18{,}016}{375{,}7}$$

[3] Fast alle Handelspräparate ergeben bei dieser Prüfung in einem gut mit Schwefelsäure gereinigten Reagenzglas eine (wenn auch sehr schwache) rötliche Farbe. Es muß aber hier wie bei Kodeinphosphat darauf hingewiesen werden, daß die Schwefelsäure völlig frei von Selenverbindungen sein muß. Denn das Morphinsalz bildet als äußerst empfindliches Reagens mit Selenverbindungen eine intensive Grünfärbung. Beobachtet man hier also derartige ungewohnte Färbungen, suche man zunächst die Schuld bei der Schwefelsäure.

Mucilagines — Schleime.

Dickflüssige Arzneizubereitungen.

Mucilago Gummi arabici — Gummischleim.

Gelblich, schwach opalisierend, von fadem Geschmack, blaues Lackmuspapier nur schwach rötend.

Gummischleim ist in kleinen, ganz gefüllten Flaschen kühl aufzubewahren.

Mucilago Salep — Salepschleim.

Er ist jedesmal frisch zu bereiten.

Myrrha — Myrrhe.

Das Gummiharz mehrerer Arten der Gattung Commiphora. Körner oder löcherige Klumpen von gelblicher, rötlicher oder brauner, innen oft stellenweise weißlicher Farbe, in kleinen Stücken durchscheinend. Myrrhe riecht würzig und schmeckt zugleich bitter und kratzend und haftet beim Kauen an den Zähnen.

Zur Prüfung sind erforderlich: Etwa 6 g Myrrhe.

Prüfung durch: | Zeigt an:

*Zerreiben von Myrrhe mit Wasser.

Identität durch eine weißgelbe Emulsion.

Schütteln von 1 g gepulverter Myrrhe mit 3 ccm Äther, Filtrieren, Verdampfen des gelben Filtrats, Zutretenlassen von Dämpfen der rauchenden Salpetersäure zu dem Verdampfungsrückstand.

Identität durch eine rotviolette Färbung des Verdampfungsrückstands.

*Übergießen einiger Körnchen Myrrhe mit 1 Tropfen 80%iger Schwefelsäure. Zugabe eines Kriställchens Vanillin.

Identität durch eine Rotfärbung der Säure, die beim Verdünnen mit Wasser bestehenbleibt.

Vollständiges Ausziehen von 3 g Myrrhe mit siedendem Weingeist, Filtrieren durch ein gewogenes Filter, Trocknen desselben samt Inhalt bei 100° und Wägen. Der Rückstand soll nicht mehr als 2 g betragen.

Fremde Beimengungen, wenn der ungelöste Rückstand mehr als 2 g beträgt.

Verbrennen von 1 g Myrrhe in einem tarierten Tiegel; die Asche darf nicht mehr als 0,07 g wiegen.

Anorganische Beimengungen durch einen größeren Aschengehalt als 0,07 g.

Naphthalinum — Naphthalin.

$C_{10}H_8$. Mol.-Gew.: 128,1.

Glänzende, farblose Kristallblätter von durchdringendem Geruch und brennend würzigem Geschmack, schon bei Zimmertemperatur langsam verdampfend. Es verbrennt mit leuchtender und rußender Flamme.

Schmelzpunkt: 80°.

Verhalten gegen Lösungsmittel: Es ist löslich in Äther, Weingeist, Chloroform, Schwefelkohlenstoff und in flüssigem Paraffin, unlöslich in Wasser.

Zur Prüfung sind erforderlich: 1,7 g Naphthalin.

Prüfung durch:

Zeigt an:

*Kochen von 1 g Naphthalin mit 10 g Wasser und Eintauchen von blauem Lackmuspapier. Es darf nicht gerötet werden.

Säuren durch eine Rötung des Lackmuspapiers.

*Schütteln von 0,5 g Naphthalin mit 75 ccm Schwefelsäure und Erwärmen der Mischung im Wasserbad[1]. Die Schwefelsäure darf nicht oder höchstens blaßrötlich gefärbt werden.

Fremde Teerbestandteile durch eine dunkle Färbung der Schwefelsäure.

Verbrennen von 0,2 g Naphthalin in einem tarierten Tiegel. Es darf nur weniger als 0,001 g Rückstand bleiben.

Anorganische Beimengungen durch einen Rückstand von 0,001 g oder mehr.

[1] $C_{10}H_8 + H_2SO_4 = C_{10}H_7(SO_3H) + H_2O$.
Naphthalin Naphthalin-
schwefelsäure

Naphtholum — β-Naphthol.

$C_{10}H_{17}(OH)$. Mol.-Gew.: 144,1.

Farblose, glänzende Kristallblättchen oder ein weißes, kristallinisches Pulver von schwach phenolartigem Geruch und brennend scharfem, jedoch nicht lange anhaltendem Geschmack. β-Naphthol färbt sich bei Aufbewahren gelblichgrau.

Schmelzpunkt: 122°.

Verhalten gegen Lösungsmittel: Mit etwa 100 Teilen Wasser von 20° und mit etwa 75 Teilen siedendem Wasser gibt es Lösungen, welche Lackmuspapier nicht verändern. In Weingeist, Äther, Chloroform, Kali- oder Natronlauge[1] ist es leicht löslich, ebenso in fetten Ölen bei gelindem Erwärmen.

Zur Prüfung sind erforderlich: Etwa 1,2 g β-Naphthol.

Prüfung durch:

Zeigt an:

Bestimmen des Schmelzpunkts. Er sei 122°.

α-**Naphthol** durch einen niedrigeren Schmelzpunkt als 122°.

*Schütteln von 0,5 g β-Naphthol mit 100 ccm Wasser 2 bis 3 Minuten lang. Filtrieren und Versetzen von je 10 ccm Filtrat

*a) mit 10 Tropfen Chloraminlösung und 1 ccm Salzsäure,

Identität durch eine gelblichweiße Trübung, welche auf Zusatz von überschüssiger Ammoniakflüssigkeit verschwindet. Diese Lösung nimmt eine gelbe, schnell in grünbraun und schmutzigviolett übergehende Farbe an.

*b) mit 3 Tropfen verdünnter Eisenchloridlösung (1 + 9).

Identität durch eine grünliche Färbung und nach einiger Zeit durch Abscheidung weißer Flocken.

*Auflösen von 0,2 g β-Naphthol in 10 g Ammoniakflüssigkeit[2]. Es muß sich ohne Rückstand zu einer blaßgelbgefärbten Flüssigkeit lösen, die nach Verdünnen mit 90 ccm Wasser blauviolett fluoresziert.

Fremde Beimengungen (Naphthalin) durch einen Rückstand.

Ungenügende Reinigung durch eine dunkelgelbe Farbe der Lösung.

*Schütteln von 0,1 g Naphthol mit 100 g kaltem Wasser und Versetzen der kaltgesättigten Lösung mit Chlorkalklösung; es darf keine violette Färbung entstehen.

α-**Naphthol** durch eine violette Färbung.

*Verbrennen von 0,2 g β-Naphthol in einem tarierten Tiegel. Es darf nur weniger als 0,001 g Rückstand bleiben.

Anorganische Beimengungen durch einen Rückstand von 0,001 g oder mehr.

Aufbewahrung: Vor Licht geschützt.

[1] $C_{10}H_7 \cdot OH + KOH = C_{10}H_7 \cdot OK + H_2O.$
Naphthol   Naphtholkalium

[2] $C_{10}H_7 \cdot OH + NH_3 = C_{10}H_7 \cdot O(NH_4).$
Naphthol   Naphtholammonium

Narcophin — Narkophin.

Morphin-Narkotinmekonat.

$[(C_{17}H_{19}O_3N)(C_{22}H_{23}O_7N)] \, C_7H_4O_7 + 4H_2O.$ Mol.-Gew.: 970,4.

Gehalt des lufttrockenen Narkophins etwa 30% Morphin ($C_{17}H_{19}O_3N$, Mol.-Gew.: 285,2) und etwa 43% Narkotin ($C_{22}H_{23}O_7N$, Mol.-Gew.: 413,2).

Gelblichweißes Kristallpulver, das zwischen 90 bis 95° im Kristallwasser zu einer halb durchsichtigen Masse zusammensintert.

Verhalten gegen Lösungsmittel: Streut man 0,1 g Narkophin auf 1,2 ccm Wasser, so entsteht eine schwach gelbliche Lösung. Löslich in 25 Teilen Weingeist.

Zur Prüfung sind erforderlich: 0,2 g Narkophin und 70 ccm wäßrige Lösung (1 + 99).

Prüfung durch:

Zeigt an:

*Eintauchen von Lackmuspapier in die Lösung.

Identität durch Rötung des Lackmuspapiers[1].

*Versetzen von 10 ccm der wäßrigen Lösung (1 + 99) mit Natriumazetatlösung.

Identität durch Abscheidung von Narkotin als weißer, flockiger Niederschlag, der nach kurzer Zeit kristallinisch wird.

Abfiltrieren des Niederschlags, Auswaschen mit Wasser und Trocknen bei 100°. Schmelzpunktsbestimmung.

Identität des Narkotins durch den Schmelzpunkt von 174 bis 176°.

{ *Versetzen von 10 ccm der wäßrigen Lösung (1 + 99) mit 1 Tropfen Eisenchloridlösung.

{ *Zusatz von 1 Tropfen einer frisch bereiteten Kaliumferrizyanidlösung zu der roten Lösung.

Versetzen von je 5 ccm der Lösung (1 + 99) mit Salpetersäure und

*) mit Bariumnitratlösung,

*b) mit Silbernitratlösung. Sie darf nicht verändert werden.

{ Versetzen von 20 g der wäßrigen Lösung (1 + 99) in einem Becherglas mit 3 ccm Natriumazetatlösung, Absetzenlassen und Sammeln des Niederschlags auf einem glatten Filter von 8 cm Durchmesser. Auswaschen von Becherglas und Filter mit Wasser, bis 1 Tropfen des ablaufenden Filtrats durch 1 Tropfen verdünnte Eisenchloridlösung (1 + 9) nicht mehr rot gefärbt wird. Niederschlag gut abtropfen lassen, Lösen in einem Kölbchen in 5 ccm $^1/_{10}$-Normal-Salzsäure, Filtrieren der Lösung durch ein kleines, anliegendes Filter in ein Kölbchen, Nachwaschen von Kölbchen und Filter dreimal mit je 5 ccm Wasser (einfacher durch Übergießen auf dem ersten Filter mit 5 ccm $^1/_{10}$-Normal-Salzsäure zum Lösen und Auswaschen dieses Filters mit dreimal 5 ccm Wasser).

Zusatz von 2 Tropfen Methylorangelösung, Titration mit $^1/_{10}$-Normal-Kalilauge bis zum Farbumschlag.

Versetzen[2] von 20 g der wäßrigen Lösung (1 + 99) in einem Arzneiglas mit 0,3 g gebranntem Kalk, der durch 2 Tropfen Wasser frisch gelöscht ist, und mit 0,5 g Seesand. Stehenlassen des Gemischs unter wiederholtem Umschütteln 2 Stunden lang, dann Filtrieren durch ein trockenes Faltenfilter von 8 cm Durchmesser.

Versetzen von 10 g des Filtrats in einem Arzneiglas von 30 ccm Inhalt mit 0,2 g Ammoniumchlorid und nach dessen Lösung mit 2 ccm Essigäther. 10 Minuten lang kräftig Schütteln. Zugabe von weiteren 4 ccm Essigäther und Stehenlassen unter zeitweiligem, leichtem Umschwenken 1 Stunde lang. Möglichst vollständiges Aufbringen der Essigätherschicht auf ein glattes Filter von 6 cm Durchmesser, Zugabe von 2 ccm Essigäther zu der im Arzneiglas zurückgebliebenen wäßrigen Flüssigkeit. Bewegen des Gemischs einige Augenblicke lang; wieder Aufbringen der Essigätherschicht auf das Filter. Nach dem Ablaufen der ätherischen Flüssigkeit läßt man das Filter lufttrocken werden. Dann Aufgießen der wäßrigen Lösung, ohne auf die an der Wandung des Arzneiglases haftenden Kristalle Rücksicht zu nehmen, auf das Filter, Nachspülen von Arzneiglas und Filter dreimal mit je 1 ccm äthergesättigtem Wasser. Nach vollständigem Auslaufen des Arzneiglases und

Identität der Mekonsäure, wenn die Flüssigkeit eine rote Färbung annimmt.

Identität des Morphins durch Farbumschlag nach Blau.

Schwefelsäure durch eine Trübung oder Fällung.

Salzsäure durch eine Trübung oder Fällung.

Vorschriftsmäßiger Gehalt an Narkotin, wenn hierzu nicht mehr als 2,97 ccm und nicht weniger als 2,87 ccm $^1/_{10}$-Normal-Kalilauge verbraucht werden, so daß mindestens 2,03 und höchstens 2,13 ccm $^1/_{10}$-Normal-Salzsäure zur Sättigung des vorhandenen Narkotins erforderlich sind, was einem Gehalt von 42 bis 44% Narkotin entspricht.

1 ccm $^1/_{10}$-Normal-Salzsäure = 0,04132 g Narkotin, 2,03 bis 2,13 ccm = 0,0839 bis 0,0880 g. Diese sind in 2 g Narkophin enthalten, mithin beträgt also der Narkotingehalt 42 bis 44%.

Vorschriftsmäßigen Morphingehalt, wenn hierzu nicht mehr als 3,97 ccm und nicht weniger als 3,93 ccm $^1/_{10}$-Normal-Kalilauge verbraucht werden, so daß mindestens 1,03 ccm und höchstens 1,07 ccm $^1/_{10}$-Normal-Salzsäure zur Sättigung des vorhandenen Morphins erforderlich sind, was einem Gehalt von 29,4 bis 30,5% Morphin entspricht.

1 ccm $^1/_{10}$-Normal-Salzsäure = 0,02852 g Morphin, 1,03 bis 1,07 ccm = 0,0294 bis 0,0305 g Morphin; diese sind in 0,1 g Narkophin enthalten, entsprechen also 29,4 bis 30,5%.

Abtropfen des Filters Trocknen **beider** bei 100°.
Lösen der Morphinkristalle im Kölbchen mit
5 ccm $^1/_{10}$-Normal-Salzsäure, Gießen der Lösung
durch das obige Filter in ein Kölbchen von etwa
50 ccm Inhalt, Nachwaschen von Filter, Arzneiglas und Stopfen mit Wasser. Zugabe von
2 Tropfen Methylrotlösung und Titration mit
$^1/_{10}$-Normal-Kalilauge bis zum Farbumschlag.

Verbrennen von 0,2 g Narkophin in einem gewogenen Tiegel. Sie dürfen keinen wägbaren Rückstand hinterlassen.

**Anorganische Beimengun-
gen** durch einen Glührückstand
von 1 mg oder mehr.

Aufbewahrung: Vorsichtig.

[1] Infolge des Gehalts an freier Mekonsäure.

[1] Siehe hierzu die Ausführungen unter Opium betr. Vereinfachung der Bestimmung.

Natrium aceticum — Natriumazetat.

$CH_3 \cdot COONa \cdot 3 H_2O$. Mol.-Gew.: 136,07.
Farblose, durchsichtige, in warmer Luft verwitternde Kristalle.

Verhalten gegen Lösungsmittel: In ungefähr 1 Teil Wasser von 20°, in etwa
30 Teilen Weingeist von 20° und 1 Teil siedendem Weingeist löslich.

Zur Prüfung sind erforderlich: 3 g Natriumazetat und 30 ccm wäßrige Lösung
(1 + 19).

Prüfung durch:	Zeigt an:
*Auflösen von 2 g Natriumazetat in 2 g Wasser.	
*a) Eintauchen von rotem Lackmuspapier,	**Identität** durch Bläuung des Lackmuspapiers und geringe Rötung der Phenolphthaleinlösung[1].
*b) Versetzen mit einigen Tropfen Phenolphthaleinlösung.	
Erwärmen von Natriumazetat in einer eisernen Sandbadschale und Rühren mit einem Stabthermometer.	**Identität** durch Schmelzen des Salzes in seinem Kristallwasser bei 58°, Verdampfen des Kristallwassers und Verwandlung in wasserfreies Salz, das bei etwa 315° schmilzt und sich bei weiterem Erhitzen unter Entwicklung von Azetongeruch und Hinterlassung eines Rückstands[2]) zersetzt.
*a) Befeuchten des Rückstands mit Wasser und Zusammenbringen mit rotem Lackmuspapier.	**Identität** durch eine starke Bläuung des Lackmuspapiers.
b) Einbringen einer Spur des Rückstands an dem Öhr des Platindrahts in eine Flamme.	**Identität** durch die gelbe Färbung der Flamme.
Versetzen von je 5 ccm der Lösung (1 + 19)	
*a) mit Eisenchloridlösung,	**Identität** durch eine dunkelrote Färbung[3].
b) mit je 3 Tropfen verdünnter Essigsäure und Natriumsulfidlösung,	**Schwermetallsalze** durch eine Färbung oder Fällung.
*c) mit Bariumnitratlösung,	**Schwefelsäure** durch eine weiße Trübung.
*d) mit Ammoniumoxalatlösung,	**Kalziumsalze** durch eine weiße Trübung.
*e) mit 5 ccm Wasser, einigen Tropfen Salpetersäure und Silbernitratlösung.	**Salzsäure** durch eine weiße Trübung.

Alle diese Reagenzien dürfen keine Veränderung hervorrufen.

*f) Versetzen mit einigen Tropfen Salzsäure und mit 0,5 ccm Kaliumferrozyanidlösung. Es darf nicht sofort eine blaue Färbung entstehen. — **Eisensalze** durch eine sofortige blaue Färbung[4].

*Erhitzen von 1 g Natriumazetat mit 3 ccm Natriumhypophosphitlösung 15 Minuten lang in siedendem Wasserbad. Es darf keine dunkle Färbung auftreten. — **Arsenverbindungen** durch eine dunkle Färbung[5].

[1] Wie bei allen Salzen aus starker Base und schwacher Säure tritt bei Natrium aceticum in wäßriger Lösung eine hydrolytische Spaltung ein, so daß die Lösung gegen Lackmuspapier und (schwächer) gegen Phenolphthalein alkalisch reagiert. Siehe auch den betreffenden Abschnitt bei Liquor Kalii acetici.

[2] $2\,(CH_3 \cdot COONa) = CH_3{-}CO{-}CH_3 + Na_2CO_3.$
    Natriumazetat   Azeton   Natrium-
                                            karbonat

[3] Die Farbe ist durch komplexe Ferri-Azetato-Ionen bedingt.

[4] $4\,[CH_3 \cdot (COO)_3Fe] + 3\,K_4Fe(CN)_6 = Fe_4[Fe(CN)_6]_3 + 12\,CH_3 \cdot COOK.$
    Ferriazetat   Kaliumferro-   Ferriferro-   Kaliumazetat
  (hypothetisch)   zyanid   zyanid

[5] $As_2O_3 + 3\,H_3PO_2 = As_2 + 3\,H_3PO_3.$

Natrium acetylarsanilicum — Azetyl-p-aminophenylarsinsaures Natrium.

Arsazetin.

$$C_6H_4\!\!\begin{cases} NH \cdot CO \cdot CH_3 & [1] \\ AsO_3HNa & [4] \end{cases} \cdot 4\,H_2O. \qquad \text{Mol.-Gew.: } 353,10.$$

Gehalt: 21,2 bis 21,7% Arsen (As, Atomgewicht: 74,96).

Weißes, kristallinisches Pulver, in etwa 10 Teilen Wasser von 20° und in etwa 3 Teilen Wasser von 50° löslich. Die wäßrige Lösung rötet Lackmuspapier schwach.

Zur Prüfung sind erforderlich: Etwa 1 g Arsazetin und 20 ccm wäßrige Lösung (1 + 10).

Prüfung durch: — Zeigt an:

Versetzen von je 5 ccm der Lösung (1 + 10)

*a) mit Silbernitratlösung, — **Identität** durch einen weißen Niederschlag[1].

*b) mit 5 ccm Salpetersäure, Abfiltrieren des Niederschlags[2] und Versetzen des Filtrats mit Silbernitratlösung; es darf höchstens opalisierend getrübt werden, — **Salzsäure** durch eine weiße, undurchsichtige Trübung.

*c) mit 5 ccm Salzsäure, Filtrieren und Versetzen des Filtrats mit 3 Tropfen Natriumsulfidlösung; es darf keine Veränderung entstehen, — **Arsenige Säure** durch eine gelbe, **Schwermetallsalze** durch eine dunkle Färbung.

*d) mit 5 ccm Wasser, Magnesiumsulfatlösung, Ammoniakchloridlösung und Ammoniakflüssigkeit im Überschuß; es darf innerhalb 2 Stunden keine Trübung oder Ausscheidung erfolgen. — **Arsensäure** durch eine Trübung oder Ausscheidung innerhalb 2 Stunden.

Erhitzen von 0,1 g des Präparats mit je 0,5 g getrocknetem Natriumkarbonat und Natriumnitrat in einem Porzellantiegel zum Schmelzen[3], Erkaltenlassen, Auflösen in 10 ccm Wasser und Neutralisieren der Lösung mit Salpetersäure,

a) Übersättigen von 5 ccm mit Ammoniakflüssigkeit, Zusatz von Ammoniumchloridlösung und Magnesiumsulfatlösung,

b) Zusatz von Silbernitratlösung zu 5 ccm der Flüssigkeit.

Identität durch einen weißen, kristallinischen Niederschlag[4].

Identität durch einen rotbraunen Niederschlag, der in Ammoniakflüssigkeit und in Salpetersäure löslich ist[5].

Erwärmen eines Gemischs von 5 ccm Schwefelsäure und 5 ccm Weingeist und 0,2 g des Präparats.

Identität durch einen Geruch nach Essigäther[6].

Übergießen von etwa 0,2 g des Präparats (genau gewogen) in einem Kolben mit Glasstopfen mit 10 ccm Schwefelsäure. Zugabe von 1 g gepulvertem Kaliumpermanganat innerhalb einer Minute in kleinen Anteilen[7]. Nach Beendigung der Gasentwicklung Abspülen des Kolbenhalses mit 30 ccm Wasser. Zugabe von 1 g Oxalsäure und, sobald die Flüssigkeit klar und farblos geworden ist, von weiteren 30 ccm Wasser und von 2 g Kaliumjodid, halbstündiges Stehenlassen[8] und Titration mit so viel $^1/_{10}$-Normal-Natriumthiosulfatlösung (ohne Indikator), bis die Flüssigkeit farblos geworden ist[9].

Vorschriftsmäßigen Gehalt an Arsen, wenn bis zu diesem Punkt für je 0,2 g des Präparats 11,3 bis 11,6 ccm $^1/_{10}$-Normal-Natriumthiosulfatlösung gebraucht werden.

1 ccm $^1/_{10}$-Normal-Natriumthiosulfatlösung $= 0,003\,748$ g Arsen, 11,3 bis 11,6 ccm $= 0,04\,235$ bis $0,04\,347$ g Arsen, welche in 0,2 g des Präparats enthalten sein müssen. In 100 g des Präparats müssen daher $500 \cdot 0,04\,325$ bis $0,04\,347 = 21,17$ bis $21,73$ g $= 21,2$ bis $21,7\%$ Arsen enthalten sein.

Trocknen von 0,4 g des Präparats bei 105° in einem gewogenen Schälchen. Es darf nicht weniger als 0,075 g und nicht mehr als 0,082 g an Gewicht verlieren[10].

Zu **großen Wassergehalt** durch einen größeren Gewichtsverlust als 0,082 g.

Verwittertes Salz, wenn der Gewichtsverlust weniger als 0,075 g beträgt.

Aufbewahrung: Sehr vorsichtig.

Arsentafel[11].

	21,2%		21,7%	
g	ccm		g	ccm
0,1	566		0,1	579
0,2	**11,31**		0,2	**11,58**
0,3	1697		0,3	1737
0,4	2262		0,4	2316
0,5	2828		0,5	2895
0,6	3394		0,6	3474
0,7	3959		0,7	4053
0,8	4525		0,8	4632
0,9	5090		0,9	5211

Zur Berechnung aus der Formel $\dfrac{g}{F}\,T$;
$\quad \log T_{(21,2)} = 75\,254$
$\quad \log T_{(21,7)} = 76\,266$.

$$^1 \; C_6H_4\!\!\begin{array}{l} \diagup NH \cdot COCH_3 \\ \diagdown AsO_3HNa \end{array} + AgNO_3 = C_6H_4\!\!\begin{array}{l} \diagup NH \cdot CO \cdot CH_3 \\ \diagdown AsO_3HAg \end{array} + NaNO_3$$

Azetylparaaminophenylarsinsaures
Silber

$$^2 \; C_6H_4\!\!\begin{array}{l} \diagup NH \cdot COCH_3 \\ \diagdown AsO_3HNa \end{array} + HNO_3 = C_6H_4\!\!\begin{array}{l} \diagup NH \cdot COCH_3 \\ \diagdown AsO_3H_2 \end{array} + NaNO_3 .$$

Azetylparaaminophenylarsinsäure

[3] Das organische Molekül wird zerstört, und es bildet sich Natriumarseniat Na_3AsO_4.

[4] $Na_3AsO_4 + 3 NH_3 + MgSO_4 + 9 H_2O = Mg(NH_4)AsO_4 \cdot 6 H_2O$
Natriumarseniat   Ammonium-Magnesiumarseniat
$+ (NH_4)_2SO_4 + 3 NaOH$.

[5] $Na_3AsO_4 + 3 AgNO_3 = Ag_3AsO_4 + 3 NaNO_3$.
Silberarseniat

[6] $H_2SO_4 + C_2H_5OH = H_2O + C_2H_5OSO_3H$
Äthylschwefelsäure

$$C_6H_4 \Big\langle \begin{matrix} NH \cdot |OCCH_3 + C_2H_5O| SO_3H \\ AsO_3HNa \end{matrix} = C_2H_5OOCCH_3 + C_6H_4 \Big\langle \begin{matrix} NHSO_3H \\ AsO_3HNa \end{matrix}$$
                                    Essigäther

$$C_6H_4 \Big\langle \begin{matrix} NH|SO_3H \quad |H \\ \quad\quad + |O| = NaHSO_4 + C_6H_4 \Big\langle \begin{matrix} NH_2 \\ AsO_3H_2 \end{matrix} \\ AsO_3H|Na \quad |H \end{matrix}$$

[7] Es entsteht Arsensäure.

[8] $2 H_3AsO_4 + 4 KJ + 2 H_2SO_4 = As_2O_3 + 2 J_2 + 2 K_2SO_4 + 5 H_2O$.
  Arsensäure   Arsen- $4 \cdot 126{,}92$
entsprech. 2 Atome   trioxyd
  As $= 2 \cdot 74{,}96$

[9] 1 Molekül Natriumthiosulfat entspricht 1 Atom Jod $= \frac{1}{2}$ Atom Arsen
$\frac{74{,}96}{2} = 37{,}48$.

[10] $C_6H_4 \Big\langle \begin{matrix} NH \cdot COCH_3 \\ AsO_3HNa \end{matrix} \cdot 4 H_2O$ verliert beim Trocknen $4 H_2O$.
                                               $4 \cdot 18{,}016$
    $353{,}10$

[11] Erläuterung s. S. 10 bis 11.

Natrium benzoicum — Natriumbenzoat.

$C_6H_5 \cdot COONa$. Mol.-Gew.: $144{,}04$.
Weißes Pulver oder weiße, körnige Massen.

Verhalten gegen Lösungsmittel: Es löst sich in etwa 2 Teilen Wasser und in etwa 45 Teilen Weingeist. Die wäßrige Lösung $(1 + 19)$ darf Lackmuspapier nicht verändern.

Zur Prüfung sind erforderlich: Etwa 0,5 g Natr. benzoicum und 30 ccm wäßrige Lösung $(1 + 19)$.

Prüfung durch:	Zeigt an:
Erhitzen einer Probe Natriumbenzoat in einem Tiegel bis zur Veraschung.	**Identität** durch Schmelzen unter Schwärzung und Hinterlassen eines mit Säuren aufbrausenden Rückstands, der, am Platindraht erhitzt, die Flamme gelb färbt[1].
Versetzen von je 5 ccm der wäßrigen Lösung $(1 + 19)$	
a) mit Salzsäure, Abfiltrieren, Auswaschen mit Wasser und Trocknen der abgeschiedenen Kristalle auf einem Tonscherben; Schmelzpunktsbestimmung,	**Identität** durch einen Brei von weißen, in Äther löslichen Kristallen. **Identität** durch einen Schmelzpunkt von 122°.
*b) mit Eisenchloridlösung,	**Identität** durch einen hellrötlichbraunen Niederschlag.

*c) mit Bariumnitratlösung,	**Schwefelsäure** durch eine weiße Trübung.
*d) mit Ammoniumoxalatlösung,	**Kalziumsalze** durch eine Trübung oder Fällung.
*e) mit 3 Tropfen Natriumsulfidlösung.	**Schwermetallsalze** durch eine Trübung oder Fällung.

Die Reagenzien zu c) bis e) dürfen keine Veränderung hervorrufen.

*f) mit 5 ccm Weingeist, 10 Tropfen Salpetersäure und einigen Tropfen Silbernitratlösung. Sie darf höchstens opalisierend getrübt werden.	**Salzsäure** durch eine mehr als opalisierende Trübung[2].
*Übergießen von 0,1 g Natriumbenzoat mit 1 ccm Schwefelsäure. Es darf nicht aufbrausen und sich nicht färben.	**Kohlensäure, fremde, organische Stoffe** durch Aufbrausen oder eine Färbung.
Trocknen von 0,2 g Natriumbenzoat bei 100°. Sie dürfen höchstens 0,002 g an Gewicht verlieren.	**Unzulässiger Wassergehalt,** wenn der Trockenverlust mehr als 0,002 g beträgt.

[1] Es entsteht Natriumkarbonat.

[2] Bei dieser Prüfung auf Salzsäure muß der Weingeist zugesetzt werden, damit die durch die Salpetersäure frei werdende Benzoesäure nicht ausfällt. Die Salpetersäure wiederum muß zugesetzt werden, damit nicht benzoesaures Silber ausfällt.

Natrium bicarbonicum — Natriumbikarbonat.

$NaHCO_3$. Mol.-Gew.: 84,01.

Gehalt des über Schwefelsäure getrockneten Salzes mindestens 98% Natriumbikarbonat.

Weiße, luftbeständige Kristallkrusten oder ein weißes, kristallinisches Pulver von salzigem und schwach laugenhaftem Geschmack, welches in etwa 12 Teilen Wasser löslich, in Weingeist sehr schwer löslich ist.

Zur Prüfung sind erforderlich: 10 bis 15 g Natriumbikarbonat und 25 ccm wäßrige Lösung (1 + 49).

Prüfung durch:	Zeigt an:
*Erhitzen von Natriumbikarbonat, wobei Kohlensäure und Wasser entweichen[1], Auflösen des Rückstands in Wasser und Versetzen der Lösung mit ein paar Tropfen Phenolphthaleinlösung.	**Identität** durch eine starke Rötung der Flüssigkeit.
*Lösen von 0,3 g Natriumbikarbonat in 10 ccm Wasser, Ansäuern mit Essigsäure und Zusatz von 2 ccm Natriumkobaltnitritlösung[2].	**Kaliumsalze** durch eine innerhalb von 2 Minuten auftretende Trübung.
*Erhitzen von 5 ccm der Lösung (1 + 49) mit überschüssiger Natronlauge. Es darf sich kein Geruch nach Ammoniak entwickeln.	**Ammoniumsalze** durch Entwicklung von Ammoniak, erkennbar am Geruch[3].
*Versetzen von je 5 ccm der mit Essigsäure schwach angesäuerten Lösung (1 + 49) *a) mit 3 Tropfen Natriumsulfidlösung; es darf keine Veränderung entstehen,	**Schwermetallsalze** (Kupfer, Blei) durch eine dunkle Färbung oder Fällung, **Zink** durch eine weiße.
*b) mit Bariumnitratlösung; sie darf innerhalb 3 Minuten nicht verändert werden.	**Schwefelsäure** durch eine weiße Trübung innerhalb 3 Minuten.
*Versetzen von 10 ccm der Lösung (1 + 49) mit überschüssiger Salpetersäure (1 g). Die Lösung soll klar sein.	**Thioschwefelsäure** durch eine Trübung der Lösung[4].
Versetzen je zur Hälfte *a) mit Silbernitratlösung; sie darf nicht mehr als opalisierend getrübt werden;	**Salzsäure** durch eine mehr als opalisierende Trübung.

{ *b) mit Eisenchloridlösung; es darf keine rote Färbung entstehen.

*Auflösen von 1 g Natriumbikarbonat in 20 ccm Wasser bei einer 15° nicht übersteigenden Temperatur unter Vermeidung von starkem Umschütteln, Zusatz von 3 Tropfen Phenolphthaleinlösung. Es darf höchstens schwache Rötung auftreten.

Erhitzen von 1 g Natriumbikarbonat und 5 ccm Natriumhypophosphitlösung 15 Minuten lang im siedenden Wasserbad. Es darf keine dunkle Färbung auftreten.

Trocknen von 5 bis 10 g Natriumbikarbonat über Schwefelsäure, Abwägen von 1 g (Analysenwaage) und Glühen in einem tarierten Porzellantiegel. Es darf nicht mehr als 0,638 g Rückstand bleiben. Reines Natriumbikarbonat hinterläßt 0,631 g[6].

Abwägen von 2 g des über Schwefelsäure getrockneten Natriumbikarbonats, Lösen in etwa 40 ccm Wasser, Zusatz einiger Tropfen Methylorangelösung und Titration mit Normal-Salzsäure.

Rhodanverbindungen durch eine rote Färbung[5].

Natriumkarbonat durch eine starke Rötung der Flüssigkeit.

Arsenverbindungen durch eine dunkle Färbung.

Mehr als 2% **Natriumkarbonat, fremde Salze,** wenn der Glührückstand mehr als 0,638 g beträgt.

Vorschriftsmäßiger Gehalt, wenn hierzu höchstens 24,1 ccm Normal-Salzsäure verbraucht werden, was einem Mindestgehalt von 98% Natriumbikarbonat des getrockneten Salzes entspricht. 1 ccm Normal-Salzsäure $=$ 0,08401 g Natriumbikarbonat $=$ 0,053 g wasserfreies Natriumkarbonat. 98% $=$ 1,96 g $NaHCO_3$. Diese verbrauchen 23,33 ccm Normal-Salzsäure zur Bindung. 2% $=$ 0,04 g Na_2CO_3. Diese verbrauchen 0,75 ccm Normal-Salzsäure zur Bindung, insgesamt dürfen 24,08 $=$ 24,1 ccm Normal-Salzsäure verbraucht werden. Würden somit mehr wie 24,1 ccm n/1 HCl verbraucht werden, so wäre eine größere Menge Soda als 2% vorhanden.

[1] $2 NaHCO_3 = Na_2CO_3 + CO_2 + H_2O$.
   Natrium-   Natrium-
  bikarbonat   karbonat

[2] $Na_3Co(NO_2)_6 + KHCO_3 = K_3Co(NO_2)_6 + NaHCO_3$.
Natriumkobaltinitrit   Kaliumkobaltinitrit (unlöslich)
Das Reagens läßt sich nicht in alkalischer oder stärker saurer Lösung verwenden. Deshalb darf man nicht übersehen, daß hier ein *schwaches* Ansäuern mit verdünnter Essigsäure vorgeschrieben ist.

[3] $(NH_4)HCO_3 + NaOH = NH_2 + NaHCO_3 + H_2O$.
  Ammonium-
    bikarbonat
Ammoniumsalze können vorhanden sein, wenn das Bikarbonat nach dem Ammoniak-Soda-Prozeß hergestellt ist.

[4] $Na_2S_2O_3 + 2 HNO_3 = 2 NaNO_3 + H_2O + SO_2 + S$.
  Natrium-   Natrium-   Schwefel-
  thiosulfat   nitrat   dioxyd

[5] $3 NaSCN + FeCl_3 = Fe(SCN)_3 + 3 NaCl$.
  Natrium- Ferri-   Ferri-
  rhodanid chlorid   rhodanid

[6] $2 NaHCO_3 = Na_2CO_3 + CO_2 + H_2O$.
    $2 \cdot 84,01$ 106,00

Natrium bromatum — Natriumbromid.

NaBr. Mol.-Gew.: 102,92.

Gehalt des bei 100° getrockneten Salzes mindestens 98,7% Natriumbromid, entsprechend 76,6% Brom.

Weißes, kristallinisches, in 1,2 Teilen Wasser und in 12 Teilen Weingeist lösliches Pulver.

Zur Prüfung sind erforderlich: Etwa 2 g Natriumbromid und 25 ccm der Lösung (1 + 19).

Prüfung durch:	Zeigt an:
*Versetzen von 5 ccm der Lösung (1 + 19) mit 2 ccm verdünnter Salzsäure und 5 Tropfen Chloraminlösung und Schütteln mit Chloroform.	**Identität** durch eine rotbraune Färbung des Chloroforms[1].
*Erhitzen eines Kriställchens am Öhr des Platindrahtes.	**Identität** durch eine gelbe Flamme.
*Versetzen einer mit Essigsäure schwach angesäuerten Lösung von 0,3 g Natriumbromid in 10 ccm Wasser mit 2 ccm Natriumkobaltinitritlösung. Es darf innerhalb von 2 Minuten keine Trübung entstehen.	**Kaliumsalze** durch eine innerhalb von 2 Minuten auftretende Trübung[2].
*Auflegen von zerriebenem Natriumbromid auf angefeuchtetes, rotes Lackmuspapier. Dasselbe darf nicht sofort blau gefärbt werden.	**Alkalikarbonate** durch eine sofort eintretende blaue Färbung der vom Salz berührten Stellen des Lackmuspapiers.
*Auflösen von 0,5 g des Salzes in 4,5 g Wasser und Zusatz von verdünnter Schwefelsäure; es darf keine Färbung entstehen.	**Bromsäure** durch eine gelbe Färbung der Flüssigkeit[3].
*Schütteln obiger Flüssigkeit mit Chloroform; es darf nicht gelb gefärbt werden.	**Bromsäure** durch eine gelbe Färbung des Chloroforms.
Versetzen von je 5 ccm der Lösung (1 + 19) *a) mit 3 Tropfen Eisenchloridlösung und etwas Stärkelösung; sie darf innerhalb 10 Minuten keine Blaufärbung zeigen,	**Jodwasserstoffsäure** durch eine Blaufärbung innerhalb 10 Minuten[4].
*b) mit je 3 Tropfen verdünnter Essigsäure und Natriumsulfidlösung,	**Schwermetallsalze** durch eine Färbung oder Fällung.
*c) mit Bariumnitratlösung,	**Schwefelsäure** durch eine weiße Trübung.
*d) mit Natriumphosphatlösung nach Zusatz von Ammoniakflüssigkeit. Diese Reagenzien dürfen keine Veränderung hervorbringen.	**Magnesiumsalze, Kalziumsalze** durch eine weiße Trübung.
*e) mit einigen Tropfen Salzsäure und mit 0,5 ccm Kaliumferrozyanidlösung. Es darf nicht sofort eine blaue Färbung entstehen.	**Eisensalze** durch eine sofortige blaue Färbung.
*Erhitzen von 1 g Natriumbromid mit 3 ccm Natriumhypophosphitlösung 15 Minuten lang im siedenden Wasserbad. Es darf keine dunkle Färbung auftreten.	**Arsenverbindungen** durch eine dunkle Färbung.
Trocknen von 1 g des Salzes bei 100° in einem tarierten Wägeglas; es darf höchstens 0,05 g an Gewicht verlieren.	Zu **große Feuchtigkeit** durch einen größeren Gewichtsverlust als 0,05 g.
Auflösen von 0,4 g des bei 100° getrockneten Salzes (genau gewogen) in 20 ccm Wasser, Zusatz einiger Tropfen Kaliumchromatlösung und Titration mit $^1/_{10}$-Normal-Silbernitratlösung[5], bis bleibende Rötung erfolgt[6].	**Vorschriftsmäßigen Gehalt an Natriumbromid,** wenn bis zu diesem Punkt nicht mehr als 39,3 ccm $^1/_{10}$-Normal-Silbernitratlösung verbraucht werden.
Reines Natriumbromid braucht hierzu 29,15 ccm $^1/_{10}$-Normal-Silbernitratlösung.	1 ccm $^1/_{10}$-Normal-Silbernitratlösung = 0,010292 g Na-

triumbromid oder 0,005 846 g Natriumchlorid[5]. Bei einem Verbrauch von 39,3 ccm $^1/_{10}$-Normal-Silbernitratlösung enthält das getrocknete Salz 98,7% wasserfreies Natriumbromid und 1,3% Natriumchlorid[7].

Fremde Salze, wenn weniger Silberlösung verbraucht wird.

Einen **zu hohen Gehalt an Natriumchlorid,** wenn mehr als 39,3 ccm Silberlösung gebraucht werden.

Aufbewahrung: In gutverschlossenen Gefäßen.

Natriumbromidtafel[8]

g	ccm
0,1	981
0,2	1962
0,3	2943
0,4	**39,25**
0,5	4906
0,6	5887
0,7	6868
0,8	7850
0,9	8831

Zur Berechnung aus der Formel $\frac{g}{F} T$; $\log T = 99178$.

[1] $2\,NaBr + Cl_2 = 2\,NaCl + Br_2$.

[2] Siehe Natr. bicarb. Nr. 2.

[3] $5\,NaBr + NaBrO_3 + 6\,H_2SO_4 = 6\,NaHSO_4 + 5\,HBr + HBrO_3$.
Natrium- Natrium-
  bromid   bromat
$5\,HBr + HBrO_3 = 3\,Br_2 + 3\,H_2O$.

[4] $2\,NaJ + 2\,FeCl_3 = 2\,FeCl_2 + 2\,NaCl + J_2$.
Natrium- Ferri- Ferro-
  jodid   chlorid   chlorid

[5] $NaBr + AgNO_3 = AgBr + NaNO_3$
 102,92   169,89
$NaCl + AgNO_3 = AgCl + NaNO_3$
 58,46   169,89

[6] $2\,AgNO_3 + K_2CrO_4 = Ag_2CrO_4 + 2\,KNO_3$
        Kalium-
        chromat

[7] Ist a die Einwaage in Gramm und b die Anzahl der zur Titration verbrauchten ccm $^1/_{10}$-Normal-Silbernitratlösung, so beträgt der Gehalt an Natriumchlorid $\frac{b - 97,16\,a}{73,90}$ Gramm, wenn andere Verunreinigungen fehlen.

[8] Erläuterung s. S. 10 bis 11.

Natrium carbonicum — Natriumkarbonat.

$Na_2CO_3 \cdot 10\,H_2O$. Mol.-Gew.: 286,16.

Gehalt: Mindestens 37% wasserfreies Natriumkarbonat. Mol.-Gew.: 106,00.

Farblose, durchscheinende, an der Luft verwitternde Kristalle von laugenhaftem Geschmack.

Verhalten gegen Lösungsmittel: Es löst sich langsam in ungefähr 1,5 Teilen Wasser von 20°, in etwa 0,3 Teilen siedendem Wasser; in Weingeist ist es sehr schwer löslich. Die wäßrige Lösung bläut Lackmuspapier stark.

Zur Prüfung sind erforderlich: Etwa 3 g Natriumkarbonat und 20 ccm wäßrige Lösung (1 + 19).

Prüfung durch:	Zeigt an:
*Übergießen des Salzes mit einer Säure.	**Identität** durch Aufbrausen.
Erhitzen einer Spur des Salzes am Öhr des Platindrahts in der Flamme.	**Identität** durch eine gelbe Farbe der Flamme.
Versetzen von 5 ccm der Lösung (1 + 19)	
*a) mit 3 Tropfen Natriumsulfidlösung; es darf keine Veränderung entstehen,	**Schwermetallsalze** durch eine Färbung oder Fällung.
b) Ansäuern von 10 ccm der Lösung mit Salpetersäure und Versetzen	
*α) mit Bariumnitratlösung; sie darf keine Veränderung erzeugen,	**Schwefelsäure** durch eine weiße Trübung.
*β) mit Silbernitratlösung; es darf innerhalb 10 Minuten höchstens opalisierende Trübung entstehen,	**Salzsäure** durch eine mehr als opalisierende Trübung innerhalb 10 Minuten.
*c) mit Natronlauge und Erwärmen; es darf sich kein Ammoniak entwickeln.	**Ammoniumsalze** durch Entwicklung von Ammoniak, erkennbar am Geruch.
*Erhitzen von 1 g Natriumkarbonat und 5 ccm Natriumhypophosphitlösung 15 Minuten lang in siedendem Wasserbad. Es darf keine dunkle Färbung auftreten.	**Arsenverbindungen** durch eine dunkle Färbung[1].
Auflösen von 2 g Natriumkarbonat in 50 ccm Wasser, Zusatz von einigen Tropfen Methylorangelösung und Titration mit Normal-Salzsäure, bis deutliche Rotfärbung erfolgt[2].	Den **vorschriftsmäßigen Gehalt an wasserfreiem Natriumkarbonat,** wenn bis zu diesem Punkt mindestens 14 ccm Normal-Salzsäure verbraucht werden.
	1 ccm Normal-Salzsäure = 0,053 g wasserfreies Natriumkarbonat, 14 ccm = 0,742 g wasserfreies Natriumkarbonat, welche in 2 g Natriumkarbonat mindestens enthalten sein müssen. Der Mindestgehalt von 100 g muß daher 50 · 0,792 = 37,1 g wasserfreiem Natriumkarbonat betragen.

[1] $As_2O_3 + 3 H_3PO_2 = As_2 + 3 H_3PO_3$.

[2] $Na_2CO_3 + 2 HCl = 2 NaCl + H_2O$.

$$166,00 \qquad 2 \cdot 36,47$$

1 Molekül Chlorwasserstoff = 36,47 entspricht $^1/_2$ Molekül Natriumkarbonat = 53,00.

Natrium carbonicum siccatum — Getrocknetes Natriumkarbonat.

Natrium carbonicum siccum.

Gehalt: Mindestens 74% wasserfreies Natriumkarbonat (Mol.-Gew.: 106,00).

Weißes, mittelfeines, lockeres Pulver, welches beim Drücken nicht zusammenballt und bezüglich seiner Reinheit den an Natriumkarbonat gestellten Anforderungen entspricht, wobei Lösungen (1 + 39) zu verwenden sind.

<table>
<tr><td>

Prüfung durch:

Auflösen von 1 g getrocknetem Natriumkarbonat in 50 ccm Wasser, Zusatz einiger Tropfen Methylorangelösung und Titration mit Normal-Salzsäure, bis deutliche Rötung erfolgt.

</td><td>

Zeigt an:

Vorschriftsmäßigen Gehalt an wasserfreiem Natriumkarbonat, wenn bis zu diesem Punkt mindestens 14 ccm Normal-Salzsäure gebraucht werden.

14 ccm Normal-Salzsäure = 0,742 g wasserfreies Natriumkarbonat, was einem Mindestgehalt von 74,2% wasserfreiem Natriumkarbonat entspricht.

</td></tr>
</table>

Natrium chloratum — Natriumchlorid.

NaCl. Mol.-Gew.: 58,46.

Weiße, würfelförmige Kristalle oder ein weißes, kristallinisches Pulver, welches sich in etwa 3 Teilen Wasser löst.

Zur Prüfung sind erforderlich: Etwa 2 g Natriumchlorid und 25 ccm wäßrige Lösung (1 + 19).

<table>
<tr><td>

Prüfung durch:

*Eintauchen von blauem und rotem Lackmuspapier in die Lösung (1 + 19). Sie muß farblos sein und darf die Farben des Lackmuspapiers nicht verändern.

Erhitzen einer Spur des Salzes am Öhr des Platindrahtes in einer Flamme.

*Versetzen einer Lösung von 0,3 g Natriumchlorid in 10 ccm Wasser mit 2 ccm Natriumkobaltinitritlösung. Es darf innerhalb von 2 Minuten keine Trübung entstehen.

*Versetzen von je 5 ccm der Lösung (1 + 19)

  *a) mit Silbernitratlösung,

  *b) mit je 3 Tropfen verdünnter Essigsäure und Natriumsulfidlösung,

  *c) mit Bariumnitratlösung,

  *d) mit Natriumphosphatlösung nach Zusatz von Ammoniakflüssigkeit.
Alle diese Reagenzien dürfen keine Veränderung erzeugen.

  *e) mit einigen Tropfen Salzsäure und 0,5 ccm Kaliumferrozyanidlösung; es darf nicht sofort eine blaue Färbung entstehen.

*Erhitzen von 1 g Natriumchlorid mit 3 ccm Natriumhypophosphitlösung 15 Minuten lang im siedenden Wasserbad. Es darf keine dunkle Färbung auftreten.

</td><td>

Zeigt an:

Natriumkarbonat durch eine Bläuung des roten Lackmuspapiers.

Freie Säure durch eine Rötung des blauen Lackmuspapiers.

Identität durch eine gelbe Färbung der Flamme.

Kaliumsalze durch eine innerhalb von 2 Minuten eintretende Trübung[1].

Identität durch einen weißen, käsigen, in Ammoniakflüssigkeit leicht löslichen und in Salpetersäure unlöslichen Niederschlag.

Schwermetallsalze (Kupfer, Blei, Eisen) durch eine dunkle Färbung, **Zink** durch eine weiße.

Schwefelsäure, Kohlensäure durch eine weiße Trübung.

Magnesiumsalze, Kalziumsalze durch eine weiße Trübung[2].

Eisensalze durch eine sofortige blaue Färbung.

Arsenverbindungen durch eine dunkle Färbung[3].

</td></tr>
</table>

[1] Siehe Natr. bicarb. Nr. 2.

$$^2\ MgCl_2 + NH_3 + Na_2HPO_4 + 6H_2O = Mg(NH_4)PO_4 \cdot 6H_2O + 2NaCl.$$

Magne-   Natrium-   Ammonium-
  sium-   phosphat   Magnesiumphosphat
chlorid

$$^3\ As_2O_3 + 3H_3PO_2 = As_2 + 3H_3PO_3.$$

Natrium diaethylbarbituricum — Diäthylbarbitursaures Natrium.

Medinal, Veronal-Natrium.

$C_8H_{11}O_3N_2Na.$ Mol.-Gew.: 206,1.

Weißes, kristallinisches Pulver von bitterem, laugenhaftem Geschmack, löslich in 4[1] Teilen Wasser, schwer in siedendem Weingeist. Die wäßrige Lösung bläut Lackmuspapier.

Prüfung durch:	Zeigt an:
*Mischen von 0,05 g diäthylbarbitursaurem Natrium mit 0,2 g getrocknetem Natriumkarbonat und vorsichtiges Erhitzen in einem Probierrohr.	**Identität** durch Auftreten eines eigenartigen Geruchs, darübergehaltenes, mit Wasser angefeuchtetes Lackmuspapier wird gebläut.
*Veraschen von 0,1 g diäthylbarbitursaurem Natrium, Erhitzen des mit wenig Salzsäure befeuchteten Rückstands am Platindraht.	**Identität durch** Gelbfärbung der Flamme.
*Versetzen von 5 ccm der wäßrigen Lösung (1 + 4) mit verdünnter Schwefelsäure.	**Identität** durch einen voluminösen, weißen Niederschlag.
Abfiltrieren des Niederschlags, Auswaschen mit wenig Wasser, Umkristallisieren aus Weingeist, Trocknen über Schwefelsäure. Schmelzpunktsbestimmung.	**Identität,** wenn der Schmelzpunkt bei 190 bis 191° liegt.
*Lösen von 0,01 g diäthylbarbitursaurem Natrium in 2 ccm Wasser; Versetzen mit 1 Tropfen einer Lösung von 0,1 g Quecksilberoxyd in 10 Tropfen Salpetersäure.	**Identität** durch einen weißen, in Ammoniakflüssigkeit löslichen Niederschlag.
*Versetzen von 2 ccm der wäßrigen Lösung (1 + 99) mit 2 Tropfen Salpetersäure, Filtrieren und Versetzen von 1 ccm des Filtrats	
*a) mit 1 Tropfen Silbernitratlösung und darauf	**Salzsäure** durch eine Trübung.
*b) mit 1 Tropfen Bariumnitratlösung. Es darf nicht verändert werden.	**Schwefelsäure** durch eine Trübung.
Lösen von 0,1 g diäthylbarbitursaurem Natrium in 1 ccm Schwefelsäure. Es muß sich ohne Färbung lösen.	**Fremde organische Stoffe** durch eine gefärbte Lösung.
Lösen von 0,2 g diäthylbarbitursaurem Natrium in 10 ccm Wasser, Zusatz von 3 Tropfen Methylorangelösung und von 9,3 ccm $^1/_{10}$-Normal-Salzsäure. Die gelbe Farbe der Lösung muß unverändert bleiben; weiterer Zusatz von 0,5 ccm $^1/_{10}$-Normal-Salzsäure. Sie muß in Rot umschlagen.	**Reinheit des Salzes,** wenn hierbei nicht weniger als 9,3 und nicht mehr als 9,8 ccm $^1/_{10}$-Normal-Salzsäure verbraucht werden[2].

Aufbewahrung: Vorsichtig.

[1] Das Salz löst sich nicht in 4 Teilen Wasser. Es sind 5 Teile Wasser erforderlich.

[2] 9,3 ccm $^1/_{10}$-Normal-Salzsäure entsprechen theoretisch 95,8, 9,8 ccm 100,2% des reinen Salzes. Es wird jedoch öfters erforderlich sein, etwas mehr Säure bis zum Umschlag zuzusetzen.

Natrium jodatum — Natriumjodid.

NaJ. Mol.-Gew.: 149,92.

Weißes, kristallinisches, an der Luft feucht werdendes Pulver, in 0,6 Teilen Wasser und 3 Teilen Weingeist löslich.

Zur Prüfung sind erforderlich: Etwa 2,5 g Natriumjodid und 30 ccm wäßrige Lösung (1 + 19), die mit ausgekochtem und erkaltetem Wasser **frisch** zu bereiten ist.

Prüfung durch:	Zeigt an:
*Erhitzen einer Spur des Salzes am Öhr des Platindrahts.	**Identität** durch eine gelbe Färbung der Flamme.
*Versetzen einer mit Essigsäure schwach angesäuerten Lösung von 0,3 g Natriumjodid in 10 ccm Wasser mit 2 ccm Natriumkobaltinitritlösung. Es darf innerhalb von 2 Minuten keine Trübung entstehen.	**Kaliumsalze** durch eine innerhalb von 2 Minuten auftretende Trübung[1].
*Versetzen von 5 ccm der Lösung (1 + 19) mit je einigen Tropfen Salzsäure und Chloraminlösung und Schütteln mit Chloroform.	**Identität** durch eine violette Färbung des Chloroforms[2].
*Auflegen von zerriebenem Natriumjodid auf rotes, befeuchtetes Lackmuspapier. Dasselbe darf nicht sofort blau gefärbt werden.	**Alkalikarbonat** durch eine sogleich eintretende, blaue Färbung der vom Salz berührten Stellen des Lackmuspapiers[3].
*Versetzen von je 5 ccm der Lösung (1 + 19) a) *mit einigen Tropfen Stärkelösung und verdünnter Schwefelsäure; es darf nicht sofort Bläuung erfolgen,	**Jodsäure, Kupfer-, Eisensalze** durch eine sofort eintretende blaue Färbung[4].
*b) mit je 3 Tropfen verdünnter Essigsäure und Natriumsulfidlösung,	**Schwermetallsalze** durch eine Färbung oder Fällung.
*c) mit Bariumnitratlösung. Beide Reagenzien dürfen keine Veränderung erzeugen.	**Schwefelsäure** durch eine weiße Trübung.
*d) mit einem Körnchen von Ferrosulfat, 1 Tropfen Eisenchloridlösung und mit Natronlauge, gelindes Erwärmen und Übersättigen mit Salzsäure; es darf keine blaue Färbung entstehen,	**Zyanwasserstoffsäure** durch eine blaue Färbung[5].
*e) mit einigen Tropfen Salzsäure und mit 0,5 ccm Kaliumferrozyanidlösung; es darf nicht sofort eine blaue Färbung entstehen.	**Eisensalze** durch eine sofortige blaue Färbung oder Fällung.
*Erwärmen von 1 g des Salzes mit 5 ccm Natronlauge, 0,5 g Zinkfeile und 0,5 g Eisenpulver. Es darf sich kein Ammoniak entwickeln.	**Salpetersäure** durch Entwicklung von Ammoniak[6].
Trocknen von 1 g Natriumjodid bei 100°. Es darf höchstens 0,05 g an Gewicht verlieren.	**Unzulässiger Wassergehalt,** wenn der Trockenverlust 0,05 g übersteigt.
*Auflösen von 0,2 g getrocknetem Natriumjodid in 8 ccm Ammoniakflüssigkeit, Vermischen mit 14 ccm $^1/_{10}$-Normal-Silbernitratlösung[7] unter Umschütteln, Filtrieren und Übersättigen des Filtrats mit Salpetersäure. Innerhalb von 5 Minuten darf es nicht dunkel gefärbt erscheinen und keine stärkere Trübung zeigen, als eine Mischung von 0,6 ccm $^1/_{100}$-Normal-Salzsäure, 8 ccm Wasser, 1 ccm Salpetersäure und 1 ccm $^1/_{10}$-Normal-Silbernitratlösung in der gleichen Zeit aufweist.	**Thioschwefelsäure** durch eine dunkle Färbung[8]. **Salzsäure, Bromwasserstoffsäure**[7] durch eine innerhalb 10 Minuten eintretende undurchsichtige Trübung.

Aufbewahrung: Vorsichtig, in gutverschlossenen Gefäßen.

[1] Siehe Natr. bicarb. Nr. 2.

[2] NaJ + Cl = NaCl + J.

[3] Schon bei Kalium jodatum ist gesagt, daß bei den Jodiden geringe Spuren von Alkalikarbonat zur Erhöhung der Haltbarkeit nur nützlich sind, daß man also ein Salz, das nach der vorgeschriebenen Behandlung Lackmuspapier nicht sofort, aber nach wenigen Sekunden bläut, nicht beanstanden, sondern bevorzugen soll. Dieser Alkaligehalt ist bei dem leicht zersetzlichen Natriumjodid besonders notwendig. In der Chemiker-Ztg. 1924, S. 900, heißt es: ,,Einen geringen Gehalt von $0,1\%$ Na_2CO_3 läßt man auch in der reinsten Ware zu, man erhält dadurch ein besser haltbares Präparat.''

[4] $NaJO_3 + 5\,NaJ + 6\,H_2SO_4 = HJO_3 + 5\,HJ + 6\,NaHSO_4$

    Natrium- Natrium-   Jod-   Jod-

      jodat   jodid   säure   wasser-

                                    stoff

$HJO_3 + 5\,HJ = 3\,J_2 + 3\,H_2O.$

$2\,FeJ_3 = 2\,FeJ_2 + J_2$

$2\,CuSO_4 + 4\,NaJ = 2\,Na_2SO_4 + Cu_2J_2 + J_2.$

                          Kupferjodür

[5] $6\,NaCN + FeSO_4 = Na_4Fe(CN)_6 + Na_2SO_4.$

   Natrium- Ferro- Natriumferro-

     zyanid   sulfat   zyanid

     $3\,Na_4Fe(CN)_6 + 4\,FeCl_3 = Fe_4[Fe(CN)_6]_3 + 12\,NaCl.$

   Natriumferro-   Ferri-   Ferriferro-

     zyanid   chlorid   zyanid

Der Niederschlag wird erst nach Übersättigen mit Salzsäure sichtbar, welche das aus dem überschüssigen Eisensalz gefällte Eisenhydroxyduloxyd auflöst.

[6] Siehe bei Bism. subgallic. Nr. 4.

[7] $NaJ + AgNO_3 = AgJ + NaNO_3.$

   149,92   169,89

Silberjodid ist in Ammoniakflüssigkeit unlöslich. Ist Natriumchlorid oder Natriumbromid zugegen, so bilden sich Silberchlorid oder Silberbromid, die in Ammoniak löslich sind und beim Übersättigen mit Salpetersäure sich ausscheiden.

[8] Siehe bei Kalium jodatum Nr. 6.

Natrium kakodylicum — Natriumkakodylat.

Dimethylarsinsaures Natrium.

$(CH_3)_2AsO_2Na + 3\,H_2O.$ Mol.-Gew.: 214,06.

Gehalt: 32,8 bis 35% Arsen (As, Atom-Gew.: 74,96).

Weißes, kristallinisches, hygroskopisches Pulver, in Wasser sehr leicht, in Weingeist schwerer löslich. Die wäßrige Lösung (1 + 19) bläut Lackmuspapier.

Zur Prüfung sind erforderlich: Etwa 0,8 g Natriumkakodylat und 23 ccm wäßrige Lösung (1 + 19).

Prüfung durch:	Zeigt an:
*Versetzen von 1 ccm der Lösung (1 + 99) mit Zinkfeile und verdünnter Schwefelsäure.	**Identität** durch die Entwicklung des widerlichen Geruchs des Kakodyls[1].
*Vorsichtiges Erwärmen auf dem Platinblech. Es schmilzt zunächst, wird dann wieder fest; bei stärkerem Erhitzen (Abzug!!) verbrennt es mit bläulicher Flamme unter Entwicklung eines knoblauchartigen Geruchs und unter Hinterlassung eines weißen Rückstands, dessen wäßrige Lösung Lackmuspapier bläut und die Flamme gelb färbt[2].	**Identität** durch das beschriebene Verhalten.
*Versetzen von 2 ccm der Lösung (1 + 19) mit 1 Tropfen Phenolphthaleinlösung. Sie darf höchstens schwach gerötet werden; Zusatz von 1 Tropfen $^1/_{10}$-Normal-Salzsäure, die Rötung muß ver-	**Freies Alkali,** wenn die Rötung auf Zusatz der Salzsäure nicht verschwindet. **Freie Säure,** wenn die Lösung

schwinden. War die Lösung farblos, Zusatz von 1 Tropfen $^1/_{10}$-Normal-Kalilauge, sie muß sich röten.

Versetzen einer Lösung von 0,5 g Natriumkakodylat in 0,5 ccm Wasser mit 5 ccm Weingeist und 3 ccm Natriumhypophosphitlösung. Das Gemisch darf in einem gutverschlossenen Glas innerhalb 1 Stunde keine dunkle Färbung annehmen.

Versetzen von je 5 ccm der Lösung (1 + 19)

*a) mit verdünnter Kalziumchloridlösung; sie darf weder in der Kälte noch beim Erhitzen getrübt werden,

*b) mit Salpetersäure und Silbernitratlösung; sie darf höchstens opalisierend getrübt werden,

*c) mit Salzsäure und Bariumnitratlösung,

*d) mit 3 Tropfen Natriumsulfidlösung. Beide Reagenzien dürfen keine Veränderung bewirken.

Lösen von etwa 0,2 g Natriumkakodylat (genau gewogen) in einem langhalsigen Kolben aus Jenaer Glas von etwa 100 ccm Inhalt in 5 ccm Wasser; Zusatz von 10 ccm Schwefelsäure und darauf unter Umschwenken von 2,5 g feingepulvertem Kaliumpermanganat in kleinen Anteilen. Ohne auf die am Kolbenhals haftenden Kaliumpermanganatstäubchen zu achten, mindestens 20 Stunden langes Stehenlassen des Gemischs unter wiederholtem vorsichtigem Schütteln. Dann kräftig Umschütteln. Erwärmen des Kolbens in schräger Stellung mit eingehängtem Trichter zunächst im Wasserbad langsam auf 100°, darauf auf dem Drahtnetz 15 bis 20 Minuten langes Erhitzen. Erkaltenlassen. Überspülen des Kolbeninhalts mit 50 ccm Wasser in ein Kölbchen. Zusatz einiger Kriställchen Oxalsäure bis zur Entfärbung. Nach völligem Erkalten Zugabe von 2 g Kaliumjodid. Nach halbstündigem Stehen Titration mit $^1/_{10}$-Normal-Natriumthiosulfatlösung **ohne Indikator** bis zur Entfärbung[6].

farblos war und von 1 Tropfen $^1/_{10}$-Normal-Kalilauge nicht gerötet wurde. Die Feststellung ist ungemein wichtig, ob das Präparat zu viel Säure oder zu viel freies Alkali enthält. Besonders ein größerer Überschuß des Präparats an freiem Alkali bereitet bei der Injektion des Mittels beträchtliche Schmerzen.

Anorganische Arsenverbindungen durch eine innerhalb 1 Stunde auftretende dunkle Färbung.

Monomethylarsinsaures Natrium durch eine Trübung[3].

Salzsäure durch eine stärkere Trübung.

Schwefelsäure durch eine weiße Trübung.

Schwermetallsalze, anorganische Arsenverbindungen durch eine Trübung oder Fällung.

Vorschriftsmäßiger Gehalt, wenn für je 0,2 g Natriumkakodylat hierbei nicht weniger als 17,5 und nicht mehr als 18,7 ccm $^1/_{10}$-Normal-Natriumthiosulfatlösung verbraucht werden, was einem Gehalt von 32,8 bis 35% Arsen entspricht.

1 ccm $^1/_{10}$-Normal-Natriumthiosulfatlösung = 0,003748 g Arsen. 17,5 bis 18,7 ccm = 0,06559 bis 0,07009 g Arsen, diese sollen in 0,2 g enthalten sein, mithin entsprechen sie 32,79 = 32,8 bis 35,04 = 35%.

Nach E. RUPP und A. POGGENDORF[4] gelingt die Mineralisierung sicherer durch Glühen mit Magnesiumsuperoxyd[5].

Aufbewahrung: Sehr vorsichtig und *in gutverschlossenen Gefäßen.*

Natriumkakodylattafel[7].

32,8%		35%	
g	ccm	g	ccm
0,1	875	0,1	934
0,2	**17,50**	0,2	**18,68**
0,3	2625	0,3	2802
0,4	3500	0,4	3735

g	ccm	g	ccm
0,5	4375	0,5	4669
0,6	5250	0,6	5603
0,7	6125	0,7	6537
0,8	7000	0,8	7470
0,9	7875	0,9	8404

Zur Berechnung aus der Formel $\frac{g}{F} T$; $\log T_{(32,8)} = 94\,207$
$\log T_{(35)} = 97\,027$.

[1] Kakodyl $[As(CH_3)_2]_2$ und Kakodyloxyd $O\!\!<^{As(CH_3)_2}_{As(CH_3)_2}$, besonders das Kakodyloxyd, riechen widerlich.

[2] Der Rückstand ist Natriumkarbonat.

[3] Bekannt als Arrhenal.

[4] RUPP, E., und POGGENDORF, A.: Apotheker-Ztg. 1933, 48, 246.

[5] Vgl. KAISER, H., Pharm. Taschenbuch II. Bd. 1944, von AWE S. 1007.

[6] Siehe die Anm. 7 bis 9 bei Natrium acetylarsanilicum.

[7] Erläuterung s. S. 10 bis 11.

Natrium nitricum — Natriumnitrat. Natronsalpeter.

$NaNO_3$. Mol.-Gew.: 85,01.

Farblose, durchscheinende, an trockener Luft unveränderliche Kristalle von kühlend salzigem, etwas bitterlichem Geschmack, welche in 1,2 Teilen Wasser, auch in 50 Teilen Weingeist löslich sind.

Zur Prüfung sind erforderlich: 0,6 g Natriumnitrat und 31 ccm wäßrige Lösung (1 + 19).

Prüfung durch:	Zeigt an:
*Erhitzen einer Spur des Salzes am Öhr des Platindrahts.	**Identität** durch eine gelbe Farbe der Flamme.
*Versetzen einer Lösung von 0,3 g Natriumnitrat in 10 ccm Wasser mit 2 ccm Natriumkobaltinitritlösung. Sie darf innerhalb 2 Minuten nicht getrübt werden.	**Kaliumsalze** durch eine innerhalb von 2 Minuten eintretende Trübung[1].
*Eintauchen von blauem und rotem Lackmuspapier in die Lösung (1 + 19).	**Geforderte Neutralität** durch die unveränderten Farben des Lackmuspapiers.
*Versetzen von 1 ccm der Lösung (1 + 19) mit 1 ccm Schwefelsäure und Überschichten nach dem Erkalten mit Ferrosulfatlösung.	**Identität** durch eine braunschwarze Zone zwischen den Flüssigkeiten[2].
Versetzen von je 5 ccm der Lösung (1 + 19)	
*a) mit je 3 Tropfen verdünnter Essigsäure und Natriumsulfidlösung,	**Schwermetallsalze** durch eine Färbung oder Fällung.
*b) mit Salpetersäure und Silbernitratlösung,	**Salzsäure** durch eine weiße Trübung.
*c) mit Salpetersäure und Bariumnitratlösung,	**Schwefelsäure** durch eine weiße Trübung.
*d) mit Natriumphosphatlösung nach Zusatz von Ammoniakflüssigkeit. Alle diese Reagenzien dürfen keine Veränderung hervorbringen.	**Magnesiumsalze, Kalziumsalze** durch eine weiße Trübung.
*e) mit verdünnter Schwefelsäure und Jodzinkstärkelösung; es darf nicht sofort Bläuung erfolgen,	**Jodsäure, salpetrige Säure** durch eine sofort eintretende blaue Färbung[3].
*f) mit einigen Tropfen Salzsäure und 0,5 ccm Kaliumferrozyanidlösung. Es darf nicht sofort eine blaue Färbung entstehen.	**Eisensalze** durch eine sofortige blaue Färbung.

Schwaches Glühen von 0,25 g Natriumnitrat, Auflösen des Rückstands in 5 ccm Wasser, Ansäuern der Lösung mit Salpetersäure und Zusatz von Silbernitratlösung; es darf höchstens eine opalisierende Trübung entstehen.

Chlorsäure, Perchlorsäure durch eine weiße Trübung[4].

[1] Siehe Natr. bicarb. Nr. 2.

[2]
$$2\,NaNO_3 + H_2SO_4 = Na_2SO_4 + 2\,HNO_3$$
$$2\,HNO_3 + 6\,FeSO_4 + 3\,H_2SO_4 = 3\,Fe_2(SO_4)_3 + 2\,NO$$

Ferrosulfat   Ferrisulfat   Stickoxyd

$$+\ 4\,H_2O.$$

Das Stickoxyd gibt mit Ferrosulfat im Überschuß eine braunschwarze Verbindung.

[3]
$$2\,NaJO_3 + ZnJ_2 + 3\,H_2SO_4 = 2\,NaHSO_4 + ZnSO_4 + 2\,HJO_3 + 2\,HJ$$

Natrium-   Zink-   Jod-   Jod-
jodat   jodid   säure   wasserstoff

$$5\,HJ + HJO_3 = 6\,J + 3\,H_2O.$$

[4] $NaClO_4 = NaCl + 2\,O_2$; $2\,NaClO_3 = 2\,NaCl + 3\,O_2$.

Natrium-
perchlorat

Natrium nitrosum — Natriumnitrit.

$NaNO_2$. Mol.-Gew.: 69,01.

Gehalt: Mindestens 96,3%.

Weiße oder schwach gelblich gefärbte, an der Luft feucht werdende Kristallmassen oder Stäbchen, die sich in etwa 1,5 Teilen Wasser lösen, in Weingeist aber schwer löslich sind.

Zur Prüfung sind erforderlich: Etwa 2,5 g Natriumnitrit und 10 ccm wäßrige Lösung (1 + 9).

Prüfung durch:	Zeigt an:
*Erhitzen des Salzes am Öhr des Platindrahts in einer Flamme.	**Identität** durch eine gelbe Färbung der Flamme.
*Übergießen des Salzes mit verdünnter Schwefelsäure.	**Identität** durch Entwicklung gelbbrauner Dämpfe[1].
*Eintauchen von rotem Lackmuspapier in die Lösung (1 + 9).	**Identität** durch schwache Bläuung des Lackmuspapiers.
Versetzen von je 5 ccm der Lösung (1 + 9) nach dem Aufkochen (Abzug!) mit überschüssiger Salpetersäure[2]	
*a) mit Bariumnitratlösung; sie darf innerhalb 3 Minuten nicht verändert werden,	**Schwefelsäure** durch eine weiße, undurchsichtige Trübung.
*b) mit Silbernitratlösung; sie darf nicht mehr als opalisierend getrübt werden.	**Salzsäure** durch eine weiße, undurchsichtige Trübung.
Übergießen von 1 g Natriumnitrit und 1 g Ammoniumchlorid in einer Porzellanschale mit 5 ccm Wasser, Verdampfen nach dem Lösen auf dem Wasserbad zur Trockne[3], Auflösen des Rückstands in 10 ccm Wasser und Zusatz von je 3 Tropfen verdünnter Essigsäure und Natriumsulfidlösung; es darf keine Veränderung entstehen[4].	**Arsen- und Antimonverbindungen, Schwermetallsalze** durch eine Trübung oder Fällung.
Lösen von etwa 1 g (genau gewogen) bei 100° getrocknetem Natriumnitrit in einem Meßkölbchen von 100 ccm Inhalt in Wasser, Auffüllen mit	Den **vorgeschriebenen Gehalt,** wenn hierbei für je 0,1 g Natriumnitrit mindestens 27,9

Wasser bis zur Marke. Eintropfenlassen[5] von 10 ccm dieser Lösung aus einer Bürette unter fortwährendem Umschwenken in eine Mischung von 30 ccm $^1/_{10}$-Normal-Kaliumpermanganatlösung[6], 300 ccm Wasser und 25 ccm verdünnter Schwefelsäure. Nach 20 Minuten Zugabe von 1 g Kaliumjodid und Titration mit $^1/_{10}$-Normal-Natriumthiosulfatlösung zuerst bis zur Gelbfärbung, dann nach Zugabe von einigen Tropfen Stärkelösung bis zum Farbumschlag[7]. ccm $^1/_{10}$-Normal-Kaliumpermanganatlösung verbraucht werden, so daß zur Bindung des ausgeschiedenen Jods höchstens 2,1 ccm $^1/_{10}$-Normal-Natriumthiosulfatlösung erforderlich sind, was einem Mindestgehalt von 96,3% Natriumnitrit entspricht. 1 ccm $^1/_{10}$-Normal-Kaliumpermanganatlösung = 0,003451 g Natriumnitrit, 27,9 ccm = 0,09628 g = 96,3%.

Diese oxymetrisch-jodometrische Bestimmung stammt von F. RASCHIG. (Näheres darüber siehe Archiv 1926, S. 516.) Das Prinzip ist folgendes: Zunächst wird das Natriumnitrit durch überschüssiges Kaliumpermanganat ($^1/_{10}$-Normal-Kaliumpermanganatlösung) zu Natriumnitrat oxydiert. Nach erfolgter Oxydation wird zur sauren Lösung Kaliumjodid gegeben, wodurch Jodwasserstoffsäure entsteht. Das überschüssige Kaliumpermanganat oxydiert dann eine äquivalente Menge HJ zu Jod, welch letzteres dann durch $^1/_{10}$-Normal-$Na_2S_2O_3$-Lösung bestimmt wird. Da die Normallösungen bzw. $^1/_{10}$-Normallösungen prinzipiell so eingerichtet sind, daß sie im Wirkungswert einander äquivalent sind, wird man zum Schluß die zur Bindung des freigewordenen Jodes verbrauchten Kubikzentimeter $^1/_{10}$-Normal-$Na_2S_2O_3$ einfach von der Anzahl der zugesetzten Kubikzentimeter $^1/_{10}$-Normal-$KMnO_4$ abziehen, um die Anzahl Kubikzentimeter $^1/_{10}$-Normal-Kaliumpermanganatlösung zu erfahren, die wirklich zur Oxydation der fraglichen Menge Natriumnitrit verbraucht sind.

Notwendig ist, daß beim Eintropfen der Natriumnitritlösung stets Kaliumpermanganat im Überschuß vorhanden ist. Es ist also fortdauernd umzuschwenken, da sonst die salpetrige Säure anderweitigen Umsetzungen unterliegt. Hierzu heißt es aber in der Pharmaz. Ztg. 1926, S. 1312, mit Recht: Die Angabe, daß 30 ccm $^1/_{10}$-Normal-Kaliumpermanganatlösung vorzulegen sind, ist insofern bedenklich, als der Überschuß über die theoretisch erforderliche Menge sehr gering ist. Für eine Einwaage von 1,1 g beträgt der Kaliumpermanganatverbrauch bereits 30,7 ccm, so daß die angewendeten 30 ccm nicht ausreichen würden. — Es empfiehlt sich also, eventuell eine größere Menge $^1/_{10}$-Normal-$KMnO_4$ (40 ccm) anzuwenden und dann natürlich in Rechnung zu setzen.

Natriumnitrittafel[8].

g	ccm
0,1	**27,91**
0,2	5582
0,3	8373
0,4	11164
0,5	13955
0,6	16746
0,7	19537
0,8	22328
0,9	26119

Zur Berechnung aus der Formel $\frac{g}{F}\,T$; $\log T = 44575$.

Aufbewahrung: Vorsichtig, in gutverschlossenen Gefäßen.

[1] $2\,NaNO_2 + H_2SO_4 = Na_2SO_4 + H_2O + NO + NO_2$.
[2] $2\,NaNO_2 + 2\,HNO_3 = 2\,NaNO_3 + H_2O + NO + NO_2$.

[3] $NaNO_2 + NH_4Cl = NaCl + (NH_4)NO_2$
             Ammoniumnitrit $\Big\}$

$(NH_4)NO_2 = N_2 + 2\,H_2O.$

Dampft man die Lösung des Natriumnitrits und Ammoniumchlorids, wie vom Arzneibuch vorgeschrieben, auf dem Wasserbade zur Trockne ein, so gelingt es nicht oder nur nach sehr langem Erhitzen, die Reaktion zu Ende zu führen, d. h. das Nitrit völlig unter Entweichen von Stickstoff zu ersetzen. Bleiben aber auch nur Spuren von Nitrit zurück, so wird die durch Essigsäure in Freiheit gesetzte salpetrige Säure aus der zugesetzten Natriumsulfidlösung Schwefel ausfällen. Deshalb ist es zur Vermeidung von Irrtümern durchaus notwendig, daß man den Rückstand der auf dem Wasserbade eingedampften Lösung erst *glüht*, bevor man auf Schwermetallsalze usw. prüft.

[4] $As_2O_3 + 3\,H_2S = As_2S_3 + 3\,H_2O.$

[5] ,,Eintropfen'' ist nach Ziff. 22b der Allg. Bestimmungen nicht richtig. Es wäre nach der dort gegebenen Anweisung zum Abmessen bestimmter Mengen mit der Bürette zu verfahren. Doch siehe Anm. 6.

[6] Wenn die Einwaage 1,100 beträgt, so reichen 30 ccm schon nicht aus; wenn der Titer kleiner als 1 ist, besteht diese Gefahr schon für Mengen, die noch näher an 1,0 liegen. Man berechne also nach der Einwaage **vorher** den $KMnO_4$-Verbrauch und wende entsprechende Mengen zur Vorlage an. Wenn das $KMnO_4$ nicht im Überschuß vorhanden ist, treten Nebenreaktionen auf, daher stets kräftig schwenken!

[7] $5\,NaNO_2 + 3\,H_2SO_4 + 2\,KMnO_4 = 5\,NaNO_3 + K_2SO_4 + 2\,MnSO_4 + 3\,H_2O.$

[8] Erläuterung s. S. 10 bis 11.

Natrium phenylaethylbarbituricum — Phenyl-
äthylbarbitursaures Natrium.

Luminal-Natrium.

$C_{12}H_{11}O_3N_2Na.$ Mol.-Gew.: 254,1.

Weißes, kristallinisches, bitter schmeckendes Pulver, das sich in 1,2 Teilen Wasser, schwer in siedendem Weingeist löst. Die wäßrige Lösung bläut Lackmuspapier. Bei längerer Aufbewahrung der wäßrigen Lösung oder beim Kochen derselben tritt teilweise Zersetzung unter Bildung von Phenyläthylazetylharnstoff[1] ein, der sich nach dem Erkalten ausscheidet und nach dem Umkristallisieren aus verdünntem Weingeist bei 147° schmilzt.

Zur Prüfung sind erforderlich: 0,5 g Phenyläthylbarbitursaures Natrium und 10 ccm der wäßrigen Lösung (1 + 99).

Prüfung durch:	Zeigt an:
*Mischen von 0,05 g phenyläthylbarbitursaurem Natrium mit 0,2 g getrocknetem Natriumkarbonat, vorsichtiges Erhitzen in einem Probierrohr.	**Identität** durch Auftreten eines eigenartigen Geruchs (Phenyläthylessigsäure). Darübergehaltenes, mit Wasser angefeuchtetes Lackmuspapier wird gebläut.
Veraschen von 0,1 g phenyläthylbarbitursaurem Natrium[2], Befeuchten des Rückstands mit wenig Salzsäure, Erhitzen am Platindraht.	**Identität** durch Gelbfärbung der Flamme.
Versetzen von 5 ccm der Lösung (1 + 99) mit verdünnter Schwefelsäure. Abfiltrieren des weißen, kristallinischen Niederschlags, Auswaschen mit wenig Wasser, Trocknen über Schwefelsäure. Schmelzpunktsbestimmung.	**Identität** durch einen Schmelzpunkt von 173 bis 174°.
Versetzen von je 1 ccm der Lösung (1 + 99)	

*a) mit 3 Tropfen Silbernitratlösung,
*b) mit 1 Tropfen Quecksilberchloridlösung.

\} **Identität** durch einen weißen, in Ammoniakflüssigkeit löslichen Niederschlag.

*Versetzen von 2 ccm der Lösung (1 + 99) mit 2 Tropfen Salpetersäure. Filtrieren und Versetzen von 1 ccm des Filtrats mit 1 Tropfen Silbernitratlösung und darauf mit 1 Tropfen Bariumnitratlösung. Es darf durch beide Reagenzien nicht verändert werden.

Salzsäure durch eine weiße Trübung.

Schwefelsäure durch eine weiße Trübung.

*Lösen von 0,1 g phenyläthylbarbitursaurem Natrium in 1 ccm Schwefelsäure. Es muß sich ohne Färbung lösen.

Fremde, organische Stoffe durch eine gefärbte Lösung.

Lösen von 0,2 g phenyläthylbarbitursaurem Natrium in 10 ccm Wasser, Zusatz von 3 Tropfen Methylorangelösung und von 7,5 ccm $^1/_{10}$-Normal-Salzsäure. Die gelbe Farbe der Lösung muß unverändert bleiben. Weiterer Zusatz von 0,4 ccm $^1/_{10}$-Normal-Salzsäure. Die Farbe muß in Rot umschlagen[3].

Vorschriftsmäßige Zusammensetzung, wenn zur Bindung des Natriums nicht 7,5 bis 7,9 ccm $^1/_{10}$-Normal-Salzsäure erforderlich sind.

Nach POETHKE ist die Bestimmung genauer durchzuführen (vgl. AWE l. c.), aber der Indikator Bromphenolblau ist in DAB. 6 nicht genannt.

Aufbewahrung: Vorsichtig und *vor Feuchtigkeit geschützt.*

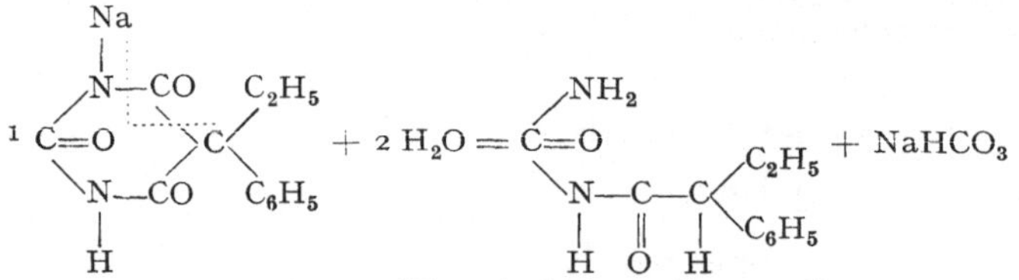

$$
\mathrm{^1\ \underset{H}{\overset{Na}{\underset{|}{\overset{|}{N}}}}\!\!-\!CO \quad C_2H_5 \ \ \overset{}{C}\!\!=\!\!O \diagdown C \diagup \quad + \ 2\,H_2O = \overset{NH_2}{C}\!\!=\!\!O \diagdown \underset{H}{\overset{|}{N}}\!\!-\!\underset{O}{\overset{\|}{C}}\!\!-\!\underset{H}{\overset{|}{C}} \diagup^{C_2H_5}_{C_6H_5} \ + \ NaHCO_3}
$$

Phenyläthylazetylharnstoff.

[2] Es entsteht Natr. carbon.

[3] 7,5 ccm = 95,8%, 7,9 = 100,4% reines Salz, siehe Natr. diaethylbarbituric. Anm. 2.

Natrium phosphoricum — Natriumphosphat.
Dinatriumorthophosphat.

$Na_2HPO_4 \cdot 12\,H_2O$. Mol.-Gew.: 358,24.

Farblose, durchscheinende, an trockener Luft verwitternde Kristalle von schwach salzigem Geschmack, welche bei etwa 40° in ihrem Kristallwasser schmelzen und sich in etwa 6 Teilen Wasser lösen.

Zur Prüfung sind erforderlich: 1,5 g Natriumphosphat und 30 ccm wäßrige Lösung (1 + 19).

Prüfung durch:

Zeigt an:

*Erhitzen einer Spur des Salzes am Öhr des Platindrahts.

Identität durch eine gelbe Färbung der Flamme.

*Versetzen einer Lösung von 0,5 g Natriumphosphat in 10 ccm Wasser mit 1 ccm verdünnter Essigsäure und 2 ccm Natriumkobaltinitritlösung. Es darf innerhalb von 2 Minuten keine Trübung entstehen.

Kaliumsalze durch eine innerhalb von 2 Minuten entstehende Trübung.

*Eintauchen von rotem Lackmuspapier in die Lösung (1 + 19).

Identität durch Bläuung des Lackmuspapiers.

\{ Versetzen von je 5 ccm der Lösung (1 + 19)
*a) mit einigen Tropfen Phenolphthaleinlösung,

Identität durch Rötung der Flüssigkeit.

*b) mit Silbernitratlösung und nachheriges Erwärmen; der gelbe Niederschlag darf sich nicht bräunen.

Identität durch einen gelben, in Salpetersäure und in Ammoniakflüssigkeit löslichen Niederschlag[1].

Natriumphosphit durch eine Bräunung des gelben Niederschlags[2].

*c) Mit 3 Tropfen Natriumsulfidlösung; es darf keine Veränderung erfolgen,

Schwermetallsalze (Kupfer, Blei, Eisen) durch eine dunkle Färbung oder Fällung, **Zink** durch eine weiße.

*d) mit 2 ccm Salpetersäure und 0,5 ccm Bariumnitratlösung; sie darf innerhalb 3 Minuten nicht getrübt werden,

Schwefelsäure durch eine weiße Trübung innerhalb 3 Minuten.

*e) mit Salpetersäure, wobei kein Aufbrausen stattfinden darf, und dann mit Silbernitratlösung, innerhalb 3 Minuten darf sie nicht mehr als opalisierend getrübt werden.

Natriumkarbonat durch ein Aufbrausen.

Salzsäure durch eine innerhalb 3 Minuten eintretende, weiße, undurchsichtige Trübung.

*Mischen von 1 g zerriebenem Natriumphosphat mit 3 ccm Natriumhypophosphitlösung und Erwärmen in siedendem Wasserbad 15 Minuten lang. Es darf keine dunkle Färbung eintreten.

Arsenverbindungen durch eine dunkle Färbung[3].

[1] $Na_2HPO_4 + 3\,AgNO_3 = Ag_3PO_4 + 2\,NaNO_3 + HNO_3.$
   Natrium-   Silber-
   phosphat   phosphat
[2] $Na_2HPO_3 + 2\,AgNO_3 + H_2O = Ag_2 + Na_2HPO_4 + 2\,HNO_3.$
   Natrium-   Natrium-
   phosphit   phosphat
[3] $As_2O_3 + 3\,H_3PO_2 = As_2 + 3\,H_3PO_3.$

Natrium salicylicum — Natriumsalizylat.

$$C_6H_4 \big\langle \begin{matrix} OH \\ COONa \end{matrix} \quad [1,\ 2]. \quad \text{Mol.-Gew.: } 160{,}04.$$

Weiße, geruchlose, kristallinische Schüppchen oder Nadeln von süß-salzigem Geschmack, in 1 Teil Wasser und 6 Teilen Weingeist löslich.

Zur Prüfung sind erforderlich: Etwa 2,5 g Natriumsalizylat und 17 ccm wäßrige Lösung (1 + 19).

Prüfung durch:

Zeigt an:

*Erhitzen des Salzes in einem engen Probierrohr.

Identität durch Entwicklung von weißen, nach Phenol riechenden Dämpfen und durch einen kohligen Rückstand[1].

*Übergießen des Rückstands mit Salzsäure.

Identität durch Aufbrausen.

*Erhitzen einer Spur der Lösung am Öhr des Platindrahts in einer Flamme.

Identität durch eine gelbe Farbe oder Flamme.

*Auflösen von 0,5 g des Salzes in 4,5 g Wasser und Versetzen mit Salzsäure.

Identität durch Ausscheiden von weißen Kristallen, die sich in Äther leicht lösen[2].

*Auflösen von 0,05 g des Salzes in 50 ccm Wasser und Zusatz von Eisenchloridlösung.

Identität durch eine blauviolette Färbung.

*Auflösen von 1 g des Salzes in 4 g Wasser. Die Lösung muß farblos sein, nach einigem Stehen höchstens schwach rötlich sich färbend.

Zersetzung des Salzes oder **Eisengehalt** durch eine rötliche Farbe der Lösung[3].

{ *Eintauchen von rotem und blauem Lackmuspapier in obige Lösung. Es darf nur schwach gerötet, aber nicht gebläut werden.

Natriumkarbonat durch eine Bläuung des Lackmuspapiers.
Freie Salizylsäure durch eine starke Rötung des Lackmuspapiers.

*Auflösen von 0,5 g des Salzes in 5 ccm Schwefelsäure. Die Lösung muß farblos sein und darf nicht aufbrausen.

Natriumkarbonat durch Aufbrausen.
Organische Stoffe, unreine Salizylsäure durch eine Bräunung.

Versetzen von je 5 ccm der Lösung (1 + 19):
    *a) mit 1 ccm Ammoniumoxalatlösung,

Kalziumsalze durch eine weiße Trübung.

    *b) mit je 3 Tropfen verdünnter Essigsäure und Natriumsulfidlösung,

Schwermetallsalze durch eine Färbung oder Fällung.

    *c) mit Bariumnitratlösung,

Schwefelsäure durch eine weiße Trübung.

    *d) Vermischen von 2 ccm der Lösung mit 6 Tropfen Salpetersäure und Zusatz von Silbernitratlösung.

Salzsäure durch eine **weiße** Trübung.

Alle diese Reagenzien dürfen keine Veränderung hervorbringen.

$$[1]\ 2\left[C_6H_4\begin{matrix}OH\\COONa\end{matrix}\right] = C_6H_5 \cdot OH + CO_2 + C_6H_4\begin{matrix}ONa\\COONa.\end{matrix}$$

Natriumsalizylat   Phenol   Sekundäres Natriumsalizylat

Bei weiterem Erhitzen bleibt Natriumkarbonat, Na_2CO_3, zurück.

$$[2]\ C_6H_4\begin{matrix}OH\\COONa\end{matrix} + HCl = C_6H_4\begin{matrix}OH\\COOH\end{matrix} + NaCl.$$

Salizylsäure

[3] Außerordentlich wichtig ist die Forderung, daß die wäßrige Lösung (1 + 4) „farblos oder doch nahezu farblos" sein und „Lackmuspapier nicht bläuen" soll. Denn Lösungen, die selbst nahezu farblos sind, dunkeln sehr schnell und stark nach, sobald sie nur geringste Spuren Alkali enthalten. Bei der Prüfung auf Salzsäure muß der Weingeistzusatz erfolgen, damit die durch die Salpetersäure frei werdende Salizylsäure nicht ausfällt, sondern gelöst bleibt. Zugleich müssen zum „Ansäuern" die vorgeschriebenen 6 Tropfen Salpetersäure genommen werden, damit sich nicht salizylsaures Silber ausscheidet.

Natrium sulfuricum — Natriumsulfat.
Glaubersalz.

$Na_2SO_4 \cdot 10\,H_2O$. Mol.-Gew.: 322,23.

Farblose, verwitternde, beim Erwärmen leicht im Kristallwasser schmelzende Kristalle.

Verhalten gegen Lösungsmittel: In etwa 2 Teilen Wasser von 20°, in etwa 0,6 Teilen Wasser von 100° löslich, in Weingeist unlöslich.

Zur Prüfung sind erforderlich: Etwa 1,5 g Natriumsulfat und 25 ccm wäßrige Lösung (1 + 19).

Prüfung durch:

Zeigt an:

*Erhitzen einer Spur des Salzes am Öhr des Platindrahts.

Identität durch eine gelbe Färbung der Flamme.

*Auflösen einer Probe in Wasser und Zusatz von Bariumnitratlösung.

Identität durch einen weißen, in verdünnten Säuren unlöslichen Niederschlag.

Mischen von 1 g zerriebenem Natriumsulfat mit 3 ccm Natriumhypophosphitlösung und Erhitzen in siedendem Wasserbad 15 Minuten lang. Es darf keine dunkle Färbung eintreten.

Eintauchen von blauem Lackmuspapier in die Lösung (1 + 19). Die Farbe darf sich nicht ändern.

Versetzen von je 5 ccm der Lösung (1 + 19)
  *a) mit je 3 Tropfen verdünnter Essigsäure und Natriumsulfidlösung,

  *b) mit Ammoniakflüssigkeit und Natriumphosphatlösung;
  *c) mit Silbernitratlösung,

Diese Reagenzien dürfen keine Veränderung erzeugen,
  *d) mit einigen Tropfen Salzsäure und 0,5 ccm Kaliumferrozyanidlösung. Es darf nicht sofort eine blaue Färbung entstehen,
  *e) mit 1 ccm verdünnter Schwefelsäure und 1 Tropfen Kaliumpermanganatlösung, sie darf nicht entfärbt werden.

Arsenverbindungen durch eine eintretende dunkle Färbung[1].

Saures Natriumsulfat durch eine Rötung des blauen Lackmuspapiers.

Schwermetallsalze (Kupfer, Blei) durch eine dunkle Färbung oder Fällung, **Zink** durch eine weiße.
Magnesiumsalze durch eine weiße Trübung[2].
Salzsäure durch eine weiße Trübung.

Eisensalze durch eine sofortige blaue Färbung[3].

Schweflige Säure, salpetrige Säure durch eine Entfärbung der Lösung[4].

[1] Auf das Vorkommen von selenhaltigem Natriumsulfat sei hier nur verwiesen (MEYER: Pharm. Ztg. 1928, S. 94).

[2] Siehe Acid. boric. Nr. 2.

[3] Siehe Acetum pyrolignos. Nr. 1.

[4] $5\,SO_2 + 4\,H_2SO_4 + 2\,KMnO_4 + 2\,H_2O = 5\,H_2SO_4 + 2\,MnSO_4 + 2\,KHSO_4$.

Natrium sulfuricum siccatum — Getrocknetes Natriumsulfat.

Natrium sulfuricum siccum.

Gehalt: Mindestens 88,6% wasserfreies Natriumsulfat.

Weißes, mittelfeines, lockeres Pulver, welches sich beim Drücken nicht zusammenballt und bezüglich seiner Reinheit den an Natriumsulfat gestellten Anforderungen entspricht, wobei die halben Gewichtsmengen bzw. Lösungen (1 + 39) für die Prüfungen zu benützen sind.

Prüfung durch:

Schwaches Glühen von 1 g getrocknetem Natriumsulfat in einem tarierten Tiegel. Es darf höchstens 0,114 g an Gewicht verlieren.

Zeigt an:

Zu großen Wassergehalt, wenn der Gewichtsverlust höher als 0,114 g ist.

Aufbewahrung: In gutverschlossenen Gefäßen.

Natrium thiosulfuricum — Natriumthiosulfat.

$Na_2S_2O_3 \cdot 5\,H_2O$. Mol.-Gew.: 248,22.

Farblose Kristalle ohne Geruch, bei etwa 50° in ihrem Kristallwasser schmelzend, in etwa 1 Teil Wasser löslich.

Zur Prüfung sind erforderlich: Eine Spur Natriumthiosulfat und 35 cm wäßrige Lösung (1 + 19).

Prüfung durch:	Zeigt an:
*Erhitzen einer Probe an dem Öhr des Platindrahts in einer Flamme.	**Identität** durch gelbe Färbung der Flamme.
*Versetzen von je 5 ccm der Lösung (1 + 19) *a) mit Salzsäure,	**Identität** durch Entwicklung von schwefliger Säure und nach einiger Zeit durch Trübung der Lösung[1].
*b) mit Eisenchloridlösung, tropfenweise,	**Identität** durch eine dunkelviolette Färbung, die beim Umschütteln allmählich wieder verschwindet[2].
*c) mit Ammoniumoxalatlösung; es darf keine Trübung entstehen,	**Kalziumsalze** durch eine weiße Trübung.
*d) mit 1 Tropfen Phenolphthaleinlösung; sie darf nicht rot gefärbt werden,	**Alkalikarbonate** durch eine rote Färbung.
*e) mit 5 Tropfen Bariumnitratlösung; sie darf innerhalb 3 Minuten nicht getrübt werden,	**Schwefelsäure** durch eine weiße Trübung.
*f) mit 1 Tropfen Silbernitratlösung; es darf bei sofortigem Umschütteln keine braune oder schwarze Fällung entstehen,	**Sulfide** durch eine braune oder schwarze Fällung[3].
*g) mit Jodlösung bis zur bleibenden, schwach gelblichen Färbung und Eintauchen von blauem Lackmuspapier; es darf sich nicht röten.	**Schweflige Säure** durch Rötung des Lackmuspapiers[4].

[1] $Na_2S_2O_3 + 2HCl = 2NaCl + SO_2 + H_2O + S.$
Schwefel-
dioxyd

[2] Es bildet sich zuerst violettes Ferrithiosulfat.
$3Na_2S_2O_3 + 2FeCl_3 = Fe_2(S_2O_3)_3 + 6NaCl$
Ferrithiosulfat

Nach kurzer Zeit zerfällt das Ferrithiosulfat in farbloses Ferrothiosulfat und Ferrotetrathionat.
$Fe_2(S_2O_3)_3 = FeS_2O_3 + FeS_4O_6$
Ferrithio-   Ferrothio-   Ferrosulfat   sulfat   tetrathionat

[3] $Na_2S + 2AgNO_3 = Ag_2S + 2NaNO_3.$
Natrium-   Silber-
sulfid   sulfid

Der Tropfen Silbernitratlösung fällt in der Natriumthiosulfatlösung zunächst weißes Silberthiosulfat bzw. das Doppelsalz von diesem mit Natriumthiosulfat. Dieser Niederschlag löst sich dann bei sofortigem Umschütteln in der überschüssigen Natriumthiosulfatlösung. Zögert man aber mit dem Umschütteln, so kann durch den Einfluß von Licht und Wärme der Niederschlag gelb, dann braun und schwarz durch Bildung von Sulfid werden und so auch bei reinstem Präparat eine Verunreinigung vortäuschen. Deshalb muß — zumal an heißen Tagen — sofort nach dem Zusatz des $AgNO_3$ geschüttelt und womöglich vorher gekühlt werden.

[4] $Na_2SO_3 + J_2 + H_2O = Na_2SO_4 + 2HJ.$
Natrium-
sulfit

Nitroglycerinum solutum — Nitroglyzerinlösung.

Gehalt: 0,98 bis 1,02% Nitroglyzerin[1] [$C_3H_5(ONO_2)_3$, Mol.-Gew.: 227,06] und 99% Weingeist.

Klare, fast farblose Flüssigkeit, die beim Mischen mit dem gleichen Raumteil Wasser klar bleibt.

Dichte: 0,830 bis 0,834.

Prüfung durch:	Zeigt an:
*Verdampfen von etwa 2 ccm Nitroglyzerinlösung in einem Schälchen auf dem Wasserbad, Einsaugen der hinterbleibenden öligen Tröpfchen in eine etwa 10 cm lange, feine Glaskapillare und Einbringen der Glaskapillare in eine Flamme.	**Identität** durch Verpuffen. Es ist notwendig, diese Probe vorsichtig, d. h. mit möglichst weit abgewendetem Gesicht auszuführen, da die Explosion der kleinen Menge oft so heftig eintritt, daß die Glaskapillare in kleinste Stückchen zersprengt wird.
*Versetzen von je 5 ccm Nitroglyzerinlösung *a) mit 1 Tropfen Normal-Kalilauge und Phenolphthaleinlösung; sie muß gerötet werden, *b) mit 5 ccm Wasser und Bariumnitratlösung; sie darf innerhalb 3 Minuten nicht verändert werden.	**Freie Säuren,** wenn die Lösung farblos bleibt[2]. **Schwefelsäure** durch eine Trübung innerhalb von 3 Minuten[2].
Etwa 5 g Nitroglyzerinlösung werden in einem geschlossenen, flachen Wägegläschen genau gewogen. Die Lösung läßt man an einem vor Staub geschützten Ort bei Zimmertemperatur verdunsten und trocknet den Rückstand im Exsikkator über Schwefelsäure bis zum gleichbleibenden Gewicht. Das Gewicht des Rückstands von je 5 g Nitroglyzerinlösung darf nicht weniger als 0,049 und nicht mehr als 0,051 g betragen.	**Richtigen Gehalt,** wenn sich der Rückstand in den Grenzen hält.

Aufbewahrung: Sehr vorsichtig und *vor Licht geschützt*.

[1] Bekanntlich kein Nitrokörper, sondern ein Salpetersäureester.
[2] Vom Nitrieren herrührend.

Novocain hydrochloricum — Novokainhydrochlorid.

p-Aminobenzoyldiäthylaminoäthanolhydrochlorid. — Novokain.

$NH_2 \cdot C_6H_4 \cdot CO \cdot OC_2H_4 \cdot N(C_2H_5)_2 \cdot HCl[1,4]$. Mol.-Gew.: 272,6.

Farb- und geruchlose Nädelchen von schwach bitterem Geschmack, die auf der Zunge eine vorübergehende Unempfindlichkeit hervorrufen. Es löst sich in 1 Teil Wasser und in 30 Teilen Weingeist.

Schmelzpunkt: 156°.

Zur Prüfung sind erforderlich: 0,5 g Novokainhydrochlorid und 5 ccm wäßrige Lösung (1 + 9).

Prüfung durch:	Zeigt an:
Eintauchen von blauem Lackmuspapier in die Lösung (1 + 9); es darf nicht verändert werden.	**Freie Säure** durch Rötung des Lackmuspapiers.
Versetzen von je 1 ccm der Lösung *a) mit Kalilauge,	**Identität** durch Ausscheidung eines farblosen, bald kristallinisch erstarrenden Öls (freie Base).
*b) mit Quecksilberchloridlösung,	**Identität** durch einen weißen Niederschlag (Quecksilberdoppelsalz).
*c) mit Jodlösung,	**Identität** durch einen braunen Niederschlag (Perjodid).
*d) mit Silbernitratlösung nach Ansäuern mit Salpetersäure.	**Identität** durch einen weißen Niederschlag.
Auflösen von 0,1 g des Salzes in 5 ccm Wasser, Zusatz von 2 Tropfen Salzsäure, darauf von	**Identität** durch einen scharlachroten Niederschlag.

2 Tropfen Natriumnitritlösung. Eintragen des Gemisches in eine Lösung von 0,2 g β-Naphthol in 1 ccm Natronlauge und 9 ccm Wasser[1].

*Auflösen von 0,1 g des Salzes in 1 ccm Schwefelsäure; die Lösung muß farblos sein.

*Auflösen von 0,1 g des Salzes in 1 ccm Salpetersäure; die Lösung muß farblos sein.

} **Fremde organische Stoffe** durch eine gefärbte Lösung.

Verbrennen von 0,2 g des Salzes in einem tarierten Tiegel; es darf nur weniger als 0,001 g Rückstand bleiben.

Anorganische Beimengungen durch einen Rückstand von 0,001 g oder mehr.

Aufbewahrung: Vorsichtig.

[1] Durch Natriumnitrit wird die Amidogruppe des Novokains in die Diazogruppe umgewandelt, und die Diazoverbindung gibt mit β-Naphthol in alkalischer Lösung einen Azofarbstoff.

Novocain nitricum — Novokainnitrat.

p-Aminobenzoyl-diäthylamino-äthanolnitrat.

$H_2H \cdot C_6H_4 \cdot CO \cdot OC_2H_4 \cdot N(C_2H_5)_2 \cdot HNO_3$ [1] [4]. Mol.-Gew.: 299,2.
Kleine, farb- und geruchlose Kristalle, die auf der Zunge eine vorübergehende Unempfindlichkeit hervorrufen, leicht löslich in Wasser und in Weingeist.
Schmelzpunkt: 100 bis 102°.

Prüfung durch: | Zeigt an:

Eintauchen von Lackmuspapier in die Lösung (1 + 9). Es darf nicht verändert werden.

Freie Säure durch eine Rötung des Lackmuspapiers.

Die Reaktionen mit
{ Quecksilberchlorid,
Jodlösung,
Kalilauge,
Natriumnitritlösung und β-Naphthol
sind in der bei Novocain hydrochloricum beschriebenen Weise auszuführen.

*Lösen von 0,1 g Novokainnitrat in 1 ccm Schwefelsäure, vorsichtiges Überschichten mit Ferrosulfatlösung. Es bildet sich zwischen den beiden Flüssigkeiten eine braune Zone.

Identität durch eine braune Zone zwischen den Flüssigkeiten.

*Lösen von 0,1 g Novokainnitrat in 1 ccm Wasser, Ansäuern mit Salpetersäure und Zusatz von Silbernitratlösung. Die Lösung darf nicht verändert werden.

Salzsäure durch eine weiße Trübung oder Fällung.

*Lösen von 0,1 g Novokainnitrat in 1 ccm Salpetersäure. Es muß sich ohne Färbung lösen.

Fremde organische Stoffe durch eine gefärbte Lösung.

Verbrennen von 0,2 g Novakainnitrat in einem gewogenen Tiegel. Sie dürfen keinen wägbaren Rückstand hinterlassen.

Anorganische Beimengungen durch einen wägbaren Rückstand.

Aufbewahrung: Vorsichtig.

Oleum Amygdalarum — Mandelöl.

Das fette Öl der bitteren und süßen Mandeln. Es ist hellgelb, geruchlos, milde schmeckend und darf selbst bei —10° keine festen Bestandteile abscheiden.
Dichte: 0,911 bis 0,916.
Jodzahl: 95 bis 100.
Säuregrad: Nicht über 8[1].

Verseifungszahl: 190 bis 195.
Unverseifbares: Höchstens 1,5%.

Prüfung durch:	Zeigt an:
Abkühlen des Öls auf − 10°, indem man das Probierglas in eine Kältemischung (Glaubersalz und Salzsäure) bringt. Das Öl muß klar bleiben.	**Olivenöl, Erdnußöl** durch Abscheidung von Stearinsäure-Glyzerid[2].
*Kräftiges Schütteln von 1 ccm rauchender Salpetersäure mit 1 ccm Wasser und 2 ccm Mandelöl. Es muß ein weißliches, nicht rotes oder braunes Gemenge entstehen.	**Pfirsichkernöl, Erdnußöl, Baumwollsamenöl, Mohnöl, Sesamöl** durch eine orange bis rote Farbe des Gemenges, kurze Zeit nach dem Schütteln.
Mischen in einem Probierrohr von 10 ccm Salpetersäure und 2 g Mandelöl, Zugabe von etwa 1 g Natriumnitrit in kleinen Anteilen, Stehenlassen an einem kühlen Ort 4 bis 10 Stunden lang. Das Öl muß dann zu einer weißen Masse erstarrt sein.	**Trocknende Öle** durch Flüssigkeit der Masse (Elaidinprobe).
Verseifen von 4 g Mandelöl mit 50 ccm weingeistiger $^1/_2$-Normal-Kalilauge durch $^1/_2$stündiges Kochen in einem mit Rückflußkühler versehenen Kolben auf dem Wasserbad; Zusatz von 0,5 ccm Phenolphthaleinlösung und von Salzsäure tropfenweise, bis die Rotfärbung eben verschwindet. Einstellen des Kolbens 10 Minuten lang in Wasser von 15°, Abfiltrieren des ausgeschiedenen Kaliumchlorids. Einstellen von 20 ccm des klaren Filtrats in einem Probierrohr in Wasser von 9 bis 10°.	**Erdnußöl, größere Mengen Baumwollsamen- oder Sesamöl** durch eine innerhalb $^1/_2$ Stunde entstandene Trübung oder einen Niederschlag[3].
Versetzen der bei der Bestimmung der unverseifbaren Anteile des Öls erhaltenen Seifenlösung zur Abscheidung der Ölsäure in einem Scheidetrichter mit überschüssiger Salzsäure. Wiederholtes Waschen der Ölsäure nach der Trennung von der salzsauren Flüssigkeit mit warmem Wasser, Erwärmen auf dem Wasserbad in einem Schälchen, bis keine Wassertröpfchen mehr zu erkennen sind. Einstellen in Wasser von Zimmertemperatur und einstündiges Stehenlassen darin. Sie muß vollkommen flüssig bleiben.	**Fremde Öle** durch Abscheidung fester Bestandteile.
Auflösen von 1 ccm dieser Ölsäure in 1 ccm Weingeist und Einstellen der klaren Lösung auf Zimmertemperatur. Es sollen sich keine Fettsäuren ausscheiden.	**Fremde Öle** durch Abscheidung von Fettsäuren bei Zimmertemperaturen.
Vermischen obiger klarer weingeistiger Lösung mit noch 1 ccm Weingeist. Es darf keine Trübung entstehen.	**Paraffinöle** durch eine Trübung.

Die Bestimmung der Jodzahl, Verseifungszahl, des Säuregrades und des Unverseifbaren geschieht nach Ziffer 31 und 32, S. 18 ff.

[1] Für ein raffiniertes, zu Speisezwecken zu verwendendes Öl viel zu hoch.

[2] Die erforderliche tiefe Temperatur von −10° erzielt man zweckmäßig durch ein Gemisch gleicher Gewichtsteile Wasser und Ammoniumnitrat, das bei geeigneter Behandlung einen Temperatursturz bis auf −15° bewirkt. Hierzu bringt man kaltes Wasser mit kleingeschlagenen Eisstücken in ein Becherglas (oder besser metallenes Gefäß) und setzt dann eine dem Gesamtwasser (Wasser und Eis) gleiche Gewichtsmenge NH_4NO_3 hinzu. Nach Umrühren bringt man in dieses Gemisch das Öl in einem Reagenzglas; letzteres ist mit einem Kork verschlossen, durch den ein Thermometer mit der Quecksilberkugel in das Öl geführt ist. So kommt man ohne weiteres auf die Temperatur von −10° herab. Die Gefäße, Becherglas usw., auch das Öl sind (hauptsächlich im Sommer) vorher möglichst stark abzukühlen.

[3] Die Seifen dieser Öle, besonders von Erdnußöl, sind in der Kälte schwer löslich.

Oleum Arachidis — Erdnußöl.

Das aus den geschälten Samen von Arachis hypogaea Linné durch kaltes Auspressen gewonnene fette Öl. Es ist hellgelb, fast geruchlos und schmeckt milde.

Dichte: 0,912 bis 0,917.

Jodzahl: 83 bis 100.

Säuregrad: Nicht über 8[1].

Unverseifbares: Höchstens 1,5%.

Verseifungszahl: 188 bis 197.

Prüfung durch:	Zeigt an:
*Kräftiges Schütteln von 5 g Erdnußöl mit 0,1 ccm weingeistiger Furfurollösung und 10 ccm rauchender Salzsäure mindestens $1/_2$ Minute; die wäßrige Schicht darf nach der Trennung von der öligen Schicht keine stark rote Färbung zeigen.	**Sesamöl** durch eine stark rote Färbung der wäßrigen Schicht[2].
Erhitzen von 5 g Erdnußöl in einem mit Rückflußkühler versehenen Kölbchen mit 5 ccm Amylalkohol und 5 ccm einer 1%igen Lösung von Schwefel in Schwefelkohlenstoff 15 Minuten lang auf dem Wasserbad; es darf keine Rotfärbung eintreten.	**Baumwollsamenöl** durch eine Rotfärbung des Gemischs.
Wenn keine Rotfärbung auftritt, weiterer Zusatz von 5 ccm der Lösung von Schwefel in Schwefelkohlenstoff und wiederum viertelstündiges Erhitzen; es darf wiederum keine Rotfärbung eintreten.	**Baumwollsamenöl** durch eine Rotfärbung des Gemischs[3].

Die Bestimmung der **Jodzahl,** der **Verseifungszahl,** des **Säuregrades** und des
Unverseifbaren geschieht, wie bei den Untersuchungsverfahren (siehe Allgemeine
fachtechnische Erläuterungen Nr. 31 und 32, S. 30ff.) angegeben ist.

[1] Raffiniertes Öl (Speiseöl) hat einen niedrigeren S. G. Für Linimente ist ein
möglichst hoher S. G. erwünscht, nicht dagegen für interne Zwecke.

[2] Zu dieser (BAUDOUINschen) Reaktion auf Sesamöl sei bemerkt, daß sie häufig zu
Meinungsverschiedenheiten Veranlassung gibt. Das Arzneibuch verbietet nämlich das
Auftreten einer stark roten Färbung, so daß man leicht im Zweifel sein kann, ob ein
entstehendes Rot in diesem Sinn stark ist oder nicht. Es ist hierbei zu berücksichtigen, daß in den Ölschlägereien Sesam- und Arachisöl oft durch dieselben Pressen ohne
deren vorherige Reinigung gehen, so daß kleine Mengen Sesamöl, die schon zur Rotfärbung genügen, auch häufig in an sich nicht verfälschten Erdnußölen vorhanden
sind. Seit einiger Zeit haben sich übrigens pharmazeutische Fabriken entschlossen,
für ihre Abnehmer ein Oleum Arachidis herzustellen, das der vorliegenden Forderung
genügt und erst nach längerem Stehen mit Furfurol und HCl an der Schichtstelle
einen zulässigen, leicht rötlichen Schimmer zeigt. Da aber solche Öle nicht regelmäßig
lieferbar sind, sollte man eine schwach rote Färbung hier nicht beanstanden.

[3] Diese (HALPHENsche) Probe ist äußerst charakteristisch und wichtig, weil Baum-
wollsamenöl als Verfälschungsmittel des Erdnußöls bekannt ist. E. RUPP läßt
übrigens wegen der bei obiger Prüfungsart stattfindenden Geruchsbelästigung 5 g Öl,
5 ccm Amylalkohol und 5 ccm einer 1%igen Schwefel-Schwefelkohlenstoff-Lösung in
einer gutverschlossenen (tektierten) 100-g-Glasstöpselflasche 30 Minuten lang im
lebhaft siedenden Wasserbad erhitzen. Nach dem Erkalten soll keine Rotfärbung
erkennbar sein.

Oleum Cacao — Kakaobutter.

Das aus den gerösteten und enthülsten Samen von Theobroma cacao Linné
gepreßte[1] Öl.

Es ist fest und bei Zimmertemperatur spröde, blaßgelblich, riecht kakaoähnlich,
nicht ranzig und schmeckt milde.

Schmelzpunkt: 30^2 bis $35°$.

Jodzahl: 34 bis 38.

Säuregrad: Nicht über 4.

Prüfung durch:	Zeigt an:
Auflösen von 3 g Kakaobutter in 6 g Äther, Stehenlassen bei 0°. Die Lösung darf sich nicht vor Ablauf von 10 Minuten trüben.	**Fremde Fette, Wachs, Karnaubawachs, Talg, Stearin** durch eine sofortige trübe Lösung[3] oder durch nicht vollständige Wiederauflösung.
Die sich dann abscheidende kristallinische Masse muß sich bei Zimmertemperatur wieder lösen.	

Die Bestimmung der **Jodzahl** und des **Säuregrades** geschieht, wie bei den Untersuchungsverfahren (siehe Allgemeine fachtechnische Erläuterungen Nr. 31 und 32, S. 18 ff.) angegeben ist.

Aufbewahrung: In trockenen, gutschließenden Gefäßen, kühl und vor Licht geschützt.

[1] Es ist also nur Preßfett zulässig, nicht das vielfach im Handel befindliche Extraktionsfett, das meist nur am Schmelzpunkt und an der Sinnenprüfung zu erkennen ist. Ist die Kakaobutter in Äther nicht klar löslich, so prüfe man den Rückstand mikroskopisch auf Samen- und Schalenbestandteile. Liegt der Schmelzpunkt unter $32,5°$, so weise man die Ware zurück. Gutes Preßfett darf bei richtiger Bestimmung des Schmelzpunkts nicht unter $34°$ schmelzen. Nichtraffinierte Extraktionsfette haben höheren Säuregrad und höhere Jodzahl. Raffinierte Fette sind stets noch am Geschmack zu erkennen. Das Arzneibuch fordert ausdrücklich eine durch Pressung gewonnene Kakaobutter. H. FINCKE (Apotheker-Ztg. 1927, S. 56) schreibt dazu: „Seit einiger Zeit wird Kakaobutter, die aus Kakaoabfällen durch Extraktion gewonnen ist, in den Handel gebracht. Diese Ware hat je nach dem Grad ihrer Raffination mehr oder weniger unangenehmen Geruch und Geschmack; bei sehr guter Raffination, wie sie in allerletzter Zeit vereinzelt angewandt wird, ergibt sich eine völlig geruch- und geschmacklose Ware, die sich somit durch das Fehlen des angenehmen Aromas von der durch Pressung gewonnenen Kakaobutter unterscheidet."

[2] Der Schmelzpunkt darf nicht mit frisch geschmolzenem und erkaltetem Ol. Cacao bestimmt werden, da es 4 Wochen dauert, bis der Schmelzpunkt wieder normal ist. Man bohre aus der Tafel mit dem Schmelzpunktröhrchen die nötige Menge heraus.

[3] Eine sofort erkennbare Trübung der Lösung kann auch auf mechanische Verunreinigung (durch Samen- bzw. Schalenbestandteile) zurückzuführen sein. Die ätherische Lösung muß dann vor Beginn des Abkühlens filtriert werden, um den Zusatz von fremden Fetten oder Wachsen feststellen zu können.

Hier liegt die „BJÖRKLUNDsche Ätherprobe" vor.

Genau nach BJÖRKLUNDs Vorschrift löst man 3 g Kakaobutter in 6 g Äther. Die Lösung soll in mit Korken verschlossenen Reagenzgläsern bei 18° durch Umschütteln bewerkstelligt werden. Wachs und Karnaubawachs würden sich jetzt schon durch eine stärkere Trübung bemerkbar machen. Ist das nicht der Fall, sind aber geringe mechanische Verunreinigungen vorhanden, so filtriert man die Lösung schnell durch ein Wattebäuschchen und stellt das Reagenzglas in ein kleines, etwa 100 ccm fassendes Becherglas, das mit zerkleinerten Eisstückchen gefüllt ist und zur Kontrolle der Temperatur ein Thermometer enthält. Jetzt beobachtet man von Minute zu Minute, *möglichst ohne stärkere Erschütterung des Reagenzglases.*

Oleum Crotonis — Krotonöl.

Das aus dem geschälten Samen von Croton tiglium Linné gepreßte, dickflüssige, fette Öl. Es ist von braungelber Farbe, angefeuchtetes blaues Lackmuspapier rötend.

Dichte: 0,936 bis 0,956.

<table>
<tr><td>

Prüfung durch:

*Erwärmen von 1 ccm Krotonöl mit 2 ccm absolutem Alkohol. Die Lösung muß klar sein.

Kräftiges Schütteln von 2 ccm Krotonöl mit 10 ccm Salpetersäure, Zugabe von 1 g Natriumnitrit in kleinen Anteilen und Stehenlassen an einem kühlen Ort 2 Tage lang. Das Öl darf weder ganz noch teilweise erstarren[1].

</td><td>

Zeigt an:

Fremde Öle durch eine trübe Lösung.

Fremde Öle (Olivenöl, Sesamöl, Rizinusöl) durch ein vollkommenes oder teilweises Erstarren.

</td></tr>
</table>

Aufbewahrung: Vorsichtig.

[1] Die sogenannten nichttrocknenden Öle erstarren beim Behandeln mit rauchender Salpetersäure ganz oder teilweise, indem die salpetrige Säure die Ölsäure in die feste isomere Elaidinsäure verwandelt.

Oleum Jecoris Aselli — Lebertran.

Das aus den frischen Lebern des Gadus morrhua Linné und anderen Gadus-Arten durch Erwärmen mit Wasserdampf gewonnene Öl, das nach dem Abkühlen bis unter 0° von den leicht erstarrenden Anteilen getrennt ist. Lebertran ist blaßgelb und riecht und schmeckt eigenartig, nicht ranzig. Der Geruch und Geschmack darf beim Erwärmen nicht unrein oder gar widerlich werden.

Dichte: 0,920 bis 0,928.

Jodzahl: 150 bis 175.

Verseifungszahl: 184 bis 197.

Säuregrad: Nicht über 5.

Unverseifbares: Höchstens 2%.

<table>
<tr><td>

Prüfung durch:

*Auflösen von 1 Tropfen Lebertran in 20 Tropfen Chloroform und Schütteln mit 1 Tropfen Schwefelsäure.

Durchschütteln eines Gemenges von 10 ccm Salpetersäure und 2 g Lebertran und Zugabe von 1 g Natriumnitrit in kleinen Anteilen. Stehenlassen an einem kühlen Ort; es soll binnen 10 Stunden weder ganz noch teilweise erstarren.

*4 Stunden langes Stehenlassen eines etwa 15 ccm Lebertran enthaltenden Probierrohrs im Eis. Es darf kein oder doch nur wenig Fett herauskristallisieren.

</td><td>

Zeigt an:

Identität durch eine zunächst schön violettrote, dann braune Färbung[1].

Nichttrocknende Öle (Olivenöl, Sesamöl, Rizinusöl) durch ein vollkommenes oder teilweises Erstarren binnen 10 Stunden.

Fremde Transorten, fremde Öle durch Abscheidung von Fett.

</td></tr>
</table>

Die Bestimmung der **Jodzahl, Verseifungszahl,** des **Säuregrades** und des **Unverseifbaren** geschieht, wie bei den Untersuchungsverfahren (siehe Allgemeine fachtechnische Erläuterungen Nr. 31 und 32, S. 18 ff.) angegeben.

[1] Die Färbung wird bedingt durch die Gegenwart von charakteristischen Lipochromen und von Cholesterin. Das Eintreten dieser Farbreaktion beweist noch nicht das Vorliegen reinen Lebertrans, sondern nur die Anwesenheit von Lipochromen und Sterinen, die auch in anderen fetten Ölen vorhanden sind. Nicht aber sind die Stoffe vorhanden in Tranen, die nicht aus Lebern gewonnen sind. Die Farbreaktion ist also eingeführt, um die letztgenannten Handelssorten auszuschließen. Bei Gemischen aus echtem Lebertran mit anderen Tranen fällt die Reaktion undeutlich aus.

Oleum Lauri — Lorbeeröl.

Das aus den Früchten von Laurus nobilis Linné unter Anwendung von Wärme gepreßte oder durch Auskochen gewonnene, grüne, salbenartige Gemenge von Fett und ätherischem Öl.

Schmelzpunkt: Bei ungefähr 36° zu einer dunkelgrünen Flüssigkeit von würzigem Geruch schmelzend, die in Äther und Benzol sowie 8 Teilen siedendem Weingeist[1] klar löslich ist.

Prüfung durch:	Zeigt an:
*Erhitzen von 5 g Lorbeeröl und 5 g Salzsäure zum Sieden. Filtrieren nach dem Erkalten durch ein mit Wasser angefeuchtetes Filter. Das auf dem Filter zurückbleibende Lorbeeröl darf nicht entfärbt sein.	Künstliche Farbstoffe, wenn der Filterrückstand entfärbt ist.
*Versetzen des Filtrats mit überschüssiger Ammoniakflüssigkeit. Es darf nicht blau gefärbt werden.	**Kupferverbindungen** durch eine blaue Farbe des Filters.
*Erhitzen zum Sieden von 5 g Lorbeeröl mit 10 g Weingeist, Erkaltenlassen, Abgießen der weingeistigen Lösung und Versetzen derselben mit Ammoniakflüssigkeit. Sie darf nicht braun gefärbt werden.	**Fremde Farbstoffe** durch eine braune Färbung der Lösung.

[1] Nach BÜMMING (Arch. Pharmaz. 1927) ist die Verwendung von absolutem Alkohol erforderlich.

Oleum Lini — Leinöl.

Das durch kaltes Auspressen des Leinsamens gewonnene fette Öl. Klares, gelbes, eigenartig riechendes, bei —16° noch flüssiges, in dünner Schicht leicht trocknendes Öl.

Dichte: 0,926 bis 0,936.
Jodzahl: 168 bis 190.
Verseifungszahl: 187 bis 195.
Säuregrad: Nicht über 8.
Unverseifbares: Höchstens 2,5%.

Prüfung durch:	Zeigt an:
Schütteln von 10 ccm Leinöl mit 10 ccm Kalkwasser. Es muß sofort eine haltbare Emulsion entstehen.	**Mineral- und Harzöle** durch eine nicht haltbare Emulsion.

Die Bestimmung und Berechnung der **Jodzahl, Verseifungszahl,** des **Säuregrades** und des **Unverseifbaren** geschieht, wie bei den Untersuchungsverfahren (siehe Allgemeine fachtechnische Erläuterungen Nr. 31 und 32, S. 18 ff.) angegeben.

Prüfung durch:	Zeigt an:
Versetzen der Lösung von 2 g Leinöl in 5 ccm Äther mit 5 bis 10 Tropfen einer weingeistigen Silbernitratlösung (1 + 49). Stehenlassen mehrere Stunden lang an einem dunklen Ort. Es darf weder eine Braunfärbung noch ein dunkler Niederschlag entstehen.	**Kruziferenöl** durch eine Braunfärbung oder einen dunklen Niederschlag[1].

[1] Die Kruziferenöle enthalten Schwefel in leicht abspaltbarer Form.

Oleum Nucistae — Muskatnußöl.

Aus den Samen von Myristica fragrans Houttuyn durch Auspressen gewonnenes, rotbraunes, stellenweise helleres Gemenge von Fett, ätherischem Öl und Farbstoff. Es besitzt den aromatischen Geruch und Geschmack der Muskatnuß.

Schmelzpunkt: Bei 45 bis 51°.

Prüfung durch:	Zeigt an:
Längeres Erhitzen des Öls auf 45 bis 51°. Es schmilzt zu einer nicht völlig klaren Flüssigkeit.	**Preßrückstände, Stärke, Mineralstoffe** durch einen festen Bodensatz.

Oleum Olivarum — Olivenöl.

Aus den Früchten von Olea europaea Linné ohne Anwendung von Wärme gepreßtes Öl, von gelber oder grünlichgelber Farbe, eigenartigem, schwachem Geruch und Geschmack. Bei ungefähr $+10°$ beginnt das Öl sich durch kristallinische Ausscheidungen zu trüben und bildet bei $0°$ eine salbenartige Masse.

Dichte: 0,911 bis 0,914.
Säuregrad: Nicht über 8[1].
Verseifungszahl: 187 bis 196.
Unverseifbares: Höchstens 1,5%.

Prüfung durch:	Zeigt an:
*Bestimmung der Dichte.	**Heißgepreßtes Olivenöl** durch eine höhere Dichte als 0,914. **Trocknende Öle** durch Flüssigbleiben der Masse.
Durchschütteln von 10 ccm Salpetersäure und 2 g Olivenöl, Zugabe von 1 g Natriumnitrit in kleinen Anteilen. Stehenlassen an einem kühlen Ort. Es muß nach 4 bis 10 Stunden zu einer festen, weißen Masse erstarrt sein.	
*Kräftiges Durchschütteln von 1 ccm rauchender Salpetersäure, 1 ccm Wasser und 2 ccm Olivenöl. Es muß ein grünlichweißes, aber kein rotes oder braunes Gemisch entstehen.	**Pfirsichkern-, Erdnuß-, Baumwollsamen-, Mohn-, Sesamöl** durch eine rote oder braune Farbe der Mischung.
Verseifen von 4 g Olivenöl mit 50 ccm weingeistiger $^1/_2$-Normal-Kalilauge durch $^1/_2$stündiges Kochen in einem mit Rückflußkühler versehenen Kölbchen auf dem Wasserbad; Zusatz von 0,5 ccm Phenolphthaleinlösung und von Salzsäure tropfenweise, bis die Rotfärbung eben verschwindet. Einstellen des Kolbens 10 Minuten lang in Wasser von 15°, Abfiltrieren vom ausgeschiedenen Kaliumchlorid. Einstellen von 20 ccm des klaren Filtrats in einem Probierrohr in Wasser von 9 bis 10°. Nach $^1/_2$ Stunde darf weder eine Trübung noch ein Niederschlag entstanden sein.	**Erdnußöl, größere Mengen Baumwollsamen- oder Sesamöl** durch eine innerhalb $^1/_2$ Stunde eintretende Trübung oder Fällung[2].

Die Bestimmung der **Jodzahl, Verseifungszahl,** des **Säuregrades** und **Unverseifbaren** geschieht, wie bei den Untersuchungsverfahren (siehe Allgemeine fachtechnische Erläuterungen Nr. 31 und 32, S. 18 ff.) angegeben ist.

[1] Dieser S. G. ist zwar für interne und externe (Salben) Zwecke nicht zu beanstanden, wohl aber für Injektionen (Ol. Camphor.). Um Ol. Olivar. für solche Zwecke völlig zu entsäuern, schüttle man es (100 g) bei 40 bis 50° kurze Zeit mit einer Lösung von Natr. (nicht Kali) caust. fusum 1,0 in Aqua 1,0, lasse in der Wärme absetzen und filtriere das Öl durch ein zuvor getrocknetes Filter.

[2] Siehe Ol. Amygdal.

Oleum Persicarum — Pfirsichkernöl.

Das fette Öl der Samen von Prunus persica Stokes und Prunus armeniaca Linné.

Es ist hellgelb, geruchlos, schmeckt mild und scheidet selbst bei $-10°$ noch keine festen Bestandteile aus.

Dichte: 0,911 bis 0,916.

Jodzahl: 95 bis 100.

Säuregrad: Nicht über 8[1].

Verseifungszahl: 190 bis 195.

Unverseifbares: Höchstens 1,5%.

Prüfung durch:

Schütteln von 10 ccm Salpetersäure und 2 g Pfirsichkernöl in einem Probierrohr, Zugabe von etwa 1 g Natriumnitrit in kleinen Anteilen und Stehenlassen an einem kühlen Ort. Nach 4 bis 10 Stunden muß das Öl zu einer weißen Masse erstarrt sein.

Zeigt an:

Trocknende Öle durch Flüssigbleiben des Gemisches.

Verseifen von 4 g Pfirsichkernöl mit 50 ccm weingeistiger $^1/_2$-Normal-Kalilauge durch $^1/_2$stündiges Kochen in einem mit Rückflußkühler versehenen Kolben auf dem Wasserbad; Zusatz von 0,5 ccm Phenolphthaleinlösung und von Salzsäure tropfenweise, bis die Rotfärbung eben verschwindet. Einstellen des Kolbens 10 Minuten lang in Wasser von 15°, Abfiltrieren des ausgeschiedenen Kaliumchlorids. Einstellen von 20 ccm des klaren Filtrats in einem Probierrohr in Wasser von 9 bis 10°. Nach $^1/_2$ Stunde darf weder eine Trübung noch ein Niederschlag entstanden sein.

Erdnußöl, größere Mengen Baumwollsamen- oder Sesamöl durch eine innerhalb $^1/_2$ Stunde auftretende Trübung der Fällung[2].

Versetzen der bei der Bestimmung der unverseifbaren Anteile des Öls erhaltenen Seifenlösung mit überschüssiger Salzsäure zur Abscheidung der Ölsäure. Nach der Trennung von der salzsauren Flüssigkeit wiederholtes Waschen der Ölsäure mit warmem Wasser. Erwärmen auf dem Wasserbad in einem Schälchen, bis Wassertröpfchen nicht mehr zu sehen sind, einstündiges Stehenlassen bei Zimmertemperatur. Die Säure muß noch vollkommen flüssig sein.

Fremde Öle durch teilweises oder völliges Festwerden der Säure.

Lösen von 1 ccm der Ölsäure mit 1 ccm Weingeist. Es muß eine klare Lösung entstehen, die bei Zimmertemperatur keine Fettsäure abscheidet.

Weiterer Zusatz von 1 ccm Weingeist. Die Lösung darf nicht getrübt werden.

Fremde Öle, flüssiges Paraffin durch eine trübe Lösung, durch Abscheidungen beim Stehen oder durch Trübung bei weiterem Weingeistzusatz.

Die Bestimmung der **Jodzahl, Verseifungszahl,** des **Säuregrades** und **Unverseifbaren** geschieht, wie bei den Untersuchungsverfahren (siehe Allgemeine fachtechnische Erläuterungen Nr. 31 und 32, S. 18 ff.) angegeben ist.

[1] Siehe Mandelöl Nr. 1.
[2] Siehe Mandelöl Nr. 2.

Oleum Rapae — Rüböl.

Das aus den Samen von angebauten Brassica-Arten ohne Anwendung von Wärme gepreßte Öl.

Es ist gelb oder bräunlichgelb, etwas dickflüssig und von eigenartigem Geruch und Geschmack.

Dichte: 0,906 bis 0,913.

Jodzahl: 94 bis 106.

Säuregrad: Nicht über 8.

Verseifungszahl: 168 bis 179.
Unverseifbares: Höchstens 1,5%.

Prüfung durch:	Zeigt an:
Schütteln von 20 Tropfen Rüböl mit 5 ccm Schwefelkohlenstoff und 1 Tropfen Schwefelsäure. Das Gemisch darf weder eine blaue noch violette Färbung annehmen, sondern muß sich zunächst blaßgrünlich, dann bräunlich färben.	**Ungereinigtes Rüböl** durch eine blaue oder violette Farbe der Mischung.

Oleum Ricini — Rizinusöl.

Das aus den geschälten Samen von Ricinus communis Linné ohne Anwendung von Wärme gepreßte und dann mit Wasser ausgekochte fette Öl. Es ist klar, dickflüssig, blaßgelblich gefärbt und von kaum wahrnehmbarem Geruch und Geschmack.
Dichte: 0,946 bis 0,966.

Prüfung durch:	Zeigt an:
Abkühlen von Rizinusöl auf 0°.	**Identität** durch Trübung unter Abscheidung von kristallinischen Flocken, besonders bei Reiben mit einem Glasstab, und Butterartigwerden bei größerer Kälte.
*Auflösen des Öls in Essigsäure. *Auflösen in absolutem Alkohol. *Auflösen von 2 g des Öls in 6 bis 8 g Weingeist. Die Lösungen sollen klar sein.	} **Fremde, fette Öle** durch eine trübe Lösung.
*Schütteln von 3 ccm Rizinusöl mit 3 ccm Schwefelkohlenstoff und 1 ccm Schwefelsäure während einiger Minuten. Das Gemenge darf sich nicht schwarzbraun färben. (Die Mischung wird gelbrötlich bis bräunlich.)	**Fremde Öle, heiß gepreßtes Öl** durch eine schwarzbraune Färbung.

Oleum Sesami — Sesamöl.

Das aus den Samen von Sesamum indicum Linné durch kaltes Auspressen gewonnene fette Öl.

Sesamöl ist hellgelb, fast geruchlos und schmeckt milde.
Dichte: 0,917 bis 0,920.
Jodzahl: 103 bis 112.
Verseifungszahl: 188 bis 193.
Säuregrad: Nicht über 8[1].
Unverseifbares: Höchstens 1,5%.

Prüfung durch:	Zeigt an:
Bestimmung der Dichte.	**Arachisöl** durch eine niedrigere Dichte als 0,917.
*Kräftiges Schütteln von 1 Tropfen Sesamöl mit 3 Tropfen weingeistiger Furfurollösung und 3 ccm rauchender Salzsäure etwa 1 Minute lang.	**Identität** durch eine stark rote Färbung der Mischung.
{ Erhitzen von 5 g Sesamöl mit 5 ccm Amylalkohol und 5 ccm einer 1%igen Lösung von Schwefel in Schwefelkohlenstoff in einem mit Rückflußkühler versehenen Kölbchen 15 Minuten lang im Wasserbad; es darf keine Rotfärbung eintreten.	**Baumwollsamenöl** durch eine bei der ersten oder zweiten Operation auftretende Rotfärbung des Gemisches.

{ Falls keine Rötung eintritt, weiteres Erhitzen obigen Gemisches mit weiteren 5 ccm der Lösung von Schwefel in Schwefelkohlenstoff $^1/_4$ Stunde lang; es darf wiederum keine Rotfärbung eintreten.

Die Bestimmung und Berechnung der **Jodzahl, Verseifungszahl,** des **Säuregrades** und **Unverseifbaren** geschieht, wie bei den Untersuchungsverfahren (siehe Allgemeine fachtechnische Erläuterungen Nr. 31 und 32, S. 18 ff.) angegeben ist.

[1] Siehe Ol. Amygdal. Nr. 1.

Olea aetherea — Ätherische Öle.

Die durch Destillation mit Wasserdämpfen oder durch Ausziehen oder Auspressen gewonnenen, flüchtigen, ölartigen Inhaltsstoffe verschiedener Pflanzen.

Prüfung durch:	Zeigt an:
*Aufbringen von 1 Tropfen ätherischem Öl auf Filtrierpapier. Es darf kein dauernder Fettfleck zurückbleiben.	**Fette Öle** durch einen dauernden Fettfleck nach einigem Liegen.
Erhitzen in einem Probierrohr von 1 ccm ätherischem Öl mit 3 ccm einer mit absolutem Alkohol frisch hergestellten und filtrierten Lösung von Kaliumhydroxyd (1 + 9) 2 Minuten lang im siedenden Wasserbad. Nach dem Abkühlen darf innerhalb $^1/_2$ Stunde nur bei Nelkenöl und Rosenöl eine kristallinische Ausscheidung erfolgen. Die bei diesen beiden Ölen entstehenden Niederschläge müssen sich wieder klar lösen, wenn man das Gemisch zum Sieden erhitzt.	**Phthalsäureester,** andere **fremde Ester** durch einen auch bei Wiedererhitzen bestehenbleibenden kristallinischen Niederschlag[1].
*Verbrennen eines mit 2 Tropfen ätherischem Öl getränkten Streifens Filtrierpapier von ungefähr 2 qcm Größe in einer Porzellanschale. Auffangen der rußenden Dämpfe in einem vorher mehrmals mit Wasser ausgespülten Gefäß von ungefähr 1 Liter Inhalt. Ausspülen des Gefäßes mit 10 ccm Wasser, Filtrieren, Zusatz von einigen Tropfen Salpetersäure und Silbernitratlösung. Es darf sich nach 5 Minuten keine Opaleszenz zeigen.	**Organische Halogenverbindungen** durch eine nach 5 Minuten zu beobachtende Opaleszenz[2].

Aufbewahrung: *Vor Licht geschützt und in gutverschlossenen Gefäßen.*

[1] Das Kaliumsalz der Phthalsäure ist in Alcohol absol. unlöslich, Kristallabscheidung tritt schon bei weniger als 1% Phthalesterverfälschung ein, bei 5% und mehr erstarrt die Masse zu einem Kristallbrei.

[2] Synthetische organische Verbindungen (in diesem Fall also ,,synthetische Riechstoffe") charakterisieren sich fast durchgehend durch einen von der Synthese herstammenden Gehalt an organisch gebundenem Halogen. Der positive Ausfall beweist zwar die Anwesenheit, der negative aber nicht unbedingt die Abwesenheit synthetischer Riechstoffe, da manche auch chlorfrei sind.

Oleum Angelicae — Angelikaöl.

Das ätherische Öl der Wurzeln von Archangelica officinalis Hoffmann. Eine gelbliche bis bräunliche, optisch aktive ($\alpha_D^{20°} = +16°$ bis $+41°$) Flüssigkeit von aromatischem, pfefferartigem Geruch und würzigem Geschmack.

Dichte: 0,848 bis 0,913.

Prüfung durch:	Zeigt an:
*Mischen von 1 ccm Angelikaöl mit 6 ccm 90%igem Alkohol. Es muß sich klar oder doch nur mit geringer Trübung lösen.	**Identität** und **Reinheit** durch eine klare oder höchstens ganz schwach trübe Lösung.
*Einbringen von 1 ccm Angelikaöl in ein völlig trockenes Probierrohr. Lockeres Verschließen des Rohrs mit einem Wattebausch, der einen kleinen Fuchsinkristall umschließt, und Erhitzen des Öls über kleiner Flamme zum Sieden. Die sich entwickelnden Dämpfe dürfen die Stelle, an der sich der Fuchsinkristall befindet, nicht rot färben.	**Weingeist** durch Rotfärbung der Watte[1].

[1] Der sich kondensierende Weingeist löst etwas Fuchsin. Die Probe ist nur bei negativem Ausfall beweisend, fällt sie positiv aus, so braucht deshalb noch nicht Verfälschung mit Weingeist vorzuliegen. Spuren Wasser sowie manche Ester und andere Alkohole lösen Fuchsin ebenfalls. Mit Alkohol verfälschte Öle haben eine zu niedrige Dichte, außerdem muß ätherisches Öl beim Eintropfen in Wasser klar bleiben, tropft man alkoholhaltiges Öl ein, so trübt es sich, und das Wasser wird opalisierend getrübt. Auch diese Probe ist nicht für Äthylalkohol spezifisch, sondern für jeden wasserlöslichen Zusatz. Diese Probe ist nur möglich bei Ölen, die weder Phenole noch Alkohole enthalten, die die gleiche Reaktion geben. Auch Wasserspuren können Alkohol vortäuschen.

Oleum Anisi — Anisöl.

Das ätherische Öl der reifen Spaltfrüchte von Pimpinella anisum Linné (Anis) oder der reifen Früchte von Illicium verum Hooker fil. (Sternanis). Es ist eine farblose oder blaßgelbe, stark lichtbrechende, optisch aktive ($\alpha_D^{20°} = +0{,}6°$ bis $-2°$) Flüssigkeit oder eine weiße Kristallmasse von würzigem Geruch und süßlichem Geschmack.

Dichte: 0,979 bis 0,989.

Erstarrungspunkt: 15 bis 19°.

Prüfung durch:	Zeigt an:
*Mischen von 1 ccm Anisöl mit 3 ccm 90%igem Alkohol. Es muß sich klar lösen.	**Reinheit** durch eine klare Lösung.
*Eintauchen von Lackmuspapier in die Lösung. Es darf nicht verändert werden.	**Säuren** durch eine Rötung des Lackmuspapiers.
*Zusatz von 7 ccm Wasser und 3 Tropfen verdünnte Eisenchloridlösung (1 + 9) zu der Lösung. Sie darf nicht violett gefärbt werden.	**Phenole** durch eine Violettfärbung.
*Einbringen von 1 ccm Anisöl in ein völlig trockenes Probierrohr. Lockeres Verschließen des Rohrs mit einem Wattebausch, der einen kleinen Fuchsinkristall umschließt. Erhitzen des Öls über kleiner Flamme zum Sieden. Die sich entwickelnden Dämpfe dürfen die Stelle der Watte, an der sich der Fuchsinkristall befindet, nicht rot färben.	**Weingeist** durch Rotfärbung der Watte[1].
*Kräftiges Schütteln von 5 ccm Anisöl mit 5 ccm Wasser und 1 Tropfen verdünnter Salzsäure, Absetzenlassen und Versetzen der wäßrigen Flüssigkeit mit 3 Tropfen Natriumsulfidlösung. Sie darf nicht dunkel gefärbt werden.	**Blei, Kupfer** durch eine Braunfärbung der wäßrigen Schicht.

[1] Siehe Ol. Angelicae Nr. 1.

Verfälschungen: Petroleum, fette Öle, Terpentinöl bedingen Abweichungen der Alkohollöslichkeit, Fenchelöl dreht stärker nach rechts.

Oleum Calami — Kalmusöl.

Das ätherische Öl des Wurzelstocks von Acorus calamus Linné. Es ist eine dickliche, gelbe bis braungelbe, optisch aktive ($\alpha_D^{20°} = +9°$ bis $+31°$) Flüssigkeit von würzigem Geruch und bitterlich brennendem, gewürzhaftem Geschmack.

Dichte: 0,954 bis 0,965.

Prüfung durch:	Zeigt an:
Mischen von 1 ccm Kalmusöl mit 0,5 ccm 90%igem Alkohol. Es muß sich klar lösen.	**Reinheit** durch eine klare Lösung[1].

[1] Als Verfälschung kommen Kampferölfraktionen in Frage.

Oleum Carvi — Kümmelöl.

Gehalt: Mindestens 50 Vol.-Prozent Karvon.

Das ätherische Öl der reifen Spaltfrüchte von Carum carvi Linné. Es ist eine farblose, mit der Zeit gelb werdende, optisch aktive ($\alpha_D^{20°} = +70°$ bis $+81°$) Flüssigkeit von mildem, würzigem Geruch und Geschmack.

Dichte: 0,903 bis 0,915.

Prüfung durch:	Zeigt an:
*Mischen von 1 ccm Kümmelöl mit 1 ccm 90%igem Alkohol. Es muß sich klar lösen.	**Reinheit** durch eine klare Lösung.
Versetzen von 5 ccm Kümmelöl im Kassiakölbchen mit 50 ccm einer frisch bereiteten 40%igen Lösung von Natriumsulfit und 4 Tropfen Phenolphthaleinlösung. Erwärmen im siedenden Wasserbad unter häufigem, kräftigem Umschütteln. Neutralisieren des hierbei frei werdenden Natriumhydroxyds von Zeit zu Zeit durch verdünnte Essigsäure, bis bei weiterem Erwärmen auch nach Zusatz von Natriumsulfitlösung keine Rötung mehr eintritt. Weitere Zugabe von so viel Natriumsulfitlösung, daß das nicht gebundene Öl in den mit der Teilung versehenen Hals des Kölbchens aufsteigt.	**Vorschriftsmäßigen Gehalt an Karvon,** wenn die Menge des Öls nicht mehr als 2,5 ccm beträgt, was einem Mindestgehalt von 50 Vol.-% Karvon entspricht[1].

$$[1]\ \underset{\text{Karvon}}{C_9H_{14}C} = O + Na_2SO_3 + H_2O = C_9H_{14}C \underset{OSO_2Na}{\overset{OH}{\big<}} + NaOH.$$

Oleum Caryophylli — Nelkenöl.

Oleum Caryophyllorum.

Gehalt: 80 bis 96 Vol.-% Eugenol einschließlich Azeteugenol.

Das ätherische Öl der Blütenknospen von Jambosa caryophyllus (Sprengel) Niedenzu. Es ist eine fast farblose oder gelbliche, an der Luft sich bräunende, stark lichtbrechende, optisch aktive ($\alpha_D^{20°} =$ bis $-1,6°$) Flüssigkeit von würzigem Geruch und brennendem Geschmack.

Dichte: 1,039 bis 1,065.

Prüfung durch:	Zeigt an:
*Mischen von 1 ccm Nelkenöl mit 2 ccm 70%igem Alkohol. Es muß sich klar lösen.	**Reinheit** durch eine klare Lösung.
*Schütteln von 0,5 ccm Nelkenöl mit 10 ccm Wasser, das auf etwa 50° erwärmt ist, Eintauchen von blauem Lackmuspapier. Die Lösung darf Lackmuspapier nicht röten.	**Freie Säuren** durch eine Rötung des Lackmuspapiers.

*Abkühlenlassen, Filtrieren, Zusatz von 2 Tropfen verdünnter Eisenchloridlösung (1 + 9). Die Lösung darf sich höchstens vorübergehend graugrünlich, aber nicht blauviolett färben.

Versetzen von 5 ccm Nelkenöl im Kassiakölbchen mit 70 ccm verdünnter Natronlauge (1 + 4). Erwärmen unter häufigem, kräftigem Umschütteln $\frac{1}{4}$ Stunde lang im siedenden Wasserbad. Zugabe von so viel kaltgesättigter Natriumchloridlösung, bis das nicht gebundene Öl in den graduierten Hals des Kölbchens aufsteigt, leichtes Beklopfen und Drehen des Kölbchens, damit die an der Glaswand anhaftenden Öltröpfchen an die Oberfläche kommen; Stehenlassen, bis sich das Öl von der wäßrigen Flüssigkeit vollkommen getrennt hat.

Fremde Phenole durch eine violette Farbe.

Vorschriftsmäßigen Gehalt, wenn die Menge des nicht gebundenen Öls nach dem Erkalten nicht mehr als 1 ccm und nicht weniger als 0,2 ccm beträgt, was einem Gehalt von 80 bis 96 Vol.-% Eugenol, einschließlich Azeteugenol, entspricht[1].

[1] $CH_3OC_9H_8OH + NaOH = CH_3OC_9H_8ONa + H_2O.$
    Eugenol   Eugenolnatrium
Eugenol ist ein Phenol.

Verfälschungen: Beobachtet wurden Weingeist, Paraffinöl, Rizinusöl, Kampferöl, Sassafras-, Thymian-, Zimtöl, sie sind an den Abweichungen der physikalischen Konstanten, der Löslichkeit und des Eugenolgehaltes zu erkennen.

Oleum Chenopodii anthelminthici — Wurmsamenöl.

Gehalt: Annähernd 60% Askaridol[1].

Das ätherische Öl der Samen von Chenopodium ambrosioides Linné, var. anthelminthicum Gray. Es ist eine farblose oder gelbliche, optisch aktive ($\alpha_D^{20°} = -4°$ bis $-9°$) Flüssigkeit von widerlichem, stark durchdringendem Geruch und bitterlich brennendem Geschmack.

Dichte: 0,958 bis 0,985.

Prüfung durch:

*Erhitzen von 1 ccm Wurmsamenöl (keine größere Menge verwenden![2]) in einem Probierrohr über freier Flamme etwa 1 Minute lang zum Sieden.

*Mischen von 1 ccm Wurmsamenöl mit 1 ccm einer Mischung von 4 ccm absolutem Alkohol und 1 ccm Wasser. Es muß sich klar lösen.

Zeigt an:

Einen **Askaridolgehalt** von etwa 60%, wenn sich das Öl hierbei unter stürmischem Aufsieden tiefdunkelgelb färbt.

Reinheit durch eine klare Lösung.

Aufbewahrung: Vorsichtig.

[1] Askaridol steht dem Zineol nahe

<pre>
                C—CH₃   H₃C—C————
               / | \   /   \
           CH₂/ O   \CH   H₂C /   \CH₂   \
Askaridol | | | Zineol | | O
           CH₂\ O   /CH   H₂C\   /CH₂   /
               \ | /   \   CH   /
                 C | /
                 | H₃C—C—CH₃
          CH₃—CH—CH₃
</pre>

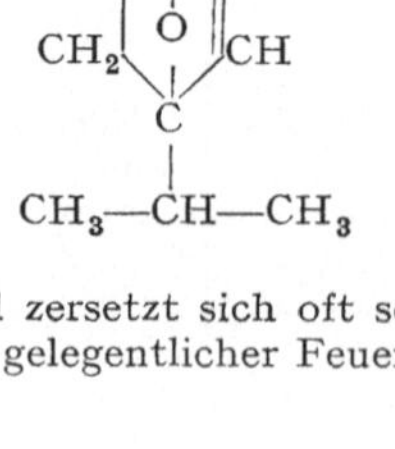

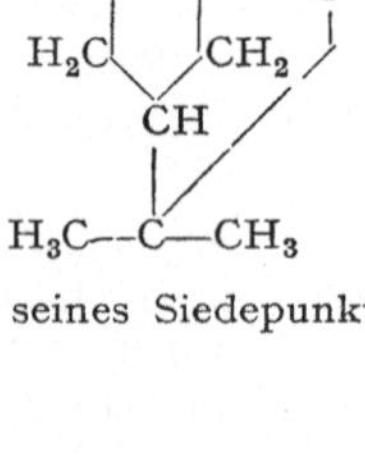

[2] Reines Askaridol zersetzt sich oft schon unterhalb seines Siedepunkts explosionsartig und unter gelegentlicher Feuererscheinung.

Oleum Cinnamomi — Zimtöl.

Gehalt: 66 bis 76 Vol.-% Zimtaldehyd.

Das ätherische Öl der Rinde von Cinnamomum ceylanicum Nees. Es ist eine hellgelbe, schwach links drehende ($\alpha_D^{20°}$ = bis $-1°$) Flüssigkeit von würzigem Geruch, würzig süßem und zugleich brennendem Geschmack.

Dichte: 1,018 bis 1,035. Die Bestimmung der Dichte ist hier um so wichtiger, als das Arzneibuch ausdrücklich das teurere Öl des Ceylon-Zimts verlangt, das eine niedrigere Dichte besitzt als das billigere Öl des Kassia-Zimts.

Prüfung durch:	Zeigt an:
*Mischen von 1 ccm Zimtöl mit 3 ccm 70%igem Alkohol. Es muß sich klar lösen.	**Reinheit** durch eine klare Lösung.
*Kräftiges Schütteln von 5 ccm Zimtöl mit 5 ccm Wasser und 1 Tropfen verdünnter Salzsäure. Nach dem Absitzen Versetzen der wäßrigen Flüssigkeit mit 3 Tropfen Natriumsulfidlösung. Sie darf nicht dunkel gefärbt werden.	**Blei, Kupfer** durch eine Dunkelfärbung.
Versetzen von 5 ccm Zimtöl im Kassiakölbchen mit 5 ccm frisch hergestellter, filtrierter Natriumbisulfitlösung. Erwärmen im siedenden Wasserbad unter häufigem, kräftigem Umschütteln, bis die zunächst entstehende Ausscheidung wieder gelöst ist. Allmähliche Zugabe weiterer Mengen von je 5 ccm Natriumbisulfitlösung und Wiederholung des Erwärmens und Schüttelns, bis ein weiterer Zusatz der Natriumbisulfitlösung keine Ausscheidung mehr hervorruft. Nunmehr Auffüllen mit Natriumbisulfitlösung, bis das nicht gebundene, vollkommen klare Öl im graduierten Hals des Kölbchens steht.	**Vorschriftsmäßigen Gehalt,** wenn die Menge des Öls nach dem Abkühlen nicht mehr als 1,7 ccm und nicht weniger als 1,2 ccm beträgt, was einem Gehalt von 66 bis 76 Vol.-% Zimtaldehyd[1] entspricht.

$$^1\ C_6H_5 \cdot CH{:}CH \cdot CHO + 2\,NaHSO_3 = C_6H_5 \cdot CH_2 \cdot C{\overset{H}{\underset{OSO_2Na}{\diagdown}}} \longrightarrow C{\overset{H}{\underset{OSO_2Na}{\diagdown}}}OH$$
$$\text{Zimtaldehyd}$$

Oleum Citri — Zitronenöl.

Das aus den frischen Schalen der Früchte von Citrus medica Linné gepreßte Öl. Es ist eine hellgelbe, optisch aktive ($\alpha_D^{20°}$ = $+55°$ bis $+65°$) Flüssigkeit von reinem Zitronengeruch und mildem, würzigem, hinterher etwas bitterem Geschmack.

Dichte: 0,852 bis 0,856.

Prüfung durch:	Zeigt an:
*Mischen von 1 ccm Zitronenöl mit 12 ccm 90%igem Alkohol. Es muß sich klar oder bis auf wenige Flocken lösen.	**Fettes Öl, Paraffin** durch eine unvollständige Lösung.
*Verbringen von 1 ccm Zitronenöl in ein völlig trockenes Probierrohr, lockeres Verschließen des Rohrs mit einem Wattebausch, der einen kleinen Fuchsinkristall umschließt, Erhitzen des Öls über kleiner Flamme zum Sieden.	**Weingeist** durch eine Rotfärbung der Watte[1].
Die sich entwickelnden Dämpfe dürfen die Stelle der Watte, an der sich der Fuchsinkristall befindet, nicht rot färben.	
*Kräftiges Schütteln von 5 ccm Zitronenöl mit 5 ccm Wasser und 1 Tropfen verdünnter Salzsäure. Nach dem Absetzen Zugabe von 3 Tropfen Natriumsulfidlösung. Die wäßrige Flüssigkeit darf nicht dunkel gefärbt werden.	**Blei, Kupfer** durch eine Dunkelfärbung der wäßrigen Flüssigkeit.

[1] Siehe Ol. Angelicae Nr. 1.

Verfälschungen: Unter den zahlreichen Verfälschungen sind zu nennen Carven, Zitronenölterpene, Zedernholzöl, Pomeranzenölterpene, Rizinusöl, Spiritus, Glyzerinazetat, Terpentinöl, Stearin, Mineralöle und Phthalsäurediäthylester.

Die Feststellung ist nicht immer einfach.

Das Zitronenöl hat nur eine begrenzte Haltbarkeit, es erhält nach einiger Zeit einen fremdartigen, unangenehmen Geruch und Geschmack. Um diese Erscheinung möglichst hintanzuhalten, muß das Öl in ganz trockenen, sorgfältig verschlossenen, bis an den Hals gefüllten Flaschen dunkel und kühl aufbewahrt werden.

Oleum Citronellae — Zitronellöl.

Oleum Melissae indicum.

Gehalt: Mindestens 80% Gesamt-Geraniol[1] ($C_{10}H_{18}O$. Mol.-Gew.: 154,1).

Das ätherische Öl des Krautes von Cymbopogon winterianus Jowitt. Es ist eine gelbliche, optisch aktive ($\alpha_D^{20°} = -3,5°$ bis $+1,7°$) Flüssigkeit von an Melissen- und Zitronenöl erinnerndem Geruch und aromatischem, brennendem Geschmack.

Dichte: 0,880 bis 0,896.

Prüfung durch:	Zeigt an:
*Mischen von 1 ccm Zitronellöl mit 2 ccm einer Mischung von 4 Teilen absolutem Alkohol und 1 Teil Wasser. Es muß sich klar lösen. Weiterer Zusatz von 8 ccm dieser Mischung. Die Lösung darf höchstens opalisierend getrübt werden.	**Reinheit** durch eine klare Lösung, die durch den weiteren Zusatz höchstens opalisierend getrübt wird.
*Kräftiges Schütteln von 5 ccm Zitronellöl mit 5 ccm Wasser und 1 Tropfen verdünnter Salzsäure. Nach dem Absitzen Versetzen der wäßrigen Flüssigkeit mit 3 Tropfen Natriumsulfidlösung. Sie darf nicht dunkel gefärbt werden.	**Kupfer** durch eine dunkle Färbung.
Versetzen von 5 g Zitronellöl mit 5 g Essigsäureanhydrid und 1 g wasserfreiem Natriumazetat in einem Azetylierungskölbchen[2]. Erhitzen und 2 Stunden lang im Sieden erhalten. Nach dem Erkalten Zugabe von 20 ccm Wasser und Erwärmen des Gemisches unter wiederholtem, kräftigem Umschütteln $^1/_4$ Stunde lang auf dem Wasserbad[3]. Überführen in einen Scheidetrichter, Trennen des Öls von der wäßrigen Flüssigkeit. Waschen mit Wasser, bis dieses Lackmuspapier nicht mehr rötet, Entwässern mit 1,5 g getrocknetem Natriumsulfat und Filtrieren. Versetzen von etwa 1,5 g des azetylierten Öls (genau gewogen) mit 3 ccm Weingeist, 2 Tropfen Phenolphthaleinlösung und dann tropfenweise mit weingeistiger $^1/_2$-Normal-Kalilauge, bis eine bleibende Rötung eintritt. Zugabe von 20 ccm weingeistiger $^1/_2$-Normal-Kalilauge und Erhitzen der Mischung am Rückflußkühler 1 Stunde lang auf dem Wasserbad. Nach dem Erkalten Zusatz von 1 ccm Phenolphthaleinlösung und Titration mit $^1/_2$-Normal-Salzsäure bis zum Verschwinden der Rotfärbung.	**Vorschriftsmäßigen Gehalt an Geraniol,** wenn hierbei für je 1,5 g des azetylierten Öles mindestens 12,8 ccm weingeistige $^1/_2$-Normal-Kalilauge verbraucht werden, so daß zum Zurücktitrieren höchstens 7,2 ccm $^1/_2$-Normal-Salzsäure erforderlich sind, was einem Mindestgehalt von 80% Gesamt-Geraniol entspricht. Die Berechnung des Geraniolgehaltes ergibt sich aus der von GILDEMEISTER und HOFFMANN angegebenen Formel: Prozente Alkohol im ursprünglichen Öl = $$\frac{a \cdot 154,1}{20\,(s - a \cdot 0,021)},$$ a = ccm $^1/_2$-Normal-Kalilauge, s = angewandte Menge des azetylierten Öls in Gramm.

Geranioltafel[4].
80%

g	ccm
1	**8,52**
2	1705
3	2557
4	3410
5	4262
6	5115
7	5967
8	6820
9	7672

[1] Darunter ist zu verstehen das Gemisch aus Geraniol, d-Zitronellol und deren Estern.

[2] $C_{10}H_{17}OH + (CH_3CO)_2O = C_{10}H_{17}OOCCH_3 + HOOCCH.$
　　Geraniol　　Essigsäure-　　Geranylazetat
　　　　　　　anhydrid

[3] Zur Zerstörung des überschüssigen Essigsäureanhydrids:
$$(CH_3CO)_2O + H_2O = 2\,CH_3COOH.$$

[4] Erläuterung s. S. 10 bis 11.

Verfälschungen: Zitronenölterpene, Weingeist, fettes Öl, Petroleum.

Oleum Eucalypti — Eukalyptusöl.

Das ätherische Öl der Blätter von Eucalyptus globulus Labillardière. Es ist eine farblose oder gelbliche, bisweilen auch blaßgrünliche, optisch aktive ($\alpha_D^{20°} = +0,1°$ bis $+15°$) Flüssigkeit von kampferähnlichem Geruch und eigentümlichem, kühlendem Geschmack.

Dichte: 0,905 bis 0,925.

Bei der Destillation müssen mindestens 50% des Öls zwischen 170 und 185° übergehen.

Prüfung durch:	Zeigt an:
*Kräftiges Schütteln von 1 ccm Eukalyptusöl mit 1 ccm konzentrierter Phosphorsäure. Das Gemisch muß innerhalb $^1/_2$ Stunde eine halbfeste oder feste Kristallmasse bilden.	**Identität** durch Bildung der festen Kristallmasse[1].
*Lösen von 1 ccm Eukalyptusöl in 2 ccm Petroläther. Versetzen der Lösung mit 1 ccm kaltgesättigter Natriumnitritlösung und unter häufigem Umschütteln tropfenweise mit 1 ccm Essigsäure. Die Petrolätherschicht darf höchstens getrübt werden, nicht aber flockig vereinigte Kristalle abscheiden oder zu einer Kristallmasse erstarren.	**Phellandren** durch das geschilderte Verhalten[2].
*Mischen von 1 ccm Eukalyptusöl mit 3 ccm 70%igem Alkohol. Es muß sich klar lösen.	**Reinheit** durch eine klare Lösung.
*Einbringen von 1 ccm Eukalyptusöl in ein völlig trockenes Probierrohr. Lockeres Verschließen des Rohrs mit einem Wattebausch, der einen kleinen Fuchsinkristall umschließt, und Erhitzen des Öls über kleiner Flamme zum Sieden. Die sich entwickelnden Dämpfe dürfen die Stelle der Watte, an der sich der Fuchsinkristall befindet, nicht rot färben.	**Weingeist** durch eine Rötung der Watte[3].

^{1} $C_{10}H_{18}O + H_3PO_4 = C_{10}H_{18}O \cdot H_3PO_4$.
  Zineol   Zineolphosphorsäure

^{2} Eine Reihe nicht offizineller Eukalyptusöle enthalten Phellandren an Stelle von Zineol. Phellandren liefert kristallisierte Nitrite. Öle, die schon länger lagern, zeigen oft schwach positive Reaktion.

^{3} Siehe Ol. Angelicae Nr. 1. Zuweilen geben bei dieser Probe auch reine, besonders länger gelagerte Öle eine geringe Reaktion, was wohl auf geringe Mengen freier oder durch Zersetzung von Estern entstandener Alkohole zurückzuführen ist.

Oleum Foeniculi — Fenchelöl.

Das ätherische Öl der Spaltfrüchte von Foeniculum vulgare Miller. Es ist eine farblose oder schwach gelbliche, optisch aktive ($\alpha_D^{20°} = +11°$ bis $+24°$) Flüssigkeit von stark würzigem Geruch und anfangs süßem, hinterher bitterem, kampferartigem Geschmack. Wie leicht trotz der Forderung der Bestimmung der optischen Drehung und auch trotz der anderen Forderungen hier Fälschungen vorkommen können, beweist ein Artikel von G. FRERICHS[1]: Infolge sehr billigen Angebotes von Fenchelöl hat der Autor die Verhältnisse untersucht. Das DAB 6 fordert a_D bei 20°: $+11°$ bis $+24°$. Wenn nun — sagt FRERICHS — der Hersteller ein Fenchelöl mit der höchst angegebenen Konstanten $+24°$ zu gleichen Teilen mischt mit dem billigen, fast inaktiven Sternanisöl, so erhält man ,,Fenchelöl, in den Konstanten dem DAB entsprechend". Eine Firma, die Fenchelöl unter dieser Bezeichnung in den Handel bringt, hat bestätigt, daß so verfahren wird. — Ebenso, sagt FRERICHS, kann man auch durch Mischen von Sternanisöl mit synthetischem Fenchon das ,,Fenchelöl" herstellen.

Dichte: 0,960 bis 0,970.

Erstarrungspunkt[2]: Nicht unter $+5°$.

Prüfung durch:	Zeigt an:
*Mischen von 1 ccm Fenchelöl mit 0,5 ccm 90%igem Alkohol. Es muß sich klar lösen.	**Reinheit** durch eine klare Lösung.
*Einbringen von 1 ccm Fenchelöl in ein völlig trockenes Probierrohr. Verschließen des Rohrs locker mit einem Wattebausch, der einen kleinen Fuchsinkristall umschließt, und Erhitzen des Öls über kleiner Flamme zum Sieden. Die sich entwickelnden Dämpfe dürfen die Stelle der Watte, an der sich der Fuchsinkristall befindet, nicht rot färben.	**Weingeist** durch eine Rötung der Watte[3].

^{1} FRERICHS, G.: Apotheker-Ztg. 1927, S. 79.

^{2} Durch Ausfrieren des Anethols beraubte Öle zeigen einen niedrigeren Erstarrungspunkt.

^{3} Siehe Ol. Angelicae Nr. 1.

Oleum Juniperi — Wacholderöl.

Das ätherische Öl der Beeren von Juniperus communis Linné. — Es ist eine farblose, blaßgelbliche oder blaßgrünliche, leicht bewegliche, optisch aktive ($\alpha_D^{20°} = -1°$ bis $-15°$) Flüssigkeit von eigenartigem Geruch und brennendem, etwas bitterlichem Geschmack, die mit Wasser angefeuchtetes Lackmuspapier nicht rötet.

Dichte: 0,856 bis 0,876.

Wacholderöl darf nicht ranzig riechen.

Verfälschungen: Ol. Pini pum., Ol. Terebinth., Zitronenölterpene. Oleum Juniperi wird sehr oft verfälscht, der Nachweis ist schwierig. Auch alte, stark veränderte Öle sind häufig. Die sehr häufigen Verfälschungen des Wacholderöles sind nach H. THOMS und F. UNGER[1] auf einfach analytischem, für die Apothekenpraxis geeignetem Weg überhaupt nicht nachzuweisen. Von einigem Wert erschien die Bestimmung der optischen Drehung.

Das Wacholderöl erleidet beim Altern starke Veränderungen.

[1] THOMS, H., und UNGER, F.: Archiv 1926, S. 586.

Oleum Lavandulae — Lavendelöl.

Gehalt an Estern: Mindestens 33,4%, berechnet auf Linalylazetat ($CH_3 CO_2C_{10}H_{17}$. Mol.-Gew.: 196,2).

Das ätherische Öl der Blüten von Lavandula spica Linné. Es ist eine farblose oder schwach gelbliche, optisch aktive ($\alpha_D^{20°} = -3°$ bis $-9°$) bewegliche Flüssigkeit von eigenartigem Geruch und stark würzigem, schwach bitterem Geschmack. Es darf mit Wasser angefeuchtetes Lackmuspapier nicht röten.

Dichte: 0,877 bis 0,890.

Prüfung durch:

*Mischen von 1 ccm Lavendelöl mit 3 ccm 70%igem Alkohol. Es muß sich zu einer klaren, bisweilen opalisierenden Flüssigkeit lösen.

Erhitzen von etwa 1 g Lavendelöl (genau gewogen) in einem Kölbchen aus Jenaer Glas mit 10 ccm weingeistiger $^1/_2$-Normal-Kalilauge am Rückflußkühler $^1/_2$ Stunde lang unter mehrfachem Umschwenken auf dem Wasserbad. Nach dem Erkalten Zusatz von 1 ccm Phenolphthaleinlösung und Titration mit $^1/_2$-Normal-Salzsäure bis zum Verschwinden der Rotfärbung.

Versetzen der titrierten Flüssigkeit mit weiteren 5 ccm weingeistiger $^1/_2$-Normal-Kalilauge, Erhitzen 1 Stunde lang auf dem Wasserbad, Erkaltenlassen und Titration mit $^1/_2$-Normal-Salzsäure bis zum Verschwinden der Rotfärbung.

Zeigt an:

Reinheit durch das beschriebene Verhalten.

Vorschriftsmäßigen Gehalt an Linalylazetat, wenn hierbei für je 1 g Lavendelöl mindestens 3,4 ccm weingeistige $^1/_2$-Normal-Kalilauge verbraucht werden, so daß höchstens 6,6 ccm $^1/_2$-Normal-Salzsäure zum Zurücktitrieren erforderlich sind, was einem Mindestgehalt von 33,4% Estern, berechnet auf Linalylazetat, entspricht. 1 ccm $^1/_2$-Normal-Kalilauge $= 0,0981$ g Linalylazetat, 3,4 ccm $= 0,3335$ g Linalylazetat.

Phthalsäurediäthylester, wenn hierfür weniger als 5 ccm $^1/_2$-Normal-Salzsäure verbraucht werden[1].

Linalylazetattafel[2].

g	ccm
1	**3,40**
2	681
3	1021
4	1362
5	1702
6	2042
7	2383
8	2723
9	3064

Zur Berechnung aus der Formel $\dfrac{g}{F} T$; $\log T = 53208$.

[1] Phthalsäurediäthylester würde wegen seiner schweren Verseifbarkeit bei der ersten Operation noch nicht völlig verseift sein.

[2] Erläuterung s. S. 10 bis 11.

Verfälschungen mit Phthalester oder Glyzerinazetat sind an der abnorm hohen Esterzahl kenntlich. Es sei noch hervorgehoben, daß neben diesen Prüfungen die Probe der alten Praktiker auf genügend feinen und starken Geruch (auszuführen mittels Fließpapier) noch immer ihren hohen Wert behält.

Oleum Menthae piperitae — Pfefferminzöl.

Gehalt: Mindestens 50,2% Gesamt-Menthol.

Das ätherische Öl der Blätter und blühenden Zweigspitzen des von Linné Mentha piperita genannten Bastardes zwischen Mentha viridis Linné und Menta aquatica Linné. Es ist eine farblose oder blaßgelbliche, optisch aktive ($\alpha_D^{20°} = -20°$ bis $-34°$) Flüssigkeit von erfrischendem Pfefferminzgeruch und brennendem, kampferartigem, hinterher anhaltend kühlendem, jedoch nicht bitterem Geschmack.

Dichte: 0,895 bis 0,915.

Prüfung durch:	Zeigt an:

*Mischen von 1 ccm Pfefferminzöl mit 5 ccm 70%igem Alkohol. Es muß sich klar lösen.

Erhitzen von 5 g Pfefferminzöl mit 5 g Essigsäureanhydrid und 1 g wasserfreiem Natriumazetat im Azetylierungskölbchen 1 Stunde lang zum Sieden[1]. Nach dem Erkalten Zugabe von 20 ccm Wasser und Erwärmen des Gemisches unter wiederholtem, kräftigem Umschütteln $^1/_4$ Stunde lang auf dem Wasserbad. Überführen in einen Scheidetrichter, Trennen des Öls von der wäßrigen Flüssigkeit, Waschen mit Wasser, bis dieses Lackmuspapier nicht mehr rötet, Entwässern mit 1,5 g getrocknetem Natriumsulfat und Filtrieren.

Versetzen von etwa 1,5 g dieses azetylierten Öls (genau gewogen) mit 3 ccm Weingeist, 2 Tropfen Phenolphthaleinlösung und tropfenweise mit weingeistiger $^1/_2$-Normal-Kalilauge, bis eine bleibende Rötung eintritt. Erhitzen der Mischung mit 20 ccm weingeistiger $^1/_2$-Normal-Kalilauge am Rückflußkühler 1 Stunde lang auf dem Wasserbad. Nach dem Erkalten Zusatz von 1 ccm Phenolphthaleinlösung und Titration mit $^1/_2$-Normal-Salzsäure bis zum Verschwinden der Rotfärbung.

Reinheit durch eine klare Lösung, die durch weiteren Zusatz dieses Alkohols höchstens opalisierend getrübt werden darf.

Vorschriftsmäßigen Gehalt, wenn hierbei für je 1,5 g des azetylierten Öls mindestens 8,5 ccm weingeistige $^1/_2$-Normal-Kalilauge verbraucht werden, so daß zum Zurücktitrieren höchstens 11,5 ccm $^1/_2$-Normal-Salzsäure erforderlich sind, was einem Mindestgehalt von 50,2% Gesamt-Menthol entspricht, das sich aus freiem und aus Mentholester gebildetem Menthol zusammensetzt.

Die Berechnung des Mentholgehalts ergibt sich aus der von GILDEMEISTER und HOFFMANN angegebenen Formel:
Prozentgehalt im ätherischen

$$\text{Öl} = \frac{a \cdot 156,2}{20\,(s - a \cdot 0,021)},$$

$a =$ ccm $^1/_2$-Normal-Kalilauge,

$s =$ angewandte Menge des azetylierten Öls in Gramm.

156,2 ist das Molekulargewicht des Menthols.

Auch bei der Azetylierung (nicht nur beim Verseifen der Ester) ist dafür zu sorgen, daß eine sorgfältige Kühlung der Dämpfe stattfindet, weil sonst Ester entweichen und der Bestimmung verlorengehen[2].

Mentholtafel[3].

50,2%

g	ccm
1	**5,66**
2	1133
3	1699
4	2265
5	2832
6	3398
7	3964
8	4530
9	5097

[1] Ol. Citronellae, Anm. 1,2 (Menthol $C_{10}H_{19}OH$).
[2] Siehe GILDEMEISTER: Bd. III, S. 554.
[3] Erläuterung s. S. 10 bis 11.

Verfälschungen: Es wurden festgestellt Phthalester, Glyzerinazetat, Kampferöl, Mineralöl, Zedernholzöl, Terpentinöl u. a.

Oleum Myristicae aethereum — Ätherisches Muskatöl.

Oleum Macidis.

Das ätherische Öl des Samens oder des Samenmantels von Myristica fragrans Houttuyn. Es ist eine farblose oder schwach gelbliche, bewegliche, optisch aktive ($\alpha_D^{20°} = -7°$ bis $+30°$) Flüssigkeit von anfangs mildem, hinterher scharf würzigem Geschmack.

Dichte: 0,860 bis 0,925.

Prüfung durch:	Zeigt an:
*Mischen von 1 ccm ätherischem Muskatöl mit 3 ccm 90%igem Alkohol. Es muß sich klar lösen.	**Reinheit** durch eine klare Lösung.

Oleum Rosae — Rosenöl.

Das ätherische Öl der frischen Kronblätter verschiedener Rosenarten. Es ist eine blaßgelbliche, optisch aktive ($\alpha_D^{25°} = -1°$ bis $-4°$) Flüssigkeit von eigenartigem Geruch und scharfem Geschmack.

Dichte bei 30°: 0,848 bis 0,862.

Bei Temperaturen unter 24° scheiden sich aus dem Rosenöl Kriställchen ab, die schließlich die gesamte Flüssigkeit zum Erstarren bringen und bei höherer Temperatur wieder schmelzen.

Die Erkennung der zahlreichen Verfälschungsmittel ist schwierig und nur mit einem Aufwand erheblicher Ölmengen auszuführen.

Oleum Rosmarini — Rosmarinöl.

Das ätherische Öl der Blätter von Rosmarinus officinalis Linné. Es ist eine farblose oder schwach gelbliche, optisch aktive ($\alpha_D^{20°} = -5°$ bis $+12°$) Flüssigkeit von kampferartigem Geruch und würzig bitterem, kühlendem Geschmack.

Dichte: 0,895 bis 0,915.

Prüfung durch:	Zeigt an:
Mischen von 2 ccm Rosmarinöl mit 0,5 ccm 90%igem Alkohol. Sie müssen sich klar lösen.	**Reinheit** durch eine klare Lösung. Betreffs der Löslichkeit

in 90%igem Alkohol sagen Schim. B. (1927, S. 119): Im bisherigen Arzneibuch hieß es richtiger: 1 ccm Rosmarinöl muß sich in 0,5 ccm Weingeist klar lösen. Die Forderung des DAB 6 ist nicht immer erfüllbar.

Oleum Santali — Sandelöl.

Gehalt: Mindestens 90,3% Gesamt-Santalol (a- und β-Santalol $C_{15}H_{23}OH$. Mol.-Gew.: 220,2).

Das aus dem Holz des Stammes und der Wurzeln von Santalum album Linné durch Destillation gewonnene Öl. Es ist eine ziemlich dicke, farblose bis blaßgelbe, optisch aktive ($a_D^{20°} = -16°$ bis $-21°$) Flüssigkeit von eigenartig würzigem Geruch und unangenehm kratzendem, bitterem Geschmack.

Dichte: 0,968 bis 0,980.

Bei der Destillation darf Sandelöl nicht unter 275° übergehen.

Prüfung durch:	Zeigt an:
*Mischen von 1 ccm Sandelöl bei 20° mit 5 bis 7 ccm 70%igem Alkohol. Es muß sich klar lösen. Die Lösung muß auch nach weiterem Zusatz dieses Alkohols klar bleiben.	**Fremde Öle** durch eine Trübung der Lösung.
Erhitzen von 5 g Sandelöl mit 5 g Essigsäureanhydrid und 1 g wasserfreiem Natriumazetat im Azetylierungskölbchen 1 Stunde lang zum Sieden[1]. Nach dem Erkalten Zugabe von 20 ccm Wasser; Erwärmen des Gemisches unter wiederholtem, kräftigem Umschütteln $^1/_4$ Stunde lang auf dem Wasserbad. Überführen in einen Scheidetrichter. Trennen des Öls von der wäßrigen Flüssigkeit, Waschen mit Wasser, bis dieses Lackmuspapier nicht mehr rötet, Trocknen mit 1,5 g getrocknetem Natriumsulfat und Filtrieren.	**Vorschriftsmäßigen Gehalt,** wenn hierfür für je 1,5 g des azetylierten Öles mindestens 10,5 ccm weingeistige $^1/_2$-Normal-Kalilauge verbraucht werden, so daß zum Zurücktitrieren 9,5 ccm $^1/_2$-Normal-Salzsäure erforderlich sind, was einem Mindestgehalt von 90,3% Gesamt-Santalol entspricht.

Die Berechnung des Santalolgehalts erfolgt nach der von GILDEMEISTER und HOFFMANN aufgestellten Formel:

Prozentgehalt des ätherischen

$$\text{Öls} = \frac{a \cdot 220,2}{20\,(s - a \cdot 0,021)},$$

$a =$ ccm $^1/_2$-Normal-Kalilauge,

$s =$ angewandte Menge des azetylierten Öls in Gramm.

Versetzen von etwa 1,5 g des azetylierten Öls (genau gewogen) mit 3 ccm Weingeist, 2 Tropfen Phenolphthaleinlösung und tropfenweise mit weingeistiger $^1/_2$-Normal-Kalilauge, bis eine bleibende Rötung eintritt.

Erhitzen der Mischung mit 20 ccm weingeistiger $^1/_2$-Normal-Kalilauge am Rückflußkühler 1 Stunde lang auf dem Wasserbad. Nach dem Erkalten Zusatz von 1 ccm Phenolphthaleinlösung und Titration mit $^1/_2$-Normal-Salzsäure bis zum Verschwinden der Rotfärbung.

Santaloltafel[2].

90,0%

g	ccm
1	7,00
2	1399
3	2099
4	2799
5	3498
6	4198
7	4898
8	5597
9	6297

[1] Siehe Ol. Citronellae Anm. 1, 2 (Santalol = $C_{15}H_{23}OH$).
[2] Erläuterung s. S. 10 bis 11.

Von den häufigen Verfälschungsmitteln zeigt das minderwertige westindische Sandelöl eine Rechtsdrehung, Zedernholzöl setzt die Dichte herab, niedriger siedende Zusätze müssen sich bei der Destillation bemerkbar machen, unkorrekte Herstellung und zu hohes Alter vermindern die Löslichkeit im 70%igen Alkohol.

Oleum Sinapis — Senföl.
Synthetisches Allylsenföl.

Gehalt: Mindestens 97% Allylsenföl ($C_3H_5 \cdot NCS$. Mol.-Gew.: 99,12). Es ist eine stark lichtbrechende, optisch inaktive, farblose oder gelbliche, bei längerem Aufbewahren sich gelb färbende Flüssigkeit. Es besitzt einen scharfen, zu Tränen reizenden Geruch.

Dichte: 1,015 bis 1,020.

Prüfung durch:

*Mischen von 1 ccm Senföl mit 0,5 ccm 90%-igem Alkohol. Es muß eine klare Lösung geben.

Lösen von etwa 1 g Senföl (genau gewogen) in einem Meßkölbchen von 50 ccm Inhalt mit Weingeist und Auffüllen damit bis zur Marke. Mischen von 5 ccm dieser weingeistigen Lösung in einem Meßkölbchen von 100 ccm Inhalt mit 10 ccm Ammoniakflüssigkeit und 50 ccm $^1/_{10}$-Normal-Silbernitratlösung. Aufsetzen eines kleinen Trichters und Erhitzen der Mischung 1 Stunde lang auf dem Wasserbad. Nach dem Abkühlen Auffüllen mit Wasser auf 100 ccm. Filtrieren, Versetzen von 50 ccm des Filtrats mit 6 ccm Salpetersäure und 5 ccm Ferriammoniumsulfatlösung. Titration mit $^1/_{10}$-Normal-Ammoniumrhodanidlösung bis zum Farbumschlag[1].

Zeigt an:

Reinheit durch eine klare Lösung.

Vorschriftsmäßigen Gehalt, wenn hierbei für je 0,05 g Senföl mindestens 9,8 ccm $^1/_{10}$-Normal-Silbernitratlösung verbraucht werden, so daß zum Zurücktitrieren höchstens 15,2 ccm $^1/_{10}$-Normal-Ammoniumrhodanidlösung erforderlich sind, was einem Mindestgehalt von 97% Allylsenföl entspricht. 1 ccm $^1/_{10}$-Normal-Silbernitratlösung = 0,004956 g Allylsenföl, 98 ccm = 70,04857 g Allylsenföl entsprechend 97,14%.

Senföltafel[2].

g	ccm
1	196
2	391
3	597
4	793
0,05	9,79
6	1174
7	1370
8	1566
9	1761

Zur Berechnung aus der Formel $\frac{g}{F}\,T$; $\log T = 29164$.

Aufbewahrung: Vorsichtig und *vor Licht geschützt*.

[1] Siehe Charta sinapisata Anm. 1 bis 3.
[2] Erläuterung s. S. 10 bis 11.

Die Bestimmung nach dem DAB 6 gibt bei allen Senfölbestimmungen zu hohe Werte, vor allem beim Senföl selbst. Besser ist die jodometrische Bestimmung nach dem Schweizerischen Arzneibuch 5. Ausgabe.

Oleum Terebinthinae — Terpentinöl.

Das ätherische Öl der Terpentine verschiedener Pinus-Arten. Es ist eine farblose oder schwach gelbliche, leicht bewegliche Flüssigkeit von eigenartigem und scharfem, kratzendem Geschmack. Es ist optisch aktiv, je nach Herkunft rechts- oder linksdrehend ($\alpha_D^{20°} = +15°$ bis $-40°$.)

Dichte: 0,855 bis 0,872.

Prüfung durch:

Destillation von 50 ccm Terpentinöl. Es müssen zwischen 155 und 165° mindestens 40 ccm übergehen. Unterhalb 150° dürfen keine Anteile übergehen.

*Mischen von 1 ccm Terpentinöl mit 12 ccm 90%igem Alkohol. Es muß sich klar lösen.

*Übergießen eines erbsengroßen Stücks Kaliumhydroxyd in einem Probierrohr mit 3 ccm frisch destilliertem Terpentinöl. Nach 4 Stunden darf weder das Kaliumhydroxyd noch die Flüssigkeit gelbbraun oder braun gefärbt sein.

Erhitzen von 1 g Terpentinöl 2 Stunden lang in einer gewogenen flachen Porzellanschale auf dem Wasserbad. Der Rückstand darf höchstens 0,03 g betragen.

Zeigt an:

Vorschriftsmäßige Zusammensetzung durch das beschriebene Verhalten. Benzin, Benzol und Petroleum würden unterhalb 150° übergehen.

Mineralöle, fremde Kohlenwasserstoffe durch unvollständige Lösung.

Kienöle durch eine Färbung des Kaliumhydroxyds oder der Flüssigkeit[1].

Terpentin, Mineralöle, Kopalöle durch einen höheren Rückstand als 0,03 g.

[1] Einigermaßen eindeutig ist nach H. Thoms und F. Unger (Arch. f. Pharmaz. 1926, S. 593) die Prüfung auf Kienöle mittels Kaliumhydroxyd: „Da diese Probe aber auch auf verharzte Öle anspricht, ist es nötig, das Terpentinöl vorher frisch zu destillieren." — Eine gelbe Färbung des KOH tritt nach unseren Erfahrungen hier meist ein.

Oleum Terebinthinae rectificatum —
Gereinigtes Terpentinöl.

Gereinigtes Terpentinöl ist eine farblose Flüssigkeit von eigenartigem Geruch und scharfem, kratzendem Geschmack.

Siedepunkt: 155 bis 162°.

Dichte: 0,855 bis 0,865.

Prüfung durch:

*Schütteln von 5 ccm gereinigtem Terpentinöl mit getrocknetem Natriumsulfat.

Zeigt an:

Verharztes Öl, Kienöle durch trübe Lösungen.

Über die Löslichkeitsprüfung in Petroläther berichten H. Thoms und F. Unger[1]: „Als bestes Kriterium, ob gutes, unzersetztes Öl vorliegt, erwies sich neben der KOH-Probe das Verhalten gegen Petroläther.

Während rektifizierte wie einfach destillierte Terpentinöle sich darin klar lösten, zeigte die Petrolätherlösung fast sämtlicher länger aufbewahrten Öle Opaleszenz, eventuell Trübung.''

Mischen von 1 ccm davon mit 5 ccm Petroläther. Es muß sich klar lösen.

Weiterer Zusatz von Petroläther. Die Lösung muß klar bleiben.

*Übergießen eines erbsengroßen Stückes Kaliumhydroxyd in einem Probierrohr mit 3 ccm gereinigtem Terpintinöl. Nach 4 Stunden darf weder das Kaliumhydroxyd noch die Flüssigkeit gelbbraun oder braun gefärbt sein.

Kienöle durch eine gelbbraune Färbung.

Lösen von 2,5 g gereinigtem Terpentinöl in 20 ccm absolutem Alkohol. Nach Zusatz von 3 Tropfen Phenolphthaleinlösung dürfen höchstens 0,3 ccm $^1/_{10}$-Normal-Kalilauge bis zur bleibenden Rötung verbraucht werden.

Säuren durch einen höheren Verbrauch an $^1/_{10}$-Normal-Kalilauge.

Erhitzen von 2 g gereinigtem Terpentinöl 2 Stunden lang in einer gewogenen flachen Porzellanschale auf dem Wasserbad. Der Rückstand darf höchstens 0,005 g betragen.

Terpentin, Mineralöle, Kopalöle durch einen höheren Rückstand als 0,005 g.

[1] THOMS, H., und UNGER, F.: Archiv 1926, S. 596.

Oleum Thymi — Thymianöl.

Gehalt: Mindestens 20 Vol.-% Thymol und Karvakrol.

Das ätherische Öl der Blätter und Blüten von Thymus vulgaris Linné. Es ist eine farblose, gelbliche oder schwach rötliche Flüssigkeit von stark würzigem Geruch und Geschmack.

Dichte: Mindestens 0,895.

Prüfung durch:

*Mischen von 1 ccm Thymianöl mit 3 ccm einer Mischung von 4 ccm absolutem Alkohol und 1 ccm Wasser. Es muß sich klar lösen.

Zeigt an:

Reinheit durch eine klare Lösung.

Kräftiges Schütteln von 5 ccm Thymianöl in einem Kassiakölbchen mit 50 ccm einer Mischung von 35 ccm Natronlauge und 70 ccm Wasser. Zugabe von so viel der gleichen Mischung, daß das nicht gebundene Öl in den graduierten Hals des Kölbchens tritt. Stehenlassen so lange, bis sich das Öl von der wäßrigen Flüssigkeit vollkommen getrennt hat.

Vorschriftsmäßigen Gehalt an Thymol und Karvakrol, wenn die Ölschicht höchstens 4 ccm beträgt, was einem Mindestgehalt von 20 Vol.-% Thymol und Karvakrol entspricht[1].

[1] $C_{10}H_{14}O + NaOH = C_{10}H_{13}ONa + H_2O.$
Thymol
Karvakrol

Diese Bestimmung soll den Gehalt an Phenolen erweisen, von denen das Thymol das wichtigste ist. In vielen Ölen ist neben dem Thymol auch das isomere Karvakrol enthalten. Ist das Thymianöl mit Terpentinöl verschnitten, so sinkt der Phenolgehalt leicht unter die vorgeschriebene Grenze. Das erkennt man durch das Schütteln mit verdünnter Natronlauge, welche die Phenole als Phenolate fast vollständig herauslöst und die Nichtphenole zurückläßt. Da von 5 ccm Thymianöl höchstens 4 ccm bei dieser Behandlung ungelöst zurückbleiben dürfen, müssen mindestens 20 Vol.-% Phenole (1 ccm) vorhanden und in Lösung gegangen sein.

Oleum Valerianae — Baldrianöl.

Das ätherische Öl der Wurzeln von Valeriana officinalis Linné, var. angustifolia Miquel. Das im Handel befindliche Baldrianöl ist immer aus der japanischen Wurzel gewonnen, wie auch aus der obengenannten Stammpflanze hervorgeht. Die europäische Wurzel nämlich von Valeriana officinalis L. ist einerseits zu teuer, enthält andererseits auch sehr geringe Anteile an ätherischem Öl, bis 1%. Die japanische Wurzel dagegen ist viel reicher an ätherischem Öl, enthält davon etwa 8%[1]. Es ist eine gelbliche bis bräunliche, ziemlich bewegliche, optisch aktive ($\alpha_{\mathrm{D}}^{20^\circ}$ = —20° bis —35°) Flüssigkeit von nicht unangenehmem, baldrianartigem Geruch und bitterem Geschmack.

Dichte: 0,955 bis 0,999.

Säurezahl: Nicht über 19,6.

Esterzahl: 92,6 bis 137,5.

Prüfung durch:	Zeigt an:
*Mischen von 1 ccm Baldrianöl mit 2,5 ccm einer Mischung von 4 ccm absolutem Alkohol und 1 ccm Wasser. Es muß sich klar lösen oder darf nur Opaleszenz zeigen.	**Reinheit** durch eine klare oder höchstens opalisierende Lösung.
Titrieren einer Lösung von 1 g Baldrianöl in 10 ccm Weingeist, der zuvor mit einigen Tropfen Phenolphthaleinlösung und mit $^1/_{10}$-Normal-Kalilauge bis zur eben erkennbaren Rötung versetzt wurde, vermittelst weingeistiger $^1/_2$-Normal-Kalilauge.	**Die vorgeschriebene Säurezahl,** wenn hierzu nicht mehr als 0,7 ccm $^1/_2$-Normal-Kalilauge verbraucht werden. 1 ccm $^1/_2$-Normal-Kalilauge = 28,055 mg KOH; 0,7 ccm = 19,64 mg KOH.
Zusatz von weiteren 20 ccm weingeistiger $^1/_2$-Normal-Kalilauge. Erhitzen 1 Stunde lang am Rückflußkühler auf dem Wasserbad. Nach dem Erkalten Zusatz von 1 ccm Phenolphthaleinlösung, Titration mit $^1/_2$-Normal-Salzsäure bis zum Verschwinden der Rotfärbung.	**Die vorgeschriebene Esterzahl,** wenn hierzu nicht mehr als 16,7 ccm und nicht weniger als 15,1 ccm $^1/_2$-Normal-Salzsäure verbraucht werden, so daß zur Spaltung der Ester 3,3 bis 4,9 ccm $^1/_2$-Normal-Kalilauge verbraucht wurden, entsprechend 92,58 bis 137,47 mg KOH.

[1] Siehe THOMS, H., und UNGER, F.: Archiv 1926, S. 598.

Olea medicata — Arzneiliche Öle.

Zubereitungen, die Arzneistoffe in fetten Ölen gelöst enthalten.

Oleum camphoratum -- Kampferöl.

Gehalt: 10% Kampfer.

Es ist gelb und riecht nach Kampfer.

Prüfung durch:	Zeigt an:
*2stündiges Erhitzen von 5 g Kampferöl in einer tarierten flachen Porzellanschale auf dem Wasserbad.	**Richtigen Gehalt an Kampfer,** wenn der Gewichtsverlust annähernd 0,5 g beträgt.

Oleum camphoratum forte — Starkes Kampferöl.

Gehalt: 20% Kampfer.

Es ist gelb und riecht stark nach Kampfer.

<table>
<tr><td>

Prüfung durch:

*3stündiges Erhitzen von 5 g starkem Kampferöl in einer tarierten, flachen Porzellanschale auf dem Wasserbad.

</td><td>

Zeigt an:

Richtigen Gehalt an Kampfer, wenn der Gewichtsverlust annähernd 1 g beträgt.

</td></tr>
</table>

Oleum Chloroformii — Chloroformöl.

Klare, gelbe, nach Chloroform riechende Flüssigkeit.

<table>
<tr><td>

Prüfung durch:

*Halbstündiges Erhitzen von 2 g Chloroformöl in einer flachen, tarierten Porzellanschale auf dem Wasserbade.

</td><td>

Zeigt an:

Richtigen Gehalt an Chloroform, wenn es 1 g an Gewicht verliert.

</td></tr>
</table>

Oleum Hyoscyami — Bilsenkrautöl.

Braungrünes Öl, eigenartig nach Bilsenkraut riechend.

Opium — Opium.

Gehalt des bei 60° getrockneten Opiums mindestens 12% Morphin ($C_{17}H_{19}O_3N$. Mol.-Gew.: 285,2).

Der durch Anschneiden der unreifen Früchte von Papaver somniferum Linné gewonnene, an der Luft eingetrocknete Milchsaft. Opium kommt in Form verschieden großer, rundlicher, mehr oder weniger abgeplatteter, in Mohnblätter gehüllter, meist mit den Früchten von Rumex-Arten bestreuter Stücke in den Handel. Diese sind innen dunkelbraun, hier und da mit helleren Körnern durchsetzt, in frischem Zustand weich und zähe; mit der Zeit werden sie durch Austrocknen hart und spröde und brechen dann uneben. Der Geruch des Opiums ist eigenartig, betäubend, der Geschmack stark bitter und etwas scharf.

Zur Herstellung von Opiumpulver sind die Kuchen von den Rumexfrüchten und den derben Blattrippen zu befreien, zu zerschneiden und bei einer 60° nicht übersteigenden Temperatur zu trocknen.

<table>
<tr><td>

Prüfung durch:

Betrachten des Opiums unter dem Mikroskop.

</td><td>

Zeigt an:

Neben **strukturlosen Massen** lassen sich geringe Mengen von Stückchen der **Mohnblätter** und Stückchen der Oberhaut der **Mohnfrüchte** erkennen, die aus fünf- bis sechseckigen Zellen mit stark verdickten Wänden besteht und hin und wieder **Spaltöffnungen** zeigt.

</td></tr>
</table>

Bestimmung des Morphingehalts des Opiums[1]. Anreiben von 3,5 g mittelfein gepulvertem Opium mit 3,5 g Wasser, Spülen mit Wasser in ein trockenes, gewogenes Kölbchen, weiterer Zusatz von Wasser, bis der Inhalt des Kölbchens 31,5 g beträgt und Stehenlassen unter öfterem Umschütteln 1 Stunde lang. Hierauf Filtrieren der Flüssigkeit durch ein trockenes Faltenfilter von 8 cm Durchmesser, Abwägen von 21 g des Filtrats (= 2,44 g Opium) in ein trockenes Kölbchen, Zusatz von 1 ccm einer Mischung von 17 g Ammoniakflüssigkeit und 83 g Wasser unter Vermeidung starken Schüttelns, sofortiges Filtrieren des Gemischs durch ein trockenes Faltenfilter von 8 cm Durchmesser in ein Kölbchen, Abwägen von 18 g des Filtrats (= 2 g Opium) und Versetzen unter Umschwenken mit 5 ccm Essigäther und noch 2,5 ccm der Mischung von 17 g Ammoniakflüssigkeit und 83 g Wasser, Schütteln des Inhalts 10 Minuten lang, Zufügen von 10 ccm Essigäther und Stehenlassen unter zeitweiligem, leichtem Umschwenken ¼ Stunde lang.

Hierauf möglichst vollkommenes Abgießen der Ätherschicht auf ein glattes Filter von 7 cm Durchmesser, Zusatz von 5 ccm Essigäther zu der im Kölbchen zurückbleibenden wäßrigen Flüssigkeit, Bewegen der Mischung einige Augenblicke, erneutes Aufgießen der Ätherschicht aufs Filter. Nach Ablauf Stehenlassen, bis das Filter lufttrocken ist, dann Aufgießen der wäßrigen Lösung ohne Rücksicht auf die an den Wänden des Kölbchens haftenden Kristalle, dreimaliges Nachspülen des Filters und des Kölbchens mit je 2,5 ccm äthergesättigten Wassers, gutes Auslaufenlassen des Kölbchens und vollständiges Abtropfen des Filters, Trocknen beider bei 100°.

Lösen der Morphinkristalle in 10 ccm $^1/_{10}$-Normal-Salzsäure[2], Eingießen der Lösung in einen Titrier-Kolben, sorgfältiges Waschen des Kölbchens und Stöpsels und des Filters mit Wasser und Verdünnen der Lösung auf etwa 50 ccm. Zusatz von 2 Tropfen Methylrotlösung und Titration mit $^1/_{10}$-Normal-Kalilauge bis zum Umschlag.

Es dürfen höchstens 1,6 ccm $^1/_{10}$-Normal-Kalilauge, mindestens 8,4 ccm $^1/_{10}$-Normal-Salzsäure zur Sättigung des vorhandenen Morphins verbraucht werden. 1 ccm $^1/_{10}$-Normal-Salzsäure = 0,02852 g Morphin, 8,4 ccm = 0,2395 g Morphin, welche in 2 g Opium mindestens enthalten sein müssen. 100 g Opium müssen daher mindestens 50 · 0,2395 = 11,97 g Morphin enthalten.

Prüfung durch:	Zeigt an:
Zugabe von 5 ccm der zum Titrieren benutzten wäßrigen salzsauren Morphinlösung einer Lösung eines Körnchens Kaliumferrizyanid in 10 ccm Wasser, der 1 Tropfen Eisenchloridlösung und einige Tropfen Salzsäure zugesetzt sind.	**Morphinreaktion** durch einen Umschlag der braunroten Farbe der Reagenzlösung in Blau.

Aufbewahrung: Vorsichtig.

[1] Es ist bekannt, daß bei dem Arbeiten nach der Arzneibuchvorschrift das restlose Aufbringen der Essigätherschicht auf das Filter so gut wie unmöglich ist und sich die Filtration dadurch sehr langwierig gestaltet. Es hat sich auch gezeigt, daß bei den Bestimmungen nach dem Deutschen Arzneibuch etwas zu hohe Werte erhalten werden, weil das Filter auch geringe Mengen anderer basischer Bestandteile des Reaktionsgemenges, so vor allem Kalzium-Ammoniummekonat, zurückhält, ein Salz, das gegen Methylrot basische Reaktion aufweist. Die Schwierigkeiten dieses Teiles der Bestimmungsmethode lassen sich umgehen, wenn man der von THEODOR BÖHM modifizierten Methode von HAIRS folgend die zur Abscheidung des Morphins bestimmte Flüssigkeit in einen Schütteltrichter von 100 bis 150 ccm Inhalt bringt, bei dem zuvor der zwischen dem Hahn und dem bauchigen Teil befindliche enge Teil durch einen Wattebausch fest verstopft worden ist. Man fügt 10 ccm Essigäther und die vom Arzneibuch vorgesehene Menge der verdünnten Ammoniakflüssigkeit zu, schüttelt, wie vorgesehen, ohne weitere Essigätherzugabe, setzt dann den Schütteltrichter vermittels eines Gummistopfens auf ein Saugkölbchen und saugt mit der Wasserstrahlpumpe die gesamte über den Morphinkristallen stehende Flüssigkeit ab. Zum Nachwaschen leistet Wasser die gleichen Dienste wie mit Äther gesättigtes Wasser. Nachdem der Hahn geschlossen worden ist, fügt man, ohne vorher zu trocknen, die vorgeschriebene Menge $^1/_{10}$-Normal-Salzsäure hinzu, titriert in dem Schütteltrichter und berechnet nach der Vorschrift des Arzneibuchs.

Diese Methode gibt sehr gleichmäßige Werte, die jedoch *für je* 10% *Morphin etwa 0,5 bis 0,6% unter den Arzneibuchwerten liegen.*

[2] $C_{17}H_{19}NO_3 + HCl = C_{17}H_{19}NO_3 \cdot HCl$.
Morphin   36,47   Morphinhydro-
285,2   chlorid

Opium concentratum — Opiumkonzentrat.

Die mit Morphinhydrochlorid auf einen Gehalt von 48 bis 50% Morphin eingestellten salzsauren Gesamt-Alkaloide des Opiums. Es ist ein hellbraunes bis schwach rötlichbraunes Pulver, in etwa 15 Teilen Wasser und leicht in Weingeist löslich, in Äther und Chloroform unlöslich. Die wäßrige Lösung ist rotbraun, schmeckt bitter, schäumt stark beim Umschütteln, verändert Kongopapier nicht und rötet Lackmuspapier schwach.

Zur Prüfung sind erforderlich: 0,8 g Opiumkonzentrat und 30 ccm wäßrige Lösung (1 + 49).

Prüfung durch:	Zeigt an:
*Versetzen von 5 ccm der Lösung (1 + 49) mit Natriumazetatlösung.	**Identität** durch Abscheidung eines flockigen Niederschlags.
Versetzen von 10 ccm der Lösung (1 + 49) in einem kleinen Scheidetrichter mit 0,2 g Natriumbikarbonat und mit 10 ccm einer Lösung von 1 Teil Phenol in 4 Teilen Chloroform. Schütteln einige Minuten lang. Nach völligem Absetzen Ablassen der Chloroform-Phenol-Lösung; Versetzen der wäßrigen Schicht mit 10 ccm Äther; kräftig Schütteln. Nach dem Absetzen Ansäuern von 5 ccm der wäßrigen Lösung mit Salzsäure und Zusatz von 1 Tropfen Eisenchloridlösung. Sie darf keine rote Färbung annehmen.	**Mekonsäure** durch eine rote Färbung[1].
Versetzen von 15 ccm der Lösung (1 + 49) mit 1 ccm Salpetersäure und 7,0 ccm $^1/_{10}$-Normal-Silbernitratlösung, Erwärmen auf dem Wasserbad bis zum Absetzen des gebildeten Niederschlags, nach dem Erkalten Filtrieren. Erneutes Versetzen des Filtrats mit 1 ccm $^1/_{10}$-Normal-Silbernitratlösung. Es muß wiederum eine Fällung entstehen. Erwärmen der Flüssigkeit auf dem Wasserbad bis zum Absetzen des gebildeten Niederschlags, nach dem Erkalten Filtrieren. Erneuter Zusatz von $^1/_{10}$-Normal-Silbernitratlösung. Es darf keine Trübung mehr entstehen.	Den **richtigen Salzsäuregehalt** von 8,6 bis 9,7% durch das angedeutete Verhalten. 7,1 bis 8,0 ccm $^1/_{10}$-Normal-Silbernitratlösung = 0,0259 bis 0,0292 g Salzsäuregas. Diese sollen in 15 ccm Lösung (1 + 49) = 0,3 g Opiumkonzentrat enthalten sein, was einem Gehalt von 8,6 bis 9,7% entspricht.
Trocknen von 0,2 g Opiumkonzentrat bei 100° in einem gewogenen Tiegel. Sie dürfen höchstens 0,018 g an Gewicht verlieren.	**Unzulässigen Wassergehalt,** wenn der Trockenrückstand mehr als 0,018 g beträgt.
Verbrennen des getrockneten Präparats. Es darf keinen wägbaren Rückstand hinterlassen.	**Anorganische Beimengungen** durch einen wägbaren Glührückstand.

Gehaltsbestimmung: Löschen von 1,2 g gebranntem Kalk in einer mit einem Pistill versehenen, gewogenen Porzellanschale mit 0,5 ccm Wasser. Zugabe von 0,6 g Opiumkonzentrat, die vorher in einem kleinen Kölbchen unter gelindem Erwärmen in 5 ccm Wasser gelöst wurden, unter Verreiben. Allmähliches Verdünnen mit weiteren 20 ccm Wasser, die zuvor zum Ausspülen des Kölbchens dienten. Bedecken der Porzellanschale mit einem Uhrglas. Nach halbstündigem Stehen Ergänzen des Gewichts des Schaleninhalts auf 31,2 g, gut Durchmischen, Filtrieren durch ein trockenes Faltenfilter von 7 cm Durchmesser. Versetzen von 25 g des Filtrats (= 0,5 g Opiumkonzentrat) in einem Arzneiglas von 50 ccm Inhalt mit 2,5 ccm Weingeist und 12,5 ccm Äther, Schütteln, Zugabe von 0,5 g Ammoniumchlorid, 10 Minuten lang kräftig Schütteln. Nach 12- bis 18stündigem Stehen möglichst vollständiges Aufbringen der Ätherschicht auf ein glattes Filter von 6 cm Durchmesser, Zugabe weiterer 10 ccm Äther zu der in dem Arzneiglas zurückgebliebenen wäßrigen Flüssigkeit. Bewegen der Mischung einige Augenblicke lang und wiederum Verbringen der Ätherschicht auf das Filter. Nach dem Ablaufen der ätherischen Flüssigkeit Stehenlassen, bis das Filter lufttrocken geworden ist. Aufgießen der wäßrigen Flüssigkeit, ohne auf die an den Wänden des Arzneiglases haftenden Kristalle Rücksicht zu nehmen, auf das Filter, Nachspülen von Arzneiglas und Filter dreimal mit je 5 ccm äthergesättigtem Wasser. Nachdem das Arzneiglas gut ausgelaufen und das Filter vollständig abgetropft ist, Trocknen beider bei 100°.

Dann Auflösen der Morphinkristalle in 10 ccm $^1/_{10}$-Normal-Salzsäure, Filtrieren der Lösung in ein Kölbchen, sorgfältiges Nachwaschen von Filter, Arzneiglas und Stopfen mit Wasser und Verdünnen der Lösung auf etwa 50 ccm. Nach Zusatz von 2 Tropfen Methylrotlösung Titration vermittels Feinbürette mit $^1/_{10}$-Normal-Kalilauge bis zum Farbumschlag. Es dürfen nicht mehr als 2,20 und nicht weniger als 1,85 ccm $^1/_{10}$-Normal-Kalilauge verbraucht werden, so daß mindestens 7,80 und höchstens 8,15 ccm $^1/_{10}$-Normal-Salzsäure zur Sättigung des vorhandenen Morphins erforderlich sind, was unter Berücksichtigung der vorzunehmenden Korrektur von 3,5% einem Gehalt von 48 bis 50% Morphin entspricht. 1 ccm $^1/_{10}$-Normal-Salzsäure = 0,02852 g Morphin. 7,80 bis 8,15 ccm $^1/_{10}$-Normal-Salzsäure = 0,22246 bis 0,23244 g Morphin oder gleich 44,49 bis 46,49%. Der Morphinverlust durch das Waschen mit äthergesättigtem Wasser usw. beträgt erfahrungsgemäß 3,5% vom Gesamtmorphin, so daß sich insgesamt 48 bis 50% Morphin ergeben.

Aufbewahrung: Vorsichtig.

[1] Durch die beiden Ausschüttlungen werden sämtliche Alkaloide aus der wäßrigen Lösung, nicht aber etwa vorhandene Mekonsäure entfernt.

Opium pulveratum — Opiumpulver.

Gehalt: 10% Morphin ($C_{17}H_{19}O_3N$. Mol.-Gew.: 285,2).

Nach Bestimmung des Morphingehalts des Pulvers wird es durch Mischen mit einem Gemenge von 6 Teilen Milchzucker und 4 Teilen Reisstärke auf einen Gehalt von 10% Morphin gebracht.

Mikroskopische Prüfung des Opiumpulvers: Neben strukturlosen Massen dürfen nur die zugesetzte **Reisstärke,** die aus kleinen fünf- und sechseckigen Zellen mit stark verdickten Wänden und wenigen großen Spaltöffnungen versehenen **Epidermiszellen der Mohnfrüchte** sowie die aus dünnwandigen, vieleckigen Zellen bestehende, spaltöffnungsfreie **Epidermis der Blattoberseite** und die mit schwach wellig gebogenen Zellwänden und zahlreichen, großen Spaltöffnungen versehene **Epidermis der Unterseite des Mohnblatts** und Spuren des Mesophylls und der Leitbündel des Mohnblatts enthalten sein. Bringt man eine stecknadelkopfgroße Menge Opiumpulver in einen auf einem Objektträger befindlichen Tropfen **Gerbsäurelösung** und bedeckt mit einem Deckglas, so sieht man bei etwa 100facher Vergrößerung an den Opiumschollen das Auftreten von haarförmigen Gebilden, Blasen und Niederschlägen.

Prüfung durch:	Zeigt an:
Trocknen von 1 g Opiumpulver bei 100° in einem tarierten Wägeglas; es darf höchstens 0,08 g an Gewicht verlieren.	Zu **große Feuchtigkeit** durch einen größeren Gewichtsverlust als 0,08 g.

Die Bestimmung des **Morphingehalts** geschieht auf gleiche Weise wie beim Opium. Zum Zurücktitrieren dürfen nicht mehr als 3,13 und nicht weniger als 2,85 ccm $^1/_{10}$-Normal-Kalilauge verbraucht werden, so daß 6,87 bis 7,15 ccm $^1/_{10}$-Normal-Salzsäure zur Sättigung des vorhandenen Morphins verbraucht wurden. 1 ccm $^1/_{10}$-Normal-Salzsäure = 0,02852 g Morphin, 6,87 bis 7,15 ccm = 0,1959 bis

0,2039 g Morphin, welche in 2 g Opiumpulver enthalten sein müssen. 100 g Opiumpulver müssen daher 50 · 0,1959 bis 0,2039 = 9,8 bis 10,2 g Morphin enthalten.

Papaverinum hydrochloricum — Papaverinhydrochlorid.

$(C_{20}H_{21}O_4N)HCl$. Mol.-Gew.: 375,6.

Weißes, geruchloses Kristallpulver von schwach bitterlichem, hinterher brennendem Geschmack. In 40 Teilen Wasser langsam, in Weingeist auch beim Erwärmen schwer löslich. Die Lösungen röten Lackmuspapier.

Schmelzpunkt: Ungefähr 210°.

Prüfung durch:	Zeigt an:
Versetzen von je 5 ccm der Lösung (1 + 49) *a) nach Zusatz von Salpetersäure mit Silbernitratlösung,	**Identität** durch einen weißen, käsigen Niederschlag.
*b) mit Natriumazetatlösung.	**Identität** durch eine milchige Trübung, die sich beim Umschütteln klärt, indem sich an den Gefäßwandungen harzige Massen ansetzen, die nach etwa $^1/_2$ Stunde kristallinisch erstarren[1].
Auswaschen der Kristalle mit wenig Wasser, Trocknen und Schmelzpunktsbestimmung.	**Identität** durch den Schmelzpunkt von 145 bis 147°.
*Auflösen von 0,01 g Papaverinhydrochlorid in 1 bis 2 ccm Schwefelsäure.	**Identität und Reinheit,** wenn es sich unter Entwicklung von Chlorwasserstoff fast farblos auflöst.
*Erwärmen der Lösung 1 Minute lang im siedenden Wasserbad.	**Identität** durch eine schwach blauviolette Färbung, die bei stärkerem Erhitzen kräftiger wird[2].
*Versetzen eines Körnchens Papaverinhydrochlorid mit einigen Tropfen Formaldehyd-Schwefelsäure.	**Identität** durch eine beim längeren Stehen sich vertiefende Rotfärbung.
Verbrennen von 0,2 g Papaverinhydrochlorid in einem gewogenen Tiegel. Sie dürfen keinen wägbaren Rückstand hinterlassen.	**Anorganische Beimengungen** durch einen wägbaren Rückstand.
Verdünnen von 5 ccm der Lösung (1 + 49) in einem Kölbchen mit 5 ccm Wasser, Versetzen mit 2,55 ccm $^1/_{10}$-Normal-Kalilauge (= 98,5% Papaverinhydrochlorid)[3]. Erwärmen der trüben Flüssigkeit auf dem Wasserbad kurze Zeit, bis sie sich unter Bildung von Papaverinkristallen geklärt hat. Zu der erkalteten Flüssigkeit Zugabe von 2 Tropfen Phenolphthaleinlösung, Titration mittels Feinbürette mit $^1/_{10}$-Kalilauge bis zum Farbumschlag.	**Vorschriftsmäßigen Reinheitsgrad,** wenn hierzu nicht weniger als 0,10 ccm und nicht mehr als 0,15 ccm $^1/_{10}$-Normal-Kalilauge verbraucht werden, so daß 2,65 bis 2,70 ccm $^1/_{10}$-Normal-Kalilauge zur Sättigung von 0,1 g Papaverinhydrochlorid erforderlich sind. 1 ccm $^1/_{10}$-Normal-Kalilauge = 0,03756 g Papaverinhydrochlorid, 2,65 bis 2,70 ccm = 0,09954 bis 0,1014 g Papaverinhydrochlorid.

Aufbewahrung: Vorsichtig.

[1] Es wird Papaverin ausgeschieden, dessen basische Eigenschaften sehr schwach sind.

[2] **Kryptopinhaltiges Papaverin** gibt diese Reaktion bereits in der Kälte.

[3] Es wird also zunächst der größte Teil des Papaverinhydrochlorids in KCl und das Phenolphthalein gegenüber nicht als Base reagierende Papaverinum purum zerlegt. Letzteres beeinflußt den Indikator nicht und wird durch eine „Verdrängungstitration" bestimmt.

Paraffinum liquidum — Flüssiges Paraffin.

Aus den Rückständen der Petroleumdestillation gewonnene, klare, farblose, nicht fluoreszierende, geruch- und geschmacklose, ölartige Flüssigkeit, die in der Kälte feste Anteile nur in geringen Mengen abscheiden darf.

Verhalten gegen Lösungsmittel: In Wasser unlöslich, in Weingeist fast unlöslich, in Äther oder Chloroform in jedem Verhältnis löslich.

Dichte: Mindestens 0,881.

Siedepunkt: Nicht unter 360°.

Zur Prüfung sind erforderlich: 31 g flüssiges Paraffin.

Prüfung durch:	Zeigt an:
*Erhitzen von 3 g flüssigem Paraffin in einem mit warmer Schwefelsäure gereinigten Glas mit 6 g Schwefelsäure unter häufigem Durchschütteln 10 Minuten lang im siedenden Wasserbad. Das Paraffin darf nicht verändert und die Säure nur wenig gebräunt werden.	**Fremde organische Stoffe** durch eine Färbung von Paraffin oder Säure[1].
*Erhitzen von 10 g flüssigem Paraffin mit 10 Tropfen Kaliumpermanganatlösung 5 Minuten lang unter gutem Umrühren in einer Porzellanschale auf dem Wasserbad. Die rote Farbe darf nicht verschwinden.	**Fremde organische Stoffe** durch eine Entfärbung der Permanganatlösung.
*Kräftiges Schütteln von 5 g flüssigem Paraffin mit 25 g Wasser von etwa 60° 1 Minute lang. Versetzen des wäßrigen Filtrats a) mit Bariumnitratlösung,	**Schwefelsäure** durch eine weiße Trübung.
b) mit Silbernitratlösung. Es darf nur durch beide Reagenzien nicht verändert werden.	
*Schütteln von 3 g flüssigem Paraffin mit 15 ccm Weingeist, Abheben und Verdunsten des Weingeistes. Es dürfen keine gelblichgefärbten Nadeln zurückbleiben.	**Nitronaphthalin** durch gelbliche nadelförmige Kristalle[2].
*Erhitzen von 5 g flüssigem Paraffin mit 3 g Natronlauge und 20 ccm Wasser unter Umschütteln zum Sieden, Abheben der wäßrigen Flüssigkeit und Übersättigen nach dem Erkalten mit Salzsäure.	**Verseifbare Fette, Harze** durch eine Ausscheidung[3].
*Schütteln von 5 g flüssigem Paraffin mit 20 g siedendem Wasser, Abheben des Wassers, Zusatz von 2 Tropfen Phenolphthaleinlösung. Es muß farblos bleiben.	**Alkalien** durch Rotfärbung.
Darauf Zusatz von 0,1 ccm $^1/_{10}$-Normal-Kalilauge. Es muß gerötet werden.	**Säuren** durch Ausbleiben der Rötung.

[1] Diese Forderung wird von vielen Handelswaren nicht erfüllt. Deshalb Vorsicht! Das zur Prüfung verwendete Reagenzglas ist vorher sorgfältig mit Schwefelsäure zu reinigen. Eine evtl. Färbung des flüssigen Paraffins ist erst nach völliger Trennung der beiden Flüssigkeiten festzustellen. Am besten erreicht man die Trennung der Flüssigkeiten, wenn man die geschüttelte, etwas „emulgierte" Mischung noch einmal kurz in das Wasserbad senkt.

[2] Nitronalphthalin dient zum „Entscheinen", d. h. zur Entfernung einer Fluoreszenz. Den Zusatz anderer Farbstoffe zum Entscheinen erkennt man an der aller-

dings oft schwachen Färbung des Weingeistes. Durch Zusatz einiger Tropfen Salzsäure kann die Färbung besser sichtbar gemacht werden, da z. B. bei Tropäolinfarbstoffen ein Umschlag von Blaßgelb nach Rosa erfolgt (KUNZ-KRAUSE: Apotheker-Ztg. 1928).

[3] Die Fette oder Harze würden verseift werden und Salzsäure würde die Fett- bzw. Harzsäure abscheiden.

Paraffinum solidum — Zeresin.

Aus Ozokerit gewonnene, feste, weiße, mikrokristallinische, auch auf frischem Bruche geruchlose Masse. Auf altem Bruche kann nämlich allmählich beim Lagern ein Geruch verschwinden, so daß Täuschungen eintreten, wenn man nicht frischen Bruch prüft.

Schmelzpunkt: 68 bis 72°.

Zur Prüfung sind erforderlich: 19 g Zeresin.

Prüfung durch:	Zeigt an:
*Erhitzen von 3 g Zeresin in einem mit warmer Schwefelsäure gereinigtem Glas mit 6 g Schwefelsäure unter häufigem Durchschütteln 10 Minuten lang im siedenden Wasserbad. Das Zeresin darf nicht verändert und die Säure nur wenig gebräunt werden.	**Fremde organische Stoffe** durch eine Bräunung von Zeresin oder Säure.
*Erhitzen von 10 g Zeresin mit 10 Tropfen Kaliumpermanganatlösung 5 Minuten lang unter gutem Umrühren in einer Porzellanschale auf dem Wasserbad. Die rote Farbe darf nicht verschwinden.	**Fremde organische Stoffe** durch Verschwinden der roten Farbe.
*Kräftiges Schütteln von 5 g geschmolzenem Zeresin mit 25 g Wasser von etwa 80° 1 Minute lang. Abheben und Filtrieren der wäßrigen Schicht. Versetzen	
a) mit Bariumnitratlösung,	**Schwefelsäure** durch eine weiße Trübung.
b) mit Silbernitratlösung. Es darf nicht verändert werden.	**Salzsäure** durch eine weiße Trübung.
*Erhitzen von 1 g Zeresin mit 3 ccm Weingeist und 2 Tropfen Phenolphthaleinlösung. Das Gemisch muß farblos bleiben.	**Alkalien** durch eine Rötung.
Zusatz von 0,1 ccm $^1/_{10}$-Normal-Kalilauge. Es muß gerötet werden.	**Säuren** durch Ausbleiben der Rötung. Diese Farbe läßt 0,25 % Schwefelsäure zu.

Paraldehyd — Paraldehyd.

$(CH_3 \cdot CHO)_3$. Mol.-Gew.: 132,10.

Klare, farblose, neutrale oder doch nur schwach sauer reagierende Flüssigkeit von eigenartigem, ätherischem, jedoch nicht stechendem Geruch und brennend kühlendem Geschmack.

Dichte: 0,992 bis 0,994.

Siedepunkt: Bei 123 bis 125°.

Erstarrungspunkt: 10 bis 11°.

Verhalten gegen Lösungsmittel: In 10 Teilen Wasser zu einer Flüssigkeit klar löslich, die auch beim Stehen keine ölartigen Tropfen abscheidet, sich aber beim Erwärmen trübt. Mit Weingeist und Äther mischt es sich in jedem Verhältnis.

Zur Prüfung sind erforderlich: Etwa 22 g Paraldehyd.

<table>
<tr><td align="center">Prüfung durch:</td><td align="center">Zeigt an:</td></tr>
<tr><td>*Auflösen von 1 g Paraldehyd in 10 ccm Wasser. Die Lösung muß klar sein.</td><td>Isovaleraldehyd, Amylalkohol durch eine trübe Lösung und Abscheiden von öligen Tropfen beim Stehen der Flüssigkeit[1].</td></tr>
<tr><td>*Erhitzen der wäßrigen Lösung.</td><td>Identität durch eine Trübung.</td></tr>
</table>

*Ansäuern der wäßrigen Lösung mit Salpetersäure und Versetzen von je der Hälfte

<table>
<tr><td>*a) mit Silbernitratlösung,</td><td>Salzsäure durch eine weiße Trübung.</td></tr>
<tr><td>*b) mit Bariumnitratlösung.</td><td>Schwefelsäure durch eine weiße Trübung.</td></tr>
<tr><td>Beide Reagenzien dürfen keine Veränderung hervorbringen.</td><td></td></tr>
<tr><td>*Versetzen einer Lösung von 5 ccm Paraldehyd in 50 ccm Wasser mit Phenolphthaleinlösung und 5 Tropfen Normal-Kalilauge. Sie muß gerötet werden.</td><td>Zu großen Säuregehalt von mehr als $0,3\%$ Essigsäure durch Ausbleiben der Rötung.</td></tr>
<tr><td>Schütteln von 6 ccm Paraldehyd mit einer Mischung von 2 ccm Kalilauge und 4 ccm Wasser und Stehenlassen 1 Stunde lang bei 15 bis 18°. Die wäßrige Schicht darf innerhalb dieser Zeit keine gelbe oder braune Farbe annehmen.</td><td>Einen unzulässigen Gehalt an Azetaldehyd durch eine gelbe oder braune Farbe der wäßrigen Schicht innerhalb einer Stunde[2].</td></tr>
<tr><td>Versetzen einer Lösung von 5 ccm Paraldehyd in 100 ccm Wasser mit 10 ccm verdünnter Schwefelsäure und dann tropfenweise mit 3,5 ccm $^{1}/_{10}$-Normal-Kaliumpermanganatlösung. Die Rotfärbung muß mindestens $^{1}/_{2}$ Minute lang bestehenbleiben.</td><td>Wasserstoffsuperoxyd und andere Per-Verbindungen durch schnelleres Verschwinden der Rotfärbung[3].</td></tr>
<tr><td>Erhitzen von 5 ccm Paraldehyd im Wasserbad in einem gewogenen Schälchen. Es darf kein fremdartiger Geruch auftreten und kein wägbarer Rückstand bleiben.</td><td>Amylverbindungen durch einen fremdartigen Geruch.
Fremde Beimengungen durch einen wägbaren Rückstand.</td></tr>
</table>

Aufbewahrung: Vorsichtig, vor Licht geschützt.

[1] Sehr wichtig ist vorstehende Prüfung, nach der Paraldehyd mit 10 Teilen Wasser eine klare und klar bleibende Lösung ergeben soll! Die Gegenwart von Amylalkohol z. B. verursacht Trübung der Lösung. Doch ist dabei streng darauf zu achten, daß die Temperatur bei dem Lösungsversuch zwischen etwa 15 und 18° gehalten wird. Denn bei höheren Temperaturen wird auch reiner Paraldehyd schwerer in Wasser löslich. Präparate, die nicht vorschriftsmäßig hergestellt oder schlecht aufbewahrt bzw. zu alt sind, zeigen einen wesentlicheren Gehalt an Essigsäure, da Paraldehyd ganz allmählich Anteile von Azetaldehyd bildet, der sich leicht zu Essigsäure oxydiert. Die Feststellung, ob das Präparat mehr als die vom Arzneibuch zugelassenen Spuren Essigsäure enthält, ist sehr wichtig, da saure Präparate sich bald weiter zersetzen und dann sehr unangenehme Wirkungen herbeiführen können!

[2] Nach einer Mitteilung von G. HEYL (Apotheker-Ztg. 1913, S. 306) ist die Kalihydratreaktion des DAB geradezu als ein vorzüglicher Gradmesser für die Güte des Paraldehyds anzusehen, da sie gestattet, aus dem Zeitraum, in dem die Färbung eintritt, auf den ungefähren Gehalt an Azetaldehyd zu schließen. Bei völlig azetaldehydfreiem Paraldehyd trat nach 24 Stunden bei 18° keine Färbung ein. Aus diesem Paraldehyd wurden Gemische mit Azetaldehyd hergestellt. Dabei trat (immer 18° Temperatur) eine leichte Gelbfärbung ein: Bei $0,2\%$ Azetaldehyd nach 60 Minuten, bei $0,3\%$ Azetaldehyd nach 40 Minuten, bei $0,5\%$ Azetaldehyd nach 20 Minuten, bei 1% Azetaldehyd nach 18 Minuten, bei 2% Azetaldehyd nach 15 Minuten, bei 3% nach 12 Minuten, bei 4% nach 10 Minuten.

³ Völlige Abwesenheit von Peroxyden bei käuflichem Paraldehyd erscheint ausgeschlossen, daher wird auch eine bestimmte $KMnO_4$-Menge zur Prüfung vorgeschrieben.

Pastae — Pasten.

Pasten zum äußerlichen Gebrauch besitzen die Konsistenz einer zähen Salbe oder eines knetbaren Teiges.

Pasten zum innerlichen Gebrauch, auch Pulpen oder Konserven sind fest oder teigartig von meist zäher Beschaffenheit.

Pasta Zinci — Zinkpaste.

Gelblichweiße Paste.

Pasta Zinci salicylata — Zinksalizylsäurepaste.

Gelblichweiße Paste.

Pastilli — Pastillen.

Sie besitzen die Gestalt von Scheiben, Täfelchen, Zylindern, Kegeln, Kugeln, Kugelabschnitten, Plätzchen, Zeltchen. Jede Pastille soll, wenn nichts anderes vorgeschrieben, 1 g schwer sein.

Pastilli Hydrargyri bichlorati — Sublimatpastillen.

Gehalt: 48,9 bis 50,9% Quecksilberchlorid ($HgCl_2$. Mol.-Gew.: 271,5).

Harte, walzenförmige, lebhaft rotgefärbte Pastillen, die nach dem Zerkleinern leicht in Wasser, in Weingeist und in Äther aber nur teilweise löslich sind. Jede einzelne Pastille wiege 1 oder 2 g.

Prüfung durch:	Zeigt an:
*Auflösen in Wasser und Eintauchen von blauem Lackmuspapier.	Den **vorgeschriebenen Gehalt an Natriumchlorid** durch die unveränderte Farbe des Lackmuspapiers[1].
Auflösen von 2 Pastillen von je 1 g Gewicht oder 1 Pastille von 2 g Gewicht[2] in Wasser, Auffüllen der Lösung auf 100 ccm, Versetzen von 20 ccm dieser Lösung mit 25 ccm $^1/_{10}$-Normal-Natriumarsenitlösung[3] und 3 g Kaliumbikarbonat, Erhitzen zum Sieden und Erhalten 5 bis 6 Minuten lang im Sieden. Nach schnellem Abkühlen Versetzen der Lösung mit 2 ccm verdünnter Salzsäure und, nach Zusatz von 5 ccm Stärkelösung, Titration des Überschusses von $^1/_{10}$-Normal-Natriumarsenitlösung mit $^1/_{10}$-Normal-Jodlösung.	Den **vorschriftsmäßigen Gehalt an Quecksilberchlorid,** wenn bis zu diesem Punkt hierbei mindestens 14,4 und höchstens 15,0 ccm $^1/_{10}$-Normal-Natriumarsenitlösung verbraucht werden, so daß zum Zurücktitrieren nicht mehr als 10,6 und nicht weniger als 10,0 ccm $^1/_{10}$-Normal-Jodlösung erforderlich sind, was einem Gehalt von 48,9 bis 50,9% Quecksilberchlorid entspricht. 1 ccm $^1/_{10}$-Normal-Natriumarsenitlösung = 0,013575 g Quecksilberchlorid, 14,4 bis 15,0 ccm = 0,1955 bis 0,2036 g Quecksilberchlorid, die in 0,4 g Pastillenmasse enthalten sind.

Sublimatpastillen müssen in verschlossenen Glasbehältern mit der Aufschrift „Gift" abgegeben werden; jede Pastille muß in schwarzem Papier eingewickelt sein, das in weißer Farbe die Aufschrift „Gift" und die Angabe des Quecksilberchloridgehalts in Gramm trägt.

Aufbewahrung: Sehr vorsichtig, vor Licht und Feuchtigkeit geschützt.

[1] $HgCl_2$ rötet Lackmuspapier, das komplexe $HgCl_2 \cdot NaCl$ bzw. $HgCl_2 \cdot 2NaCl$ nicht. Bei Gegenwart von Natriumchlorid und ähnlichen Salzen wird das $HgCl_2$ leichter in Wasser löslich; die Lösung reagiert neutral, ist weniger giftig und entsprechend auch etwas weniger wirksam.

[2] Das Arzneibuch fordert Zerreiben, Trocknen über Schwefelsäure und Wägen der Masse vor dem Lösen. Dann fordert es für je 0,4 g Pastillenmasse 14,4 bis 15,0 $1/_{10}$-Normal-Arsenitlösung. Diese Fassung muß als zu Irrtümern Anlaß gebend abgelehnt werden. Es kommt darauf an, welchen Gehalt an Quecksilberchlorid die „lufttrockenen" einzelnen Pastillen besitzen. Deshalb wird man zwei Pastillen von je 1 g Gewicht oder eine Pastille von 2 g Gewicht in Wasser lösen, die Lösung zu 100 ccm auffüllen und nach vorstehender Vorschrift weiterarbeiten. Das Resultat der Titration entspricht dann im ersten Falle zwei Fünftel einer Pastille von 1 g Gewicht, im zweiten Fall einem Fünftel einer Pastille von 2 g Gewicht. Bei solcher Arbeitsweise erscheint es freilich geboten, den praktischen Verhältnissen Rechnung zu tragen und eine Differenz von $\pm$ 5% im Quecksilberchloridgehalt der einzelnen Pastillen zuzulassen.

[3] $As_2O_3 + 2\,HgCl_2 + 2\,H_2O = Hg_2 + 4\,HCl + As_2O_5$.
Der Überschuß an arseniger Säure wird dann jodometrisch zurückgemessen. Um den störenden Einfluß des Luftsauerstoffs zu verhüten, durch den die nicht verbrauchte arsenige Säure zum Teil oxydiert wird, wird das Bikarbonat, das an sich erst zur Jodtitration der arsenigen Säure erforderlich wäre, bereits zu Anfang der Reaktion zugesetzt, und es wird zum Sieden erhitzt, wodurch Kohlensäure abgespalten wird, die den Einfluß des Luftsauerstoffs ausschaltet. Nach erfolgter Reduktion des Quecksilbers wird durch Zusatz einer genau bemessenen Menge Salzsäure das für die Jodtitration erforderliche Bikarbonat wieder regeneriert.

$$\text{Kochen}$$
$$2\,NaHCO_3 \xrightarrow{\hspace{2.5cm}} Na_2CO_3 + H_2O + CO_2$$
$$Na_2CO_3 + HCl = NaHCO_3 + NaCl.$$

Das Bikarbonat kann nicht durch Karbonat ersetzt werden, da Jod mit Karbonat unter Bildung von Hypojodid, $NaJO$, reagiert.

Pastilli Hydrargyri oxycyanati — Quecksilberoxyzyanidpastillen.

Gehalt: Annähernd 50% Quecksilberoxyzyanid, entsprechend einem Mindestgehalt von 41% Gesamt-Quecksilberzyanid [$Hg(CN)_2$, Mol.-Gew.: 252,6] oder 39,9% Gesamt-Quecksilber (Hg, Atom-Gew.: 200,6).

Harte, lebhaft blaugefärbte Pastillen zu je 1 oder 2 g, die in Wasser löslich sind und aus einer Mischung von 10 Teilen Quecksilberoxyzyanid, 4 Teilen Natriumbikarbonat und 6 Teilen Natriumchlorid bestehen sollen. Die wäßrige Lösung bläut Lackmuspapier.

Prüfung durch:	Zeigt an:
Zerreiben von 4 Pastillen zu je 1 g Gewicht oder 2 Pastillen zu je 2 g, Lösen in Wasser, Auffüllen auf 200 ccm. Versetzen von 100 ccm der Lösung mit 3 Tropfen Methylorangelösung und mit so viel Normal-Salzsäure, bis die grüne Farbe der Flüssigkeit in Violett umschlägt. Zusatz von 4 g Kaliumjodid und Titration mit Normal-Salzsäure bis zum Umschlag von Grün in Violett[1].	**Richtigen Gehalt an Quecksilberzyanid,** wenn bei dieser zweiten Titration für je 2 g Pastillenmasse mindestens 6,5 ccm Normal-Salzsäure verbraucht werden, was einem Mindestgehalt von 41% Gesamt-Quecksilberzyanid entspricht. 1 ccm Normal-Salzsäure = 0,1263 g Quecksilberzyanid, 6,5 ccm = 0,82095 g Quecksilberzyanid in 2 g Pastillenmasse[2].

Eingießen von 25 ccm der Lösung in eine Mischung von 10 ccm Natronlauge und 3 ccm Formaldehydlösung unter Umschwenken[3]. Stehenlassen unter weiterem wiederholtem Umschwenken 5 Minuten lang nach Zusatz von 10 ccm Essigsäure und von 25 ccm $^1/_{10}$-Normal-Jodlösung. Schütteln, bis das Quecksilber vollständig gelöst ist[4]. Titration mit $^1/_{10}$-Normal-Thiosulfatlösung bis zur schwachen Gelbfärbung, dann nach Zusatz einiger Tropfen Stärkelösung bis zum Umschlag.

Richtigen Quecksilbergehalt, wenn hierbei für je 0,5 g Pastillenmasse mindestens 19,9 ccm $^1/_{10}$-Normal-Jodlösung verbraucht werden, so daß zur Bindung des überschüssigen Jodes höchstens 5,1 ccm $^1/_{10}$-Normal-Natriumthiosulfatlösung erforderlich sind, was einem Mindestgehalt von 39,9% Quecksilber entspricht. 1 ccm $^1/_{10}$-Normal-Jodlösung = 0,01003 g Quecksilber, 19,9 ccm = 0,1996 g Hg, diese sollen in 0,5 g Pastillenmasse enthalten sein, in 100 g also $200 \cdot 0,1996 = 39,92$ g.

Aufbewahrung: Sehr vorsichtig und vor Licht und Feuchtigkeit geschützt.

[1] Vorgang siehe unter Hydr. oxycyan., da die Pastillen Natr. bicarb. enthalten, ist eine azidimetrische Titration des HgO nicht möglich, sondern nur die des Gesamtzyanids.

[2] Da hier wieder der Gehalt der getrockneten Pastillenmasse bestimmt werden soll, nicht aber der Gehalt der einzelnen Pastillen, gilt für diese Gehaltsbestimmung dasselbe, was bei „Pastilli Hydrargyri bichlorati" gesagt ist.

[3] Alkalische Formaldehydlösung reduziert das Hg-Salz zu Hg_2.

[4] $Hg_2 + 2 J_2 = 2 HgJ_2$.

Pastilli Santonini — Santoninpastillen.

Gehalt einer Pastille: Annähernd 0,025 g Santonin.

Prüfung durch:

Feines Pulvern von 4 Santoninpastillen, Ausziehen mit warmem Chloroform, Verdunsten des letzteren und Wägen des Rückstands nach dem Trocknen bei 100°.

Diese Gehaltsbestimmung führt man im Soxhlet-Apparat aus.

Zeigt an:

Vorschriftsmäßigen Gehalt an Santonin, wenn der Rückstand nicht weniger als 0,09 g und nicht mehr als 0,1 g beträgt.

Hinsichtlich seiner Reinheit muß der Rückstand den an Santonin gestellten Anforderungen genügen (siehe bei Santoninum).

Sind die Santoninpastillen aus Schokoladenmasse hergestellt, so ist der Verdampfungsrückstand des Chloroforms vor dem Wägen mit kaltem Petroläther vom Fett zu befreien.

Pellidol — Pellidol.

Diacetylamino-azotoluol.

$$C_6H_3 \begin{cases} N = N(C_6H_4)CH_3 & [1, 2] \quad [1] \\ CH_3 & [3] \\ N(CO \cdot CH_3)_2 & [4] \end{cases}$$

Mol.-Gew. 309,2

Blaßziegelrotes Pulver von schwach säuerlichem Geruch.

Verhalten gegen Lösungsmittel: Unlöslich in Wasser, löslich in Weingeist, Äther oder Chloroform, in Ölen, Fetten sowie in Vaselin.

Schmelzpunkt: 74 bis 76°.
Zur Prüfung sind erforderlich: 0,9 g Pellidol.

Prüfung durch:	Zeigt an:
Lösen von 0,2 g Pellidol in 3 g Weingeist, Versetzen mit 4 Tropfen Schwefelsäure. Kochen etwa 3 Minuten lang.	**Identität** durch Entwicklung des Geruchs des Essigäthers.
Nach dem Erkalten Abfiltrieren der orangefarbenen Kristalle, Auswaschen auf dem Filter mit 3 ccm Weingeist, Trocknen, Schmelzpunktsbestimmung.	**Identität** durch Abscheidung von Monoazetylamino-azotoluol, Schmelzpunkt 185°.
*Lösen von 0,5 g Pellidol in 5 ccm Äther. Es muß sich fast völlig lösen. Schütteln dieser Lösung mit 3 ccm Wasser. Das Wasser darf Lackmuspapier höchstens schwach röten.	**Monoazetyl-Verbindung** durch einen größeren Rückstand. **Essigsäure** durch stärkere Rötung.
Verbrennen von 0,2 g Pellidol in einem gewogenen Tiegel. Sie dürfen keinen wägbaren Rückstand hinterlassen.	**Anorganische Beimengungen** durch einen wägbaren Rückstand.

Aufbewahrung: Vor Licht und Feuchtigkeit geschützt.

Pepsinum — Pepsin.

Das aus der Schleimhaut des Magens der Schweine, Schafe oder Kälber gewonnene und mit Milchzucker gemischte Enzym.

Feines, fast weißes, nur wenig hygroskopisches Pulver, von brotartigem, süßlichem, hinterher etwas bitterem Geschmack.

Prüfung durch:	Zeigt an:
*Lösen von 0,2 g Pepsin in 20 ccm Wasser. Die Lösung sei klar oder nur schwach trübe.	**Reinheit** durch eine höchstens schwach trübe Lösung.
Zugabe einiger Tropfen Phenolphthalein-Lösung und Neutralisieren mit $^1/_{10}$-Normal-Kalilauge. Es dürfen höchstens 0,2 ccm verbraucht werden.	**Unzulässigen Säuregehalt** durch einen Verbrauch von mehr als 0,2 ccm $^1/_{10}$-Normal-Natronlauge.
Zerreiben eines erkalteten Eiweißes von einem Ei, welches 10 Minuten in kochendem Wasser gelegen hat, durch ein zur Bereitung von grobem Pulver bestimmtes Sieb. Gleichmäßige Zerteilung von 10 g des zerkleinerten Eiweißes mit 100 ccm warmem Wasser von 50° und 0,5 ccm Salzsäure, Zufügen von 0,1 g Pepsin und Stehenlassen 3 Stunden lang bei 45° unter wiederholtem Durchschütteln.	**Hinreichenden Enzymgehalt des Pepsins,** wenn das Eiweiß bis auf wenige weißgelbliche Häutchen innerhalb 3 Stunden gelöst ist[1].
Verbrennen von 0,2 g Pepsin in einem tarierten Tiegel. Es darf kein wägbarer Rückstand bleiben.	**Anorganische Beimengungen** durch einen wägbaren Rückstand.

[1] Das Pepsin des DAB 6 löst sich bei der Pepsinweinbereitung nicht in der vorgeschriebenen Mischung von Glyzerin und Wasser, sondern erst, wenn die übrigen Bestandteile, vor allem der Wein, zugesetzt sind. Ebenso ist es nicht möglich, mit diesem Pepsin des DAB 6 die gewohnte Tinctura Pepsini der Formulae Magistrales Berolinenses herzustellen usw. usw. Es ist also nicht das Enzym, das hier die unerwünschte Erscheinung der Unlöslichkeit herbeiführt, sondern lediglich das Verdünnungsmittel (der Milchzucker). Deshalb wird häufig Pepsin des DAB 5 verwandt, bei dem das Enzym meist mit einem geeigneten Gemisch von Zucker und Milchzucker verdünnt wird.

Es ist darauf zu achten, daß das Ei nicht zu alt ist, da das koagulierte Eiweiß alter Eier sehr schwer abgebaut wird. Dieselbe Schwierigkeit liegt aber häufig bei zu frischen Eiern vor.

Pericarpium Aurantii — Pomeranzenschale.

Cortex Aurantii Fructus.

Die getrocknete, äußere Schicht der Fruchtwand, welche von reifen, frischen Früchten von Citrus aurantium Linné, subspecies amara Linné, in Längsvierteln abgezogen wurde.

Pomeranzenschale besteht aus beiderseits bogig begrenzten, bis etwa 8 cm langen, bis 4 cm breiten und etwa 1,5 mm dicken, gewölbten oder unregelmäßig gebogenen Stücken mit grobhöckeriger, gelblich- bis rötlichbrauner Außen- und weißlicher, durch die durchschimmernden Ölräume stellenweise gefleckter Innenseite.

Pomeranzenschale riecht kräftig aromatisch und schmeckt würzig bitter.

Prüfung durch:	Zeigt an:
Befeuchten des Pomeranzenschalenpulvers mit Kalilauge.	**Identität** durch eine gelbe Färbung.
Verbrennen von 1 g Pomeranzenschale. Es darf höchstens 0,06 g Rückstand verbleiben.	**Minderwertige Ware** durch einen höheren Rückstand.

Mikroskopische Prüfung: Die kleinzellige **Epidermis** besteht aus **geradlinig-vieleckigen Zellen** und enthält **Spaltöffnungen** ohne Nebenzellen. In das von ihr bedeckte, derbwandige, von wenigen kleinen **Gefäßbündeln** durchzogene, mit Ausnahme der äußersten Zellen farblose und großzellige **Parenchym** eingebettet liegen bis über 1 mm große, ovale oder runde, bis fast an die Epidermis heranreichende, schizolysigene **Ölbehälter.** Das Parenchym enthält einige **Einzelkristalle von Kalziumoxalat** und vereinzelt kristallinische Klumpen von **Hesperidin,** die sich in Kalilauge mit gelber Farbe lösen. Von dem Sternparenchym der inneren Fruchtwandteile sind nur noch geringe Reste vorhanden.

Mikroskopische Prüfung des Pulvers: Pomeranzenschalenpulver ist weißlichgelb bis gelblichgrau, färbt sich mit Kalilauge lebhaft gelb und ist gekennzeichnet durch das **derbwandige, farblose Parenchym,** gelbe bis orangefarbene **Epidermisfetzen,** Einzelkristalle von **Kalziumoxalat,** höchstens sehr geringe Mengen kleinkörniger **Stärke** und spärliches Auftreten verholzter **enger Spiralgefäße.**

Pomeranzenschalenpulver darf dünnwandiges Sternparenchym nur in geringer Menge und grüne Zellkomplexe nicht enthalten. Diese Elemente würden auf **Curaçaoschalen** oder andere **grünschalige Sorten** hinweisen.

Verwechslungen: Die *Curaçaoschalen,* von einer Spielart des Pomeranzenbaumes, sind grün, die *Apfelsinenschalen* von Citrus aurantium Risso sind heller, nahe rotgelb, von schwächerem Geruch und wenig bitter.

Pericarpium Citri — Zitronenschale.

Cortex Citri Fructus.

Die äußere Schicht der Fruchtwand, welche von ausgewachsenen, frischen, jedoch nicht völlig reifen Früchten von Citrus medica Linné in Spiralbändern abgeschält und getrocknet wurde.

Die Außenseite der Schale ist bräunlichgelb und durch die zahlreichen, eingesunkenen Sekretbehälter grubig punktiert, die Innenseite ist weißlich. Zitronenschale riecht kräftig, eigenartig und schmeckt würzig und schwach bitter.

Zitronenschale stimmt im Bau im allgemeinen mit Pomeranzenschale überein.

Phenacetinum — Phenazetin.

$$C_6H_4\begin{cases}NH \cdot CO \cdot CH_3\\OC_2H_5\end{cases} \quad [1, 4]. \quad \text{Mol.-Gew.: } 179,1.$$

Farblose, glänzende Kristallblättchen.

Schmelzpunkt: 134 bis 135°.

Verhalten gegen Lösungsmittel: Mit 1400 Teilen Wasser von 20° und mit 80 Teilen siedendem Wasser sowie mit etwa 16 Teilen Weingeist Lösungen gebend, welche Lackmuspapier nicht verändern.

Zur Prüfung sind erforderlich: 1,4 g Phenazetin.

Prüfung durch:	Zeigt an:
*Schütteln von 0,1 g Phenazetin mit 5 ccm Salpetersäure.	**Identität** durch eine Lösung unter Gelbfärbung, die nach weiterem Schütteln einen gelben, voluminösen Niederschlag fallen läßt[1].
Bestimmen des Schmelzpunkts; er muß 134 bis 135° betragen.	**Azetanilid, Antipyrin** durch einen niedrigeren Schmelzpunkt.
*Kochen von 0,2 g Phenazetin mit 2 ccm Salzsäure 1 Minute lang[2], Verdünnen der Lösung mit 20 ccm Wasser, Zusatz von 6 Tropfen Chromsäurelösung.	**Identität** durch eine allmählich eintretende, rubinrote Färbung[3].
*Schütteln von 0,5 g zerriebenem Phenazetin mit 5 ccm Wasser 1 Minute lang, Filtrieren und Zusatz von 1 bis 1,5 ccm Bromwasser. Es darf keine Trübung entstehen.	**Azetanilid** durch eine Trübung[4].
*Kochen eines Gemischs von 0,3 g Phenazetin, 1 ccm Weingeist, 3 ccm Wasser und 1 Tropfen Jodlösung; es darf bis zum Eintritt der Lösung keine rote Färbung entstehen.	**Paraphenetidin** durch eine rote Färbung[5].
*Auflösen von 0,1 g Phenazetin in 1 ccm Schwefelsäure; es muß sich ohne Färbung lösen.	**Fremde organische Beimengungen** durch eine dunkle Färbung der Lösung.
Verbrennen von 0,2 g Phenazetin in einem tarierten Tiegel; es darf nur weniger als 0,001 g Rückstand bleiben.	**Anorganische Beimengungen** durch einen Rückstand von 0,001 g oder mehr.

Aufbewahrung: Vorsichtig.

[1] Es bildet sich Nitrophenazetin:

$$C_6H_3(NO_2)\left\langle\begin{array}{l}OC_2H_5\\NH\cdot COCH_3.\end{array}\right.$$

[2] $C_6H_4\left\langle\begin{array}{l}NH\cdot CO\cdot CH_3\\OC_2H_5\end{array}\right. + HCl + H_2O = C_6H_4\left\langle\begin{array}{l}NH_2\\OC_2H_5\end{array}\right.\cdot HCl + CH_3\cdot COOH.$

Phenazetin   Salzsaures Paraphenetidin

[3] Wird Paraphenetidin mit einem Oxydationsmittel, wie Chromsäure, zusammengebracht, so geht es in eine rotgefärbte Verbindung über.

[4] $C_6H_4\left\langle\begin{array}{l}H\\NH\cdot CO\cdot CH_3\end{array}\right. + Br_2 = C_6H_4\left\langle\begin{array}{l}Br\\NH\cdot CO\cdot CH_3\end{array}\right. + HBr.$

Azetanilid   Parabromazetanilid

[5] $C_6H_4\left\langle\begin{array}{l}NH_2\\O\cdot C_2H_5\end{array}\right. + J_2 = C_6H_3J\left\langle\begin{array}{l}NH_2\\O\cdot C_2H_5\end{array}\right. + HJ.$

Paraphenetidin   Jodphenetidin

Phenolphthaleinum — Phenolphthalein.

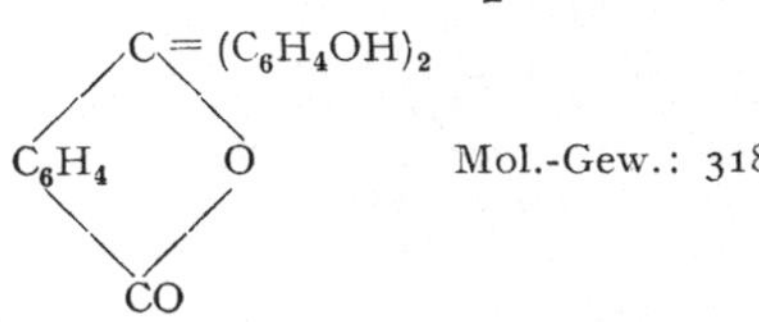

Mol.-Gew.: 318,1.

Weißes Pulver.

Verhalten gegen Lösungsmittel: In 12 Teilen Weingeist löslich, in Wasser fast unlöslich, in Kali- oder Natronlauge mit roter Farbe löslich.

Schmelzpunkt: 255 bis 260°.

Zur Prüfung sind erforderlich: 0,8 g Phenolphthalein.

Prüfung durch:	Zeigt an:
*Auflösen von 0,1 g Phenolphthalein in 10 g Weingeist, Zusatz von 1 Tropfen Kalilauge,	**Identität** durch eine rote Färbung der Lösung.
*hierauf von etwas Salzsäure.	**Identität** durch Verschwinden der roten Farbe.
*Verreiben von 0,5 g Phenolphthalein mit 1 ccm Natronlauge und Zusatz von 50 ccm Wasser. Es muß vollkommene Lösung stattfinden[1].	**Fluoran** durch eine unvollständige Lösung[2].
Verbrennen von 0,2 g Phenolphthalein in einem tarierten Tiegel. Es darf kein wägbarer Rückstand bleiben.	**Anorganische Beimengungen** durch einen Rückstand von 0,001 g oder mehr.

Aufbewahrung: Vorsichtig.

[1] $C_{20}H_{14}O_4 + NaOH = C_{20}H_{13}NaO_4 + H_2O$.
 Phenol-   Phenol-
 phthalein   phthaleinnatrium
[2] Das Fluoran ist Phenolphthaleïnanhydrid, $C_{20}H_{12}O_3$.

Phenolum — Phenol.

Acidum carbolicum.

$C_6H_5 \cdot OH$. Mol.-Gew.: 94,05.

Farblose, dünne, lange, zugespitzte Kristalle oder eine weiße, strahlig kristallinische Masse. Phenol riecht eigenartig, an der Luft färbt es sich allmählich rosa[1]; es löst sich in 15 Teilen Wasser und ist leicht löslich in Weingeist, Äther, Chloroform, Glyzerin, Schwefelkohlenstoff, fetten Ölen und Natronlauge.

Erstarrungspunkt: 39 bis 41°.

Siedepunkt: 178 bis 182°.

Zur Prüfung sind erforderlich: 3,3 g Phenol.

Prüfung durch:	Zeigt an:
*Auflösen von 2 g Phenol in 1 ccm Weingeist in einem 100 ccm fassenden Kolben und Zusatz von 2 Tropfen Eisenchloridlösung.	**Identität** durch eine schmutzig grüne Färbung.
*Auffüllen mit Wasser bis zur Marke.	**Identität** durch eine violette, ziemlich beständige Färbung.
*Auflösen von 0,1 g Phenol in 1 l Wasser. Tropfenweiser Zusatz von Bromwasser zu 20 ccm dieser Lösung bis zur bleibenden Gelbfärbung. Es entsteht eine milchige Trübung, unter allmählicher Klärung setzt sich ein schwach gelblicher Niederschlag ab.	**Identität** durch einen schwach gelblichen, flockigen Niederschlag[2].

{ *Auflösen von 1 g Phenol in 15 g Wasser. Die Lösung muß klar sein.

Kresole durch eine trübe Lösung.

*Eintauchen von blauem Lackmuspapier in die Lösung; es darf nur schwach gerötet werden.

Säuren durch stärkere Rötung des Lackmuspapiers.

Verdampfen von 0,2 g Phenol in einem gewogenen Uhrglas auf dem Wasserbad. Es darf nur weniger als 0,001 g Rückstand bleiben.

Fremde Beimengungen durch einen Rückstand, der 0,001 g oder mehr beträgt.

Aufbewahrung: Vorsichtig, in gutverschlossenen Gläsern, vor Licht geschützt.

[1] Daß das Arzneibuch hier ausdrücklich erklärt, an der Luft färbe sich Phenol allmählich rosa, daß ferner bei Phenol. liquefact. gesagt wird ,,farblose oder schwach rötliche Flüssigkeit'', ist eine Konzession an die Praxis in dem Sinn, daß schwach gefärbte Produkte zuzulassen sind. Stärker gefärbte Präparate sind natürlich nach wie vor abzulehnen bzw. an die Fabriken zum Umarbeiten zurückzugeben. — Die Entstehung der roten Farbe erklärt man so, daß durch den Einfluß von Licht und Luft sich neben Brenzkatechin vor allem Chinon bildet, das sich in Phenol mit roter Farbe auflöst.

[2] $C_6H_5 \cdot OH + 3 Br_2 = C_6H_2Br_3 \cdot OH + 3 HBr.$
  Phenol   Tribromphenol

Bromüberschuß führt das weiße Tribromphenol in gelbes Tribromphenolbrom über.

Phenolum liquefactum — Verflüssigtes Phenol.

Acidum carbolicum liquefactum.

Klare, farblose oder schwach rötliche Flüssigkeit.

Dichte: 1,063 bis 1,066.

Zur Prüfung sind erforderlich: 10 ccm verflüssigtes Phenol.

Prüfung durch:

Zeigt an:

*Versetzen von 10 ccm verflüssigtem Phenol bei 20° mit 2,3 ccm Wasser. Es darf keine Trübung eintreten.

*Zusatz von weiteren 0,5 ccm Wasser zu dieser Mischung. Es muß Trübung eintreten.

Den **vorschriftsmäßigen Gehalt an Phenol,** wenn bis zum ersten Punkt keine, bis zum zweiten eine Trübung eintritt[1].

*Zusatz von weiteren 115 ccm Wasser zu dieser Mischung. Es muß eine klare oder höchstens opalisierend getrübte Lösung entstehen.

Höhere Phenole (Kresole usw.), falls die Lösung stärker als opalisierend getrübt ist.

Aufbewahrung: Vorsichtig und vor Licht geschützt.

Das Phenol. liquefact. entspricht etwa der Zusammensetzung: $C_6H_5 \cdot OH + \frac{1}{2} H_2O$. Mit der Bildung des Hydrates $C_6H_5 \cdot OH + 2 H_2O$, dessen Wassergehalt etwa der Mischung von 10 ccm verflüssigtem Phenol und 2,3 ccm Wasser entspricht, scheint die Fähigkeit des Phenols zur weiteren chemischen Wasseraufnahme erschöpft zu sein. Denn es entsteht eine Trübung, wenn man jetzt 0,5 ccm Wasser zufügt. Diese trübe Mischung soll sich durch weiteren Zusatz von 142 ccm Wasser bis auf eine höchstens opalisierende Trübung klären. Bei Kresolzusätzen, auch von nur 1%, erhält man eine Trübung.

Phenyldimethylpyrazolonum — Phenyldimethylpyrazolon.

Antipyrin.

Pyrazolonum phenyldimethylicum.

$$C_6H_5 \cdot N \Big\langle {{}^{N(CH_3) \cdot C \cdot CH_3}_{CO \underline{\hspace{2cm}} CH}} \qquad \text{Mol.-Gew.: } 188,1.$$

Tafelförmige, farblose Kristalle von kaum wahrnehmbarem Geruch und schwach bitterem Geschmack.

Schmelzpunkt: 110 bis 112°.

Verhalten gegen Lösungsmittel: In 1 Teil Wasser, in 1 Teil Weingeist, in 1,5 Teilen Chloroform und in 80 Teilen Äther löslich.

Zur Prüfung sind erforderlich: 1,3 g Phenyldimethylpyrazolon.

Prüfung durch:	Zeigt an:
Bestimmung des Schmelzpunkts einer über Schwefelsäure getrockneten Probe. Er muß bei 110 bis 112° liegen.	**Unreines Präparat** durch einen niedrigeren Schmelzpunkt als 110°.
*Auflösen von 0,05 g des Präparats in 5 g Wasser und Zusatz von Gerbsäurelösung.	**Identität** durch eine reichliche weiße Fällung.
*Versetzen einer Lösung von 0,02 g in 2 bis 3 ccm Wasser und einigen Tropfen verdünnter Schwefelsäure mit einem Körnchen Natriumnitrit.	**Identität** durch eine grüne Färbung[1].
*Versetzen einer Lösung von 0,01 g des Präparats in 10 ccm Wasser mit 1 Tropfen Eisenchloridlösung.	**Identität** durch eine tiefrote Färbung.
*Auflösen von 1 g des Präparats in 1 g Wasser und Eintauchen von blauem und rotem Lackmuspapier. Die Lösung sei farblos, neutral.	**Freie Säure** durch Rötung des blauen Lackmuspapiers. **Alkalische Stoffe** durch eine Bläuung des roten Lackmuspapiers. **Harzige** und **färbende Stoffe** durch eine gefärbte Lösung.
*Versetzen obiger Lösung mit 20 ccm Wasser und 3 Tropfen Natriumsulfidlösung. Sie werde nicht verändert.	**Schwermetallsalze** durch eine Färbung oder Fällung.
Verbrennen von 0,2 g des Präparats in einem gewogenen Tiegel; es darf kein wägbarer Rückstand bleiben.	**Anorganische Beimengungen** durch einen Rückstand von 0,001 g oder mehr.

Aufbewahrung: Vorsichtig.

[1] Die salpetrige Säure verwandelt das Phenyldimethylpyrazolon in die grüne Verbindung Isonitrosophenyldimethylpyrazolon

$$C_{11}H_{12}N_2O + HNO_2 = C_{11}H_{11}(NO)N_2O + H_2O.$$

Phenyldime-   Salpetrige   Isonitrosophenyl-
thylpyrazolon   Säure   dimethylpyrazolon

Phenyldimethylpyrazolonum salicylicum —

Phenyldimethylpyrazolonsalizylat. Salipyrin.

Pyrazolonum phenyldimethylicum salicylicum.

$C_{11}H_{12}ON_2 \cdot C_7H_6O_3$. Mol.-Gew.: 326,2.

Weißes, grobkristallinisches Pulver oder sechsseitige Tafeln von schwach süßlichem Geschmack.

Verhalten gegen Lösungsmittel: In 250 Teilen Wasser von 20°, in 40 Teilen siedendem Wasser, leicht in Weingeist, weniger leicht in Äther löslich.

Schmelzpunkt: Bei 91 bis 92°.

Zur Prüfung sind erforderlich: 0,7 g Salipyrin und 20 ccm wäßrige Lösung (1 + 249).

Prüfung durch:	Zeigt an:
Versetzen von je 5 ccm der Lösung (1 + 249) *a) mit Gerbsäurelösung,	**Identität** durch eine weiße Trübung[1].
*b) mit einigen Tropfen verdünnter Schwefelsäure und einem Körnchen Natriumnitrit,	**Identität** durch eine grüne Lösung[2].

*c) mit 1 Tropfen Eisenchloridlösung,	**Identität** durch eine dunkelviolette Färbung[3].
*d) mit 3 Tropfen Natriumsulfidlösung; sie darf nicht verändert werden.	**Schwermetallsalze** durch eine Färbung oder Fällung.
*Erhitzen von 0,5 g des Präparats mit 15 ccm Wasser und 1 ccm Salzsäure und Erkaltenlassen der Lösung.	**Identität** durch eine farblose Lösung, die beim Erkalten Salizylsäure in feinen, weißen Nadeln ausscheidet[4].
a) Abfiltrieren der Kristalle, Auswaschen mit Wasser, Trocknen und Bestimmen des Schmelzpunkts,	**Identität der Salizylsäure** durch einen Schmelzpunkt von etwa 157°.
b) Auflösen eines Teils der Kristalle in heißem Wasser und Zusatz von 1 Tropfen Eisenchloridlösung.	**Identität der Salizylsäure** durch eine stark violette Färbung.
Verbrennen von 0,2 g des Präparats in einem tarierten Tiegel; es darf nur weniger als 0,001 g Rückstand bleiben.	**Anorganische Beimengungen** durch einen Rückstand von 0,001 g oder mehr.

Aufbewahrung: Vorsichtig.

[1] Es scheidet sich ein Tannat aus.

[2] Es bildet sich Isonitrosodimethylphenylpyrazolon (siehe Fußnote bei Phenyldimethylpyrazolon).

[3] Falls die Färbung mehr rot ist, so tritt die violette Farbe beim Verdünnen mit Wasser hervor.

[4] $C_{11}H_{12}N_2O \cdot C_7H_6O_3 + HCl = C_{11}H_{12}N_2O \cdot HCl + C_7H_6O_3$.

Salzsaures Antipyrin Salizylsäure

Phenylum salicylicum — Phenylsalizylat.

Salol.

$$C_6H_4\begin{cases} OH \\ COO \cdot C_6H_5 \end{cases} \quad [1,2]. \ \text{Mol.-Gew.: } 214,1.$$

Weißes, kristallinisches Pulver von schwach aromatischem Geruch und Geschmack.

Verhalten gegen Lösungsmittel: Fast unlöslich in Wasser, löslich in 10 Teilen Weingeist, sehr leicht in Äther, leicht in Chloroform.

Schmelzpunkt: Annähernd 42°. Da es sich hier um einen sehr niedrigen Schmelzpunkt handelt, bei dessen Feststellung leicht Überhitzung stattfindet, ist Erwärmen mit sehr kleiner Flamme notwendig! Außerdem muß das Präparat vorher gründlich über Schwefelsäure getrocknet werden.

Zur Prüfung sind erforderlich: Etwa 1,5 g Phenylsalizylat.

Prüfung durch:	Zeigt an:
Bestimmen des Schmelzpunkts. (Das Präparat ist zuvor über Schwefelsäure zu trocknen.)	**Reinheit des Präparats,** wenn der Schmelzpunkt zwischen 42 und 43° liegt.
*Auflösen von 0,1 g des Präparats in 10 g Weingeist und Zusatz von verdünnter Eisenchloridlösung (1 + 19).	**Identität** durch eine violette Färbung.
*Auflösen von 0,2 g des Präparats in 5 ccm Natronlauge durch 5 Minuten langes Erhitzen im siedenden Wasserbad und Übersättigen mit 5 ccm Salzsäure.	**Identität** durch Ausscheidung von Salizylsäure und gleichzeitiges Auftreten von Phenolgeruch[1].
*Aufstreuen einer Probe auf feuchtes, blaues Lackmuspapier; es darf nicht gerötet werden.	**Freie Säure** (Salizylsäure) durch Rötung des Lackmuspapiers.

*Schütteln von 1 g des Präparats mit 50 g Wasser, Filtrieren und Versetzen des Filtrats

*a) mit verdünnter Eisenchloridlösung (1 + 24),

Natriumsalizylat, Salizylsäure, Phenol durch eine violette Färbung.

*b) mit Bariumnitratlösung,

Schwefelsäure durch eine weiße Fällung.

*c) mit Silbernitratlösung.

Salzsäure durch eine weiße Fällung.

Beide Reagenzien dürfen keine Veränderung hervorbringen.

Verbrennen von 0,2 g des Präparats in einem tarierten Tiegel. Der Rückstand darf nur weniger als 0,001 g betragen.

Anorganische Beimengungen durch einen Rückstand von 0,001 g oder mehr.

$$^1\ C_6H_4{\raise1pt\hbox{$<$}}^{OH}_{COOC_6H_5} + 2\,NaOH = C_6H_4{\raise1pt\hbox{$<$}}^{OH}_{COONa} + C_6H_5 \cdot ONa + H_2O$$

Phenylsalizylat — Natriumsalizylat — Phenolnatrium

$$C_6H_4{\raise1pt\hbox{$<$}}^{OH}_{COONa} + C_6H_5 \cdot ONa + 2\,HCl = C_6H_4{\raise1pt\hbox{$<$}}^{OH}_{COOH} + C_6H_5 \cdot OH + 2\,NaCl$$

Natriumsalizylat — Phenolnatrium — Salizylsäure — Phenol

Phosphorus — Phosphor.

P. Atom-Gew.: 31,04.

Weiße oder gelbliche, wachsähnliche, durchscheinende Stücke. Phosphor schmilzt unter Wasser bei 44°, raucht an der Luft unter Verbreitung eines eigenartigen Geruchs, entzündet sich leicht und leuchtet im Dunkeln. Bei längerer Aufbewahrung am Licht geht er teilweise in die rote Modifikation über.

Verhalten gegen Lösungsmittel: Er ist unlöslich in Wasser, leicht löslich in Schwefelkohlenstoff, schwerer in fetten und ätherischen Ölen, wenig in Weingeist und Äther.

Aufbewahrung: Sehr vorsichtig, unter Wasser und vor Licht geschützt.

Phosphorus solutus — Phosphorlösung.

Gehalt: 0,47 bis 0,51% Phosphor (P, Atom-Gew.: 31,04).

Opalisierend getrübte, ölige Flüssigkeit, die nach Phosphor und nach Äther riecht.

Der Phosphor (oder eine Phosphorverbindung) muß in kolloidem Zustand vorliegen. Inwieweit der Phosphor auch in molekular gelöstem Zustand vorhanden ist, kann nicht gesagt werden. Jedenfalls stellt die Phosphorlösung (sorgfältig nach den Angaben des DAB 6 bereitet) zunächst eine fast klare Lösung dar, die nur einen ganz leichten Schleier zeigt. Bringt man die Lösung jetzt in kleine, braune, trockene, ganz gefüllte und gutverschlossene Flaschen, so hält sie sich in diesen viele Monate lang (durch längere Zeit konnte die Beobachtung noch nicht fortgesetzt werden) auch äußerlich völlig unverändert. Wirken aber Luftsauerstoff und Luftfeuchtigkeit auf die Flüssigkeit ein, so tritt Oxydationswirkung unter stärkerer Trübung des Präparats ein, evtl. auch unter Auftreten eines Bodensatzes. — Diese Zersetzlichkeit der Phosphorlösung durch Sauerstoff und Feuchtigkeit bildet sicherlich einen Nachteil des Präparats; das wird aber wohl reichlich aufgewogen durch die weitgehende Haltbarkeit im Phosphorgehalt, wenn das Präparat sorgfältig in kleinen Flaschen aufbewahrt wird. Wenn demgegenüber von manchen Seiten gesagt wird, das bisher viel gebrauchte konzentrierte Phosphoröl halte sich besser, so ist zu entgegnen, daß die Haltbarkeit dieses Phosphoröls nur eine scheinbare ist, daß man nur die darin unvermeidlichen Umsetzungen nicht leicht feststellen kann.

Aus diesen Gründen sagt J. GADAMER: Die Forderung des DAB 6, daß Phosphorus solutus ein *klares* Öl sein muß, ist fallen zu lassen. Eine gewisse Trübung muß zugelassen werden, da nach jedesmaligem Öffnen der Flasche Luft zutritt, die eine mit Trübung verbundene langsame Oxydation hervorruft. Lösungen mit deutlichem Bodensatz sind zu verwerfen.

Prüfung durch:	Zeigt an:
Lösen von etwa 1 g Phosphorlösung (genau gewogen) in einem Kölbchen mit eingeriebenem Glasstopfen in 20 ccm (peroxydfreiem!) Äther und 10 ccm Weingeist, Schütteln der Lösung 5 Minuten lang mit 10 ccm $^1/_{10}$-Normal-Jodlösung[1], Zurücktitrieren des Jodüberschusses mit $^1/_{10}$-Normal-Natriumthiosulfatlösung. Zusatz von 3 g Natriumchlorid und 0,5 ccm Phenolphthaleinlösung und Titration des Gemisches unter Schütteln mit $^1/_{10}$-Normal-Kalilauge bis zum Farbumschlag[2].	Den **vorgeschriebenen Phosphorgehalt,** wenn der Verbrauch an $^1/_{10}$-Normal-Kalilauge im ersten Versuch 7,6 bis 8,2 ccm mehr beträgt als im zweiten. 1 ccm $^1/_{10}$-Normal-Kalilauge $= 0{,}000621$ g Phosphor, 7,6 bis 8,2 ccm $= 0{,}00472$ bis $0{,}00509$ Phosphor $= 0{,}47$ bis $0{,}51\%$ Phosphor.
Auflösen der gleichen Menge der Phosphorlösung in 20 ccm (peroxydfreiem!) Äther und 10 ccm Weingeist, Zusatz von 30 ccm Wasser, 3 g Natriumchlorid und 0,5 ccm Phenolphthaleinlösung und Wiederholung der Titration mit $^1/_{10}$-Normal-Kalilauge[3].	

Phosphortafel[4].

	0,47%		0,51%
g	ccm	g	ccm
1	**7,57**	1	**8,21**
2	1414	2	1643
3	2271	3	2464
4	3028	4	3285
5	3784	5	4106
6	4541	6	4928
7	5298	7	5749
8	6055	8	6570
9	6812	9	7392

Zur Berechnung aus der Formel $\dfrac{g}{F}\,T$; $\quad \log T_{(0,47)} = 87901$
$\log T_{(0,51)} = 91448.$

[1] $P_2 + 3J_2 = 2PJ_3.$
$PJ_3 + 3H_2O = H_3PO_3 + 3HJ.$

[2] H_3PO_3 ist eine **zwei**basische Säure, zur Absättigung der aus 1 Atom P entstandenen 3 Mol. HJ und 1 Mol. H_3PO_3 sind also 5 Mol. KOH erforderlich:
$H_3PO_3 + 3HJ + 5KOH = K_2HPO_3 + 3KJ + 5H_2O.$

[3] Dieser blinde Versuch ist erforderlich, damit nicht etwa in der Phosphorlösung bereits vorgebildete Säure und die in dem Alkohol-Äther-Gemisch enthaltene Säure als elementarer Phosphor mitberechnet wird.

[3] Erläuterung s. S. 10 bis 11.

Physostigminum salicylicum — Physostigminsalizylat.

Eserinum salicylicum.

$C_{15}H_{21}O_2N_3 \cdot C_7H_6O_3.$ Mol.-Gew.: 413,2.

Farblose oder schwach gelbliche, glänzende Kristalle, die in 85 Teilen Wasser und in 12 Teilen Weingeist löslich sind. Die wäßrige Lösung (1 + 99) verändert blaues

Lackmuspapier nicht sofort. Das trockene Salz hält sich längere Zeit auch am Licht unverändert, wogegen sich die wäßrige und weingeistige Lösung, selbst in zerstreutem Licht, binnen weniger Stunden rötlich färbt.

Schmelzpunkt: Annähernd 180°.

Zur Prüfung sind erforderlich: Etwa 0,4 g.

Prüfung durch:	Zeigt an:
*Auflösen von 0,1 g des Salzes in 10 ccm Wasser.	
*a) Eintauchen von blauem Lackmuspapier. Es darf nicht sofort verändert werden.	**Freie Säure** durch sofortige Rötung des Lackmuspapiers.
Versetzen der Lösung *b) mit Eisenchloridlösung,	**Identität** durch eine violette Färbung (Salizylsäurereaktion).
*c) mit Jodlösung.	**Identität** durch eine Trübung[1].
*Auflösen von einigen Milligramm des Salzes in einigen Tropfen erwärmter Ammoniakflüssigkeit auf einem Uhrglas und Eindampfen der ammoniakalischen Lösung auf dem Wasserbad.	**Identität** durch eine gelbrote Farbe der Lösung und durch einen blauen oder blaugrauen Verdampfungsrückstand[2].
a) Auflösen eines Teils des Rückstands in Weingeist, Überstättigen der Lösung mit Essigsäure,	**Identität** durch eine blaue Farbe der weingeistigen Lösung, welche sich beim Übersättigen mit Essigsäure rot färbt und stark fluoresziert.
b) Auflösen des anderen Teils des Rückstands in 1 Tröpfchen Schwefelsäure, allmähliche Verdünnung mit Weingeist und Verdunstenlassen der weingeistigen Lösung.	**Identität** durch eine grüne Lösung in Schwefelsäure, welche beim Verdünnen mit Weingeist rot und nach Verdunsten des Weingeists wieder grün wird.
Trocknen von 0,2 g des Salzes bis 100° in einem tarierten Tiegel; es darf höchstens 0,002 g an Gewicht verlieren.	**Zu große Feuchtigkeit** durch einen größeren Gewichtsverlust als 0,002 g.
Verbrennen des getrockneten Salzes in dem tarierten Tiegel; es darf nur weniger als 0,001 g Rückstand bleiben.	**Anorganische Beimengungen** durch einen Rückstand von 0,001 g oder mehr.

Aufbewahrung: Sehr vorsichtig.

[1] Es entsteht ein Perjodid der Base.

[2] $C_{15}H_{21}O_2N_3 \cdot C_7H_6O_3 + NH_3 = C_{15}H_{21}O_2N_3 + C_7H_5O_3(NH_4)$.
Physostigminsalyzylat   Physostigmin   Ammoniumsalizylat

Das Physostigmin zersetzt sich dabei unter Blaufärbung.

Physostigminum sulfuricum — Physostigminsulfat.

Eserinum sulfuricum.

$(C_{15}H_{21}O_2N_3)_2 \cdot H_2SO_4$. Mol.-Gew.: 648,5.

Weißes, kristallinisches, an feuchter Luft zerfließendes Pulver, welches sich sehr leicht in Wasser und Weingeist auflöst. Die Lösungen verändern Lackmuspapier nicht.

Zur Prüfung sind erforderlich: 0,4 g Physostigminsulfat und 2 ccm wäßrige Lösung (1 + 99).

Prüfung durch:	Zeigt an:
*a) Eintauchen von blauem Lackmuspapier in die Lösung (1 + 99). Es darf nicht gerötet werden.	**Freie Schwefelsäure** durch eine Rötung des Lackmuspapiers.

<table>
<tr><td>
Versetzen von je 1 ccm der Lösung (1 + 99)
*b) mit Bariumnitratlösung,

*c) mit Eisenchloridlösung; sie werde nicht violett gefärbt.
</td><td>
Identität durch eine weiße, in verdünnten Säuren unlösliche Fällung.
Salizylat durch eine violette Färbung.
</td></tr>
</table>

In seinem sonstigen Verhalten entspreche das Physostigminsulfat dem Physostigminsalizylat.

Aufbewahrung: Sehr vorsichtig, vor Licht und Feuchtigkeit geschützt.

Pilocarpinum hydrochloricum — Pilokarpinhydrochlorid.

$C_{11}H_{16}N_2O_2 \cdot HCl$. Mol.-Gew.: 244,6.

Weiße, an der Luft Feuchtigkeit anziehende Kristalle von schwach bitterem Geschmack.

Verhalten gegen Lösungsmittel: Leicht in Wasser und Weingeist, schwer in Äther und Chloroform löslich.

Schmelzpunkt: Annähernd 200°.

Zur Prüfung sind erforderlich: 0,25 g Pilokarpinhydrochlorid und 6 ccm wäßrige Lösung (1 + 99).

<table>
<tr><td align="center">Prüfung durch:</td><td align="center">Zeigt an:</td></tr>
<tr><td>
*Auflösen von 0,01 g des Salzes in 1 ccm Schwefelsäure; es löst sich ohne Färbung.
</td><td>
Fremde organische Beimengungen durch eine gefärbte Lösung.
</td></tr>
<tr><td>
*Auflösen von 0,01 g des Salzes in 1 ccm rauchender Salpetersäure.
</td><td>
Identität durch eine schwach grünliche Farbe der Lösung.
</td></tr>
<tr><td>
*Eintauchen von blauem Lackmuspapier in die Lösung (1 + 99). Es darf nur eine schwache Rötung des Lackmuspapiers eintreten.
</td><td>
Freie Säure durch eine starke Rötung des Lackmuspapiers.
</td></tr>
<tr><td>
Versetzen von je etwa 1 ccm der Lösung (1 + 99)
  *a) mit Jodlösung,
  *b) mit Bromwasser[1],
  *c) mit Quecksilberchloridlösung[2],
  *d) mit Silbernitratlösung[3],
  *e) mit Ammoniakflüssigkeit; sie darf nicht getrübt werden,
  *f) mit Kaliumdichromatlösung; sie darf nicht getrübt werden.
</td><td>
Identität durch reichliche Niederschläge.

Fremde Alkaloide durch eine Trübung.
</td></tr>
<tr><td>
Auflösen von 0,01 g des Salzes in 5 ccm Wasser, Versetzen der Lösung mit 1 Tropfen verdünnter Schwefelsäure, 1 ccm Wasserstoffsuperoxydlösung, 1 ccm Benzol und 1 Tropfen Kaliumdichromatlösung und kräftiges Umschütteln.
</td><td>
Identität durch eine blauviolette Färbung des Benzols.
</td></tr>
<tr><td>
Trocknen von 0,2 g Pilokarpinhydrochlorid bei 100° in einem tarierten Tiegel; es darf höchstens 0,002 g an Gewicht verlieren.
Verbrennen des getrockneten Salzes; es darf nur weniger als 0,001 g Rückstand bleiben.
</td><td>
Zu **große Feuchtigkeit** durch einen größeren Gewichtsverlust als 0,002 g.
Anorganische Beimengungen durch einen Rückstand von 0,001 g oder mehr.
</td></tr>
</table>

Aufbewahrung: Vorsichtig.

[1] Es entsteht ein Perbromid.

[2] Es bildet sich ein schwer lösliches Doppelsalz.

[3] Es scheidet sich Silberchlorid aus.

Pilulae — Pillen.

Sie sind kugel-, selten ei- oder walzenförmig und haben in der Regel ein Gewicht von 0,1 g.

Boli sind Pillen größeren Umfangs und Gewichts zum Gebrauch für Tiere.

Pilulae aloeticae ferratae — Eisenhaltige Aloepillen.

Glänzende, schwarze, 0,1 g schwere Pillen.

Pilulae asiaticae — Arsenikpillen.

Jede Pille enthält 0,001 g arsenige Säure.

Pilulae Ferri carbonici Blaudii — Blaudsche Pillen.

Jede Pille enthält 0,028 g Eisen.

Pilulae Jalapae — Jalapenpillen.

0,1 g schwere Pillen.

Pilulae Kreosoti — Kreosotpillen.

Mit Ceylonzimtpulver bestreute, 0,15 g schwere Pillen. Jede Pille enthält 0,05 g Kreosot.

Pix betulina — Birkenteer.

Oleum Rusci.

Der durch trockene Destillation der Rinde und der Zweige von Betula verrucosa Ehrhart und Betula pubescens Ehrhart gewonnene Teer. Es ist eine dickliche, rotbraune bis schwarzbraune, in dünner Schicht durchsichtige Flüssigkeit von eigenartigem, durchdringendem Geruch, in absolutem Alkohol völlig, in Chloroform fast völlig, in Äther nur teilweise löslich.

Zur Prüfung sind erforderlich: 2 g Birkenteer.

Prüfung durch:	Zeigt an:
*Kräftiges Schütteln von 2 g Birkenteer mit 25 ccm Wasser 5 Minuten lang, Filtrieren.	
*a) Eintauchen von blauem Lackmuspapier in das gelbliche Filtrat,	**Identität** durch ein gelbliches Filtrat, das Lackmuspapier rötet.
*b) Versetzen von 5 ccm des Filtrats in der Kälte mit ammoniakalischer Silberlösung,	**Identität** durch sofortige Reduktion der Silberlösung.
*c) Versetzen von je 10 ccm des Filtrats	
*α) mit 3 Tropfen verdünnter Eisenchloridlösung[1] (1 + 9),	**Identität** durch eine rötlichbraune Färbung.
*β) mit 10 Tropfen Kaliumdichromatlösung.	**Identität** durch eine braune Färbung und eine bald auftretende undurchsichtige Trübung.

[1] Mit ganz wenig Eisenchlorid entsteht anfangs eine grüne Färbung.

Pix Juniperi — Wacholderteer.

Oleum Juniperi empyreumaticum. Oleum cadinum.

Der durch trockene Destillation aus dem Holz und den Zweigen von Juniperus oxycedrus Linné und anderen Juniperus-Arten gewonnene Teer. Er ist eine sirupdicke, rotbraune bis schwarzbraune, in dünner Schicht gelbe Flüssigkeit von eigenartigem, durchdringendem Geruch und scharfem Geschmack, in Chloroform und in Äther völlig, in Petroläther und in Weingeist nur teilweise löslich. Die ätherische Lösung zeigt meist nach kurzer Zeit flockige Ausscheidungen.

Zur Prüfung sind erforderlich: Etwa 100 g Wacholderteer.

Prüfung durch:	Zeigt an:
Destillation von 100 ccm Wacholderteer. Es müssen mindestens 50 ccm bis 300° übergehen.	**Vorschriftsmäßige Beschaffenheit** durch das vorgeschriebene Verhalten[1].
*Kräftiges Schütteln von 2 g Wacholderteer mit 25 ccm Wasser 5 Minuten lang, Filtrieren.	
a) Eintauchen von blauem Lackmuspapier in das gelbliche bis gelblichbraune Filtrat,	**Identität** durch ein gelbliches bis gelbbraunes Filtrat, das Lackmuspapier rötet.
*b) Versetzen von 5 ccm des Filtrats mit ammoniakalischer Silberlösung in der Kälte,	**Identität** durch sofortige Reduktion der Silberlösung.
*c) Versetzen von je 10 ccm des Filtrats	
*α) mit 3 Tropfen verdünnter Eisenchloridlösung[2] (1 + 9),	**Identität** durch eine rötlichbraune bis violettbraune Färbung.
*β) mit 10 Tropfen Kaliumdichromatlösung.	**Identität** durch eine gelb- bis rötlichbraune Färbung und eine bald auftretende undurchsichtige Trübung.

[1] Von Fichtenteer gehen höchstens 15% bis 300° über.

[2] Mit sehr wenig Eisenchlorid entsteht zunächst eine schmutziggrüne Färbung. L. ROSENTHALER (Pharmaz. Ztg. 1926, S. 1540) berichtet, daß Wacholderteer nach dem Schütteln mit Wasser ein Filtrat gäbe, das mit sehr wenig Eisenchloridlösung schmutziggrün und erst bei weiterem Zusatz rötlichbraun wird. Das verhält sich so, zumal wenn man die Eisenchloridlösung sehr stark (1 + 999) verdünnt.

Pix liquida — Holzteer.

Durch trockene Destillation aus dem Holz verschiedener Bäume aus der Familie der Pinaceae, vorzüglich von Pinus silvestris Linné und Larix sibirica Ledebour, gewonnener Teer. Er ist dickflüssig, braunschwarz, durchscheinend, etwas körnig und von eigentümlichem Geruch. Bei mikroskopischer Betrachtung sind in ihm kleine Kristalle zu erkennen. Er ist in absolutem Alkohol löslich und sinkt im Wasser unter. Er unterscheidet sich dadurch von dem meist spezifisch leichteren Teer aus Braunkohlen und Torf. Die kleinen Kristalle bestehen wahrscheinlich aus Brenzkatechin, vielleicht auch zum Teil aus Harzsäuren.

Prüfung durch:	Zeigt an:
*Kräftiges Schütteln von 2 g Teer mit 20 g Wasser 5 Minuten lang. Das Teerwasser ist gelblich, riecht und schmeckt nach Teer und rötet Lackmuspapier.	**Identität** durch eine gelbliche Lösung, die Lackmuspapier rötet und nach Teer riecht und schmeckt.
*a) Vermischen von 10 ccm des Teerwassers mit 20 ccm Wasser und 2 Tropfen Eisenchloridlösung,	**Identität** durch eine grünbraune Färbung der Flüssigkeit.
*b) Vermischen von 10 ccm Teerwasser mit 10 ccm Kalkwasser.	**Identität** durch eine dunkelbraune Färbung.

Pix Lithanthracis — Steinkohlenteer.

Der durch trockene Destillation der Steinkohlen bei der Leuchtgasfabrikation gewonnene Teer. Er ist eine dickflüssige, braunschwarze bis schwarze, in dünner Schicht bräunlichgelbe, an der Luft allmählich erhärtende Masse von eigentümlichem, naphthalinähnlichem Geruch, in Chloroform oder Benzol fast völlig, in absolutem Alkohol oder Äther nur teilweise löslich. In Wasser sinkt Steinkohlenteer unter.

Prüfung durch:	Zeigt an:
Kräftiges Schütteln von 1 g Steinkohlenteer mit 10 ccm Wasser 5 Minuten lang. Das Filtrat darf Lackmuspapier höchstens schwach bläuen.	**Identität** durch eine schwache Bläuung. **Holzteere** durch Rötung des Lackmuspapiers.

Placenta Seminis Lini — Leinkuchen.

Die bei der Gewinnung des Leinöls erhaltenen Preßrückstände.

Leinkuchen ist bräunlichgrau. Der mit siedendem Wasser hergestellte Auszug liefert ein schleimiges, fades, nicht ranzig schmeckendes Filtrat.

Mikroskopische Prüfung: Leinkuchen besteht hauptsächlich aus den **aleuronreichen,** auch noch etwas Öl enthaltenden **Endosperm-** und **Keimlingtrümmern** der Leinsamen. Daneben finden sich zahlreiche, vorwiegend flächenförmige Bruchstücke der **Samenschale,** besonders gekennzeichnet durch die Schicht aus **faserförmigen Stabzellen,** der oft noch auf der einen Seite runde, auf der anderen rechtwinklig zum Faserverlauf gestreckte, dünnwandige **Parenchymzellen** aufliegen, durch die **Pigmentschicht** mit ihren häufig aus den sehr fein getüpfelten Zellen herausgefallenen, meist viereckigen, braunen **Inhaltskörpern** sowie durch die **Schleimepidermis,** deren Cuticula feine Sprünge zeigt.

Teile anderer Samen und **kleinkörnige Stärke** darf Leinkuchen nur in sehr geringer Menge enthalten.

Prüfung durch:	Zeigt an:
Verbrennen von 1 g Leinkuchen in einem gewogenen Tiegel. Er darf höchstens 0,06 g Rückstand hinterlassen.	**Anorganische Beimengungen** durch einen höheren Rückstand als 0,06 g.

Plumbum aceticum — Bleiazetat.

$Pb(C_2H_3O_2)_2 \cdot 3H_2O$. Mol.-Gew.: 379,3.

Farblose, durchscheinende, allmählich verwitternde Kristalle, oder weiße, kristallinische Stücke, welche schwach nach Essigsäure riechen, sich in 2,3 Teilen Wasser lösen. Die kaltgesättigte, rotes Lackmuspapier bläuende, wäßrige Lösung besitzt einen süßlich zusammenziehenden Geschmack.

Zur Prüfung sind erforderlich: 2 g Bleiazetat.

Prüfung durch:	Zeigt an:
*Auflösen von 1 g Bleiazetat in 19 ccm Wasser und Versetzen von je 5 ccm der Lösung	
*a) mit Natriumsulfidlösung,	**Identität** durch einen schwarzen Niederschlag[1].
*b) mit verdünnter Schwefelsäure,	**Identität** durch einen weißen Niederschlag[2].
*c) mit Kaliumjodidlösung,	**Identität** durch einen gelben Niederschlag[3].

{ *d) mit Eisenchloridlösung.

Identität durch ein rötlich-gelbes Gemisch, das sich in einen weißen Niederschlag und eine tiefrotgefärbt eFlüssigkeit trennt[4].

*Auflösen von 1 g Bleiazetat in 5 g frisch ausgekochtem Wasser. Die Lösung sei klar oder nur schwach opalisierend.

Versetzen obiger Lösung mit 10 ccm verdünnter Schwefelsäure, Filtrieren und Übersättigen des Filtrats mit Ammoniakflüssigkeit. Das Filtrat darf nicht gefärbt werden, und es darf sich kein rotgelber Niederschlag ausscheiden.

Bleikarbonat durch eine undurchsichtige, trübe Lösung.

Kupfersalze durch eine blaue Färbung des Filtrats[5].

Eisensalze durch einen rotgelben Niederschlag[6].

Aufbewahrung: Vorsichtig.

[1] PbS.

[2] $PbSO_4$.

[3] $Pb(C_2H_3O_2)_2 + 2\,KJ = PbJ_2 + 2\,C_2H_3KO_2$.
  Bleiazetat   Bleijodid Kalium-
             azetat

[4] Es entstehen Bleichlorid und komplexe Ferri-Essigsäureverbindungen.

[5] Kupfersalze lösen sich mit blauer Farbe als Kupfer-Ammoniak-Hydroxyd auf.

[6] Von Ferrihydroxyd und basischen Ferriazetatverbindungen.

Podophyllinum — Podophyllin.

Das aus dem weingeistigen Extrakt der unterirdischen Teile von Podophyllum peltatum Linné mit Wasser abgeschiedene, aus einem Gemenge verschiedener Stoffe bestehende Podophyllin ist ein gelbes, amorphes oder eine lockere, zerreibliche, amorphe Masse von gelblich- oder bräunlichgrauer Farbe. Von Äther und Schwefelkohlenstoff wird es nur teilweise gelöst.

Zur Prüfung sind erforderlich: Etwa 3 g Podophyllin.

Prüfung durch:

Zeigt an:

*Auflösen von 0,1 g Podophyllin in 10 g Ammoniakflüssigkeit; 24 Stunden Stehenlassen zur Lösung bis auf geringen Rückstand.

Identität durch eine gelbbraune, mit Wasser klar mischbare Flüssigkeit[1].

*Übersättigen der ammoniakalischen Lösung mit Salzsäure.

Identität durch Abscheidung brauner Flocken.

*Auflösen von 1 g Podophyllin in 10 g Weingeist.

Identität durch eine braune, durch Wasser fällbare Flüssigkeit.

Fremde Beimengungen durch einen in Weingeist unlöslichen Rückstand.

Erhitzen des Podophyllins auf 100°.

Identität durch eine allmählich dunkler werdende Färbung, ohne daß es dabei schmilzt.

*Schütteln von 0,5 g Podophyllin mit 10 ccm Wasser und Filtrieren.

Identität durch ein fast farbloses, neutrales, bitter schmekkendes Filtrat.

Versetzen des Filtrats
a) mit Eisenchloridlösung,

Identität durch eine braune Färbung.

b) mit Bleiessig.

Identität durch eine gelbe Färbung und schwache Opaleszenz; allmählich findet eine Abscheidung rotgelber Flocken statt.

<table>
<tr><td>

Verbrennen von 1 g Podophyllin in einem tarierten Tiegel; es soll höchstens 0,005 g Rückstand bleiben.

</td><td>

Ungenügende Reinigung durch einen Niederschlag.
Anorganische Beimengungen durch einen größeren Rückstand als 0,005 g.

</td></tr>
</table>

Aufbewahrung: Vorsichtig.

[1] Nach kurzer Zeit erfolgt Zersetzung und Ausscheidung von Flocken.
Zur Prüfung der Löslichkeit von Podophyllin in Ammoniakflüssigkeit reibt man am besten 0,1 g Pulver mit wenig Liq. Ammon. caust. im Mörser an und spült dann das Gemisch in ein Kölbchen über, nachspülend, bis das Ganze 10 g wiegt. Zunächst löst sich gutes Podophyllin hierbei etwas trübe, gibt dann aber, mit Wasser gemischt, eine fast klare Flüssigkeit. Letzteres erkennt man auf folgende Weise: 0,4 g des zu untersuchenden Podophyllins werden in 3 ccm Alkohol (60%ig) gelöst und mit 0,5 ccm Kalilauge versetzt. Tritt Gelatinierung ein, liegt das falsche Podophyllin vor.

Poto Riverii — Rivièrescher Trank.

Ist jedesmal frisch zu bereiten.

Pulpa Tamarindorum cruda — Tamarindenmus.

Das schwarzbraune Fruchtfleisch von Tamarindus indica Linné. Eine etwas zähe, weiche Masse, welcher in geringer Menge Samen, die pergamentartige Hartschicht der Fruchtfächer, die Gefäßbündel der Frucht und Trümmer ihrer äußeren Hüllschicht beigemengt sind. Es schmeckt rein und stark sauer.

<table>
<tr><td>

Prüfung durch:
Übergießen von 20 g gut durchmischtem Tamarindenmus mit 190 g Wasser, völliges Ausziehen durch Schütteln, Abdampfen von 50 g des Filtrats zum trockenen Extrakt.

</td><td>

Zeigt an:
Den **vorgeschriebenen Extraktgehalt,** wenn der trockene Rückstand mindestens 2,5 g beträgt[1].

</td></tr>
</table>

[1] Diese Prüfung ist sehr wichtig, da ihr Ausfall auf die Ausbeute hinweist, die das rohe Tamarindenmus beim Reinigen ergibt. — Um bei der Untersuchung von einem wirklichen Durchschnittsmuster auszugehen, zieht man zweckmäßig 40 g gut durchmischtes Tamarindenmus mit 380 ccm Wasser aus und dampft nachher 50 g des Filtrats ein.

Pulpa Tamarindorum depurata — Gereinigtes Tamarindenmus.

Das Mus sei schwarzbraun, von saurem, nicht brenzlichem Geschmack.
Zur Prüfung sind erforderlich: 4 g gereinigtes Tamarindenmus.

<table>
<tr><td>

Prüfung durch:
Trocknen von 1 g des Muses bei 100°. Es darf dabei nicht mehr als 0,4 g an Gewicht verlieren.

Veraschen von 1 g gereinigtem Tamarindenmus, Befeuchten des Rückstands mit einigen Tropfen Salpetersäure, Verdampfen der Salpetersäure, Glühen. Lösen des Rückstands unter Erwärmen in 5 ccm verdünnter Salzsäure. Versetzen mit 3,5 ccm Ammoniakflüssigkeit. Filtrieren[1]. Schwaches Ansäuern mit verdünnter Essigsäure, Auffüllen mit Wasser auf 10 ccm, Versetzen mit 3 Tropfen Natriumsulfidlösung. Es darf keine Fällung entstehen. Eine etwa auftretende Färbung darf nicht

</td><td>

Zeigt an:
Zu großen Wassergehalt, wenn es mehr als 0,4 g an Gewicht verliert.
Unzulässige Mengen Kupfer, falls die Vergleichslösung heller ist als die Probe. Diese Prüfung ist sehr wichtig, da die Handelspräparate von ihrer Herstellung her (Kupfergefäße!) häufig geringe Mengen Kupfer enthalten.

</td></tr>
</table>

dunkler sein als die einer Mischung von 1 ccm Kupfersulfatlösung (1 + 1999), 1 ccm verdünnter Essigsäure, 8 ccm Wasser und 3 Tropfen Natriumsulfidlösung. Die Beobachtung ist in 2 gleichweiten Probierrohren vorzunehmen.

Schütteln von 2 g des Muses mit 50 g heißem Wasser, Erkaltenlassen, Filtrieren, Abmessen von 25 ccm des Filtrats und Versetzen mit so viel $^1/_{10}$-Normal-Kalilauge, bis die Flüssigkeit Lackmuspapier beim Betupfen nicht mehr rötet[2].

Den **richtigen Gehalt an Säure,** auf Weinsäure berechnet, wenn bis zu diesem Punkt mindestens 12 ccm $^1/_{10}$-Normal-Kalilauge verbraucht werden. 1 ccm $^1/_{10}$-Normal-Kalilauge = 0,007502 g Weinsäure, 12 ccm = 0,09 g Weinsäure, welche in 1 g Mus mindestens enthalten sein soll. Es entspricht dieses einem Mindestgehalt von 9% Säure.

[1] Es geht hierbei etwa vorhandenes Kupfer in Lösung, während Eisen ausfällt.
[2] $C_4H_6O_6 + 2 KOH = C_4H_4K_2O_6 + 2 H_2O$.
Weinsäure 2 . 56,11 Kaliumtartrat
  150,05
1 Molekül Kaliumhydroxyd = 56,11 entspricht $^1/_2$ Molekül Weinsäure = 75,025.

Pulveres mixti — Gemischte Pulver.

Grob-, mittelfein- oder feingepulverte Arzneimittel von gleichmäßiger Mischung.

Pulvis aerophorus — Brausepulver.

Das Natriumbikarbonat ist in gefärbter, die Säure in weißer Papierkapsel getrennt abzugeben.

Pulvis aerophorus laxans — Abführendes Brausepulver.

Das Salzgemisch wird in einer gefärbten, die Säure in einer weißen Papierkapsel getrennt abgegeben.

Pulvis aerophorus mixtus — Gemischtes Brausepulver.

In Wasser unter starkem Aufbrausen sich lösendes Pulver.

Pulvis dentifricius — Zahnputzpulver.

Weißes, nach Pfefferminzöl riechendes Pulver.

Pulvis dentifricius cum sapone — Seifenzahnputzpulver.

Weißes, nach Pfefferminzöl riechendes Pulver.

Pulvis gummosus — Zusammengesetztes Gummipulver.

Gelbweißes Pulver.

Pulvis Ipecacuanhae opiatus — Doversches Pulver. Pulvis Doveri P. I.

Gehalt: 10% Opiumpulver, entsprechend 1% Morphin.
Hellbraunes Pulver, welches kräftig nach Opium riecht.
Aufbewahrung: Vorsichtig.

Pulvis Liquiritiae compositus — Brustpulver.

Grünlichgelbes Pulver.

Pulvis Magnesiae cum Rheo — Kinderpulver.

Anfangs gelbliches, später rötlichweißes, nach Fenchelöl riechendes Pulver.

Pulvis salicylicus cum Talco — Salizylstreupulver.

Weißes, zuweilen einen Stich ins Rötliche zeigendes Pulver.

Pyrogallolum — Pyrogallol.

$C_6H_3(OH)_3$ [1, 2, 3]. Mol.-Gew.: 126,05.

Leichte, weiße, glänzende Blättchen oder Nadeln von bitterem Geschmack, bei vorsichtigem Erhitzen unzersetzt sublimierend.

Verhalten gegen Lösungsmittel: Löslich in 1,7 Teilen Wasser zu einer farblosen, Lackmuspapier nicht oder nur schwach rötenden, an der Luft allmählich braune Färbung annehmenden Flüssigkeit sowie in 1,5 Teilen Weingeist und in 1,5 Teilen Äther. Die Tatsache, daß sich Pyrogallol an der Luft allmählich braun färbt, beruht auf der leichten Oxydierbarkeit dieses dreiwertigen Phenols, die hauptsächlich in alkalischer Lösung erfolgt. Es werden deshalb Feuchtigkeit und Ammoniakgehalt der Luft einen starken Einfluß ausüben, so daß aus diesem Grunde das Präparat in gutverschlossenen Flaschen und vor Licht geschützt aufzubewahren ist.

Schmelzpunkt: 131 bis 132°.

Zur Prüfung sind erforderlich: Etwa 2 g Pyrogallol.

Prüfung durch:	Zeigt an:
*Auflösen von 1 g Pyrogallol in 1,7 g Wasser und Eintauchen von blauem Lackmuspapier. Es darf nur schwach gerötet werden.	**Gallussäure** durch eine nur teilweise Lösung und starke Rötung des Lackmuspapiers.
*Vorsichtiges Erhitzen einer Probe in einem trockenen Probierrohr.	**Identität** durch Sublimation ohne Zersetzung.
*Schütteln einer Probe mit Kalkwasser.	**Identität** durch eine violette Färbung der Flüssigkeit, alsbaldige Braunfärbung und Schwärzung unter flockiger Trübung[1].
Versetzen von je 5 ccm einer frischen Lösung von 0,15 g Pyrogallol in 15 ccm Wasser	
*a) mit 1 ccm Ferrosulfatlösung, die aus 0,1 g Ferrosulfat und 0,9 ccm Wasser durch kräftiges Schütteln mit Luft bereitet wurden,	**Identität** durch eine indigoblaue Färbung.
*b) mit 1 Tropfen Eisenchloridlösung,	**Identität** durch eine braunrote Färbung.
c) mit Silbernitratlösung.	**Identität** durch eine dunkle Ausscheidung von Silber[2].
Verbrennen von 0,2 g Pyrogallol in einem tarierten Tiegel; es darf kein wägbarer Rückstand bleiben.	**Anorganische Beimengungen** durch einen Rückstand von 0,001 g oder mehr.

Aufbewahrung: Vor Licht geschützt.

[1] Alkalische Pyrogallollösungen absorbieren Sauerstoff aus der Luft unter Bildung gefärbter Oxydationsprodukte.

[2] $C_6H_3(OH)_3 + 6 AgNO_3 + 5 H_2O = 6 Ag + 2 C_2H_4O_2 + H_2C_2O_4 + 6 HNO_3$.
Pyrogallol   Essigsäure   Oxalsäure

Radix Althaeae — Eibischwurzel.

Die durch Schälen von der Korkschicht und einem Teil der Rinde befreiten, getrockneten, im frischen Zustand fleischigen Hauptwurzelzweige und Nebenwurzeln von Althaea officinalis Linné. Sie ist gelblichweiß, einfach, ziemlich gerade, bis 30 cm lang und bis 2 cm dick, gewöhnlich längsfurchig, oft etwas gedreht und zeigt zahlreiche, bräunliche Narben von Wurzelfasern sowie stellenweise von der Oberfläche sich ablösende Fäserchen. Das Holz bricht kurz und körnig, die Rinde zähe und langfaserig. Sie stäubt beim Zerbrechen und riecht schwach, eigenartig und schmeckt schleimig. Eibischwurzel darf nicht mißfarbig sein und nicht dumpfig riechen.

Der Querschnitt zeigt die weißliche, schmale **Rinde** von dem großen, ebenfalls weißlichen **Holzkörper** durch die wellig verlaufende, hellbräunliche **Kambiumzone** getrennt. Beim Befeuchten mit Ammoniakflüssigkeit färbt sich die Schnittfläche gelb.

Unter der **Lupe** erscheint die Rinde, besonders nach dem Aufweichen in Wasser, ringförmig geschichtet, der Holzkörper undeutlich strahlig.

Mikroskopische Prüfung eines Querschnitts: Die **Rinde** enthält zahlreiche, auf dem Querschnitt in tangentialen Reihen angeordnete **Faserbündel.** Im **Holzkörper** liegen Gruppen von wenigen **Gefäßen,** die bisweilen auch von **Fasern** begleitet werden. Die langen, schmalen, mäßig verdickten, farblosen, wenig oder nicht verholzten Fasern haben zuweilen gegabelte Enden. **Schleimzellen** finden sich zerstreut in der Rinde und im Holzkörper. Die **Parenchymzellen** sind dicht gefüllt mit **Stärke** oder enthalten **Kalziumoxalatdrusen.** Die meist einfachen **Stärkekörner** sind 3 bis $25\,\mu$ lang, oval, gestreckt oder nierenförmig gebogen, bisweilen mit einem Längsspalt versehen.

Mikroskopische Prüfung des Eibischwurzelpulvers: Es ist gekennzeichnet durch die zahlreich vorhandenen **Stärkekörner,** die **Fasern,** die **Schleimzellen** und die aus ihren Trümmern im **Tuschepräparat** entstehenden **Schleimkugeln,** durch spärliche **Bruchstücke von Gefäßen,** besonders solchen mit **Netzleisten,** und durch **Kalziumoxalatdrusen.** Eibischwurzelpulver darf **Korkteilchen** nicht enthalten.

Prüfung durch:	Zeigt an:
Mazerieren von Eibischwurzel mit der zehnfachen Menge kaltem Wasser.	**Identität** und **Güte** durch einen Schleim, der nur schwach gelblich ist und Lackmuspapier kaum verändert.
*Schütteln von 2 g Eibischwurzel mit 5 ccm 1%iger Essigsäure, Filtrieren und Zusatz von Ammoniumoxalatlösung. Das Filtrat darf höchstens schwach getrübt werden.	**Gekalkte Eibischwurzel** durch eine stärkere Trübung.
Verbrennen von 1 g Eibischwurzel in einem gewogenen Tiegel. Sie darf höchstens 0,07 g Rückstand hinterlassen.	**Einwandfreie Qualität** durch einen Aschengehalt von höchstens 0,07 g.

Radix Angelicae — Angelikawurzel.

Die getrockneten Wurzelstöcke und Wurzeln von Archangelica officinalis Hoffmann. Der Wurzelstock ist gewöhnlich der Länge nach durchschnitten; die Wurzeln sind bisweilen zu einem Zopfe verflochten. Der kurze, bis 5 cm dicke, durch Blattreste kurzbeschopfte Wurzelstock ist fein geringelt. Die zahlreichen, bis 1 cm dicken und bis 30 cm langen Wurzeln sind längsfurchig, querhöckerig und von der gleichen braungrauen bis rötlichen Farbe wie der Wurzelstock. Angelikawurzel ist leicht schneidbar und bricht, scharf getrocknet, glatt. Sie riecht stark würzig und schmeckt scharf würzig und bitter. Der Wurzelstock unterscheidet sich von den

Wurzeln nur durch das große, innerhalb des Holzrings liegende, stärkeführende Mark.

Mikroskopische Prüfung im Querschnitt: Die schmutzigweiße **Rinde,** deren Breite höchstens den Durchmesser des hellgelbgrauen, grobstrahlig gestreiften Holzkörpers erreicht, ist von einer kräftigen, dünnwandigen **Korkschicht** bedeckt, durch große Luftlücken in den äußeren Teilen fast schwammig, im wesentlichen aus **stärkeführendem Parenchym** aufgebaut und enthält zahlreiche, schon mit bloßem Auge sichtbare, strahlig angeordnete, **schizogene Sekretgänge,** deren Durchmesser, bis 200 μ groß, meist den der Gefäße übertrifft. Ihr **Sekret ist bräunlichgelb.** Der **Holzkörper,** dem Sekretgänge fehlen, enthält in **stärkeführendem Parenchym** zahlreiche, bis 70 μ weite, verholzte **Gefäße** und, wie die Rinde, als mechanisches Gewebe Gruppen **nicht verholzter Ersatzfasern.** Die **Stärkekörner** sind nur 2 bis 4 μ groß und häufig zu vielen zusammengesetzt.

Mikroskopische Prüfung des Angelikawurzelpulvers: Es ist gekennzeichnet durch **stärkehaltiges,** dünnwandiges **Parenchym, Stärke,** Bruchstücke von **Treppen-** und **Netzgefäßen, Korkfetzen, Ersatzfaserstränge** und winzige **Sekretkügelchen.**

Es darf **Stärke über 5 μ Durchmesser** und **verholzte mechanische Elemente** nicht enthalten.

Prüfung durch:	Zeigt an:
Verbrennen von 1 g Angelikawurzel in einem gewogenen Tiegel. Sie darf höchstens 0,14 g Rückstand hinterlassen.	**Einwandfreie Qualität** durch einen Rückstand von höchstens 0,14 g.

Verwechslung: Die Wurzel von Angelica silvestris ist dünner, außen hellgelb, nur wenig verästelt und zeigt in der Rinde nur wenige Balsambehälter, ist daher auch weniger aromatisch. — Radix Levistici besitzt engere Sekretbehälter von der Weite der Gefäße.

Radix Colombo — Kolombowurzel.

Die in frischem Zustand in Querscheiben zerschnittenen, getrockneten, verdickten Teile der Wurzeln von Jatrorrhiza palmata (Lamarck) Miers. Die Scheiben sind spröde, rundlich oder oval, 3 bis 8 cm breit, 0,5 bis 2 cm dick, am Rand graubräunlich oder gelbbraun, runzelig, auf der Schnittfläche graugelb, in der Nähe des Randes zitronengelb. Der mittlere Teil der Scheiben ist auf beiden Seiten eingesunken, der Randwulst durch die dunkle Kambiumlinie in 2 Abschnitte geteilt. Nur in der Nähe des Kambiums sind die Scheiben strahlig. Kolombowurzel stäubt beim Zerbrechen; der Bruch ist kurz, mehlig. Sie riecht schwach und schmeckt bitter und etwas schleimig.

Mikroskopische Prüfung: Der dünnwandige **Kork** ist vielschichtig. In der Nähe der Korkschicht liegen meist zahlreiche, ungleich verdickte, getüpfelte, verholzte, gelbe, sich mit 70%iger Schwefelsäure leuchtend grün färbende **Steinzellen,** die zum Teil **Einzelkristalle,** aber auch **kristallinische Klumpen** oder **Kristallsand von Kalziumoxalat** enthalten. Prismen- und nadelförmige, selten zu Drusen vereinigte **Kalziumoxalatkristalle** kommen auch in dem übrigen Teil der **Rinde** und **im Holzkörper** vor. In diesem, der wie die Rinde der Hauptmasse nach aus Parenchym besteht, bilden kurzgliedrige, von **hofgetüpfelten Tracheiden, netzig verdickten Ersatzfasern** und spärlichen **Fasern** umgebene **Netzgefäße** unregelmäßig, von Parenchym unterbrochene Radialreihen. Das **Parenchym** enthält zahlreiche, meist einfache, kugelige, eiförmige oder keulenförmige, konzentrisch oder exzentrisch geschichtete, gewöhnlich 25 bis 50 μ, selten über 80 μ große **Stärkekörner,** die häufig einen **mehrstrahligen Spalt** besitzen; daneben kommen **Kleinkörner** von gewöhnlich nur 10 bis 15 μ Größe vor.

Mikroskopische Prüfung des Kolombowurzelpulvers: Es ist gekennzeichnet durch seinen großen Reichtum an **Stärkekörnern** der oben beschriebenen Form, durch **dünnwandiges Parenchym** und wenig **dünnwandigen Kork,** wenig **verholzte Gefäße, Steinzellen** und **Fasern** und durch die sich mit 70%iger Schwefelsäure leuchtend grün färbenden **Steinzellen.**

Prüfung durch:	Zeigt an:
Ausführung einer Mikrosublimation.	**Identität** durch dunkelbraune Massen und ganz schwach gelblich gefärbte Sublimationströpfchen, aus denen sich nach einiger Zeit sehr zahlreiche, kleine, fast farblose Kristalle abscheiden.
Verbrennen von 1 g Kolombowurzel in einem gewogenen Tiegel. Sie darf höchstens 0,09 g Rückstand hinterlassen.	**Einwandfreie Qualität** durch einen Rückstand von höchstens 0,09 g.

Verwechslungen: Die Wurzeln von Bryonia alba und dioica kommen ebenfalls in Querscheiben vor, doch sind diese mehr schmutzigweiß oder hellbräunlich und zeigen unregelmäßige, konzentrische und höckerige Ringe mit einer höckerigen, radialen Streifung. — Die Wurzel von Frasera carolinensis, amerikanische Kolombowurzel, ist mehr fahlgelb, besitzt keinen strahligen Holzkern, zeigt den dunklen Kambiumring nicht, enthält kein Stärkemehl, wohl aber Gerbsäure. Sie wird daher beim Betupfen mit Jodtinktur nicht gebläut, wohl aber wird·ihr Aufguß durch Eisenchloridlösung schwärzlich gefällt.

Radix Gentianae — Enzianwurzel.

Die schnell getrockneten Wurzeln und mehrköpfigen Wurzelstöcke von Gentiana-Arten, hauptsächlich von Gentiana lutea Linné, daneben auch ven Gentiana pannonica Scopoli, Gentiana purpurea Linné und Gentiana punctata Linné.

Enzianwurzel der erstgenannten Art ist gelbbraun, 20 bis 60 cm lang, oben 2 bis 4 cm dick; Enzianwurzel der anderen Arten ist von hellerer Farbe und ist dünner. Der Wurzelstock ist bisweilen durch Blatt- und Stengelreste beschopft und geringelt, die wenig verzweigten Wurzeln sind längsfurchig. Beide sind bisweilen der Länge nach gespalten, brechen leicht und glatt, nicht faserig und nicht mehlig. Die Querbruchfläche ist fast gleichmäßig gelblich bis hellbraun. Enzianwurzel ist hart; in Wasser quellen die Stücke stark und werden zähe und biegsam.

Enzianwurzel riecht eigenartig und schmeckt anfangs süß, dann stark und anhaltend bitter.

Mikroskopische Prüfung: Auf dem Querschnitt sind Wurzeln und Wurzelstöcke, die nahezu den gleichen Bau zeigen, in der Nähe des dunkleren Kambiums undeutlich strahlig. Der **Kork** besteht aus einer wenige Zellen breiten Schicht. Die höchstens 2 bis 3 mm dicke **Rinde** weist oft im äußeren Teile Lücken auf. Der hauptsächlich aus **Parenchym** bestehende **Holzkörper** enthält neben vereinzelten oder zu wenig-gliedrigen Gruppen vereinigten **Netzleisten- und Treppengefäßen** auch **Siebröhrenbündel.** Die Gewebe der Enzianwurzel sind **frei von Fasern;** dagegen finden sich Fasern innerhalb der Blütensproßnarben. Das **Parenchym,** dessen Wände stark quellbar sind, enthält neben **gelblichen,** in Wasser fast völlig löslichen **Massen** **ölartige Tröpfchen** und vereinzelte **Kalziumoxalatkristalle** in Form winziger Nadeln, kleiner Täfelchen oder Prismen, selten etwas größerer Oktaeder. **Stärke ist selten.**

Mikroskopische Prüfung des Enzianwurzelpulvers: Es ist gekennzeichnet durch die gleichmäßigen **Parenchymfetzen,** die **Bruchstücke der Gefäße,** spärliche **Korkfetzen** und sehr selten durch **Fasern** sowie durch die **Kalziumoxalatkristalle.** Es darf **kleinkörnige Stärke nur in sehr geringer Menge,** über 20 μ große Stärkekörner überhaupt nicht enthalten; **Steinzellen** würden auf **Kokosnußschalen, Rumexwurzeln, oberirdische Teile der Stammpflanze** deuten.

Prüfung durch:	Zeigt an:
Ausführung einer Mikrosublimation.	**Identität** durch ein farbloses[1] Sublimat, das sich in einem Tröpfchen Kalilauge nicht mit roter Färbung lösen darf.
	Rumexwurzeln durch eine rote Lösung des Sublimats in Kalilauge[2].
Zweimaliges Kochen von 1 g grobgepulverter Enzianwurzel je 1 Stunde lang mit je 25 ccm verdünntem Weingeist am Rückflußkühler. Vereinigen der Filtrate, Abdampfen in einem gewogenen Schälchen und Trocknen des Rückstands bei 100°. Sie soll mindestens 0,33 g Rückstand hinterlassen.	**Fermentierte Wurzeln** durch einen geringeren Rückstand.
Verbrennen von 1 g Enzianwurzel in einem gewogenen Tiegel. Sie darf höchstens 0,05 g Rückstand hinterlassen.	**Einwandfreie Qualität** durch einen Rückstand von höchstens 0,05 g.

[1] Es besteht aus Gentisin und dürfte häufig gelblich gefärbt sein.

[2] Oxymethyl-Anthrachinon-Reaktion.

Verwechslungen und Verfälschungen: Die Wurzel von Gentiana asclepiadea ist mehr holzig, dünn und besitzt einen deutlich strahligen Holzkörper. — Die Wurzel von Atropa belladonna ist stärkemehlhaltig, geruchlos. — Der Wurzelstock von Veratrum album ist dunkelbraun, mit gelblichen Wurzeln, ist stärkemehlreich, und sein Geschmack ist anhaltend scharf und bitter. — Die Wurzelknollen von Aconitum napellus sind rübenförmig, graubraun, stark längsrunzelig und tragen oben einen kurzen Stengelstumpf oder einen Knospenrest. Die Oberfläche zeigt die Austrittsstellen zahlreicher Nebenwurzeln.

Radix Ipecacuanhae — Brechwurzel.

Gehalt: Mindestens 1,99% Alkaloide, berechnet auf Emetin ($C_{30}H_{44}O_4N_2$. Mol.-Gew.: 496,4).

Die getrockneten, verdickten Wurzeln von Uragoga ipecacuanha (Willdenow) Baillon. Brechwurzel ist hin und her gebogen, an den Enden verjüngt, gewöhnlich unverzweigt, bis 20 cm lang, aber meist in 5 bis 7 cm lange Stücke zerbrochen, nicht über 5 mm dick, durch Wülste der Rinde, die sie mehr oder weniger umfassen, geringelt, fein längsgefurcht, graubraun. Die innen weißliche bis hellgraubraune Rinde ist ebenso dick oder dicker als der hellgelbe, harte, zähe, marklose Holzkörper. Sie löst sich leicht vom Holzkörper ab und bricht glatt. Brechwurzel darf schlanke, glatte, mit Mark versehene Stücke **(Wurzelstöcke der Stammpflanze)** sowie heller oder auch dunkel gefärbte, nicht wulstig geringelte Wurzeln **(fremde Beimengungen)** nicht enthalten.

Sie riecht schwach, eigenartig und schmeckt widerlich und schwach bitter.

Mikroskopische Prüfung im Querschnitt: Die **Rinde** ist von einer braunen, aus dünnwandigen Zellen gebildeten **Korkschicht** bedeckt. Sie besteht neben den **Siebröhren** nur aus **Parenchym,** dessen Zellen nach innen an Größe abnehmen und teils Bündel von **Raphiden,** teils **Stärke** führen. Die **Stärkekörner** sind rundlich, einfach oder aus höchstens 7 Körnchen zusammengesetzt. Die Einzelkörner sind höchstens 24 μ groß, gewöhnlich jedoch wesentlich kleiner. **Dickwandige Zellen** kommen in der Rinde **nicht** vor. Der **Holzkörper** besteht aus **stärkeführenden Ersatzfasern** mit schräggestellten, spaltenförmigen Tüpfeln, **gefäßartigen Tracheiden** mit runden, den Enden genäherten Löchern in der Seitenwand, gewöhnlichen **Tracheiden,**

Fasern und **stärkeführendem Holzparenchym.** Ausgeprägte **Markstrahlen** fehlen. Die **Einzelstärkekörner** des Holzkörpers haben nicht über 7 μ, die zusammengesetzten nicht über 10 μ Durchmesser.

Mikroskopische Prüfung des Brechwurzelpulvers: Es ist gekennzeichnet durch **Stärkekörner, Kalziumoxalatraphiden, Stückchen des Korkes, stärkeführende Ersatzfasern,** mit Holztüpfeln und an den abgestutzten Enden meist mit einem kreisrunden Loch versehene, **gefäßartige Tracheiden,** gewöhnliche **Tracheiden** und vereinzelt vorkommende **Fasern.**

Es muß frei sein von **Steinzellen,** die auf **Wurzelstöcke,** und von weiten, **echten Gefäßen, Einzelkörnern von Stärke über 25** μ Durchmesser, **Kalziumoxalatdrusen** und **Farbstoffzellen,** die auf **fremde Beimengungen** deuten würden.

Prüfung durch:

Verbrennen von 1 g Brechwurzel in einem gewogenen Tiegel. Sie darf höchstens 0,05 g Rückstand hinterlassen.

Übergießen von 2,5 g feingepulverter Brechwurzel in einem Arzneiglas mit 25 g Äther sowie nach kräftigem Umschütteln mit 2 g Ammoniakflüssigkeit. Stehenlassen $^1/_2$ Stunde lang unter häufigem, kräftigem Umschütteln. Zusatz von 2 ccm Wasser, Schütteln, bis sich die ätherische Schicht vollständig geklärt hat. Abgießen von 20 g der klaren Lösung (= 2 g Brechwurzel) durch ein Wattebäuschchen in ein Kölbchen, Äther abdestillieren, auf dem Wasserbad bis zum Verschwinden des Äthergeruchs erwärmen. Rückstand in 1 ccm Weingeist lösen. Zugabe von 5 ccm $^1/_{10}$-Normal-Salzsäure, 5 ccm Wasser, 2 Tropfen Methylrotlösung und Titration mittels Feinbürette mit $^1/_{10}$-Normal-Kalilauge bis zum Farbumschlag.

Versetzen von 5 ccm der titrierten Flüssigkeit mit einigen kleinen Kristallen Kaliumchlorat, vorsichtig Erwärmen.

Zeigt an:

Einwandfreie Qualität durch einen Aschengehalt von höchstens 0,05 g.

Vorschriftsmäßiger Gehalt, wenn hierfür höchstens 3,40 ccm $^1/_{10}$-Normal-Kalilauge verbraucht werden, so daß mindestens 1,60 ccm $^1/_{10}$-Normal-Salzsäure zur Sättigung der vorhandenen Alkaloide erforderlich sind, was einem Mindestgehalt von 1,99% Alkaloiden entspricht. 1 ccm $^1/_{10}$-Normal-Salzsäure = 0,02482 g Alkaloide, 1,60 ccm = 0,0397 g Alkaloide, die in 2 g Droge enthalten sind.

Identität durch eine orangegelbe Färbung.

Aufbewahrung: Vorsichtig.

Verwechslungen: Karthagena-Ipekakuanha ist dicker, besitzt weniger stark hervortretende Wülste, die· Stärkekörner sind größer und der Emetingehalt geringer. — Die Wurzel von Richardsonia scabra (Radix Ipecacuanhae albae farinosae) ist dünner, weißlichgrau, weniger dicht geringelt, besitzt eine mehlige Rinde und schmeckt nicht bitter (kein Emetin). — Die Wurzel von Psychotria emetica (Radix Ipecacuanhae striatae) ist dicker, außen graubraun, längsrunzelig, mit entfernten, seichten Querrissen und Einschnürungen, besitzt kein Stärkemehl, kein Emetin, einen süßlichen Geschmack. — Die Wurzel von Jonidium ipecacuanhae (Radix Ipecuanhae albae lignosae) ist hellbräunlichgelb, dicht längsrunzelig, mit wenigen Querrissen und Einschnürungen, besitzt eine innen weiße Rinde und hellgelbes poröses Holz, aber kein Stärkemehl und kein Emetin.

Radix Levistici — Liebstöckelwurzel.

Die getrockneten Wurzelstöcke und Wurzeln von Levisticum officinale Koch. Der kurze, hellgraubraune, geringelte, bis 4 cm dicke, vor dem Trocknen meist der Länge nach gespaltene Wurzelstock trägt zuweilen an der Spitze Blattreste. Die gleichfarbigen, mäßig verzweigten, bis mehrere Dezimeter langen und bis 5 mm dicken Wurzeln sind meist stark längsrunzelig, im oberen Teil geringelt. Die außen weißliche, innen gelbbraune Rinde ist bedeutend dicker als das gelbe Holz.

Liebstöckelwurzel riecht eigenartig würzig und schmeckt anfangs süßlich, dann scharf würzig und etwas bitter.

Mikroskopische Prüfung: Die **Rinde** ist von einer dünnen **Korkschicht** bedeckt, durch radial gestreckte, große **Luftlücken** in den äußeren Teilen fast schwammig, im wesentlichen aus **stärkeführendem Parenchym** aufgebaut und enthält zahlreiche, strahlig angeordnete, schizogene **Sekretgänge,** deren Durchmesser, gewöhnlich 50 bis 100 μ, meist ebenso weit oder wenig weiter als der der weitesten Gefäße ist. Das **Sekret** ist braun oder rotgelb. Der **Holzkörper,** dem **Sekretgänge fehlen,** enthält im **stärkeführenden Parenchym** zahlreiche, gewöhnlich 40 bis 80 μ, ausnahmsweise bis 160 μ weite, verholzte **Gefäße** und, wie die Rinde, als mechanisches Gewebe Gruppen **nicht verholzter Ersatzfasern.** Die **Stärkekörner** sind 6 bis 10 μ, bisweilen bis zu 20 μ groß und manchmal zu vielen zusammengesetzt. Der Wurzelstock unterscheidet sich von den Wurzeln nur durch das innerhalb des Holzringes liegende, stärkeführende **Mark.**

Prüfung durch:	Zeigt an:
Verbrennen von 1 g Liebstöckelwurzel in einem gewogenen Tiegel. Sie darf höchstens 0,085 g Rückstand hinterlassen.	**Einwandfreie Qualität** durch einen Aschengehalt von höchstens 0,085 g.

Radix Liquiritiae — Süßholz.

Die geschälten, getrockneten Wurzeln und Ausläufer von Glycyrrhiza glabra Linné. Die Wurzeln sind meist unverzweigt, bis über 1 m lang, bis 4 cm dick, spindelförmig, am oberen Ende oft keulig verdickt. Die Ausläufer sind den Wurzeln ähnlich, jedoch walzenförmig. Beide sind hellgelb, mit feinen, von der Oberfläche sich ablösenden Fasern versehen, zähe, auf dem Bruche langfaserig und grobsplitterig. Der Querschnitt zeigt eine hellgelbe, bis 4 mm dicke Rinde und ein gelbes Holz. Das Holz ist vielfach längs den deutlich sichtbaren Markstrahlen gespalten. Die Ausläufer haben ein deutliches Mark, das den Wurzeln fehlt. Süßholz riecht schwach, eigenartig und schmeckt süß.

Mikroskopische Prüfung im Querschnitt: In der **Rinde** und im **Holzkörper** sind zahlreiche von **Kristallzellreihen** begleitete Gruppen langer, geschichteter, fast bis zum Verschwinden des Lumens verdickter **Fasern** vorhanden; die äußeren Schichten ihrer Wände sind gelb, mehr oder weniger stark verholzt, die inneren Schichten sind farblos und unverholzt. In der Rinde finden sich zusammengedrückte **Siebstränge,** im Holz sehr weite, vereinzelt oder in Gruppen von 2 bis 4 stehende, meist kurzgliedrige, gelbe **Tüpfel- und Netzleistengefäße.** Die **Markstrahlen** des Holzes sind 3 bis 8 Zellen breit. Außer in den Kristallzellreihen kommen fünf- bis sechseckige, oft längliche **Einzelkristalle von Kalziumoxalat** in Rinde und Holz zerstreut vor. In den **Parenchymzellen** findet sich **Stärke** in meist einfachen, runden, ovalen bis stäbchenförmigen Körnern von 2 bis 20 μ Durchmesser.

Mikroskopische Prüfung des Süßholzpulvers: Es ist gekennzeichnet durch die von **Kristallzellreihen** begleiteten gelben **Fasern,** die stark gelb gefärbten **Bruchstücke der Gefäße,** die **Stärkekörner** und die **Kalziumoxalatkristalle.** Es wird durch 80%ige Schwefelsäure orangegelb gefärbt. Es darf braune **Korkfetzen** nicht enthalten.

Prüfung durch:	Zeigt an:
Verbrennen von 1 g Süßholz in einem gewogenen Tiegel. Es darf höchstens 0,065 g Rückstand hinterlassen.	**Einwandfreie Qualität** durch einen Aschengehalt von höchstens 0,065 g.

Radix Ononidis — Hauhechelwurzel.

Die getrockneten Wurzelstöcke und Wurzeln von Ononis spinosa Linné. Der kurze, gewöhnlich mehrköpfige Wurzelstock geht nach unten in eine lange, höchstens 2 cm dicke, wenig verzweigte, graubraune bis schwarzbraune Hauptwurzel über. Diese ist holzig, äußerst zäh, gedreht und verbogen, oft der Länge nach zerklüftet, mit geraden oder gekrümmten Längsleisten versehen, nicht selten platt. Auf dem meist sehr unregelmäßigen Querschnitt zeigt sie gewöhnlich exzentrischen Bau, eine etwa 1 mm dicke, fest anhaftende Rinde und einen gelblichen Holzkörper, der Jahresringe erkennen läßt und durch weiße, sehr verschieden breite Markstrahlen zierlich fächerig-strahlig gezeichnet ist. Beim Befeuchten mit Ammoniakflüssigkeit wird das Holz stark gelb gefärbt. Hauhechelwurzel bricht faserig. Sie darf etwa federkieldicke, stielrunde Stücke nicht enthalten (Stengelteile).

Hauhechelwurzel riecht schwach, an Süßholz erinnernd, und schmeckt kratzend, etwas herb süßlich.

Mikroskopische Prüfung: Die **Rinde** enthält **dickwandige Fasern** und in gekammerten, mit verholzten Membranen versehenen Zellen **Einzelkristalle von Kalziumoxalat.** Die **Holzstränge** zeigen neben reichlichem **Parenchym** nur **wenige Gefäße**; sie bestehen hauptsächlich aus **Fasern** und enthalten **Kristallzellreihen** mit Einzelkristallen von Kalziumoxalat. Das **Parenchym,** besonders das der Markstrahlen, enthält **Stärke.**

Prüfung durch:	Zeigt an:
Ausführung einer Mikrosublimation.	**Identität** durch sehr feine,
Zusatz von Weingeist zum Mikrosublimat. Es löst sich sofort.	meist gebogene oder gewundene Kriställchen oder feinkörnige Anflüge von farblosem Onokol, die sich in einem Tröpfchen Weingeist sofort lösen.
Verdunstenlassen der Lösung. Das Onokol scheidet sich in prismatischen Kristallen wieder aus. Das Sublimat (etwa 210°) betupft man mit einem Tröpfchen Schwefelsäure und fügt dann 1 Tropfen 1%iger äthylalkoholischer Vanillinlösung hinzu. (Die Rotfärbung laut Arzneibuch mit Schwefelsäure tritt nicht ein.)	**Identität** durch eine violette Färbung, die mit der Zeit noch an Intensität zunimmt.
Verbrennen von 1 g Hauhechelwurzel im gewogenen Tiegel. Sie darf höchstens 0,07 g Rückstand hinterlassen.	**Einwandfreie Qualität** durch einen Aschengehalt von höchstens 0,07 g.

Radix Pimpinellae — Bibernellwurzel.

Die getrockneten Wurzelstöcke und Wurzeln von Pimpinella saxifraga Linné und Pimpinella magna Linné. Der derbe, mehrköpfige, gelblichgraue, feingeringelte und grobwarzige Wurzelstock trägt häufig Reste der hohlen, oberirdischen Achsen. Nach unten geht er in die viel längere, bis 20 cm lange und bis 15 mm dicke, hellgraugelbe, wenig oder nicht verzweigte Hauptwurzel über, die nur am oberen Teil fein geringelt, sonst grob-längsrunzlig und spärlich mit Warzen besetzt ist. Das gelbe, unter der Lupe fein strahlenförmig gestreift erscheinende Holz der Wurzel erreicht höchstens die Dicke der weißen, nach außen groblückigen Rinde, die zahlreiche, ziemlich enge, mit der Lupe eben erkennbare, schizogene Sekretgänge führt. Bibernellwurzel riecht eigenartig würzig und schmeckt anfangs würzig, dann scharf und brennend.

Mikroskopische Prüfung des Querschnitts: Er zeigt eine dünnwandige **Korkschicht,** darunter kollenchymatisch verdicktes **Phelloderm** und **parenchymatisches Rindengewebe,** das **Ersatzfasern** enthält. Der Durchmesser der einen braunen Inhalt führenden **Sekretgänge** überschreitet den der Gefäße meist nicht, er beträgt bei Pimpinella saxifraga bis 40 μ, bei Pimpinella magna bis 60 μ. Im **Holzkörper des Wurzelstocks** finden sich reichlich Stränge von **Ersatzfasern,** die dickwandig und deutlich getüpfelt sind, und zuweilen **echte Fasern.** Im **Wurzelstock** ist ein großer **Markkörper** vorhanden, in den Wurzeln fehlt das Mark. Alle **Parenchymzellen** im Wurzelstock und in der Wurzel enthalten kleinkörnige **Stärke.**

Mikroskopische Prüfung des Bibernellwurzelpulvers: Es ist gekennzeichnet durch zahlreiche **dickwandige Fasern** und **Ersatzfasern, Gefäßbruchstücke, Kork, Stärke.**

Prüfung durch:	Zeigt an:
Ausführung einer Mikrosublimation.	**Identität** durch Kristallnädelchen oder winzige Körnchen von Pimpinellin neben kleinen Tröpfchen.
Aufbringen von 1 Tropfen Petroläther auf das Sublimat und Verdunstenlassen.	**Identität** durch eine Lösung, aus der sich das Pimpinellin in gut ausgebildeten Kristallen neben Öltröpfchen wieder ausscheidet.
Verbrennen von 1 g Bibernellwurzel im gewogenen Tiegel in Sand. Sie darf höchstens 0,065 g Rückstand hinterlassen.	**Einwandfreie Qualität** durch einen Aschengehalt von höchstens 0,065 g.

Verwechslung: Die Wurzel von Heracleum sphondylium ist weit heller und zeigt auf dem Querschnitt eine breitere Rinde als der Holzkörper, eine nach außen schwammige Rinde, in welcher sich nur wenige, meist ovale Balsamräume befinden; der Geruch ist bedeutend schwächer.

Radix Ratanhiae — Ratanhiawurzel.

Die getrockneten Wurzeln von Krameria triandra Ruiz et Pavon. Sie sind ziemlich lang, bis 3 cm dick, stielrund, gerade oder etwas hin und her gebogen, meist auf längere Strecken hin fast gleichmäßig dick, wenig verzweigt, holzig, starr und hart. Die Oberfläche ist an den älteren Teilen dunkelbraunrot, etwas runzelig, oft schuppig, quer- und längsrissig, nicht warzig, an den jüngeren Teilen heller braunrot, fast glatt. Die meist etwa 1 bis 1,5 mm dicke Rinde läßt sich von dem rötlichbraunen bis gelblichem Holz leicht loslösen, bricht kurzfaserig und gibt auf Papier einen braunen Strich. Ratanhiawurzel ist geruchlos, ihre Rinde schmeckt stark zusammenziehend, ihr Holz ist fast geschmacklos.

Mikroskopische Prüfung: Der **Kork** besteht aus zahlreichen Lagen dünnwandiger, einen **rotbraunen Farbstoff enthaltender Zellen.** Die **Rinde** wird von zahlreichen einreihigen **Markstrahlen** durchzogen und enthält besonders in ihren inneren Teilen strahlig angeordnete Gruppen von meist **mäßig verdickten Fasern** und zerstreute, **Kalziumoxalat** in Form von Säulen oder von Kristallsand **führende Zellen.** Der keine Jahresringe zeigende **Holzkörper** besteht vorwiegend aus **stark verdickten Fasern** und ziemlich weiten **Gefäßen,** das die Gefäße mit den einreihigen **Markstrahlen** oder die Markstrahlen miteinander verbindet. Das Parenchym der Rinde und des Holzkörpers ist vorwiegend mit einfachen, rundlichen, bis 30 μ großen, seltener zu wenigen zusammengesetzten **Stärkekörnern** gefüllt.

Mikroskopische Prüfung des Ratanhiawurzelpulvers: Es ist gekennzeichnet durch die zahlreichen Bruchstücke der dickwandigen, reichlich mit schiefen Spaltentüpfeln versehenen **Fasern des Holzkörpers,** und der weniger verdickten, weniger getüpfelten **Fasern der Rinde,** zahlreiche **Gefäßbruchstücke** mit kleinen Holztüpfeln, dunkelbraune **Korkfetzen,** stärkehaltiges **Parenchym** und **Kristalltrümmer.**

Prüfung durch:	Zeigt an:
Ausziehen von 1 g Ratanhiawurzel mit 10 g Weingeist durch Erwärmen. Nach dem Erkalten Versetzen mit überschüssiger weingeistiger Bleiazetatlösung.	**Identität** durch einen roten Niederschlag.
Filtrieren, die abfiltrierte Flüssigkeit muß deutlich rot gefärbt sein.	**Andere Krameria-Arten** durch ein farbloses Filtrat.

Bereitung eines kalten, wäßrigen Auszugs der Ratanhiawurzel durch Schütteln mit Wasser. Zusatz von einigen Tropfen verdünnter Eisenchloridlösung (1 + 9). Er muß stark grün gefärbt werden.

Gehaltarme Sorten durch eine schwache grüne Färbung.

Verbrennen von 1 g Ratanhiawurzel im gewogenen Tiegel in Sand. Sie darf höchstens 0,05 g Rückstand hinterlassen.

Einwandfreie Qualität durch einen Aschengehalt von höchstens 0,05 g.

Radix Saponariae — Seifenwurzel.

Die getrockneten Wurzeln von Saponaria officinalis Linné. Die Wurzel ist meist einjährig, 1,5 bis 5 mm dick, ziemlich lang, stielrund, allmählich verschmälert, selten verästelt, aber mit Nebenwurzeln besetzt, längsrunzelig, außen braunrot, spröde und von ebenem Bruch, mit schmaler, weißer Rinde und derbem, zitronengelbem Holzkörper. Die Stengelreste sind knotig gegliedert, stielrund, außen gelbbraun.

Seifenwurzel besitzt einen bitterlich süßen, dann anhaltend kratzenden Geschmack.

Prüfung durch:

Herstellung einer wäßrigen Abkochung der Seifenwurzel.

Zeigt an:

Identität durch starkes Schäumen beim Schütteln.

Mikroskopische Prüfung: Die **Wurzel** hat außen eine starke, braune Schicht dünnwandiger **Korkzellen.** Die **primäre Rinde** besteht aus großen, dünnwandigen, locker gelagerten **Parenchymzellen,** die reichlich **Drusen von Kalziumoxalat** führen. Die **sekundäre Rinde** ist radial gestreift, zeigt aber keine deutlichen Markstrahlen; **Siebteile** und **Parenchym** wechseln ab, in letzterem finden sich reichlich **Drusen von Kalziumoxalat.** Der zitronengelbe **Holzkörper** läßt Markstrahlen nicht erkennen, er besteht zum großen Teil aus **parenchymatischen Zellen,** die häufig um die **Gefäße** herum mehr oder weniger prosenchymatisch werden können. Im Holzparenchym führen viele Zellen **Kristallsand** oder **Drusen von Kalziumoxalat.** Die **Gefäße** liegen im Zentrum unregelmäßig zerstreut, gegen die Peripherie des Holzkörpers zeigen sie eine mehr oder weniger strahlige Anordnung. Die **Stengelstücke** sind meist hohl, haben einen an Holzfasern reichen, strahligen **Holzkörper** und in der Rinde einen breiten **Bastfaserring,** dessen Zellen ein verhältnismäßig weites Lumen besitzen. Vorwiegend in den Parenchymzellen der Rinde finden sich **Schollen von Saponin,** die in Weingeist, Äther oder Chloroform unlöslich sind und sich durch Jodlösung goldgelb färben; in Wasser sind sie löslich. Der Querschnitt färbt sich in Jodlösung gelbbraun. In Phlorogluzin-Salzsäure färben sich die Gefäße der Wurzel sowie die Gefäße und verholzten Fasern des Stengels rot.

Stengelstücke ohne breiten Bastfaserring in der Rinde deuten auf **Solanum dulcamara,** und Wurzelstücke mit grauem, bräunlichem oder gelblichem Kork deuten auf Caryophyllaceae. Sie dürfen nicht vorhanden sein.

Radix Sarsaparillae — Sarsaparille.

Die unter dem Namen Honduras-Sarsaparille eingeführten, von den knorrigen Wurzelstöcken befreiten, getrockneten Wurzeln der mittelamerikanischen Smilax utilis Hemsley und anderer verwandter Arten. Die Wurzel ist sehr lang, walzenförmig, meist unverzweigt, 3 bis 5 mm dick, graubräunlich bis rötlichgelb, prall, mit nur flachen Längsfurchen und wenigen Wurzelfasern versehen, biegsam, beim Zerbrechen stäubend. Auf dem Querschnitt bemerkt man eine weiße oder zuweilen rötliche, ungefähr 1 mm dicke Rinde und einen gelblichen oder graugelblichen, ein weißes Mark umschließenden Zentralzylinder. Mit Jodlösung färbt sich die Rinde und das Mark blauschwarz, die anderen Elemente gelbbräunlich. Mit Phlorogluzin-

Salzsäure färben sich die letzteren rot. Sarsaparille schmeckt etwas schleimig, hinterher schwach kratzend.

Mikroskopische Prüfung: Unter der nur stellenweise vorhandenen **Epidermis** liegt eine zwei- bis vierschichtige **Hypodermis,** deren Zellwände besonders nach außen zu verdickt und getüpfelt sind. Die Zellen des **Rindenparenchyms** sind dünnwandig. Der **Zentralzylinder,** der von der Rinde durch eine braune, aus faserartig gestreckten, auf dem Querschnitt nahezu quadratischen, rundherum fast gleichmäßig verdickten, jedoch noch mit beträchtlichem Lumen versehenen, verholzten Zellen bestehende **Endodermis** getrennt wird, ist vielstrahlig und mit auf dem Querschnitt **ovalen Siebbündeln, weiten Gefäßen** und **Fasern** versehen. Das **Parenchym der Rinde** und **des Marks** enthält **Stärke** in einfachen und zusammengesetzten, meistens von 2 bis 4 Teilkörnern gebildeten Körnern. Die Einzelkörner haben bis 18 μ Durchmesser. Einzelne Zellen enthalten Bündel von **Kalziumoxalatnadeln.**

In geschnittener Sarsaparille dürfen Stücke mit ähnlichem anatomischen Bau, aber verquollener oder verkleisterter Stärke oder **U**-förmig verdickten Endodermiszellen oder einer Endodermis mit Durchlaßzellen **(andere Handelssorten, andere Liliiflorae),** ferner Stücke mit auf dem Querschnitt zerstreuten Gefäßbündeln **(Sarsaparille aus Angola),** Stücke mit einem Kambiumring, Stücke, die von Kork bedeckt sind oder die Milchröhren oder Sekretbehälter enthalten, nicht vorkommen **(Hemidesmus, Philodendron** u. a.).

Mikroskopische Prüfung des Sarsaparillepulvers: Es ist gekennzeichnet durch große Mengen **stärkehaltigen Parenchyms** und freiliegender **Stärke** von der oben beschriebenen Form und Größe, sehr zahlreiche, verholzte, dickwandige, mehr oder weniger bräunliche, **faserartige Elemente,** zahlreiche verholzte **Bruchstücke weiter Gefäße** und **Kalziumoxalatnadeln.**

Sarsaparillepulver darf **verquollene Stärke, Einzelkristalle, verholztes Parenchym**[1]**, Kork, Steinzellen, Sekretbehälter, Sekretmassen, Farbstoffschollen** nicht enthalten.

<table>
<tr><td>Prüfung durch:</td><td>Zeigt an:</td></tr>
<tr><td>Verbrennen von 1 g Sarsaparille im gewogenen Tiegel in Sand. Sie darf höchstens 0,08 g Rückstand hinterlassen.</td><td>**Einwandfreie Qualität,** wenn der Aschengehalt 0,08 g nicht übersteigt.</td></tr>
</table>

[1] Das Parenchym des Marks enthält schwach verholzte Zellen.

Radix Senegae — Senegawurzel.

Die getrockneten Wurzelstöcke und Wurzeln von Polygala senega Linné. Der kurze, dicke Wurzelstock trägt zahlreiche Narben oberirdischer Stengel. Die bis 20 cm lange, selten über 8 mm dicke, graugelbe Hauptwurzel ist unverzweigt oder bildet wenige kräftige Wurzeläste. Die Hauptwurzeln und ihre Äste sind gewöhnlich stark und unregelmäßig gedreht und gekrümmt. Auf der Innenseite der Krümmungen zeigen sie oft einen mehr oder weniger scharf ausgeprägten Kiel, auf der Außenseite Querwülste und hier nach dem Entfernen der Rinde eine Abflachung oder einen Einschnitt in dem gelblichweißen Holz. Der Querbruch des Holzes ist uneben, der der Rinde hornartig, etwas durchscheinend. Senegawurzel riecht schwach, eigenartig und schmeckt scharf kratzend.

Mikroskopische Prüfung: Die **Wurzeln** sind von einem schmalen **Kork** aus dünnwandigen Zellen bedeckt. Der Kiel wird durch den einseitig stark entwickelten **Siebteil der Rinde** gebildet. Vor den Abflachungen oder Einschnitten des Holzkörpers, in denen sich strahlige Reihen von dünnwandigen Parenchymzellen finden, hat das Kambium keinen Siebteil, sondern nur spärlich Parenchym entwickelt. Die Zellen der **keine Fasern** enthaltenden Rinde führen **Öltropfen,** aber keine **Stärke** und **keine Kalziumoxalatkristalle,** die auch dem Holzkörper fehlen. Die **Hauptmasse des**

Holzes wird von **Tracheiden** mit kleinen Hoftüpfeln und von kurzgliedrigen, mit spaltenförmigen, behöften Tüpfeln versehenen **Gefäßen** gebildet.

Mikroskopische Prüfung des Senegawurzelpulvers: Es ist gekennzeichnet durch große Mengen **stärkefreien,** meist **derbwandigen Parenchyms,** zahlreiche **Bruchstücke der Tracheiden** und der **Gefäße** und kleinere Mengen bräunlicher **Korkfetzen.** Senegawurzelpulver darf **Bruchstücke von Fasern**[1]**, Stärkekörner**[1] und **Kalziumoxalatkristalle** nicht enthalten, die auf andere Wurzeln deuten würden.

Prüfung durch:	Zeigt an:
Verbrennen von 1 g Senegawurzel in einem gewogenen Tiegel in Sand. Sie darf höchstens 0,05 g Rückstand hinterlassen.	**Einwandfreie Qualität,** wenn der Aschengehalt 0,05 g nicht übersteigt.

[1] Es kommen Fasern und vereinzelte Stärkekörner vor.

Verwechslungen: Die Wurzel von Panax quinquefolium (Radix Ginseng) ist kurz, spindelförmig, reich an Stärkemehl, besitzt einen anfangs bitteren, dann süßen Geschmack. — Die Wurzeln von Cypripedilum-Arten besitzen sehr viel Nebenwurzeln. — Die Wurzeln von anderen Polygala-Arten besitzen meist keinen Kiel, einen schwächeren Geschmack, verlaufen gerade mit geringer Verästelung.

Radix Valerianae — Baldrian.

Die mit den Wurzelstöcken und Ausläufern gesammelten und getrockneten Wurzeln von Valeriana officinalis Linné. Der Hauptwurzelstock ist aufrecht, bis 5 cm lang, 2 bis 3 cm dick, verkehrt-eiförmig, undeutlich geringelt und meist halbiert. Die Nebenwurzelstöcke sind kleiner. Die Wurzelstöcke tragen oben vielfach dicke, hohle, längsstreifige Stengelreste, zeigen Andeutung einer Kammerung des Marks und sind ringsum dicht mit zahlreichen, langen, ungefähr 2 bis 3 mm dicken, stielrunden, längsstreifigen, brüchigen Wurzeln besetzt. Vom Hauptwurzelstock und von den Nebenwurzelstöcken gehen Ausläufer aus. Wurzelstöcke und Wurzeln sind graubraun bis bräunlichgelb.

Baldrian riecht stark, eigenartig und schmeckt süßlich-würzig und zugleich etwas bitter.

Mikroskopische Prüfung: Die **Wurzelstöcke und Ausläufer** zeigen einen das Mark umschließenden **Kranz von Leitbündeln.** Im **Mark** finden sich **Steinzellen** vor. Die **Wurzeln** haben infolge geringen Kambialwachstums noch die **primäre Rinde** und ein oft noch deutlich **radial gebautes Gefäßbündel** und sind teils mit großem Mark und kleinen Gefäßteilen ohne mechanische Elemente, teils mit kleinem Mark und derbem, Fasern führendem Holzzylinder versehen. In den dünnwandigen, verkorkten Zellen der einreihigen **Hypodermis** findet sich das **ätherische Öl.** In den **Parenchymzellen** der Wurzelstöcke und Wurzeln ist **Stärke** in rundlichen, einfachen oder zusammengesetzten, bis 20 μ großen, mit deutlichem, mehrstrahligem Spalt versehenen Körnern vorhanden.

Mikroskopische Prüfung des Baldrianpulvers: Es ist gekennzeichnet außer durch die reichlich vorhandene **Stärke** durch die Bruchstücke von **Parenchym, Kork, Gefäßen** mit quergestellten Spaltentüpfeln oder ringnetziger Verdickung und **Fasern,** ferner durch **Wurzelhaare tragende Stückchen der Epidermis,** solche der **Hypodermis** und der **Endodermis** sowie durch vereinzelte **Steinzellen.** Es darf **glatte, dickwandige Fasern** nur in geringerer Menge, **stärkefreies Parenchymgewebe** von fremden Wurzeln, oberirdischen Teilen stammend, und **Kalziumoxalatdrusen,** die auf Vincetoxicum deuten, nicht enthalten.

Prüfung durch:	Zeigt an:
Verbrennen von 0,1 g Baldrian im gewogenen Tiegel in Sand. Er darf höchstens 0,15 g Rückstand hinterlassen.	**Einwandfreie Qualität** durch einen Aschengehalt von höchstens 0,15 g.

Verwechslungen: Der Wurzelstock von Valeriana phu ist viel länger dicht geringelt und besitzt nur auf einer Seite Nebenwurzeln. — Der Wurzelstock von Valeriana dioica ist dünner und weit länger, besitzt sehr blasse Nebenwurzeln und einen schwächeren Geruch. — Japanischer Baldrian (Valeriana officinalis. L. var. angustifolia Miquel) riecht kampferartig und weist bläulichvioletten Querschnitt auf. — Der Wurzelstock von Veratrum album ist grob querrunzelig, besitzt bis 30 cm lange Wurzeln, schmeckt anhaltend bitter und scharf und hat keinen Baldriangeruch. — Der Wurzelstock von Sium bifolium besitzt wenige Wurzeln, die Fasern sind weniger markig, sehr runzelig. Er hat keinen Baldriangeruch.

Resina Jalapae — Jalapenharz.

Braunes Harz, an den glänzenden Bruchrändern durchscheinend, leicht zerreiblich, in Weingeist leicht, aber in Schwefelkohlenstoff nicht löslich, von eigenartigem Geruch.

Säurezahl: Höchstens 28. (Bei echtem Harz nie mehr als 28, in der Regel sogar nicht mehr als 20, während die zum Verfälschen dienenden Harze eine weit höhere Säurezahl aufweisen.)

Zur Prüfung sind erforderlich: 3 g Jalapenharz.

Prüfung durch:	Zeigt an:
*Anreiben von 1 g Jalapenharz mit 10 Teilen Wasser von 80°. Filtrieren. Das Filtrat muß farblos sein.	**Ungenügendes Auswaschen des Harzes,** Aloe, durch ein gefärbtes Filtrat.
*Aufkochen des Filterrückstands mit Wasser, Abkühlen, Zusatz von Jodlösung. Es darf keine Blaufärbung auftreten.	**Stärke** durch eine Blaufärbung.
Häufiges Schütteln von 1 g gepulvertem Jalapenharz mit 10 g Äther während etwa 6 Stunden in einer verschlossenen Flasche, Filtrieren in ein gewogenes Schälchen, Nachwaschen des Rückstands nebst Filter mit 5 ccm Äther, Eindunsten des Filtrats und Trocknen des Rückstands. Es darf höchstens 0,1 g Rückstand bleiben.	**Orizabaharz, Kolophonium** und **andere Harze** durch einen größeren Rückstand als 0,1 g.
*Lösen des Rückstands in Weingeist, Tränken eines Stücks Filtrierpapier mit der Lösung, Verdunstenlassen und Betupfen des Papiers mit 1 Tropfen verdünnter Eisenchloridlösung (1 + 9); es darf nicht blau gefärbt werden.	**Guajakharz** durch eine blaue Färbung des Papiers.
*Lösen von 1 g Jalapenharz unter Umschütteln in 25 ccm Weingeist und Versetzen mit 1 ccm weingeistiger $^1/_2$-Normal-Kalilauge. Die Flüssigkeit muß Lackmuspapier bläuen.	Die **richtige Säurezahl** von höchstens 28, wenn das Lackmuspapier gebläut wird.

Aufbewahrung: Vorsichtig.

Resorcinum — Resorzin.

$C_6H_4(OH)_2$ [1:3]. Mol.-Gew.: 110,05.

Farblose oder schwach gefärbte Kristalle von schwachem, eigenartigem Geruch und süßlich kratzendem Geschmack.

Verhalten gegen Lösungsmittel: In 1 Teil Wasser, in 1 Teil Weingeist, in Äther sowie in Glyzerin leicht löslich, in Chloroform und Schwefelkohlenstoff schwer löslich.

Schmelzpunkt: 110 bis 111°.

Zur Prüfung ist erforderlich: Etwa 1 g Resorzin.

Prüfung durch:	Zeigt an:
Bestimmen des Schmelzpunkts. Er betrage 110 bis 111°.	**Mangelhafte Reinigung** durch einen niedrigeren Schmelzpunkt.
*Auflösen von 0,25 g Resorzin in 5 g Wasser und Zusatz von Bleiessig.	**Identität** durch eine weiße Fällung.
*Vorsichtiges Erwärmen von 0,05 g Resorzin mit 0,1 g Weinsäure und 10 Tropfen Schwefelsäure.	**Identität** durch eine dunkelkarminrote Färbung der Flüssigkeit[1].
*Auflösen von 0,5 g Resorzin in 9 ccm Wasser. Die Lösung muß farblos sein.	**Empyreumatische Stoffe** durch eine gelbliche Färbung der Lösung.
*a) Eintauchen von blauem Lackmuspapier in die wäßrige Lösung. Es soll nicht oder nur schwach gerötet werden.	**Phenolartige Beimengungen, freie Säuren** (Salzsäure) durch eine starke Rötung des Lackmuspapiers.
*b) Erwärmen der wäßrigen Lösung.	**Phenol** durch den Geruch.
Verbrennen von 0,2 g Resorzin in einem gewogenen Tiegel. Es darf keinen wägbaren Rückstand hinterlassen.	**Anorganische Beimengungen** durch einen wägbaren Rückstand.

Aufbewahrung: Vor Licht geschützt.

[1] Die Reaktion ist zwar nicht für Weinsäure, zu deren Nachweis sie ursprünglich gebraucht wurde, charakteristisch, wohl aber für Resorzin.

Rhizoma Calami — Kalmus.

Gehalt: Mindestens 2,5% ätherisches Öl.

Der im Herbst gesammelte, geschälte, meist der Länge nach gespaltene, getrocknete Wurzelstock von Acorus calamus Linné. Er ist bis 20 cm lang und bis 1,5 cm dick, leicht und zeigt eine gleichmäßige, gelblichweiße Farbe mit schwach rötlichem Schein. Stellenweise erkennt man an seiner Außenseite, in etwas unregelmäßigen Zickzacklinien angeordnet, deutlich umschriebene, kreisrunde, hellbraune Wurzelnarben. Kalmus bricht kurz und körnig, und der gelblichweiße Bruch erscheint unter der Lupe fein porös. Er riecht stark würzig und schmeckt würzig und zugleich bitter.

Mikroskopische Prüfung: Das **Grundgewebe des Wurzelstocks** besteht aus einschichtigen, **parenchymatischen Gewebeplatten,** die voneinander durch sehr weite **Interzellularräume** getrennt sind. Die Parenchymzellen sind zum größeren Teil mit 1 bis 8 μ großen, fast stets einfachen **Stärkekörnchen** erfüllt, zum kleineren Teil führen sie einen mit Vanillin-Salzsäure sich rot färbenden Inhalt, und besonders an den Stellen, an denen die Parenchymzellplatten zusammenstoßen, liegen etwas größere **Sekretzellen** mit verkorkter Wand und stark lichtbrechendem, **öligem Inhalt.** Die **Endodermis** besteht aus dünnwandigen Zellen. Die wenigen **Leitbündel** der verhältnismäßig schmalen Rinde sind kollateral gebaut und werden von **Fasern,** oft in Begleitung von **Kristallzellreihen,** umhüllt; die zahlreichen Leitbündel des Zentralstranges sind leptozentrisch gebaut, faserfrei.

Mikroskopische Prüfung des Kalmuspulvers: Es ist gekennzeichnet durch die reichlich **Stärke enthaltenden Parenchymfetzen** und die freiliegenden **Stärkekörner,** ferner durch spärliche **Gefäßbruchstücke, Sekretzellen** und schwach verholzter **Fasern,** endlich durch die zahlreichen **durch Vanillin-Salzsäure sich rötenden Teilchen.**

Kalmuspulver darf **Stärkekörner über** 10 μ **Größe, erheblichere Mengen** verholzte oder nicht verholzte **Fasern** und nennenswerte Mengen von **Kristallen,** besonders größeren, nicht enthalten, die auf Wurzeln oder Wurzelstöcke von **Althaea, Atropa, Dryopteris filix mas, Iris pseudacorus** deuten würden.

Prüfung durch:	Zeigt an:
Verbrennen von 1 g Kalmuswurzel im gewogenen Tiegel in Sand. Sie darf höchstens 0,06 g Rückstand hinterlassen.	**Einwandfreie Qualität,** wenn der Aschengehalt höchstens 0,06 g beträgt.
Ausführung einer Bestimmung des ätherischen Öls in 10 g Kalmus. Diese müssen dabei mindestens 0,25 g ätherisches Öl liefern.	**Einwandfreie Qualität,** wenn der Gehalt an ätherischem Öl mindestens 2,5% beträgt.

Rhizoma Filicis — Farnwurzel.

Gehalt: Mindestens 8% Extrakt mit einem Gehalt desselben an Rohfilizin von mindestens 25%.

Der im Herbst gesammelte, von den Wurzeln befreite, ungeschälte und unzerschnittene, bei gelinder Wärme getrocknete Wurzelstock mit den daransitzenden Blattbasen von Dryopteris filix mas (Linné) Schott. Der gewöhnlich etwa 10 cm, zuweilen aber bis 30 cm lange und 1 bis 2 cm dicke Wurzelstock wird allseitig von dichtgestellten, bogenförmig aufsteigenden, kantigen, bis 3 cm langen und bis 1 cm dicken, schwarzbraunen Blattbasen umhüllt und ist, wie diese, mit braunen bis gelbbraunen, dünnhäutigen Spreuschuppen bekleidet. Der Wurzelstock zeigt auf dem vielkantigen, grünlichen Querschnitt 8 bis 12 größere, kreisförmig um einen Markteil gelagerte, daneben noch zahlreiche äußere, kleine, zerstreute Leitbündel, während auf dem ebenfalls grünlichen Querschnitt einer Blattbasis sich gewöhnlich nur 5 bis 9 etwa hufeisenförmig oder halbkreisförmig gelagerte Leitbündel finden. Das Grundgewebe erscheint unter der Lupe schwammig-porös. Farnwurzel riecht eigenartig und schmeckt süßlich, etwas herb und kratzend.

Mikroskopische Prüfung: Wurzelstock und Blattbasen stimmen im histologischen Bau fast vollkommen überein. Unter der dünnwandigen **Epidermis** findet sich eine mehrschichtige, aus dickwandigen, braunen, faserartigen Zellen bestehende **Hypodermis.** Das gesamte Grundgewebe setzt sich aus dünnwandigem, von weiten **Interzellularräumen** durchzogenem **Parenchym** zusammen, dessen Zellen in einem **Ölplasma** zahlreiche, 3 bis 18 μ große **Stärkekörner** führen. In zahlreiche Interzellularräume hinein ragen von den umliegenden Parenchymzellen **kleine, birnförmige Drüsen,** die ein **grünes Sekret** abgesondert haben. Die von dem Grundgewebe durch eine dünnwandige Endodermis abgegrenzten **Leitbündel** sind konzentrisch gebaut; ein auf dem Querschnitt ovaler, aus **Leitertracheiden bestehender Holzkörper** wird allseitig **von Siebgewebe umhüllt.** Die **Spreuschuppen** sind am Rande spitz gezähnt und tragen bisweilen am Grunde **2 Drüsen.**

Mikroskopische Prüfung des Farnwurzelpulvers: Es ist gekennzeichnet durch große Mengen dünnwandiger, stärkehaltiger **Parenchymfetzen,** Stücke von **Leitertracheiden** und **Fasern**[1], Fetzen der aus braunen, dünnwandigen Zellen bestehenden **Spreuschuppen,** kleinkörnige **Stärke** und **Sekrettröpfchen.** Es muß gelbgrün sein.

Prüfung durch:	Zeigt an:
*Zerbrechen eines Stückes Farnwurzel. Sie muß eine grüne, frische Bruchfläche zeigen.	**Einwandfreie Qualität** durch eine grüne, frische Bruchfläche.
Verbrennen von 1 g Farnwurzel in Sand im gewogenen Tiegel. Sie darf höchstens 0,04 g Rückstand hinterlassen.	**Einwandfreie Qualität** durch einen Aschengehalt von höchstens 0,04 g.
Durchtränken von 50 g gepulverter Farnwurzel in einem Scheidetrichter, der über dem Abflußhahn mit einem Wattebausch versehen ist, mit Äther. 3 Stunden lang Stehenlassen. Abtropfenlassen der Flüssigkeit unter Nachfüllen von Äther in der Weise, daß in 1 Minute höchstens 20 Tropfen abfließen, bis das Ablaufende farblos ist. Abdestil-	**Vorschriftsmäßiger Extraktgehalt,** wenn dieser mindestens 4 g beträgt[2].

lieren des Äthers aus einem gewogenen Kölbchen.
Trocknen des Rückstands bei 100°. Er muß mindestens 4 g wiegen.

Lösen von 3 g dieses Rückstands in 30 g Äther
in einem Schütteltrichter. Ausschütteln der Lösung mit einer Mischung aus 40 g Barytwasser und
20 ccm Wasser. Nach völliger Klärung Ablassen
der wäßrigen Schicht. Versetzen von 43 g davon
(= 2 g Extrakt) in einem zweiten Scheidetrichter
mit 2 g Salzsäure. Ausschütteln dreimal mit je
20 ccm Äther. Filtrieren der Ätherlösungen in ein
gewogenes Kölbchen. Abdestillieren. Trocknen des
Rückstands bei 100°. Er muß mindestens 0,5 g
betragen.

**Vorschriftsmäßiger Rohfili-
zingehalt,** wenn der Rückstand
mindestens 0,5 g beträgt.

Aufbewahrung: Vorsichtig über gebranntem Kalk in gutverschlossenen Gefäßen,
vor Licht geschützt und nicht länger als 1 Jahr.

[1] Echte Fasern fehlen. Es handelt sich um die faserartigen Elemente der Hypodermis.

[2] Bei Extractum Filicis ist darauf hingewiesen, daß hinsichtlich der beiden
Artikel Extract. Filicis und Rhizoma Filicis Widersprüche bestehen (siehe G. FRE-
RICHS, Apotheker-Ztg. 1927, S. 940): 1. Die Ausrechnung des Gehalts geschieht hier
in der von FROMME angegebenen Weise, bei Extractum Filicis nach einer modifizierten Umrechnungsart (siehe bei Extr. Filicis). 2. Bei Extract. Filicis heißt es, der
ätherische Auszug solle bei einer 50° nicht übersteigenden Temperatur eingedampft
werden; hier wird Trocknen des Rückstands bei 100° vorgeschrieben. 3. Es werden
in den beiden Artikeln abweichende Mengen des zum Ausschütteln bestimmten
Äthers vorgeschrieben und Barytwasser von verschiedener Konzentration. — Das
alles hat zur Folge, daß, wenn man eine untersuchte Droge zum Extrakt verarbeitet,
die bei ersterer gefundenen Konstanten nicht genau entsprechend im Extrakt
wiedergefunden werden.

Rhizoma Galangae — Galgant.

Gehalt: Mindestens 0,5% ätherisches Öl.

Der zerschnittene, getrocknete Wurzelstock von Alpinia officinarum Hance. Er
besteht aus 5 bis 6 cm langen, selten längeren, 1 bis 2 cm dicken, rotbraunen,
zuweilen verzweigten Stücken, die meist noch Reste der festen, glatten, helleren
Stengel und der schwammigen Wurzeln tragen. Die Stücke sind stellenweise etwas
angeschwollen und mit gewellten, ringförmig um die Stücke verlaufenden, kahlen
oder gefransten, gelblichweißen Narben oder Resten der Scheidenblätter dicht
besetzt. Der Bruch ist faserig. Der hellrotbraune Querschnitt läßt eine nur von
wenigen Leitbündeln durchzogene, dicke Rinde erkennen, die einen verhältnismäßig kleinen Zentralzylinder mit zahlreichen, dichtgedrängten Leitbündeln umschließt. Galgant riecht würzig und schmeckt brennend würzig.

Mikroskopische Prüfung: Die **Rinde** ist von einer kleinzelligen **Epidermis** bedeckt.
Die meisten der derbwandigen, **isodiametrischen Zellen des Grundgewebes** der
Rinde und des Zentralstranges sind dicht mit **Stärke** gefüllt, zerstreute andere enthalten ein tiefbraunes, mit verdünnter Eisenchloridlösung (1 + 9) sich schwärzen-
des **Sekret**[1] oder ein gelbes, durch die verdünnte Eisenchloridlösung sich nicht ver-
änderndes, **ätherisches Öl.** Die **Stärkekörner** sind 25 bis 45 μ groß, selten etwas
größer, birn- oder keulenförmig, seltener zylindrisch oder kuglig, kaum abgeflacht
und haben nur eine undeutliche Schichtung, aber ein deutliches, stark exzentrisches,
stets am dickeren Ende des Korns gelegenes Schichtungszentrum. Die **Endodermis**
besteht aus dünnwandigen stärkefreien Zellen. Die **Leitbündel** der Rinde und des
Zellstrangs sind kollateral, enthalten **unverholzte Treppengefäße** und sind von
einem ziemlich starken Kranze **unverholzter, dickwandiger,** aber doch weiter **Fasern**
mehr oder weniger vollständig umhüllt.

Mikroskopische Prüfung des Galgantpulvers: Es ist gekennzeichnet durch die sehr zahlreichen **Stärkekörner,** durch derbwandige **Parenchymtrümmer, Faserstücke,** Teile der **Treppengefäße,** braune, durch verdünnte Eisenchloridlösung (1 + 9) sich schwärzende **Sekretmassen** und vereinzelte **Epidermisfetzen.**

Es darf **andere oder verkleisterte Stärkekörner, Kristalle** und **Kork** sowie im **Phlorogluzin-Salzsäure-Präparat rotgefärbte Teilchen** nicht enthalten.

Prüfung durch:	Zeigt an:
Verbrennen von 1 g Galgant in Sand in gewogenem Tiegel. Er darf höchstens 0,06 g Rückstand hinterlassen.	**Einwandfreie Qualität** durch einen Aschengehalt von höchstens 0,06 g.
Bestimmung des ätherischen Öls in 10 g Galgant. Sie müssen mindestens 0,05 g ätherisches Öl liefern.	**Einwandfreie Qualität** durch einen ätherischen Ölgehalt von mindestens 0,5%.

[1] Diese Gerbstoffzellen sind nicht isodiametrisch, sondern langgestreckt.

Rhizoma Hydrastis — Hydrastisrhizom.

Gehalt: Mindestens 2,5% Hydrastin ($C_{21}H_{21}O_6N$. Mol.-Gew.: 383,2).

Der getrocknete, mit Wurzeln besetzte Wurzelstock von Hydrastis canadensis Linné. Er ist dunkelgraubraun, innen grünlichgelb oder graugelb, 5 bis 8 mm dick, bis 6 cm lang, hin und her gebogen, bisweilen verzweigt, stellenweise fast knollig verdickt, dicht quergeringelt, längsrunzelig, hart und bricht hornartig. Es trägt mehrere Stengelnarben, an der Spitze zuweilen Überreste des Stengels und meist ringsherum zahlreiche, 4 bis 5 cm lange, etwa 1 mm dicke, brüchige, längsrunzelige, innen gelbe Wurzeln, die fast glatt brechen. Hydrastisrhizom riecht schwach und schmeckt bitter; es färbt beim Kauen den Speichel gelb. Es darf Reste oberirdischer Teile nur in geringer Menge, Rhizome und Wurzeln mit weißlicher oder brauner Bruchfläche und solche mit nur von schmalen Markstrahlen getrennten Leitbündeln oder mit vollständigem Holzring oder festem Holzkörper nicht enthalten.

Mikroskopische Prüfung: Die dicke **Rinde des Wurzelstocks** ist von einem aus wenigen Reihen flacher, unverdickter Zellen bestehenden **Korke** bedeckt und vom Holzkörper durch eine schmale **Kambiumzone** getrennt. Um das **große Mark** herum liegt ein Kranz von 10 bis 20, meist 14, in der Regel schief verlaufenden und durch breite Markstrahlen getrennten **Leitbündeln.** Ihr **Siebteil** tritt in der Rinde nicht besonders deutlich hervor; ihr **Holzteil** weist innen die schmalen primären Gefäße und einen starken Strang verholzter, gelber Fasern, außen in Parenchym eingebettete, verholzte Tüpfelgefäße mit gelben Wandungen auf. **Rinde, Markstrahlen und Mark** werden von Parenchym gebildet, dessen Zellen teils **Stärke,** teils **gelbe, formlose Massen** enthalten. Die **Stärkekörner** sind meist einfach, rundlich, seltener aus 2 bis 4 Teilkörnern zusammengesetzt, meist von 4 bis 8 μ, selten bis 20 μ Durchmesser. Die **Wurzeln** besitzen eine aus dünnwandigen Zellen bestehende **Endodermis** und einen meist **vierstrahligen Holzkörper.**

Mikroskopische Prüfung des Hydrastisrhizompulvers: Es ist gekennzeichnet durch zahlreiche, dünnwandige, **mit Stärke** oder selten mit **gelben Massen angefüllte Parenchymzellen,** reichlich vorhandene, kleinkörnige **Stärke, gelbe Gefäß-** und **Faserbruchstücke,** braune **Kork-** und **Epidermisfetzen.**

Eine kleine Menge des Pulvers, mit 1 Tropfen Salpetersäure befeuchtet, zeigt unter dem Mikroskop zahlreiche gelbe Nadeln von **Berberinnitrat.**

Derbwandige Steinzellen, Kristalle, Gefäße und **Fasern mit farbloser Wandung** und **Stärkekörner über 20 μ Durchmesser** dürfen in dem Pulver nicht enthalten sein. Ein mit einigen Tropfen einer Mischung von 1 Teil Weingeist und 3 Teilen Schwefelsäure hergestelltes Präparat darf rotgefärbte Teilchen **(Kurkumawurzel)** nicht erkennen lassen.

Prüfung durch:	Zeigt an:
Verbrennen von 1 g Hydrastisrhizom in Sand in gewogenem Tiegel. Es darf höchstens 0,06 g Rückstand hinterlassen.	**Einwandfreie Qualität,** wenn der Aschegehalt höchstens 0,06 g beträgt.

Bestimmung des Alkaloidgehalts: Übergießen von 4 g mittelfein gepulvertem Hydrastisrhizom in einem Arzneiglas mit 40 g Äther und nach kräftigem Umschütteln mit 4 g Ammoniakflüssigkeit. Stehenlassen unter häufigem, kräftigem Umschütteln $^1/_2$ Stunde lang. Zugabe von 20 g Petroleumbenzin. Schütteln einige Minuten lang. Nach dem Absetzen möglichst vollständiges Abgießen der ätherischen Lösung durch ein Wattebäuschchen in ein Arzneiglas. Zugabe von 2 ccm Wasser. Kräftig durchschütteln. Nach dem Absetzen Filtrieren von 45 g der ätherischen Lösung (= 3 g Hydrastisrhizom) durch ein trockenes, gut bedecktes Filter in ein Kölbchen. Abdestillieren der Flüssigkeit bis auf einige Kubikzentimeter. Zugabe von 5 ccm $^1/_{10}$-Normal-Salzsäure und 5 ccm Wasser. Erwärmen auf dem Wasserbad bis zum Verschwinden des Äthergeruchs, nach dem Erkalten Zugabe von 2 Tropfen Methylorangelösung und Titration mittels Feinbürette mit $^1/_{10}$-Normal-Kalilauge bis zum Farbumschlag. Hierzu dürfen höchstens 3,04 ccm $^1/_{10}$-Normal-Kalilauge verbraucht werden, so daß mindestens 1,96 ccm $^1/_{10}$-Normal-Salzsäure zur Sättigung des vorhandenen Hydrastins erforderlich sind, was einem Mindestgehalt von 2,5% Hydrastin entspricht. 1 ccm $^1/_{10}$-Normal-Salzsäure = 0,03832 g Hydrastin, 1,96 ccm = 0,0751 g Hydrastin, diese müssen in 3 g Hydrastisrhizom enthalten sein. Das Rhizom enthält im Gegensatz zum Fluidextrakt aber nur wenig direkt in dem Äther-Petroleumbenzin-Gemisch lösliche Bestandteile, so daß der von der Droge abgegossene Auszug durch Schütteln mit wenig Wasser zur gewünschten Klärung gebracht werden kann.

H. Neugebauer und K. Brunner erwähnen eine Mikromethode zur Bestimmung der Alkaloide in Hydrastis ⊘ und Extr. Hydrastis fld. (Pharm. Ztg. 1937, 82, 1212), auf die an dieser Stelle verwiesen sein soll.

Prüfung durch:	Zeigt an:
*Versetzen der titrierten Flüssigkeit mit 1 ccm verdünnter Schwefelsäure und dann mit 5 ccm Kaliumpermanganatlösung, Schütteln bis zur Entfärbung.	**Identität** durch eine blaue Fluoreszenz, die nach dem Verdünnen mit Wasser auf etwa 50 ccm stärker hervortritt.

Rhizoma Iridis — Veilchenwurzel.

Der sorgfältig geschälte, getrocknete Wurzelstock von Iris germanica Linné, Iris pallida Lamarck und Iris florentina Linné. Veilchenwurzel ist häufig gabelig verzweigt, eingeschnürt gegliedert, jedes Glied nach vorn an Dicke zunehmend, bis 10 cm lang und 3 bis 4 cm breit, etwas flachgedrückt, weiß bis hellgelblichweiß, schwer, hart; sie zeigt auf der Unterseite die bräunlichen Narben der abgeschnittenen Wurzeln und auf der Oberseite, wenigstens an einzelnen Stellen, eine feine Querpunktierung, die von den in die Blätter ausbiegenden Leitbündeln herrührt. Der Bruch ist glatt; man erkennt auf ihm eine schmale, den umfangreichen Zentralzylinder umgebende Rinde. Veilchenwurzel riecht veilchenartig und schmeckt schwach würzig, etwas kratzend.

Mikroskopische Prüfung: Das **Grundgewebe des Wurzelstocks** besteht aus ziemlich **großen, dickwandigen und grobgetüpfelten Zellen,** die mit meist einfachen **Stärkekörnern** dicht angefüllt sind; diese sind 10 bis 50 μ, gewöhnlich 20 bis 30 μ lang, 10 bis 16 μ, selten bis 25 μ breit, eiförmig, kegelförmig oder keulenförmig, fast stets an einem Ende abgeflacht, dem gegenüber, sehr stark exzentrisch, das deutliche Schichtungszentrum, mit kreuzförmigem oder hufeisenförmigem Spalt, liegt. Überall im Parenchym finden sich in der Längsrichtung des Wurzelstocks gestreckte, mit sehr dünner, meist stark zusammengefallener, verkorkter Wand versehene Kristallschläuche, die je 1 großen, gewöhnlich 100 bis 200 μ, häufig aber bis zu 500 μ langen, prismatischen Kalziumoxalatkristall enthalten. In der Rindenschicht des Wurzelstocks verlaufen wenige kollaterale, im Zentralzylinder zahlreiche konzentrische, faserfreie Leitbündel.

Veilchenwurzelpulver ist gelblichweiß und gekennzeichnet durch die Fetzen des dickwandigen, getüpfelten Parenchyms mit seinen eigenartigen Stärkekörnern, durch die freiliegenden Stärkekörner, daneben besonders durch die Bruchstücke der Kristalle.

Veilchenwurzelpulver darf Kork, Fasern und Steinzellen sowie mit Vanillin-Salzsäure sich rötendes Parenchym nicht enthalten (Iris pseudacorus, sonstige fremde Beimengungen).

1 g Veilchenwurzel darf nach dem Verbrennen höchstens 0,05 g Rückstand hinterlassen.

Rhizoma Rhei — Rhabarber.

Die bis in die Nähe des Kambiums oder noch darüber hinaus von den äußeren Teilen befreiten, getrockneten Wurzelstöcke und Wurzeln von Rheum palmatum Linné, var. tanguticum Maximowicz.

Kleinere, ungeteilte Stücke von spindelförmiger bis zylindrischer Gestalt oder größere Spaltstücke mit meist gewölbter Außenseite und fast flacher Innenseite oder ganz unregelmäßig geformte Quer- oder Längsscheiben, bisweilen auch durchbohrte Stücke. Die harten, schweren, gelben, meist etwas bestäubten Stücke des Wurzelstocks zeigen einen körnigen, bröckelnden, rötlichen Querbruch. Auf dem geglätteten Querschnitt erkennt man in einer weißlichen Grundmasse eine deutliche orangerote Marmorierung; am Rande der Querschnittfläche ist meist eine schmale, radiale Streifung festzustellen, auf die eine schmale, unregelmäßig marmorierte Zone, dann eine breite Schicht folgt, die durch zahlreiche, regelmäßige Sterne, Masern, gezeichnet erscheint; in der Mitte beoachtet man eine sternförmige Zeichnung oder unregelmäßig angeordnete Flecken und Linien. Die Stücke der Wurzel zeigen auf dem Querschnitt in einer weißlichen Grundmasse orangerote Markstrahlen. Rhabarber hat einen schwachen, eigenartigen Geruch und schmeckt schwach würzig bitter; er knirscht beim Kauen zwischen den Zähnen. Rhabarber darf nicht brenzlig-rauchig riechen, nicht gallig-bitter und nicht schleimig schmekken (minderwertige Sorten).

Mikroskopische Prüfung: Das **Grundparenchym des Wurzelstocks** besteht aus dünnwandigen Zellen, die bis über 100 μ große **Kalziumoxalatdrusen** oder einen **stark gelben Farbstoff** oder einfache oder aus 2 bis 4 Körnchen zusammengesetzte **Stärkekörner** enthalten, deren Teilkörnchen meist 10 bis 17 μ groß sind. Die Masern sind **leptozentrische Leitbündel,** deren Gefäßteile wenige weite Netzgefäße mit nicht verholzter Wandung enthalten und deren zahlreiche Markstrahlen einen **stark gelben Farbstoff** führen. Die **Wurzel** enthält **das gleiche Grundgewebe,** die **Kalziumoxalatdrusen** und **Stärkekörner** wie der Wurzelstock. Ihre Markstrahlen führen gleichfalls einen **stark gelben Farbstoff.** Die verhältnismäßig wenigen weiten **Netzgefäße** sind ebenfalls **unverholzt.**

Mikroskopische Prüfung des Rhabarberpulvers: Es ist gekennzeichnet durch **Parenchymfetzen,** die großen, grobspitzigen **Kalziumoxalatdrusen,** die sehr zahlreichen kleinen **Stärkekörner,** die Stücke der nicht verholzten **Gefäße** und im Glyzerinpräparat sichtbare gelbe **Farbstoffschollen.** Es darf **verholzte Gefäße, Fasern** oder **Parenchymzellen,** die auf **Radix Liquiritae** oder **Amygdalae,** über 35 μ große **Stärkekörner,** die auf **Mehle, fremde Stärke,** oder **Kleisterklumpen,** die auf **Kurkumawurzel** deuten würden, nicht enthalten.

Prüfung durch:	Zeigt an:
Ausführung einer Mikrosublimation.	**Identität** durch gelbe, zum Teil aus nadelförmigen Kri-

Befeuchten von Rhabarberpulver mit einer Mischung von 1 Tropfen Weingeist und 3 Tropfen Schwefelsäure. Es darf rotgefärbte Teilchen unter dem Mikroskop nicht erkennen lassen.

Kochen von 5 g gepulvertem Rhabarber auf dem Wasserbad in einem mit Rückflußkühler versehenen Kölbchen $^1/_4$ Stunde lang mit 20 g verdünntem Weingeist; Filtrieren durch ein glattes Filter und bis zur Erschöpfung Auswaschen mit etwa 20 g heißem, verdünntem Weingeist. Eindampfen des Filtrats in einem gewogenen Schälchen auf 3 bis 4 g. Noch warm in ein mit einem Korke zu verschließendes, starkwandiges Probierrohr überführen. Nach dem Erkalten Durchschütteln mit 5 g Äther, mehrere Tage Stehenlassen.

Verbrennen von 1^1 g Rhabarber ohne Zusatz von Sand in einem gewogenen Tiegel. Er darf höchstens 0,12 g Rückstand hinterlassen.

Erwärmen dieses Rückstands mit 5 ccm verdünnter Salzsäure, Verdünnen mit Wasser und Filtrieren, Nachwaschen des Rückstands bis zum Verschwinden der sauren Reaktion mit Wasser. Trocknen und Veraschen mit dem Filter. Sein Gewicht darf höchstens 0,005 g betragen.

ställchen bestehende Sublimate, die sich in 1 Tröpfchen Kalilauge mit roter Farbe lösen.

Kurkumawurzel durch eine rote Färbung.

Rheum rhaponticum, wenn sich sofort oder nach mehrtägigem Stehen an den Glaswänden nadelförmige Kristalle ausscheiden. Geringe Mengen werden durch diese Prüfung nicht angezeigt.

Einwandfreie Qualität, wenn der Aschengehalt nicht mehr als 0,12 g und das Säureunlösliche darin nicht mehr als 0,005 g beträgt.

^{1} Voraussichtlich ein Druckfehler im Arzneibuch. 14% Asche (also 0,28 g aus 2 g Rhabarber) dürften bereits als sehr hoch zu bezeichnen sein. Bezüglich des Säureunlöslichen gilt das gleiche.

Rhizoma Tormentillae — Tormentillwurzel.

Der im Frühling gesammelte und von den Wurzeln befreite, getrocknete Wurzelstock von Potentilla silvestris Necker. Tormentillwurzel ist bis 10 cm lang, bis 2 cm dick, zylindrisch, spindelförmig oder knollig, gerade oder gekrümmt, am oberen Ende oft vielköpfig und mit Resten der oberirdischen Achsen versehen, wenig verästelt, sehr hart, rotbraun und trägt Wurzelnarben; ihre Oberfläche ist runzelig oder höckerig. Auf dem dunkelroten bis rotbraunen Querschnitt erkennt man radiale Reihen heller Punkte. Tormentillwurzel ist geruchlos und schmeckt stark zusammenziehend.

Mikroskopische Prüfung: Der **Wurzelstock** ist von dünnem, dunklem **Kork** bedeckt, hat eine schmale, fast nur **sekundäre Rinde, sehr breite Markstrahlen, sehr schmale Holz-Rindenstrahlen** und ein **großes Mark.** In den Holzstrahlen wechselt **kleinzelliges,** einige 20 bis 40 μ weite Gefäße enthaltendes **Parenchym** mit **Faserbündeln** ab, die meist ebenfalls **einige Gefäße** enthalten. **Mark und Markstrahlen** bestehen aus **dünnwandigem Parenchym,** das **sehr kleinkörnige Stärke,** amorphe **Gerbstoffmassen** und einzelne **Drusen von Kalziumoxalat** enthält.

Mikroskopische Prüfung des Tormentillwurzelpulvers: Es ist gekennzeichnet durch große Mengen **stärkehaltiges Parenchym** mit braunen, dünnen Zellwänden, **Bruchstücke der Gefäße** und der **Fasern,** etwas **Kork, Kalziumoxalatdrusen,** durch die **Stärke** und den **Gerbstoffgehalt des Parenchyms.** Dieses färbt sich mit verdünnter Eisenchloridlösung (1 + 9) grün, mit Vanillin-Salzsäure rot.

Prüfung durch:

Verbrennen von 1 g Tormentillwurzel in Sand im gewogenen Tiegel. Sie darf höchstens 0,06 g Rückstand hinterlassen.

Zeigt an:

Einwandfreie Qualität, wenn der Aschengehalt 0,06 g nicht übersteigt.

Rhizoma Veratri — Weiße Nieswurz.

Der getrocknete, mit Wurzeln besetzte Wurzelstock von Veratrum album Linné. Er ist umgekehrt-kegelförmig oder fast walzenförmig, einfach oder mehrköpfig, bis 8 cm lang und 2 bis 3 cm dick, außen graubraun oder schwarzbraun, innen weißlich, durch Blattreste beschopft und ringsum mit gelblichen oder hellgelblichbraunen, grob querrunzeligen, langen, ungefähr 3 mm dicken Wurzeln besetzt. Die Schnittfläche des Wurzelstocks wird beim Befeuchten mit Schwefelsäure zuerst orangegelb, dann ziegelrot. Weiße Nieswurz schmeckt etwas bitter und anhaltend scharf, das Pulver ist stark niesenerregend.

Mikroskopische Prüfung: Der **Wurzelstock** ist von einer dünnen, parenchymatischen schwarzen Schicht, dem **Metaderme** bedeckt, hat eine 2 bis 3 mm dicke, von einigen **kollateralen Leitbündeln durchzogene,** parenchymatische **Rinde,** die gegen den Zentralzylinder durch eine unregelmäßig verlaufende **Endodermis** aus U-förmig verdickten und grobgetüpfelten Zellen abgegrenzt ist. Die an die Endodermis anstoßenden Zellen sind häufig in gleicher Weise wie diese verdickt. Der **Zentralzylinder** enthält, besonders in seinen äußeren Teilen, größtenteils leptozentrische, weniger kollaterale, unregelmäßig verlaufende **Leitbündel.** Die **Wurzeln** haben eine **Epidermis,** eine sehr dicke, im äußeren Teil lückige **Rinde,** eine **Endodermis,** die der des Wurzelstocks gleicht, und einen dünnen **Zentralzylinder,** der außer den leitenden Elementen nur **mäßig verdickte, nicht verholzte Fasern** enthält. Das gesamte Parenchym des Wurzelstocks und der Wurzeln führt **reichlich Stärke** und in einzelnen Zellen **Bündel von Kalziumoxalatnadeln.** Die Stärkekörner sind einfach, rundlich, 2 bis 25 μ, meist 4 bis 16 μ groß oder aus 2 bis 4 Körnchen zusammengesetzt.

Mikroskopische Prüfung des Nieswurzpulvers: Es ist gekennzeichnet durch große Mengen von **Stärke** und **stärkehaltigem Parenchym,** durch Bruchstücke der **Gefäße,** dunkle **Metadermfetzen,** die **Zellen der Endodermis, Faserstücke** und **Kalziumoxalatnadeln.**

<table>
<tr><td>Prüfung durch:</td><td>Zeigt an:</td></tr>
<tr><td>Verbrennen von 1 g weißer Nieswurz in Sand im gewogenen Tiegel. Sie darf höchstens 0,12 g Rückstand hinterlassen.</td><td>Einwandfreie Qualität, wenn der Aschengehalt 0,12 g nicht übersteigt.</td></tr>
</table>

Aufbewahrung: Vorsichtig.

Rhizoma Zedoariae — Zitwerwurzel.

Gehalt: Mindestens 0,8% ätherisches Öl.

Getrocknete Querscheiben oder Längsviertel der knolligen Teile des Wurzelstocks von Curcuma zedoaria Roscoe. Zitwerwurzel ist hart und hat einen Durchmesser von 2,5 bis 4 cm. Auf der grauen, runzelig-korkigen Außenseite lassen sich zahlreiche Wurzelnarben erkennen. Die Schnittfläche zeigt eine etwa 2 bis 5 mm dicke Rinde und einen sehr umfangreichen, bei dem in Scheiben von 5 bis 8 mm Dicke geschnittenen Wurzelstock meist eingesunkenen Zentralzylinder. Der Bruch ist glatt, fast hornartig.

Zitwerwurzel riecht schwach nach Kampfer und schmeckt kampferartig und zugleich bitter. Sie darf gelbgefärbte Stücke von ähnlichem anatomischem Bau **(Zingiber cassumunar)** nicht enthalten.

Mikroskopische Prüfung: Der **Wurzelstock** ist von einer **vielreihigen Korkschicht** aus dünnwandigen Zellen bedeckt, über der vielfach noch die derbwandige **Epidermis** erhalten ist, der lange, dickwandige, meist einzellige, seltener durch zarte Querwände geteilte, spitze, nicht verholzte **Haare** entspringen. **Rinde und Zentralstrang** bestehen aus dünnwandigem, **sehr reichlich Stärke** führendem Parenchym, in das zahlreiche **kugelige Sekretzellen** mit farblosem oder gelblichem bis bräunlichem

Inhalt eingestreut sind. Die **Endodermis** ist dünnwandig, kleinzellig, stärkefrei. Alle **Leitbündel** sind kollateral gebaut, fast stets faserlos, nur die äußersten von geringen, nicht verholzten Faserbelägen begleitet. Die **Gefäße** sind meist weite, dünnwandige, nicht verholzte Treppengefäße. Die **Stärkekörner** sind abgeflacht, von der Fläche betrachtet ei- oder keulenförmig, von der Seite betrachtet stab- bis wurstförmig, meist 35 bis 55 μ, selten bis 75 μ lang, 20 bis 30 μ breit, 10 bis 12 μ dick. Ihre Schichtung tritt nur schwach hervor, das Schichtungszentrum liegt meist in einem dem schmaleren Ende des Kornes ansitzenden Vorsprung.

Mikroskopische Prüfung des Zitwerwurzelpulvers: Es ist gekennzeichnet durch die sehr reichlich vorhandenen eigenartigen **Stärkekörner,** durch dünnwandiges **Parenchym,** Bruchstücke der **Treppengefäße,** der **unverholzten Fasern,** der **Haare, Korkfetzen** und **Sekretzellen.** Es darf im Wasserpräparat **dickwandige Parenchymzellen, Kristalle** und größere, **gelbe Parenchymfetzen** mit in Chloralhydratlösung löslichem Farbstoff, **verkleisterte** oder **abweichend gestaltete Stärkekörner, Steinzellen, verholzte Fasern** und **Gefäße** nicht erkennen lassen.

Prüfung durch:	Zeigt an:
Verbrennen von 1 g Zitwerwurzel in Sand im gewogenen Tiegel. Sie darf höchstens 0,07 g Rückstand hinterlassen.	**Einwandfreie Qualität,** wenn der Rückstand 0,07 g nicht übersteigt.
Bestimmung des ätherischen Öls in 10 g Zitwerwurzel. Sie müssen mindestens 0,08 g ätherisches Öl liefern.	**Einwandfreie Qualität,** wenn der Gehalt an ätherischem Öl mindestens 0,08 g beträgt.

Rhizoma Zingiberis — Ingwer.

Gehalt: Mindestens 1,5% ätherisches Öl.

Der ganz vom Kork befreite, getrocknete Wurzelstock des in Westindien kultivierten Zingiber officinale[1] Roscoe. Ingwer ist in einer Ebene verzweigt, seitlich zusammengedrückt, bis 10 cm lang, bis 2 cm breit, gelblichgrau, fein längsstreifig, die Enden der Zweige mit vertieften Stengelnarben versehen. Der Bruch ist gelblich, körnig und kurz, doch ragen aus der Bruchfläche überall die Leitbündel als kurze, steife Spitzchen hervor. Auf dem Querschnitt umgibt die Rinde als sehr schmaler Ring den großen, ovalen Zentralzylinder. Ingwer riecht kräftig würzig und schmeckt würzig und brennend.

Mikroskopische Prüfung: Rinde und Zentralstrang des Wurzelstocks bestehen aus dünnwandigem, reichlich **Stärke führendem Parenchym,** in das zahlreiche rundliche **Sekretzellen** mit gelbem bis gelbbraunem Inhalt eingestreut sind. Die **Endodermis** ist dünnwandig, stärkefrei. Alle **Leitbündel** sind kollateral gebaut, meist, besonders in den äußeren Teilen, von unbedeutenden Belägen aus derbwandigen, **nicht verholzten Fasern** begleitet und enthalten nur wenige, ziemlich dickwandige, nicht oder nur **schwach verholzte Gefäße,** unbedeutende **Siebteile** und, den Gefäßen angelagert, kleine **Sekretzellen** mit braunem Inhalt. Die **Stärkekörner** sind linsenförmig-flach, von der Fläche gesehen ei- oder keilförmig, von der Seite gesehen lineal oder elliptisch, selten 13 bis 20 μ, meist 20 bis 25 μ, nur sehr vereinzelt bis 50 μ lang, 18 bis 25 μ breit und 8 bis 10 μ dick; am spitzen Ende zeigen sie oft einen kleinen Vorsprung, in dem das Schichtungszentrum liegt, doch ist die stark exzentrische Schichtung nur undeutlich zu erkennen.

Mikroskopische Prüfung des Ingwerpulvers: Es ist gekennzeichnet durch die **reichliche Stärke,** zahlreiche **Fetzen dünnwandiges Parenchym,** Bruchstücke von meist nicht verholzten **Netz-** und **Treppengefäßen** und derbwandigen **Fasern.** Mit Schwefelsäure befeuchtet, wird es rotbraun. Es darf außer den Fasern und Gefäßen andere derb- oder dickwandige Zellformen **(Ölkuchen, spanischer Pfeffer u. a.)** nicht, verholzte Teilchen, ferner Stärkekörner unter 10 μ (Reis) und über 30 μ

(Zeralien, Kartoffeln u. a.) nur vereinzelt und solche von scharfkantiger Gestalt **(Mais)** oder verkleisterte Stärke **(Kurkumawurzel)** sowie Korkfetzen[2] nicht enthalten.

Prüfung durch:	Zeigt an:
Verbrennen von 1 g Ingwer in Sand in einem gewogenen Tiegel. Er darf höchstens 0,07 g Rückstand hinterlassen[3].	**Einwandfreie Qualität,** wenn der Aschengehalt 0,07 g nicht übersteigt.
Bestimmung des ätherischen Öls in 10 g Ingwer. Sie müssen mindestens 0,15 g ätherisches Öl liefern.	**Einwandfreie Qualität,** wenn hierbei mindestens 0,15 g Öl erhalten werden.

[1] Also sog. Jamaika-Ingwer.

[2] Gelegentliche einzelne Korkfetzen dürften nicht zu beanstanden sein.

[3] Gekalkter Ingwer würde mehr Asche liefern, außerdem wäre zu fordern, daß beim Übergießen von Ingwer mit einer Mischung von 10 ccm verdünnter Essigsäure (1 + 19) weder eine CO_2-Entwicklung stattfinden noch im Filtrat durch Ammoniakflüssigkeit und Ammoniumoxalat eine mehr als opalisierende Trübung entstehen darf.

Saccharin solubile — Lösliches Saccharin.

o-Benzoesäuresulfinidnatrium.

$C_7H_4O_3NSNa + 2H_2O$. Mol.-Gew.: 241,14.

Farblose, an der Luft verwitternde Kristalle oder weiße, kristallinische Stücke oder weißes, kristallinisches Pulver. Lösliches Saccharin besitzt keinen oder nur einen schwach aromatischen Geruch.

Verhalten gegen Lösungsmittel: In etwa 1,5 Teilen Wasser, wenig in Weingeist löslich. Die Lösung von 0,1 g in 1 Liter Wasser schmeckt noch deutlich süß.

Zur Prüfung sind erforderlich: Etwa 0,5 g Saccharin, 5 ccm wäßrige Lösung (1 + 9) und 20 ccm wäßrige Lösung (1 + 19).

Prüfung durch:	Zeigt an:
*Versetzen von 5 ccm der wäßrigen Lösung (1 + 9) mit 1 ccm Salzsäure.	**Identität** durch einen weißen, kristallinischen Niederschlag.
Erhitzen im Porzellantiegel. Es tritt Verkohlung ein. Auslaugen der Asche mit Wasser, Filtrieren, Versetzen des Filtrats nach dem Ansäuern mit Salzsäure mit Bariumnitratlösung.	**Identität** durch einen weißen Niederschlag[1].
*Eintauchen von Lackmuspapier in die Lösung (1 + 19). Es darf kaum verändert werden.	**Säuren, Alkalien** durch Rötung des Lackmuspapiers oder Bläuung.
*Versetzen von je 5 ccm der Lösung (1 + 19)	
*a) mit 1 Tropfen Phenolphthaleinlösung; es darf sich keine Rotfärbung zeigen,	**Alkalien** durch eine Rötung der Lösung.
*b) mit 1 ccm Natronlauge und Erwärmen; es darf sich kein Ammoniak entwickeln,	**Ammoniumsalze** durch Ammoniakentwicklung.
*c) mit verdünnter Essigsäure; sie darf innerhalb 1 Stunde nicht getrübt werden,	**p-Sulfaminobenzoesäure** durch eine innerhalb 1 Stunde auftretende Trübung.
*d) mit 3 Tropfen verdünnter Essigsäure sowie 1 Tropfen Eisenchloridlösung. Es darf weder ein gelblich-rötlicher Niederschlag noch eine Violettfärbung entstehen.	**Benzoesäure** durch einen rotgelben Niederschlag. **Salizylsäure** durch eine Violettfärbung.
Übergießen von 0,2 g löslichem Saccharin mit 5 ccm Schwefelsäure. Es dürfen sich keine Gasblasen entwickeln. Erwärmen des Gemischs 10 Minuten lang auf etwa 50°. Es darf höchstens eine Braunfärbung auftreten.	**Alkalikarbonate** durch CO_2-Entwicklung. **Zucker, fremde organische Stoffe** durch Schwärzung.

[1] Beim Veraschen entsteht Natrium sulfuricum.

Saccharum — Zucker.

$C_{12}H_{22}O_{11}$. Mol.-Gew.: 342,2.

Weiße, kristallinische Stücke oder weißes, kristallinisches Pulver.

Die wäßrige Lösung dreht den polarisierten Lichtstrahl nach rechts. Für eine 10%ige Zuckerlösung beträgt $[\alpha]_{D}^{20°} = +66,5°$.

Zur Prüfung sind erforderlich: Etwa 3 g Zucker und 26 ccm wäßrige Lösung (1 + 19).

Prüfung durch:	Zeigt an:
*Übergießen von Zucker mit Schwefelsäure.	**Identität** durch braune Färbung des Zuckers und allmähliche Verwandlung desselben in eine schwarze, kohlige Masse.
*Auflösen von 2 g Zucker in 1 g Wasser. Er muß sich ohne Rückstand zu einem farblosen, geruchlosen, rein süß schmeckenden Sirup lösen.	**Fremde Beimengungen** durch eine trübe Lösung oder einen ungelösten Rückstand.
*Vermischen obiger wäßrigen Lösung mit 5 ccm Weingeist. Die Lösung muß klar bleiben.	**Dextrin, Kalziumsulfat und andere Beimengungen** durch eine Trübung oder Fällung.
*Eintauchen von blauem und rotem Lackmuspapier in die wäßrige Lösung. Die Farben dürfen sich nicht ändern.	**Saccharat** durch eine Bläuung des roten Lackmuspapiers.
Versetzen von 5 ccm der Lösung (1 + 19) *a) mit je 3 Tropfen verdünnter Essigsäure und Natriumsulfidlösung; sie darf nicht verändert werden,	**Schwermetallsalze** durch eine Trübung.
*b) mit Ammoniumoxalatlösung; es darf nur opalisierende Trübung eintreten,	**Kalziumsalze** durch eine mehr als opalisierende Trübung.
*c) mit Silbernitratlösung; sie darf nur opalisierend getrübt werden,	**Salzsäure** durch eine mehr als opalisierende Trübung, die auf einen Gehalt von Rübenzuckermelasse schließen läßt.
*d) mit Bariumnitratlösung; sie darf nicht sofort verändert werden.	**Schwefelsäure** durch eine weiße, undurchsichtige Trübung. (Ein Schwefelsäuregehalt läßt auf die Gegenwart von Invertzucker schließen.)
*e) Erhitzen von 6 ccm der Lösung (1 + 19) mit 5 ccm alkalischer Kupfertartratlösung bis zum einmaligen Aufkochen; es darf nicht sofort eine gelbe bis rötliche Ausscheidung erfolgen.	**Invertzucker** und **andere reduzierende Stoffe** durch eine sofortige Ausscheidung eines gelben oder rötlichen Niederschlags[1]. Längeres Kochen freilich ist zu vermeiden, weil dadurch teilweise Inversion des Rohrzuckers und damit Reduktion des Kupfersalzes eintreten kann.
Verbrennen von 0,2 g Zucker in einem tarierten Tiegel; es darf nur weniger als 0,001 g Rückstand bleiben.	**Fremde Beimengungen** durch einen Rückstand von 0,001 g oder mehr.

[1] $2\,[C_2H_2(O_2Cu)(COONa)_2] + 2\,C_6H_{12}O_6 + 2\,H_2O = Cu_2O$

    Alkalisches Kupfer-   Invertzucker   Kupfer-

       natriumtartrat   oxydul

$+\, 2\,[C_2H_2(OH)_2(COONa)_2] +$ Oxydationsprodukt des Invertzuckers.

       Natriumtartrat

Saccharum amylaceum — Traubenzucker.

$C_6H_{12}O_6$. Mol.-Gew.: 180,10.

Weiße, geruchlose Kristalle oder weißes, geruchloses Pulver von süßem Geschmack, in etwa 1,5 Teilen Wasser löslich.

Die wäßrige Lösung dreht den polarisierten Lichtstrahl nach rechts. Für eine 10%ige, mit 1 Tropfen Ammoniakflüssigkeit versetzte wäßrige Lösung des bei 105° getrockneten Traubenzuckers ist $[\alpha]_D^{20°} = +52,5°$. Hier ist die Menge der Ammoniakflüssigkeit (1 Tropfen) angegeben, aber nicht die Menge der hierzu in Betracht kommenden Zuckerlösung. Die Menge des Zusatzes ist nicht von Bedeutung. Auf etwa 100 g Zuckerlösung genügt 1 Tropfen Ammoniakflüssigkeit.

Prüfung durch:	Zeigt an:
*Erhitzen der Lösung (1 + 19) mit alkalischer Kupfertartratlösung bis zum einmaligen Aufkochen.	**Identität** durch einen roten Niederschlag.
{ *Lösen von 1,25 g Traubenzucker in 23,75 g Wasser. *Lösen von 0,1 g Traubenzucker unter gelindem Erwärmen in 5 g Weingeist. Beide Lösungen müssen klar und farblos sein.	**Reinheit** durch klare Lösungen.
Eintauchen von Lackmuspapier in die wäßrige Lösung. Es darf sich nicht verändern.	**Alkalien, freie Säuren** durch Bläuung oder Rötung des Lackmuspapiers.
Versetzen von je 5 ccm Lösung (1 + 19) *a) mit je 3 Tropfen verdünnter Essigsäure und Natriumsulfidlösung,	**Schwermetallsalze** durch eine Trübung.
*b) mit Silbernitratlösung,	**Salzsäure** durch eine Trübung.
*c) mit Bariumnitratlösung,	**Schwefelsäure** durch eine Trübung.
*d) mit Ammoniakflüssigkeit und Ammoniumoxalatlösung. Die Reagenzien dürfen keine Veränderung hervorrufen.	**Kalziumsalze** durch eine Trübung.
Lösen von 1 g Traubenzucker unter Kühlung in 15 ccm Schwefelsäure bei einer Temperatur von 10 bis 15°. Die Lösung darf innerhalb $^1/_4$ Stunde höchstens gelb gefärbt werden.	**Zucker** durch Bräunung oder Schwärzung.
Trocknen von 0,2 g Traubenzucker bei 105° in einem gewogenen Tiegel. Sie dürfen höchstens 0,002 g an Gewicht verlieren.	**Unzulässigen Wassergehalt,** wenn der Trockenverlust mehr als 0,02 g beträgt.
Verbrennen des getrockneten Traubenzuckers. Er darf keinen wägbaren Rückstand hinterlassen.	**Anorganische Beimengungen,** wenn der Glührückstand 1 mg oder mehr beträgt.

Aufbewahrung: In gutverschlossenen Gefäßen.

Saccharum Lactis — Milchzucker.

$C_{12}H_{22}O_{11} \cdot H_2O$. Mol.-Gew.: 360,2.

Weiße, kristallinische, geruchlose Stücke (in Trauben oder Platten) oder ein weißes, geruchloses Pulver, in etwa 6 Teilen Wasser von 20° und 1 Teil siedendem Wasser löslich. Die Lösungen schmecken nur schwach süß.

Die wäßrige Lösung dreht den polarisierten Lichtstrahl nach rechts. Für eine unter Erwärmen hergestellte 10%ige, mit 1 Tropfen Ammoniakflüssigkeit versetzte wäßrige Milchzuckerlösung ist $[\alpha]_{D}^{20°} = +52,5°$. Auch hier ist, wie bei Saccharum amylaceum, wohl die Menge der Ammoniakflüssigkeit (1 Tropfen) angegeben, nicht aber die Menge der hierzu in Betracht kommenden Zuckerlösung. Wenn die Zuckerlösung warm hergestellt ist, genügt auf 50 g derselben der Zusatz von 1 Tropfen Ammoniakflüssigkeit, um nach Erkalten die Ablesung des endgültigen Drehungswinkels zu ermöglichen.

Prüfung durch:	Zeigt an:
*Auflösen von 2,5 g Milchzucker in 2,5 g siedendem Wasser; die Lösung muß klar und darf höchstens schwach gelblich gefärbt sein.	**Organische Verunreinigungen** durch eine stärker gefärbte Lösung.
Verdünnen der Lösung auf 50 g.	
Erhitzen von 5 ccm der Lösung (1 + 19) mit 5 ccm alkalischer Kupfertartratlösung bis zum einmaligen Aufkochen.	**Identität** durch einen roten Niederschlag[1].
*a) Eintauchen von blauem und rotem Lackmuspapier; es darf kaum verändert werden.	**Alkalien** durch Bläuung des roten Lackmuspapiers. **Säuren** durch Rötung des blauen Lackmuspapiers.
*b) Versetzen von je 5 ccm der Lösung *α) mit je 3 Tropfen verdünnter Essigsäure und Natriumsulfidlösung, *β) mit einigen Tropfen Salzsäure und 0,5 ccm Kaliumferrozyanidlösung. Sie darf nicht sofort gebläut werden.	**Schwermetallsalze** durch eine Färbung oder Fällung[2]. **Eisensalze** durch eine sofortige Blaufärbung.
Kochen einer Lösung von 1 g Milchzucker in 9 ccm Wasser nach Zusatz von 0,1 g Resorzin und 1 ccm Salzsäure 5 Minuten lang. Die Flüssigkeit darf nur eine gelbe, aber keine rote Färbung annehmen.	**Zucker** durch eine rote Färbung. Hier liegt die sehr empfindliche Probe nach SELIWANOFF vor, die eigentlich eine Ketosenreaktion ist, deshalb zunächst zur Erkennung von Fruchtzucker dient, aber auch die Gegenwart von Zucker anzeigt, da dieser als Spaltungsprodukt Fruchtzucker liefert. Freilich liefert bei dieser Probe auch der reinste Milchzucker nicht nur eine „gelbe" Lösung, sondern eine gelbe Lösung mit rötlichem Schein, die bei der Fassung des Arzneibuchs zu Täuschungen führen kann. Geringe Spuren Zucker führen schon zu einer direkt „roten" Färbung. Das ist wohl zu beachten.
Lösen von 0,5 g Milchzucker in 4,5 g Wasser, Versetzen mit 1 ccm Natronlauge und 1 Tropfen Kupfersulfatlösung. Es muß eine schwach blau-, nicht violettgefärbte Lösung entstehen.	**Eiweißstoffe** durch eine violette Färbung. Hier liegt die bekannte „Biuret-Probe" vor. Es ist aber nur 1 Tropfen Kupfersulfat anzuwenden, da sonst das Blau des Kupfersalzes ein Violett (aus Eiweißstoffen herrührend) überdecken kann!
Verbrennen von 2 g Milchzucker in einem tarierten Tiegel; es darf höchstens 0,005 g Rückstand bleiben.	**Anorganische Beimengungen** durch einen größeren Rückstand als 0,005 g. Neben der Aschenbestimmung empfehlen wir den schnell anzustel-

lenden Versuch, ob 2 g des
Milchzuckers, mit 10 ccm frischer Milch aufgekocht, diese
zum Gerinnen bringen.

[1] Siehe bei Saccharum Nr. 1.
[2] Es findet stets eine geringe Dunkelfärbung statt.

Sal Carolinum factitium — Künstliches Karlsbader Salz.

Weißes, trockenes Pulver.
6 g des Salzes geben, in 1 Liter Wasser gelöst, ein dem Karlsbader Wasser ähnliches Wasser.

Salvarsanpräparate.

Aufbewahrung: Sehr vorsichtig, kühl, aber frostfrei und vor Licht geschützt.
Salvarsan, Neosalvarsan, Salvarsan-Natrium, Silbersalvarsan, Neosilbersalvarsan, Sulfoxylsalvarsan.

Santoninum — Santonin.

$C_{15}H_{18}O_3$. Mol.-Gew.: 246,1.
Farblose, glänzende, bitter schmeckende Kristallblättchen, die am Licht eine gelbe Farbe annehmen.
Schmelzpunkt: 170°. Bei Santonin ist die Bestimmung noch von ganz besonderer Wichtigkeit, da dieses Produkt häufig verunreinigt und eventuell mit sehr giftigen Stoffen verfälscht in den Handel kommt.
Verhalten gegen Lösungsmittel: In Wasser sehr wenig, in 44 Teilen Weingeist, in 4 Teilen Chloroform sowie in fetten Ölen löslich.
Zur Prüfung sind erforderlich: Etwa 1,5 g Santonin, wovon jedoch 1 g wiedergewonnen wird.

Prüfung durch:	Zeigt an:
*Auflösen von 0,02 g Santonin in 1,0 ccm Weingeist und Eintauchen von angefeuchtetem, rotem Lackmuspapier; es darf nicht verändert werden.	**Alkalien** durch Bläuung des roten Lackmuspapiers.
*Schütteln von 0,01 g gepulvertem Santonin mit einer kalten Mischung von 1 ccm Schwefelsäure und 1 ccm Wasser; es darf keine Färbung entstehen.	**Fremde organische Stoffe** durch eine Bräunung.
*Versetzen obiger, fast zum Sieden erhitzter Lösung mit 2 Tropfen verdünnter Eisenchloridlösung (1 + 24).	**Identität** durch eine violette Färbung[1].
*Durchfeuchten von 0,02 g Santonin mit Salpetersäure; es darf nicht sofort verändert werden.	**Alkaloide, fremde organische Stoffe** durch eine sofortige Färbung des Santonins.
*Stehenlassen von 0,2 g feinzerriebenem Santonin mit 2 ccm Wasser und 1 Tropfen verdünnter Schwefelsäure etwa 5 Minuten lang unter häufigem Umschütteln. Filtrieren. Das Filtrat darf nicht bitter schmecken, nicht fluoreszieren und durch MAYERs Reagens nicht getrübt werden.	**Alkaloide** durch bitteren Geschmack, Fluoreszenz der Lösung oder einen Niederschlag mit MAYERs Reagens[2].
Verdunstenlassen einer Lösung von 1 g zerriebenem Santonin in 4 g Chloroform an der Luft bis zur starken Kristallbildung, dann Ergänzen des	**Artemisin** durch teilweise Unlöslichkeit der Kristalle[3].

verdunsteten Chloroforms. Die ausgeschiedenen Kristalle müssen sich wieder vollkommen lösen.

Verbrennen von 0,2 g Santonin in einem tarierten Tiegel; es darf nur weniger als 0,001 g Rückstand bleiben.

Anorganische Beimengungen durch einen Rückstand von 0,001 g oder mehr.

Aufbewahrung: Vorsichtig, vor Licht geschützt.

[1] Neben dieser Identitätsprüfung ist noch sehr empfehlenswert die vom *Norwegischen* Arzneibuch aufgenommene: Werden etwa 0,05 g Santonin in 3 ccm Weingeist gelöst, so entsteht nach Zusatz von wenig Natronlauge eine karminrote Färbung, die sich bald darauf in Gelb verwandelt. — Die Probe kann man noch weit einfacher ausführen, wenn man das Santonin mit der vorrätigen weingeistigen $^1/_2$-Normal-Kalilauge übergießt und sofort durch Schütteln löst.

[2] In pharmazeutischen Lehrbüchern wird mitgeteilt, daß Strychnin von Fälschern dem Santonin zugesetzt wird. So unwahrscheinlich zunächst diese Angabe erscheint, ist es doch Tatsache, daß aus Rußland Santonin mit solchem Zusatz importiert wurde. Und zwar findet sich das Strychnin nicht immer gleichmäßig verteilt, so daß nur die Prüfung des Präparats aus größerer Mischprobe Sicherheit gibt. Die 0,2 g Santonin (aus einer größeren Mischprobe entnommen) soll man *zerreiben*, damit dadurch das Lösen etwa vorhandener Alkaloide in der verdünnten Schwefelsäure mit Sicherheit stattfindet. (Es muß vermieden werden, hier durch Erwärmen eine Lösung vorhandener Alkaloide zu bewirken, weil sich beim Erwärmen auch etwas Santonin löst und, da dieses Lakton leicht übersättigte Lösungen bildet, die Reaktion stört.) Schmeckt nun das Filtrat bitter, so fahnde man auf Strychnin! Fluoreszenz würde evtl. auf Chinin hinweisen. Welche Alkaloide aber auch vorhanden sind, sie werden hier durch das allgemeine Alkaloidreagens „MAYERs Reagens" erkannt.

[3] Es kennzeichnet sich durch den Schmelzpunkt (202°) und vor allem dadurch, daß es mit Chloroform die Doppelverbindung Chloroformartemisin bildet, die in Chloroform äußerst schwer löslich ist.

Auch das recht gute Verfahren nach MASSAGETOW (Arch. Pharm. 270, 392 bzw. HAGER Ergänzungsband 1944) soll genannt werden.

Sapones medicati — Arzneiliche Seifen.

Sie können von fester, salbenartiger, halbflüssiger oder flüssiger Beschaffenheit sein.

Sapo glycerinatus liquidus — Flüssige Glyzerinseife.

Sie ist gelb bis gelbbraun.

Sapo jalapinus — Jalapenseife.

Trockenes, gelblichgraues Pulver.

Sapo kalinus — Kaliseife.

Gelbbraune, durchsichtige, weiche, schlüpfrige Masse, in 2 Teilen Wasser oder Weingeist klar oder fast klar löslich.

Zur Prüfung sind erforderlich: 15 g Kaliseife.

Prüfung durch:	Zeigt an:
*Auflösen von 10 g Kaliseife in 30 ccm Weingeist[1], Zusatz von 0,5 ccm Normal-Salzsäure. Die Lösung muß klar bleiben.	**Kieselsäure, Harz**[2] durch eine Trübung.
*Versetzen obiger, mit Salzsäure versetzten, weingeistigen Lösung mit 1 Tropfen Phenolphthaleinlösung. Es darf keine rote Färbung eintreten.	**Zu großen Gehalt an überschüssigem, freiem Alkali** durch eine rote Färbung[3].

Auflösen von 2,5 g Kaliseife in 50,0 g heißem Wasser in einem Arzneiglas. Versetzen mit 5 ccm verdünnter Schwefelsäure, Erwärmen im Wasserbad so lange, bis die ausgeschiedenen Fettsäuren klar auf der wäßrigen Flüssigkeit schwimmen, Erkaltenlassen.

Versetzen mit 10 ccm Petroläther, vorsichtig Umschwenken, bis die Fettsäuren in dem Petroläther gelöst sind. Überführen in einen Scheidetrichter, Ausspülen des Arzneiglases zuerst mit 10 ccm, dann mit 5 ccm Petroläther. Kräftiges Schütteln der im Scheidetrichter vereinigten Flüssigkeiten. Nach dem Absetzen möglichst vollständiges Ablassen der wäßrigen Flüssigkeit. Zugabe von 25 ccm Wasser zu der Petrolätherlösung. Schütteln. Nach dem Absetzen abermals möglichst vollständiges Ablassen der wäßrigen Flüssigkeit. Zugabe von 1 g getrocknetem Natriumsulfat zu der Petrolätherlösung, kräftig Durchschütteln, $^1/_2$ Stunde lang ruhig Stehenlassen und Filtrieren durch ein Wattebäuschchen in ein gewogenes Kölbchen. Nachspülen des Scheidetrichters mit dem Wattebäuschchen zweimal mit je 5 ccm Petroläther. Abdestillieren der vereinigten Petrolätherlösungen bei gelinder Wärme auf dem Wasserbad. Trocknen des hierbei verbleibenden Rückstands bei einer 75° nicht übersteigenden Temperatur[4]. Sein Gewicht muß mindestens 1 g betragen.

Den **richtigen Gehalt an Fettsäuren,** wenn das Gewicht des Rückstands mindestens 1 g beträgt, was einem Mindestgehalt von etwa 40% Fettsäuren entspricht[5].

[1] Der Weingeist muß neutral sein, man setzt daher am besten zuerst die Phenolphthaleinlösung und dann so viel $^1/_{10}$-Normal-Kalilauge zu, bis eben sichtbare Rötung auftritt und löst dann erst die Seife.

[2] Harz läßt sich hierbei nicht nachweisen, da sowohl Kolophonium als auch seine Seifen alkohollöslich sind.

[3] Tritt Rötung auf, so ist Säure bis zur Entfärbung zuzusetzen, um Kieselsäure (s. o.) zu erkennen. Diese Forderung wird nicht immer erfüllt werden, denn während die Verseifungszahlen der im Handel befindlichen Leinöle nicht unwesentlich schwanken, läßt das Arzneibuch in jedem Fall zur Verseifung von 43 Teilen Leinöl 58 Teile Kalilauge anwenden. Darum wird naturgemäß der Alkaligehalt der aus verschiedenem Material hergestellten Seifen schwanken. Der einzig richtige Weg ist der, daß der Apotheker die Verseifungszahl des Leinöls bestimmt und gemäß dieser Zahl die Menge der anzuwendenden Kalilauge wählt. Zum mindesten wird man diese Forderung nicht zu wörtlich auffassen dürfen, also auch einen Alkaliüberschuß zulassen, der einer etwas größeren Menge als 0,5 ccm $^1/_1$-Normal-Salzsäure entspricht.

[4] Um Verluste durch flüchtige Fettsäuren zu vermeiden.

[5] $2\,(C_{18}H_{29}O_2K) + H_2SO_4 = 2\,C_{18}H_{30}O_2 + K_2SO_4.$
Linolensaures   Linolensäure
  Kalium

Die Ausführung nach dem DAB 6 ist durch die Benutzung des Scheidetrichters usw. umständlich. Einfach und sicher kommt man zum Ziel nach dem Verfahren, das A. MÜLLER (Apotheker-Ztg. 1911, S. 186) angegeben hat, freilich unter Berücksichtigung der Angaben des DAB 6: 5 g (3 g) Seife werden mit 100 g (50 g) heißem Wasser in einer Arzneiflasche gelöst und mit 10 g (6 g) verdünnter Schwefelsäure angesäuert. (Man kann mittels einer spitzen Messerklinge die Seife bequem direkt in die Flasche bringen.) Nach Zugabe der Säure verkorkt man, knotet fest mit Bindfaden zu und erhitzt im Wasserbad so lange, bis die ausgeschiedenen Fettsäuren klar auf der Flüssigkeit schwimmen. Zur völlig erkalteten Flüssigkeit wägt man 35 g (20 g) Petroläther, verschließt das Glas und bewegt es, bis die Fettsäuren in dem Petroläther gelöst sind. Sodann stellt man die Flasche auf den Stopfen, lüftet diesen so weit, daß die wäßrige Flüssigkeit *langsam* bis auf einen 0,5 bis 2 g betragenden Rest ausläuft. Zum verbleibenden Flascheninhalt fügt man etwa 1 g Traganthpulver, schüttelt etwa 20mal kräftig durch, läßt einige Minuten stehen und tariert inzwischen das zur Aufnahme der Petrolätherlösung bestimmte Gefäß (Soxhletkolben, Wägeglas, Becherglas). In dieses gießt man sodann die klare Fettsäurelösung (etwa 30 bzw. 15 g) bis auf einen geringen Rest ab, wägt, verdunstet und trocknet den Rückstand bei einer 75° nicht übersteigenden Temperatur.

Sapo kalinus venalis — Schmierseife.

Gehalt: Mindestens etwa 40% Fettsäuren.

Gelbbraune oder grünliche, durchsichtige, schlüpfrige Masse, die in 2 Teilen Wasser und in Weingeist klar oder fast klar löslich ist.

Prüfung durch:	Zeigt an:
Auflösen von 5 g Schmierseife in 10 ccm heißem Wasser und Erkaltenlassen. Versetzen von 1 Raumteil der Lösung mit 1 Raumteil Weingeist. Die Lösung muß klar sein. Zusatz von 2 Tropfen Salzsäure. Es darf sich kein flockiger Niederschlag abscheiden.	**Füllstoffe** wie **Stärkemehl, Wasserglas, Harzseifen** durch eine trübe Lösung.
Bestimmen der Fettsäuren auf gleiche Weise wie bei Sapo kalinus angegeben.	Den **richtigen Gehalt an Fettsäuren,** wenn der Rückstand mindestens 1 g beträgt, was einem Mindestgehalt von 40% Fettsäuren entspricht.

Sapo medicatus — Medizinische Seife.

Die Seife ist weiß, nicht ranzig, in Wasser und Weingeist löslich.

Prüfung durch:	Zeigt an:
*Auflösen von 1 g medizinischer Seife in 20 ccm Weingeist. Die Lösung muß klar sein.	**Natriumkarbonat, Magnesium-, Kalkseifen,** unverseiftes Fett durch einen ungelösten Rückstand oder eine Trübung.
*Versetzen der Lösung mit 0,5 ccm $^1/_{100}$-Normal-Salzsäure und mit einigen Tropfen Phenolphthaleinlösung; sie darf sich nicht röten[1].	**Unzulässige Menge freies Alkali** durch eine rote Färbung.
Zusatz von Essigsäure, falls erforderlich, bis zur Entfärbung, und dann von 3 Tropfen Natriumsulfidlösung. Es darf keine Veränderung entstehen.	**Schwermetallsalze** durch eine Färbung oder Fällung.

[1] Siehe hierzu Sapo kalinus Anm. 1. Für eine gute „neutrale" Seife ist die Arzneibuchforderung viel zu milde, weil damit bis zu 0,2% Alkali (als NaOH berechnet) zugelassen sind, ein viel zu hoher Gehalt, da bessere Kernseifen höchstens 0,02% ungebundenes Alkali aufweisen sollen.

Saturationes — Saturationen.

Wenn eine Saturation ohne Angabe der Bestandteile verordnet ist, so ist Rivièrescher Trank abzugeben.

Scopolaminum hydrobromicum — Skopolaminhydrobromid.

$C_{17}H_{21}O_4N \cdot HBr \cdot 3H_2O$. Mol.-Gew.: 438,2.
Farblose rhombische Kristalle.

Verhalten gegen Lösungsmittel: In Wasser und Weingeist löst sich das Salz leicht zu einer farblosen, blaues Lackmuspapier schwach rötenden Flüssigkeit von bitterem und zugleich kratzendem Geschmack auf. In Äther und Chloroform ist es nur wenig löslich.

Schmelzpunkt des über Schwefelsäure getrockneten Salzes: gegen 190°.

Die wäßrige Lösung dreht den polarisierten Lichtstrahl nach links. Für eine 5%ige Lösung, berechnet auf wasserfreies Salz, beträgt $[\alpha]_{D}^{20°} = -24° 45'$.

Zur Prüfung sind erforderlich: Etwa 0,3 g Skopolaminhydrobromid und 3 ccm wäßrige Lösung (1 + 19).

Prüfung durch:	Zeigt an:
Versetzen von je 1 ccm der Lösung (1 + 19)	
*a) mit Silbernitratlösung,	**Identität** durch eine gelbliche Fällung.
*b) mit Natronlauge,	**Identität** durch eine vorübergehend weißliche Trübung[1].
*c) mit Ammoniakflüssigkeit; es findet keine Veränderung statt.	**Fremde Alkaloide** durch eine Fällung.
*Eindampfen von 0,01 g des Salzes mit 5 Tropfen rauchender Salpetersäure in einem Porzellanschälchen auf dem Wasserbad, Erkaltenlassen und Übergießen des Rückstands mit weingeistiger Kalilauge.	**Identität** durch einen kaum gelblichgefärbten Verdampfungsrückstand, welcher nach dem Erkalten auf Zusatz von weingeistiger Kalilauge violette Färbung annimmt (Vitalische Reaktion). **Fremde Alkaloide** durch eine stärkere Färbung mit Salpetersäure.
*Auflösen von 0,05 g des Salzes in 4,95 g Wasser und Versetzen dieser Lösung mit 1 Tropfen Kaliumpermanganatlösung; die rote Farbe darf innerhalb 5 Minuten nicht verschwinden.	**Apoatropin** durch Verschwinden der roten Farbe innerhalb 5 Minuten und Entstehung einer braunen Färbung.
Trocknen von 0,2 g des zerriebenen Salzes bei 100° bis zum konstanten Gewicht. Es darf nicht mehr als 0,025 g an Gewicht verlieren.	**Zu hohen Wassergehalt,** wenn das Salz mehr als 0,025 g an Gewicht verliert[2].
Verbrennen des getrockneten Salzes in einem tarierten Tiegel; es darf nur weniger als 0,001 g Rückstand bleiben.	**Anorganische Beimengungen** durch einen Rückstand von 0,001 g oder mehr.

Aufbewahrung: Sehr vorsichtig.

Lösungen, die Skopolaminhydrobromid enthalten, dürfen nicht erhitzt werden.

Wird Hyoscinum hydrobromicum verordnet, so ist dafür Skopolaminhydrobromid abzugeben.

[1] $C_{17}H_{21}O_4N \cdot HBr + NaOH = C_{17}H_{21}O_4N + NaBr + H_2O$.
 Skopolamin-   Skopolamin
 hydrobromid
Nach einiger Zeit verschwindet der Niederschlag, da das Skopolamin zersetzt wird.

[2] $C_{17}H_{21}O_4N \cdot HBr \cdot 3H_2O = C_{17}H_{21}O_4N \cdot HBr + 3H_2O$.
 438,2   3 · 18,016

Sebum ovile — Hammeltalg.

Das durch Ausschmelzen des fetthaltigen Zellgewebes gesunder Schafe gewonnene Fett. Er stellt weiße, feste Massen von nur schwachem, eigenartigem, nicht ranzigem, widerlichem oder brenzlichem Geruch dar.

Schmelzpunkt: 45 bis 50°.

Jodzahl: 33 bis 42.

Säuregrad: Nicht über 5.

Die **Jodzahlbestimmung** und Berechnung wird nach den allgemeinen Bestimmungen (siehe Allgemeine fachtechnische Erläuterungen Nr. 32, S. 20) ausgeführt.

Die Bestimmung und Berechnung des **Säuregrads** wird nach den allgemeinen Bestimmungen (siehe Allgemeine fachtechnische Erläuterungen Nr. 31, S. 18) ausgeführt.

Die Untersuchung des Hammeltalges richtet sich außer nach den in den „Allgemeinen Bestimmungen" angegebenen Untersuchungsverfahren nach den Ausführungsbestimmungen zu dem Gesetz betr. die Schlachtvieh- und Fleischbeschau vom 3. Juni 1900.

Sebum salicylatum — Salizyltalg.

Eine weiße Masse, frei von ranzigem Geruch.

Prüfung durch:	Zeigt an:
*Erwärmen von 1 g Salizyltalg mit 5 ccm verdünntem Weingeist, Erkaltenlassen, Abgießen des Weingeists und Versetzen der Flüssigkeit mit 1 Tropfen verdünnter Eisenchloridlösung (1 + 9).	**Identität** durch eine violette Färbung.

Secale cornutum — Mutterkorn.

Secale cornutum P. I.

Gehalt: Mindestens 0,05% wasserunlösliche Mutterkornalkaloide; der Berechnung wird das Mol.-Gew. 600 zugrunde gelegt.

Das auf der Roggenpflanze gewachsene, bei gelinder Wärme getrocknete Sclerotium von Claviceps purpurea (Fries) Tulasne. Es ist schwärzlichviolett, oft matt bereift, gerade oder gekrümmt, stumpf dreikantig, beiderseits verjüngt, oft längsgefurcht, zuweilen querrissig, 10 bis 35 mm lang und 2,5 bis 5 mm dick. Die Querbruchfläche ist glatt, am Rand tiefviolett, in der Mitte weißlich, hellrötlich oder blaßviolett. Es riecht eigenartig und schmeckt fade. Wird zerkleinertes Mutterkorn mit heißem Wasser übergossen, so darf es keinen ammoniakähnlichen oder ranzigen Geruch zeigen.

Mikroskopische Prüfung: Mutterkorn besteht aus einem **derbwandigen Scheinparenchym** mit kurzen, unregelmäßigen, auf dem Querschnitt ungleich großen, 3 bis 12 μ weiten, gerundeten oder gerundet-eckigen **Hyphen,** die reichlich **fettes Öl** und in den äußersten Schichten einen dunkelvioletten, in Kalilauge leicht löslichen **Farbstoff** enthalten.

Gehaltsbestimmung: (Die Gehaltsbestimmung ist heute nicht mehr zeitgemäß!) Vermischen von 100 g grobgepulvertem Mutterkorn in einer Flasche von etwa 1000 ccm Inhalt mit 4 g gebrannter Magnesia und 40 ccm Wasser. Zusatz von 300 g Äther. 3 Stunden lang unter häufigem, kräftigem Umschütteln Stehenlassen. Zugabe von 100 ccm Wasser und nach weiterem Umschütteln von 10 g Traganth. Schütteln bis zum Zusammenballen des Mutterkorns. Abgießen der Ätherlösung durch einen mit einem Wattebäuschchen verschlossenen Trichter in ein Arzneiglas von 500 ccm Inhalt, Zugabe von 1 g Talk und nach 3 Minuten langem Schütteln von etwa 20 ccm Wasser; kräftig Schütteln. Stehenlassen. Nach völliger Klärung Filtrieren der ätherischen Lösung durch ein Faltenfilter von etwa 15 cm Durchmesser. Versetzen von 180 g des Filtrats (= 60 g Mutterkorn) in einem Scheidetrichter mit 50 ccm mit Wasser verdünnter Salzsäure (1 + 99). 3 Minuten lang kräftig Schütteln. Nach vollständiger Scheidung Ablassen der salzsauren Lösung in einen Kolben. Wiederholung des Ausschüttelns in derselben Weise zunächst mit 10 ccm Wasser und darauf nochmals mit 20 ccm der mit Wasser verdünnten Salzsäure (1 + 99).

Einstellen der vereinigten salzsauren Auszüge zur Entfernung der Hauptmenge des gelösten Äthers etwa 20 Minuten lang in Wasser von 50°, nach dem Abkühlen Filtrieren durch ein mit Wasser angefeuchtetes Faltenfilter in ein Becherglas; Nachwaschen von Kolben und Filter zweimal mit je 5 ccm Wasser. Versetzen des klaren Filtrats unter Umrühren **vorsichtig** mit so viel Natriumkarbonatlösung (1 + 9), daß die Flüssigkeit Lackmuspapier bläut und der entstehende Niederschlag sich nicht mehr verstärkt. 12 Stunden lang an einen kühlen Ort stellen zum Absetzen des Niederschlags. Filtrieren durch ein glattes, gehärtetes Filter von 9 cm Durchmesser, Auswaschen des Niederschlags mit Wasser, bis das ablaufende Filtrat nach dem Ansäuern mit Salpetersäure und nach Zusatz von Silbernitratlösung höchstens eine Opaleszenz zeigt.

Abspritzen des noch feuchten Niederschlags von dem Filter in einen weithalsigen Kolben unter Verwendung von etwa 30 ccm Wasser, Zugabe von 3 ccm $^1/_{10}$-Normal-Salzsäure und von 3 Tropfen Methylorangelösung. Titration mit $^1/_{10}$-Normal-Kalilauge bis zum Farbumschlag. Hierzu dürfen höchstens 2,5 ccm $^1/_{10}$-Normal-Kalilauge verbraucht werden, so daß mindestens 0,5 ccm $^1/_{10}$-Normal-Salzsäure zur Sättigung der vorhandenen Alkaloide erforderlich sind, was einem Mindestgehalt von 0,05% wasserunlöslichen Mutterkornalkaloiden entspricht. 1 ccm $^1/_{10}$-Normal-Salzsäure = 0,0600 g Alkaloide, 0,5 ccm = 0,03 g Alkaloide, die in 60 g Mutterkorn enthalten sein sollen.

Versetzen von 10 ccm der titrierten Flüssigkeit in einem Scheidetrichter mit einigen Tropfen Natriumkarbonatlösung und mit 5 ccm Essigäther kräftig schütteln. Nach völliger Klärung Ablassen der wäßrigen Flüssigkeit. Versetzen von 1 ccm der Essigätherlösung mit 1 ccm Essigsäure und 1 Tropfen verdünnter Eisenchloridlösung (1 + 99). Unterschichten mit Schwefelsäure. An der Berührungsfläche der beiden Flüssigkeiten muß sich eine kornblumenblaue Zone bilden.

Aufbewahrung: Vorsichtig, nach Trocknen über gebranntem Kalk in gutverschlossenen Gefäßen, nicht länger als 1 Jahr und nicht in gepulvertem Zustand.

Semen Arecae — Arekasamen.

Gehalt: Mindestens 0,4% Alkaloid, berechnet auf Arekolin ($C_8H_{13}O_2N$. Mol.-Gew.: 155,11). Durch die Wahl des Äthers als Extraktionsmittel kann man das therapeutisch allein wichtige Arekolin bestimmen.

Die reifen, möglichst vollständig von den Resten der Fruchtwand befreiten Samen von Areca catechu Linné. Arekasamen ist bis 3 cm lang und bis 2 cm dick, stumpf kegelförmig oder seltener mehr oder weniger abgeflacht kugelig, stets mit einer etwas verbreiterten Grundfläche versehen. Auf dieser liegt, etwas abseits von der leicht eingesenkten Mitte, der hellere, etwa halbkreisförmige Nabel, von dem zahlreiche, die Samenschale durchziehende Leitbündel auslaufen und dem häufig noch Reste der faserigen Fruchtbündel anhängen. Die Oberfläche ist hell- bis zimtbraun und von einem unregelmäßigen, helleren Netz vertiefter Adern durchzogen. Stellt man einen Längsschnitt durch den sehr harten Samen her, so erkennt man in der Nähe der Grundfläche der Höhlung des winzigen, meist nicht mehr erhaltenen Keimlings und darüber, in der Mitte des Samens, eine mehr oder weniger zerklüftete Höhlung. Vom Rand her sieht man das rotbraune Gewebe der Samenschale in zahlreichen Falten, die mit dem Adernetz der Oberfläche in Verbindung stehen und mehr oder weniger tief in das weiße, harte Endosperm eindringen. Arekasamen ist geruchlos und schmeckt schwach zusammenziehend.

Mikroskopische Prüfung: Die von zahlreichen **Leitbündeln** durchzogene **Samenschale** besteht, wie das Faltengewebe, meist aus **dünnwandigen, rotbraunen Zellen,** zwischen denen sich in den äußeren Teilen nicht selten mehr oder weniger stark einseitig verdickte **Steinzellen** finden. Das den größten Teil des Samens ausmachende, weiße **Endosperm** besteht aus großen, **isodiametrischen Zellen** mit sehr derber, knotig verdickter, nicht scharf getüpfelter, aus Reservezellulose bestehender Wand, die spärlich **fettes Öl** und **Aleuronkörner** enthalten.

Mikroskopische Prüfung des Arekasamenpulvers: Es ist gekennzeichnet durch die Bruchstücke der **Endospermzellen,** die **braunen Trümmer der Samenschale** und **des Faltengewebes** und die verholzten, vorwiegend gestreckten, oft einseitig verdickten **Steinzellen.** Es darf **Stärke** nicht, **Fasern der Fruchtwand und Pilzsporen** nur in Spuren enthalten.

Prüfung durch:	Zeigt an:
Verbrennen von 1 g Arekasamen in Sand im gewogenen Tiegel. Er darf höchstens 0,025 g Rückstand hinterlassen.	**Einwandfreie Qualität,** wenn der Aschegehalt höchstens 0,025 g beträgt.

Gehaltsbestimmung: Übergießen von 8 g mittelfein gepulverten Arekasamen in einem Arzneiglas von 150 ccm Inhalt mit 80 g Äther sowie nach kräftigem Umschütteln mit 4 g Ammoniakflüssigkeit, 10 Minuten lang kräftig Durchschütteln. Zusatz von 10 g getrocknetem Natriumsulfat (zur Bindung des Wassers). Nochmals 5 Minuten lang Durchschütteln. Nach dem Absetzen Abgießen der ätherischen Lösung in ein Arzneiglas von 150 ccm Inhalt, Zugabe von 0,5 g Talk und nach 3 Minuten langem Schütteln von 2,5 ccm Wasser. Nochmals 3 Minuten lang Durchschütteln. Absitzen lassen. Abfiltrieren von 50 g der ätherischen Lösung (= 5 g Arekasamen) durch ein trockenes, gut bedecktes Filter in ein Kölbchen, Abdestillieren von etwa zwei Drittel des Äthers, Überführen des erkalteten Rückstands in einen Scheidetrichter, Nachspülen des Kölbchens dreimal mit je 5 ccm Äther und Zugabe von 5 ccm $^1/_{10}$-Normal-Salzsäure und 5 ccm Wasser in den Scheidetrichter. Schütteln 3 Minuten lang. Nach vollständiger Klärung Ablassen der salzsauren Lösung in ein Kölbchen. Wiederholung des Ausschüttelns dreimal in derselben Weise mit je 5 ccm Wasser. Zugabe von 2 Tropfen Methylrotlösung zu der salzsauren Lösung, Titration mittelst Feinbürette mit $^1/_{10}$-Normal-Kalilauge bis zum Farbumschlag. Hierzu dürfen höchstens 3,71 ccm $^1/_{10}$-Normal-Kalilauge verbraucht werden, so daß mindetsens 1,29 ccm $^1/_{10}$-Normal-Salzsäure zur Sättigung der vorhandenen Alkaloide erforderlich sind, was einem Mindestgehalt von 0,4% Alkaloiden, berechnet auf Arekolin, entspricht. 1 ccm $^1/_{10}$-Normal-Salzsäure = 0,015511 g Arekolin, 1,29 = 0,0200 g Arekolin, die in 5 g Arekasamen enthalten sein sollen.

Semen Colchici — Zeitlosensamen.
Semen Colchici P. I.

Gehalt: Mindestens 0,4% Colchizin.

Die reifen Samen von Colchicum autumnale Linné. Zeitlosensamen ist fast kugelig, oft etwas kantig, durch den Nabelstrangrest etwas zugespitzt, 2 bis 3 mm dick, mattrotbraun und sehr hart. Unter der Lupe erscheint die Oberfläche feingrubig punktiert oder feinrunzelig. Die dünne Samenschale umschließt ein dichtes, hornartiges, grauweißliches Endosperm. In diesem liegt der sehr kleine, gerade Keimling nahe der Samenschale schräg gegenüber dem Nabelstrangrest. Zeitlosensamen schmeckt sehr bitter und kratzend.

Mikroskopische Prüfung: Die **Samenschale** besteht aus einer **großzelligen Epidermis** und einigen Schichten brauner, zum Teil zusammengefallener Zellen, **das Endosperm** aus strahlig angeordneten, dickwandigen, mit rundlichen, scharfkantigen Tüpfeln versehenen, **fettes Öl** und **Aleuronkörner** führenden Zellen. Der Nabelstrangrest enthält bisweilen **Stärkekörner.**

Prüfung durch:	Zeigt an:
Verbrennen von 1 g Zeitlosensamen in Sand im gewogenen Tiegel. Er darf höchstens 0,045 g Rückstand hinterlassen.	**Einwandfreie Qualität,** wenn der Aschegehalt höchstens 0,045 g beträgt.

Gehaltsbestimmung: (Im Colchizin ist der basische Charakter so schwach ausgebildet, daß wohl eine Salzbildung noch möglich, die hydrolytische Dissoziation aber zu einem $p_H < 4$ führt[1]. Daher ist eine maßanalytische Bestimmung nicht ohne weiteres möglich, da wir keinen Indikator besitzen, der bei dieser Wasserstoffionen-Konzentration noch einen brauchbaren Farbenumschlag ergibt. Aus diesem Grund ist im Arzneibuch die gravimetrische Methode gewählt. Wohl schien die große Wasserlöslichkeit des Alkaloids auch dieses Verfahren unmöglich zu machen. Es wurde jedoch festgestellt, daß nach Sättigung der wäßrigen Lösung mit Kochsalz eine einzige Ausschüttung mit Chloroform das Colchizin der wäßrigen Phase entzieht.) Übergießen von 20 g mittelfein gepulverten Zeitlosensamen in einem Arzneiglas von 300 ccm Inhalt mit 200 ccm Wasser, 1 Stunde lang bei 50 bis 60° im Wasserbad Erwärmen. Nach dem Erkalten und Absetzen Abwägen von 140 g der Flüssigkeit (= 14 g Zeitlosensamen) in ein Arzneiglas von 300 ccm Inhalt. Zugabe von 14 g Bleiessig; 3 Minuten lang kräftig Durchschütteln. Filtrieren durch ein trockenes Faltenfilter von 12 cm Durchmesser in ein Arzneiglas von 200 ccm Inhalt. Zugabe von 4 g zerriebenem Natriumphosphat zu dem Filtrat, 3 Minuten lang kräftig Durchschütteln, Filtrieren der Lösung durch ein trockenes Faltenfilter von 12 ccm Durchmesser. Versetzen von 110 g des Filtrats (= 10 g Zeitlosensamen) in einem Scheidetrichter mit 30 g Natriumchlorid; nach dessen Lösung Zugabe von 50 g Chloroform. 5 Minuten lang kräftig Durchschütteln. Nach vollständiger Klärung Filtrieren der Chloroformlösung durch ein kleines, glattes, doppeltes Filter. Verdunstenlassen von 40 g dieser Lösung (= 8 g Zeitlosensamen) in einem gewogenen Kölbchen, Trocknen des Rückstands bei 70 bis 80° bis zum gleichbleibenden Gewicht. Die Menge des Rückstands muß mindestens 0,032 g betragen, was einem Mindestgehalt von 0,4% Colchizin entspricht.

Nach der Dauer des Trocknens ist der Chloroformgehalt des Rückstandes verschieden, ohne aber ganz zu verschwinden; somit gelangt nicht reines Colchizin, sondern solches mit Chloroformgehalt zur Wägung, was aber an und für sich belanglos ist.

Lösen des Rückstands in 5 Tropfen Schwefelsäure und Zugabe eines Körnchens Kaliumnitrat. Beim Umschwenken treten blauviolette, rasch verblassende Schlieren auf.

Aufbewahrung: Vorsichtig.

[1] GADAMER, J., und NEUHOFF, E.: Archiv 1926, S. 530.

Semen Foenugraeci — Bockshornsamen.

Die reifen Samen von Trigonella foenum graecum Linné. Bockshornsamen ist sehr hart, in der Gestalt wechselnd, gewöhnlich flach rautenförmig bis unregelmäßig gerundet, 3 bis 5 mm lang, 2 bis 3 mm breit und dick, von hellbrauner oder gelblichgrauer bis graurötlicher Farbe, mit der Lupe betrachtet sehr feinkörnig punktiert. Etwa in der Mitte der einen Schmalseite findet sich der etwas vertiefte, helle Nabel; ein durch eine flache, vom Nabel ausgehende, diagonale Furche gekennzeichneter, kleinerer Abschnitt birgt das Würzelchen des Keimlings in sich, während in dem andern, größeren Abschnitt des Samens die flachkonvexen Keimblätter des hakig gekrümmten, hellgelben Keimlings liegen.

Bockshornsamen riecht stark, eigenartig, wird beim Kauen rasch schleimig und schmeckt bitter.

Mikroskopische Prüfung: Die **Epidermis der Samenschale** besteht aus schlanken, dickwandigen **Palisaden** mit annähernd **flaschenförmigem Lumen.** Auf sie folgt nach innen die **Trägerschicht**; diese setzt sich zusammen aus Zellen, die mit dünnen, aber durch radial verlaufende Verdickungsstreifen ausgesteiften Wänden versehen sind und außen **große Interzellularräume** zwischeneinander zeigen. Die **Samenschale** wird innen durch mehrere Schichten dünnwandiger Zellen abgeschlossen. Unter der Samenschale liegt eine schmale, glasige **Endospermschicht,** die von großen, durch zarte **Mittellamellen,** aber sehr dicke sekundäre **Schleimmembranen** ausgezeichneten Zellen gebildet wird. **Der Keimling** setzt sich aus kleinen, isodiametrischen Zellen zusammen, die **fettes Öl, Aleuronkörner** und zuweilen geringe Mengen von sehr kleinen **Stärkekörnern** enthalten.

    Mikroskopische Prüfung des Bockshornsamenpulvers: Es ist gekennzeichnet durch die **Trümmer des Keimlings,** die in Wasser stark quellenden Teilchen des **Schleimendosperms** und die Bruchstücke der **Samenschale** mit den eigenartigen **Palisaden** und **Trägerzellen.** Es darf **Fasern** und sonstige **verholzte Zellformen, chlorophyllhaltige Zellen, Gefäße, Kristalle** und über $10\,\mu$ große **Stärkekörner** nicht, kleinere Stärkekörner nur in geringer Menge enthalten.

Prüfung durch:	Zeigt an:
Verbrennen von 1 g Bockshornsamen in Sand im gewogenen Tiegel. Er darf nach dem Verbrennen höchstens 0,05 g Rückstand hinterlassen.	**Einwandfreie Qualität,** wenn der Aschegehalt 0,05 g nicht übersteigt.

Semen Lini — Leinsamen.

    Die reifen Samen von Linum usitatissimum Linné. Er ist länglich-eiförmig, flach, scharfrandig, an einem Ende etwas zugespitzt und fein genabelt, 4 bis 6 mm lang, 2 bis 3 mm breit, 1 mm dick. Die gelbe bis rotbraune, glänzende, unter der Lupe fein punktiert erscheinende Schale ist spröde und umschließt den von einem dünnen Endosperm umgebenen, fleischigen Keimling. In Wasser gelegt, umgibt sich Leinsamen mit einer Schleimschicht. Leinsamen ist geruchlos, wird beim Kauen schleimig und schmeckt mild ölig.

    Mikroskopische Prüfung: Die **Samenschale** ist aus **5 Schichten** zusammengesetzt. Die **Epidermis** besteht aus großen, prismatischen Zellen, deren Außen- und Seitenwände durch Schleimauflagerung bis zum Schwinden des Lumens verdickt sind. Hierauf folgen 2 bis 3 Reihen dünnwandiger, in der Flächenansicht runder **Parenchymzellen** und dann eine Lage stark verdickter, im Querschnitt fast quadratischer, in der Längsrichtung des Samens faserartig gestreckter **Stabzellen.** Unter der Faserschicht liegen rechtwinklig zu ihr angeordnet mehrere Reihen dünnwandiger, stark zusammengedrückter Zellen. Den inneren Abschluß der Samenschale bildet eine **einreihige Pigmentschicht** aus etwa tafelförmigen Zellen mit sehr fein getüpfelter Wand und braunen Inhaltskörpern. **Endosperm und Keimling** bestehen aus dünnwandigem, reichlich **fettes Öl** und **Aleuron** enthaltendem Parenchym.

    Mikroskopische Prüfung des Leinsamenpulvers: Es ist gekennzeichnet durch die **fett-** und **aleuronreichen Trümmer des Keimlings** und **des Endosperms** und durch die meist in flächenförmigen Verbänden auftretenden **Elemente der Samenschale.** Besonders auffällig ist die **Faserschicht,** der oft noch auf der einen Seite runde, auf der anderen rechtwinklig zum Faserverlauf gestreckte, dünnwandige Parenchymzellen aufliegen, und die **Pigmentschicht,** aus deren Zellen die meist viereckigen, tafelförmigen, braunen Inhaltskörper häufig herausgefallen sind, ferner die **Schleimepidermis.** Es darf Teile anderer Samen und **kleinkörnige Stärke** nur in sehr geringer Menge enthalten. Es darf weder ranzig riechen noch ranzig schmecken.

Prüfung durch:	Zeigt an:
Verbrennen von 1 g Leinsamen in Sand im gewogenen Tiegel. Er darf höchstens 0,08 g Rückstand hinterlassen.	**Einwandfreie Qualität,** wenn der Aschegehalt 0,08 g nicht übersteigt.

Semen Papaveris — Mohnsamen.

Die reifen, weißen Samen von Papaver somniferum Linné. Mohnsamen ist nierenförmig, 1 mm, seltener bis 1,5 mm lang. Die Oberfläche der Samenschale erscheint unter der Lupe von einem meist sechseckige Maschen bildenden Leistennetze bedeckt. In der Einbuchtung des Samens erkennt man den gelben, schwach erhöhten Nabel. Im Innern des Samens liegt der gekrümmte Keimling, der von weißem, ölreichem und stärkefreiem Endosperm umgeben ist. Mohnsamen muß fast geruchlos sein und darf nur mild ölig, nicht ranzig schmecken.

Semen Sabadillae — Sabadillsamen.

Die reifen Samen von Schoenocaulon officinale (Schlechtendal et Chamisso) Asa Gray. Sabadillsamen ist länglich-lanzettlich bis lanzettlich, 5 bis 9 mm lang, bis 2 mm dick, an einem Ende abgerundet, am andern scharf zugespitzt, etwas gekrümmt, unregelmäßig kantig, mit fein längsrunzeliger, glänzend schwarzbrauner, dünner Samenschale versehen. An einem medianen Längsschnitt läßt sich mit der Lupe erkennen, daß unter der sehr dünnen Samenschale ein sehr umfangreiches, hornartiges Endosperm liegt, das an der abgerundeten Basis einen kleinen Keimling umschließt. Sabadillsamen ist geruchlos und schmeckt anhaltend bitter und scharf. Das Pulver wirkt niesenerregend.

Mikroskopische Prüfung: Die **Oberhaut der dünnen Samenschale** besteht aus in der Längsrichtung des Samens gestreckten, kurzprismatischen, in der Oberflächenansicht vieleckigen, weiten Zellen, deren tiefbraune Außenwand stark verdickt ist. Die darauffolgenden Schichten der Samenschale sind dünnwandig. Das **Endosperm** besteht aus vieleckigen Zellen, deren derbe Wände unregelmäßig knotig verdickt, nicht scharf getüpfelt, ungefärbt und glänzend sind, und die **fettes Öl, Aleuronkörper** und **vereinzelte Stärkekörner** enthalten. Die **Raphe** enthält **spärlich Fasern.**

Mikroskopische Prüfung des Sabadillsamenpulvers: Es ist besonders gekennzeichnet durch die **Stückchen des Endosperms,** die braunen Teilchen der **Samenschalenepidermis** und die spärlich vorkommenden **Fasern.** Es darf **kleinkörnige Stärke** nur in geringer Menge enthalten.

Prüfung durch:	Zeigt an:
Verbrennen von 1 g Sabadillsamen in Sand im gewogenen Tiegel. Er darf höchstens 0,08 g Rückstand hinterlassen.	**Einwandfreie Qualität,** wenn der Aschegehalt 0,08 g nicht übersteigt.

Semen Sinapis — Schwarzer Senf.

Gehalt: Mindestens 0,7% Allylsenföl ($C_3H_5 \cdot$ NCS. Mol.-Gew.: 99,12).

Die reifen Samen von Brassica nigra (Linné) Koch. Schwarzer Senf ist fast kugelig, 1 bis 1,5 mm im Durchmesser groß. Die Samenschale ist hellrotbraun bis dunkelrotbraun und erscheint unter der Lupe stark netzig-grubig, manchmal weißschilferig. Entfernt man die Samenschale des in Wasser gequollenen Samens, so erkennt man, daß ein Nährgewebe vollständig fehlt, daß das eine Keimblatt des grünlichgelben Keimlings das andere vollständig umhüllt, daß beide in der Mittellinie gefaltet sind, und daß in der durch die Faltung entstandenen Höhlung das unterhalb der Keimblätter scharf umgebogene Würzelchen verläuft. Schwarzer Senf ist geruchlos, riecht aber, mit Wasser zerstoßen, nach Senföl. Er schmeckt anfangs mild ölig und schwach säuerlich, darauf brennend scharf.

Mikroskopische Prüfung: Die **Epidermis der Samenschale** besteht aus im Querschnitt schmalen, in der Flächenansicht isodiametrischen **Schleimzellen.** Darunter liegt eine Schicht dünnwandiger, **lufthaltiger Großzellen** und unter diesen die **Pali-**

saden- oder **Steinzellschicht** aus radial gestreckten, ungleich hohen, außen dünnwandigen, auf der Innenseite stark verdickten, **gelbbraunen Zellen.** Letztere sind derart angeordnet, daß sie Mulden bilden, deren jede von einer der Großzellen der vorhergehenden Schicht ausgefüllt wird. Die auf die Palisaden folgende **Pigmentschicht** setzt sich aus dünnwandigen, einen dunkelbraunen Farbstoff enthaltenden Zellen zusammen. Nach innen wird die Samenschale durch eine **einreihige Aleuronschicht** und die aus zusammengefallenen Zellen gebildete **Nährschicht** abgeschlossen. Der **Keimling** besteht aus dünnwandigen Zellen, die **fettes Öl** und **Aleuron** enhalten.

    Mikroskopische Prüfung des grünlichgelben, von rotbraunen Teilchen durchsetzten Pulvers des schwarzen Senfs: Es ist gekennzeichnet durch die **öl- und aleuronreichen Trümmer des Keimlings** und die **Bruchstücke der Samenschale.** Letztere fallen besonders durch die gelbbraunen, in der Flächenansicht vieleckigen, 4 bis 10 μ breiten **Palisaden** auf. Größere Bruchstücke der Samenschale zeigen auf der Außenseite ein durch die verschiedene Höhe der Palisaden verursachtes Schattennetz aus großen fünf- bis sechsseitigen Maschen. Kennzeichnend sind außerdem die Zellen der **Schleimepidermis.**

    Das Pulver des schwarzen Senfs darf Schalenteilchen mit ungefärbten oder gelblichweißen Palisaden **(weißer Senf),** Stärke und in einem mit 3 Tropfen Schwefelsäure und 1 Tropfen Weingeist hergestellten Präparate rotgefärbte Teilchen **(Kurkumawurzel)** nicht zeigen.

Prüfung durch:	Zeigt an:
Verbrennen von 1 g schwarzem Senf in Sand im gewogenen Tiegel. Er darf höchstens 0,05 g Rückstand hinterlassen.	**Einwandfreie Qualität,** falls der Aschegehalt 0,05 g nicht übersteigt.

    Bestimmung des Senföls: Übergießen von 5 g gepulvertem schwarzem Senf in einem Kolben von etwa 300 ccm Inhalt mit 100 ccm Wasser von 20 bis 25°. Verschließen des Kolbens, Stehenlassen unter wiederholtem Umschwenken 2 Stunden. Abdestillieren unter sorgfältiger Kühlung, wobei zunächst sehr langsam mit kleiner Flamme bis zum Sieden und dann mit größerer Flamme weiter zu erhitzen ist. Auffangen der zuerst übergehenden 40 bis 50 ccm in einem Meßkölbchen von 100 ccm Inhalt, das 10 ccm Ammoniakflüssigkeit und 10 ccm Weingeist enthält. Nach Beendigung der Destillation Zusatz von 20 ccm $^1/_{10}$-Normal-Silbernitratlösung. Erhitzen des Kölbchens mit einem kleinen aufgesetzten Trichter 1 Stunde lang auf dem Wasserbad. Nach dem Abkühlen Auffüllen mit Wasser bis zur Marke. Filtrieren. Versetzen von 50 ccm des klaren Filtrats mit 6 ccm Salpetersäure und 5 ccm Ferriammoniumsulfatlösung. Titration mit $^1/_{10}$-Normal-Ammoniumrhodanidlösung. Bis zum Farbumschlag dürfen höchstens 6,5 ccm $^1/_{10}$-Normal-Ammoniumrhodanidlösung verbraucht werden, was einem Mindestgehalt von 0,7% Allylsenföl entspricht. 1 ccm $^1/_{10}$-Normal-Silbernitratlösung = 0,004956 g Allylsenföl. Es wurden 20 ccm $^1/_{10}$-Silbernitratlösung angewendet und zu der Hälfte des Ansatzes 6,5 ccm $^1/_{10}$-Normal-Ammoniumrhodanidlösung, für den ganzen also 13 ccm verbraucht. Es wurden also zur Bindung 7 ccm $^1/_{10}$-Silbernitratlösung verbraucht = 0,03469 g Allylsenföl, diese sind in 5 g Senfsamen enthalten.

Semen Strophanthi — Strophanthussamen.

Gehalt: Mindestens 4% wasserfreies g-Strophanthin.

    Die von ihrem grannenartigen Fortsatz befreiten, reifen Samen von Strophanthus gratus (Wallich et Hooker) Franchet. Strophanthussamen ist spindelförmig, an der Basis mehr oder weniger abgerundet, manchmal fast scharf abgeschnitten, zusammengedrückt; nach oben zu ist er scharfkantig, zuweilen fast geflügelt, zuweilen auch abgerundet, oben zugespitzt und oft mit dem Rest des grannenartigen Fortsatzes gekrönt, 11 bis 19 mm, meist aber 12 bis 15 mm lang, 3 bis 5 mm breit und bis 1,3 mm dick, kahl, gelb bis gelbbraun. Die Oberhaut erscheint unter der Lupe feingekörnt. Von dem etwas unterhalb der Ansatzstelle des grannenartigen Fortsatzes liegenden Nabel verläuft die Raphe in der Mitte der einen flachen Seite, sich etwas verbreiternd, bis zum unteren Drittel des Samens. An dem in Wasser eingeweichten Samen erkennt man nach Entfernung der Schale ein zähes, durchscheinendes Endosperm, das den helleren Keimling ziemlich fest umhüllt.

Strophanthussamen riecht schwach eigenartig und schmeckt stark und anhaltend bitter.

Mikroskopische Prüfung: Die **dünne Samenschale** besteht aus einer **großzelligen Epidermis** und einer darunterliegenden, **vielreihigen, zusammengefallenen Nährschicht.** Die tafelförmigen, in der Flächenansicht gestreckt-vieleckigen, dickwandigen, aber weiten **Epidermiszellen** besitzen eine **feinkörnig-warzige Kutikula** und an den Radialwänden einen **Ringwulst.** Einzelne von ihnen laufen in kurze, kegel- oder eckzahnförmige **Papillen** aus. Das **Endosperm** besteht aus sehr **derbwandigen, ungetüpfelten Zellen,** die neben **fettem Öl** und **Aleuron** zuweilen auch geringe Mengen **kleinkörniger Stärke** enthalten. Der **Keimling** ist aus kleineren, dünnwandigen Zellen zusammengesetzt. **Kalziumoxalatkristalle fehlen.**

Mikroskopische Prüfung des Strophanthussamenpulvers: Es ist gekennzeichnet durch zum größten Teil **Öl, Aleuron** und selten auch **geringe Mengen kleinkörniger Stärke** enthaltende **Trümmer des Endosperms** und **des Keimlings** und besonders durch die hellbraunen, großen, weiten, in der Flächenansicht gleichmäßig dickwandig erscheinenden, gestreckt-vieleckigen Epidermiszellen, die zum Teil papillenartig vorgewölbt sind.

Es darf Haare oder Kalziumoxalatkristalle nicht enthalten **(andere Strophanthus-Arten).**

Prüfung durch:	Zeigt an:
*Bedecken nicht zu dünner trockener Samenquerschnitte auf dem Objektträger mit 1 Tropfen 80%iger Schwefelsäure. Sie färben sich nach wenigen Minuten rötlich. Die Färbung geht allmählich in Rot bis Rotviolett über.	**Identität** durch rote Färbung, andere **Strophanthusarten** durch andere (grüne) Färbung.
*Bedecken einer kleinen Menge des Pulvers auf dem Objektträger mit 1 Tropfen 80%iger Schwefelsäure. Nach einiger Zeit tritt eine rötliche Färbung auf. Lebhaft grüngefärbte Teilchen dürfen nicht vorhanden sein.	**Andere Strophanthusarten** durch grüngefärbte Teilchen.
Verbrennen von 1 g Strophanthussamen in Sand im gewogenen Tiegel. Er darf höchstens 0,07 g Rückstand hinterlassen.	**Einwandfreie Qualität,** wenn der Aschegehalt 0,07 g nicht übersteigt.

Gehaltsbestimmung: Erhitzen von 7 g grobgepulvertem Strophanthussamen in einem gewogenen Kölbchen von 150 ccm Inhalt 1 Stunde lang mit 70 g absolutem Alkohol am Rückflußkühler. Nach dem Erkalten Ergänzen mit absolutem Alkohol auf das ursprüngliche Gewicht; Filtrieren durch ein gut bedecktes Faltenfilter von 10 cm Durchmesser. Abdestillieren von 51,5 g des Filtrats (= 5 g Strophanthussamen) aus einem gewogenen Kölbchen bis auf etwa 1 bis 2 g, Ergänzen mit absolutem Alkohol auf 5 g und Versetzen ohne Filtration unter Umschwenken mit 30 g Petroleumbenzin und, falls innerhalb $^1/_2$ Stunde kein Absetzen erfolgt ist, unter kräftigem Umschütteln mit 2 bis 3 Tropfen verdünntem Weingeist. Stehenlassen bis der flockige Niederschlag fest an dem Boden des Kölbchens haftet, vorsichtiges Abgießen der Alkohol-Petroleumbenzin-Lösung, Nachwaschen des Kölbchens unter gelindem Umschwenken zweimal mit je 5 g Petroleumbenzin. Trocknenlassen des schräg gestellten Kölbchens an der Luft. Erwärmen des Niederschlags unter wiederholtem Umschwenken auf dem Wasserbad mit 10 ccm Wasser, Zugabe von 5 bis 6 Tropfen Bleiessig zu der heißen Lösung. Weitererwärmen einige Minuten lang.

Filtrieren der heißen Lösung durch ein glattes Filter von 6 cm Durchmesser in ein Kölbchen von 50 ccm Inhalt, Nachwaschen von Kölbchen und Filter viermal mit je 5 g heißem Wasser. Einleiten von Schwefelwasserstoff in das warme Filtrat bis zur Sättigung. Erwärmen 2 Stunden[1] lang auf dem Wasserbad; Filtrieren durch ein glattes Filter von 6 cm Durchmesser in eine Porzellanschale von 100 ccm Inhalt und Nachwaschen von Kölbchen und Filter zweimal mit 5 g heißem Wasser. Eindampfen auf dem Wasserbad bis auf etwa 5 g, Überführen des Rückstands in ein gewogenes zylindrisches Gläschen (Kristallisierschälchen) von etwa 4 cm Durchmesser und 2 cm Höhe, Nachspülen der Porzellanschale dreimal mit je 1 g heißem Wasser. Eindampfen auf dem Wasserbad bis auf etwa 2 bis 2,5 g. Stehenlassen zur Kristallisation etwa 24 Stunden lang, bis das Gewicht auf ungefähr 1 g zurückgegangen ist, vorsichtiges Abgießen der Mutterlauge und dreimaliges Schwenken mit je 0,5 ccm Wasser und Abgießen der Waschflüssigkeit **(vorsichtig),** so daß kein Verlust an Strophanthinkristallen entsteht. Zweistündiges Trocknen bei 15 bis 110°. Wägen des Rückstands. Er muß mindestens 0,2 g betragen, was einem Mindestgehalt von 4% wasserfreiem Strophanthin entspricht.

    Aufbewahrung: Vorsichtig.

[1] Um kolloidales Bleisulfid auszuflocken.

Semen Strychni — Brechnuß.

    Gehalt: Mindestens 2,5% Alkaloide, berechnet auf Strychnin ($C_{21}H_{22}O_2N_2$) und Bruzin ($C_{23}H_{26}O_4N_2$); der Berechnung wird das Mol.-Gew. 364,2 zugrunde gelegt.

    Die reifen Samen von Strychnos nux vomica Linné. Brechnuß ist scheibenförmig, annähernd kreisrund, oft etwas verbogen, etwa 2 bis 2,5 cm breit und 3 bis 5 mm dick, graugelb oder grünlichgrau, durch strahlig nach außen gerichtete, anliegende Haare seidenglänzend, sehr hart, aber nach dem Aufweichen in warmem Wasser leicht spaltbar. In der Mitte der einen Flachseite erkennt man den Nabel, von dem eine wenig erhabene Haarleiste zu einer am Rand gelegenen, warzenförmigen Erhöhung läuft. Unter dieser Erhöhung endigt das Würzelchen des etwa 7 mm langen Keimlings, während die beiden herzförmigen Keimblätter in die spaltenartige, kreisrunde Höhlung des weißlichgrauen, hornartigen, etwas durchscheinenden Endosperms, das die Hauptmasse des Samens ausmacht, hineinragen. Brechnuß ist geruchlos und schmeckt sehr bitter.

    Mikroskopische Prüfung: Die **Epidermiszellen** der dünnen **Samenschale** sind sämtlich zu einzelligen, derben, etwa 1 mm langen, verholzten **Haaren** ausgewachsen, die über der grob spaltenförmig getüpfelten Basis nach dem Samenrand hin scharf umgebogen und durch zahlreiche innere Längsleisten ausgezeichnet sind. Der Rest der Samenschale besteht aus mehreren Lagen zusammengefallener brauner Zellen. Die **Aleuron** und etwas **fettes Öl** enthaltenden **Endospermzellen** besitzen sehr dicke, in Wasser aufquellende, von zahlreichen feinen, durch Jodlösung deutlich werdenden **Plasmodesmen** durchzogene, farblose Wände. Beim Einlegen eines Endospermteilchens in 1 Tropfen rauchender Salpetersäure färbt sich der Inhalt der Zellen orangegelb.

    Mikroskopische Prüfung des Brechnußpulvers: Es ist gekennzeichnet durch die **dickwandigen Endospermzellen,** die zahlreich vorhandenen, stäbchenförmigen, verholzten **Bruchstücke der Haarleisten** und die stark verdickten **Basalteile der Haare.** Mit Jodlösung entsteht ein feinkörniger, gelbbrauner Alkaloidniederschlag; außerdem werden an den Endospermtrümmern die **Plasmodesmen** erkennbar. Es darf keine Stärke enthalten **(andere Samen).**

Prüfung durch:	Zeigt an:
Verbrennen von 1 g Brechnuß in Sand im gewogenen Tiegel. Sie darf höchstens 0,03 g Rückstand hinterlassen.	**Einwandfreie Qualität,** wenn der Aschegehalt höchstens 0,03 g beträgt.

Gehaltsbestimmung: Übergießen von 3 g mittelfein gepulverter Brechnuß in einem Arzneiglas mit 20 g Äther und 10 g Chloroform sowie nach kräftigem Umschütteln mit 3 g Natriumkarbonatlösung, Stehenlassen unter häufigem, kräftigem Umschütteln $^1/_2$ Stunde. Alsdann Zugabe von 7 g Wasser, dann einige Minuten kräftig Durchschütteln, nach vollständiger Klärung Filtrieren von 20 g der Äther-Chloroform-Lösung (= 2 g Brechnuß) durch ein trockenes, gut bedecktes Filter in ein Kölbchen; Abdestillieren von etwa zwei Drittel davon. Verbringen des erkalteten Rückstands in einen Scheidetrichter, Nachspülen des Kölbchens einmal mit 5 ccm Chloroform und zweimal mit je 5 ccm Äther, Zugabe von 5 ccm $^1/_{10}$-Normal-Salzsäure und 5 ccm Wasser sowie von so viel Äther, daß die Äther-Chloroform-Lösung auf der sauren Flüssigkeit schwimmt, dann 2 Minuten lang kräftig Durchschütteln. Nach vollständiger Klärung Ablassen der salzsauren Flüssigkeit in ein Kölbchen und Wiederholung des Ausschüttelns noch zweimal mit je 5 ccm Wasser. Titration der vereinigten wäßrig-sauren Ausschüttlungen mittels Feinbürette nach Zugabe von 2 Tropfen Methylrotlösung mit $^1/_{10}$-Normal-Kalilauge bis zum Farbumschlag. Hierzu dürfen höchstens 3,62 ccm $^1/_{10}$-Normal-Kalilauge verbraucht werden, so daß mindestens 1,38 ccm $^1/_{10}$-Normal-Salzsäure zur Sättigung der vorhandenen Alkaloide erforderlich sind, was einem Mindestgehalt von 2,5% Alkaloiden entspricht. 1 ccm $^1/_{10}$-Normal-Salzsäure = 0,03642 g Alkaloide, berechnet auf Strychnin und Bruzin, 1,38 ccm = 0,04926 g Alkaloide, die in 2 g Brechnuß enthalten sein sollen.

Versetzen von 2 ccm der titrierten Flüssigkeit mit 0,5 ccm verdünntem Bromwasser (1 + 4). Die Lösung färbt sich vorübergehend rot. Weiterer Zusatz von 0,5 ccm verdünntem Bromwasser (1 + 4). Es entsteht eine milchiggelbe Trübung. Unterschichten dieses Gemischs mit dem gleichen Raumteil Schwefelsäure. Es entsteht an der Berührungsfläche eine rötlichviolette Färbung, die sich beim Stehen der ganzen Lösung mitteilt.

Das Bruzin gibt die vorübergehende Rotfärbung, das Strychnin bei weiterem Bromwasserzusatz die milchige Trübung durch Ausscheidung von Bromstrychnin. Die beim Unterschichten mit Schwefelsäure auftretende rötlichviolette Färbung ist ebenfalls eine Reaktion auf Strychnin.

Aufbewahrung: Vorsichtig.

Sera — Schutz- und Heilsera.

Blutsera von Pferden oder von anderen Tieren, die mit Krankheitserregern oder mit Stoffwechselprodukten oder mit Giftstoffen von solchen immunisiert sind.

Diphtherie-Serum, Meningokokken-Serum, Tetanus-Serum, Schweinerotlauf-Serum, Geflügelcholera-Serum.

Aufbewahrung: Kühl, aber frostfrei und vor Licht geschützt.

Sirupi — Sirupe.

Die Sirupe müssen klar sein.

Sirupus Althaeae — Eibischsirup.

Gelblich und schleimig. Er ist heiß in dem Verbrauch angemessene Gefäße zu füllen und luftdicht verschlossen aufzubewahren. Gelblichbraun.

Sirupus Aurantii Corticis — Pomeranzenschalensirup.

Gelblichbraun.

Sirupus Cerasi — Kirschsirup.
Sirupus Cerasorum. |

Dunkelpurpurrot.

Prüfung durch:	Zeigt an:
*Ansäuern von 50 ccm Kirschsirup mit verdünnter Schwefelsäure, Ausschütteln mit einem Gemisch von gleichen Raumteilen Äther und Petroläther, Abheben der ätherischen Schicht, Verdunstenlassen derselben an der Luft, Versetzen des Rückstands mit verdünnter Eisenchloridlösung (1 + 99); es darf keine violette Färbung entstehen.	**Salizylsäure** durch eine rotviolette Färbung.
Versetzen von 10 ccm Kirschsirup mit 10 ccm Wasser, Kochen mit medizinischer Kohle bis zur Entfärbung, Filtrieren, Vermischen von 1 ccm des wasserhellen Filtrats mit 2 Tropfen rauchender Salzsäure, Umschütteln und Zusatz von 10 ccm absolutem Alkohol; das Gemisch darf sich nicht milchig trüben.	**Stärkesirup** durch eine milchige Trübung des Gemischs.
Versetzen von 20 ccm Kirschsirup mit 60 ccm Wasser und 0,5 g Kaliumbisulfat in einer Porzellanschale, Einbringen eines etwa 15 cm langen Fadens aus weißer, entfetteter Wolle. Erhitzen $^1/_4$ Stunde lang auf dem Wasserbad. Der Wollfaden darf nach dem Auswaschen mit Wasser nur schwach rötlich gefärbt sein. Befeuchten des Fadens mit Ammoniakflüssigkeit. Er muß sich grünlich färben; eine Rotfärbung darf nicht bestehenbleiben.	**Teerfarbstoffe** durch eine rote Färbung des Wollfadens, die beim Befeuchten mit Ammoniakflüssigkeit bestehen bleibt.

Sirupus Cinnamomi — Zimtsirup.

Rötlichbraun.

Sirupus Ferri jodati — Jodeisensirup.

Gehalt: Annähernd 5% Eisenjodür (FeJ_2, Mol.-Gew.: 309,68), entsprechend annähernd 4,1% Jod.

Farblos oder hellgrünlich. Nach längerer Aufbewahrung darf Jodeisensirup höchstens schwach gelblich gefärbt sein.

Prüfung durch:	Zeigt an:
*Verdünnen von 1 g Jodeisensirup mit 50 g Wasser, Ansäuern mit Salpetersäure, Versetzen mit Silbernitratlösung in geringem Überschuß[1], Abfiltrieren des Niederschlags, sorgfältiges Auswaschen desselben, Übergießen mit 5 ccm Ammoniakflüssigkeit, Übersättigen des Filtrats mit Salpetersäure; es darf höchstens eine schwache weißliche Trübung entstehen.	**Salzsäure, Bromwasserstoffsäure** durch eine weiße, undurchsichtige Trübung.
Verbringen von etwa 5 g Jodeisensirup (genau gewogen) in eine etwa 200 ccm fassende Glasstöpselflasche mit der Vorsicht, daß der Hals und die Wandungen der Flasche davon nicht benetzt werden, Zufügen von 4 g Eisenchloridlösung[2], Mischen durch sanftes Umschwenken und Stehenlassen 1 bis $1^1/_2$ Stunden lang gut verschlossen, Verdünnen mit 100 ccm Wasser, Versetzen mit 10 ccm	Den **vorgeschriebenen Gehalt an Jod,** wenn bis zu diesem Punkt nicht weniger als 15,8 und nicht mehr als 16,2 ccm $^1/_{10}$-Normal-Natriumthiosulfatlösung verbraucht wurden. 1 ccm $^1/_{10}$-Normal-Natriumthiosulfatlösung = 0,012692 g

Phosphorsäure[3] und nach dem Umschwenken mit 1 g Kaliumjodid, sofortige Titration mit $^1/_{10}$-Normal-Natriumthiosulfatlösung bis zur hellgelben Färbung, dann nach Zugabe von einigen Tropfen Stärkelösung bis zur Entfärbung[4].

Jod, 15,8 bis 16,2 = 0,2005 bis 0,2055 g Jod, welche in 5 g Jodeisensirup enthalten sein sollen. In 100 g Jodeisensirup sind daher enthalten: 20 · 0,2005 bis 0,2055 = 4,01 bis 4,11 g Jod.

Aufbewahrung: In kleinen, dem Verbrauch angemessenen Flaschen an einem möglichst hellen Ort.

Eisenjodürtafel[5].

4,01% Jod		4,11% Jod	
g	ccm	g	ccm
1	316	1	324
2	632	2	648
3	948	3	961
4	1264	4	1285
5	**15,80**	5	**16,19**
6	1895	6	1943
7	2211	7	2267
8	2527	8	2590
9	2843	9	2914

Zur Berechnung aus der Formel $\frac{g}{F} T$; $\log T_{(4,01)} = 49\,961.$ $\log T_{(4,11)} = 51\,031.$

[1] $Fe J_2 + 2 AgNO_3 = 2 Ag J + Fe(NO_3)_2$
Ferro-   Silber-   Ferro-
 jodid   jodid   nitrat
$FeCl_2 + 2 AgNO_3 = 2 AgCl + Fe(NO_3)_2.$
Ferro-   Silber-   Ferro-
chlorid   chlorid   nitrat
Silberjodid ist in Ammoniakflüssigkeit nicht löslich, wohl aber Silberchlorid; beim Übersättigen der Lösung mit Salpetersäure fällt AgCl wieder aus.

[2] $Fe J_2 + 2 FeCl_3 = 3 FeCl_2 + J_2.$
Ferro-   Ferri-   Ferro-
 jodid   chlorid   chlorid

[3] Die Phosphorsäure führt das überschüssige Ferrichlorid, das aus dem Kaliumjodid weitere Jodmengen frei machen würde, in komplexes Ferriphosphat über, das sich mit Jodid nur so langsam umsetzt, daß diese Umsetzung gegenüber der Reaktionsgeschwindigkeit bei sofortiger Titration nicht ins Gewicht fällt.

[4] Siehe bei Calcaria chlorata Nr. 3.

[5] Erläuterung s. S. 10 bis 11.

Sirupus Ferri oxydati — Eisenzuckersirup.

Dunkelrotbraun.
Gehalt: 0,9 bis 1% Eisen.

Prüfung durch:

Erwärmen von etwa 3 g Eisenzuckersirup (genau gewogen) mit 10 ccm verdünnter Schwefelsäure auf dem Wasserbad bis zum vollständigen Verschwinden der rotbraunen Farbe. Nach dem Erkalten Zugabe von halbprozentiger Kaliumpermanganatlösung bis zur schwachen, kurze Zeit bestehenbleibenden Rötung. Nach wieder eingetretener Entfärbung Zugabe von 2 g Kaliumjodid, Stehenlassen 1 Stunde lang in einem verschlossenen

Zeigt an:

Vorschriftsmäßigen Eisengehalt, wenn zur Bindung des ausgeschiedenen Jods für je 3 g Eisenzuckersirup 4,83 bis 5,37 ccm $^1/_{10}$-Normal-Natriumthiosulfatlösung verbraucht werden, was einem Gehalt von 0,9 bis 1% Eisen entspricht. 1 ccm $^1/_{10}$-Normal-Natrium-

Glas. Titration des ausgeschiedenen Jods mit $^1/_{10}$-Normal-Natriumthiosulfatlösung mittels Feinbürette, zuerst bis zur Gelbfärbung, dann nach Zusatz einiger Tropfen Stärkelösung bis zum Umschlag[1]. thiosulfatlösung = 0,005 584 g Eisen, 4,83 bis 5,37 ccm = 0,02 697 bis 0,02 999 g Eisen, die in 3 g Sirup enthalten sein sollen.

Eisengehaltstafel[2].

0,9%		1,0%	
g	ccm	g	ccm
1	161	1	179
2	322	2	358
3	**4,84**	3	**5,37**
4	645	4	716
5	806	5	895
6	967	6	1074
7	1128	7	1254
8	1289	8	1433
9	1451	9	1612

Zur Berechnung aus der Formel $\dfrac{g}{F}\,T$; $\begin{array}{l}\log T_{(0,9)} = 20\,729\\ \log T_{(1,0)} = 25\,305\end{array}$.

[1] Siehe Ferrum carb. c. sacch. Nr. 5 bis 7.
[2] Erläuterung s. S. 10 bis 11.

Sirupus Ipecacuanhae — Brechwurzelsirup.

Gelblich.

Sirupus Kalii sulfoguajacolici — Sulfoguajakolsirup.

Gelbbraun.

Sirupus Liquiritiae — Süßholzsirup.

Braun.

Sirupus Mannae — Mannasirup.

Gelblich. Heiß in kleine, dem Verbrauch angemessene Gefäße zu füllen und luftdicht verschlossen aufzubewahren.

Sirupus Menthae piperitae — Pfefferminzsirup.

Grünlichbraun. Heiß in kleine, dem Verbrauch angemessene Gefäße zu füllen und luftdicht verschlossen aufzubewahren.

Sirupus Rhamni catharticae — Kreuzdornbeerensirup.

Violettrot.

Sirupus Rhei — Rhabarbersirup.

Braunrot. Heiß in kleine, dem Verbrauch angemessene Gefäße zu füllen und luftdicht verschlossen aufzubewahren.

Sirupus Rubi Idaei — Himbeersirup.

Rot.

Prüfung durch:

Zeigt an:

*Ansäuern von 50 ccm Himbeersirup mit verdünnter Schwefelsäure, Ausschütteln mit einem Gemisch von gleichen Raumteilen Äther und Petroläther, Abheben der ätherischen Schicht, freiwilliges Verdunsten derselben und Versetzen des Rückstands mit verdünnter Eisenchloridlösung $(1 + 99)$; es darf keine rotviolette Färbung entstehen.

Salizylsäure durch eine rotviolette Färbung.

*Versetzen von 10 ccm Himbeersirup mit 10 ccm Wasser, Entfärben durch Kochen mit medizinischer Kohle, Filtrieren, Schütteln von 1 ccm des wasserhellen Filtrats mit 2 Tropfen rauchender Salzsäure und Vermischen mit 10 ccm absolutem Alkohol; das Gemisch darf sich nicht milchig trüben.

Stärkesirup durch eine milchige Trübung des Gemisches. Auch bei Prüfung völlig einwandfrei bereiteter Säfte bildet sich hier nach Zusatz der 10 ccm absolutem Alkohol eine geringe weißliche Ausscheidung, die nach kräftigem Schütteln zu einer ganz schwachen Trübung führt und Mißdeutungen hervorrufen kann. Deshalb sei darauf hingewiesen, daß nur der Eintritt einer „milchigen" Trübung verboten ist.

Versetzen von 20 ccm Himbeersirup mit 60 ccm Wasser und 0,5 g Kaliumbisulfat in einer Porzellanschale. Einbringen eines etwa 15 cm langen Fadens aus weißer, entfetteter Wolle. Erhitzen $^1/_4$ Stunde lang auf dem Wasserbad. Der Wollfaden darf nach dem Auswaschen mit Wasser nur schwach rötlich gefärbt sein.

Befeuchten des Fadens mit Ammoniakflüssigkeit. Er muß sich grünlich färben; eine Rotfärbung darf nicht bestehenbleiben.

Teerfarbstoffe durch eine rote Färbung des Wollfadens und Bestehenbleiben der roten Färbung bei Befeuchten mit Ammoniakflüssigkeit.

Die weiße Wolle wird zunächst entfettet, damit sie Anteile aus der wäßrigen Lösung gut aufnehmen kann. Dann gelangt die Wolle in das „Farbbad". Diesem werden Stoffe zugesetzt, die das „Aufgehen" des Farbstoffs auf die Faser erleichtern. Wolle wird meist in *saurem* Bad (also unter Zusatz von Schwefelsäure, Bisulfat usw.) gefärbt; in diesem Sinn läßt das Arzneibuch Kaliumbisulfat verwenden. Nach dem Färbeversuch wird der Wollfaden mit Wasser gut ausgewaschen. Dann zeigt er bei Prüfung von einwandfreiem Himbeersaft noch ein ganz schwaches Rot, bei Prüfung von einwandfreiem Kirschsaft ein etwas stärkeres Rot.

Sirupus Senegae — Senegasirup.

Gelblich. Heiß in kleine, dem Verbrauch angemessene Gefäße zu füllen und luftdicht verschlossen aufzubewahren.

Sirupus Sennae — Sennasirup.

Braun. Heiß in kleine, dem Verbrauch angemessene Gefäße zu füllen und luftdicht verschlossen aufzubewahren. Es muß heißen: Aus 15 Teilen der filtrierten Flüssigkeit wird mit dem Zucker der Sirup bereitet!

Sirupus simplex — Zuckersirup.

Prüfung durch:	Zeigt an:
*Vermischen von 5 ccm Zuckersirup mit 5 ccm Weingeist; es darf keine Trübung erfolgen.	**Stärkesirup** durch eine trübe Mischung.
*Erhitzen einer Mischung von 0,5 g Zuckersirup, 5 ccm Wasser und 5 ccm alkalischer Kupfertartratlösung bis zum einmaligen Aufkochen. Es darf nicht sofort eine gelbe oder rötliche Ausscheidung erfolgen.	**Reduzierende Zucker** durch eine sofortige gelbe oder rötliche Ausscheidung[1].

[1] Siehe bei Saccharum Nr. 1.

Sirupus Thymi compositus — Thymian-Hustensaft.

Klar, dunkelbraun, riecht und schmeckt kräftig nach Thymian.

Solutio Natrii chlorati physiologica — Physiologische Kochsalzlösung.

Sie darf nur keimfrei, völlig klar, insbesondere auch frei von Schwebestoffen, die meist aus dem Glas stammen, abgegeben werden.

Species — Teegemische.

Die Pflanzenteile sind bei denjenigen Teegemischen, welche zu Aufgüssen und Abkochungen dienen, grob oder mittelfein, bei denjenigen Mischungen, welche zur Ausfüllung von Kräutersäckchen gebraucht werden, fein zu zerschneiden. Teegemische zu Umschlägen sind aus groben Pulvern zu bereiten.

Species aromaticae — Gewürzhafte Kräuter.

Species diureticae — Harntreibender Tee.

Species emollientes — Erweichende Kräuter.

Species laxantes — Abführender Tee.

Species Lignorum — Holztee.

Species nervinae — Beruhigender Tee.

Species pectorales — Brusttee.

Spiritus — Weingeist.

Gehalt: 91,29 bis 90,09 Vol.-% oder 87,35 bis 85,80 Gew.-% Alkohol ($C_2H_5 \cdot OH$. Mol.-Gew.: 46,05).

Klare, farblose, flüchtige, leicht entzündbare Flüssigkeit, die mit schwach leuchtender Flamme verbrennt und einen eigenartigen Geruch und brennenden Geschmack besitzt, Lackmuspapier wird nicht verändert.

Dichte: 0,824 bis 0,828.

Zur Prüfung sind erforderlich: 75 ccm Weingeist.

Prüfung durch:	Zeigt an:
*Mischen von je 5 ccm Weingeist und Wasser. Die Mischung muß klar sein.	**Fuselöle** durch eine Trübung.

*Geruchsprüfung.

*Verdunsten einer Mischung von 10 ccm Weingeist und 0,2 ccm Kalilauge bis auf 1 ccm und Übersättigen des Rückstands mit verdünnter Schwefelsäure. Es darf kein Geruch nach Fuselöl entstehen[1].

Fuselöle durch einen fremdartigen Geruch.

Fuselöle durch einen Geruch.

*Vorsichtiges Übereinanderschichten von 5 ccm Schwefelsäure und 5 ccm Weingeist in einem Probierrohr, das mit Weingeist zuvor ausgespült wurde, und längeres Stehenlassen. Es darf keine rosenrote Zone entstehen.

Vorsichtiges Mischen der Flüssigkeit und Stehenlassen weitere 15 Minuten. Sie muß farblos bleiben.

Melassespiritus durch eine rosenrote Zone zwischen beiden Flüssigkeiten, welche sogleich oder nach einiger Zeit entsteht oder nach dem Mischen der Flüssigkeit auftritt.

*Vermischen von 10 ccm Weingeist mit 1 ccm Kaliumpermanganatlösung und 20 Minuten langes Stehenlassen. Die rote Farbe der Flüssigkeit darf nicht in Gelb übergehen.

Aldehyd durch Verwandlung der roten Farbe in Gelb vor Ablauf von 20 Minuten[2].

Vermischen von 10 ccm Weingeist, 10 ccm Wasser und 1 ccm Silbernitratlösung mit 5 Tropfen Ammoniakflüssigkeit, Erwärmen 5 Minuten lang auf etwa 85°; es darf innerhalb 5 Minuten höchstens eine gelbliche Färbung, aber keine dunkle Trübung auftreten.

Aldehyd durch eine Färbung oder Trübung innerhalb 5 Minuten[3].

Versetzen von je 5 ccm Weingeist
*a) mit 3 Tropfen Natriumsulfidlösung,

Schwermetallsalze durch eine dunkle Färbung oder Fällung[4].

*b) mit Ammoniakflüssigkeit.
Beide Reagenzien dürfen keine Färbung hervorbringen.

Vorherige **Verwendung des Weingeists zur Darstellung von Extrakten, Alkaloiden, Gerbsäure** durch eine gelbliche bis bräunliche Färbung.

Vorsichtiges Erhitzen von 20 ccm Weingeist in einem 100 cm fassenden Kölbchen, das mit einem zweimal rechtwinklig gebogenen ungefähr 75 cm langen Glasrohr und einem als Vorlage dienenden kleinen Meßzylinder verbunden ist, mit einer kleinen Flamme.

Abdestillieren von etwa 2 ccm.

Vermischen von 1 ccm des Destillats mit 4 ccm verdünnter Schwefelsäure und unter guter Kühlung und stetem Umschütteln nach und nach mit 1 g feinzerriebenem Kaliumpermanganat[5]. Sobald die Violettfärbung verschwunden ist, Filtrieren durch ein kleines, trockenes Filter. Gelindes Erwärmen des meist schwach rötlichgefärbten Filtrats einige Sekunden lang, bis es farblos geworden ist. Nach dem Erkalten Zugabe von 3 bis 5 Tropfen dieser Flüssigkeit aus einer Pipette zu 0,5 ccm einer frisch bereiteten und gut gekühlten Lösung von 0,02 g Guajakol[6] in 10 ccm Schwefelsäure, die sich auf einem auf weißer Unterlage ruhenden Uhrglas befindet, indem man dabei die Ausflußöffnung der Pipette der Oberfläche der Guajakollösung soweit wie möglich nähert.

Es darf innerhalb 2 Minuten keine rosarote Färbung auftreten.

Methylalkohol durch eine innerhalb von 2 Minuten auftretende Rosafärbung.

Versetzen des zweiten ccm Destillat mit einer gleichen Menge Natronlauge und 5 Tropfen Nitroprussidnatriumlösung; es darf keine Rotfärbung entstehen, die nach sofortigem Zusatz von 1,5 ccm verdünnter Essigsäure in Violett übergeht.

Azeton (denaturierten Weingeist) durch eine Rotfärbung, die nach der vorsichtigen Übersättigung der Flüssigkeit mit Essigsäure in Violett übergeht.

Verdunsten von 5 ccm Weingeist in einem gewogenen Schälchen auf dem Wasserbad. Es darf kein wägbarer Rückstand bleiben.

Fremde   Beimengungen durch einen wägbaren Rückstand.

[1] $C_5H_{11} \cdot C_2H_3O_2 + KOH = C_5H_{11} \cdot OH + C_2H_3KO_2.$
Essigsäure-   Amylalkohol   Kalium-
Amylester   azetat
(Fuselester)

[2] $2 CH_3 . COH + O_2 = 2 CH_3 . COOH.$
Azetaldehyd   Essigsäure

[3] $CH_3 \cdot COH + 2 AgNO_3 + 3 NH_3 + H_2O = Ag_2 + CH_3 \cdot COO(NH_4)$
Azetaldehyd   Ammoniumazetat

$+ 2 (NH_4)NO_3.$
Ammoniumnitrat

[4] In älteren Natriumsulfidlösungen finden sich Oxydationsprodukte, die in Weingeist unlöslich sind, so daß nach Zugabe von 3 Tropfen solcher älterer Natriumsulfidlösung zu 5 ccm Weingeist sofort auch bei Weingeist, der völlig frei von Schwermetallsalzen ist, eine Trübung eintritt. Die Oxydationsprodukte des Natriumsulfids sind aber in Wasser löslich, werden deshalb unschädlich, wenn man die Probe so ausführt: 5 ccm Weingeist dürfen nach Zugabe von 2 ccm Wasser durch 3 Tropfen Natriumsulfidlösung nicht verändert werden.

[5] Dabei geht Methylalkohol in Formaldehyd über.

[6] Besser von 0,3 g Kaliumsulfoguajakolat in 10 ccm Schwefelsäure.

Spiritus dilutus — Verdünnter Weingeist.

Klar, farblos.

Dichte: 0,887 bis 0,891; mit einem Alkoholgehalt von 68 bis 69 Raumteilen oder 60 bis 61 Gewichtsteilen in 100 Teilen Flüssigkeit.

Spiritus e Vino — Weinbrand.

Gehalt: Mindestens 38 Vol.-% Alkohol.

Ein aus Wein gewonnener und nach besonderem Verfahren fertiggestellter Trinkbranntwein.

Kognak muß den Bestimmungen des Weingesetzes vom 7. April 1909 in der Fassung des Gesetzes vom 1. Februar 1923 und den dazu ergangenen Ausführungsbestimmungen entsprechen.

Spirituosa medicata — Arzneiliche Spirituosen.

Arzneiliche Spirituosen sind Lösungen von Arzneimitteln, die Weingeist als wesentlichen Bestandteil enthalten, durch Mischen, Lösen oder durch Destillation hergestellt.

Spiritus aethereus — Ätherweingeist.

Er sei klar, farblos, neutral, völlig flüchtig.

Dichte: 0,800 bis 0,804.

Prüfung durch:	Zeigt an:
*Verdampfen einiger ccm in einem Schälchen.	**Fremde Beimengungen** durch einen Rückstand.
*Schütteln von 5 ccm Ätherweingeist mit 5 ccm Kaliumazetatlösung in einem graduierten Probierröhrchen oder Meßzylinder; es müssen sich 2,5 ccm ätherische Flüssigkeit absondern.	**Zu geringen Gehalt an Äther** durch eine geringere Abscheidung von ätherischer Flüssigkeit.
*Tränken vom besten Filtrierpapier mit Ätherweingeist und Verdunstenlassen des letzteren; das Papier muß geruchlos sein.	**Fuselöl** durch einen unangenehmen Geruch des Papiers.

Spiritus Aetheris nitrosi — Versüßter Salpetergeist.

Klare, farblose oder gelbliche Flüssigkeit von ätherischem Geruch und süßlichem, brennendem Geschmack, völlig flüchtig, mit Wasser klar mischbar.

Dichte: 0,835 bis 0,845.

Prüfung durch:	Zeigt an:
*Verdampfen einiger ccm in einem Glasschälchen.	**Fremde Beimengungen** durch einen Rückstand.
*Schichten von 2 ccm versüßtem Salpetergeist auf eine heiße Mischung von je 2 ccm Schwefelsäure und Ferrosulfatlösung.	**Identität** durch eine braune Zone zwischen beiden Flüssigkeiten[1].
*Versetzen von 10 ccm des Präparats mit 0,2 ccm Normal-Kalilauge und Eintauchen von angefeuchtetem, blauem Lackmuspapier. Es darf nicht gerötet werden.	**Zu großen Säuregehalt** durch Rötung des Lackmuspapiers.

[1] Die Schwefelsäure spaltet aus dem Äthylnitrit $C_2H_5 \cdot NO_2$ Stickoxyd ab, das mit überschüssigem Ferrosulfat eine schwarzbraune Verbindung bildet.

AWE (l. c.) nennt eine Gehaltsbestimmung nach der Pharmac. Helvet. V.

Spiritus Angelicae compositus — Zusammengesetzter Angelikaspiritus.

Klare, farblose Flüssigkeit.

Dichte: 0,880 bis 0,884.

Spiritus camphoratus — Kampferspiritus.

Klar, riecht und schmeckt scharf nach Kampfer.

Dichte: 0,879 bis 0,883.

Prüfung durch:	Zeigt an:
Versetzen von 10 g Kampferspiritus bei Zimmertemperatur mit Wasser von derselben Temperatur aus einer Meßpipette.	Den **richtigen Gehalt an Kampfer und Weingeist,** wenn mindestens 5,3 und höchstens 5,7 ccm Wasser von der gleichen Temperatur zugesetzt worden sind, um eine dauernde Ausscheidung von Kampfer zu veranlassen.
	Zu geringen Weingeistgehalt durch einen geringeren Verbrauch von Wasser als 4,6 ccm.
	Zu geringen Kampfergehalt durch einen größeren Verbrauch von Wasser als 5,3 ccm.

Spiritus Formicarum — Ameisenspiritus.

Gehalt: Annähernd 1,25% Ameisensäure (H · COOH. Mol.-Gew.: 46,02).
Klare, farblose Flüssigkeit von saurer Reaktion.
Dichte: 0,889 bis 0,893.

Prüfung durch:	Zeigt an:
*Schütteln des Ameisenspiritus mit etwas Bleiessig.	**Identität** durch Abscheidung von Kristallsplittern[1].
*Erhitzen mit Silbernitratlösung.	**Identität** durch eine dunkle Färbung[2].
Titrieren von 25 g Ameisenspiritus in einem Kölbchen aus Jenaer Glas nach Zusatz von 1 ccm Phenolphthaleinlösung mit Normal-Kalilauge.	**Vorschriftsmäßigen Gehalt an freier Ameisensäure,** wenn hierzu mindestens 4,6 ccm Normal-Kalilauge verbraucht werden, was einem Mindestgehalt von 0,85% freier Ameisensäure entspricht. 1 ccm Normal-Kalilauge = 0,04602 g Ameisensäure, 4,6 ccm = 0,2117 g Ameisensäure, die in 25 g Ameisenspiritus enthalten sein sollen.
Versetzen der neutralisierten Flüssigkeit mit weiteren 5 ccm Normal-Kalilauge. Erhitzen $^1/_2$ Stunde lang auf dem Wasserbad[3]. Nach dem Erkalten Titrieren mit Normal-Salzsäure bis zum Verschwinden der Rotfärbung.	**Vorschriftsmäßigen Gehalt an Gesamt-Ameisensäure** (freie Säure und Ameisensäureäthylester), wenn der Gesamtverbrauch an Normal-Kalilauge, vermindert um den Verbrauch an Normal-Salzsäure, etwa 6,8 ccm beträgt, was annähernd 1,25% Gesamt-Ameisensäure entspricht. 6,8 ccm = 0,3125 g Ameisensäure, die in 25 g Ameisenspiritus enthalten sein sollen.

Ameisenspiritus darf nicht in größeren Mengen vorrätig gehalten werden, denn frisch bereitet bildet der Ameisenspiritus eine Lösung von Ameisensäure in mit Wasser verdünntem Weingeist. Nach einiger Zeit beginnt aber, stetig zunehmend, eine Veresterung, die Bildung von Ameisensäure-Äthylester. Es wird nicht nur die „Gesamt-Ameisensäuremenge" (frei und verestert) gefordert, die nach der Darstellung in dem Präparat enthalten sein soll, sondern es wird auch verlangt, daß das Produkt nicht überaltert ist, daß es also noch den angegebenen Mindestgehalt an freier Ameisensäure besitzt. Deshalb wird zuerst die freie Säure titriert, dann wird mit einem bestimmten Überschuß von $^1/_1$-Normal-Kalilauge verseift und durch Rücktitration mit $^1/_1$-Normal-Salzsäure festgestellt, wieviel Ameisensäure noch außerdem in Esterform vorhanden ist.

[1] $6\,H \cdot COOH + [2\,Pb(C_2H_3O_2)_2 + Pb(OH)_2] = 3\,Pb(H \cdot COO)_2$
Ameisensäure   Bleiessig   Bleiformiat
$+ 4\,C_2H_4O_2 + 2\,H_2O.$
Essigsäure

[2] $H \cdot COOH + 2\,AgNO_3 = Ag_2 + 2\,HNO_3 + CO_2.$

[3] Nachdem die freie Ameisensäure, die etwa zwei Drittel der Gesamt-Ameisensäure beträgt, mit $^1/_1$-Normal-KOH titriert ist, wird nach Zusatz von überschüssiger Lauge die neutralisierte Lösung verseift (der Ameisensäureäthylester) und die nicht verbrauchte Lauge mit $^1/_1$-Normal-HCl zurücktitriert:
$$HCOOH + KOH = HCOOK + H_2O,$$
$$HCOOC_2H_5 + KOH = HCOOK + C_2H_5OH,$$
$$KOH + HCl = KCl + H_2O.$$

Spiritus Juniperi — Wacholderspiritus.

Klare, farblose Flüssigkeit vom Geruch nach Wacholderbeeren.
Dichte: 0,877 bis 0,881.

Spiritus Lavandulae — Lavendelspiritus.

Klare, farblose Flüssigkeit vom Geruch nach Lavendelblüten.
Dichte: 0,877 bis 0,881.

Spiritus Melissae compositus — Karmelitergeist.

Klare, farblose Flüssigkeit von würzigem Geruch.
Dichte: 0,877 bis 0,881.

Spiritus Menthae piperitae — Pfefferminzspiritus.

Klare, farblose Flüssigkeit von Pfefferminzgeruch.
Dichte: 0,831 bis 0,835.

Spiritus russicus — Russischer Spiritus.

Spiritus saponato-camphoratus — Flüssiger Opodeldok.

Klar, von gelber Farbe.

Spiritus saponatus — Seifenspiritus.

Klare, gelbe, alkalisch reagierende, beim Schütteln mit Wasser stark schäumende Flüssigkeit.
Dichte: 0,920 bis 0,930.

Spiritus Saponis kalini — Kaliseifenspiritus.

Kaliseifenspiritus ist klar, gelbbraun, bläut Lackmuspapier und schäumt stark beim Schütteln mit Wasser.

Spiritus Sinapis — Senfspiritus.

Gehalt: Mindestens 1,94% Allylsenföl (C_3H_5 · NCS. Mol.-Gew.: 99,12).
Klare, farblose, nach Senföl riechende Flüssigkeit.
Dichte: 0,828 bis 0,832.
Zur Prüfung sind erforderlich: Etwa 20 ccm Senfspiritus.

Prüfung durch:	Zeigt an:
Mischen von 10 ccm Senfspiritus mit 1 ccm Kalilauge in einem Kölbchen, Abdestillieren von 1 ccm, unter mäßiger Erwärmung, Zusatz von 1 ccm Natronlauge und 5 Tropfen Nitroprussidnatriumlösung; die erhaltene Flüssigkeit darf nicht rot sein und beim vorsichtigen Übersättigen mit verdünnter Essigsäure nicht violett gefärbt werden.	**Denaturierten Weingeist, Azeton** durch eine rotgefärbte Lösung, die nach Übersättigen mit verdünnter Essigsäure violett wird.
Wird 1 ccm Senfspiritus mit ammoniakalischer Silbernitratlösung versetzt, so darf kein weißer oder gelblichweißer Niederschlag entstehen, sondern es muß sich sofort schwarzes Silbersulfid abscheiden (Allylthiokarbaminsäureäthylester).	**Prüfung auf das Herstellungsalter** (nach G. FRERICHS).

Versetzen von 5 g Senfspiritus in einem 100 ccm fassenden Meßkolben mit 50 ccm $^1/_{10}$-Normal-Silbernitratlösung und 10 ccm Ammoniakflüssigkeit, Aufsetzen eines kleinen Trichters auf den Kolben, Erhitzen der Mischung 1 Stunde lang im Wasserbad, Abkühlen und Auffüllen mit Wasser auf 100 ccm, Abmessen von 50 ccm des klaren Filtrats, Versetzen mit 6 ccm Salpetersäure und 5 ccm Ferriammoniumsulfatlösung. Titration mit $^1/_{10}$-Normal-Ammoniumrhodanidlösung bis zum Eintritt der Rotfärbung[1].

*Versetzen von 1 ccm Senfspiritus mit ammoniakalischer Silberlösung. Es darf nicht sofort ein weißer oder gelblichweißer Niederschlag entstehen.

Den **richtigen Gehalt an Allylsenföl,** wenn bis zur Rotfärbung höchstens 15,2 ccm $^1/_{10}$-Normal-Ammoniumrhodanidlösung verbraucht werden. Es wurden in diesem Fall $25 - 15,2 = 9,8$ ccm $^1/_{10}$-Normal-Silbernitratlösung zur Fällung des Allylsenföls gebraucht.

1 ccm $^1/_{10}$-Normal-Silbernitratlösung $= 0,004\,956$ g Allylsenföl, 9,8 ccm $= 0,04\,857$ g Allylsenföl, welche in 2,5 ccm Senfspiritus mindestens enthalten sein sollen. In 100 g Senfspiritus sollen daher mindestens enthalten sein:

$$\frac{0,04\,857 \cdot 100}{2,5} = 1,94 \text{ g}$$ Allylsenföl.

Oxythiokarbaminsäureäthylester[2] durch einen weißen bis gelbweißen Niederschlag.

Senfspiritus darf nicht in größerer Menge vorrätig gehalten werden.

[1] Siehe bei Charta sinapisata Nr. 1, 2, 3.
[2] Aus Senföl und Äthylalkohol

$$\underset{\text{Senföl}}{\overset{\displaystyle C_3H_5}{\underset{\displaystyle NCS}{\big|}}} + C_2H_5OH + H_2O = \underset{\text{Allylalkohol}}{C_3H_5OH} + \underset{\substack{\text{Oxythiokarb-}\\\text{aminsäure-}\\\text{äthylester.}}}{C\overset{\displaystyle NH_2}{\underset{\displaystyle OC_2H_5}{=}S}}$$

Stibium sulfuratum aurantiacum — Goldschwefel.
Antimonpentasulfid.

Die Zusammensetzung entspricht ungefähr der Formel Sb_2S_5. Mol.-Gew.: 404,0. Es sind immer, wenn auch meist sehr geringe, Anteile von Schwefel vorhanden, die beim Schütteln des Präparats mit Schwefelkohlenstoff herausgelöst werden können.

Feines, orangerotes, fast geruchloses Pulver.

Zur Prüfung sind erforderlich: Etwa 2,5 g Goldschwefel.

Prüfung durch:

*Mäßiges Erhitzen von Goldschwefel in einem engen Probierrohr.

Eintragen von 0,5 g Goldschwefel in eine Lösung von 1,5 g kristallisiertem Natriumsulfid in 50 ccm Wasser. Sie müssen sich fast klar lösen[2].

Allmähliches Eintragen von 0,5 g Goldschwefel in 5 ccm rohe Salpetersäure[3]. Eindampfen des Gemisches auf dem Wasserbad zur Trockne, Ausziehen des Rückstands mit 5 ccm verdünnter Salzsäure, Filtrieren. Erhitzen von 2 ccm des Filtrats mit 4 ccm Natriumhypophosphitlösung 15 Minuten

Zeigt an:

Identität durch Sublimation von Schwefel und Hinterlassung von schwarzem Schwefelantimon[1].

Fremde Beimengungen durch einen unlöslichen Rückstand.

Arsenverbindungen durch eine dunkle Färbung[4].

lang im siedenden Wasserbad. Es darf keine dunkle Färbung annehmen.

*Schütteln von 1 g Goldschwefel mit 20 ccm Wasser und Filtrieren. Versetzen von je 5 ccm des Filtrats

*a) mit Silbernitratlösung; es darf höchstens schwach getrübt werden,

Salzsäure durch eine weiße, undurchsichtige Trübung[5].

*b) mit 20 ccm Wasser und mit Bariumnitratlösung; es darf höchstens schwach getrübt werden.

Schwefelsäure durch eine weiße, undurchsichtige Trübung[6].

Aufbewahrung: Vor Licht geschützt.

[1] $Sb_2S_5 = Sb_2S_3 + S_2$.
Anti-   Anti-
mon-   montri-
penta-   sulfid
sulfid

[2] $Sb_2S_5 + 3 Na_2S = 2 Na_3SbS_4$.
        Natriumsulfantimoniat

[3] Es entstehen wasserunlösliche Metantimonsäure $HSbO_3$ und wasserlösliche Arsensäure As_2O_5, falls Arsen zugegen ist.

[4] $As_2O_3 + 3 H_3PO_2 = As_2 + 3 H_3PO_3$.

[5] Durch Zufügung von Silbernitratlösung entsteht hier zuweilen eine braune Ausscheidung oder eine weißliche, die bald in braune Flocken sich umwandelt. Im ersten Fall liegen Sulfide vor bzw. wasserlösliche Schwefelverbindungen, im zweiten Fall evtl. Natriumthiosulfat, das zuerst Silberthiosulfat, dann durch Umsetzung desselben ebenfalls Silbersulfid liefert.

[6] Auch der gut ausgewaschene Goldschwefel zeigt nach einigem Lagern wieder durch Oxydation gebildete Spuren von Schwefelsäure. Es ist deshalb richtig, daß das Arzneibuch eine geringe Reaktion auf Schwefelsäure gestattet. Nach längerer Aufbewahrung kann aber diese Verunreinigung zu groß werden. Dann muß das Präparat wieder mit Wasser ausgewaschen werden.

Stibium sulfuratum nigrum — Spießglanz. Antimontrisulfid.

Sb_2S_3. Mol.-Gew.: 339,8.

Grauschwarze, strahlig kristallinische Stücke oder grauschwarzes, schweres Pulver.

Prüfung druch:

Zeigt an:

*Gelindes Erwärmen von 2 g feingepulvertem Spießglanz mit 20 ccm Salzsäure[1] und schließliches Kochen (Abzug!) unter Umschwenken, Filtrieren durch ein gewogenes Filter, Auswaschen des Filters, Trocknen bei 100° und Wägen des ungelösten Rückstands. Er darf nicht mehr als 0,02 g betragen.

Fremde Beimengungen (Quarz, Schwerspat, Schwefelarsen, Schwefelkies usw.), wenn der ungelöste Rückstand mehr als 0,02 g beträgt[2].

[1] $Sb_2S_3 + 6 HCl = 2 SbCl_3 + 3 H_2S$.
Anti-   Anti-
montri-   montri-
sulfid   chlorid

[2] Diese Bestimmung des in Salzsäure unlöslichen Rückstands (der zum Teil aus Erzbeimengungen usw. besteht) ist recht unzulänglich. Denn der durch Salzsäure herausgelöste Anteil ist durchaus nicht nur Sb_2S_3, enthält vielmehr noch manche Begleitstoffe, vor allem Eisen bzw. Schwefeleisen. Deshalb haben E. RUPP, G. SIEBLER, W. BRACHMANN (Pharmaz. Zentralhalle Deutschland 1925, S. 33) eine Gehaltsbestimmung angegeben, die auf folgendem beruht: Das Antimontrisulfid läßt sich quantitativ nach folgendem Vorgang aus dem Spießglanz herauslösen:

$$Sb_2S_3 + 2 NaOH = H_2O + Sb\genfrac{}{}{0pt}{}{\diagup O}{\diagdown SNa} + Sb\genfrac{}{}{0pt}{}{\diagup S}{\diagdown SNa}.$$

Übersäuert man jetzt mit Salzsäure und erhitzt bis zur Erreichung einer klaren Lösung (bzw. bis zur Entfernung des H_2S), so erhält man die Antimonverbindung in Form von Antimontrichlorid:

$$SbOSNa + SbS_2Na + 8\,HCl = 2\,SbCl_3 + 2\,NaCl + 3\,H_2S + H_2O.$$
$$\text{III} \qquad\qquad\qquad\qquad \text{V}$$

Die Verbindung $SbCl_3$ wird jetzt durch H_2O_2 zu $SbCl_5$ oxydiert, das überschüssige H_2O_2 durch Siedehitze zerstört und die fünfwertige Antimonverbindung in stark saurer Lösung mittels Kaliumjodidlösung reduziert:

$$SbCl_5 + 2\,HJ = SbCl_3 + 2\,HCl + J_2.$$

Titriert man jetzt das frei gewordene Jod mit Natriumthiosulfat, so ist die Gehaltsbestimmung des Spießglanzes auf ein jodometrisches Verfahren zurückgeführt. — Die Vorschrift lautet:

Etwa 0,2 g *feinst*gepulverter Spießglanz werden genau gewogen und im Erlenmeyerkolben von 100 ccm Inhalt mit 10 ccm offizineller Natronlauge auf dem Drahtnetz 10 Minuten lang gelinde gekocht. Hierauf verdünnt man mit etwa 10 ccm Wasser, filtriert und wäscht zweimal mit je 10 ccm Wasser nach. Das alkalische Filtrat wird auf etwa 10 ccm eingedampft, mit 30 ccm Salzsäure versetzt und so lange erhitzt, bis eine klare Lösung erzielt und der Schwefelwasserstoff entwichen ist. Hierauf wird mit 10 ccm „Hydrogen. peroxyd. solut." noch etwa 5 Minuten lang weitergekocht und nach dem Erkalten mit zweimal 10 ccm Wasser in eine Glasstöpselflasche von 200 ccm übergespült. Nun fügt man 1 g Kaliumjodid hinzu und titriert nach einer halben Stunde das ausgeschiedene Jod ohne Stärkezusatz mit der Vorsicht, daß gegen Ende nach jedem Tropfen Thiosulfatlösung tüchtig durchgeschüttelt wird.

Nach vorstehenden Formeln entspricht:

$$\frac{1\ Sb_2S_3}{1\ Mol = 339,8\ g} = 2\,SbCl_3 = 2\,SbCl_5 = 4\ Jod$$

$$= \frac{4\,Na_2S_2O_3}{4\ Mol = 4000\ ccm\ ^1/_1\text{-Normal-}Na_2S_2O_3},$$
$$1\ ccm\ ^1/_{10}\text{-Normal-}Na_2S_2O_3 = 0{,}0085\ g\ Sb_2S_3.$$

Die sog. „lävigierten" Waren zeigen nach dieser Bestimmung einen Gehalt an Sb_2S_3 von ungefähr 95%, die als „crudum" bezeichneten Waren stehen aber weit zurück, zeigen häufig nur einen Gehalt von etwa 15%.

Strophanthinum — g-Strophanthin.

$C_{30}H_{46}O_{12} + 9\,H_2O.$ Mol.-Gew.: 760,5.

Farblose, glänzende Kristalle oder weißes, kristallinisches Pulver von bitterem Geschmack.

Verhalten gegen Lösungsmittel: Löslich in etwa 100 Teilen kaltem, leichter in heißem Wasser und in Weingeist. Die wäßrige Lösung verändert Lackmuspapier nicht und dreht den polarisierten Lichtstrahl nach links. Für eine 1%ige Lösung, berechnet auf wasserfreies g-Strophanthin, ist $[\alpha]_D^{20^\circ} = -\,30^\circ$.

Zur Prüfung sind erforderlich: Etwa 0,5 g Strophanthin.

Schmelzpunkt: Unscharf; bei 100° getrocknetes g-Strophanthin sintert bei etwa 185° und erweicht bei etwa 200°.

Prüfung durch:	Zeigt an:
*Erhitzen von 0,1 g g-Strophanthin mit 5 ccm verdünnter Schwefelsäure bis zur Lösung. Einige Minuten lang im Sieden erhalten.	**Identität** durch Braunfärbung und Trübung.
*Filtrieren. Versetzen des Filtrats mit 5 ccm Natronlauge und 3 ccm alkalischer Kupfertartratlösung. Kochen.	**Identität** durch Abscheidung eines roten Niederschlags[1].

{ *Lösen von 0,05 g Strophanthin in 5 ccm Wasser durch Kochen, Abkühlen, Unterschichten mit 1 ccm Schwefelsäure.
Schütteln der Lösung.

*Versetzen einer Lösung von 0,05 g Strophanthin in 5 ccm Wasser mit Gerbsäurelösung. Sie darf nicht getrübt werden.

{ 2stündiges Erhitzen von 0,2 g g-Strophanthin in einem gewogenen Tiegel bei 105 bis 110°. Sie dürfen nicht weniger als 0,041 g und nicht mehr als 0,044 g an Gewicht verlieren.
Verbrennen des getrockneten Strophanthins. Es darf keinen wägbaren Rückstand hinterlassen.

Aufbewahrung: Sehr vorsichtig.

Identität durch Auftreten einer rotbraunen Zone.

Identität, wenn sie sich unter Abscheidung von Flocken gelbgrün färbt.
k-Strophanthin durch eine Trübung.

Unzulässigen Wassergehalt, wenn der Trockenverlust weniger als 0,041 g oder mehr als 0,044 g beträgt.
Anorganische Beimengungen durch einen wägbaren Glührückstand.

Strychninum nitricum — Strychninnitrat.

$C_{21}H_{22}O_2N_2 \cdot HNO_3$. Mol.-Gew.: 397,2.
Farblose, sehr bitter schmeckende Kristallnadeln.

Verhalten gegen Lösungsmittel: In 90 Teilen Wasser von 20°, in 3 Teilen siedendem Weingeist; in Äther, Chloroform und in Schwefelkohlenstoff fast unlöslich. Die Lösungen verändern Lackmuspapier nicht.

Zur Prüfung sind erforderlich: Etwa 0,25 g Strychninnitrat und 3 ccm wäßrige Lösung (1 + 99).

Prüfung durch:

*Kochen von 1 ccm der Lösung (1 + 99) mit 2 ccm Salzsäure.

{ *Versetzen von 1 ccm der Lösung (1 + 99) mit 0,5 ccm Kaliumdichromatlösung.
*Abfiltrieren der Kriställchen, Auswaschen derselben mit Wasser und Zusammenbringen in noch feuchtem Zustand mit 1 ccm Schwefelsäure in einem Porzellanschälchen.
*Auflösen von 0,01 g Strychninnitrat in 1 ccm Schwefelsäure; es darf nur schwach gelbe Färbung entstehen.
*Zusammenreiben der schwefelsauren Lösung mit einem Körnchen Kaliumpermanganat.

*Übergießen von 0,01 g des Salzes mit 1 ccm Salpetersäure. Es entsteht eine gelbe Lösung.

{ Trocknen von 0,2 g Strychninnitrat in einem tarierten Tiegel bei 100°; es darf nicht mehr als 0,002 g an Gewicht verlieren.
Verbrennen des getrockneten Strychninnitrats; es darf nur weniger als 0,001 g Rückstand bleiben.

Unterschichten von 1 ccm der Lösung (1 + 99) mit 1 ccm Schwefelsäure.

Zeigt an:

Identität durch eine Rotfärbung, die beim Stehen allmählich in Braun übergeht.
Identität durch Abscheidung von gelben Kriställchen[1].
Identität durch eine vorübergehend blauviolette Färbung der Säure.

Fremde organische Beimengungen, Zucker durch eine Bräunung.
Identität durch eine blauviolette Färbung von geringer Beständigkeit[2].

Bruzin durch eine rote Färbung.
Zu großen Feuchtigkeitsgehalt durch einen größeren Gewichtsverlust.
Anorganische Beimengungen durch einen Rückstand von 0,001 g oder mehr.
Identität durch eine grüne Zone zwischen den beiden Flüssigkeiten, während sich die darüberstehende Flüssigkeit gelb-

> braun färbt. Beim Umschwen-
> ken färbt sich die ganze Lösung
> gelbbraun.

Aufbewahrung: Sehr vorsichtig.

[1] $2\,(C_{21}H_{22}O_2N_2 \cdot HNO_3) + K_2Cr_2O_7 = 2\,KNO_3 + (C_{21}H_{22}O_2N_2)_2 \cdot H_2Cr_2O_7.$
     Strychninnitrat   Kalium-   Strychnindichromat
                            dichromat

[2] Strychninnitrat soll sich in Schwefelsäure mit schwach gelber Farbe lösen. Diese schwache Gelbfärbung stammt nicht etwa aus einer Verunreinigung des Strychnins, sondern daher, daß sich durch die Salpetersäurekomponente des salpetersauren Alkaloidsalzes unter Einfluß der Schwefelsäure eine gelbfarbige Nitroverbindung des Strychnins bildet. Gibt man zu dieser gelblichen Lösung oxydierende Stoffe, wie Kaliumpermanganat, auch Kaliumdichromat, so entsteht die nachstehend beschriebene, wenig beständige, blauviolette Färbung.

Succus Juniperi inspissatus — Wacholdermus.

Es ist trübe, braun, von süßem, gewürzhaftem Geschmack, in 1 Teil Wasser nicht klar löslich. Diese Angabe bezieht sich darauf, daß bei richtiger Darstellung das Mus einen genügenden Gehalt an ätherischem Öl haben muß.

Prüfung durch:	Zeigt an:
Veraschen von 1 g Wacholdermus, Befeuchten des Rückstands mit einigen Tropfen Salpetersäure, Verdampfen, Glühen. Lösen unter Erwärmen in 5 ccm verdünnter Salzsäure, Versetzen der Lösung mit 3,5 ccm Ammoniakflüssigkeit, Filtrieren. Schwaches Ansäuern mit verdünnter Essigsäure und Auffüllen mit Wasser auf 10 ccm. Zusatz von 3 Tropfen Natriumsulfidlösung. Es darf keine Fällung geben und eine etwa auftretende Färbung darf nicht dunkler sein als die einer Mischung von 1 ccm Kupfersulfatlösung, die in 1000 ccm 0,5 g Kupfersulfat enthält, mit 1 ccm verdünnter Essigsäure, 8 ccm Wasser und 3 Tropfen Natriumsulfidlösung. Die Beobachtung ist in 2 gleichweiten Probierrohren vorzunehmen.	**Unzulässige Menge Kupfer,** wenn die Färbung der zu untersuchenden Lösung dunkler ist als die der Vergleichslösung.

Succus Liquiritiae — Süßholzsaft.

Das aus den unterirdischen Teilen von Glycyrrhiza glabra Linné erhaltene Extrakt.

Süßholzsaft bildet harte, glänzende, schwarze, in der Wärme etwas erweichende Stangen, die in scharfkantige Stücke brechen und süß schmecken.

Zur Prüfung sind erforderlich: 8 g Süßholzsaft.

Prüfung durch:	Zeigt an:
Ausziehen von 6 g möglichst fein zerriebenem Süßholzsaft viermal mit je 30 g Wasser je 2 Stunden lang unter wiederholtem Umschütteln. Jedesmal Abgießen der Auszüge nach einigem Stehen möglichst klar in einen gewogenen Kolben. Zuletzt Verbringen des unlöslichen Rückstands in den Kolben, Nachwaschen des Extraktionsgefäßes mit etwas Wasser. Das Gewicht der Mischung ergänzen auf 150 g. Gut Durchschütteln. Sofortiges Abwägen von 25 g (= 1 g Süßholzsaft), Filtrieren durch ein bei 100° getrocknetes und gewogenes Filter.	**Einwandfreie Qualität,** wenn der unlösliche Rückstand aus 1 g Süßholzsaft höchstens 0,25 g wiegt. Der zulässige Höchstgehalt an wasserunlöslichen Anteilen in Prozenten berechnet sich nach der Gleichung: $H = (100 - \%\,Wasser) \cdot 0{,}25.$

Nachwaschen des zum Abwägen benutzten Gefäßes und des Filters bis zur Farblosigkeit des Ablaufenden mit Wasser. Trocknen von Filter und Rückstand bei 100°. Der Rückstand darf höchstens 0,25 g wiegen.

Betrachten des Rückstands unter dem Mikroskop

a) im Wasserpräparat; es darf unverquollene Stärkekörner nicht erkennen lassen; pflanzliches Zellgewebe darf höchstens in Spuren vorhanden sein;

Verfälschungen mit Stärkemehlen durch unverquollene Stärke.

Minderwertige Qualität durch größere Mengen pflanzlichen Zellgewebes.

b) im Chloralhydratpräparat. Es dürfen sich keine langgestreckten, kompaßnadelartigen Kalziumoxalatkristalle zeigen.

Mastikogna[1] an den charakteristischen Kalziumoxalatkristallen.

Trocknen von 1 g Süßholzsaft in dünne Scheiben geschnitten bei 100°. Er darf höchstens 0,17 g an Gewicht verlieren.

Einen **zu großen Feuchtigkeitsgehalt** durch einen größeren Gewichtsverlust als 0,17 g.

Veraschen von 1 g Süßholzsaft in einem tarierten Tiegel. Es darf nicht weniger als 0,05 g und nicht mehr als 0,11 g Rückstand bleiben.

Minderwertige Qualität, wenn der Rückstand weniger als 0,05 g oder mehr als 0,11 g beträgt.

Befeuchten dieses Rückstands mit einigen Tropfen Salpetersäure, Verdampfen, Glühen, Erwärmen mit 5 ccm verdünnter Salzsäure bis zur Lösung. Zugabe von 3,5 ccm Ammoniakflüssigkeit, Filtrieren, schwach Ansäuern mit verdünnter Essigsäure und Auffüllen mit Wasser auf 10 ccm. Zugabe von 3 Tropfen Natriumsulfidlösung. Es darf keine Fällung entstehen. Eine etwa auftretende Färbung darf nicht dunkler sein als die einer Mischung von 1 ccm Kupfersulfatlösung, die in 1000 ccm 0,5 g Kupfersulfat enthält, mit 1 ccm verdünnter Essigsäure, 8 ccm Wasser und 3 Tropfen Natriumsulfidlösung. Die Beobachtung ist in 2 gleichweiten Probierrohren vorzunehmen.

Unzulässige Mengen Kupfer durch eine dunklere Färbung der zu prüfenden Flüssigkeit, als sie in der Vergleichslösung auftritt.

[1] Mastikogna ist ein wäßriges Extrakt der in Sizilien heimischen Atractylis gummifera.

Succus Liquiritiae depuratus — Gereinigter Süßholzsaft.

Durch Ausziehen von Süßholzsaft mit Wasser bei Zimmertemperatur und Eindampfen der filtrierten, klaren Flüssigkeit bereitet.

Braunes, in Wasser klar lösliches, dickes Extrakt von süßem Geschmack.

Prüfung durch:

Zeigt an:

Trocknen von 1 g gereinigtem Süßholzsaft bei 100°; er darf höchstens 0,3 g an Gewicht verlieren.

Zu großen Feuchtigkeitsgehalt, wenn der Gewichtsverlust mehr als 0,3 g beträgt.

Verbrennen des getrockneten gereinigten Süßholzsaftes in einem tarierten Tiegel; es darf höchstens 0,11 g Rückstand bleiben.

Fremde Beimengungen durch einen größeren Rückstand als 0,11 g.

Weiteres Behandeln des Glührückstands mit Salpetersäure, Salzsäure usw., wie bei Succus Liquiritiae beschrieben, und Vergleichen mit der dort angegebenen Kupfersulfatlösung.

Unzulässige Mengen Kupfer, wenn die Vergleichslösung heller ist als die zu prüfende Flüssigkeit.

Sulfonalum — Sulfonal.

$(CH_3)_2C(SO_2 \cdot C_2H_5)_2$. Mol.-Gew.: 228,27.

Farblose, geruch- und geschmacklose, prismatische Kristalle.

Verhalten gegen Lösungsmittel: In etwa 500 Teilen Wasser von 20°, 10 Teilen siedendem Wasser, in 60 Teilen Weingeist von 20°, 2 Teilen siedendem Weingeist, ebenso in 100 Teilen Äther. Die Lösungen reagieren neutral.

Schmelzpunkt: Bei 125 bis 126°.

Zur Prüfung sind erforderlich: 0,8 g Sulfonal.

Prüfung durch:	Zeigt an:
Erhitzen von 0,1 g Sulfonal mit 0,1 g gepulverter Holzkohle im Probierrohr.	**Identität** durch den Merkaptangeruch[1].
*Auflösen von 0,5 g Sulfonal in 25 ccm siedenden Wassers, wobei sich keinerlei Geruch wahrnehmen lassen darf.	**Merkaptol** durch einen knoblauchartigen Geruch[2].
Erkaltenlassen obiger Lösung, Filtrieren und Versetzen des Filtrats	
*a) mit Bariumnitratlösung,	**Schwefelsäure** durch eine weiße Trübung.
*b) mit Silbernitratlösung. Beide Reagenzien dürfen keine Veränderung hervorbringen.	**Salzsäure** durch eine weiße Trübung.
*c) Vermischen von 10 ccm des Filtrats mit 1 Tropfen Kaliumpermanganatlösung. Es darf nicht sofort Entfärbung stattfinden.	**Oxydierbare Stoffe, Merkaptol** durch eine sofortige Entfärbung[3].
Verbrennen von 0,2 g Sulfonal in einem tarierten Tiegel; es darf nur weniger als 0,001 g Rückstand bleiben.	**Anorganische Beimengungen** durch einen Rückstand von 0,001 g oder mehr.

Aufbewahrung: Vorsichtig.

[1] Reaktionsschema etwa:

$$(CH_3)_2(SO_2 \cdot C_2H_5)_2 + H_2O + 4C = 2(C_2H_5 \cdot SH) + CH_3{-}CO{-}CH_3 + 4CO.$$
$$\text{Sulfonal} \qquad\qquad\qquad \text{Merkaptan} \qquad\qquad \text{Azeton}$$

Eine sehr charakteristische Identitätsreaktion gibt W. ZIMMERMANN an (Apotheker-Ztg. 1920, S. 27): Schmilzt man 0,1 g Sulfonal (oder Trional) und 0,1 g salizylsaures Natrium vorsichtig in einem Reagenzglas über freier Flamme, so tritt beim Sieden der Schmelze der Geruch nach Merkaptan auf. Gibt man 5 Tropfen Weingeist und 5 Tropfen Schwefelsäure (konzentriert), nach 1 Minute weitere 5 Tropfen Schwefelsäure hinzu und erwärmt gelinde, so erhält man eine trübe, weinrote Lösung, die nach einiger Zeit nach Methylsalizylat riecht.

[2] Das Merkaptol könnte von ungenügender Oxydation herrühren und würde bei dieser Prüfung Kaliumpermanganat entfärben, indem es entsprechend zu Sulfonal oxydiert wird.

[3] $(CH_3)_2C(S \cdot C_2H_5)_2 + 4O = (CH_3)_2C(SO_2 \cdot C_2H_5)_2.$
$\quad$ Merkaptol $\qquad\qquad\qquad\qquad\qquad$ Sulfonal

Sulfur depuratum — Gereinigter Schwefel.

S. Atom-Gew.: 32,07.

Feines, gelbes, trockenes Pulver ohne Geruch und Geschmack.

Zur Prüfung sind erforderlich: Etwa 4 g Schwefel.

Prüfung durch:	Zeigt an:
*Erhitzen von Schwefel an der Luft.	**Identität** durch Verbrennen mit wenig leuchtender, blauer Flamme und Entwicklung eines stechend riechenden Gases (schweflige Säure).

*Kochen von 1 g Schwefel mit 20 ccm Natronlauge und 2 ccm Weingeist; er muß sich fast vollkommen auflösen[1].

Mineralbestandteile durch einen ungelösten Rückstand.

*Auflegen von Schwefel auf angefeuchtetes, blaues Lackmuspapier. Dasselbe darf nicht gerötet werden.

Freie Säure (schweflige Säure) durch eine Rötung des Lackmuspapiers[2].

Abdampfen von 1 g gereinigtem Schwefel in einer Porzellanschale mit 10 ccm roher Salpetersäure auf dem Wasserbad. Ausziehen des Rückstands mit 5 ccm Salzsäure, Filtrieren. Erhitzen einer Mischung von 2 ccm des Filtrats und 3 ccm Natriumhypophosphitlösung $^1/_4$ Stunde im siedenden Wasserbad. Sie darf weder einer rote, noch eine braune Färbung annehmen.

Selenverbindungen durch eine rote, **Arsenverbindungen** durch eine braune Färbung[3].

Verbrennen von 1 g Schwefel in einem gewogenen Tiegel; es darf höchstens 0,01 g Rückstand bleiben.

Anorganische Beimengungen durch einen größeren Rückstand als 0,01 g.

[1] $12\,S + 6\,NaOH = 2\,Na_2S_5 + Na_2S_2O_3 + 3\,H_2O.$
Natrium-   Natrium-
penta-   thiosulfat
sulfid

[2] G. FRERICHS (Apotheker-Ztg. 1917, S. 464) hält die zugelassene Säuremenge für viel zu groß. Er schlägt zur Prüfung vor: 2 g Schwefel (gereinigter oder gefällter) werden mit 20 ccm Wasser und 2 bis 3 ccm Weingeist (zur Benetzung) geschüttelt. Nach Zusatz von Phenolphthalein muß die nicht filtrierte Flüssigkeit durch 0,1 ccm (oder etwas mehr) $^1/_{10}$-Normal-KOH gerötet werden. In diesem Fall würden 0,1 ccm $^1/_{10}$-Normal-KOH entsprechen: 0,025% Schwefelsäure. — Natürlich wird diese Bestimmung nur ausgeführt, wenn der Schwefel das Lackmuspapier rötet.

[3] Der Schwefel wird zu schwefliger bzw. Schwefelsäure, etwa vorhandene As- bzw. Se-Verbindungen werden durch die Salpetersäure zur Arsensäure bzw. Selensäure oxydiert und durch Natriumhypophosphit zu Arsen bzw. Selen reduziert.

Sulfur praecipitatum — Gefällter Schwefel. Schwefelmilch.

S. Atom-Gew.: 32,07.

Feines, gelblichweißes, in Schwefelkohlenstoff leicht lösliches, nicht kristallinisches[1] Pulver. Man achte hier zunächst auf die gelblichweiße, in Grau übergehende Farbe, die Feinheit und amorphe Form des Präparats! Verschiedene Sorten feinstzerriebenen Schwefels, die häufig als gefällter Schwefel ausgegeben werden, sind viel intensiver gelb, sie geben, zwischen den Fingern verrieben, ein knirschendes Geräusch, Sulfur praecipit. nicht.

Zur Prüfung sind erforderlich: Etwa 4 g Schwefel.

Prüfung durch:

Zeigt an:

*Erhitzen von Schwefel an der Luft.

Identität durch Verbrennen mit wenig leuchtender, blauer Flamme und Entwicklung eines stechend riechenden Gases (schweflige Säure).

Eindampfen von 1 g gefälltem Schwefel in einer Porzellanschale mit 10 ccm roher Salpetersäure auf dem Wasserbad. Ausziehen des Rückstands mit 5 ccm Salzsäure. Filtrieren, Erhitzen einer Mischung von 2 ccm des Filtrats mit 3 ccm Natriumhypophosphitlösung $^1/_4$ Stunde im siedenden Wasserbad. Es darf weder eine rote noch eine braune Färbung auftreten.

Selenverbindungen[2] durch eine rote, **Arsenverbindungen** durch eine braune Färbung.

*Auflegen des Präparats auf angefeuchtetes rotes und blaues Lackmuspapier; dieses darf nicht verändert werden.

Freie Säure[3] durch eine Rötung, **Alkalikarbonat**[4] durch eine Bläuung des Lackmuspapiers.

*Schütteln von 1 g gefälltem Schwefel mit 10 ccm Wasser von 40 bis 50°, Filtrieren und Versetzen von je 5 ccm des Filtrats

   *a) mit Bleiazetatlösung; es darf keine Veränderung entstehen,

Schwefelwasserstoff durch eine dunkle Färbung oder Fällung[5].

   *b) mit Silbernitratlösung; es darf höchstens opalisierend getrübt werden.

Salzsäure durch eine weiße undurchsichtige Trübung[6].

Verbrennen von 1 g gefälltem Schwefel in einem tarierten Tiegel; es darf höchstens 0,005 g Rückstand bleiben.

Anorganische Beimengungen durch einen größeren Rückstand als 0,005 g.

[1] Unter dem Mikroskop dürfen keine Kristalle erkennbar sein. Diese Probe ist wichtig, da anscheinend nicht vorschriftsmäßig hergestellte, kristallinische Präparate im Handel angetroffen werden.

[2] Siehe oben bei Sulfur depuratum Nr. 2.

[3] Schweflige Säure.

[4] Alkalikarbonat könnte wohl nur beigemengt sein, eine alkalische Reaktion an sich ließe auf schlechtes Auswaschen bei der Herstellung schließen.

[5] $Pb(C_2H_3O_2)_2 + H_2S = PbS + 2C_2H_4O_2$.
   Bleiazetat　　　　　　　Blei-　Essigsäure
                   sulfid

[6] Schwefelwasserstoffgehalt läßt auf unvorschriftsmäßige Herstellung schließen. Salzsäuregehalt läßt auf unvorschriftsmäßige Herstellung schließen. Wenn nämlich die Ca_2S_5 und CaS_2O_3 enthaltende Lösung von Schwefel in Kalkmilch mit mehr HCl versetzt wird als bis zur höchstens neutralen Reaktion, so fällt zwar erneut Schwefel aus, der jedoch in CS_2 unlöslich ist und nach H_2S riecht.

Sulfur sublimatum — Sublimierter Schwefel. Schwefelblüte.

S. Atom-Gew.: 32,07.
Feines, gelbes Pulver.

Prüfung durch:

*Erhitzen von Schwefel an der Luft.

Zeigt an:

Identität durch Verbrennen mit wenig leuchtender, blauer Flamme und Entwicklung eines stechend riechenden Gases (schweflige Säure).

Verbrennen von 1 g Schwefel in einem tarierten Porzellanschälchen; der Rückstand darf höchstens 0,01 g betragen.

Erdige Beimengungen durch einen größeren Rückstand als 0,01 g. 0,2% sollten als Höchstgrenze genügen.

Suppositoria, Globuli — Suppositorien, Stuhlzäpfchen, Vaginalkugeln.

Suppositorien sind walzen-, kegel-, ei- oder kugelförmig und bestehen aus Kakaobutter, sofern nichts anderes vorgeschrieben ist. Sie sind in der Regel 3 bis 4 cm lang und 2 bis 3 g schwer.

Vaginalkugeln sind in der Regel 4 bis 6 g schwer.

Suprarenin — Suprarenin (E. W.).

o-Dioxyphenyläthanolmethylamin.

$$C_6H_3 \begin{cases} OH & [1] \\ OH & [2] \\ CH(OH) \cdot CH_2NHCH_3 & [3] \end{cases} \qquad \text{Mol.-Gew.: } 183,11.$$

Der gefäßverengende Bestandteil der Nebenniere. Suprarenin wird synthetisch oder aus den Nebennieren hergestellt und kommt auch unter den Namen **Adrenalin, Paranephrin, Epinephrin, Epirenan** in den Verkehr. Es wird in Form einer wäßrigen Lösung des Hydrochlorids, das sehr hygroskopisch ist, verwendet. Nicht hygroskopische, kristallinische Salze sind das Borat und das Bitartrat.

1 g Suprarenin entspricht 1,2 g Suprareninhydrochlorid oder 1,3 g Suprareninborat oder 1,82 g Suprareninbitartrat.

Die handelsübliche Lösung des Suprarenins enthält 1,2 g Suprareninhydrochlorid (= 1 g Suprarenin) in 1000 ccm physiologischer Kochsalzlösung. Zur Erhöhung der Haltbarkeit ist der Lösung ein Konservierungsmittel zugesetzt.

Suprarenin, in Form eines seiner Salze gelöst, dreht den polarisierten Lichtstrahl nach links. Für eine wäßrige Lösung, die in 1000 ccm 1,2 g Suprareninhydrochlorid (= 1 g Suprarenin) enthält, ist $[\alpha]_D^{20°} = -50°$.

Suprarenin wird aus den Lösungen seiner Salze durch kohlensaure Alkalien als freie Base abgeschieden. Diese stellt nach dem Auswaschen und Trocknen ein fast weißes, kristallinisches, geruchloses Pulver dar, das in Wasser, Weingeist oder Äther nahezu unlöslich ist. In Säuren sowie in Kali- oder Natronlauge ist es klar löslich. Lösungen des Suprareninhydrochlorids müssen klar sein und dürfen höchstens eine leicht rötliche Färbung zeigen. Sie dürfen Lackmuspapier nur schwach röten.

Die Lösungen des Suprareninhydrochlorids dürfen nur in Gläsern bzw. Ampullen von bestem Material aufbewahrt oder abgegeben werden. Schon geringste Spuren von Alkalisilikat, aus dem Glas herausgelöst, führen durch eintretende Oxydation eine Rotfärbung der Lösung herbei. Auch kann sich die Lösung durch Abscheiden der Base oder durch Pilzwachstum trüben. Deshalb (rotgefärbte, also zersetzte Lösungen sollen sogar recht schädlich wirken) die folgenden 3 wichtigen Forderungen:

Rot oder trübe gewordene Lösungen des Suprarenins dürfen nicht abgegeben werden.

Lösungen, die Suprarenin enthalten, dürfen nicht erhitzt werden.

Suprarenin und seine Lösungen sind vor Licht geschützt aufzubewahren.

Prüfung durch:	Zeigt an:
*Verdünnen von 1 ccm der wäßrigen Lösung des Suprareninhydrochlorids, die 1 g Suprarenin in 1000 ccm enthält, mit 19 ccm Wasser. Versetzen von je 5 ccm der Verdünnung	
*a) mit 1 Tropfen verdünnter Eisenchloridlösung (1 + 24),	**Identität** durch eine smaragdgrüne, nach weiterem Zusatz von 1 Tropfen Ammoniakflüssigkeit in Rotbraun umschlagende Färbung.
*b) mit 1 ccm Quecksilberoxydazetatlösung (1 + 24).	**Identität** durch eine nach kurzem Stehen auftretende rosa Färbung.
*Lösen von 0,1 g Suprarenin in 0,6 ccm einer Mischung von 1 Teil verdünnter Essigsäure und 4 Teilen Wasser. Es muß sich klar lösen.	**Aminoketon** durch eine trübe Lösung[1].
Verbrennen von 0,2 g Suprarenin. Sie dürfen keinen wägbaren Rückstand hinterlassen.	**Anorganische Beimengungen** durch einen wägbaren Glührückstand.

Aufbewahrung: Suprarenin ist sehr vorsichtig aufzubewahren. Die handels-
üblichen Lösungen sind vorsichtig aufzubewahren.

[1] $C_6H_3\begin{cases} OH \\ OH \\ CO-CH_2NHCH_3 \end{cases}$ die letzte Vorstufe der Suprareninsynthese. Es geht

durch Reduktion der C=O-Gruppe in das Suprarenin über.

Talcum — Talk.

Feingepulvertes Magnesiumsilikat.

Fettig anzufühlendes, weißes Pulver, das in Wasser und in Säuren fast unlöslich ist.

Prüfung durch:	Zeigt an:
*Erhitzen einer Probe zum Glühen im Probierrohr. Es darf sich höchstens grau oder gelblichgrau färben.	**Organische Stoffe** durch eine Bräunung.

CAESAR und LORETZ[1] machen darauf aufmerksam, daß ein Eisengehalt des Präparats den Apothekern Ungelegenheit bereitet, weil ein mit solchem Talk bereitetes
„Pulvis salicylicus cum Talco" stärker rot werden kann, als erlaubt ist. Die Verfasser schlagen deshalb folgende Prüfung vor: „0,05 g Salizylsäure werden in einem
Porzellanschälchen mit etwa 10 Tropfen Spiritus übergossen und die Lösung mit
2 g Talkpulver gemischt, dann einige Zeit beiseite gestellt; das Gemisch darf dann
höchstens schwach rötlich gefärbt erscheinen." G. FRERICHS[2] berichtet von Verfälschungen durch Kreide, eventuell auch durch Gips. Man schützt sich dagegen
durch die Proben: Wird 1 g Talk mit 10 ccm Wasser angeschüttelt, so darf auf
Zusatz von etwa 10 Tropfen Salzsäure keine Gasentwicklung stattfinden (Karbonate). Das Filtrat darf durch Bariumnitratlösung nicht verändert werden (Sulfate). — Wir beobachteten Verfälschungen durch sehr feinen weißen Ton, der dadurch festgestellt wurde, daß das Pulver, mit wenig Wasser durchknetet, die
bekannte plastische Tonmasse von eigenartigem Geruch gab. Beim Glühen zeigen
sämtliche Handelssorten eine gewisse Veränderung der Farbe. Nur die besten
Sorten bleiben dabei weißlichgrau bis schwach grau oder gelblich, die minderen
Sorten nehmen dabei eine graue bis schwärzlichgraue Färbung an.

[1] CAESAR und LORETZ: „Pharmakopoe-Bericht" 1911.
[2] FRERICHS, G.: Apotheker-Ztg. 1917, S. 471.

Tannalbinum — Tannalbin[1].

Gehalt: Ungefähr 50% Gerbsäure.

Durch Erhitzen einer Eiweiß-Gerbsäure-Verbindung auf 110 bis 120° gewonnenes
Präparat.

Bräunliches, amorphes, geruch- und geschmackloses Pulver, das in kaltem Wasser
und Weingeist nur sehr wenig löslich ist[2].

Zur Prüfung sind erforderlich: 2,35 g Tannalbin.

Prüfung durch:	Zeigt an:
*Schütteln von 0,1 g Tannalbin mit 10 ccm Wasser, Filtrieren und Versetzen des Filtrats mit 1 Tropfen verdünnter Eisenchloridlösung(1 + 19).	**Identität** durch eine intensiv blaue Färbung.
Vermischen von 2 g Tannalbin mit 93 g Wasser von 40°, 7 ccm Normal-Salzsäure und 0,25 g Pepsin, Stehenlassen ohne Umrühren 3 Stunden lang bei 40°. Abfiltrieren des unlöslich bleibenden An-	Die **vorschriftsmäßige Zusammensetzung des Tannalbins,** wenn der ungelöste Rückstand 1 bis 1,15 g beträgt[3].

teils durch ein gewogenes, zuvor bei 100° getrocknetes Filter, dreimaliges Auswaschen mit je 10 ccm kaltem Wasser, Trocknen des Filters samt Inhalt bei 100° und Wägen.

Verbrennen von 0,25 g Tannalbin in einem tarierten Tiegel; es darf höchstens 0,002 g Rückstand bleiben.

Anorganische Beimengungen durch einen größeren Rückstand als 0,002 g.

[1] Es fällt zunächst auf, daß hier nicht zu dem wortgeschützten Namen „Tannalbin" die Bezeichnung des vielgebrauchten „Tanninum albuminatum" hinzugesetzt ist. Die Erklärung ist folgende: Für Tannalbin konnten Namen wie Albumen tannicum oder Tanninum albuminatum nicht in Frage kommen, weil diese Namen zur Zeit schon für Tannineiweißverbindungen gebraucht werden, die aber dem Tannalbin in bezug auf seine bis zum November 1909 durch Patent geschützt gewesene Darstellung nicht gleichwertig sind. — Komplizierend kommt noch hinzu, daß unter der Bezeichnung „Tanninum albuminatum" ganz verschiedene Präparate abgegeben werden, erstens aus Eiereiweiß, dann aus Pflanzeneiweiß, schließlich solches aus Bluteiweiß. Alle diese Produkte sollen im allgemeinen den an Tannalbin gestellten Anforderungen genügen.

[2] Ein äußerst schwacher spezifischer Geschmack ist bei allen Präparaten vorhanden, nur darf er nicht erheblich und vor allem nicht unangenehm sein.

[3] Diese „Wertbestimmung" ist in folgender Absicht vorgeschrieben: Im Tannalbin will man ein Produkt anwenden, das durch den sauren Magensaft möglichst wenig gespalten wird, den Magen daher nicht belästigt, erst im alkalischen Darm allmählich Tannin abgibt und somit als gut bekömmliches Adstringens wirkt. Damit die Eiweißverbindung aber den Magen möglichst unzersetzt passieren kann, ist es nötig, daß sie genügend „gehärtet" ist, d. h. eine bestimmte Zeit bei vorgeschriebener Temperatur erhitzt wurde. Ist das nicht der Fall gewesen, so zeigt sich das Präparat bei dieser Verdauungsprobe zu weitgehend löslich, so daß 2 g Tannalbin bei der vorgeschriebenen Prüfung weniger als 1 g ungelösten Rückstand hinterlassen werden. Es liegt also damit eine Prüfung auf genügende Härtung vor. Umgekehrt ist aber auch eine zu weitgehende Härtung unstatthaft. Denn dadurch kann das Präparat im Darm zu schwer löslich und dadurch unwirksam werden. In diesem Fall werden 2 g Tannalbin bei der vorgeschriebenen Prüfung mehr als 1,15 g Rückstand hinterlassen. Die Menge des Rückstands ist deshalb nach oben und unten begrenzt; die Probe ist eine Verdauungsprobe. — Bei der Ausführung ist darauf zu achten, daß gemäß der Angabe des Arzneibuchs das Kölbchen mit der Verdauungsprobe während der vorgeschriebenen Zeit *ohne Umrühren* stehenbleibt; sonst wird ein größerer Teil des Präparats gelöst, als beabsichtigt ist.

Tannigen — Tannigen.

Im wesentlichen ein Gemisch von Diazetyl- und Triazetyltannin.

Grauweißes oder gelblichweißes, fast geruch- und geschmackloses Pulver. Es löst sich schwer in Wasser, leichter in Weingeist, leicht in Natronlauge und Natriumkarbonatlösung[1].

Zur Prüfung sind erforderlich: Etwa 1,5 g Tannigen.

Prüfung durch:	Zeigt an:
*Schütteln von 0,5 g Tannigen mit 10 ccm Bleiazetatlösung und 5 ccm Natronlauge.	**Identität** durch eine nach kurzer Zeit entstehende rosa, später blutrote Färbung.
*Erwärmen eines Gemisches von Tannigen, Weingeist und Schwefelsäure.	**Identität** durch einen Geruch nach Essigäther[2].
*Erwärmen von 0,1 g Tannigen mit 5 ccm Chloroform und 1 Tropfen Eisenchloridlösung.	**Identität** durch eine schmutzig grüne Farbe des auf der wasserhellen Flüssigkeit schwimmenden Pulvers.
*Schütteln von 0,5 g Tannigen mit 50 ccm Wasser, Filtrieren und Versetzen des klaren Filtrats	**Freie Gerbsäure** durch eine blaue Färbung des Filtrats[3].

mit 1 Tropfen Eisenchloridlösung; es darf nur eine schwach grünliche, aber keine blaue Färbung entstehen.

Verbrennen von 0,2 g Tannigen in einem tarierten Tiegel; es darf nur weniger als 0,001 g Rückstand bleiben.

Anorganische Beimengungen durch einen Rückstand von 0,001 g oder mehr.

[1] Bei der Beurteilung ist Wert darauf zu legen, das das Pulver fast geschmack- und geruchlos ist. Denn nach längerem Aufbewahren, auch in dunkler Flasche, zersetzt sich selbst ein gutes Präparat langsam in seine Komponenten Essigsäure und Tannin und zeigt dann einen stärkeren Geruch nach Essigsäure und sauren Geschmack. Ein solches Präparat ist unter keinen Umständen abzugeben.

[2] Die Schwefelsäure macht Essigsäure frei und diese verbindet sich mit Weingeist zu Essigsäure-Äthylester.

[3] Ist das Präparat zersetzt oder unvorschriftsmäßig, so wird eine schwarzblaue Färbung freie Gerbsäure anzeigen. Doch ist es bei der Ausführung unbedingt notwendig, sofort abzufiltrieren (damit keine Spaltung während der Prüfung stattfindet) und dafür zu sorgen, daß das Filtrat blank ist. Denn sobald Tannigen als feines Pulver durch das Filter gegangen, führt es seinerseits eine bläuliche Färbung herbei.

Tannoform — Tannoform. Methylenditannin.

Ein durch Einwirkung von Formaldehyd auf Tannin gewonnenes Präparat.

Leichtes, schwach rötlichbraunes, geruch- und geschmackloses Pulver, unlöslich in Wasser, löslich in absolutem Alkohol.

Tannoform schmilzt bei ungefähr 230° unter Zersetzung.

Zur Prüfung sind erforderlich: Etwa 0,7 g Tannoform.

Prüfung durch:	Zeigt an:
*Erwärmen von 0,1 g Tannoform mit 2 ccm Schwefelsäure.	**Identität** durch eine gelbbraune Lösung, die bei weiterem Erhitzen in Grün und dann in Blau übergeht.
*Einfließenlassen dieser Lösung in Weingeist.	**Identität** durch eine indigoblaue Färbung, die innerhalb kurzer Zeit über Violett in Rot übergeht.
*Schütteln von 0,2 g Tannoform mit 20 ccm Wasser, Filtrieren und Versetzen von je 5 ccm des Filtrats	
*a) mit 3 Tropfen Natriumsulfidlösung,	**Schwermetallsalze** durch eine Fällung oder Färbung.
*b) mit Salpetersäure und α) mit Bariumnitratlösung,	**Schwefelsäure** durch eine weiße Trübung.
β) mit Silbernitratlösung. Diese Reagenzien dürfen keine Veränderung erzeugen.	**Salzsäure** durch eine weiße Trübung.
Verbrennen von 0,2 g Tannoform in einem tarierten Porzellantiegel; es darf kein wägbarer Rückstand bleiben.	**Fremde Beimengungen** durch einen Rückstand von 0,001 g oder mehr.
*Schütteln von 0,2 g Tannoform mit 20 ccm Wasser und 5 Tropfen Salzsäure einige Minuten lang; Filtrieren. Versetzen von 5 ccm des Filtrats mit 2 bis 3 Tropfen Eisenchloridlösung.	**Identität** durch eine grüne Färbung.
Erwärmen von 10 ccm des Filtrats mit ammoniakalischer Silberlösung.	**Identität** durch Abscheidung eines dunkelgefärbten Niederschlags[1].

[1] Die Formaldehydkomponente reduziert die ammoniakalische Silberlösung zu Silber.

Tartarus depuratus — Weinstein. Saures weinsaures Kalium.

CH(OH) · COOH
| . Mol.-Gew.: 188,14.
CH(OH) · COOK

Gehalt: Mindestens 99%.

Weißes, kristallinisches, zwischen den Zähnen knirschendes, säuerlich schmeckendes Pulver.

Verhalten gegen Lösungsmittel: Weinstein löst sich in 200 Teilen Wasser von 20°, in 20 Teilen siedendem Wasser, leicht in Natronlauge; in Natriumkarbonatlösung löst er sich unter Aufbrausen, in Weingeist ist er unlöslich.

Zur Prüfung sind erforderlich: Etwa 7,5 g Weinstein.

Prüfung durch:	Zeigt an:
*Auflösen einer Probe in Natriumkarbonatlösung.	**Identität** durch Auflösen unter Aufbrausen[1].
*Auflösen einer Probe in Natronlauge.	**Reinheit** durch vollständige Lösung[2].
*Erhitzen des Salzes auf dem Platinblech.	**Identität** durch Verkohlung unter Verbreitung des Karamelgeruchs und Hinterlassung einer grauschwarzen Masse[3].
*a) Betupfen der verkohlten Masse mit angefeuchtetem rotem Lackmuspapier,	**Identität** durch Bläuung des Lackmuspapiers.
*b) Erhitzen einer Spur am Platindraht in der entleuchteten Flamme.	**Identität** durch Violettfärbung der Flamme.
*Lösen von 0,5 g des Salzes in 10 ccm Wasser und 1 ccm Salpetersäure. Versetzen von je 5 ccm der Lösung	
*a) mit Bariumnitratlösung; es darf keine Veränderung entstehen,	**Schwefelsäure** durch eine weiße Trübung.
*b) mit Silbernitratlösung; sie darf höchstens schwach opalisierend getrübt werden.	**Salzsäure** durch eine weiße, mehr als opalisierende Trübung.
*Auflösen von 1 g Weinstein in 3 ccm Ammoniakflüssigkeit und 15 ccm Wasser und Versetzen der Lösung mit 3 Tropfen Natriumsulfidlösung und dann mit verdünnter Essigsäure bis zur schwachsauren Reaktion. Es darf weder sofort noch auf Zusatz der Essigsäure eine Veränderung entstehen.	**Schwermetallsalze** durch eine Färbung oder Fällung.
Erwärmen von 0,4 g Weinstein mit 2 ccm verdünnter Essigsäure und 10 ccm Wasser, Erkalten- und Absetzenlassen, Zusatz von 4 Tropfen Ammoniumoxalatlösung zur klar abgegossenen Flüssigkeit; es darf innerhalb 1 Minute keine Veränderung entstehen.	**Kalziumsalze** durch eine weiße Trübung innerhalb 1 Minute[4].
*Erwärmen von 1 g Weinstein mit 5 ccm Natronlauge in einem Probierrohr. Es darf sich kein Ammoniak entwickeln.	**Ammoniumverbindungen** durch Entwicklung von Ammoniak, erkennbar am Geruch[5].
Lösen von 1 g Weinstein in 2 ccm Salzsäure unter Zusatz von 2 Tropfen Bromwasser[6] unter Erwärmen, Versetzen mit 3 ccm Natriumhypophosphitlösung. Erhitzen 15 Minuten lang im siedenden Wasserbad. Die Mischung darf keine dunkle Färbung annehmen.	**Arsenverbindungen** durch eine dunkle Färbung[7].
Titrieren der heißen Lösung von 2 g Weinstein in 100 ccm Wasser nach Zugabe von einigen Tropfen Phenolphthaleinlösung mit Normal-Kalilauge.	**Vorschriftsmäßigen Gehalt,** wenn hierzu mindestens 10,5 ccm Normal-Kalilauge[8] verbraucht werden, was einem

Mindestgehalt von 99% Weinstein entspricht. 1 ccm Normal-Kalilauge = 0,18814 g Weinstein, 10,5 ccm = 1,975 g Kaliumbitartrat, die in 2 g Weinstein enthalten sein sollen.

[1] $2 C_4H_5KO_6 + Na_2CO_3 = 2 C_4H_4KNaO_6 + CO_2 + H_2O.$
Saures   Kalium-
Kaliumtartrat   Natriumtartrat

[2] $C_4H_5KO_6 + NaOH = C_4H_4KNaO_6 + H_2O.$
Saures   Kalium-
Kalium-   Natrium-
tartrat   tartrat

[3] Beim Verkohlen des Weinsteins bleibt Kaliumkarbonat zurück.

[4] $Ca(C_2H_3O_2)_2 + (NH_4)_2C_2O_4 + H_2O = CaC_2O_4 . H_2O = 2 (NH_4)C_2H_3O_2.$
Kalziumazetat Ammonium-   Kalziumoxalat   Ammonium-
               oxalat   azetat

Es heißt bei dieser wichtigen Probe auf Kalziumsalze ausdrücklich: Die nach dem Absetzen klar *abgegossene* Flüssigkeit soll auf Zusatz von Ammoniumoxalatlösung innerhalb 1 Minute keine Veränderung zeigen. Es darf nämlich die Lösung nicht durch das gebräuchliche Filtrierpapier gegossen werden, das meist Kalkverbindungen enthält, die von der durchfiltrierenden verdünnten Essigsäure aufgelöst würden und einen Kalkgehalt des Tartarus depuratus vortäuschen können.

[5] $C_4H_4(NH_4)_2O_6 + 2 NaOH = C_4H_4Na_2O_6 + 2 NH_3 + 2 H_2O.$
Ammonium-   Natrium-
tartrat   tartrat

[6] Um die häufig vorhandenen Spuren schwefliger Säure, die aus dem Herstellungsprozeß stammen, zu entfernen.
$$SO_2 + 2 H_2O + Br_2 = H_2SO_4 + 2 HBr.$$

[7] $As_2O_3 + 3 H_3PO_2 = As_2 + 3 H_3PO_3.$
Die meisten Präparate des Handels enthalten geringe Mengen schwefliger Säure. Diese werden durch Bromwasser unschädlich gemacht, d. h. oxydiert, worauf das überschüssige Brom durch die Erwärmung sich verflüchtigt. Erst jetzt soll mit Natriumhypophosphitlösung geprüft werden.

[8] Es entsteht neutrales Kaliumtartrat.

Tartarus natronatus — Kaliumnatriumtartrat.

CH(OH) · COONa
| · 4 H_2O.   Mol.-Gew.: 282,20.
CH(OH) · COOK

Farblose, durchsichtige, geruchlose Säulen oder weißes kristallinisches Pulver von mild-salzigem Geschmack, löslich in etwa 1,4 Teilen Wasser zu einer gegen Phenolphthaleinlösung neutralen Flüssigkeit.

Zur Prüfung sind erforderlich: Etwa 4 g Kaliumnatriumtartrat und 25 ccm wäßrige Lösung (1 + 19).

Prüfung durch:	Zeigt an:
*Erhitzen der Kristalle im Wasserbad.	**Identität** durch Schmelzen zu einer farblosen Flüssigkeit.
*Stärkeres Erhitzen des Salzes auf dem Platinblech, wobei das Wasser entweicht.	**Identität** durch Verbreitung des Karamelgeruchs und Hinterlassung einer grauschwarzen Masse.
*a) Zusammenbringen des Rückstands mit angefeuchtetem rotem Lackmuspapier,	**Identität** durch eine Bläuung des Lackmuspapiers.
*b) Erhitzen des Rückstands am Öhr des Platindrahts in einer Flamme.	**Identität** durch eine gelbe Färbung der Flamme.

*Auflösen von 1 g des Präparats in 10 ccm Wasser, Schütteln der Lösung mit 5 ccm verdünnter Essigsäure[1], wobei sich ein weißer, kristallinischer Niederschlag abscheidet, Abgießen der Flüssigkeit vom Niederschlag, Verdünnen mit gleichen Teilen Wasser und Zusatz von 4 Tropfen Ammoniumoxalatlösung. Es darf innerhalb 1 Minute keine Veränderung entstehen.

Kalziumsalze durch eine weiße Trübung innerhalb 1 Minute[2]. cf. Tart. depurat.

Versetzen von je 5 ccm der Lösung (1 + 19)

*a) mit 1 Tropfen Phenolphthaleinlösung; sie darf nicht gerötet werden,

Alkalikarbonat durch Rötung.

*b) mit je 3 Tropfen verdünnter Essigsäure und Natriumsulfidlösung; es darf keine Veränderung entstehen,

Schwermetallsalze durch eine Färbung oder Fällung.

*c) nach dem Ansäuern mit je 1 ccm Salpetersäure

α) mit Bariumnitratlösung; es darf keine Veränderung entstehen,

Schwefelsäure durch eine weiße Trübung.

β) mit Silbernitratlösung; es darf höchstens opalisierende Trübung eintreten,

Salzsäure durch eine weiße, undurchsichtige Trübung.

*d) mit einigen Tropfen Salzsäure und 0,5 ccm Kaliumferrozyanidlösung. Sie darf nicht sofort gebläut werden.

Eisensalze durch sofortige Blaufärbung.

Erwärmen von 1 g des Salzes mit 5 ccm Natronlauge in einem Probierrohr; es darf sich kein Ammoniak entwickeln.

Ammoniumsalze durch Entwicklung von Ammoniak, erkennbar am Geruch[3].

Lösen von 1 g Kaliumnatriumtartrat in 2 ccm Salzsäure nach Zusatz von 2 Tropfen Bromwasser unter Erwärmen. Zugabe von 3 ccm Natriumhypophosphitlösung, Erhitzen der Mischung $^1/_4$ Stunde lang im siedenden Wasserbad. Sie darf keine dunkle Färbung annehmen.

Arsenverbindungen durch eine dunkle Färbung[4]. cf. Tart. depurat.

[1] $C_4H_4KNaO_6 + C_2H_4O_2 = C_4H_5KO_6 + NaC_2H_3O_2$.

Kalium-natrium-tartrat	Essig-säure	Saures Kalium-tartrat	Natrium-azetat

[2] Siehe bei Tartarus depuratus Nr. 4.
[3] Siehe bei Tartarus depuratus Nr. 5.
[4] Siehe bei Tartarus depuratus Nr. 6/7.

Tartarus stibiatus — Brechweinstein.

$C_4H_4O_7SbK \cdot {}^1/_2 H_2O$. Mol.-Gew.: 333,9.

Gehalt: Mindestens 99,6% Brechweinstein.

Weiße, allmählich verwitternde Kristalle oder ein weißes, kristallinisches Pulver, das beim Erhitzen verkohlt.

Verhalten gegen Lösungsmittel: In 17 Teilen Wasser von 20° und 3 Teilen siedendem Wasser löslich, unlöslich in Weingeist. Die wäßrige Lösung reagiert schwach sauer und besitzt einen widerlichen, süßlichen Geschmack.

Zur Prüfung sind erforderlich: 2,5 g Brechweinstein.

Prüfung durch:

Zeigt an:

*Auflösen von 1 g Brechweinstein in 17 g Wasser und Versetzen

*a) mit Kalkwasser,

Identität durch einen weißen, in Essigsäure leicht löslichen Niederschlag[1].

*b) mit je einigen Tropfen Salzsäure und Natriumsulfidlösung.

Identität durch einen orangeroten Niederschlag[1].

*Erhitzen von 1 g Brechweinstein mit 2 ccm Salzsäure und 4 ccm Natriumhypophosphitlösung 15 Minuten lang im siedenden Wasserbad. Es darf keine dunkle Färbung eintreten.

Auflösen von 0,5 g Brechweinstein (genau gewogen) und 0,5 g Weinsäure in 100 ccm Wasser, Zusatz von 5 g Natriumbikarbonat und 5 ccm Stärkelösung und Titration mit $^1/_{10}$-Normal-Jodlösung, bis Blaufärbung eintritt[3].

Arsenverbindungen durch eine braune Färbung.

Reinheit, wenn bis zu diesem Punkt für je 0,5 g Brechweinstein mindestens 29,8 ccm $^1/_{10}$-Normal-Jodlösung verbraucht werden. 1 ccm $^1/_{10}$-Normal-Jodlösung = 0,016695 g Brechweinstein, 29,8 ccm = 0,4975 g Brechweinstein, welche in 0,5 g des Salzes enthalten sein sollen. In 100 g des Salzes müssen daher $200 \cdot 0,4975 = 99,50$ g Brechweinstein enthalten sein.

Brechweinsteintafel[4].

g	ccm
0,1	596
0,2	1192
0,3	1788
0,4	2384
0,5	**29,80**
0,6	3777
0,7	4173
0,8	4769
0,9	5365

Zur Berechnung aus der Formel $\dfrac{g}{F} T$; $\log T = 77523$.

Aufbewahrung: Vorsichtig.

[1] $2\,[C_4H_4O_6(SbO)K] + Ca(HO)_2 = [C_4H_4(SbO)O_6]_2Ca + 2\,KOH.$
    Antimonyl-   Antimonyl-
    Kaliumtartrat   Kalziumtartrat

[2] $2\,[C_4H_4O_6(SbO)K] + 3\,H_2S = Sb_2S_3 + 2\,C_4H_5KO_6 + 2\,H_2O.$
    Antimonyl-   Antimon-   Saures
    Kaliumtartrat   trisulfid   Kalium-
                                       tartrat

[3] $2\,[C_4H_4O_6(SbO)K \cdot {}^1/_2 H_2O] + 2\,J_2 + 4\,NaHCO_3 =$
      $2 \cdot 333,9$ $4 \cdot 126,92$ Natrium-
                                 bikarbonat
  $2\,[C_4H_4O_6(SbO_2)K \cdot {}^1/_2 H_2O] + 4\,NaJ + 4\,CO_2 + 2\,H_2O.$
  Antimonoxyd-Kaliumtartrat

1 Molekül Jod = 126,92 entspricht $^1/_2$ Molekül Antimonyl-Kaliumtartrat = 166,95. Wenn der Brechweinstein teilweise verwittert ist, kann auch ein etwas höherer Gehalt als 100 $^0/_0$ gefunden werden. Man sollte deshalb vor der Bestimmung durch Trocknen bei 100° das Kristallwasser vollständig entfernen, und B. REICHERT empfiehlt in der Pharm. Zentralhalle 1934, 75, 437 folgende Vorschrift:

„Etwa 0,5 g bei 100° bis zur Gewichtskonstanz getrockneter Brechweinstein werden genau gewogen und mit 0,5 g Weinsäure in etwa 100 ccm Wasser gelöst. Die Lösung muß nach Zusatz von 5 g Natriumbikarbonat und 5 ccm Stärkelösung für je 0,5 g Brechweinstein mindestens 30,6 ccm $^1/_{10}$-Normal-Jodlösung bis zur Blaufärbung verbrauchen, was einem Mindestgehalt von 99,5 $^0/_0$ Brechweinstein entspricht (1 ccm $^1/_{10}$-Normal-Jodlösung = 0,016245 g wasserfreier Brechweinstein; Stärkelösung als Indikator).“

[4] Erläuterung s. S. 10 bis 11.

Tela depurata — Verbandmull.

Aus Baumwolle hergestelltes, entfettetes und gebleichtes Gewebe.

Mit Wasser durchfeuchtet darf Verbandmull Lackmuspapier nicht verändern (Säuren, Alkalien). Der mit der zehnfachen Menge siedendem Wasser bereitete Auszug darf nach dem Erkalten und Filtrieren durch Silbernitratlösung (Salzsäure) höchstens opalisierend getrübt, durch Bariumnitratlösung (Schwefelsäure) und Ammoniumoxalatlösung (Kalziumsalze) nicht sofort verändert werden. Die in 10 ccm des Auszugs nach Zusatz von einigen Tropfen verdünnter Schwefelsäure und 3 Tropfen Kaliumpermanganatlösung entstehende Rotfärbung darf innerhalb 5 Minuten nicht verschwinden (reduzierende Stoffe).

Wird Verbandmull auf ausgekochtes und möglichst unter Luftabschluß abgekühltes Wasser geworfen, so muß er sich sofort voll Wasser saugen und untersinken.

1 g Verbandmull darf nach dem Verbrennen höchstens 0,003 g Rückstand hinterlassen.

Wenn nicht etwas anderes vorgeschrieben ist, muß Mull eine Breite von 100 cm und ein Gewicht von mindestens 30 g für je 1 qm haben sowie in 1 qcm in Kette und Schuß mindestens 24 Fäden enthalten.

Terebinthina — Terpentin.

Balsame verschiedener Pinus-Arten. 100 Teile enthalten 70 bis 85 Teile Harz und 30 bis 15 Teile Terpentinöl. Terpentin ist dickflüssig und besitzt einen eigenartigen Geruch und bitteren Geschmack. Die darin gewöhnlich vorhandene kristallinische Abscheidung schmilzt im Wasserbad; Terpentin ist dann von gelblichbrauner Färbung und fast klar, trübt sich jedoch beim Erkalten wieder.

Prüfung durch:	Zeigt an:
*Auflösen von 1 g Terpentin in 5 g Weingeist und Eintauchen von mit Wasser befeuchtetem, blauem Lackmuspapier.	**Identität** durch eine klare Lösung in Weingeist und eine Rötung des Lackmuspapiers[1].
Destillieren von 10 g Terpentin mit Wasserdampf, bis etwa 250 ccm übergegangen sind. Zusatz von 50 g Natriumchlorid zum Destillat. Ausschütteln dreimal mit je 25 ccm Petroläther, Filtrieren der vereinigten Petrolätherauszüge durch ein trockenes Filter in ein vorher gewogenes Kölbchen. Abdestillieren des Petroläthers. Das Gewicht des zurückbleibenden, völlig farblosen Öls muß mindestens 1,5 g betragen.	**Unverfälschtheit** und **vorschriftsmäßige Beschaffenheit,** wenn das Gewicht des Terpentinöls mindestens 1,5 g beträgt und wenn dieses völlig klar ist.

[1] Hervorgerufen durch den Gehalt an Harzsäuren.

Terpinum hydratum — Terpinhydrat.

$C_{10}H_{22}O_3$. Mol.-Gew.: 190,2.

Glänzende, farblose und fast geruchlose, rhombische Kristalle von schwach gewürzigem und etwas bitterem Geschmack, beim Erhitzen in feinen Nadeln sublimierend, mit helleuchtender Flamme verbrennend.

Schmelzpunkt: Bei 116°, dabei Wasser verlierend. Zur Bestimmung des Schmelzpunkts wird das Bad vor dem Hineinbringen des Schmelzpunktröhrchens auf etwa 110° erwärmt und nach dem Hineinbringen mit so großer Flamme weiter erhitzt, daß zur Steigerung der Temperatur um je 1° höchstens 15 bis 20 Sekunden erforderlich sind. Deshalb soll, entsprechend dem Vorschlag von G. FRERICHS, das Entweichen von Wasser während der Bestimmung möglichst vermieden werden.

Verhalten gegen Lösungsmittel: In 32 Teilen siedendem Wasser, in 10 Teilen Weingeist von 20°, in 2 Teilen siedendem Weingeist und in 1 Teil siedender Essigsäure löslich, in kaltem Wasser, in Äther und in Chloroform schwer löslich.

Prüfung durch:	Zeigt an:
*Erhitzen in einem Probierrohr.	**Identität** durch Sublimieren in feinen Nadeln.
*Auflösen des Präparats in Schwefelsäure.	**Identität** durch eine orangegelbe Färbung der Lösung[1].
*Erhitzen von 0,2 g Terpinhydrat mit 10 ccm heißem Wasser und 2 bis 3 ccm verdünnter Schwefelsäure.	**Identität** durch eine Trübung und Entwicklung eines stark würzigen Geruchs[2].
*Erhitzen von 1 g zerriebenem Terpinhydrat mit 10 ccm Wasser und Eintauchen von blauem Lackmuspapier; es darf nicht gerötet werden.	**Freie Säure** durch Rötung des Lackmuspapiers.
Verbrennen von 0,2 g des Präparats in einem gewogenen Tiegel; es darf kein wägbarer Rückstand bleiben.	**Anorganische Beimengungen** durch einen Rückstand von 0,001 g oder mehr.

[1] Die Schwefelsäure entzieht dem Terpinhydrat Wasser.
$$C_{10}H_{20}O_2 \cdot H_2O = C_{10}H_{18}O + 2 H_2O.$$
Terpinhydrat   Terpineol
[2] Es entsteht u. a. Terpineol.

Theobromino-natrium-salicylicum —

Theobrominnatriumsalizylat.   Diuretin.|

Gehalt: Mindestens 40% Theobromin ($C_7H_8O_2N_4$. Mol.-Gew.: 180,10).
Weißes, fast geruchloses Pulver von süß-salzigem, zugleich etwas laugenhaftem Geschmack, in der gleichen Gewichtsmenge Wasser, besonders leicht beim Erwärmen löslich.

Zur Prüfung sind erforderlich: 1,8 g Theobrominnatriumsalizylat.

Prüfung durch:	Zeigt an:
*Auflösen von 1 g des Präparats in 4 g Wasser. Die Lösung ist farblos oder nahezu farblos.	
*Eintauchen von rotem Lackmuspapier.	**Identität** durch eine Bläuung des Lackmuspapiers.
Verdünnen der Lösung mit Wasser auf 10 g und Versetzen von je 0,5 ccm	
*a) mit Eisenchloridlösung und Ansäuern mit Essigsäure,	**Identitätsreaktion der Salizylsäure** durch eine violette Färbung.
*b) mit 0,5 ccm Wasser und 1 Tropfen verdünnter Salzsäure.	**Identität** durch Ausscheidung eines weißen Niederschlags von Theobromin[1] und nach weiterem Zusatz von 5 Tropfen verdünnter Salzsäure von Salizylsäure. Der Niederschlag löst sich vollkommen in 0,5 ccm Natronlauge[2] oder in 10 ccm Ammoniakflüssigkeit.
*c) Versetzen von 5 g der Lösung mit 5 ccm Natronlauge, Schütteln mit 10 ccm Chloroform, Trennen des Chloroforms von der Lösung mittels eines Scheidetrichters und Verdampfen des Chloroforms in einem Schälchen. Der Rückstand darf höchstens 0,01 g betragen. Zugabe von 10 Tropfen Wasserstoffsuperoxydlösung und 1 Tropfen Salzsäure, erneutes Verdampfen zur Trockne.	**Koffein,** wenn der Rückstand mehr als 0,01 g beträgt, gelbrot ist und beim Befeuchten mit 1 Tropfen Ammoniakflüssigkeit mehr als ganz schwach purpurrot gefärbt wird. Wird die stark alkalische wäßrige Lösung des Theobrominnatriumsalizylats mit Chloroform aus-

*Auflösen von 0,1 g des Präparats in 1 ccm Schwefelsäure; es darf kein Aufbrausen stattfinden, und die Lösung sei farblos.

Trocknen von 0,2 g des Präparats in einem tarierten Wägeglas 1 Stunde lang bei 100°; es darf höchstens 0,01 g an Gewicht verlieren.

Etwa 0,3 g Theobrominnatriumsalizylat werden in einem Meßkölbchen von 100 ccm Inhalt genau gewogen, in 10 ccm Wasser gelöst und mit 1 ccm Essigsäure versetzt. Alsdann fügt man 50 ccm $^1/_{10}$-Normal-Jodlösung, 5 g Natriumchlorid und 5 ccm verdünnte Salzsäure hinzu[3]. Nach 1stündigem Stehen füllt man mit Wasser bis zur Marke auf, schüttelt gut um und filtriert durch ein Faltenfilter von 9 ccm Durchmesser. Die ersten 30 ccm des Filtrats werden verworfen. 50 ccm des Filtrats werden mit $^1/_{10}$-Normal-Natriumthiosulfatlösung bis zur Entfärbung titriert. Hierbei müssen für je 0,15 g Theobrominnatriumsalizylat mindestens 14,7 ccm $^1/_{10}$-Normal-Jodlösung verbraucht werden, so daß zum Zurücktitrieren höchstens 10,3 ccm $^1/_{10}$-Normal-Natriumthiosulfatlösung erforderlich sind, was einem Mindestgehalt von 44% Theobromin entspricht (1 ccm $^1/_{10}$-Normal-Jodlösung = 0,0045 g Theobromin, Stärkelösung als Indikator).

Verreibt man eine etwa senfkorngroße Menge des noch feuchten, auf dem Filter verbliebenen Niederschlags in einem Porzellanschälchen gut mit 20 Tropfen Wasserstoffsuperoxydlösung und 2 Tropfen Salzsäure und verdampft das Gemisch zur Trockne, so hinterbleibt ein gelbroter Rückstand, der sich beim Befeuchten mit 1 Tropfen Ammoniakflüssigkeit purpurrot färbt.

geschüttelt, so bleiben das Theobromin und die Salizylsäure als Natriumverbindungen in der wäßrigen Lösung. Vorhandenes Koffein dagegen kann durch Chloroform ausgeschüttelt und nach Verdunsten des Lösungsmittels durch die Murexidreaktion (hier ausgeführt mit H_2O_2) nachgewiesen werden. Die zum Schluß eventuell auftretende „sehr schwach purpurrote" Färbung kann auch von Spuren Theobromin herrühren, die doch in den Rückstand gelangt sind.

Natriumkarbonat durch ein Aufbrausen.

Zersetzungsprodukte durch eine gefärbte Lösung.

Zu großen Feuchtigkeitsgehalt durch einen größeren Gewichtsverlust als 0,01 g.

Vorschriftsmäßige Beschaffenheit.

Da das Theobromin in Wasser nicht unlöslich ist, findet man nach dieser Vorschrift meistens weniger als 40%, auch wenn 45% vorhanden sind[4].

Identitätsreaktion des Theobromins durch eine schön purpurrote Färbung (Murexidreaktion[5]).

Aufbewahrung: Vorsichtig.

[1] $[C_7H_7NaN_4O_2 + C_6H_4 \cdot OH \cdot COONa] + HCl = C_7H_8N_4O_2$

Theobrominnatriumsalizylat — Theobromin

$+ C_6H_4 \cdot OH \cdot COOH + 2 NaCl.$

Salizylsäure

[2] $C_7H_8N_4O_2 + C_6H_4 \cdot OH \cdot COOH + 2 NaOH = C_7H_7NaN_4O_2$

Theobromin — Salizylsäure — Theobrominnatrium

$+ C_6H_4 \cdot OH \cdot COONa + 2 H_2O.$

Natriumsalizylat

[3] Die Salzsäure zersetzt bis zum Eintritt der sauren Reaktion der Flüssigkeit nur das Theobrominnatrium.

$$[C_7H_7NaN_4O_2 + C_6H_4 \cdot OH \cdot COONa] + HCl = C_7H_8N_4O_2$$
$$\text{Theobrominnatriumsalizylat} \qquad\qquad \text{Theobromin}$$
$$+ C_6H_4 \cdot OH \cdot COONa + NaCl.$$
$$\text{Natriumsalizylat}$$

[4] Das jodometrische Verfahren von MATTHES und SCHÜTZ, eine Abänderung eines Verfahrens von EMERY und SPENCER, ist einfacher und ergibt richtige Werte.

In einem Meßkolben von 100 ccm werden etwa 0,3 g Theobrominnatriumsalizylat genau gewogen, in 10 ccm Wasser gelöst und mit 2 ccm Essigsäure (Eisessig) versetzt. Dann werden 50 ccm (Pipette) $^1/_{10}$-Normal-Jodlösung, 20 ccm (Meßglas) gesättigte Natriumchloridlösung und 5 ccm (Meßglas) verdünnte Salzsäure hinzugefügt und die Mischung nach 1 Stunde mit Wasser bis zur Marke aufgefüllt. Nach dem Durchschütteln filtriert man durch ein nicht angefeuchtetes Faltenfilter. Die ersten etwa 25 ccm des Filtrats werden verworfen. Von dem weiter in einem trockenen Kolben aufgefangenen Filtrat werden 50 ccm mit $^1/_{10}$-Normal-Natriumthiosulfatlösung titriert (Stärkelösung).

Das Verfahren beruht darauf, daß Theobromin mit einer Lösung von Jod-Kaliumjodid ein unlösliches Perjodid bildet. $C_7H_8O_2N_4 + 4 J = C_7H_8O_2N_4J_4$. Da das Molekelgewicht des Theobromins $= 180,10$ ist, ist das Normalgewicht $= ^1/_4$ von $180,10$ g $= 45,025$ g, und 1 ccm $^1/_{10}$-Normal-Jodlösung entspricht $4,5025$ mg Theobromin.

Die ersten 25 ccm des Filtrats werden verworfen, weil das Filtrierpapier anfangs Jod durch Adsorption zurückhält. Beim weiteren Filtrieren wird der Jodgehalt der Flüssigkeit nicht mehr verändert.

$$\frac{(25 \text{ ccm } ^1/_{10}\text{-Normal-Thiosulfatlösung}) \cdot 0,0045 \cdot 100}{0,5 \, s} = \text{Prozent Theobromin.}$$

$s = $ Gewicht des angewandten Theobrominnatriumsalizylats.

Beispiel: 0,306 g Theobrominnatriumsalizylat abgewogen. Verbrauch an $^1/_{10}$-Normal-Thiosulfatlösung für 50 ccm des Filtrats $= 9,2$ ccm.

Verbrauch an $^1/_{10}$-Normal-Jodlösung $= 25 - 9,2 = 15,8$ ccm:

$$\frac{15,8 \cdot 0,0045 \cdot 100}{0,153} = \frac{7,11}{0,153} = 46,4\% \text{ Theobromin.}$$

[5] Das Wasserstoffsuperoxyd oxydiert das Theobromin zu Dimethylalloxanthin, $C_{10}H_{10}O_8N_4$, und dieses verbindet sich mit Ammoniak zu einem purpurroten Salz.

Theophyllinum — Theophyllin. Theocin.

$$\begin{array}{l} CH_3 \cdot N \cdot CO \\ \quad | \qquad | \\ \quad OC \quad C \cdot NH \\ \quad | \qquad \| \qquad \diagdown \\ CH_3 \cdot N \cdot C \cdot N \diagup CH + H_2O. \quad \text{Mol.-Gew.: } 198,1. \end{array}$$

Feine, farb- und geruchlose, schwach bitter schmeckende Nadeln. Es löst sich bei Zimmertemperatur schwer in Wasser und in Weingeist, leicht in siedendem Wasser und in siedendem Weingeist. Die Lösungen verändern Lackmuspapier nicht. Im Porzellantiegel auf der Asbestplatte erhitzt, schmilzt es zu einer grüngelben Flüssigkeit und sublimiert.

Schmelzpunkt: 264 bis 265°.

Zur Prüfung sind erforderlich: 0,25 g Theophyllin und 5 ccm wäßrige Lösung (1 + 199).

Prüfung durch:	Zeigt an:
*Auflösen von 0,01 g Theophyllin in 1 ccm verdünnter Ammoniakflüssigkeit (1 + 9), worin es	**Identität** durch eine gallertartige Ausscheidung (Theo-

ohne Färbung leicht löslich ist, und Versetzen dieser Lösung mit 4 Tropfen Silbernitratlösung.

*Eindampfen von 0,01 g Theophyllin mit 10 Tropfen Wasserstoffsuperoxydlösung und 1 Tropfen Salzsäure im Wasserbad und Befeuchten des gelbroten Rückstands mit 1 Tropfen Ammoniakflüssigkeit.

*Versetzen von je 1 ccm der Lösung (1 + 199)

    *a) mit Bromwasser,
    *b) mit Jodlösung,
    *c) mit 0,5 ccm Gerbsäurelösung,

    *d) mit Natriumsulfidlösung,

    *e) mit Bariumnitratlösung.
Beide Reagenzien dürfen keine Veränderung bewirken.

*Auflösen von 0,01 g Theophyllin in 1 ccm Schwefelsäure; es löst sich ohne Färbung.

*Auflösen von 0,01 g Theophyllin in 1 ccm Salpetersäure; es löst sich ohne Färbung.

Trocknen von 0,2 g Theophyllin in einem tarierten Tiegel bei 100°; es darf höchstens 0,002 g an Gewicht verlieren.

Verbrennen des getrockneten Theophyllins; es darf nur weniger als 0,001 g Rückstand bleiben.

phyllinsilber), die sich in 3 ccm Salpetersäure vollständig löst.

Salzsäure durch unvollständige Lösung[1].

Identität durch eine schön purpurrote Färbung (Murexidreaktion[2]).

Es findet sofort keine Trübung statt.

Identität durch einen starken Niederschlag, der sich auf weiteren Zusatz von 5 ccm Gerbsäurelösung wieder löst.

Schwermetallsalze durch eine Trübung oder Fällung.

Schwefelsäure durch eine weiße Trübung.

Alkaloide durch eine gefärbte Lösung.

Zu **große Feuchtigkeit** durch einen größeren Gewichtsverlust als 0,02 g.

Fremde Beimengungen durch einen Rückstand von 0,001 g oder mehr.

Aufbewahrung: Vorsichtig und vor Licht geschützt.

[1] Das Theophyllin besitzt äußerst schwach basischen und zugleich sauren Charakter. In letzterer Eigenschaft bildet das Theophyllin mit Ammoniak ein Salz, aus dessen Lösung durch Silbernitrat das gallertartige Theophyllinsilber ausgeschieden wird, das sich im Überschuß von Salpetersäure löst.

[2] Durch Einwirkung von Wasserstoffsuperoxyd auf Theophyllin entsteht Tetramethylalloxanthin (Amalinsäure), $C_{12}H_{14}O_8N_4$, dessen Ammoniumsalz purpurrot ist.

Thymolum — Thymol.

$$C_6H_3 \overset{\displaystyle /CH_3}{\underset{\displaystyle \backslash CH(CH_3)_2}{-OH}} \qquad [1, 3, 4]. \qquad \text{Mol.-Gew.: } 150,1.$$

Farblose, durchsichtige, nach Thymian riechende, würzig und brennend schmeckende Kristalle, die in Wasser untersinken. Geschmolzenes Thymol dagegen schwimmt auf dem Wasser.

Verhalten gegen Lösungsmittel: In weniger als 1 Teil Weingeist, Äther, Chloroform sowie in 2 Teilen Natronlauge und in etwa 1100 Teilen Wasser löslich. Mit Wasserdämpfen ist Thymol leicht flüchtig.

Schmelzpunkt: 50 bis 51°.

Zur Prüfung ist erforderlich: Etwa 1 g Thymol.

Prüfung durch:

*Lösung eines Kriställchens in 1 ccm Essigsäure, Zusatz von 6 Tropfen Schwefelsäure und 1 Tropfen Salpetersäure.

Zeigt an:

Identität durch eine schön blaugrüne Färbung.

*Kochen von 0,5 g Thymol in 10 ccm Wasser[1], Abkühlen, Filtrieren und

*a) Eintauchen von blauem Lackmuspapier,	**Säuren** durch Rötung des Lackmuspapiers.
*b) Versetzen mit 1 Tropfen verdünnter Eisenchloridlösung (1 + 9). Es darf keine violette Färbung entstehen.	**Fremde Phenole** durch eine violette Färbung.
Erhitzen von 0,2 g Thymol in einem tarierten Schälchen im Wasserbad; es darf kein wägbarer Rückstand bleiben.	**Fremde Beimengungen** durch einen Rückstand von 0,001 g oder mehr.

[1] Würde man das Thymol mit kaltem Wasser behandeln, so würde sich die zu prüfende Substanz nur in so geringer Menge lösen (in 10 ccm Wasser nur rund 0,01 g Thymol), daß etwaige Verunreinigungen bei solcher Verdünnung kaum nachzuweisen wären. Deshalb die Behandlung von 0,5 g Thymol mit *siedendem* Wasser, worauf nach dem Erkalten der größte Teil des Thymols abfiltriert wird, die genannten Verunreinigungen aber gelöst bleiben würden.

Tincturae — Tinkturen.

Die Bestimmung der Alkoholzahl und die Prüfung auf Methylalkohol und Azeton ist nach den unter „Allgemeine Bestimmungen" Ziffer 33 gegebenen Vorschriften auszuführen. Dort finden sich auch Angaben über den Nachweis von Isopropylalkohol.

Tinkturen sind in gutverschlossenen Flaschen aufzubewahren und klar abzugeben.

Tinctura Absinthii — Wermuttinktur.

Grünlichbraun, riecht nach Wermut und schmeckt bitter.
Alkoholzahl: Nicht unter 7,5.
Aufbewahrung: Vorsichtig.

Tinctura Aloes — Aloetinktur.

Von dunkelgrünlichbrauner Farbe und bitterem Geschmack.
Alkoholzahl: Nicht unter 9,5.

Tinctura Aloes composita — Zusammengesetzte Aloetinktur.

Sie ist rotbraun, riecht nach Safran und schmeckt würzig bitter.

Prüfung durch:	Zeigt an:
*Mischen von 1 ccm der Tinktur mit 500 ccm Wasser.	**Vorschriftsmäßige Bereitung** durch eine deutliche gelbe Farbe der Mischung.

Alkoholzahl: Nicht unter 7,7.

Tinctura amara — Bittere Tinktur.

Von grünlichgelber Farbe, würzigem Geruch und bitterem Geschmack.
Alkoholzahl: Nicht unter 7,5.

Tinctura Arnicae — Arnikatinktur.

Von gelbbrauner Farbe, schwach bitterem Geschmack und dem Geruch nach Arnikablüten.
Alkoholzahl: Nicht unter 7,7.

Tinctura aromatica — Aromatische Tinktur.

Von rotbrauner Farbe, würzigem Geruch und Geschmack.
Alkoholzahl: Nicht unter 7,7.

Tinctura Aurantii — Pomeranzentinktur.

Von rötlichbrauner Farbe und dem Geruch und Geschmack nach Pomeranzen-
schalen.
Alkoholzahl: Nicht unter 7,4.

Tinctura Benzoes — Benzoetinktur.

Von rötlichbrauner Farbe und benzoeartigem Geruch und Geschmack. Sie gibt
mit Wasser eine milchähnliche, sauer reagierende Mischung.

Prüfung durch:	Zeigt an:
Eindampfen von 5 g Benzoetinktur im Wasser-bad zur Trockne, Erwärmen des Rückstands mit 0,1 g Kaliumpermanganat und 10 g Wasser und längeres Stehenlassen; es darf sich kein Geruch nach Bittermandelöl entwickeln.	**Herstellung mit zimtsäure-haltiger Benzoe** durch einen Geruch nach Bittermandelöl[1].

[1] Siehe Benzoe Nr. 1.

Alkoholzahl: Nicht unter 9,0.

Tinctura Calami — Kalmustinktur.

Von gelbbrauner Farbe, von dem Geruch nach Kalmus und bitterem, brennendem
Geschmack.
Alkoholzahl: Nicht unter 7,7.

Tinctura Cantharidum — Spanischfliegentinktur.

Gehalt: Mindestens 0,07% Kantharidin.
Spanischfliegentinktur ist grünlichgelb und riecht nach Azeton.
Gehaltsbestimmung: Abdestillation von 60 g Spanischfliegentinktur auf dem
Wasserbad aus einem kleinen Kölbchen bis auf etwa 2 g. (Da als Extraktionsmittel
der Kanthariden das feuergefährliche Azeton vorgeschrieben ist, das schon bei
etwa 55° siedet, destilliere man zu Beginn die Tinktur recht vorsichtig ab, auf dem
Wasserbad, das man mit kleiner Flamme erhitzt.) Entfernen der letzten Anteile des
Azetons ohne Erwärmen durch Einblasen eines Luftstroms. Aufnehmen des Rückstands mit 20 g Chloroform. Zugabe von 40 g Äther sowie 3 g getrocknetem
Natriumsulfat. Nach halbstündigem Stehen Abfiltrieren von 50 g der Äther-Chloroform-Lösung (= 50 g Spanischfliegentinktur) durch ein trockenes, gut bedecktes
Filter in ein **gewogenes** Kölbchen. Abdestillieren der Äther-Chloroform-Lösung bei
mäßiger Wärme bis auf etwa 5 g, Verdunstenlassen des zurückbleibenden Chloroforms aus dem schräggestellten Kölbchen an der Luft, Entfernen der letzten Anteile
des Chloroforms durch Einblasen eines Luftstroms und Übergießen des Rückstands
mit 10 ccm einer Mischung von 19 Raumteilen Petroleumbenzin und 1 Raumteil
absolutem Alkohol. Stehenlassen des verschlossenen Kölbchens unter zeitweiligem
Umschwenken 12 Stunden lang. Abgießen der Flüssigkeit durch einen mit einem
Wattebäuschchen verschlossenen Trichter, Nachwaschen des kristallinischen Rückstands unter leichtem Umschwenken etwa viermal mit je 5 ccm der Petroleumbenzin-Alkohol-Mischung, bis diese farblos abläuft. Auflösen der auf die Watte
gelangten Kristalle durch Auftropfen von 5 ccm Chloroform, wobei man die Lösung

in das Kölbchen zurückfließen läßt. Verdunsten des Chloroforms unter gelindem Erwärmen und Trocknen des Rückstands 12 Stunden lang im Exsikkator. Das Gewicht des Rückstands muß mindestens 0,035 g betragen, was einem Mindestgehalt von 0,07% Kantharidin entspricht.

Ist das so erhaltene Kantharidin nicht gut kristallinisch, sondern harzig und dunkel gefärbt, so wird es in folgender Weise gereinigt: Lösen in dem Kölbchen durch ein dreimal zu wiederholendes mäßiges Erwärmen mit je 2 ccm Natronlauge, Vereinigen der alkalischen Lösungen in einem Scheidetrichter, Nachspülen des Kölbchens dreimal mit je 2 ccm Wasser. Ansäuern der Lösung im Scheidetrichter mit Salzsäure, Zugabe von 10 ccm Chloroform; Schütteln 10 Minuten lang. Nach vollständiger Klärung Überführen der Chloroformlösung in ein gewogenes Kölbchen. Wiederholung der Ausschüttelung noch zweimal mit je 5 ccm Chloroform in derselben Weise. Abdestillieren der vereinigten Chloroformlösungen bei mäßiger Wärme bis auf etwa 5 g, Behandeln des Rückstands mit der Petroleumbenzin-Alkohol-Mischung in der vorher beschriebenen Weise.

Aufbewahrung: Vorsichtig.

Tinctura Capsici — Spanischpfeffertinktur.

Von rötlichbrauner Farbe und stark brennendem Geschmack.
Alkoholzahl: Nicht unter 10,8.

Tinctura Catechu — Katechutinktur.

Von dunkelbrauner Farbe und nur in dünner Schicht durchsichtig, Lackmuspapier rötend und von zusammenziehendem Geschmack.

Prüfung durch:	Zeigt an:
Mischen von 5 Tropfen Katechutinktur mit 10 ccm Wasser und Versetzen der klaren Mischung mit 5 Tropfen Eisenchloridlösung.	**Identität** durch eine grünschwarze Farbe der Mischung.

Alkoholzahl: Nicht unter 7,3. Zur Bestimmung der Alkoholzahl wird eine Mischung von 10 g Katechutinktur, 5 ccm Wasser und 5 g Bleiazetatlösung nach der in den „Allgemeinen Bestimmungen" beschriebenen Weise der Destillation unterworfen.

Tinctura Chinae — Chinatinktur.

Gehalt: Mindestens 0,74% Alkaloide, berechnet auf Chinin ($C_{20}H_{24}O_2N_2$) und Cinchonin ($C_{19}H_{22}ON_2$). Durchschnittliches Mol.-Gew.: 309,2.

Von rotbrauner Farbe und stark bitterem Geschmack.
Alkoholzahl: Nicht unter 7,3.

Gehaltsbestimmung: Eindampfen von 20 g Chinatinktur nach Zusatz von 1 g Salzsäure in einem gewogenen Kölbchen von etwa 100 ccm Inhalt, auf das man vorher einen gut schließenden Korkstopfen eingepaßt hat, im siedenden Wasserbad auf 5 g. (Nach Zusatz der Salzsäure soll das Abdampfen des Weingeistes erfolgen. Das geschah bisher in einer Schale. Jetzt soll es zur Vermeidung von Verlusten gleich in dem zur „Aufschließung" verwendeten Kölbchen geschehen. Das gelingt auch ganz leicht, wenn man nach Vorschrift das Kölbchen *in* das siedende Wasserbad setzt [*auf* dem Wasserbad geht das Abdampfen äußerst langsam vor sich].) Nach dem Erkalten Zugabe von 15 g Chloroform, kräftig Umschütteln, dann Zugabe von 2,5 g Natronlauge. Schütteln des Gemisches 10 Minuten lang. Zugabe von 25 g Äther, kräftig Umschütteln; Zugabe von 1 g Traganth. Wiederum einige Minuten lang Durchschütteln, Abfiltrieren von 30 g der klaren Äther-Chloroform-Lösung

($= 15$ g Chinatinktur) durch ein Wattebäuschchen in ein Kölbchen, Zugabe von 10 ccm Weingeist. Abdestillieren der Mischung bis zum Verschwinden des Äther-Chloroform-Geruchs. Aufnehmen des Rückstands mit 10 ccm Weingeist unter gelindem Erwärmen, Zugabe von 10 ccm Wasser und Zusatz von 2 Tropfen Methylrotlösung. Titration mittels Feinbürette mit $^1/_{10}$-Normal-Salzsäure bis zum Farbumschlag. Hierzu müssen mindestens 3,59 ccm $^1/_{10}$-Normal-Salzsäure verbraucht werden, was einem Mindestgehalt von 0,74% Alkaloiden entspricht. 1 ccm $^1/_{10}$-Normal-Salzsäure $= 0,03092$ g Alkaloide, 3,59 ccm $= 0,1110$ g Alkaloide, die in 15 g Chinatinktur enthalten sein sollen, in 100 g also $\frac{11,10}{15} = 0,74\%$.

W. AWE (l. c.) schreibt in einer Vorbemerkung über die Alkaloidbestimmung in *Chinarinde und ihren Zubereitungen:* „Zur vollständigen Isolierung der China-Alkaloide ist es erforderlich, die sehr schwer löslichen chinagerbsauren Alkaloidsalze durch Salzsäure in die leichter löslichen Hydrochloride überzuführen. Deshalb schreibt das DAB ein Erwärmen der Droge mit Salzsäure vor. Die Tinkturen werden unter Salzsäurezusatz vom Alkohol befreit, die Extraktlösung wird unter Salzsäurezusatz bereitet. Nach H. WOJAHN und K. ERDELMEER (Dtsch. Apotheker-Ztg. 1939, 54, 226, 783, 1124) ist es zweckmäßig, die Salzsäure durch eine entsprechende Menge Ameisensäure zu ersetzen, weil Salzsäure eine Zersetzung der Gerbstoffe bewirkt.

Der Salzsäure- bzw. Ameisensäurezusatz muß neutralisiert werden und dann noch ein Überschuß an Alkalisierungsmitteln hinzugegeben werden, um die Alkaloidbasen in Freiheit zu setzen. Die hierzu vom DAB vorgesehenen Mengen Natronlauge bzw. Kalilauge (bei Extr. Chinae fluidum) sind zu gering angegeben. Nach WOJAHN sind *statt 5 g 15prozentiger Natronlauge 5 g 30prozentiger Lauge* zu *verwenden.* Es sei hier nochmals darauf hingewiesen, daß es notwendig ist, sich nach dem Alkalizusatz durch Prüfung mit Lackmuspapier von der alkalischen Reaktion zu überzeugen und gegebenenfalls weitere Mengen Natronlauge hinzuzusetzen."

Prüfung durch:	Zeigt an:
Versetzen von 5 ccm der titrierten Flüssigkeit mit 1 ccm verdünntem Bromwasser (1 + 4) und mit Ammoniakflüssigkeit.	**Identität** durch eine grüne Färbung.

Tinctura Chinae composita — Zusammengesetzte Chinatinktur.

Gehalt: Mindestens 0,37% Alkaloide, berechnet auf Chinin ($C_{20}H_{24}O_2N_2$) und Cinchonin ($C_{19}H_{22}ON_2$). Durchschnittliches Mol.-Gew.: 309,2.

Rotbraun, riecht würzig und schmeckt würzig bitter.

Alkoholzahl: Nicht unter 7,3.

Bestimmung des Alkaloidgehalts: Diese geschieht auf gleiche Weise, wie bei Tinctura Chinae angegeben ist. Zum Titrieren sollen mindestens 1,80 ccm $^1/_{10}$-Normal-Salzsäure erforderlich sein.

1 ccm $^1/_{10}$-Normal-Salzsäure $= 0,03092$ g Chinin und Cinchonin, 1,80 ccm $= 0,0556$ g dieser Alkaloide, welche in 15 g zusammengesetzter Chinatinktur mindestens enthalten sein sollen.

Der Mindestgehalt für 100 g dieser Tinktur berechnet sich: $\frac{5,56}{15} = 0,37$ g Alkaloide.

Zur Identitätsreaktion sind 10 ccm der titrierten Flüssigkeit zu verwenden.

Tinctura Cinnamomi — Zimttinktur.

Rotbraune Flüssigkeit von Geruch und Geschmack nach Zimt.

Alkoholzahl: Nicht unter 7,5. Zur Bestimmung der Alkoholzahl wird eine

Mischung von 10 g Zimttinktur und 10 g Bleiazetatlösung nach der in den „Allgemeinen Bestimmungen" beschriebenen Weise der Destillation unterworfen.

Tinctura Colchici — Zeitlosentinktur.

Von gelber Farbe und bitterem Geschmack.
Alkoholzahl: Nicht unter 7,7.

Prüfung durch:	Zeigt an:
*Verdampfen von 20 Tropfen Zeitlosentinktur in einem Schälchen, Auflösen des Verdampfungsrückstands in 5 Tropfen Schwefelsäure und Zufügen eines Körnchens Kaliumnitrat unter Umrühren.	**Identität** durch Auftreten von blauvioletten, rasch verblassenden Streifen beim Umrühren.

Bestimmung des Alkaloidgehalts: Eindampfen von 100 g Zeitlosentinktur in einem gewogenen Kolben von etwa 250 ccm Inhalt, auf den man einen gut sitzenden Korkstopfen vorher eingepaßt hat, im siedenden Wasserbad auf 20 g, Auffüllen mit Wasser auf ein Gewicht von 95 g. (Nach dem Verdunsten des Weingeistes und Auffüllen des Rückstands mit Wasser auf das ungefähre ursprüngliche Gewicht liegt eine Extraktionsflüssigkeit vor, die man analog weiterverarbeiten kann. — Die Verjagung des Weingeistes aus der Tinktur muß — wie es auch die Vorschrift besagt — so erfolgen, daß man den Kolben *im* siedenden Wasserbad erhitzt; *auf* dem siedenden Wasserbad würde der Vorgang äußerst langsam erfolgen, kaum zu Ende geführt werden können.) Zugabe von 5 g Bleiessig, Schütteln 3 Minuten lang. Völliges Abfiltrieren durch ein trockenes Faltenfilter von 12 cm Durchmesser in ein Arzneiglas von 150 ccm Inhalt. Versetzen des Filtrats mit 2 g zerriebenem Natriumphosphat, 3 Minuten lang kräftig Schütteln; Filtrieren durch ein trockenes Faltenfilter von 10 cm Durchmesser. Versetzen von 80 g des Filtrats (= 80 g Zeitlosentinktur) in einem Scheidetrichter mit 20 g Natriumchlorid, nach dessen Lösung Zugabe von 50 g Chloroform. Die Mischung 5 Minuten lang kräftig Durchschütteln. Nach vollständiger Klärung Filtrieren der Chloroformlösung durch ein kleines glattes Filter. Verdunstenlassen von 40 g dieser Lösung (= 64 g Zeitlosentinktur) in einem gewogenen Kölbchen, Trocknen des Rückstands bei 70 bis 80° bis zum gleichbleibenden Gewicht. Die Menge des Rückstands muß mindestens 0,026 g betragen, was einem Mindestgehalt von 0,04% Kolchizin entspricht.
Aufbewahrung: Vorsichtig.

Tinctura Colocynthidis — Koloquinthentinktur.

Von gelber Farbe und sehr bitterem Geschmack.
Alkoholzahl: Nicht unter 11,5. Zur Bestimmung der Alkoholzahl wird die in den „Allgemeinen Bestimmungen" vorgeschriebene Mischung nach Zusatz von 0,5 g Gerbsäure der Destillation unterworfen.
Aufbewahrung: Vorsichtig.

Tinctura Digitalis — Fingerhuttinktur.

Von dunkelgrüner Farbe, riecht nach Fingerhutblättern und schmeckt bitter.
Aufbewahrung: Vorsichtig in brauner, gutverschlossener Flasche.

Tinctura Ferri chlorati aetherea — Ätherische Chloreisentinktur.

Klare, gelbe Flüssigkeit von ätherischem Geruch und brennendem, zugleich eigenartigem Geschmack.

Prüfung durch:	Zeigt an:
Verdünnen von 5 g Tinktur mit 20 g Wasser und Versetzen von je 5 ccm	
*a) mit Kaliumferrozyanidlösung,	**Identität** durch einen blauen Niederschlag[1].
*b) mit Kaliumferrizyanidlösung,	**Identität** durch einen blauen Niederschlag[2].
*c) mit Ammoniakflüssigkeit,	**Identität** durch einen schmutziggrünen bis braunen Niederschlag[3].
*d) mit Silbernitratlösung.	**Identität** durch einen weißen Niederschlag.

[1] $4\,FeCl_3 + 3\,K_4 \cdot [Fe(CN)_6] = Fe_4[Fe(CN)_6]_3 + 12\,KCl.$
  Ferri- Kaliumferrozyanid Ferriferro-
  chlorid   zyanid

[2] $3\,FeCl_2 + 2\,K_3 \cdot [Fe(CN)_6] = Fe_3[Fe(CN)_6]_2 + 6\,KCl.$
  Ferro- Kaliumferrizyanid Ferroferri-
  chlorid   zyanid

[3] $FeCl_2 + 2\,FeCl_3 + 8\,NH_3 + x\,H_2O = Fe_3O_4 \cdot x\,H_2O + 8\,NH_4Cl.$
  Ferro- Ferri-   Eisenhydr-
  chlorid chlorid   oxyduloxyd

Tinctura Ferri pomati — Apfelsaure Eisentinktur.

Schwarzbraune Flüssigkeit von Zimtgeruch und mildem Eisengeschmack, mit Wasser in allen Verhältnissen ohne Trübung mischbar.

Tinctura Gallarum — Galläpfeltinktur.

Von brauner Farbe und zusammenziehendem Geschmack. Sie reagiert sauer, ist mit Wasser in allen Verhältnissen ohne Trübung mischbar.

Prüfung durch:	Zeigt an:
Zusatz von Eisenchloridlösung.	**Identität** durch einen blauschwarzen Niederschlag.

Alkoholzahl: Nicht unter 6,5.

Tinctura Gentianae — Enziantinktur.

Gelbbraune Flüssigkeit von bitterem Geschmack und dem Geruch nach Enzianwurzel.
Alkoholzahl: Nicht unter 7,3.
Aufbewahrung: Vorsichtig.

Tinctura Ipecacuanhae — Brechwurzeltinktur.

Gehalt: Mindestens 0,194% Alkaloide, berechnet auf Emetin ($C_{30}H_{44}O_4N_2$. Mol.-Gew.: 496,4).
Hellbraune Tinktur.

Prüfung durch:	Zeigt an:
*Vermischen von 5 Tropfen Brechwurzeltinktur mit 10 Tropfen verdünnter Salzsäure und Versetzen mit einem Körnchen Chlorkalk.	**Identität** durch eine lebhaft orangegelbe Färbung.

Alkoholzahl: Nicht unter 8.

Bestimmung des Alkaloidgehalts: Eindampfen von 20 g Brechwurzeltinktur in
e.nem gewogenen Kölbchen von etwa 100 ccm Inhalt im siedenden Wasserbad auf
5 g. (Zunächst muß das Verdampfen des Weingeistes stattfinden, und zwar indem
man das Kölbchen nach Vorschrift *in* das siedende Wasserbad setzt; *auf* dem siedenden Wasserbad geschieht der Vorgang äußerst langsam. — Sodann muß die
ätherische Alkaloidlösung hier durch Traganth geklärt werden, während bei Rad.
Ipecac. schon die Droge als Quellmittel die Klärung bewirkt.) Nach dem Erkalten
Zugabe von 25 g Äther, kräftig Schütteln und dann Zugabe von 2 g Ammoniakflüssigkeit. Nach einigen Minuten langem Schütteln Stehenlassen $^{1}/_{2}$ Stunde lang
unter häufigem, kräftigem Umschütteln. Dann Zusatz von 0,5 g Traganthpulver,
Schütteln, bis sich die ätherische Schicht vollständig geklärt hat, Abgießen von
20 g der klaren Ätherschicht (= 16 g Brechwurzeltinktur) durch ein Wattebäuschchen in ein Kölbchen. Abdestillieren des Äthers und Erwärmen auf dem Wasserbad
bis zum Verschwinden des Äthergeruchs. Lösen des Rückstands in 1 ccm Weingeist,
Zugabe von 5 ccm $^{1}/_{10}$-Normal-Salzsäure, 5 ccm Wasser und 2 Tropfen Methylrotlösung. Titration (Feinbürette) mit $^{1}/_{10}$-Normal-Kalilauge bis zum Farbumschlag.
Hierzu dürfen höchstens 3,75 ccm $^{1}/_{10}$-Normal-Kalilauge verbraucht werden, so daß
mindestens 1,25 ccm $^{1}/_{10}$-Normal-Salzsäure zur Sättigung der vorhandenen Alkaloide erforderlich sind, was einem Mindestgehalt von 0,194% Alkaloiden entspricht.
1 ccm $^{1}/_{10}$-Normal-Salzsäure = 0,02 482 g Alkaloide, berechnet auf Emetin,
1,25 ccm = 0,031 025 g Alkaloide, die in 16 g Brechwurzeltinktur enthalten sein
sollen;

$$\frac{0,031025 \cdot 100}{16} = 0,194 .$$

Aufbewahrung: Vorsichtig.

Tinctura Jodi — Jodtinktur.

Gehalt: 6,8 bis 7% freies Jod (J, Atom-Gew.: 126,92) und 2,8 bis 3% Kaliumjodid (KJ, Mol.-Gew.: 166,02).

Dunkelrotbraun und nach Jod riechend, beim Erwärmen (5 bis 6 Tropfen) auf
dem Wasserbad einen schwarzbraunen Rückstand hinterlassend, der bei stärkerem
Erhitzen Joddämpfe ausstößt und schließlich eine weiße Farbe annimmt. Die mit
wenig Wasser hergestellte farblose Lösung dieses Rückstands gibt nach Zusatz von
Silbernitratlösung einen hellgelben, käsigen Niederschlag, nach Zusatz von Natriumkobaltinitritlösung eine gelbliche, kristallinische Ausscheidung.

Zugabe von 1 Tropfen Salzsäure zum Rückstand. Entnahme einer Spur der
Flüssigkeit mit dem zuvor ausgeglühten Platindraht. Einführung des benetzten
Platindrahts in die nichtleuchtende Flamme. Es darf höchstens ganz vorübergehend
Gelbfärbung (Natriumsalze) auftreten, vielmehr soll die violette Kaliumflamme
sichtbar werden.

Dichte: 0,898 bis 0,902 (richtiger 0,885 bis 0,889).

Zur Prüfung auf Methylalkohol und Azeton werden 10 g Jodtinktur mit 3 g einer
wäßrigen Natriumthiosulfatlösung (1 + 1) versetzt; die Mischung wird sodann ohne
Zusatz von Wasser nach der in den „Allgemeinen Bestimmungen" beschriebenen
Weise einer *ein*maligen Destillation unterworfen. Die ersten übergehenden 2 ccm
werden zur Prüfung verwendet. Zur Prüfung auf Methylalkohol und Azeton muß
erst das freie, flüchtige Jod unschädlich gemacht werden. Das geschieht durch
Zusatz von Natriumthiosulfat, so daß das Jod in Natriumjodid übergeführt wird,
worauf das ohne Zusatz von Wasser gewonnene Destillat auf Methylalkohol und
Azeton geprüft werden kann.

Bestimmung des Gehalts an freiem Jod und Kaliumjodid: Etwa 2 g Jodtinktur
werden in einem Kölbchen mit eingeriebenem Glasstopfen genau gewogen und nach

Zusatz von 5 ccm Wasser mit $^1/_{10}$-Normal-Natriumthiosulfatlösung ohne Zusatz eines Indikators titriert, bis die Flüssigkeit farblos ist. Hierbei ist nach Zugabe der ersten 5 ccm $^1/_{10}$-Normal-Natriumthiosulfatlösung der Inhalt des Kölbchens kräftig durchzuschütteln. Für je 2 g Jodtinktur müssen 10,7 bis 11,0 ccm $^1/_{10}$-Normal-Natriumthiosulfatlösung verbraucht werden, was einem Gehalt von 6,8 bis 7% freiem Jod entspricht (1 ccm $^1/_{10}$-Normal-Natriumthiosulfatlösung $=$ 0,012692 g Jod).

Die nach der vorstehenden Titration erhaltene farblose Flüssigkeit wird in einen Scheidetrichter gegeben und das Kölbchen zweimal mit je 10 ccm Wasser nachgespült. Die vereinigten Flüssigkeiten versetzt man mit 15 ccm Chloroform und nach kräftigem Umschütteln mit 20 ccm verdünnter Schwefelsäure und 5 ccm Wasserstoffsuperoxydlösung, schüttelt leicht durch und läßt 45 Minuten lang stehen. Dann schüttelt man etwa 1 Minute lang kräftig durch, läßt den Chloroformauszug in ein Kölbchen mit eingeriebenem Glasstopfen fließen, spült mit etwa 5 ccm Chloroform sogleich nach und schüttelt noch zweimal mit je 10 ccm Chloroform kräftig aus. Zu den vereinigten Chloroformauszügen gibt man etwa 20 ccm Wasser und titriert mit $^1/_{10}$-Normal-Natriumthiosulfatlösung ohne Zusatz eines Indikators unter häufigem kräftigem Umschütteln, bis die Chloroformschicht völlig farblos ist. Nach Abzug der für die Bestimmung des Gehalts an freiem Jod verbrauchten ccm $^1/_{10}$-Normal-Natriumthiosulfatlösung müssen für je 2 g Jodtinktur 3,37 bis 3,61 ccm $^1/_{10}$-Normal-Natriumthiosulfatlösung verbraucht werden, was einem Gehalt von 2,8 bis 3% Kaliumjodid entspricht (1 ccm $^1/_{10}$-Normal-Natriumthiosulfatlösung $=$ 0,016602 g Kaliumjodid).

Tinctura Lobeliae — Lobelientinktur.

Von braungrüner Farbe, scharfem Geruch und widerlich kratzendem Geschmack.
Alkoholzahl: Nicht unter 8.
Aufbewahrung: Vorsichtig.

Tinctura Myrrhae — Myrrhentinktur.

Von gelbroter Farbe, vom Geruch der Myrrhe und bitterem Geschmack; sie wird durch Wasser milchig getrübt.
Alkoholzahl: Nicht unter 10,2.

Tinctura Opii benzoica — Benzoesäurehaltige Opiumtinktur.

Gehalt: 0,05% Morphin. Sie rötet Lackmuspapier, ist gelbbraun, riecht würzig und schmeckt würzig süß.
Alkoholzahl: Nicht unter 7,4.
Aufbewahrung: Vorsichtig.

Tinctura Opii crocata — Safranhaltige Opiumtinktur.

Gehalt: 0,98 bis 1,02% Morphin ($C_{17}H_{19}O_3N$. Mol.-Gew.: 285,2).
Von dunkelgelbroter Farbe, in der Verdünnung reingelb, vom Geruch nach Safran und von bitterem Geschmack.
Alkoholzahl: Nicht unter 3,5.
Bestimmung des Morphingehalts der Tinktur[1]: 25 g safranhaltige Opiumtinktur dampfe man in einem gewogenen Schälchen auf 7,5 g ein, verdünne mit Wasser bis zum Gewicht von 19 g und füge unter Umschwenken 1 ccm einer Mischung von 17 g Ammoniakflüssigkeit und 83 g Wasser zu. Das Gemisch filtriere man sofort durch

ein trockenes Faltenfilter von 8 cm Durchmesser in ein Kölbchen und setze zu 16 g des Filtrats (= 20 g Tinktur) unter Umschwenken 5 ccm Essigäther und 2,5 ccm der Mischung von 17 g Ammoniakflüssigkeit und 83 g Wasser hinzu, verschließe das Kölbchen, schüttle den Inhalt 10 Minuten lang, füge hierauf noch 10 ccm Essigäther hinzu und lasse unter zeitweiligem, leichtem Umschwenken $^1/_4$ Stunde stehen. Alsdann bringe man zuerst die Essigätherschicht möglichst vollständig auf ein glattes Filter von 7 cm Durchmesser, gebe zu der im Kölbchen zurückgebliebenen wäßrigen Flüssigkeit nochmals 5 ccm Essigäther, bewege die Mischung einige Augenblicke lang und bringe zunächst wieder die Essigätherschicht auf das Filter. Nach dem Ablaufen der ätherischen Flüssigkeit gebe man die wäßrige Lösung, ohne auf die an den Wänden des Kölbchens haftenden Kristalle Rücksicht zu nehmen, auf das Filter, spüle dieses sowie das Kölbchen dreimal mit je 2,5 ccm mit Äther gesättigtem Wasser nach. Nachdem das Kölbchen gut ausgelaufen und das Filter völlig abgetropft ist, trockne man beide bei 100°, löse dann die Morphinkristalle in 10 ccm $^1/_{10}$-Normal-Salzsäure, gieße die Lösung in ein Kölbchen, wasche das Filter, Kölbchen und Stöpsel sorgfältig mit Wasser nach und verdünne auf etwa 50 ccm. Nach Zusatz von 2 Tropfen Methylrotlösung titriere man mittels Feinbürette mit $^1/_{10}$-Normal-Kalilauge bis zum Farbumschlag.

Es dürfen nicht mehr als 3,13 ccm und nicht weniger als 2,85 ccm $^1/_{10}$-Normal-Kalilauge verbraucht werden, so daß mindestens 6,87 und höchstens 7,15 ccm $^1/_{10}$-Normal-Salzsäure zur Sättigung des vorhandenen Morphins erforderlich sind, was einem Gehalt von 0,98 bis 1,02% Morphin entspricht. 1 ccm $^1/_{10}$-Normal-Salzsäure = 0,02852 g Morphin, 6,87 bis 7,15 ccm = 0,1959 bis 0,2039 g Morphin, die in 20 g Tinktur enthalten sein sollen.

Aufbewahrung: Vorsichtig.

[1] Siehe hierzu die Ausführungen bei Opium betr. Vereinfachung der Bestimmung.

Tinctura Opii simplex — Einfache Opiumtinktur.

Gehalt: 0,98 bis 1,02% Morphin ($C_{17}H_{19}O_3N$. Mol.-Gew.: 285,2).
Rötlichbraune, nach Opium riechende und bitter schmeckende Flüssigkeit.
Alkoholzahl: Nicht unter 3,5.
Die **Bestimmung** und **Berechnung des Morphingehalts** geschieht wie bei Tinctura Opii crocata angegeben ist.
Aufbewahrung: Vorsichtig.

Tinctura Pimpinellae — Bibernelltinktur.

Von gelbbrauner Farbe, vom Geruch der Bibernellwurzel und kratzendem Geschmack.
Alkoholzahl: Nicht unter 7,3.

Tinctura Ratanhiae — Ratanhiatinktur.

Von dunkelroter Farbe, von zusammenziehendem Geschmack.
Alkoholzahl: Nicht unter 7,4. Zur Bestimmung der Alkoholzahl wird eine Mischung von 10 g Ratanhiatinktur, 5 ccm Wasser und 5 g Bleiazetatlösung nach der in den „Allgemeinen Bestimmungen" beschriebenen Weise der Destillation unterworfen.

Tinctura Rhei aquosa — Wäßrige Rhabarbertinktur.

Von dunkelbrauner Farbe, mit Wasser ohne Trübung mischbar.

Tinctura Rhei vinosa — Weinige Rhabarbertinktur.

Gelbbraun, riecht würzig und schmeckt würzig süß. Mit Wasser gemischt, darf sie sich kaum trüben; durch Zusatz von Natronlauge wird sie rotbraun gefärbt.

Tinctura Scillae — Meerzwiebeltinktur.

Von gelber Farbe und widerlich bitterem Geschmack.

Alkoholzahl: Nicht unter 6,8. Zur Bestimmung der Alkoholzahl wird die in den „Allgemeinen Bestimmungen" vorgeschriebene Mischung nach Zusatz von 0,5 g Gerbsäure der Destillation unterworfen.

Aufbewahrung: Vorsichtig.

Tinctura Strophanthi — Strophanthustinktur.

Gehalt: 0,39 bis 0,41% wasserfreies g-Strophanthin.

Klar, von gelbbräunlicher Farbe und sehr bitterem Geschmack.

Alkoholzahl: Nicht unter 7,5.

Bestimmung des Strophanthingehalts der Tinktur:

Eindampfen von 50 g der Tinktur in einem gewogenen Kölbchen von etwa 100 ccm Inhalt im siedenden Wasserbad auf 5 g, Zugabe von 10 g heißem Wasser und dann von 15 Tropfen Bleiessig und noch einige Minuten lang Erwärmen. Die heiße Lösung filtriert man durch ein glattes Filter von 6 cm Durchmesser in ein Kölbchen von 50 ccm Inhalt und wäscht Kölbchen und Filter viermal mit je 5 g heißem Wasser nach. Einleiten von Schwefelwasserstoff in das warme Filtrat bis zur Sättigung[1], Erwärmen 2 Stunden lang auf dem Wasserbad[2], Filtrieren durch ein glattes Filter von 6 cm Durchmesser in eine Porzellanschale von 100 ccm Inhalt und Nachwaschen von Kölbchen und Filter zweimal mit je 5 g heißem Wasser. Die filtrierte Lösung dampft man auf dem Wasserbad bis auf etwa 5 g ein, führt sie in ein **gewogenes** zylindrisches Gläschen[3] von etwa 4 cm Durchmesser und 2 cm Höhe über, spült die Porzellanschale dreimal mit je 1 g heißem Wasser nach und dampft auf dem Wasserbad bis auf etwa 2,0 bis 2,5 g ein. Nun läßt man zur Kristallisation etwa 24 Stunden lang stehen, bis das Gewicht auf ungefähr 1 g zurückgegangen ist, gießt die Mutterlauge vorsichtig ab, schwenkt dreimal mit je 0,5 ccm Wasser gelinde um und gießt die Waschflüssigkeit vorsichtig ab, so daß kein Verlust an Strophanthinkristallen entsteht. Der nach 2stündigem Trocknen bei 105 bis 110° hinterbleibende Rückstand wird gewogen. Es müssen aus der angewendeten Menge von 50 g Tinktur 0,195 bis 0,205 g Rückstand erhalten werden, was einem Gehalt von 0,39 bis 0,41% wasserfreiem g-Strophanthin entspricht.

Aufbewahrung: Vorsichtig.

[1] Um das Blei zu fällen und zu entfernen.
[2] Zur Entfernung von überschüssigem H_2S.
[3] Kristallisierschälchen.

Tinctura Strychni — Brechnußtinktur.

Gehalt: 0,246 bis 0,255% Alkaloide, berechnet auf Strychnin ($C_{21}H_{22}O_2N_2$) und Bruzin ($C_{23}H_{26}O_4N_2$). Durchschnittliches Mol.-Gew.: 364,2.

Gelb, von sehr bitterem Geschmack.

Alkoholzahl: Nicht unter 7,5.

Bestimmung des Alkaloidgehalts der Tinktur: Die Bestimmung erfolgt im allgemeinen wie bei Semen Strychni. Nur konnte hier die bei der Droge vorgesehene Ausschüttlung der Äther-Chloroform-Alkaloid-Lösung mit $^1/_{10}$-Normal-Salzsäure vermieden werden, da die Tinktur wenig Fett enthält. Auf einen Punkt sei hier aber noch einmal hingewiesen: Es ist wichtig, ,,daß man vor dem völligen Abdunsten der Chloroform-Äther-Lösung die vorgeschriebene $^1/_{10}$-Normal-Salzsäure und Wasser zufügt, da sonst das Auflösen des an den Kolbenwandungen anbackenden Rückstands erschwert ist. Andererseits ist auf eine vollkommene Entfernung des Äther-Chloroform-Gemisches nach der Zugabe zu achten, da die Gegenwart von Chloroform die Resultate ungünstig beeinflußt"[1].

20 g Brechnußtinktur dampfe man nach Zusatz von 1 g verdünnter Schwefelsäure in einem gewogenen Kölbchen von etwa 100 ccm Inhalt im siedenden Wasserbad auf 5 g ein, fügt zu dem Rückstand nach dem Erkalten 8 g Chloroform sowie nach kräftigem Umschütteln 0,5 g Natronlauge und 3 g Natriumkarbonatlösung hinzu und schüttelt 5 Minuten lang kräftig durch. Alsdann gibt man 17 g Äther hinzu und schüttelt nochmals 5 Minuten lang. Nach Zusatz von 1 g Traganthpulver schüttelt man hierauf noch so lange, bis sich die Äther-Chloroform-Schicht vollständig geklärt hat, gießt 20 g der klaren Lösung (= 16 g Tinktur) durch ein Wattebäuschchen in ein Kölbchen und destilliert bis auf einige ccm ab. Nun gibt man 5 ccm $^1/_{10}$-Normal-Salzsäure und 5 ccm Wasser in das Kölbchen, erwärmt auf dem Wasserbad bis zum Verschwinden des Äther-Chloroform-Geruchs, fügt nach dem Erkalten 2 Tropfen Methylrotlösung hinzu und titriert mit $^1/_{10}$-Normal-Kalilauge bis zum Farbumschlag. Es dürfen nicht mehr als 3,92 und nicht weniger als 3,88 ccm $^1/_{10}$-Normal-Kalilauge verbraucht werden, so daß mindestens 1,08 und höchstens 1,12 ccm $^1/_{10}$-Normal-Salzsäure zur Sättigung der vorhandenen Alkaloide erforderlich sind, was einem Gehalt von 0,246 bis 0,255% Alkaloiden entspricht. 1 ccm $^1/_{10}$-Normal-Salzsäure = 0,03642 g Alkaloide, berechnet auf Strychnin und Bruzin, 1,08 bis 1,12 ccm = 0,0393 bis 0,0408 g Alkaloide, die in 16 g Tinktur enthalten sein sollen, in 100 g also 6,25 · 0,0393 bis 0,0408 g.

Prüfung durch:	Zeigt an:
Versetzen von 2 ccm der titrierten Flüssigkeit mit 0,5 ccm verdünntem Bromwasser (1 + 4).	**Identität** durch vorübergehende Rotfärbung; nach weiterem Zusatz von 0,5 ccm verdünntem Bromwasser (1 + 4) entsteht eine milchiggelbe Trübung.
Unterschichten des Gemisches mit dem gleichen Raumteil Schwefelsäure.	**Identität** durch eine rötlichviolette Färbung an der Berührungsfläche, die sich beim Stehen der ganzen Lösung mitteilt.

Aufbewahrung: Vorsichtig.

[1] GADAMER, J., und NEUHOFF, E.: Archiv 1926, S. 558.

Tinctura Tormentillae — Tormentilltinktur.

Rotbraun, schmeckt zusammenziehend.

Alkoholzahl: Nicht unter 7,7.

Zur Bestimmung der Alkoholzahl werden 25 g Tormentilltinktur mit 15 ccm Wasser und 10 g Bleiazetatlösung vermischt und durch ein trockenes, glattes Filter filtriert. 20 g des Filtrats (= 10 g Tormentilltinktur) werden nach der in den ,,Allgemeinen Bestimmungen" beschriebenen Weise der Destillation unterworfen.

Tinctura Valerianae — Baldriantinktur.

Von brauner Farbe, von Geruch und Geschmack nach Baldrian.

Alkoholzahl: Nicht unter 7,5.

Tinctura Valerianae aetherea — Ätherische Baldriantinktur.

Gelb, nach längerer Aufbewahrung dunkler werdend, riecht und schmeckt ätherisch und nach Baldrian.

Prüfung durch:	Zeigt an:
Schütteln von 5 ccm ätherischer Baldriantinktur mit 5 ccm Kaliumazetatlösung in einem graduierten Glasstöpselzylinder.	**Richtigen Äthergehalt,** wenn sich hierbei 2 bis 2,5 ccm ätherische Flüssigkeit absondern[1].

[1] Kaliumazetatlösung nimmt den Alkohol, nicht aber den Äther auf.

Tinctura Veratri — Nieswurztinktur.

Von dunkelrötlichbrauner Farbe und bitterem, kratzendem Geschmack.
Alkoholzahl: Nicht unter 7,7.
Aufbewahrung: Vorsichtig.

Tinctura Zingiberis — Ingwertinktur.

Von gelbbrauner Farbe, vom Geruch nach Ingwer und brennendem Geschmack.
Alkoholzahl: Nicht unter 7,7.

Tragacantha — Traganth.

Der aus den Stammorganen zahlreicher, kleinasiatischer Astragalus-Arten ausgetretene, an der Luft erhärtete Schleim.

Traganth bildet blattartige, bandartige oder sichelförmige flache, weiße oder gelblichweiße, durchscheinende, nur ungefähr 1 bis 3 mm dicke und mindestens 0,5 cm breite, oft gestreifte Stücke. Er ist von hornartiger Beschaffenheit, schwer zu pulvern, kurz brechend, geruchlos und schmeckt fade und schleimig.

Zur Prüfung sind erforderlich: Etwa 3 g Traganth bzw. Traganthpulver.

Prüfung durch:	Zeigt an:
*Übergießen von 0,1 g Traganth mit 5,0 g Wasser.	**Identität** durch Aufquellen zu einer etwas trüben, gallertartigen Masse.
*Erwärmen der Gallerte mit Natronlauge auf dem Wasserbad.	**Identität** durch eine gelbe Färbung der Gallert.
Betrachten des dünnen, in Glyzerin liegenden Querschnitts des Traganths unter dem Mikroskop unter Zufluß von Wasser.	Zahlreiche, geschichtete **Schleimzellhäute** und von diesen umschlossen Gruppen von meist rundlichen, teilweise zusammengesetzten **Stärkekörnern,** deren Durchmesser meistens 6 bis 10 μ, ausnahmsweise 20 μ beträgt.
Betrachten des weißen Pulvers des Traganths unter dem Mikroskop.	Bruchstücke der Schleimzellhäute, einzelne oder zu Gruppen vereinigte, nur ausnahmsweise bis 20 μ große Stärkekörner.
Betrachten eines mit einer Mischung von gleichen Teilen Weingeist und Jodlösung hergestellten Präparats. Andere als die rundlichen Stärkekörner von 6 bis 10 μ, ausnahmsweise bis 20 μ Durchmesser sowie gelbbraune, rotbraune oder violettbraune Schollen oder Körner dürfen nicht vorhanden sein.	**Fremde Stärke** durch größere oder anders geformte Stärkekörner. **Dextrin** durch gelbbraune, rotbraune oder braunviolette Schollen oder Körner.

Prüfung durch:	Zeigt an:
Anreiben von 1 g Traganthpulver in einer Reibschale mit 2 ccm Weingeist, Verrühren nacheinander zweimal mit je 10 ccm Wasser.	**Einwandfreie Qualität** durch eine gallerartige Masse, die nach $^1/_4$ Stunde beim Neigen der Reibschale keine fließende Bewegung mehr erkennen läßt und durch Zusatz von weiteren 30 ccm Wasser eben gießbar wird.
Vermischen der gießbaren Masse mit 2 g weingeistiger Benzidinlösung (1 + 49).	**Arabisches Gummi** durch eine nach 4 bis 6 Stunden eintretende bläulichgraue Verfärbung[1].
Verbrennen von 1 g Traganthpulver in einem tarierten Tiegel; es darf höchstens 0,035 g Rückstand bleiben.	**Anorganische Beimengungen** durch einen größeren Rückstand als 0,035 g.

[1] Arabisches Gummi enthält Oxydasen, d. h. also Sauerstoffüberträger, die die Oxydation des Benzidins und damit die Farbstoffbildung bedingen. Ist das arabische Gummi vor dem Zusatz zum Traganth erhitzt worden, so bleibt die Reaktion aus, negative Reaktion beweist also nicht die Abwesenheit der Verfälschung.

Ob ganz reines Traganthpulver Fermente enthält, erscheint noch strittig. Nach den bisherigen Erfahrungen gibt jedenfalls arabisches Gummi (bzw. Gemische desselben mit Traganth) einen Schleim, der nach Zusatz von Benzidin allmählich die bezeichnete Verfärbung zeigt, während Traganthschleim eine Verfärbung in dieser Stärke nicht erleidet. Freilich kann die Anwesenheit von arabischem Gummi bestimmt auf diese Weise nicht nachgewiesen werden, da dieses Gummi, wenn erhitzt oder sehr alt, keine Oxydasen mehr besitzt und dann das Benzidin nicht mehr oxydieren kann (siehe L. ROSENTHALER, Pharmaz. Ztg. 1926, S. 1572).

Zur Herstellung des Pulvers wird Traganth bei einer 50° nicht übersteigenden Temperatur getrocknet. Nach L. ROSENTHALER ist diese Angabe anscheinend unrichtig, da nach Auskunft eines vertrauenswürdigen Fabrikanten Traganth lufttrocken zerrieben wird.

Traumaticinum — Guttaperchalösung.

Bräunlich, beim Verdunsten des Chloroforms eine elastische Haut zurücklassend. Die Herstellung kann nur mit Erhitzen durchgeführt werden und anschließend ist mit Kieselgur zu schütteln und zu filtrieren!

Triturationes — Verreibungen.

In der Verreibung darf auch mit Hilfe der Lupe das verriebene Arzneimittel nicht mehr wahrnehmbar sein.

Tropacocainum hydrochloricum — Tropakokainhydrochlorid.

$C_{15}H_{19}O_2N \cdot HCl$. Mol.-Gew.: 281,6.

Farblose Kristalle oder ein weißes kristallinisches Pulver von bitterem Geschmack, das sich in Wasser sehr leicht löst; die Lösung verändert Lackmuspapier nicht.

Zur Prüfung sind erforderlich: Etwa 0,4 g Tropakokainhydrochlorid und 4 ccm wäßrige Lösung (1 + 99).

Prüfung durch:	Zeigt an:
*Versetzen von je 1 ccm der Lösung (1 + 99) *a) mit Jodlösung,	**Identität** durch einen braunen Niederschlag (Perjodid).
*b) mit Kaliumdichromatlösung nach Ansäuern mit Salzsäure,	**Identität** durch einen hellorangeroten Niederschlag (Tropakokaindichromat).

*c) mit Silbernitratlösung nach Ansäuern mit Salpetersäure.

Identität durch einen weißen Niederschlag.

*Auflösen von 0,1 g des Salzes in 2 ccm Wasser und Zusatz von 3 ccm Natriumkarbonatlösung und Schütteln mit 10 ccm Äther.

Identität durch eine milchige Trübung, die beim Schütteln mit Äther vollständig verschwindet[1].

*Abheben des Äthers von der wäßrigen Flüssigkeit, Verdampfen desselben auf dem Wasserbad.

Identität durch Hinterlassung eines farblosen Öls.

Stehenlassen obigen Rückstands über Schwefelsäure.

Identität durch kristallinische Erstarrung nach einiger Zeit.

a) Bestimmen des Schmelzpunkts der Kristalle.

Identität, wenn der Schmelzpunkt bei 49° liegt.

*b) Auflösen der Kristalle in Weingeist und Eintauchen von angefeuchtetem rotem Lackmuspapier.

Identität durch Bläuung des Lackmuspapiers.

*Versetzen der Lösung von 0,1 g des Salzes in 1 ccm Wasser mit 2 Tropfen Salpetersäure und Umschütteln.

Identität durch Abscheidung eines weißen, kristallinischen Niederschlags beim Umschütteln (Tropakokainnitrat).

Versetzen von 1 ccm der Lösung (1 + 99) mit 1 Tropfen verdünnter Schwefelsäure, Zusatz von 1 Tropfen Kaliumpermanganatlösung und Stehenlassen $^1/_2$ Stunde lang bei Abschluß von Staub; die violette Farbe darf kaum eine Abnahme erfahren.

Identität durch eine violette Färbung der Lösung.

Fremde Kokabasen (Zinnamylkokain) durch Abnahme oder Verschwinden der violetten Färbung innerhalb $^1/_2$ Stunde.

Weiteren Zusatz von 1 ccm Kaliumpermanganatlösung zur obigen Flüssigkeit.

Identität durch eine nach 1 bis 2 Stunden erfolgende Ausscheidung von violetten, nadelförmigen Kristallen[2].

*Auflösen von 0,01 g des Salzes in 1 ccm Schwefelsäure; die Lösung muß farblos sein.

Fremde Alkaloide durch eine gefärbte Lösung.

Verbrennen von 0,2 g des Salzes in einem tarierten Tiegel; es darf nur weniger als 0,001 g Rückstand bleiben.

Anorganische Beimengungen durch einen Rückstand von 0,001 g oder mehr.

Aufbewahrung: Vorsichtig.

[1] $(C_5H_6 \cdot CO)C_8H_{14}ON \cdot HCl + Na_2CO_3 = C_3H_{15}NO + C_6H_5 \cdot COONa$
Tropakokainhydrochlorid   Pseudotropin   Natriumbenzoat
$+ NaCl + CO_2.$

[2] Tropakokainpermanganat.

Tubera Jalapae — Jalapenwurzel.

Gehalt: Mindestens 10% Harz.

Die knollig verdickten, bei starker Wärme getrockneten Nebenwurzeln von Exogonium purga (Wenderoth) Bentham.

Jalapenwurzel ist sehr hart und schwer, von mehr oder weniger kugeliger, birnförmiger, eiförmiger oder länglichspindelförmiger Gestalt, oft bis über hühnereigroß, zuweilen eingeschnitten, selten in Stücke geschnitten, außen dunkelbraun, tief längsfurchig oder mehr oder weniger stark netzförmig gerunzelt, durch kurze, hellere, quergestreckte Lentizellen gezeichnet, in den Vertiefungen harzglänzend. Am oberen Ende trägt sie Narben von abgeschnittenen Stengelteilen, am unteren solche von Wurzelzweigen und der schlanken Wurzelspitze. Auf dem Querschnitt läßt Jalapenwurzel am Rand eine oder mehrere unregelmäßig konzentrische Zonen, weiter im Innern verschiedenartig gestaltete, dunkler gefärbte Zonen oder Inseln erkennen.

Der Rand ist meist dunkler, horniger, glänzender, die Mitte der Stücke heller, weicher und matter, nur selten sind sie gleichmäßig dunkelbraun. Der Bruch ist glatt, fast muschelig, weder faserig noch holzig. Sie riecht schwach und schmeckt fade und kratzend.

Mikroskopische Prüfung: Unter einer starken **Korkschicht** liegt eine schmale **Rinde,** aus reichlich **Kalziumoxalatdrusen** führendem **Parenchym** aufgebaut, in dem sich zahlreiche, in Längsreihen angeordnete **Milchsaftzellen** finden. Innerhalb des **Kambiumrings** liegen in dem den größten Teil der Wurzel ausmachenden Holzparenchym die **Gefäße** in Gruppen oder radialen Reihen zusammen. Um diese herum bilden sich **sekundäre Kambien,** die nach innen **Gefäße,** nach außen **Siebelemente, Parenchym** und **Milchsaftzellen** bilden. In älteren Wurzeln verschmelzen die **sekundären Kambien** häufig in unregelmäßiger Weise miteinander. Alle parenchymati‍schen Elemente enthalten entweder **Kalziumoxalatdrusen** oder bis zu 60 μ große, kugelige, konzentrisch oder seltener exzentrisch geschichtete **Stärkekörner,** unter denen Zwillingskörner mit gekrümmter Berührungsfläche häufig sind. In den äußeren Schichten der Wurzel sind die **Stärkekörner** mehr oder weniger vollständig verkleistert.

Mikroskopische Prüfung des Jalapenwurzelpulvers: Stärke in unverquollenem Zustand oder im Zustand von Kleisterklumpen, ferner Stärke und Kleisterklumpen führende **Parenchymfetzen, Harzbruchstücke** oder **Milchsafttropfen, Korkfetzen, Kalziumoxalatdrusen** und **Gefäßbruchstücke.** Verholzte Fasern in größerer Menge würden auf **Hölzer** oder **Orizabawurzel** deuten und dürfen nicht vorhanden sein.

Prüfung durch:	Zeigt an:
Übergießen von 2,5 g feingepulverter Jalapenwurzel mit 15 ccm Äther, Stehenlassen 6 Stunden lang unter wiederholtem Umschütteln, Abfiltrieren, Nachwaschen des Pulvers dreimal mit je 5 ccm Äther, Verdunsten des Äthers und Trocknen des Rückstands bei 100°. Sein Gewicht darf höchstens 0,03 g betragen.	**Orizabawurzel, fremde Harze** durch einen größeren Rückstand.
Übergießen von 3 g feingepulverter Jalapenwurzel in einem Arzneiglas mit 30 g Weingeist, Verschließen des Glases, Stehenlassen 24 Stunden lang unter häufigem Umschütteln. Filtrieren und Verdampfen von 20 g des Filtrats (= 2 g Jalapenwurzel) in einer gewogenen Porzellanschale von etwa 10 cm Durchmesser auf dem Wasserbad; Waschen des Rückstands so lange mit Wasser von etwa 50°, bis dieses sich nicht mehr gelblich färbt. Hierzu sind drei- bis viermal je etwa 20 ccm Wasser erforderlich. Filtrieren der Waschwässer durch ein kleines, glattes Filter, um etwa mitgerissene Harzteilchen zurückzuhalten. Nach dem Auswaschen mit Wasser Lösen der auf dem Filter befindlichen Harzteilchen in heißem Weingeist, Zurückgabe der Lösung in die Porzellanschale. Verdampfen des Weingeists auf dem Wasserbad und etwa 2stündiges Trocknen bei 100°.	Den **vorgeschriebenen Harzgehalt** von mindestens 10%, wenn das Gewicht des Harzes mindestens 0,2 g beträgt.
Verbrennen von 1 g Jalapenwurzelpulver in einem tarierten Tiegel; es darf höchstens 0,065 g Rückstand geben.	**Fremde Beimengungen** durch einen größeren Rückstand als 0,065 g.

Aufbewahrung: Vorsichtig.

Verwechslungen: Die Knollen von Ipomoea simulans, Tampiko-Jalape, lassen weniger die konzentrischen Harzschichten erkennen und besitzen zahlreichere

Gefäßbündel. Ihr Harz ist in Äther löslich, während dies beim Harz der echten Jalape nicht der Fall ist. — Die Knollen von Ipomoea orizabensis, die sog. Stipites Jalapae, sind kleiner, spindelförmiger, von heller Farbe, mit tiefen Längsfurchen. Auf dem Querschnitt zeigt sich ein strahliger Harzkörper, der Bruch ist faserig, ihr Harz löst sich vollständig in Äther auf.

Tubera Salep — Salep.

Die zur Blütezeit gesammelten, in siedendem Wasser gebrühten, getrockneten Tochterknollen verschiedener Arten von Orchidacea aus der Gruppe der Ophrydinae.

Die Knollen sind fast kugelig oder eiförmig bis länglich, hart und schwer, 2 bis 4 cm lang und 0,5 bis 3 cm dick, glatt oder rauh, graubräunlich oder gelblich, schwach durchscheinend. An der Spitze tragen sie ein verschrumpftes Endknöspchen oder die von dessen Entfernung herrührende Narbe. Die Bruchfläche ist von derselben Farbe wie die Oberfläche, fast hornartig. Salep ist geruchlos und schmeckt fade, schleimig.

Prüfung durch:	Zeigt an:
Betrachten eines Querschnitts des Knollens unter dem Mikroskop.	Das gesamte, von verhältnismäßig wenigen, dünnen **Gefäßbündeln** durchzogene **Grundgewebe** der Knolle besteht aus dünnwandigem **Parenchym.** Die meisten Zellen enthalten **Stärke** in allen Graden der Verkleisterung, meist als Kleisterklumpen; zwischen ihnen liegen zahlreiche größere Zellen, die Schleim und darin kleine **Raphidenbündel** führen.
Betrachten des weißlichen oder gelblichweißen Pulvers in Weingeist unter dem Mikroskop.	Schleimzellen, die in der sehr gleichmäßigen Masse als weißliche Schollen hervortreten.
Langsames Zufließenlassen von Wasser zu dem Objekt.	Die Schleimzellen vergrößern sich und verwandeln sich in runde, blasenartige Ballen.
Zufließenlassen von Jodlösung zu dem Objekt.	Die Schleimballen färben sich dunkelgelb bis braunrot, während fast die ganze übrige Masse, in der spärlich Raphiden und Gefäßbruchstücke vorkommen, eine blaue Farbe annimmt. Unverkleisterte Stärke muß fehlen.
*Kochen von 1 g Saleppulver mit 50 g Wasser und Erkaltenlassen.	**Identität** durch einen nur leicht gefärbten, nach dem Erkalten ziemlich steifen Schleim, der sich mit Jodlösung blau färbt.
Verbrennen von 1 g Saleppulver in einem tarierten Tiegel; es darf höchstens 0,03 g Rückstand bleiben.	**Fremde Beimengungen** durch einen größeren Rückstand als 0,03 g.

Verwechslung: Die Zwiebelknollen von Colchicum autumnale sind braun, weniger hart, geben mit Wasser keinen Schleim und besitzen einen bitteren und kratzenden Geschmack. — Die handförmig geteilten Salepknollen.

Tuberkuline.

Aufbewahrung: Vorsichtig, kühl, aber frostfrei und vor Licht geschützt.

Unguenta — Salben.

Die Salben sollen eine gleichmäßige Beschaffenheit haben und dürfen nicht ranzig riechen.

Unguentum Acidi borici — Borsalbe.

Durchscheinend weiße Salbe.

Unguentum Argenti colloidalis — Silbersalbe.

Schwarze Salbe.

Unguentum basilicum — Königssalbe.

Gelbbraune Salbe.

Unguentum Cantharidum pro usu veterinario — Spanischfliegensalbe für tierärztlichen Gebrauch.

Grünlichschwarze Salbe.

Unguentum cereum — Wachssalbe.

Gelbe Salbe.

Unguentum Cerussae — Bleiweißsalbe.

Weiße Salbe.

Unguentum Cerussae camphoratum — Kampferhaltige Bleiweißsalbe.

Weiße, nach Kampfer riechende Salbe.

Unguentum contra scabiem — Krätzesalbe.

Braune Salbe.

Unguentum diachylon — Bleipflastersalbe.

Hellgelbe Salbe.

Unguentum Glycerini — Glyzerinsalbe.

Eine durchscheinende Gallerte.

Unguentum Hydrargyri album — Quecksilberpräzipitatsalbe.

Fast weiße Salbe.

Unguentum Hydrargyri cinereum — Quecksilbersalbe.

Gehalt: 30% Quecksilber (Hg = 200,6).
Bläulichgraue Salbe.

Prüfung durch:	Zeigt an:
*Auseinanderstreichen der Salbe auf Papier und Betrachten mit der Lupe. Es dürfen sich keine Quecksilberkügelchen zeigen.	**Ungenügende Verreibung des Quecksilbers,** wenn mit der Lupe Quecksilberkügelchen wahrgenommen werden können.

Erhitzen von 2 g Quecksilbersalbe mit 20 ccm roher Salpetersäure[1] etwa 10 Minuten lang auf dem Wasserbad in einem weithalsigen Kölbchen mit aufgesetztem Trichter[2]. Sobald sich keine Quecksilberkügelchen mehr wahrnehmen lassen, Zusatz von 25 ccm Wasser, den Trichter damit abspülend, und Erhitzen von neuem, bis sich die Fettschicht klar abgeschieden hat, Erkaltenlassen, Eingießen der Lösung durch ein Flöckchen Watte in einen Meßkolben von 100 ccm Inhalt, Zerkleinern der Fettschicht, Abspülen derselben und des Kölbchens 4- bis 5mal mit je etwa 5 ccm Wasser und Versetzen der vereinigten wäßrigen Flüssigkeiten mit so viel Kaliumpermanganatlösung (1 + 19), bis sie beständig rot gefärbt sind oder sich braune Flocken abscheiden[3], Entfärben oder Klärung des Gemisches durch Zusatz von wenig Ferrosulfat und Auffüllen der Flüssigkeit mit Wasser bis zur Marke. Abmessen von 25 ccm der filtrierten Lösung (entsprechend 0,5 g der Salbe), Zusatz von 5 ccm Ferriammoniumsulfatlösung und dann so viel $^1/_{10}$-Normal-Ammoniumrhodanidlösung, bis braunrote Färbung eintritt[4].

Den **vorgeschriebenen Gehalt an Quecksilber,** wenn bis zu diesem Punkt 15,0 ccm $^1/_{10}$-Normal-Ammoniumrhodanidlösung gebraucht werden.

1 ccm $^1/_{10}$-Normal-Ammoniumrhodanidlösung = 0,01003 g Quecksilber, 15,0 ccm = 0,15045 g Quecksilber, welche in $^1/_4$ = 0,5 g Quecksilbersalbe enthalten sein müssen. Für 100 g berechnen sich:

$$\frac{15,045}{0,5} = 30,09 \text{ g} \quad \text{Quecksilber.}$$

[1] Die rohe Salpetersäure darf nicht chlorhaltig sein und ist deshalb vorher darauf zu prüfen.

[2] $3\,Hg + 8\,HNO_3 = 3\,Hg(NO_3)_2 + 2\,NO + 4\,H_2O.$

[3] Kaliumpermanganat verwandelt etwa vorhandenes Merkuronitrat in Merkurinitrat.

$$Hg_2(NO_3)_2 + 2\,HNO_3 + O = 2\,Hg(NO_3)_2 + H_2O.$$

[4] Siehe bei Emplastrum Hydrargyri Nr. 3 und 4.

Wenn diese Quecksilbersalbe nicht nach der Vorschrift des Arzneibuchs bereitet ist, sondern besonders viel Lanolin enthält, hält sie bei der Gehaltsbestimmung häufig wäßrige Flüssigkeiten, damit Quecksilber bzw. Quecksilbernitratlösung zurück und ergibt aus diesem Grund ein zu niedriges Resultat. Es wird deshalb wiederholtes Auskneten der Fettmasse mit kleinen Wassermengen vorgeschlagen. Wir empfehlen (nicht nur in solchen Fällen, sondern ganz allgemein), etwa 2 g Wachs beim Erhitzen der Salbe mit Salpetersäure zuzusetzen. Dann scheidet sich sehr glatt der ,,Fettkuchen'' von der wäßrigen Flüssigkeit, kann zertrümmert und gut ausgewaschen werden. — P. W. DANCKWORT und P. LUY (Pharmaz. Ztg. 1924, S. 361) weisen darauf hin, daß die Quecksilbersalbe entschieden zu den *nicht* haltbaren Arzneimitteln gehöre: Fast jedes Fett enthalte mehr oder weniger freie Fettsäuren, die mit dem Quecksilber Quecksilberseife bilden. Nach den neueren Untersuchungen sei aber festgestellt, daß der Grad der Giftigkeit der Salbe nicht vom Gesamt-Quecksilbergehalt der Salbe, sondern vom Gehalt der Quecksilberseife, der mit dem Alter der Salbe immer mehr und schnell zunehme, abhängig sei.

Unguentum Hydrargyri flavum — Gelbe Quecksilberoxydsalbe.

Gelbe Salbe. Das DAB 6 gibt keine Gehaltsbestimmung an, obwohl eine erwünscht wäre. Vgl. hierzu die Erörterung über die Bestimmung der Quecksilbersalben von W. AWE (l. c. Pharm. Taschenbuch 1944, S. 945—949). Die Gehaltsbestimmung kann aber auch in gleicher Weise wie bei Unguentum Hydrargyri rubrum erfolgen.

Unguentum Hydrargyri rubrum — Quecksilberoxydsalbe.

Gehalt: 10% Quecksilberoxyd (HgO = 216,6).

Prüfung durch:	Zeigt an:

Erhitzen von 5 g Quecksilberoxydsalbe mit 20 ccm Salpetersäure unter häufigem Umschwenken auf dem Wasserbad[1] in einem weithalsigen Kölbchen von 150—200 cm³ mit aufgesetztem Trichter, bis die rote Farbe der Salbe verschwunden ist, Zufügen von 25 ccm Wasser, den Trichter abspülend, und Erhitzen von neuem, bis sich die Fettschicht klar abgeschieden hat, Erkaltenlassen, Gießen der Lösung durch ein Flöckchen Watte in einen Meßkolben von 100 ccm Inhalt, Abspülen der Vaselinschicht und des Kölbchens 4- bis 5mal mit etwa 5 ccm Wasser, Versetzen der vereinigten, wäßrigen Flüssigkeiten mit so viel Kaliumpermanganatlösung (1 + 19), bis sie beständig rot gefärbt sind oder sich braune Flocken von Manganoxyden ausscheiden[2], Entfärben oder Klärung des Gemisches durch Zusatz von wenig Ferrosulfat und Auffüllung der Lösung bis zur Marke. Abmessen von 50 ccm der filtrierten Lösung (entsprechend 2,5 g Unguent. Hydrarg. rubr.), Zusatz von 5 ccm Ferriammoniumsulfatlösung und so viel $^1/_{10}$-Normal-Ammoniumrhodanidlösung[3], bis eine braunrote Färbung eintritt[4].

Vorschriftsmäßigen Gehalt an Quecksilberoxyd, wenn bis zu diesem Punkt 23,1 ccm $^1/_{10}$-Normal-Ammoniumrhodanidlösung verbraucht wurde.

1 ccm $^1/_{10}$-Normal-Ammoniumrhodanidlösung = 0,01083 g Quecksilberoxyd, 23,1 ccm = 0,2502 g Quecksilberoxyd, welche in 2,5 g Quecksilberoxydsalbe enthalten sein müssen. Für 100 g der letzteren berechnet sich:

$$\frac{0,2502 \cdot 100}{2,5} = 10,01 \text{ g Quecksilberoxyd.}$$

[1] $HgO + 2 HNO_3 = Hg(NO_3)_2 + H_2O$.
Quecksilber-   Merkurinitrat
oxyd 216,6

[2] Siehe bei Unguentum Hydragyri cinereum Nr. 3.

[3] $Hg(NO_3)_2 + 2 (NH_4)NCS = Hg(NCS)_2 + 2 NH_4 \cdot NO_3$.
Merkurinitrat   Ammonium-   Merkuri-
entsprech. 1 Mol.   rhodanid   rhodanid
HgO = 216,6   2 · 76,12

1 Molekül Ammoniumrhodanid = 76,12 entspricht $^1/_2$ Molekül Quecksilberoxyd = 108,3.

[4] Siehe bei Emplastrum Hydrarg. Nr. 3.

Unguentum Kalii jodati — Kaliumjodidsalbe.

Weiße Salbe. Für eine eventuelle Gehaltsbestimmung, die das DAB 6 aber nicht verlangt, vgl. W. AWE (l. c.).

Unguentum leniens — Kühlsalbe.

Weiße Salbe.

Unguentum molle — Weiche Salbe.

Gelbliche Salbe.

Unguentum Plumbi — Bleisalbe.

Gelblichweiße Salbe.

Unguentum Plumbi tannicum — Bleitannatsalbe.

Gelbliche Salbe.
Sie werde zur Abgabe jedesmal frisch bereitet.

Unguentum Rosmarini compositum — Rosmarinsalbe.

Gelbliche Salbe.

Unguentum Tartari stibiati — Brechweinsteinsalbe.

Eine weiße Salbe.

Unguentum Zinci — Zinksalbe.

Eine weiße Salbe. Für eine eventuelle Bestimmung des Zinkoxydgehaltes, die aber das DAB 6 nicht vorschreibt, vgl. W. AWE (l. c.).

Urethanum — Urethan.
Äthylurethan.

$$\begin{array}{l} \diagup NH_2 \\ C = O \qquad \text{Mol.-Gew.: } 89{,}06. \\ \diagdown OC_2H_5 \end{array}$$

Farblose Kristalle von salzigem, kühlendem Geschmack, in 1 Teil Wasser, 0,6 Teilen Weingeist, 1 Teil Äther und in 1,5 Teilen Chloroform löslich.

Schmelzpunkt: 48 bis 50°.

Zur Prüfung sind erforderlich: Etwa 2 g Urethan und 12 ccm wäßrige Lösung (1 + 9).

Prüfung durch:	Zeigt an:
*Lösen von Urethan unter Erwärmen in Schwefelsäure.	**Identität** durch Lösung unter Entwicklung von Kohlendioxyd[1].
*Erwärmen von Urethan mit Natronlauge.	**Identität** durch Entwicklung von Ammoniak[2].
*Erwärmen von 5 ccm der Lösung (1 + 9) mit 1 g Natriumkarbonat und einem Kriställchen Jod.	**Identität** durch Abscheidung von Jodoformkristallen beim Erkalten[3].
*Versetzen von 5 ccm der Lösung (1 + 9) mit Silbernitratlösung. Sie darf nicht verändert werden.	**Salzsäure** durch eine weiße Trübung oder Fällung.
*Mischen von 2 ccm der Lösung (1 + 9) mit der gleichen Raummenge Schwefelsäure und Überschichten mit 1 ccm Ferrosulfatlösung. Es darf sich keine gefärbte Zone zeigen.	**Salpetersäure** durch eine braungefärbte Zone.
*Lösen von 1 g Urethan in 1 ccm Wasser, Versetzen mit 1 ccm Salpetersäure. Sie darf keinen Niederschlag geben.	**Harnstoff** durch einen weißen Niederschlag.
Verbrennen von 0,2 g Urethan im gewogenen Tiegel. Sie dürfen keinen wägbaren Rückstand hinterlassen.	**Fremde Beimengungen** durch einen wägbaren Glührückstand.

Aufbewahrung: Vorsichtig.

[1] Urethan ist der Äthylester der Karbaminsäure $H_2N—C—OC_2H_5$.

$$H_2N—C—OC_2H_5 + H_2SO_4 = H_2N—C—OH + C_2H_5HSO_4$$

(Äthylschwefelsäure)

Karbaminsäure

$$2\,H_2N—C—OH + H_2SO_4 = (NH_4)_2SO_4 + CO_2.$$

[2] $H_2N—C = O . OC_2H_5 + 2\,NaOH = NH_3 + NaOC_2H_5 + NaHCO_3.$

[3] Aus dem Äthylalkohol, der mit Alkali und Wasser abgespalten wird.

Vanillinum — Vanillin.

Methylprotokatechualdehyd.

C_6H_3<CHO [1] / —OCH_3 [2]   Mol.-Gew.: 152,06. / \OH [3]

$$C_6H_3 \begin{cases} CHO & [1] \\ OCH_3 & [2] \\ OH & [3] \end{cases} \quad \text{Mol.-Gew.: } 152{,}06.$$

Feine, weiße oder schwach gelblichgefärbte Nadeln von vanilleartigem Geruch.

Verhalten gegen Lösungsmittel: In etwa 100 Teilen Wasser von 20°, leichter in heißem Wasser und sehr leicht in Weingeist, Äther, Chloroform sowie in Kali- oder Natronlauge löslich.

Vanillin sublimiert ohne Zersetzung.

Schmelzpunkt: 81 bis 82°.

Prüfung durch:	Zeigt an:
*Eintauchen von Lackmuspapier in die Lösung des Vanillins (1 + 99).	**Identität** durch Rötung.
*Versetzen von 5 ccm der Lösung (1 + 99) mit Eisenchloridlösung.	**Identität** durch eine Blaufärbung[1]; beim Erhitzen der Lösung schlägt diese Färbung in Braun um; beim Erkalten scheidet sich dann ein Niederschlag ab.
*Versetzen der Lösung von 0,1 g Vanillin und 0,2 g Phlorogluzin in 3 ccm Weingeist mit 3 ccm rauchender Salzsäure.	**Identität** durch starke Rotfärbung.
Versetzen von 5 ccm der Lösung (1 + 99) mit Bleiazetatlösung.	**Identität** durch einen weißen Niederschlag, der in heißem Wasser löslich ist.
*Lösen von 0,1 g Vanillin in 2 ccm Schwefelsäure unter schwachem Erwärmen. Es muß sich klar und ohne Rückstand mit hellgelber Farbe lösen.	**Fremde organische Stoffe** durch eine unvollständige oder stärker gefärbte Lösung.
*Erwärmen von 0,1 g Vanillin mit 5 ccm Kalilauge, Zugabe einiger Tropfen Chloroform. Nochmaliges Erwärmen. Es darf sich kein Isonitrilgeruch entwickeln.	**Azetanilid** durch Auftreten von Isonitrilgeruch.
Verbrennen von 0,2 g Vanillin im gewogenen Tiegel. Sie dürfen keinen wägbaren Rückstand hinterlassen.	**Fremde Beimengungen** durch einen wägbaren Verbrennungsrückstand.

[1] Diese Farbreaktion ist durch die Phenolhydroxylgruppe bedingt. Beim Erhitzen tritt Oxydation der Vanillinaldehydgruppe zur Säuregruppe ein.

Vaselinum album — Weißes Vaselin.

Ein aus den Rückständen der Petroleumdestillation gewonnenes, gebleichtes Mineralfett.

Weißes Vaselin ist eine weiße, höchstens grünlich durchscheinende, zähe Masse von gleichmäßiger, weicher Salbenkonsistenz. Es schmilzt beim Erwärmen zu einer klaren, farblosen, blau fluoreszierenden, geruchlosen Flüssigkeit. Es ist unlöslich in Wasser, wenig löslich in Weingeist, leicht löslich in Chloroform und in Äther.

Schmelzpunkt: 35 bis 45°.

Zur Prüfung sind erforderlich: Etwa 25 g weißes Vaselin.

Prüfung durch:	Zeigt an:
*Betrachten des weißen Vaselins unter dem Mikroskop bei etwa 200facher Vergrößerung.	**Vorschriftsmäßige Beschaffenheit,** wenn es nur feine nadelförmige Gebilde erkennen

{ *Schütteln von 5 g weißem Vaselin mit 20 g heißem Wasser und Zusatz von 2 Tropfen Phenolphthaleinlösung; die Flüssigkeit muß farblos bleiben.	läßt, **Kunstvaselin,** wenn es körnig oder grob kristallinisch erscheint.
*Zusatz von 0,1 ccm $^1/_{10}$-Normal-Kalilauge zu obiger Flüssigkeit; sie muß sich röten.	**Alkalien** durch eine rote Färbung.

*Erhitzen einer Mischung von 3 g Natronlauge, 20 ccm Wasser und 5 g weißem Vaselin unter Schütteln zum Sieden, Erkaltenlassen und Übersättigen der Flüssigkeit mit Salzsäure; sie darf keine Ausscheidung geben.

     Zu hohen Säuregehalt durch Farblosigkeit.
Verseifbare Fette[1] und **Harze** durch eine Ausscheidung beim Übersättigen mit Salzsäure[2].

*Zusammenreiben von 3 g weißem Vaselin mit 6 g Schwefelsäure in einer mit Schwefelsäure gespülten Schale und halbstündiges Stehenlassen; das Gemisch darf sich höchstens bräunen, aber nicht schwärzen.

     Organische Verunreinigungen durch eine Schwärzung des Gemisches.

*Mischen von 10 g weißem Vaselin mit 10 Tropfen Kaliumpermanganatlösung 5 Minuten lang in einer bis zum Schmelzen des Vaselins erwärmten Schale. Die violette Farbe der Kaliumpermanganatlösung darf nicht verschwinden.

     Organische Verunreinigungen durch Entfärbung des Kaliumpermanganats.

[1] $C_3H_5(C_{18}H_{33}O_2)_3 + 3\,NaOH = C_3H_5(OH)_3 + 3\,NaC_{18}H_{33}O_2$.
    Ölsäureglyzerid   Glyzerin   Ölsaures Natrium
[2] $3\,NaC_{18}\text{-}H_{33}O_2 + 3\,HCl = 3\,C_{18}H_{34}O_2 + 3\,NaCl$.
    Ölsaures Natrium   Ölsäure

Vaselinum flavum — Gelbes Vaselin. Vaselin.

Ein aus den Rückständen der Petroleumdestillation gewonnenes Mineralfett.

Vaselin ist eine gelbe, durchscheinende, zähe Masse von gleichmäßiger, weicher. Salbenkonsistenz. Es schmilzt beim Erwärmen zu einer klaren, gelben, blau fluoreszierenden, geruchlosen Flüssigkeit. Es ist unlöslich in Wasser, wenig löslich in Weingeist, löslich in Chloroform und in Äther. (Einen gewissen „Eigengeruch" besitzt jedes Vaselin, gefordert muß werden, daß es nicht nach Petroleum riecht. Die Spezialfachleute überzeugen sich übrigens sehr zweckmäßig von der Anwesenheit petroleumartiger Stoffe, indem sie das Vaselin schmecken.)

Während des ersten Weltkrieges und in der Nachkriegszeit sind Kunstvaseline in den Handel gekommen, die mit Azofarbstoffen gelb gefärbt waren. Diese Fälschung ist um so bedenklicher, als Salben wie Pasta Zinci salicyl., mit solchem Vaselin hergestellt, sogleich oder bald eine rote Farbe annehmen. Deshalb die Prüfung auf „Teerfarbstoffe", die in den Weingeist übergehen würden. Verrührt man übrigens Vaselin auf dem Uhrglas mit einigen Tropfen starker Salzsäure, so zeigt sich bei Gegenwart von Azofarbstoffen sofort eine rote Farbe.

Schmelzpunkt: 35 bis 45°.

Prüfung durch:	Zeigt an:
Die gleichen Reaktionen wie bei Vaselinum album; nur die Prüfung auf Alkalien erfolgt hier durch Ausschütteln mit siedendem Weingeist (nicht Wasser), weil mit dieser Prüfung gleichgleichzeitig eine Probe auf Teerfarbstoffe verbunden wird.	{ **Vorschriftsmäßige Beschaffenheit.** **Alkalien.** **Zu hohen Säuregehalt.** **Verseifbare Fette und Harze.** **Organische Verunreinigungen.**

Veratrinum — Veratrin.

Gemisch der beiden isomeren Alkaloide Zevadin und Veratridin $(C_{32}H_{49}O_9N$. Mol.-Gew.: 591,4).

Weißes, lockeres Pulver oder weiße, amorphe Massen, deren Staub heftig zum Niesen reizt.

Verhalten gegen Lösungsmittel: Siedendes Wasser löst Veratrin nur wenig; die filtrierte Lösung schmeckt scharf, nicht bitter und bläut rotes Lackmuspapier nur langsam. Es löst sich in 4 Teilen Weingeist, in 2 Teilen Chloroform und in 10 Teilen Äther. Die Prüfung der Löslichkeitsverhältnisse ist nicht unwichtig. — Im Handel ist oft ein etwas graublaues Veratrin, das also nicht die oben geforderten ,,weißen Massen'' bildet. Eine solche Ware löst sich nicht völlig in Äther, sondern scheidet dabei charakteristisch bläuliche Flocken aus. Diese Auflösungen zeigen alkalische Reaktion gegen mit Wasser angefeuchtetes Lackmuspapier. In verdünnter Schwefelsäure und in Salzsäure löst es sich nahezu klar.

Zur Prüfung sind erforderlich: Etwa 0,25 g Veratrin.

Prüfung durch:	Zeigt an:
*Kochen von 0,01 g Veratrin mit 1 ccm Salzsäure.	**Identität** durch eine rotgefärbte Lösung, die ihre Farbe mehrere Tage lang bewahrt.
*Verreiben von 0,01 g Veratrin mit 10 g Schwefelsäure.	**Identität** durch eine zunächst grünlichgelbe Fluoreszenz der Schwefelsäure und darauf durch allmählich starke Rotfärbung.
*Durchfeuchten eines Gemisches von 0,01 g Veratrin und 0,05 g Zucker mit 2 bis 3 Tropfen Schwefelsäure.	**Identität** durch eine anfangs grüne, nach einiger Zeit blaue Färbung.
Verbrennen von 0,2 g Veratrin in einem tarierten Tiegel; es darf nur weniger als 0,001 g Rückstand bleiben.	**Fremde Beimengungen** durch einen Rückstand von 0,001 g oder mehr.

Aufbewahrung: Sehr vorsichtig.

Vinum — Wein.

Wein, auch Dessertwein (Südsüßwein) muß den Bestimmungen des Weingesetzes vom 7. April 1909 und den dazu ergangenen Ausführungsbestimmungen entsprechen.

Die Untersuchung des Weines ist nach der vom Reichsminister des Innern unter dem 9. Dezember 1920 gegebenen Anweisung zur chemischen Untersuchung des Weines vorzunehmen.

Vina medicata — Medizinische Weine.

Mit Ausnahme von Kampferwein sind medizinische Weine klar abzugeben.

Vinum camphoratum — Kampferwein.

Eine weißlich, trübe Flüssigkeit, riecht und schmeckt stark nach Kampfer; vor der Abgabe umzuschütteln.

Vinum Chinae — Chinawein.

Rotbraune Flüssigkeit von bitterem Geschmack.

Vinum Condurango — Kondurangowein.

Braungelb, schmeckt und riecht nach Kondurangorinde.

Vinum Pepsini — Pepsinwein.

Bräunlichgelb. Das Pepsin, nach dem DAB 5 durch Mischen des Enzyms mit Zucker oder Milchzucker hergestellt, ist nach dem DAB 6 schwerer löslich geworden, da jetzt die Mischung nur mit Milchzucker vorgenommen werden soll. Deshalb löst sich auch nicht das Pepsin nach der Vorschrift des DAB 6 zur Bereitung des Pepsinweins in der vorgeschriebenen Mischung von Glyzerin und Wasser, sondern erst nach Zusatz der anderen Bestandteile.

Prüfung durch:	Zeigt an:
Einlegen eines Hühnereis 10 Minuten lang in kochendes Wasser, Erkaltenlassen, Reiben des Eiweißes durch ein zur Bereitung von grobem Pulver bestimmtes Sieb, gleichmäßiges Zerreiben von 10 g dieses zerkleinerten Eiweißes in 100 ccm warmem Wasser von 50° und 0,5 ccm Salzsäure, Zusatz von 5 ccm Pepsinwein, Stehenlassen unter wiederholtem Umschütteln 3 Stunden lang bei 45°.	**Richtigen Gehalt an Pepsin,** wenn sich das Eiweiß bis auf wenige weißgelbliche Häutchen innerhalb 3 Stunden löst.

Yohimbinum hydrochloricum — Yohimbinhydrochlorid.

$(C_{21}H_{26}O_3N_2)HCl.$ Mol.-Gew.: 390,7.
Weißes, bitter schmeckendes Kristallpulver.

Verhalten gegen Lösungsmittel: In etwa 100 Teilen Wasser von 20°, leichter in heißem Wasser und in heißem Weingeist löslich; die Lösungen verändern Lackmuspapier nicht oder röten es nur schwach.

Yohimbinhydrochlorid dreht den polarisierten Lichtstrahl nach rechts. Für eine 1%ige wäßrige Lösung des bei 100° getrockneten Yohimbinhydrochlorids ist $[\alpha]_D^{20°} = +103$ bis $+104°$.

Zur Prüfung sind erforderlich: Etwa 0,2 g Yohimbinhydrochlorid und 5 ccm wäßrige Lösung (1 + 99).

Prüfung durch:	Zeigt an:
*Versetzen von 5 ccm der Lösung (1 + 99) mit einigen Tropfen Natriumkarbonatlösung.	**Identität** durch einen weißen, flockigen Niederschlag, der nach dem Abfiltrieren, Auswaschen mit wenig Wasser und Trocknen im Exsikkator bei 230 bis 235° schmilzt.
*Lösen von 0,01 g Yohimbinhydrochlorid in 1 ccm Schwefelsäure.	**Identität,** wenn es sich unter Entwicklung von Chlorwasserstoff ohne Färbung auflöst.
*Hindurchziehen eines Körnchens Kaliumdichromat durch diese Lösung.	**Identität** durch violette Schlieren, die schnell in Schieferblau übergehen; schließlich ist die Lösung schmutziggrün gefärbt.
*Versetzen weniger Milligramme Yohimbinhydrochlorid mit 2 bis 3 Tropfen rauchender Salpetersäure.	**Identität,** wenn sich das Salz vorübergehend · dunkelgrün färbt und sich dann mit gelber Farbe löst.
Versetzen dieser Lösung mit 2 ccm weingeistiger Kalilauge.	**Identität** durch eine neben einer Ausscheidung von Kali-

Trocknen von 0,2 g Yohimbinhydrochlorid im gewogenen Tiegel bei 100°. Sie dürfen höchstens 0,004 g an Gewicht verlieren.

Verbrennen des getrockneten Salzes. Es darf keinen wägbaren Rückstand hinterlassen.

umnitrat entstehende kirschrote Färbung.

Unzulässigen Wassergehalt durch einen höheren Trockenverlust als 0,004 g.

Fremde Beimengungen durch einen wägbaren Glührückstand.

Aufbewahrung: Vorsichtig.

Zincum chloratum — Zinkchlorid.

$ZnCl_2$. Mol.-Gew.: 136,29.

Weißes, kristallinisches Pulver oder weiße Stangen, an der Luft leicht zerfließlich, in etwa 0,4 Teilen Wasser und in Weingeist leicht löslich.

Zur Prüfung sind erforderlich: Etwa 16 g Zinkchlorid.

Prüfung durch:

Erhitzen des Salzes in einem Porzellantiegelchen.

Zeigt an:

Identität durch Schmelzen und Zersetzung unter Ausstoßung weißer Dämpfe und Hinterlassung eines in der Hitze gelben Rückstands, der beim Erkalten weiß wird.

*Auflösen von 15 g Zinkchlorid in 15 g ausgekochtem Wasser. Die Lösung muß klar sein.

*a) Verdünnen von 2,5 ccm der Lösung mit Wasser,

*b) Vermischen von 2,5 ccm der Lösung mit 7,5 ccm Weingeist. Der entstehende flockige Niederschlag muß auf Zusatz von 2 Tropfen Salzsäure verschwinden[2].

Basisches Zinkchlorid durch eine stark trübe Lösung[1].

Identität durch eine Trübung.

Ein zu **großer Gehalt an Zinkoxychlorid,** wenn die Trübung auf Salzsäure nicht verschwindet.

Versetzen von je 5 ccm der sauer reagierenden Lösung (1 + 1)

*c) mit Silbernitratlösung,

d) mit Ammoniakflüssigkeit.

Identität durch einen weißen Niederschlag, der in Ammoniakflüssigkeit löslich ist.

Identität durch einen weißen, im Überschuß des Fällungsmittels löslichen Niederschlag[3].

Verdünnen von 3 g der Lösung (1 + 1) mit Wasser auf 30 g, Ansäuern mit Salzsäure bis zur Klärung und Versetzen

*a) von 5 ccm der Lösung mit Bariumnitratlösung; es darf keine Trübung entstehen,

*b) von 10 ccm dieser Lösung mit 10 ccm Ammoniakflüssigkeit; die Lösung muß klar und farblos bleiben.

*α) Versetzen der ammoniakalischen Flüssigkeit mit Natriumphosphatlösung; sie darf nicht verändert werden,

*β) mit 1 Tropfen Natriumsulfidlösung. Es entsteht eine reinweiße Fällung. Ansäuern mit verdünnter Essigsäure. Die Lösung darf nicht gefärbt sein.

Schwefelsäure durch eine weiße Trübung.

Eisen-, Aluminium-, Kupfersalze durch eine Färbung oder Fällung.

Kalzium-, Magnesiumsalze durch eine Fällung.

Fremde Schwermetallsalze durch eine andere als reinweiße Fällung oder eine dunkelgefärbte Lösung in Essigsäure[4].

Aufbewahrung: Vorsichtig und vor Feuchtigkeit geschützt.

[1] $2\,ZnCl_2 + H_2O = ZnCl_2 \cdot ZnO + 2\,HCl$.

   Zink-   Zinkoxy-
     chlorid   chlorid

$$^2\ 2\,ZnCl_2 \cdot ZnO + 2\,HCl = 2\,ZnCl_2 + H_2O.$$

Zinkoxy-   Zink-
chlorid   chlorid

$$^3\ ZnCl_2 + 2\,NH_3 + 2\,H_2O = Zn(OH)_2 + 2\,NH_4Cl.$$

Zink-   Zink-
chlorid   hydroxyd

Das Zinkchlorid löst sich in überschüssiger Ammoniakflüssigkeit, indem sich Additionsprodukte wie $ZnCl_2 \cdot 5\,NH_3 \cdot H_2O$, $ZnCl_2 \cdot 4\,NH_3 \cdot 3\,H_2O$ oder $ZnCl_2 \cdot 2\,NH_3$ bilden.

[4] Im allgemeinen werden zur Prüfung mittels Natriumsulfidlösung 3 Tropfen dieser Lösung verwendet, hier nur 1 Tropfen. Das hat folgenden Grund: Fügt man mehr Natriumsulfid hinzu, so fallen größere Mengen des weißlichen ZnS aus und könnten geringe Färbungen, herrührend von anderen Metallen, verdecken. Wendet man dagegen nach Vorschrift nur 1 Tropfen Natriumsulfidlösung an, so ist eine Dunkelfärbung deutlicher zu erkennen, zumal evtl. gebildetes Bleisulfid unlöslicher ist als Zinksulfid und daher leichter ausfällt.

Zincum oxydatum — Zinkoxyd.

ZnO. Mol.-Gew.: 81,37.

Zartes, amorphes, weißes oder gelblichweißes, in der Hitze gelbes, beim Erkalten wieder weiß werdendes, in Wasser unlösliches, in verdünnter Essigsäure leicht lösliches Pulver.

Zur Prüfung sind erforderlich: Etwa 5 g Zinkoxyd.

Prüfung durch:	Zeigt an:
*Auflösen von Zinkoxyd in verdünnter Essigsäure[1] und Versetzen mit wenig Natronlauge.	**Identität** durch einen weißen Niederschlag, der sich in überschüssiger Natronlauge wieder löst.
Lösen von 0,5 g Zinkoxyd in 5 ccm Natriumhypophosphitlösung und Erwärmen $^1/_4$ Stunde im siedenden Wasserbad. Es darf keine dunklere Färbung eintreten.	**Arsenverbindungen** durch eine braune Färbung oder Fällung.
*Schütteln von 2 g Zinkoxyd mit 20 ccm Wasser, Filtrieren und Versetzen des Filtrats	
*a) mit Bariumnitratlösung; es darf nicht sofort verändert werden,	**Schwefelsäure** durch eine weiße undurchsichtige Trübung.
*b) mit Silbernitratlösung; es darf höchstens opalisierend getrübt werden.	**Salzsäure** durch eine weiße, mehr als opalisierende Trübung.
*Auflösen von 2 g Zinkoxyd nach dem Anschütteln mit 15 ccm Wasser in 15 g verdünnter Essigsäure. Die Auflösung muß ohne Aufbrausen erfolgen.	**Zinkkarbonat** durch ein Aufbrausen[2].
	Kalziumsulfat, Bariumsulfat durch einen unlöslichen Rückstand.
*a) Übersättigen von 10 ccm der Lösung mit Ammoniakflüssigkeit; die Lösung muß klar und farblos bleiben. Versetzen dieser Flüssigkeit.	**Eisen-, Aluminium-, Kupfersalze** durch eine Färbung oder Fällung.
*b) Versetzen von 5 ccm der Lösung mit 10 ccm Ammoniakflüssigkeit und 10 ccm Natriumphosphatlösung; sie darf innerhalb 10 Minuten nicht verändert werden,	**Magnesiumsalze** durch eine weiße Trübung innerhalb 10 Minuten[3].
*α) mit 1 Tropfen Natriumsulfidlösung; die Fällung muß reinweiß sein,	**Fremde Metallsalze** (Mangan, Kobalt, Nickel) durch eine gefärbte Fällung.
*β) mit Ammoniumoxalatlösung; es darf keine Veränderung entstehen.	**Kalziumsalze** durch eine weiße Trübung.

<table>
<tr><td>

*c) Vermischen von 2 ccm der Lösung mit
2 ccm Schwefelsäure, Erkaltenlassen und Über-
schichten mit 1 ccm Ferrosulfatlösung; es darf
sich zwischen beiden Flüssigkeiten keine ge-
färbte Zone bilden.

</td><td>

Salpetersäure durch eine ge-
färbte Zone zwischen beiden
Flüssigkeiten.

</td></tr>
</table>

[1] $ZnO + 2C_2H_4O_2 = Zn(C_2H_3O_2)_2 + H_2O.$
  Zinkoxyd   Zinkazetat

[2] $[2ZnCO_3 + 3Zn(OH)_2] + 10C_2H_4O_2 = 5Zn(C_2H_3O_2)_2 + 8H_2O.$
  Basisches Zinkkarbonat

Spuren von Kohlensäure sollten zugelassen werden. Denn das Zinkoxyd absorbiert ziemlich lebhaft Kohlensäure aus der Luft und kann daher, längere Zeit aufbewahrt, nicht frei davon erhalten bleiben.

[3] $Mg(C_2H_3O_2)_2 + NH_3 + Na_2HPO_4 = 2NaC_2H_3O_2 + Mg(NH_4)PO_4 \cdot 6H_2O.$
  Magnesium-   Natrium-   Ammonium-
      azetat   phosphat   Magnesiumphosphat

Zincum oxydatum crudum — Rohes Zinkoxyd.

ZnO. Mol.-Gew.: 81,37.

Weißes, zartes, amorphes, in der Hitze gelbes, beim Erkalten wieder weiß werdendes, in Wasser unlösliches Pulver.

Zur Prüfung sind erforderlich: 2,3 g rohes Zinkoxyd.

<table>
<tr><td>Prüfung durch:</td><td>Zeigt an:</td></tr>
<tr><td>

*Auflösen von 2 g rohem Zinkoxyd nach dem
Anschütteln mit 15 ccm Wasser in verdünnter
Essigsäure. Es darf kein Aufbrausen stattfinden.

</td><td>

Zinkkarbonat, Kreide durch
ein Aufbrausen[1].
Fremde   Beimengungen
(Schwerspat, Bleisulfat, metal-
lisches Zink) durch einen unge-
lösten Rückstand.

</td></tr>
<tr><td>

*Filtrieren und Versetzen obiger Lösung mit
Natronlauge. Der dadurch entstehende Nieder-
schlag löst sich in überschüssiger Natronlauge
zu einer klaren, farblosen Lösung auf.

</td><td>

**Magnesium-,   Kalzium-,
Eisensalze** durch einen unge-
lösten Rückstand.

</td></tr>
<tr><td>

*Auflösen von 0,2 g Zinkoxyd in 2 ccm verdünn-
ter Essigsäure unter Erwärmen, Erkaltenlassen
und Versetzen mit 10 Tropfen Kaliumjodidlösung.
Es darf auch beim Reiben der Wand des Reagenz-
glases mit einem Glasstab keine Abscheidung gel-
ber Kristalle erfolgen.

</td><td>

Bleisalze durch eine gelbe
Trübung oder Fällung[2].

</td></tr>
<tr><td>

Lösen von 0,1 g rohem Zinkoxyd in 5 ccm Na-
triumphosphitlösung und Erhitzen $^1/_4$ Stunde im
siedenden Wasserbad. Es darf keine dunklere
Färbung auftreten.

</td><td>

Arsenverbindungen   durch
eine dunklere Färbung.

</td></tr>
</table>

[1] Siehe bei Zincum oxydatum Nr. 3. Schon bei „Zincum oxydatum" ist ausgeführt, daß man Spuren von Kohlensäure bei ZnO zulassen sollte, da das Zinkoxyd lebhaft CO_2 aus der Luft absorbiert.

[2] $Pb(C_2H_3O_2)_2 + 2KJ = PbJ_2 = 2KC_2H_3O_2.$
  Bleiazetat   Bleijodid

Gewisse Schwierigkeiten bereitet die Prüfung auf Blei. Die bei dem reinen Präparat angewendete Natriumsulfidlösung kann hier, weil zu empfindlich, nicht verwendet werden. Man soll vielmehr KJ hinzugeben, damit sich evtl. das schön
kristallisierte Jodblei abscheidet. Aber selbst bei stärker bleihaltigen Präparaten
scheiden sich die goldgelben Blättchen nicht immer ohne weiteres aus. Das liegt
daran, daß Jodblei leicht übersättigte Lösungen bildet und daß Temperatur und
Menge des zugesetzten KJ hier eine Rolle spielen. Deshalb ist zunächst die Menge
des zuzugebenden Kaliumjodids genau angegeben. Da ferner bei der Auflösung des
Zinkoxyds in Essigsäure eine Wärmebildung stattfindet und diese das Ausfallen

des Bleijodids erschwert, soll die Lösung vor dem Zugeben des KJ abgekühlt werden. Schließlich soll die innere Wandung des Probierrohres innerhalb der Flüssigkeit mit einem Glasstab gerieben werden, um evtl. das Ausfallen des Bleijodids aus einer übersättigten Lösung zu beschleunigen. Hat man freilich zu stark abgekühlt, kann hierbei Zinkazetat ausfallen, das man dann aber sofort an seiner *weißen* Farbe erkennt.

Zincum sulfuricum — Zinksulfat.

$ZnSO_4 \cdot 7\,H_2O$. Mol.-Gew.: 287,55.

Farblose, an trockener Luft verwitternde, in etwa 0,8 Teilen Wasser lösliche, in Weingeist fast unlösliche Kristalle von scharfem Geschmack.

Zur Prüfung sind erforderlich: 3,5 g Zinksulfat und 20 ccm wäßrige Lösung (1 + 9).

Prüfung durch:	Zeigt an:
*Eintauchen von blauem Lackmuspapier in die Lösung (1 + 9).	**Identität** durch eine Rötung des Lackmuspapiers.
Versetzen von je 5 ccm der Lösung (1 + 9)	
*a) mit Bariumnitratlösung,	**Identität** durch einen weißen Niederschlag, der in Salzsäure unlöslich ist.
*b) mit Natronlauge,	**Identität** durch einen weißen Niederschlag, der in einem Überschuß von Natronlauge löslich ist[1].
*c) mit Silbernitratlösung; es darf keine Trübung entstehen,	**Salzsäure** durch eine weiße Trübung.
*d) Vermischen von 2 ccm der Lösung mit 2 ccm Schwefelsäure, Erkaltenlassen und Überschichten mit 1 ccm Ferrosulfatlösung; es darf zwischen beiden Flüssigkeiten keine gefärbte Zone entstehen.	**Salpetersäure** durch eine gefärbte Zone zwischen beiden Flüssigkeiten[2].
*Auflösen von 0,5 g Zinksulfat in 10 ccm Wasser und 5 ccm Ammoniakflüssigkeit. Die Flüssigkeit soll klar sein[3].	**Blei-, Aluminium-, Eisensalze** durch eine trübe Lösung[4].
*Versetzen der ammoniakalischen Lösung mit 1 Tropfen Natriumsulfidlösung. Es muß eine weiße Fällung entstehen. Zugabe von verdünnter Essigsäure bis zur sauren Reaktion. Die Lösung sei farblos.	**Fremde Schwermetalle** durch einen gefärbten Niederschlag bzw. eine gefärbte essigsaure Lösung. Der Grund, weshalb bei Prüfung dieser Zinksalze mittels Natriumsulfidlösung nur 1 Tropfen bei der Lösung angewendet werden soll (nicht, wie sonst, 3 Tropfen), ist bei „Zincum chloratum" dargelegt.
Viertelstündiges Erhitzen einer Mischung von 1 g Zinksulfat mit 3 ccm Natriumhypophosphitlösung im siedenden Wasserbad. Es darf keine dunkle Färbung auftreten.	**Arsen** durch eine dunkle Färbung.
*Erwärmen von 1 g des Salzes mit 5 ccm Natronlauge. Es darf sich kein Ammoniak entwickeln.	**Ammoniumsalze** durch einen Geruch nach Ammoniak[5].
*Schütteln von 1 g zerriebenem Zinksulfat mit 5 ccm Weingeist, Filtrieren nach 10 Minuten, Verdünnen des Filtrats mit 5 ccm Wasser und Eintauchen von blauem Lackmuspapier. Es darf nicht gerötet werden.	**Freie Schwefelsäure** durch eine Rötung des Lackmuspapiers. Auf freie Schwefelsäure kann nicht direkt in der wäßrigen Lösung geprüft werden, da die wäßrige Lösung des Zink-

sulfats schon an sich durch hydrolytische Spaltung sauer reagiert. Deshalb ist die Extraktion der eventuell vorhandenen Säure durch Weingeist vorgeschrieben.

Aufbewahrung: Vorsichtig.

[1] $ZnSO_4 + 2 NaOH = Zn(ONa)_2 + Na_2SO_4$.

[2] Siehe bei Acetum Nr. 5.

[3] $ZnSO_4 + 2 NH_3 + 2 H_2O = Zn(OH)_2 + (NH_4)_2SO_4$.
In überschüssiger Ammoniakflüssigkeit ist das Zinksulfat löslich.

[4] $Fe_2(SO_4)_3 + 6 NH_3 + 6 H_2O = 2 Fe(OH)_3 + 3 (NH_4)_2SO_4$.
   Ferrisulfat   Ferrihydroxyd

[5] $(NH_4)_2SO_4 + 2 NaOH = 2 NH_3 + Na_2SO_4 + 2 H_2O$.

Verzeichnis der Atomgewichte

der Elemente, die für das Arzneibuch in Betracht kommen.

Anlage I des Arzneibuchs.

Element	Symbol	Atomgewicht	Element	Symbol	Atomgewicht
Aluminium	Al	26,97	Lithium	Li	6,94
Antimon	Sb	121,8	Magnesium	Mg	24,32
Arsen	As	74,96	Mangan	Mn	54,93
Barium	Ba	137,4	Molybdän	Mo	96,0
Blei	Pb	207,2	Natrium	Na	23,00
Bor	B	10,82	Phosphor	P	31,04
Brom	Br	79,92	Quecksilber	Hg	200,6
Chlor	Cl	35,46	Sauerstoff	O	16,000
Chrom	Cr	52,01	Schwefel	S	32,07
Eisen	Fe	55,84	Silber	Ag	107,88
Jod	J	126,92	Silizium	Si	28,06
Kalium	K	39,10	Stickstoff	N	14,008
Kalzium	Ca	40,07	Vanadium	V	51,0
Kobalt	Co	58,97	Wasserstoff	H	1,008
Kohlenstoff	C	12,00	Wismut	Bi	209,0
Kupfer	Cu	63,57	Zink	Zn	65,37

Die Zahlen sind auf 1, 2 bzw. 3 Dezimalen hinter dem Komma angegeben. Dabei ist zu beachten, daß die vorletzte Stelle stets genau ist, während die letzte als unsicher zu betrachten ist, wobei die Unsicherheit gewöhnlich höchstens $\pm$ 1 beträgt. Bei der Berechnung von Molekulargewichten dürfen insgesamt nicht mehr Stellen angegeben werden, als das Atomgewicht mit der größten Ungenauigkeit aufweist, da sonst eine höhere Genauigkeit, als vorhanden ist, vorgetäuscht würde. So ist das Mol.-Gew. von $H_2O = 18,016$, von $H_2S = 34,09$ (nicht 34,086), und H_{10} sind nicht als 10,080, sondern als 10,08 einzusetzen.

Zu beachten ist noch, daß die Deutsche Atomgewichtskommission alljährlich die Atomgewichte dem neuesten Stand der Forschungen anpaßt. Die Änderungen sind dabei meist so geringfügig, daß sie nur für die wissenschaftliche Erkenntnis, nicht für das praktische Arbeiten bedeutsam sind.

Für den Apotheker sind allein maßgebend die Atomgewichte des Arzneibuchs, **soweit es sich um die Untersuchung offizineller Arzneimittel handelt.** Bei nicht offizinellen Arzneimitteln wird man aus Zweckmäßigkeitsgründen ebenfalls mit den Atomgewichten des Arzneibuchs arbeiten.

Verzeichnis der Reagenzien,

die zur Prüfung der Arzneimittel erforderlich sind.

Anlage II des Arzneibuchs.

Soweit die Reagenzien im Arzneibuch als Arzneimittel beschrieben sind, sind sie durch einen Stern (*) gekennzeichnet und müssen den dort gestellten Anforderungen entsprechen. Die übrigen Reagenzien, für die keine besonderen Vorschriften gegeben sind, müssen rein sein.

Die Angaben des Arzneibuchs sind zum Teil erweitert und ergänzt worden.

Bezüglich des Vorrätighaltens der Reagenzien gilt folgendes: Für die mit * versehenen Reagenzien sind besondere Standgefäße nur erforderlich, wenn sie in der Offizin (in Preußen in der Apotheke) nicht vorhanden sind. Sämtliche anderen Reagenzien erfordern besondere Gefäße, ausgenommen die nur „bei Bedarf" anzufertigenden Lösungen und ausgenommen diejenigen festen Stoffe, deren Lösung in diesem Verzeichnis vor dem festen Stoff genannt ist, also z. B. Bariumnitrat. Von diesem muß nur die Lösung vorrätig sein.

***Alkohol,** absoluter.

Absoluter Alkohol wird bei der Prüfung einiger ätherischer Öle (Thymian-, Baldrianöl) und des Rizinusöls verwendet. Ferner zum Nachweis von Silbersalzen in Albargin.

Alkohol, 96 Vol.-%. Dichte 0,808. $d\frac{15°}{15°}$ 0,8125. $d\frac{20°}{20°}$ 0,8082.

Alkohol von 96 Vol.-% dient zum Nachweis von Silbersalzen in Argentum proteinicum.

Alkohol, 90 Vol.-%. Dichte 0,829. $d\frac{15°}{15°}$ 0,8343. $d\frac{20°}{20°}$ 0,8299.

Alkohol, 70 Vol.-%. Dichte 0,886. $d\frac{15°}{15°}$ 0,8904. $d\frac{20°}{20°}$ 0,8863.

Diese beiden Alkohole werden bei der Prüfung ätherischer Öle verwendet. Es ist wichtig, genau eingestellte Alkohole zu verwenden.

Will man wirklich genau eingestellte Alkohole haben, so sind die dreistelligen Arzneibuchzahlen unzureichend.

***Ammoniakflüssigkeit.**

Vielfach verwendet zur Fällung von Metall- und Alkaloidsalzen. Ferner zum Nachweis von Kupfersalzen durch Bildung des tiefblauen komplexen Kupferammoniakions $Cu(NH_3)_4^{\cdot\cdot}$ sowie zum Nachweis von Silber durch Bildung des farblosen komplexen Silberammoniakions $Ag(NH_3)_2$. Die verschieden große Löslichkeit von Halogensilbersalzen in Ammoniakflüssigkeit dient zur Unterscheidung der Halogene (Jodum). Die Verwendung der Ammoniakflüssigkeit zu Farbreaktionen (Gutti) (Naphtholum) oder zur Erkennung fremder Farbstoffe (Mel) beruht auf ihrem Gehalt an OH-Ionen; von der Kali- bzw. Natronlauge unterscheidet sie sich aber darin, daß organische Verbindungen mit freien Phenolhydroxylgruppen in den Laugen unter Bildung von Verbindungen vom Typus R—OK löslich sind, in Ammoniakflüssigkeit aber nicht.

***Ammoniumchlorid.**

Ammoniumchloridlösung.

1 Teil *Ammoniumchlorid ist in 9 Teilen Wasser zu lösen.

Ammoniumchloridlösung wird in der Analyse beim Nachweis und der Bestimmung von Magnesium als Magnesium-Ammoniumphosphat, von Arsen als Ammo-

nium-Magnesiumsalz der Arsensäure und von Phosphor als Magnesium-Ammoniumphosphat angewendet. Während Ammoniak Magnesiumsalzlösungen fällt,
werden ammoniumchloridhaltige Magnesiumsalzlösungen durch Ammoniak nicht,
wohl aber nach Zugabe von Ammoniak durch Phosphorsäure bzw. Arsensäure
unter Bildung der genannten Doppelsalze gefällt (Magnesiumverbindungen, Natrium acetylarsanilicum). Bei der Gehaltsbestimmung von Liquor Aluminii acetici bewirkt der Zusatz von Ammoniumchlorid, daß man ein leichter filtrierbares,
magnesiumfreies Aluminiumhydroxyd erhält. Bei Natrium nitrosum wird durch
den Zusatz das Ammoniumchlorid bei der Prüfung auf Schwermetalle, As und Sb
die störende salpetrige Säure entfernt, da in der Hitze das gebildete Ammonium-
nitrit nach $NH_4NO_2 = 2\,H_2O + N_2$ zerfällt.

***Ammoniumkarbonat.**

Bei der Prüfung der Wismutverbindungen auf einen unzulässig hohen Gehalt
an Mg- und Alkalisalzen wird das Bi mittels Ammoniumkarbonat gefällt.

Ammoniumkarbonatlösung.

1 Teil *Ammoniumkarbonat ist in einer Mischung von 4 Teilen Wasser und
1 Teil *Ammoniakflüssigkeit zu lösen.

Durch die ammoniakhaltige Ammoniumkarbonatlösung wird zwar Kalzium,
nicht aber Magnesium aus Salzlösungen gefällt. Daher findet das Reagens Verwendung zur Prüfung des Liquor Calcii chlorati auf Magnesiumsalze.

Ammoniummolybdatlösung.

15 g Ammoniummolybdat werden unter Erwärmen in 65 ccm Wasser gelöst. Sodann fügt man 40 g Ammoniumnitrat hinzu, löst unter Umschwenken und gießt
die Lösung sofort in 135 ccm *Salpetersäure. Die Mischung bleibt 24 Stunden
lang stehen und wird sodann filtriert.

Ammoniummolybdat $(NH_4)_6Mo_7O_{24} + 4\,H_2O$.

Ammoniumnitrat NH_4NO_3. Prüfung sinngemäß wie bei Ammonium chloratum.

Ammoniummolybdatlösung dient zum Nachweis von Phosphorsäure, die in
Form intensiv gelber Kristalle als Ammoniumphosphormolybdat $[(NH_4)_3PO_4$
$\cdot\,12MoO_3 \cdot 6\,H_2O]$ ausgefällt wird (Barium sulfuricum, Borax, Kalziumglyzerino-
phosphat).

Ammoniumoxalatlösung.

1 Teil neutrales Ammoniumoxalat ist in 24 Teilen Wasser zu lösen.

Neutrales Ammoniumoxalat $C_2O_4(NH_4)_2 + H_2O$. 1 g darf beim Veraschen
keinen wägbaren Rückstand hinterlassen; nach dem Ansäuern der wäßrigen
Lösung mit Salpetersäure darf durch Bariumnitratlösung auch bei mehrstündigem Stehen keine Trübung entstehen.

Ammoniumoxalatlösung dient als Reagens auf Kalzium, dessen Ionen es in
ammoniakalischer, neutraler und essigsaurer Lösung quantitativ fällt (z. B. bei
Acidum lacticum, Acidum tartaricum, Kalium tartaricum, Wismutsalzen, Saccharum amylaceum, Gossypium, Rad. Althaeae usw.).

Amylalkohol.

Dichte 0,810. Siedepunkt 129 bis 131°.

Gärungsamylalkohol $C_5H_{11}OH$. Er darf angefeuchtetes Lackmuspapier nicht
röten und sei (10 g) ohne wägbaren Rückstand flüchtig. Beim Mischen mit dem
gleichen Volumen Schwefelsäure entsteht höchstens eine schwache Gelb- oder
Rotfärbung.

Amylalkohol wird bei der Halphenschen Probe auf Zusatz von Kottonöl zu Erd-
nuß- bzw. Sesamöl verwendet.

***Äther.**

Äther, der in vielen Fällen als Lösungsmittel für Alkaloide, Harze, Balsame,
Fette, Fettsäuren usw. dient, sei möglichst frei von Wasser, Säuren und vor allem

von Peroxyden. Bei Abdunsten der Lösungen von Harzen, Balsamen, Fettsäuren in peroxydhaltigem Äther besteht Explosionsgefahr! Peroxydfreier Äther bleibt beim Aufbewahren über Eisenpulver oder einem Stück Kupferblech peroxydfrei. Peroxydhaltiger Äther wird am besten durch Schütteln mit saurer Ferrosulfatlösung von Peroxyd befreit.

***Ätherweingeist.**

Ätherweingeist dient als Lösungsmittel. Bei Glyzerin wird gefordert, daß es in Ätherweingeist völlig löslich sei, nicht aber in Äther.

***Azeton.**

Azeton dient als Lösungsmittel z. B. bei der Prüfung von Phenylchinolinkarbonsäure und Adalin.

***Bariumchlorid.**

Bariumchlorid wird beim Nachweis einer Verfälschung der Fructus Anisi mit Fructus Conii verwendet.

Bariumnitratlösung.

1 Teil Bariumnitrat ist in 19 Teilen Wasser zu lösen.

Bariumnitrat $Ba(NO_3)_2$. Es ist entsprechend wie Bariumchlorid zu prüfen.

Bariumnitrat dient zum Nachweis von Sulfationen.

Barytwasser.

1 Teil kristallisiertes Bariumhydroxyd ist in 19 Teilen Wasser zu lösen. Die Lösung ist zu filtrieren.

Kristallisiertes Bariumhydroxyd $Ba(OH)_2 + 8\,H_2O$.

Bariumhydroxydlösung darf nach dem Ansäuern mit Salpetersäure, Fällen mit überschüssiger Schwefelsäure, Filtrieren und Eindampfen des Filtrats einen wägbaren glühbeständigen Rückstand nicht hinterlassen.

Sowohl das Salz wie auch die Lösung ziehen begierig Kohlensäure aus der Luft an. Sie sind daher in gutverschlossenen Gefäßen, am besten unter Verschluß mit einem Natronkalkrohr aufzubewahren.

Bariumhydroxydlösung wird bei der Gehaltsbestimmung der Farnwurzel, des Farnwurzelextrakts und des Aspidinolfilizins zur Isolierung des Säurecharakter zeigenden Rohfilizins gebraucht. Bei Kreosot dient es zum Nachweis von hochsiedenden Teerbestandteilen.

Benzidin $H_2NC_6H_4 \cdot C_6H_4NH_2$. Schmelzpunkt $128°$.

Benzidin dient zum Nachweis von Phosgen (Chlorkohlenoxyd) in Narkosechloroform. Ferner wird es zum Nachweis von Gummi arabicum in Traganth verwendet, eine Reaktion, die auf der Farbreaktion des Benzidins mit Peroxydasen beruht (daher wird Benzidin auch zum Blutnachweis verwendet). Ist die Gummioxydase durch Erhitzen inaktiviert, so fällt die Reaktion trotz Gegenwart von Gummi arabicum in Traganth negativ aus.

Benzol C_6H_6.

Dichte 0,874 bis 0,884. Siedepunkt 80 bis $82°$.

Benzol dient als Lösungsmittel, teils bei der Feststellung der Löslichkeit einzelner Arzneistoffe, teils bei Gehaltsbestimmungen (Acidum phenylchinolincarbonicum, Adalin, Chloramin, Kolophonium, Folia Sennae, Flores Cinae, Pix Lithanthracis, Oleum Lauri usw.).

Bleiazetatlösung.

1 Teil *Bleiazetat ist in 9 Teilen Wasser zu lösen.

Bleiazetatlösung dient zum Nachweis von Sulfiden, indem es mit dem aus ihnen durch Mineralsäuren entwickelten Schwefelwasserstoff schwarzes Bleisulfid bildet. Bei den milchsauren Salzen (z. B. Ferrum lacticum) wird die Gegenwart von anderen organischen Säuren (Apfel-, Wein-, Zitronensäure) durch einen in der wäßrigen Lösung mit Bleiazetatlösung entstehenden Niederschlag angezeigt. In gleicher Weise werden Salze der phosphorigen und Phosphorsäure in Hypophosphiten nachgewiesen. Chromsäure, Jodwasserstoffsäure und Schwefelsäure geben mit Bleiazetat zum Teil charakteristisch gefärbte Niederschläge. Der Wert der Prüfung des arabischen Gummis mit Bleiazetatlösung und Bleiessig ist umstritten. Bei der Untersuchung vieler gerbsäurehaltiger galenischer Präparate dient Bleiazetatlösung zur Fällung des Tannins und damit zur Entfärbung sowie zur Verhütung des Schäumens bei der Destillation.

Bleiazetatlösung, weingeistige.

Bei Bedarf ist 1 Teil *Bleiazetat in 29 Teilen *Weingeist von 30 bis 40° zu lösen.

Weingeistige Bleiazetatlösung wird zur Identifizierung der Ratanhiawurzel verwendet.

***Bleiessig.**

Bleiessig dient ähnlich wie Bleiazetatlösung zum Nachweis von Sulfiden, zur Ausfällung von Gerbsäuren und dergleichen. Mit Ameisensäure gibt er einen charakteristischen Niederschlag. Auch sonst wird er zu Identitätsreaktionen (Podophyllinum) verwendet.

***Borax.**

Borax dient zur Unterscheidung der Aloesorten, von denen einige mit Borax fluoreszierende wäßrige Lösung geben.

***Borsäure.**

Borsäure dient zum Nachweis von Glyzerin in wasserfreiem Wollfett.

Braunstein MnO_2. Mol.-Gew.: 86,93; Braunstein enthält 60 bis 90% MnO_2. Die Gehaltsbestimmung erfolgt durch Destillation mit Salzsäure und Auffangen des sich entwickelnden Chlors in Jodkalilösung. Titration des ausgeschiedenen Jods mit $^1/_{10}$-Normal-Thiosulfatlösung. $MnO_2 + 4\,HCl = Cl_2 + MnCl_2 + 2\,H_2O$.

Braunstein dient zur Identifizierung von Salzsäure durch Chlorentwicklung. Auch zur Identifizierung von Wasserstoffsuperoxyd kann es dienen.

Bromwasser.

Die gesättigte Lösung von *Brom in Wasser.

Bromwasser findet als Reagens vielfach Anwendung, wobei es sich teils um Oxydationen, teils um Substitutionen von Wasserstoff in organischen Radikalen, teils um in ihrem Ablauf nicht näher bekannte Reaktionen handelt. Die Talleiochinreaktion auf Chinin ist eine Oxydationsreaktion. Bei Morphin und den Strychnospräparaten gibt Bromwasser charakteristische Färbungen. Bei der Identifizierung von Kreosot entsteht ein rotbrauner Niederschlag, Phenol liefert mit Bromwasser noch in hoher Verdünnung Tribromphenol, Azetanilid wird in Phenazetin als Parabromazetanilid nachgewiesen. Auch mit Phenylchinolinkarbonsäure erzeugt Bromwasser einen farbigen Niederschlag. Der Nachweis des Terpentinöls in Eukalyptol durch Bromwasser beruht auf dem höheren Brombindungsvermögen des Terpentinöls.

***Chloralhydrat.**

Chloralhydrat dient zum Nachweis fetter Öle in Perubalsam. Nur mit völlig trockenem Choralhydrat ist ein einwandfreies Ergebnis zu erhalten.

Chloralhydratlösung.

7 Teile *Chloralhydrat sind in 3 Teilen Wasser zu lösen.

Chloralhydratlösung dient zur Identifizierung von Dammar. In der mikroskopischen Untersuchungstechnik wird sie vielfach zur Aufhellung verwendet.

Chloraminlösung.

Bei Bedarf ist 1 Teil *Chloramin in 19 Teilen Wasser zu lösen.

Chloramin dient als Oxydationsmittel, so z. B. bei der Identitätsreaktion des β-Naphthols, oder beim Nachweis von Brom bzw. Jod in Salzen (KBr, KJ) oder in solcher organischen Bindung, daß Abspaltung und Überführung in Halogensalz leicht erfolgen kann (Adalin). Chloramin liefert mit Salzsäure über unterchlorige Säure elementares Chlor, das Brom- bzw. Jodwasserstoff zu Brom bzw. Jod oxydiert, wobei es selbst zu Chlorwasserstoff reduziert wird.

***Chlorkalk.**

Chlorkalk wird bei Ipekakuanhatinktur zu einer Farbreaktion verwendet.

Chlorkalklösung.

Bei Bedarf ist 1 Teil *Chlorkalk mit 9 Teilen Wasser anzureiben und das Gemisch zu filtrieren.

Die stets frisch zu bereitende Chlorkalklösung dient zur Identifizierung von Azetanilid (Indophenolreaktion), zur Unterscheidung von α- und β-Naphthol sowie zur Unterscheidung von Benzaldehyd und Nitrobenzol. Bei der Reduktion dieser Stoffe mit Wasserstoff entsteht aus Benzaldehyd Benzylalkohol, der mit Chlorkalklösung nicht reagiert, aus Nitrobenzol aber Anilin, das mit Chlorkalk farbige Reaktionsprodukte liefert.

***Chloroform.**

Chloroform dient außer zum Azetanilidnachweis (Isonitrilreaktion) in zahlreichen Fällen als Lösungsmittel, so für Jod, Brom, Fette, Öle, Alkaloide usw.

Chlorzinkjodlösung.

Eine Lösung von 66 Teilen *Zinkchlorid in 34 Teilen Wasser ist mit 6 Teilen *Kaliumjodid und so viel Teilen *Jod zu versetzen, als die Lösung aufnimmt.

Ein Reagens für mikroskopische Untersuchungen, z. B. auf Santonin in Flores Cinae.

Chromsäurelösung.

Bei Bedarf sind 3 Teile *Chromsäure in 97 Teilen Wasser zu lösen.

Chromsäure wird zu Identitätsproben bei Kokain, Laktylphenetidin und Phenazetin, zum Kokainnachweis bei Alypin verwendet.

Dimethylaminoazobenzol $(CH_3)_2NC_6H_4N:NC_6H_5[_{1,\,4}]$.

Diese früher als Indikator verwendete Verbindung dient jetzt nur noch zum Nachweis von Salzsäure in Narkosechloroform.

Diphenylaminschwefelsäure.

Bei Bedarf ist 1 Teil Diphenylamin in 200 Teilen *Schwefelsäure und 40 Teilen Wasser zu lösen.

Diphenylaminschwefelsäure muß farblos sein.

Diphenylamin $(C_6H_5)_2NH$. Schmelzpunkt etwa $53°$.

Diphenylamin ist ein sehr empfindliches Reagens auf Salpetersäure (Bismutum subcarbonicum).

***Eisenchloridlösung.**

Bei Bedarf nach Vorschrift zu verdünnen.

Eisenchloridlösung ist ein sehr häufig gebrauchtes Reagens. Die mit ihm auszuführenden Reaktionen sind meist Farbreaktionen. Vielfach ist der Reaktionsmechanismus dabei nicht oder nicht genau bekannt. Das dürfte vor allem auf die Farbreaktionen des Ferriions mit Phenolen bzw. Phenolhydroxylgruppen enthaltenden organischen Verbindungen (Salizylsäure, Morphin usw.) zutreffen sowie auf die Reaktion mit Gerbstoffen, bei denen man „eisengrünende" und „eisenbläuende" unterscheidet. Wir verwenden daher Eisenchlorid bei der Untersuchung von Phenol, Kreosot, Guajakol, Nelkenöl, Anisöl, Antipyrinderivaten, Morphin, Dionin, Diazetylmorphin, Kodein, Kolchizin, Santonin, Suprarenin, Salizylaten, Azetylsalizylsäure, Gallussäure, Pyrogallol, Gerbsäure und vielen Gerbsäuren bzw. Alkaloide enthaltenden Drogen. In vielen Fällen beruht die Farbreaktion auf der Fähigkeit des Ferriions zur Bildung komplexer Ionen, so bei Azetaten, Ferrozyanaten, Rhodanaten. Der Nachweis von Jod z. B. in Brom und Bromiden beruht auf der Tatsache, daß Ferriion zwar Jodwasserstoffsäure zu Jod, aber nicht Bromwasserstoffsäure zu Brom zu oxydieren vermag. Mit Benzoesäure gibt Ferriion einen charakteristisch gefärbten Niederschlag, mit

Natriumthiosulfat violettes unbeständiges Ferrithiosulfat. Mittels der Berliner-Blau-Reaktion wird ein Zyangehalt im Jod nachgewiesen.

Eisenpulver = *Eisen, gepulvertes.

Eisenpulver wird beim Jodnachweis in Brom verwendet, um die Halogene in wasserlösliche Ferrosalze zu überführen, ferner dient es zusammen mit Zinkspänen zur Reduktion von Salpetersäure in alkalischem Medium und damit zur Erkennung von Salzen dieser Säure, die dabei in Ammoniak übergeht, als Verunreinigung in Jodiden, Bromiden, Wismutsalzen.

Eiweißlösung.

Bei Bedarf ist frisches Eiereiweiß in 9 Teilen Wasser zu lösen und die Lösung zu filtrieren. Sie dient zum Nachweis von Tannin in Gallussäure.

***Essigäther.**

Essigäther dient zum Nachweis von gewissen Zersetzungsprodukten des Aspidinolfilizins. Ferner wird er als Lösungsmittel bei den Alkaloidbestimmungen in Opium und seinen Zubereitungen gebraucht, wozu jedoch nur ein neutraler Essigäther Verwendung finden darf. Reagiert er sauer, so schüttle man ihn mit Kalziumkarbonat oder gebrannter Magnesia und rektifiziere ihn dann.

***Essigsäure.**

Die Löslichkeit von Rizinusöl in Essigsäure ist beweisend für seine Reinheit. Auch sonst dient Essigsäure gelegentlich als Lösungsmittel, so z. B. bei der Prüfung des Kopaivabalsams auf Gurjunbalsam.

***Essigsäure,** verdünnte.

Verdünnte Essigsäure wird in vielen Fällen zur Erzeugung saurer Reaktion verwendet, wo sich der Zusatz von Mineralsäuren verbietet, so z. B. beim Nachweis von Schwermetallen mittels Na_2S. Die Löslichkeit von Bleiglätte und von weißem Quecksilberpräzipitat in verdünnter Essigsäure ist für die Reinheit und Identität dieser Stoffe bedeutsam.

Essigsäureanhydrid $(CH_3 \cdot CO)_2O$. Siedepunkt 137°.

Essigsäureanhydrid wird zur Azetylierung von Alkoholen in ätherischen Ölen (Pfefferminz-, Sandel- und Zitronellöl) bei deren Wertbestimmung sowie zum Nachweis von Verfälschungen des Perubalsams verwendet.

***Ferrosulfat.**

Ferrosulfatlösung.

Bei Bedarf ist 1 Teil *Ferrosulfat in einer Mischung von 1 Teil Wasser und 1 Teil *verdünnter Schwefelsäure zu lösen.

Ferrosulfat bzw. seine frisch zu bereitende Lösung dient zum Nachweis von Zyan bzw. Zyanverbindungen in Jod, Jodsalzen und Kaliumkarbonat, wobei aus dem Ferrosulfat mit Zyanwasserstoff Ferrozyanwasserstoffsäure entsteht, die mit Ferrichlorid die bekannte Berliner-Blau-Reaktion gibt. Ferner dient Ferrosulfatlösung zur Identifizierung und zum Nachweis des NO_3-Ions. Pyrogallol wird mittels Ferrosulfat von Brenzkatechin unterschieden.

Formaldehydlösung dient als Reduktionsmittel bei der Quecksilberbestimmung in den Pastilli Hydrargyri oxycyanati sowie in Verbindung mit Schwefelsäure (s. folgendes Reagens) zum Nachweis organischer Verunreinigungen, z.B. in Narkosechloroform. Diese Kombination ist bedeutend reaktionsfähiger als Schwefelsäure allein.

Formaldehydschwefelsäure.

Bei Bedarf sind 2 Tropfen *Formaldehydlösung und 3 ccm *Schwefelsäure zu mischen.

Formaldehydschwefelsäure (Marquis' Reagens) dient zu den bei Formaldehydlösung genannten Zwecken als Alkaloidreagens, so gibt sie z. B. charakteristische Färbungen mit Eukodal, Papaverin und Lobelin.

Fuchsin. Diamantfuchsin I, große Kristalle.

Fuchsin dient zum Nachweis von Verfälschungen ätherischer Öle mit Weingeist.

Furfurollösung, weingeistige.

2 Teile frisch destilliertes Furfurol sind in 98 Teilen *Weingeist zu lösen.

Furfurol $C_4H_3O \cdot CHO$. Furfurol bräunt sich beim Stehen an der Luft.

Furfurollösung dient zum Nachweis von Sesamölzusatz zu Erdnußöl sowie zur Identifizierung des Sesamöls. Welcher Bestandteil des Sesamöls die Reaktion bedingt, ist noch strittig.

Gerbsäurelösung.

Bei Bedarf ist 1 Teil *Gerbsäure in 19 Teilen Wasser zu lösen.

Gerbsäure fällt die Lösungen vieler Alkaloide, einiger Glykoside, z. B. die des K-Strophanthins, aber nicht die des g-Strophanthins, ferner Eiweißstoffe, weshalb sie zur Klärung Verwendung findet (Mel). Antipyrinlösungen werden durch Gerbsäure gefällt.

***Glyzerin.**

Glyzerin wird als Lösungsmittel und als Aufhellungsmittel für die mikroskopische Technik verwendet.

Glyzerinjodlösung.

Bei Bedarf sind 6 Teile *Glyzerin, 4 Teile Wasser und so viel Jodlösung zu mischen, daß die Mischung eine weingelbe Farbe hat.

Eine in der mikroskopischen Untersuchungstechnik (z. B. bei Lykopodium) gebrauchte Lösung.

Guajakol, kristallisiertes $C_6H_4(OH)(OCH_3)$ [1, 2]. Schmelzpunkt etwa 28°.

Die Lösung des Guajakols in Schwefelsäure, die zum eindeutigen Ausfall der Reaktion nur Guajakolschwefelsäure, aber kein unverändertes Guajakol enthalten darf, dient zum Nachweis von Methylalkohol in weingeistigen Flüssigkeiten.

Holzkohle, gepulverte.

Holzkohle wird zur Identifizierung von Sulfonal und Methylsulfonal mittels der Merkaptanbildung gebraucht.

***Jod.**

Jod wird außer zur Herstellung anderer Reagenzien zum Nachweis des Quecksilbers in Hydrargyrum salicylicum verwendet.

Jodbenzin.

0,1 g *Jod ist in 100 ccm *Petroleumbenzin zu lösen.

Jodbenzin dient als Reagens in der mikroskopischen Untersuchungstechnik (Glandulae Thyreoideae).

Jodlösung.

Es ist die $^1/_{10}$-Normal-Jodlösung anzuwenden.

Jodlösung wird vielfach angewendet. Sie dient als Alkaloidfällungsreagens, ferner als Oxydationsmittel, so zum Nachweis von Apomorphin in Morphin, von p-Phenetidin in Phenazetin. Die Oxydationsprodukte sind gefärbt. Auch der · Nachweis von schwefliger Säure in Gelatine oder in Salzsäure durch Jod beruht darauf, daß SO''_2 durch Jod zu SO''_3 oxydiert wird. Weiter dient Jodlösung als Reagens auf Stärke (Blaufärbung) und Dextrin (Rotfärbung), z. B. bei Gummi arabicum und Traganth, auch bei Aga-Agar, das außerdem mit Jod eine Eigenfärbung gibt, sowie in zahlreichen Fällen bei mikroskopischen Untersuchungen. Schließlich wird Jodlösung bei der Ausführung der „Jodoformreaktion", z. B. bei Chloralhydrat gebraucht. Hydrargyrum salicylicum soll in Jodlösung fast völlig löslich sein.

***Jodtinktur.**

Jodtinktur wird zu einer Identitätsreaktion bei Apomorphin, sonst bei der mikroskopischen Untersuchung wie Jodlösung verwendet.

Jodzinkstärkelösung.

4 g lösliche Stärke und 20 g *Zinkchlorid werden in 100 g siedendem Wasser gelöst. Der erkalteten Flüssigkeit wird die farblose, durch Erwärmen frisch

bereitete Lösung von 1 g Zinkfeile und 2 g *Jod in 10 ccm Wasser hinzugefügt, hierauf die Flüssigkeit zu 1 Liter verdünnt und filtriert.

Jodzinkstärkelösung ist farblos, nur wenig opalisierend. Eine Mischung von 1 ccm Jodzinkstärkelösung und 20 ccm Wasser darf sich nach Zusatz von verdünnter Schwefelsäure nicht blau färben, muß aber durch 1 Tropfen Jodlösung stark blau gefärbt werden.

Jodzinkstärke ist ein empfindliches Reagens auf solche Stoffe, die Jod aus Jodiden freimachen können, so z. B. Chlor (Chloroform, Salzsäure), Brom (Aether bromatus), Nitrit (Salpeter), Jodsäure (Salpeter), Ferriion, Peroxyde.

***Kalilauge.**

Bei Bedarf nach Vorschrift zu verdünnen.

Kalilauge ist eines der meistgebrauchten Reagenzien. Sie neutralisiert die Säuren unter Bildung von Kaliumsalzen und fällt fast sämtliche Metalle aus den Lösungen ihrer Salze als Hydroxyde bzw. Oxyde; überschüssige Kalilauge löst einige Hydroxyde (Al, Pb, Sn, Zn) unter Bildung von Kaliumsalzen von Säuren, deren Radikal das Metall enthält, auf. Analog der Reaktion mit Metallsalzen werden organische Ester unter Bildung von Alkoholen und organischen Kaliumsalzen „verseift", ein Ausdruck, der von der Spaltung der Fettsäureglyzerinester (Fette) durch Kalilauge in Glyzerin und Seifen (fettsaure Salze) hergeleitet wird. Ähnlich wie mit Säuren reagiert KOH, schon in wäßriger Lösung auch mit Phenolen, unter Bildung von Verbindungen vom Typus R—OK und zerlegt auch veresterte Phenole R—OR$_1$ in Phenol R—OH und Alkohol R$_1$—OH. Das Verhalten gegenüber Aminen entspricht dem gegenüber Salzen, insbesondere Ammoniumsalzen. Die Verwendung von Kalilauge in der Alkaloidchemie beruht auf dem Basen- bzw. Phenolcharakter der Alkaloide, so daß Alkaloide von Kalilauge gefällt, im Überschuß zum Teil wieder gelöst und in einzelnen Fällen (Kokain) zerlegt werden. Aus manchen halogensubstituierten organischen Verbindungen wird das Halogen durch wäßrige *Kalilauge* als Kaliumhalogenid abgespalten (Trichloressigsäure, Adalin, Bromural). Auf dieser Eigenschaft beruht auch die Verwendung von Kalilauge bei der Isonitrilreaktion.

Kalilauge, weingeistige.

Bei Bedarf ist 1 Teil *Kaliumhydroxyd in 9 Teilen *Weingeist zu lösen.

Weingeistige Kalilauge wird an Stelle wäßriger dann angewendet, wenn Wasser als Lösungsmittel ungeeignet erscheint. Unter anderem wird sie gebraucht bei der Vitalischen Reaktion zur Unterscheidung von Atropin und Skopolamin einerseits, von Homatropin andererseits, zur Prüfung der Flores Cinae auf Identität, zum Nachweis von Kohlenwasserstoffen in Walrat.

***Kaliumazetatlösung.**

Kaliumazetatlösung dient zur Identifizierung von Weinsäure und zu ihrem Nachweis (z. B. in Milchsäure), ferner zur annähernden Gehaltsbestimmung des Spiritus aethereus, da sie sich mit Weingeist, nicht aber mit Äther mischt.

***Kaliumbikarbonat.**

Kaliumbikarbonat wird bei der Gehaltsbestimmung der arsenigen Säure zur Herstellung ihrer Lösung und bei den mit Arsenitlösung auszuführenden Quecksilberbestimmungen in Pastilli Hydrarg. bichlor. und bei der Prüfung von Carbo medicinalis zur Neutralisation und zur CO_2-Entwicklung (um den Luftsauerstoff fernzuhalten) verwendet.

Kaliumbisulfat $KHSO_4$. Die wäßrige Lösung rötet Lackmuspapier. Die Prüfung ist sinngemäß die gleiche wie bei Kalium sulfuricum.

Kaliumbisulfat findet bei der Prüfung des Himbeer- und Kirschsaftes auf Teerfarbstoffe Verwendung.

***Kaliumbromid.**

Kaliumbromid wird bei den bromometrischen Bestimmungen verwendet, um zusammen mit der $^1/_{10}$-Normal-Kaliumbromatlösung nach $5\,KBr + KBrO_3 + 3\,H_2SO_4 = 3\,Br_2 + 3\,H_2O + 3\,K_2SO_4$ Brom zu liefern.

***Kaliumchlorat.**

Kaliumchlorat wird beim Emetinnachweis in Radix Ipecacuanhae verwendet, ferner beim Arsennachweis in Ferrum reductum und pulveratum zur Herstellung einer Ferrichloridlösung.

***Kaliumdichromat.**

Kaliumdichromatlösung.

1 Teil *Kaliumdichromat ist in 19 Teilen Wasser zu lösen.

Kaliumdichromat gibt mit Barium- und Bleisalzen charakteristische Niederschläge, ebenso wird es zur Identifizierung einiger Alkaloide (Hydrastinin, Pilokarpin, Strychnin, Yohimbin) verwendet. Auch bei Pix betulina und Juniperi gibt Kaliumdichromat charakteristische Farbreaktionen. Eine charakteristische Reaktion auf Peroxyde wird auch erhalten, wenn man solche in saurer Lösung auf $K_2Cr_2O_7$ einwirken läßt. Es entsteht die ätherlösliche blaue Überchromsäure.

Kaliumferrizyanid $K_3Fe(CN)_6$.

Kaliumferrizyanidlösung.

Bei Bedarf ist 1 Teil des zuvor mit Wasser gewaschenen Kaliumferrizyanids in 19 Teilen Wasser zu lösen.

Ferrizyankalium wird bei einigen Alkaloiden (Äthylmorphin, Eukodal, Kodein, Diazetylmorphin) zur Prüfung auf Abwesenheit von Morphin, bei diesem wie bei Diazetylmorphin zu einer Identitätsreaktion verwendet. Die bei der Aufbewahrung nicht haltbare Lösung wird ferner als Reagens auf Ferroverbindungen benutzt, mit denen Ferrizyankalium einen blauen Niederschlag (Turnbulls Blau) gibt.

Kaliumferrozyanidlösung.

1 Teil Kaliumferrozyanid ist in 19 Teilen Wasser zu lösen.

Kaliumferrozyanid $K_4Fe(CN)_6 + 3\,H_2O$.

Kaliumferrozyanid ist das vielgebrauchte Reagens auf Ferriionen, mit denen es unter Bildung des unlöslichen „Berliner Blaus" reagiert. Mit Cu-, Zn-, Pb- und Ag-Salzen gibt es teils farbige, teils farblose Niederschläge. Zu beachten ist, daß die Lösung beim Stehen an der Luft besonders bei saurer Reaktion sich ziemlich leicht zersetzt, wobei Ferriionen entstehen und damit Berliner-Blau-Bildung auftritt.

***Kaliumhydroxyd.**

Kaliumhydroxyd wird zur Prüfung von Äther aul Aldehyde bzw. Vinylalkohol benutzt. Es tritt hierbei die Bildung von „Aldehydharz" auf. Ebenso dient Kaliumhydroxyd zum Nachweis von Kienöl in Terpentinöl. Eine absolut alkoholische Lösung von Kaliumhydroxyd dient bei den ätherischen Ölen zum Nachweis von Phthalsäure- und ähnlichen Estern, die in betrügerischer Weise zugesetzt wurden, und deren Säuren in absolutem Alkohol ganz unlösliche Kaliumsalze geben. (Bei Nelken- und Rosenöl liefern auch reine Öle Abscheidungen, die jedoch bei Erwärmen in Lösung gehen.) Die gleiche Lösung wird zur Wertbestimmung von Kreosot sowie zur Identifizierung von Guajakol- und Kreosotkarbonat angewendet. Infolge seines Karbonatgehalts ist Kaliumhydroxyd in absolutem Alkohol nicht immer klar löslich. Die Lösung ist dann vor Gebrauch zu filtrieren.

Kaliumjodatstärkepapier.

Bestes Filtrierpapier wird mit einer Lösung von 0,1 Teil Kaliumjodat und 1 Teil löslicher Stärke in 100 Teilen Wasser getränkt und dann getrocknet.

Kaliumjodat KJO_3. Die Lösung des Salzes (1 + 19) verändern Lackmuspapier nicht. Nach Zusatz von einigen ccm verdünnter Schwefelsäure und Chloroform darf sich dieses bei Schütteln nicht violett färben.

Dieses Papier dient zum Nachweis von SO_2, sofern dieses in Gasform zum Nachweis gelangen soll. KJO_3 wird zu Jod reduziert, das die Stärke blau färbt. So bei Carrageen.

***Kaliumjodid.**

Kaliumjodidlösung.

Bei Bedarf ist 1 Teil *Kaliumjodid in 9 Teilen Wasser zu lösen.

Kaliumjodidlösung gibt mit Bleiionen das charakteristische gelbe Bleijodid, mit Quecksilberionen ebenfalls charakteristische Fällungen, besonders mit Merkurisalzen fällt leuchtend rotes HgJ_2, das in überschüssiger Kaliumjodidlösung farblos unter Bildung komplexer Ionen löslich ist. In heißem Weingeist löst es sich ebenfalls farblos, um beim Erkalten in gelben, bald rot werdenden Kristallen auszufallen. Kaliumjodid fällt ferner eine Reihe von Alkaloidsalzen aus ihren wäßrigen Lösungen. Saure Kaliumjodidlösung (also Jodwasserstoffsäure) ist leicht oxydierbar. Bereits Stehen an der Luft genügt, um HJ zu J zu oxydieren. Rasch und quantitativ verläuft die Reaktion mit Peroxyden (Wasserstoffsuperoxyd, Äthylperoxyd in Narkoseäther) oder Eisenchlorid, so daß Jodkalium teils zu qualitativen Reaktionen auf diese Stoffe, teils zu ihrer quantitativen Bestimmung (Liquor Ferri sesquichlorati) verwendet wird.

***Kaliumkarbonat.**

Kaliumkarbonat dient als wasserbindendes Mittel bei der Ermittlung der Alkoholzahl.

***Kaliumnitrat.**

Kaliumnitrat wird zur Salpeterschmelze zwecks Mineralisierung der Glandulae Thyreoideae gebraucht, ferner zu einer Identitätsreaktion auf Kolchizin in Semen Colchici.

***Kaliumpermanganat.**

Kaliumpermanganat dient zur Charakterisierung einzelner Alkaloide. Mit Strychnin gibt es eine wenig beständige Färbung, mit Kokain violette Kristalle. Im übrigen dient $KMnO_4$ stets als Oxydationsmittel. Bei den organischen Silberverbindungen und bei Hydrarg. salicylicum wird die zur Gehaltsbestimmung erforderliche Mineralisierung mit Kaliumpermanganat und Schwefelsäure vorgenommen. Bei den Eisenbestimmungen werden $Fe^{\cdot\cdot}$-Verbindungen mit $KMnO_4$ zu $Fe^{\cdot\cdot\cdot}$-Verbindungen oxydiert. In vielen Fällen dient $KMnO_4$ zum Nachweis etwa vorhandener leicht oxydierbarer Verunreinigungen, so bei Azeton, bei Amylenhydrat (Amylen), Benzoe und Benzoesäure (Zimtsäure), Alcohol absolutus (Aldehyd), Schwefelsäure (SO_2, NO), Milchsäure (Azetaldehyd), Paraldehyd (Peroxyde), Methylsulfonal (Merkaptol), Skopolamin (Apoatropin) usw.

Kaliumpermanganatlösung.

Wenn bestimmte Konzentrationsverhältnisse nicht vorgeschrieben sind, so ist eine Lösung von 1 Teil *Kaliumpermanganat in 999 Teilen Wasser zu verwenden.

Betr. Anwendung siehe vorstehendes Reagens.

***Kaliumsulfat.**

Es wird bei der Prüfung der essigsauren Tonerde angewendet.

***Kalk,** gebrannter.

Gebrannter Kalk wird zur Gehaltsbestimmung von Opiumkonzentrat und zur Herstellung von Kalziumhydroxyd gebraucht.

***Kalkwasser.**

Kalkwasser dient zum Nachweis von freiem Kohlendioxyd in Aqua dest., von unerlaubten Mengen Karbonaten in Ätzalkalien und ihren Lösungen (Laugen). Ferner wird Kalkwasser zur Identifizierung der Weinsäure und des Pyrogallols verwendet.

Kalziumchlorid, entwässertes.

Gekörntes oder geschmolzenes Kalziumchlorid $CaCl_2$. Die Lösung von 10 g entwässertem Chlorkalzium in 100 ccm Wasser soll durch Zusatz von Phenolphthaleinlösung höchstens schwach gerötet werden, die Rötung muß durch 2 Tropfen $^1/_{10}$-Normal-Salzsäure zum Verschwinden gebracht werden.

Entwässertes Kalziumchlorid ist sehr hygroskopisch, es dient zum Füllen des Exsikkators, von Trockentürmen und zum Trocknen organischer Flüssigkeiten, wobei allerdings zu beachten ist, daß es mit vielen Alkoholen kristallisierbare Verbindungen liefert.

Kalziumchloridlösung, verdünnte.

1 Teil *Kalziumchloridlösung ist mit 4 Teilen Wasser zu verdünnen.

Kalziumchloridlösung dient als Reagens auf Oxalsäure, mit der unlösliches Kalziumoxalat fällt. So bei Ameisensäure, Glyzerin und Wasserstoffsuperoxydlösung, bei der ein Zusatz von Essigsäure und Natriumazetat das Ausfallen von Kalziumphosphat hindern soll. Bei Natrium cacodylicum dient Kalziumchlorid zum Nachweis von monomethylarsinsaurem Natrium.

Kalziumhydroxyd $Ca(OH)_2$.

Bei Bedarf sind 2 Teile *gebrannter Kalk mit 1 Teil Wasser zu löschen.

Kalziumhydroxyd wird bei der Prüfung von Magnesiumsulfat auf Natriumsulfat gebraucht.

Kalziumsulfatlösung.

Die gesättigte wäßrige Lösung.

Kalziumsulfat $CaSO_4 + 2\,H_2O$.

Kalziumsulfatlösung wird verwendet zur Prüfung löslicher Kalziumsalze auf Bariumsalze (Ca. hypophosphor., Liq. Calc. chlorati), ferner zum Nachweis von Oxalsäure und Traubensäure in Weinsäure.

Königswasser.

Bei Bedarf sind 1 Teil *Salpetersäure und 3 Teile *Salzsäure zu mischen.

Hydrargyrum sulfuratum rubrum soll in Königswasser löslich sein.

***Kollodium.**

Jodoform soll in Kollodium löslich sein.

Kongopapier.

Zur Herstellung des Kongopapiers ist bestes Filtrierpapier mit einer 1promilligen Lösung von Kongorot zu tränken und dann zu trocknen.

Kongorot. Natriumsalz der Benzidin-disazobis-1-naphthylamin-4-sulfosäure.

Kongorot ist ein Indikator (sauer blau, alkalisch rot), der im Gebiet von $p_H\,3-5$ Verwendung finden kann. Das Arzneibuch läßt ihn bei der Herstellung von Opiumkonzentrat benützen.

Kupfer Cu (Kupferdrehspäne oder dünnes Kupferblech).

Kupfer dient zur Identifizierung von Salpetersäure, in der es löslich ist. Bei dem durch Verbrennen auf Kupferblech auszuführenden Halogennachweis in natürlichem Kampfer (synthet. Kampfer) kommt dem Kupfer keine Beteiligung an der Reaktion zu.

Kupferazetatlösung.

1 Teil Kupferazetat ist in 999 Teilen Wasser zu lösen.

Kupferazetat $(CH_3 \cdot CO_2)_2Cu + H_2O$.

Kupferazetatlösung dient zum Nachweis von Verfälschungen des Peru- bzw. Tolubalsams mit Kolophonium, das an der Bildung von in Petroläther löslichem abientinsaurem Kupfer erkannt wird.

Kupfersulfatlösung.

1 Teil *Kupfersulfat ist in 49 Teilen Wasser zu lösen.

Kupfersulfatlösung dient zur Ausführung der sogenannten Biuretreaktion, dem Auftreten einer violettroten Farbe, wenn Kupfersulfat bei Gegenwart von Alkali mit dem Biuret, einem Eiweißspaltprodukt zusammenkommt (Argentum proteinicum, Saccharum Lactis). Lignum Guajaci wird durch eine Reaktion mit Kupfersulfat identifiziert.

Kupfertartratlösung, alkalische.

a) 3,5 g *Kupfersulfat sind in Wasser zu 50 ccm zu lösen.

b) 17,5 g *Kaliumnatriumtartrat und 5 g Natriumhydroxyd sind in Wasser zu 50 ccm zu lösen.

Bei Bedarf sind gleiche Raumteile der beiden Lösungen zu mischen.

Alkalische Kupfertartratlösung, auch Fehlingsche Lösung genannt, dient zum Nachweis und zur Bestimmung sogenannter reduzierender Zucker, besonders des Traubenzuckers (Dextrose). Auch Milchzucker besitzt die gleiche Fähigkeit. Die in ihrem Ablauf noch unerforschte Reaktion beruht wahrscheinlich darauf, daß aus gewissen Zuckerarten beim Erwärmen mit Alkalien Aldotriosen (Aldehyde mit 3 Kohlenstoffatomen) abgespalten werden, die die Reduktion bewirken. Zu beachten ist, 1. daß Fehlingsche Lösung bei langanhaltendem Kochen schwarzes Kupferoxydhydrat fallen läßt und 2. daß die Verwendung des Reagens zu quantitativen Bestimmungen nur bei Innehaltung von genau festgelegten Versuchsbedingungen richtige Werte ergibt. Da Glykoside zumeist bei der Hydrolyse reduzierende Zucker liefern, dient Fehlingsche Lösung zum Nachweis des Glykosidcharakters z. B. bei Strophanthinum.

Kurkumapapier.

Zur Herstellung des Kurkumapapiers mischt man 1 Teil Kurkumatinktur mit 3 Teilen *Weingeist und 4 Teilen Wasser, tränkt mit dieser Flüssigkeit Streifen von bestem Filtrierpapier und trocknet sie vor Licht geschützt in einem ungeheizten Raum. Kurkumapapier muß durch 1 Tropfen einer Mischung aus 1 ccm $^1/_{10}$-Normal-Kalilauge und 25 ccm Wasser sofort gebräunt werden.

Kurkumapapier ist *vor Licht geschützt in gutverschlossenen Gefäßen aufzubewahren*.

Kurkumatinktur.

10 Teile grobgepulverte Kurkumawurzel werden mit 75 Teilen *Weingeist 24 Stunden lang unter wiederholtem Umschütteln bei 30 bis 40° ausgezogen; der Auszug wird nach dem Absetzen filtriert.

Kurkumawurzel. Die getrocknete Wurzel von Curcuma longa Linné.

Kurkumafarbstoff ist ein Indikator. Als solcher dient die Tinktur zum Nachweis von Natriumsulfat in Magnesiumsulfat. Das Kurkumapapier wird zur Identifizierung von Borax und Borsäure gebraucht. Salzsäurehaltige Borsäurelösungen färben Kurkumapapier braunrot, auf Ammoniakzusatz schlägt die Farbe in Grünschwarz um.

Lackmuspapier, blaues und rotes.

Zur Herstellung des blauen Lackmuspapiers wird die wäßrige Lackmuslösung in der Siedehitze tropfenweise mit so viel *verdünnter Schwefelsäure versetzt, bis 1 ccm nach Zusatz von 100 ccm Wasser violettblau gefärbt ist. Die auf diese Weise neutralisierte Lackmuslösung wird mit 1 Teil Wasser verdünnt; mit dieser Lösung werden Streifen von bestem Filtrierpapier getränkt und vor Licht geschützt in einem ungeheizten Raum getrocknet. Blaues Lackmuspapier muß durch 1 Tropfen einer Mischung von 1 ccm $^1/_{10}$-Normal-Salzsäure und 99 ccm Wasser sofort gerötet werden.

Zur Herstellung des roten Lackmuspapiers wird die neutralisierte Lackmuslösung weiter mit so viel *verdünnter Schwefelsäure versetzt, bis 1 ccm nach Zusatz von 100 ccm Wasser blaßrot gefärbt ist. Die auf diese Weise angesäuerte Lackmuslösung wird mit 1 Teil Wasser verdünnt; mit dieser Lösung werden Streifen von bestem Filtrierpapier getränkt und dann vor Licht geschützt in einem ungeheizten Raum getrocknet. Rotes Lackmuspapier muß durch 1 Tropfen einer Mischung von 1 ccm $^1/_{10}$-Normal-Kalilauge und 99 ccm Wasser sofort gebläut werden.

Aufbewahrung: *Vor Licht geschützt in gutverschlossenen Gefäßen auf-zubewahren.*

Lackmuspapier dient in zahlreichen Fällen zur Feststellung der Reaktion.

Lackmuslösung, wäßrige.

1 Teil Lackmus wird dreimal mit je 5 Teilen *Weingeist ausgekocht. Der Rück-stand wird mit 10 Teilen Wasser 24 Stunden lang bei Zimmertemperatur aus-gezogen und die Flüssigkeit filtriert.

Lackmuslösung wird bei den vom Arzneibuch vorgeschriebenen Untersuchun-gen nicht gebraucht.

***Leim,** weißer.

Bei Bedarf ist 1 Teil *weißer Leim in 99 Teilen Wasser von 30 bis 40° zu lösen und die Lösung warm zu verwenden. Leim dient zum Nachweis von Gerbsäure in Acidum gallicum.

***Magnesia,** gebrannte.

Gebrannte Magnesia wird bei der Gehaltsbestimmung von Mutterkorn zum Neutralisieren der Säure verwendet. Natronlauge würde mit den Phenolgruppen enthaltenden Mutterkornalkaloiden reagieren.

Magnesiamixtur.

1 Teil Magnesiumchlorid und 1,4 Teile *Ammoniumchlorid sind in einer Mi-schung von 7 Teilen *Ammoniakflüssigkeit und 15 Teilen Wasser zu lösen. Die Lösung ist nach mehrtägigem Stehen zu filtrieren.

Magnesiumchlorid $MgCl_2 + 6H_2O$.

Die Aufnahme der Magnesiamixtur in das Arzneibuch Anlage II ist völlig unberechtigt, da die Untersuchung der Salvarsane nicht Sache des Apothe-kers ist.

Magnesiumsulfatlösung.

1 Teil *Magnesiumsulfat ist in 9 Teilen Wasser zu lösen.

Magnesiumsulfatlösung wird bei Liquor Cresoli saponatus zum Nachweis der Seife als unlösliche Magnesiaseife, bei Natrium acetylarsanilicum vor der Ver-aschung zum Nachweis eines Arsensäuregehalts als Ammoniummagnesiumarse-nat, nach der Veraschung zum Nachweis des Arsens verwendet.

Mayers Reagens.

1,355 g *Quecksilberchlorid und 5 g *Kaliumjodid sind in etwa 30 ccm Wasser zu lösen; die Lösung ist mit Wasser auf 100 ccm zu verdünnen.

Mayers Reagens ist ein Alkaloidfällungsreagens. Als solches dient es bei der Herstellung alkaloidhaltiger Fluidextrakte zur Feststellung der hinreichenden Erschöpfung des Extraktionsgutes, bei Apomorphin zum Nachweis anderer Alka-loide, bei Santonin zum Nachweis von Alkaloiden überhaupt.

Bei Extractum Secalis cornuti fluidum hat die Reaktion mit Mayers Reagens gewissermaßen quantitativen Charakter.

***Medizinische Kohle.**

Medizinische Kohle dient zum Entfärben von Himbeer- und Kirschsaft bei der Prüfung auf Stärkesirup.

Methylenblaulösung.

0,15 Teile *Methylenblau sind in 100 Teilen Wasser zu lösen.

Methylenblaulösung dient zur Wertbestimmung von Carbo medicinalis und Bolus alba durch Adsorption des Farbstoffes.

***β-Naphthol.**

Naphthol dient zur Identifizierung von Anästhesin und der Novokainsalze durch Bildung von Azofarbstoffen.

Narkotinhydrochlorid dient zur Bestimmung des feinen Alkaligehalts des Medizin-glases.

Natriumazetat, wasserfreies $CH_3 \cdot CO_2Na$. Es sei in Wasser langsam, aber klar löslich und entspreche sonst den an *Natrium aceticum zu stellenden Anforderungen.

Wasserfreies Natriumazetat findet bei der zum Zweck der Gehaltsbestimmung vorzunehmenden Azetylierung von Zitronell-, Pfefferminz- und Sandelöl Verwendung.

Natriumazetatlösung.

1 Teil *Natriumazetat ist in 4 Teilen Wasser zu lösen.

Natriumazetatlösung wird angewendet, um in Reaktionsgemischen freie Mineralsäuren zu binden und dafür Essigsäure freizumachen bzw. nur zu verhindern, daß bei einer auszuführenden Reaktion Mineralsäure frei wird. So z. B. bei dem Nachweis des Kalziums in Calcaria usta als Kalziumoxalat bzw. bei Hydrogenium peroxydatum solutum. Setzt man mineralsaure Salze sehr schwach basischer Alkaloide mit Natriumazetat um (Papaverin, Narkotin im Narkophin), so tritt völlige Hydrolyse der Alkaloidazetate ein, so daß die Alkaloide als freie Basen quantitativ ausfallen und nach dem Abfiltrieren zur Wägung gebracht bzw. titriert werden können.

***Natriumbikarbonat.**

Natriumbikarbonat wird bei den jodometrischen Bestimmungen der arsenigen Säure (Acid. arsenicos., Liquor Kalii arsenicosi) und des Antimons in Tartarus stibiatus zugesetzt, um den sich bei der Reaktion bildenden Jodwasserstoff, der die Reaktion zu einer umkehrbaren macht, abzusättigen. Ferner wird Natriumbikarbonat beim Apomorphinnachweis in Morphin und bei der Gehaltsbestimmung von Opium concentratum verwendet.

Natriumbikarbonatlösung.

Bei Bedarf ist 1 Teil gepulvertes *Natriumbikarbonat unter Vermeidung von starkem Schütteln in 19 Teilen Wasser von Zimmertemperatur zu lösen.

Natriumbikarbonatlösung wird bei der Identifizierung von Apomorphin und bei der Prüfung der Alypinsalze zur Unterscheidung von Kokainsalzen von diesen verwendet.

Natriumbisulfitlösung.

Sie enthält etwa 30% Natriumbisulfit $NaHSO_3$.

Natriumbisulfitlösung reagiert auf Aldehyde unter Bildung aldehyd-schwefligsaurer Salze. Bei Ol. Cinnamomi wird nicht diese einfache Anlagerung, sondern die Anlagerung eines zweiten Moleküls Bisulfit unter Überführung der Doppelbindung in eine einfache, wobei eine leicht lösliche Verbindung entsteht, zur quantitativen Bestimmung des nichtaldehydischen Anteils verwendet.

***Natriumchlorid.**

Natriumchloridlösung.

1 Teil *Natriumchlorid ist in 9 Teilen Wasser zu lösen.

Natriumchloridlösung, gesättigte.

Zu Umsetzungen werden Natriumchlorid (Hydrarg. oxycyanat.) bzw. seine Lösungen (Argentum proteinicum, Hydrargyrum bichloratum, Hydrargyrum salicylicum) nicht so häufig gebraucht wie zu physikalischen Zwecken; so zum Aussalzen von Kolloiden (Argentum colloidale), zur Verminderung der Löslichkeit organischer Lösungsmittel in wäßrigen Flüssigkeiten (Liquor Cresoli saponatus, Bestimmungen der ätherischen Öle in Drogen und in Terebinthina), Änderung der Dichte und der Oberflächenspannung wäßriger Lösungen, um beim Ausschütteln Emulsionsbildungen zu vermeiden (Kolchizinbestimmungen in Semen und Tinctura Colchici, bei Phosphorus solutus wahrscheinlich auch). Bei den Umsetzungen handelt es sich bei Argentum proteinicum um die Reaktion von Ag' mit Cl', bei Hydrarg. oxycyanat. um eine Umsetzung nach $HgO + 4\,NaCl + H_2O =$ $Na_2HgCl_4 + 2\,NaOH$, bei Hydrarg. bichloratum um Überführung des sauer reagierenden HgCl$_2$ in neutral reagierendes Na$_2$HgCl$_4$, bei Hydrarg. salicylicum schließlich um Bildung des löslichen Natriumsalzes der Chlormerkurisalizylsäure.

Natriumhydroxyd.

Gehalt mindestens 90% NaOH. Mol.-Gew.: 40,01. Titration wie bei Ätzkali 1 g Natriumhydroxyd = 22,5 (22,49) ccm $^1/_1$-Normal. Die wäßrige Lösung (1 + 5) muß hinsichtlich der Reinheit den an *Natronlauge gestellten Anforderungen entsprechen.

Das Natriumhydroxyd könnte lediglich zur Herstellung von Natronlauge als Reagens dienen, dafür kommt es aber nicht in Frage, da hierzu ebensogut die offizinelle Natronlauge zu verwenden ist.

Natriumhypophosphitlösung.

20 g Natriumhypophosphit sind in 40 ccm Wasser zu lösen. Die Lösung läßt man in 180 ccm rauchende Salzsäure einfließen und gießt sie nach dem Absetzen der sich ausscheidenden Kristalle von Chlornatrium klar ab. Die Lösung muß farblos sein. Die Bezeichnung ist unkorrekt, es liegt eine Lösung von unterphosphoriger Säure vor.

Natriumhypophosphit NaH$_2$PO$_2$ + H$_2$O.

Die auch als Thieles Reagens bezeichnete Lösung dient zum Arsennachweis, in einigen Fällen auch zum Nachweis von Selen (Schwefelsäure, Sulfur).

***Natriumkarbonat.**

Natriumkarbonat wird bei den Prüfungen von Essigsäure, verdünnter Essigsäure, Hydrargyrum salicylicum und Urethan verwendet, bei den Essigsäuren zur Neutralisation, bei Hydrarg. salicyl. zum Lösen bei der Gehaltsbestimmung, bei Urethan zur Ausführung der Jodoformreaktion.

***Natriumkarbonat, getrocknetes.**

Getrocknetes Natriumkarbonat wird zur ,,Salpeter-Soda-Schmelze" bei Kautschuk, Glandulae Thyreoideae und Natrium acetylarsanilicum gebraucht, ferner bei den Barbitursäurepräparaten, aus denen bei Erhitzen mit Natriumkarbonat Diäthylessigsäure bzw. Äthylphenylessigsäure entsteht.

Natriumkarbonatlösung.

1 Teil *Natriumkarbonat ist in 2 Teilen Wasser zu lösen.

Natriumkarbonatlösung wird bei der Prüfung einiger Alkaloide (Tropakokain, Yohimbin) bei Alkaloidbestimmungen (Secale cornutum, Semen et Praeparata Strychni) sowie zur Herstellung von Lösungen bei Tannigen, Tartarus depuratus, Azetylsalizylsäure, Phosphorsäure und zur Umsetzung mit Bariumsulfat verwendet.

Natriumkobaltinitritlösung.

Bei Bedarf ist 1 Teil Natriumkobaltinitrit in 9 Teilen Wasser zu lösen.

Natriumkobaltinitrit Na$_3$Co(NO$_2$)$_6$.

Das Reagens dient zum Nachweis von Kaliumion.

***Natriumnitrat.**

Salpeter dient zur Mineralisierung mittels der Salpeter-Soda-Schmelze (siehe getrocknetes Natriumkarbonat).

***Natriumnitrit.**

Natriumnitrit wird bei der sogenannten Elaidinprobe der fetten Öle auf ,,trocknende" bzw. ,,nichttrocknende" Öle sowie bei der Identifizierung von Phenyldimethylpyrazolon und seiner Salizylsäureverbindung durch Überführung in die Nitrosoverbindung verwendet.

Natriumnitritlösung.

Bei Bedarf ist 1 Teil *Natriumnitrit in 9 Teilen Wasser zu lösen.

Die 10%ige Natriumnitritlösung wird beim Nachweis von Antipyrin in Pyramidon sowie bei den auf Azofarbstoffbildung beruhenden Identitätsreaktionen von Anaesthesin und den Novokainsalzen verwendet.

Natriumnitritlösung, gesättigte.

Bei Bedarf frisch herzustellen. Natriumnitrit löst sich in etwa 1,5 Teilen Wasser. Die gesättigte Natriumnitritlösung dient zum Phellandrennachweis in Eukalyptusöl.

***Natriumphosphat.**

Mittels Natriumphosphat wird der Bleiüberschuß bei der Untersuchung von Semen und Tinctura Colchici entfernt.

Natriumphosphatlösung.

1 Teil *Natriumphosphat ist in 9 Teilen Wasser zu lösen.

Natriumphosphatlösung dient zum Nachweis von Kalzium- und Magnesiumsalzen bei Borsäure, den Kalium- und Natriumsalzen, Kupfersulfat, Zinkoxyd und Chlorzink. Bei den Magnesiumverbindungen dient es zur Identifizierung.

***Natriumsulfat.**

Natriumsulfat wird bei der Prüfung von Chininhydrochlorid auf andere Chinaalkaloide zur Überführung in das Sulfat gebraucht, mit dem sich die Probe besser ausführen läßt als mit Hydrochlorid.

***Natriumsulfat,** getrocknetes.

Das getrocknete Natriumsulfat wird überall da verwendet, wo bei Alkaloidbestimmungen (Cortex Granati, Semen Arecae), bei Bestimmung des Fettgehalts in Seifen (Sapo kalinus) ätherische oder petrolätherische Ausschüttlungen wäßriger Flüssigkeiten oder wo wasserhaltige Reaktionsprodukte, wie bei der Azetylierung von Zitronell-, Pfefferminz-, Sandelöl und in ähnlichen Fällen (Salizylsäure, Oleum Therebinthinae rect.), vor weiterer Verarbeitung getrocknet werden sollen.

Natriumsulfid, kristallisiertes $Na_2S + 9H_2O$.

Außer zur Herstellung der folgenden Lösung wird Natriumsulfid bei der Prüfung von Stibium sulfuratum aurantiacum gebraucht, um seine Identität und Reinheit zu beweisen.

Natriumsulfidlösung.

5 g kristallisiertes Natriumsulfid werden in einer Mischung von 10 ccm Wasser und 30 ccm *Glyzerin gelöst. Die Lösung wird in gutverschlossener Flasche einige Tage lang beiseite gestellt und dann wiederholt durch einen kleinen mit Wasser angefeuchteten Wattebausch filtriert, wodurch die für gewöhnlich zur Ausscheidung gelangten Ferrosulfidspuren zurückgehalten werden. Die Lösung ist in kleinen, etwa 5 ccm fassenden Tropffläschchen aufzubewahren.

Eine Mischung von 5 ccm Wasser, 3 Tropfen *verdünnter Essigsäure und 3 Tropfen Natriumsulfidlösung darf innerhalb 10 Minuten nicht verändert werden.

Bei der Prüfung auf Schwermetallsalze mit Hilfe von Natriumsulfidlösung ist, wenn nichts anderes vorgeschrieben ist, die Dauer der Beobachtung auf eine halbe Minute zu beschränken.

Natriumsulfidlösung ist an die Stelle von Schwefelwasserstoffwasser zum Nachweis von Schwermetallen getreten. Es wird bei neutraler, ammoniakalischer oder essigsaurer Reaktion in einzelnen Fällen auch in salzsaurem (bei Chin. tannic. in salpetersaurem) Medium gearbeitet. Die Vorschrift über die Beobachtungszeit ist besonders wichtig, da bei längerem Stehen Schwefelabscheidungen Fällungen vortäuschen könnten.

Natriumsulfit $Na_2SO_3 + 7H_2O$. Die mit Salzsäure angesäuerte wäßrige Lösung (1 + 9) werde durch Bariumnitratlösung nicht sofort getrübt.

Natriumsulfitlösung.

Bei Bedarf ist Natriumsulfit in Wasser nach Vorschrift zu lösen.

Das feste Salz wird einmal, und zwar bei Kaliumpermanganat gebraucht, die Lösung bei der Gehaltsbestimmung von Oleum Carvi.

***Natriumthiosulfat.**

Natriumthiosulfat wird außer zur Herstellung der $^1/_{10}$-Normal-Lösung nur bei Jodtinktur zur Entfernung des Jods vor der Prüfung auf Azeton und Methylalkohol gebraucht.

***Natronlauge.**

Natronlauge findet ähnlich wie Kalilauge Verwendung: 1. beim Nachweis von Alkaloiden und den Gehaltsbestimmungen alkaloidhaltiger Drogen (Atropin. sulfur., Cotarninum und Hydrastininum chlor., Skopolamin, Theobromin-Natr.-salicylic.) (Drogen bzw. Präparate daraus: Cortex Chinae, Granati; Strychnospräparate). 2. Zum Nachweis von Ammoniumsalzen oder Aminen in zahlreichen Fällen (z. B. Ammonium bromatum, Adalin, Hydrargyrum chloratum). 3. Zur Prüfung von Phenolen auf nichtphenolische Verunreinigungen (Cresolum crudum) bzw. von verseifbaren Fetten auf Unverseifbares und umgekehrt (Paraffinum), bzw. es findet Verwendung bei von auf solchen Reaktionen beruhenden Gehaltsbestimmungen (Oleum Thymi, Caryophylli). 4. Bei einer Reihe von zum Teil auf Indikatoreigenschaften der zu prüfenden Stoffe beruhenden Farbreaktionen. 5. Als Lösungsmittel für eine Reihe von Säuren, Phenolen usw. bzw. als Fällungsmittel für Metallsalze bzw. als Fällungs- und Wiederlösungsmittel für gewisse Metalle (Al, Zn). 6. Zur Verseifung von Methylium phenylchinolincarbonicum und von Phenylum salicylium.

Neßlers Reagens.

5 g *Kaliumjodid werden in 5 g siedendem Wasser gelöst und mit einer konzentrierten Lösung von *Quecksilberchlorid in siedendem Wasser versetzt, bis der dabei entstehende Niederschlag sich nicht mehr löst; hierzu sind 2 bis 2,5 g Quecksilberchlorid erforderlich. Nach dem Abkühlen wird filtriert, das Filtrat mit einer Lösung von 15 g *Kaliumhydroxyd in 30 ccm Wasser versetzt und die Mischung mit Wasser auf 100 ccm verdünnt. Hierauf gibt man etwa 0,5 ccm der konzentrierten Quecksilberchloridlösung hinzu, läßt den gebildeten Niederschlag absetzen und gießt die überstehende Flüssigkeit klar ab.

Neßlers Reagens ist in Flaschen mit gut schließenden Gummistopfen aufzubewahren.

Neßlers Reagens ist ein Reagens 1. auf Ammoniak (Aqua destillata, Hexamethylentetramin, dann 2. auf Aldehyde und Vinylalkohol bei Narkoseäther und -chloroform. Bei Emetinhydrochlorid wird es als Alkaloidfällungsreagens verwendet.

Nitroprussidnatriumlösung.

Bei Bedarf ist 1 Teil Nitroprussidnatrium in 39 Teilen Wasser zu lösen.

Nitroprussidnatrium $Na_2Fe(NO)(CN)_5 + 2H_2O$.

Nitroprussidnatrium dient zum Nachweis von Azeton bei Äther, Alkohol absolutus, Spiritus, Spiritus Sinapis und den Tinkturen sowie zu einer Identitätsreaktion auf Azeton selbst.

***Olivenöl.**

Olivenöl wird direkt nur bei den Löslichkeitsangaben von Anaesthesin erwähnt. ,,Fette Öle" werden als Lösungsmittel in einer ganzen Reihe von Fällen erwähnt, Crocus soll in fettem Öl mikroskopisch untersucht werden.

Oxalsäure $(CO_2H)_2 + 2H_2O$. Sie löst sich in 9 Teilen Wasser, die Lösung darf nach dem Ansäuern mit Salpetersäure durch Bariumnitratlösung auch bei längerem Stehen nicht verändert werden. 5 g seien beim Erhitzen ohne wägbaren Rückstand flüchtig.

Oxalsäure in Substanz wird bei Natrium acetylarsanilicum und Natrium kakodylicum zur Zerstörung überschüssigen Kaliumpermanganats bei der Gehaltsbestimmung verwendet. Die Verwendung zum gleichen Zweck bei der Jodkaliumbestimmung in Jodtinktur sei erwähnt, wenn auch die Bestimmung nach dem DAB nicht ausführbar ist. Bei den Veraschungen von Drogen (Allgem. Bestimmungen Ziff. 30) wird bei schwerverbrennlichen Stoffen nach dem Zusatz von Salpetersäure Oxalsäure zugesetzt, um Nitrate in Karbonate zu verwandeln.

Oxalsäurelösung.

1 Teil Oxalsäure ist in 9 Teilen Wasser zu lösen.

Oxalsäure, gesättigte.

Oxalsäurelösung wird bei Kaliumpermanganatlösung zu einer Identitätsreaktion und bei den beiden Hydrargyrum-oxydatum-Präparaten zu ihrer Unterscheidung benutzt, da das im Korn viel feinere Hydrargyrum oxydatum v. h. p. durch die Lösung leicht in weißes Oxalat verwandelt wird. Gesättigte Oxalsäurelösung wird zur Zerstörung von überschüssigem Kaliumpermanganat bei der Prüfung des Azetons auf Methylalkohol verwendet. Nach Literaturangaben löst sich Oxalsäure 1 + 9 bis 1 + 10 in Wasser, so daß beide Lösungen identisch sind.

***Paraffin, flüssiges.**

Paraffin wird bei der Untersuchung von Naphthalin und bei der mikroskopischen Untersuchung der Glandulae Thyreoideae verwendet.

Pentan. Dichte etwa 0,623. Siedepunkt etwa 32°.

50 ccm Pentan müssen bei einer Temperatur bis 32° ohne wägbaren Rückstand flüchtig sein.

Es ist zu beachten, daß bei dem niedrigen Siedepunkt des Pentans im Sommer eine Aufbewahrung im Laboratorium untunlich ist. Es würde dann von selbst verdunsten, gelegentlich sogar zu sieden beginnen und könnte dadurch Brände verursachen.

Pentan dient zur Ausschüttlung der Destillate bei der Bestimmung der ätherischen Öle in den solche enthaltenden Drogen.

***Pepsin.**

Pepsin wird zur Wertbestimmung des Tannalbins verwendet.

Petroläther. Dichte 0,645 bis 0,655. Siedepunkt 40 bis 60°.

Petroläther dient als Lösungsmittel für zahlreiche organische Arzneimittel. Bei Alkaloidbestimmungen wird es nicht verwendet, dagegen zum Ausschütteln der Fettsäuren bei Gehaltsbestimmungen von Seifen, bei den Bestimmungen des Unverseifbaren in fetten Ölen, bei der Untersuchung harzhaltiger Arzneimittel, wobei besonders die Petrolätherprobe des Perubalsams auf künstliche Balsame bedeutsam ist. Terebinthina und Terpentinöle werden unter Verwendung von Petroläther geprüft. Petroläther-Äther-Gemische finden bei Azetylsalizylsäure, Sirupus Rubi Idaei und Cerasi Verwendung. Müssen Drogen vor Weiterverarbeitung entfettet werden, so wird hierzu Petroläther verwendet.

***Petroleumbenzin.**

Petroleumbenzin dient als Lösungsmittel (Adeps Lanae, Balsamum Copaivae, Kautschuk, Kolophonium, Liquor Cresoli sapon.). Bei den Gehaltsbestimmungen von Hydrastiswurzel und -extrakt, von Cantharides und Tinct. Cantharidum und von Semen Strophanthi, bei der Bestimmung der S.-Z. von Cetaceum und bei der Untersuchung von Kreosot, von Schilddrüsen und Crocus findet es ebenfalls Verwendung.

***Phenol.**

Eine Phenol-Chloroform-Lösung findet bei der Untersuchung von Opium concentratum Verwendung.

***Phenol, verflüssigtes.**

Verflüssigtes Phenol wird bei der Untersuchung von Azetanilid und Dulzin verwendet.

Phenollösung.

Bei Bedarf ist 1 Teil *Phenol in 19 Teilen Wasser zu lösen.

Phenollösung wird bei der Prüfung des Kolchizins auf fremde Alkaloide gebraucht.

Phenolphthaleinpapier.

Bei Bedarf ist bestes Filtrierpapier mit Phenolphthaleinlösung zu tränken.

Phenolphthaleinpapier wird zur Prüfung des Liquor Kalii acetici verwendet.

Phenolphthaleinlösung (s. Indikatorenverzeichnis S. 604).

Phlorogluzin $C_6H_3(OH)_3$ (1, 3, 5) $+ 2H_2O$. Schmelzpunkt bei raschem Erhitzen 217 bis 219°, bei langsamem Erhitzen 200 bis 209°.

Phlorogluzinlösung.

2 Teile Phlorogluzin sind in 100 Teilen *Weingeist zu lösen.

Phlorogluzinsalzsäure.

Die zu untersuchenden Schnitte oder Pulvermengen werden auf dem Objektträger mit 1 Tropfen Phlorogluzinlösung durchfeuchtet. Nach 1 Minute werden 1 bis 2 Tropfen *Salzsäure zugesetzt, und das Präparat wird mit dem Deckglas bedeckt.

Phlorogluzin in Substanz wird bei der Prüfung von Vanillin verwendet. Die Verwendung der Phlorogluzinsalzsäure zur Erkennung verholzter Teile, eine vom Arzneibuch vielfach vorgeschriebene Reaktion, dürfte auf Vorgängen beruhen, die chemisch der Vanillin-Phlorogluzin-Reaktion sehr nahe stehen. Ferner wird Phlorogluzinlösung zur Identifizierung von Lignum Quassiae gebraucht.

***Phosphorsäure.**

Phosphorsäure wird bei der Untersuchung von Karrageen und Gelatine auf schweflige Säure verwendet. Bei der Gehaltsbestimmung von Sirupus Ferri jodati wird das überschüssige $FeCl_3$ durch Zusatz von Phosphorsäure in Ferriphosphat übergeführt, das im Gegensatz zu dem Ferrichlorid aus dem zugesetzten KJ kein Jod frei macht.

Phosphorsäure, konzentrierte. Dichte annähernd 1,70. Gehalt annähernd 84% Phosphorsäure H_3PO_4.

Konzentrierte Phosphorsäure wird bei der Untersuchung von Eukalyptusöl gebraucht, ferner bei den Jodzahlbestimmungen zum Dichten der Stopfen, wozu jedoch Wasser mit dem gleichen Effekt brauchbar sein soll.

Pikrinsäurelösung. Die kaltgesättigte Lösung von Pikrinsäure in Wasser.

Pikrinsäure $C_6H_2(NO_2)_3OH$ (2, 4, 6, 1).

Pikrinsäurelösung wird bei der Untersuchung von Kolchizin auf fremde Alkaloide gebraucht.

***Quecksilberchlorid.**

Eine Lösung von Quecksilberchlorid wird zur Wertbestimmung der Carbo medicinalis verwendet.

Quecksilberchloridlösung.

1 Teil *Quecksilberchlorid ist in 19 Teilen Wasser zu lösen.

Quecksilberchloridlösung ist ein Alkaloidfällungsreagens, das zur Prüfung von Arekolin, Homatropin, Kokain, Novokain, Pilokarpin gebraucht wird. Auch mit Phenyläthylbarbitursäure und ihrem Natriumsalz entstehen charakteristische Niederschläge. Bei der Prüfung von Essigsäure dient $HgCl_2$ zum Nachweis von Ameisensäure und Azetaldehyd, beide reduzieren Quecksilberchlorid.

***Quecksilberchlorür.**

Eine Verwendung für dieses Reagens ist im DAB 6 nicht mehr vorgesehen.

***Quecksilberoxyd.**

Quecksilberoxyd wird zur Herstellung eines Reagens für Diäthylbarbitursäure verwendet.

***Quecksilberoxyd,** gelbes.

Das gelbe Quecksilberoxyd wird bei Benzoesäure zum Nachweis von Halogenbenzoesäure und bei Ameisensäure zur Identifizierung und zum Essigsäurenachweis verwendet.

Quecksilberoxydazetat $(CH_3 \cdot CO_2)_2Hg$.

Aufbewahrung: In kleinen, ganz gefüllten, gutverschlossenen Gläsern, vor Licht geschützt.

Quecksilberoxydazetat wird zur Gehaltsbestimmung von Kalium sulfoguajacolicum und zur Prüfung des Suprarenins verwendet.

Quecksilbersulfatlösung.

1 g *Quecksilberoxyd ist in 4 ccm *Schwefelsäure und 20 ccm Wasser zu lösen.

Quecksilbersulfatlösung wird zur Identifizierung von Zitronensäure gebraucht.

***Resorzin.**

Resorzin wird in Form einer 50%igen Lösung zur Wertbestimmung von Eukalyptol, in Substanz bei der Prüfung von Saccharum Lactis angewendet.

Resorzinsalzsäure.

1 Teil *Resorzin ist in 99 Teilen rauchender Salzsäure zu lösen.

Resorzinsalzsäure dient zur Ausführung der sogenannten Fieheschen Reaktion, mittels deren Verschnitt von Naturhonig mit Invertzucker bzw. Kunsthonig nachgewiesen wird.

Salizylaldehyd $C_6H_4(OH)CHO$. Dichte 1,164 bis 1,167. Siedepunkt 195 bis 198°.

Salizylaldehyd ist ein Reagens auf Fuselöl in Alcohol absolutus.

***Salpetersäure.**

Salpetersäure findet sehr vielfältige Anwendung als Reagens. Sie gibt eine große Anzahl von Farbreaktionen oder zum mindesten Verfärbungen. Sie wird deshalb teils zu Identitätsreaktionen, teils zum Nachweis von Zusätzen oder Verfälschungen durch dann entstehende Verfärbungen verwendet. In vielen andern Fällen spielt die Löslichkeit von Metallen (Cu, Ag, Hg bzw. von Verbindungen von ihnen) in Salpetersäure eine Rolle. Oft dient Salpetersäure als Oxydationsmittel, so besonders bei Veraschungen. Apomorphinnitrat ist seiner Schwerlöslichkeit wegen charakteristisch. Zusammen mit Schwefelsäure, mit Schwefelsäure und Eisenchlorid oder mit Essigsäure spielt Salpetersäure in der Alkaloidchemie bzw. beim Nachweis von Phenolen durch Farbreaktionen eine bedeutende Rolle. Mit Natriumnitrit zusammen wird sie zur Anstellung der Elaidinreaktion bei den fetten Ölen verwendet. In allen Fällen, in denen Cl-Ionen mittels Silbernitrat nachgewiesen werden sollen, wird in salpetersaurem Medium gearbeitet und ebenso beim Nachweis von SO_4-Ionen mittels Bariumnitrat.

***Salpetersäure, rauchende.**

Rauchende Salpetersäure wird vielfach als Farbreagens angewendet, und zwar teils allein, so bei Myrrha, Pilokarpin und Semen Strychni sowie bei Mandel- und Olivenöl zum Nachweis des Zusatzes anderer Öle, teils in Verbindung mit anderen Reagenzien, wie z. B. bei Chrysarobin und vor allem bei der sogenannten Vitalischen Reaktion zur Erkennung einiger Alkaloide, die darin besteht, daß nach dem Eindunsten mit rauchender Salpetersäure der Rückstand mit weingeistiger Kalilauge übergossen wird. So bei Atropin, Homatropin, Belladonnablättern und -extrakt, Bilsenkraut, Bilsenkrautextrakt, Skopolamin und Yohimbin.

***Salpetersäure, rohe.**

Die rohe Salpetersäure dient zur Nitrierung des Cresolum crudum, zum Lösen des Quecksilbers in Empl. und Ungt. Hydrargyri sowie zur Oxydation des Schwefels bei der Prüfung von Stibium sulfuratum aurantiacum, Sulfur und Sulfur praecipitatum.

Salpetersäure, verdünnte.

Bei Bedarf durch Mischen von 1 Teil *Salpetersäure und 1 Teil Wasser zu bereiten.

Verdünnte Salpetersäure wird gelegentlich an Stelle von Salpetersäure angewendet.

***Salzsäure.**

Salzsäure wird bei zahlreichen Reaktionen zum Ansäuern, Neutralisieren usw. gebraucht. Die Tatsache, daß verschiedene Körper in Salzsäure weit weniger löslich sind als in Wasser, wird bei Apomorphinhydrochlorid und Morphinhydrochlorid verwendet. Die Fällbarkeit von Silbersalzen durch Salzsäure dient zu Identitätsreaktionen der Silbersalze, die kolloiden Silberpräparate werden durch sie nur ausgeflockt (Albargin, Argent. proteinicum). Salzsäure dient auch zu Farbreaktionen, und zwar teils allein (Cortex Quillaiae, Mel, Galbanum, Strychnin, Veratrin), teils zusammen mit andern Reagenzien (siehe Resorzinsalzsäure, Phloroglu zinsalzsäure). Ferner wird Salzsäure bei einer Reihe von Reaktionen verwendet, um durch die Entwicklung von Chlor (Kalium chloricum, Minium) bzw. durch die Abspaltung „wirksamen Chlors", d. h. von wie freies Chlor oxydierend wirkender unterchloriger Säure (Chlorkalk, Chloramin), Identifizierungen oder Gehaltsbestimmungen durchzuführen. Mit Natriumthiosulfat entwickelt Salzsäure schweflige Säure.

Zum Arsennachweis dient Salzsäure bei Hydrargyrum chloratum sowie Hydrargyrum chloratum v. p.

Salzsäure, rauchende.

Farblose, rauchende Flüssigkeit, die etwa 38% Chlorwasserstoff enthält und hinsichtlich der Reinheit den an *Salzsäure gestellten Anforderungen genügen muß. Dichte 1,19.

Rauchende Salzsäure wird bei der Gehaltsbestimmung des Kresols in Liqu. Cresoli saponatus verwendet, ferner zu einigen Farbreaktionen, so bei Erdnuß- und Sesamöl, bei Vanillin und zum Nachweis von Dextrin und Stärkesirup in Mel, Sirupus Cerasi und Rubi Idaei.

***Salzsäure, verdünnte.**

Verdünnte Salzsäure wird ähnlich wie Salzsäure selbst verwendet.

Schiffs Reagens.

Durch Einleiten von schwefliger Säure in eine Lösung von 0,25 g Fuchsin in 1 Liter Wasser bis zur Entfärbung zu bereiten. Ein Überschuß an schwefliger Säure ist zu vermeiden.

Schiffs Reagens wird bei der Prüfung von Azeton verwendet.

Schwefel.

Es ist *gefällter Schwefel zu verwenden.

Schwefel wird in Schwefelkohlenstoff gelöst bei Erdnußöl zum Nachweis von Kottonöl verwendet.

Schwefelkohlenstoff CS_2. Dichte 1,263. Siedepunkt 46°.

Schwefelkohlenstoff dient als Lösungsmittel. Bei Reaktionen wird Schwefelkohlenstoff auch nur als Lösungsmittel gebraucht, so bei Benzoe, Tolubalsam, Erdnuß-, Raps- und Rizinusöl.

***Schwefelsäure.**

Schwefelsäure (siehe auch verdünnte Schwefelsäure) dient nur in wenigen Fällen als Fällungsreagens (Acid. tannicum, Cerussa). Bei der Prüfung der Wismutsalze auf Verunreinigungen werden die Verdampfungsrückstände vor dem Glühen in Sulfate übergeführt. Bei den Gehaltsbestimmungen organischer Ag-, Hg- und As-Verbindungen wird mittels Kaliumpermanganat und Schwefelsäure bei einigen Eisenpräparaten in Verbindung mit H_2O_2 mineralisiert. Veresterungen und Verseifungen werden unter Zuhilfenahme von Schwefelsäure ausgeführt, so bei Diazetylmorphin, Tannigen, Natr. acetylarsanilicum, Pellidol (Veresterungen), Kokain, Alypin, Urethan (Verseifungen). Bei Alypin findet gleichzeitig auch Veresterung statt.

In zahllosen Fällen dient Schwefelsäure zu Farbreaktionen, und zwar sowohl zum Nachweis fremder Verbindungen durch eintretende Verkohlung als auch zu echten Farbreaktionen, wobei Schwefelsäure teils für sich, teils in Form der sogenannten „unreinen Schwefelsäuren", wie z. B. als Formaldehydschwefelsäure oder in Verbindung mit geringen Mengen Salpetersäure usw., teils zusammen mit oxydierenden und anderen Reagenzien verwendet wird.

Schwefelsäure, 80%ige.

4 Teile *Schwefelsäure sind mit 1 Teil Wasser zu mischen.

80%ige Schwefelsäure ist ein Reagens für mikroskopische Untersuchungen, so bei Folia Sennae, Fructus Cubebae, Myrrha, Radix Liquiritiae, Semen Strophanthi.

Schwefelsäure, 70%ige.

7 Teile *Schwefelsäure sind mit 3 Teilen Wasser zu mischen.

70%ige Schwefelsäure wird bei Radix Colombo verwendet.

***Schwefelsäure,** verdünnte.

Verdünnte Schwefelsäure wird vielfach zur Neutralisation oder zum Ansäuern verwendet. Sie dient zum Nachweis von Blei, Barium. Bei organischen Verbin-dungen wird durch verdünnte Schwefelsäure in geeigneten Fällen Hydrolyse bewirkt, so bei Glykosiden, Zuckern, Estern. Sie dient ferner dazu, organische Säuren aus ihren Salzen abzuscheiden, Brom aus Kaliumbromid-bromatlösung frei zu machen usw.

Schwefelwasserstoffgas H_2S.

Bei Bedarf durch vorsichtiges Eintropfen einer gesättigten wäßrigen Lösung von kristallisiertem Natriumsulfid in *verdünnte Schwefelsäure zu bereiten.

Dies geschieht am besten in einem weithalsigen Glas, das mit einem doppelt durchbohrten Stopfen verschlossen ist. Durch eine Bohrung führt man ein recht-winklig gebogenes Gasentbindungsrohr, durch die andere einen Tropftrichter, in dem sich die Na_2S-Lösung befindet.

Schwefelwasserstoffgas wird bei Semen und Tinctura Strophanthi gebraucht.

Schweflige Säure.

Bei Bedarf durch Ansäuern einer frisch bereiteten Lösung von Natriumsulfit (1 + 9) mit *verdünnter Schwefelsäure zu bereiten.

Schweflige Säure dient zum Nachweis von Zyan in Jod.

Silbernitratlösung, ammoniakalische.

Bei Bedarf ist Silbernitratlösung tropfenweise mit *Ammoniakflüssigkeit zu versetzen, bis sich der entstandene Niederschlag eben wieder gelöst hat.

Ammoniakalische Silberlösung dient zum Nachweis von Aldehyden bei Azeton und Amylenhydrat. Zu dem gleichen Zweck wird sie erst bei der Anstellung der Reaktion bereitet bei Alcohol absolutus und Weingeist. Ebenso wie Aldehyde wirken manche mehrwertigen Phenole auf die Lösung reduzierend, so bei Acid. gallicum, Pix betulina und Juniperi. Auch Apomorphin wäre hier zu nennen. Ferner dient die Lösung zur Prüfung von Spir. Sinapis und Benzinum Petrolei.

Silbernitratlösung.

1 Teil *Silbernitrat ist in 19 Teilen Wasser zu lösen.

Silbernitratlösung wird teils zu charakteristischen Fällungsreaktionen verwen-det, teils zur Erkennung reduzierender Stoffe. Gefällt werden durch Silbernitrat Chlor-, Brom- und Jodionen in zahlreichen Fällen, Arsensäure bei Natrium acetylarsanilicum, Phosphorsäure bei Acid. und Natr. phosphor. sowie Kodein-phosphat. Ferner wird Silbernitrat bei der Prüfung von Natriumthiosulfat ver-wendet, bei der Prüfung von Jodnatrium auf Natriumthiosulfat, bei den Prü-fungen von Acid. und Natr. phenyläthylbarbituricum, von Hexamethylentetra-min, Oleum Lini, azetylarsanilsaurem Natrium und Theophyllin. Reduzierend wirkende Stoffe werden mit Silbernitratlösung zur Reaktion gebracht bei Pyra-midon, Kalziumhypophosphit, Pyrogallol, Phosphorsäure, Natriumphosphat, Kaliumkarbonat, Ameisenspiritus, Glyzerin sowie bei den bei ammoniakalischer Silbernitratlösung genannten Stoffen.

Stärke, lösliche.

Lösliche Stärke wird nur zur Herstellung von Jodzinkstärkelösung gebraucht.

Stärkelösung siehe Indikatoren S. 604.

Stärkelösung wird beim Nachweis von Jodverbindungen in den Bromsalzen gebraucht.

***Talk.**

Talk wird bei verschiedenen Alkaloidbestimmungen u. ä. als Klärungsmittel gebraucht (Extr. Filicis, Hydrast. fld., Folia Bellad., Hyoscyami, Secale corn. und Semen Arecae, ferner bei Schilddrüsen).

***Terpentinöl.**

Terpentinöl wird bei der Prüfung von Agarizinsäure und Eukalyptol verwendet.

Tetrachlorkohlenstoff CCl_4. Dichte 1,594. Siedepunkt 76 bis 77°.

Tetrachlorkohlenstoff wird bei den Jodzahlbestimmungen verwendet.

***Ton,** weißer.

Ton wird bei der Gehaltsbestimmung von Flores Cinae verwendet.

***Traganth.**

Traganthpulver wird als Klärmittel bei einer Anzahl von Gehaltsbestimmungen verwendet, um Äther-Chloroform-Lösungen von Wasser zu trennen.

Tusche.

Es ist flüssige schwarze Ausziehtusche zu verwenden, die bei der Betrachtung unter dem Mikroskop gleichmäßig tiefschwarz und optisch leer erscheinen muß.

Tusche wird zur mikroskopischen Erkennung von Schleim bei Radix Althaeae und Fol. Malvae verwendet.

Vanadinschwefelsäure.

0,1 g Vanadinsäureanhydrid ist in 2 ccm *Schwefelsäure zu lösen und die Lösung mit Wasser auf 50 ccm zu verdünnen.

Vanadinsäureanhydrid V_2O_5.

Vanadinschwefelsäure dient zum Nachweis von Peroxyden in Narkoseäther.

***Vanillin.**

Vanillinsalzsäure.

Bei Bedarf ist 1 Teil *Vanillin in 99 Teilen *Salzsäure zu lösen.

Vanillin dient zur Prüfung der Myrrha und als Vanillinsalzsäure zur Prüfung von Rhizoma Calami, Iridis und Tormentillae.

***Wachs,** weißes.

Weißes Wachs ist wohl nur versehentlich in das Reagenzienverzeichnis aufgenommen worden, verwendet wird es nicht als Reagens.

***Wasserstoffsuperoxydlösung.**

Wasserstoffsuperoxydlösung dient als Oxydationsmittel bei den Gehaltsbestimmungen von Ferrum lacticum und Extr. Ferri pomati. Ferner wird es verwendet bei den Prüfungen von Koffein, Theobromino-natrium salicylicum und Theophyllin sowie bei Pilocarpinumhydr.

***Wasserstoffsuperoxydlösung,** konzentrierte.

Konzentrierte Wasserstoffsuperoxydlösung findet Verwendung bei Methylenblau, Hydrarg. salicylicum, Nitroglycerinum sol. und Minium.

***Weingeist.**

Weingeist und verdünnter Weingeist dienen vor allem als Lösungs- und Extraktionsmittel, andererseits auch als Fällungsmittel. In Reaktion tritt Weingeist z. B. bei der Prüfung von Alypin, Diazetylmorphin, Pellidol, Tannigen und Kaliumdichromat.

***Weingeist,** verdünnter.

***Weinsäure.**

Weinsäure wird bei den Prüfungen von Carbo medicinalis, Resorzin und Ammoniakflüssigkeit verwendet.

Weinsäurelösung.

Bei Bedarf ist 1 Teil *Weinsäure in 4 Teilen Wasser zu lösen.

Weinsäurelösung dient zur Identifizierung einer Reihe von Kaliumverbindungen, ferner findet sie bei den Gehaltsbestimmungen von Ferrum pulveratum und reductum sowie Ferrosulfat Verwendung.

Xylol $C_6H_4(CH_3)_2$. Siedepunkt bei 140°.

Xylol wird bei der Bestimmung der Verseifungszahlen in Wachs sowie bei der Prüfung von Dioxyanthrachinon gebraucht.

Zinkazetat $(CH_3 \cdot CO_2)_2Zn + 2\,H_2O$.

Zinkazetatlösung, weingeistige, gesättigte.

Bei Bedarf ist zerriebenes Zinkazetat mit *Weingeist bis zur Sättigung zu schütteln und das Gemisch zu filtrieren.

Die Lösung dient zum Nachweis von Weinsäure in Liquor Aluminii acetico-tartarici, eine übrigens lediglich durch den Weingeistgehalt des Reagens bedingte Reaktion.

Zinkfeile.

Zinkfeile dient mit Eisenpulver zusammen zur Reduktion von Salpetersäure zu Ammoniak bei Wismutsalzen, Kaliumchlorat, Jodkalium und Jodnatrium. Auch bei der Prüfung der Salpetersäure, des Benzaldehyds, Methylenblaus und Natriumkakodylats findet sie Anwendung.

***Zucker.**

Zucker wird als Reagens bei Morphin hydr. und Veratrin verwendet.

Verzeichnis der volumetrischen Lösungen und Indikatoren,

die zur Prüfung der Arzneimittel erforderlich sind.

Anlage III des Arzneibuchs.

Soweit die Reagenzien im Arzneibuch als Arzneimittel oder in der Anlage II des Arzneibuchs beschrieben sind, sind sie durch einen Stern (*) gekennzeichnet und müssen den dort gestellten Anforderungen entsprechen. Die übrigen Reagenzien, für die keine besonderen Vorschriften gegeben sind, müssen rein sein.

Alle Lösungen und Verdünnungen sind, soweit nicht etwas anderes ausdrücklich vorgeschrieben oder aus dem Zusammenhang zu entnehmen ist, mit destilliertem Wasser zu bereiten.

Hat dieses Wasser in Glasballons gelagert, so enthält es stets Alkali, ein für die Azidimetrie wichtiger Punkt.

Die zur Einstellung der Lösungen erforderlichen Titrationen sind zweimal auszuführen. Stimmen die beiden Bestimmungen nicht überein, so ist noch eine dritte auszuführen. Die übereinstimmenden Werte sind für die Berechnung maßgebend.

Außerdem ist bei der Herstellung von Normallösungen noch das Folgende zu beachten: Die Herstellung geschehe möglichst bei 20° und vor allem mit Wasser von 20°. Ebenso sollen die Normallösungen bei einer möglichst gleichbleibenden Temperatur aufbewahrt werden. Insbesondere ist zu beachten, daß bei der Einstellung von Normallösungen gegeneinander nicht Lösungen verwendet werden, deren Herstellung bei verschiedenen Temperaturen erfolgte. Als Urtitersubstanz für die Azidimetrie ist das Kaliumbikarbonat gewählt, als Urtitersubstanz für die Argentometrie des Natriumchlorid. Während die beiden ersten in Substanz angewendet, ihre Lösungen also erst ad hoc hergestellt und nicht aufbewahrt werden, wird

Natriumchlorid in vorrätiger Lösung als Urtiterlösung zur Anwendung gebracht. Es ist also hier ganz besonders das oben Gesagte zu beachten, und es ist besser, eine Natriumchloridlösung, die im Laufe der Jahreszeit verschiedenen Temperaturschwankungen ausgesetzt war, nicht zu verwenden, sondern an ihrer Stelle eine frisch bereitete. Es wäre aber durchaus unzulässig, etwa deshalb, weil eine gewisse Menge Urtitersubstanz gewissermaßen vergeudet wird, mit kleinerer Menge arbeiten zu wollen, dadurch würde, da der Wägefehler stets der gleiche ist, die prozentuale Ungenauigkeit wesentlich erhöht werden. Sollen Laugen gegen Normalsalzsäure eingestellt werden, so ist deren Titer nur dann als beständig zu betrachten, wenn die Aufbewahrung obigen Bedingungen entsprach, sonst muß die Säure auch erst jedesmal frisch eingestellt werden.

Bei den Titrationen und bei der Einstellung der Lösungen ist besonders das zu beachten, was zu Ziffer 22b gesagt worden ist. Die Angabe, daß der Normalitätsfaktor von aus $^1/_1$-Normallösung hergestellter $^1/_{10}$-Normallösung (siehe die Normalsäuren) der gleiche sei wie der der $^1/_1$-Lösung, ist nicht unbedingt zutreffend, wird sogar in der Regel nicht zutreffen, denn das destillierte Wasser enthält zumeist Alkalimengen gelöst, die den Titer der verdünnteren Lösungen merklich beeinflussen. Es ist also jedesmal einzustellen.

Ammoniumrhodanidlösung, $^1/_{10}$-Normal-.

Etwa 8 g Ammoniumrhodanid NH_4SCN (Mol.-Gew.: 76,12) werden zu 1 Liter gelöst.

Zur Einstellung werden 20 ccm $^1/_{10}$-Normal-Silbernitratlösung nach Zusatz von 10 ccm *Salpetersäure, 120 ccm Wasser und 10 ccm Ferriammoniumsulfatlösung als Indikator mit $^1/_{10}$-Normal-Ammoniumrhodanidlösung bis zum Farbumschlag titriert. Der Faktor ist

$$F_{NH_4SCN} = F_{AgNO_3} \cdot \frac{20}{\text{verbrauchte Anzahl ccm } ^1/_{10}\text{-Normal-Ammonium-}} \cdot$$
$$\text{rhodanidlösung}$$

Ferriammoniumsulfatlösung.

1 Teil Ferriammoniumsulfat ist in einer Mischung von 8 Teilen Wasser und 1 Teil *Salpetersäure zu lösen.

Ferriammoniumsulfat $Fe(NH_4)(SO_4)_2 + 12\ H_2O$.

Indigokarminlösung.

0,2 Teile Indigokarmin sind in 100 Teilen Wasser zu lösen. Erfolgt keine vollständige Lösung, so ist diese durch vorsichtigen Zusatz von *Natronlauge zu bewirken.

Indigokarmin.

Indigosulfosaures Natrium $C_{16}H_8N_2O_2(SO_3Na)_2$.

Jodlösung, $^1/_{10}$-Normal-.

In einem Kolben von 1 Liter Inhalt werden 13 g *Jod (Atom-Gew.: 126,92) und 20 g *Kaliumjodid in etwa 30 ccm Wasser gelöst. Die Lösung wird auf 1 Liter aufgefüllt.

Zur Einstellung werden 20 ccm dieser Lösung nach Zusatz von etwa 30 ccm Wasser mit $^1/_{10}$-Normal-Natriumthiosulfatlösung titriert. Gegen Ende der Titration, wenn die Flüssigkeit nur noch schwach gelbgefärbt ist, werden 2 ccm Stärkelösung als Indikator zugesetzt. Der Faktor ist

$$F_J = F_{Na_2S_2O_3} \cdot \frac{\text{verbrauchte Anzahl ccm } ^1/_{10}\text{-Normal-Natriumthiosulfatlösung}}{20} \cdot$$

Aufbewahrung: Vor Licht geschützt.

Kalilauge, Normal-.

Etwa 70 g *Kaliumhydroxyd (Mol.-Gew.: 56,11) werden zur Entfernung der äußeren Schicht von Kaliumkarbonat rasch mit Wasser abgespült und dann zu 1 Liter gelöst.

Zur Einstellung werden mit dieser Lösung 20 ccm Normalsalzsäure nach Zusatz von 2 Tropfen Methylorange- oder Methylrot- oder Phenolphthaleinlösung titriert. Wegen des unvermeidlichen Kohlensäuregehalts der Kalilauge sind hierzu bei den einzelnen Indikatoren verschiedene Mengen Kalilauge erforderlich. Der Faktor der Normal-Kalilauge ist

$$F_{KOH} = F_{HCl} \cdot \frac{20}{\text{verbrauchte Anzahl ccm Normal-Kalilauge}} .$$

Zur Anwendung gelangt derjenige Faktor, der dem bei der betreffenden Titration benutzten Indikator entspricht.

Kalilauge, $^1/_{10}$-Normal-.

100 ccm Normal-Kalilauge sind auf 1 Liter zu verdünnen.

Der Faktor ist in der gleichen Weise wie bei der Normal-Kalilauge, jedoch durch Titration von 20 ccm $^1/_{10}$-Normal-Salzsäure zu ermitteln.

Kalilauge, weingeistige, $^1/_2$-Normal-.

Etwa 32 g *Kaliumhydroxyd werden in 30 ccm Wasser gelöst. Die erkaltete Lösung wird in 1 Liter 96%igen Alkohol eingegossen und die Mischung nach kräftigem Durchschütteln 1 Tag lang stehengelassen. Sodann wird die von den ausgeschiedenen Kristallen klar abgegossene Flüssigkeit weitere 3 Tage lang stehengelassen. Der Faktor derselben wird nun durch Titration gegen 20 ccm $^1/_2$-Normal-Salzsäure nach Zusatz von 1 ccm Phenolphthaleinlösung als Indikator in gleicher Weise, wie bei der Normal-Kalilauge angegeben ist, ermittelt.

Kaliumbikarbonat, besonders gereinigtes (Mol.-Gew.: 100,11).

1 Teil *Kaliumbikarbonat wird in 4,5 Teilen Wasser von Zimmertemperatur gelöst. Die filtrierte Lösung wird mit 2 Teilen *Weingeist versetzt. Die abgeschiedenen Kristalle werden abgesaugt und im Exsikkator über *Schwefelsäure getrocknet. Sie werden sodann fein gepulvert und nochmals im Exsikkator getrocknet.

Aufbewahrung: In gutverschlossenen Gefäßen.

Wird 1 g besonders gereinigtes Kaliumbikarbonat in einem Porzellantiegel bis zum gleichbleibenden Gewicht geglüht, so muß der Rückstand 0,6903 g betragen.

Kaliumbromatlösung, $^1/_{10}$-Normal-.

2,7837 g Kaliumbromat sind mit Wasser zu 1 Liter zu lösen.

Kaliumbromat $KBrO_3$ (Mol.-Gew.: 167,02).

Kaliumchromatlösung.

1 Teil chlorfreies, gelbes Kaliumchromat ist in 19 Teilen Wasser zu lösen.

Kaliumchromat K_2CrO_4.

Kaliumdichromat, besonders gereinigtes (Mol.-Gew.: 294,22).

1 Teil *Kaliumdichromat wird in 3 Teilen siedendem Wasser gelöst. Die heiß filtrierte Lösung wird bis zum Erkalten gerührt, das abgeschiedene Kristallmehl abgesaugt und mit wenig kaltem Wasser gewaschen. Die Umkristallisation wird nochmals wiederholt. Die Kristalle werden nach dem Trocknen an der Luft zu einem feinen Pulver zerrieben, mehrere Stunden lang bei 130° getrocknet und im Exsikkator erkalten gelassen.

Aufbewahrung: In gutverschlossenen Gefäßen.

Kaliumpermanganatlösung, $^1/_{10}$-Normal-.

3,3 g *Kaliumpermanganat (Mol.-Gew.: 158,03) werden mit frisch ausgekochtem Wasser zu 1 Liter gelöst. Nach 10- bis 14tägigem Stehen wird die Flüssigkeit klar abgegossen oder durch gereinigten und geglühten Asbest filtriert.

Zur Einstellung werden 20 ccm dieser Lösung nach Zusatz von 200 ccm Wasser, 20 ccm *verdünnter Schwefelsäure und 10 ccm *Kaliumjodidlösung und nach gutem Umschwenken mit $^1/_{10}$-Normal-Natriumthiosulfatlösung titriert. Gegen Ende der Titration werden 2 ccm Stärkelösung als Indikator zugesetzt. Der Faktor ist

$$F_{KMnO_4} = F_{Na_2S_2O_3} \cdot \frac{\text{verbrauchte Anzahl ccm } ^1/_{10}\text{-Normal-Natriumthiosulfatlösung}}{20}.$$

Aufbewahrung: In Flaschen mit eingeriebenem Glasstopfen vor Licht geschützt.

Methylorangelösung.

1 Teil Methylorange ist in 999 Teilen Wasser zu lösen.

Methylorange. Dimethylaminoazobenzolsulfosaures Natrium

$(CH_3)_2NC_6H_4N:NC_6H_4 \cdot SO_3Na$ [1, 4; 1, 4].

Methylrotlösung.

0,2 Teile Methylrot sind in 100 Teilen *Weingeist zu lösen.

Methylrot. Dimethylaminoazobenzolkarbonsäure

$(CH_3)_2NC_6H_4N:NC_6H_4 \cdot CO_2H$ (1, 4; 1, 2).

Natriumarsenitlösung, etwa $^1/_2$-Normal-.

25 g arsenige Säure (Mol.-Gew.: 395,84) und 12,5 g *Natriumhydroxyd werden unter Erwärmen in etwa 250 ccm Wasser gelöst; sodann wird die Lösung durch Watte filtriert, die Watte mit Wasser nachgewaschen und die Lösung unter Verwendung des Spülwassers auf 1 Liter verdünnt.

Natriumarsenitlösung, $^1/_{10}$-Normal-.

200 ccm $^1/_2$-Normal-Natriumarsenitlösung werden auf 1 Liter verdünnt.

Zur Einstellung werden 20 ccm dieser Lösung mit 2 g *Natriumbikarbonat, 20 ccm Wasser und einigen Tropfen (besser einigen ccm) Stärkelösung versetzt und mit $^1/_{10}$-Normal-Jodlösung bis zur bleibenden Blaufärbung titriert. Der Faktor ist

$$F_{As_4O_6} = F_J \cdot \frac{\text{verbrauchte Anzahl ccm } ^1/_{10}\text{-Normal-Jodlösung}}{20}.$$

Natriumchlorid, besonders gereinigtes (Mol.-Gew.: 58,46).

Eine kaltgesättigte, filtrierte wäßrige Lösung von *Natriumchlorid wird mit dem doppelten Raumteil *rauchender Salzsäure versetzt, das ausfallende Salz mit *Salzsäure ausgewaschen und die Salzsäure durch Trocknen auf dem Wasserbad entfernt. Zur Beseitigung der letzten Spuren von Wasser und Salzsäure wird das Salz schließlich in eine Schale bei 200° im Trockenschrank 2 Stunden lang erhitzt.

Aufbewahrung: In gutverschlossenen Gefäßen.

Natriumchloridlösung, $^1/_{10}$-Normal-.

5,846 g besonders gereinigtes Natriumchlorid (Mol.-Gew.: 58,46) werden genau gewogen und zu 1 Liter gelöst.

Der Faktor der so bereiteten Lösung ist = 1.

Natriumthiosulfatlösung, $^1/_{10}$-Normal-.

Etwa 25 g *Natriumthiosulfat (Mol.-Gew.: 248,22) werden mit vorher ausgekochtem Wasser zu 1 Liter gelöst. Der Faktor dieser Lösung wird durch Titration des aus angesäuerter Kaliumjodidlösung durch eine bekannte Menge Kaliumdichromat freigemachten Jods wie folgt ermittelt. Etwa 2,45 g besonders gereinigtes Kaliumdichromat werden genau gewogen = a und zu 500 ccm gelöst. Von dieser Lösung gibt man 20 ccm in ein Kölbchen mit eingeriebenem Glasstopfen und fügt 1,2 g *Kaliumjodid, 80 ccm Wasser sowie 10 ccm *Salzsäure hinzu. Man schüttelt um, läßt etwa 2 Minuten lang stehen und titriert dann das ausgeschiedene Jod mit der einzustellenden Natriumthiosulfatlösung unter Zusatz von 2 ccm Stärkelösung. Die Stärkelösung wird jedoch erst gegen Ende der Titration zugesetzt. Wenn b ccm der Natriumthiosulfatlösung verbraucht werden, so ist der Faktor der $^1/_{10}$-Normal-Natriumthiosulfatlösung

$$F_{Na_2S_2O_3} = 8,16 \cdot \frac{a}{b} \, .$$

[Wenn die $^1/_{10}$-Normal-Natriumthiosulfatlösung mit frisch ausgekochtem und unter aseptischen Kautelen erkaltetem Wasser im sterilisierten Gefäß bereitet und aufbewahrt wird, so ist sie weitgehend haltbar. Auch Zusatz von 1 Vol.-% Amylalkohol oder 0,1 g Quecksilberzyanid auf 1 Liter (in diesem Fall bei Verwendung reinsten Natriumthiosulfats) soll Titerbeständigkeit gewährleisten.]

Phenolphthaleinlösung.

1 Teil *Phenolphthalein ist in 99 Teilen *verdünntem Weingeist zu lösen. Die Lösung muß farblos sein.

Salzsäure, Normal-.

Etwa 150 ccm[1] *Salzsäure (Mol.-Gew.: 36,47) werden zu 1 Liter aufgefüllt. Zur Einstellung werden etwa 2 g besonders gereinigtes Kaliumbikarbonat genau gewogen = a, in 20 ccm Wasser gelöst und nach Zusatz von 2 Tropfen Methylorangelösung als Indikator mit der einzustellenden Salzsäure titriert. Wenn hierzu b ccm Salzsäure erforderlich sind, ist der Faktor der Normal-Salzsäure

$$F_{HCl} = 9,99 \cdot \frac{a}{b} \, .$$

Salzsäure, $^1/_2$-Normal-.

500 ccm Normal-Salzsäure werden auf 1 Liter verdünnt. Der Faktor dieser Lösung ist gleich dem Faktor der Normal-Salzsäure[1].

Salzsäure, $^1/_{10}$-Normal-.

100 ccm Normal-Salzsäure werden auf 1 Liter verdünnt. Der Faktor dieser Lösung ist gleich dem Faktor der Normal-Salzsäure[2].

Salzsäure, $^1/_{100}$-Normal-.

100 ccm $^1/_{10}$-Normal-Salzsäure werden bei Bedarf auf 1 Liter verdünnt. Der Faktor dieser Lösung ist gleich dem Faktor der Normal-Salzsäure[1].

Silbernitratlösung, $^1/_{10}$-Normal-.

Etwa 17 g *Silbernitrat (Mol.-Gew.: 169,89) werden zu 1 Liter gelöst.

Zur Einstellung werden 20 ccm $^1/_{10}$-Normal-Natriumchloridlösung mit $^1/_{10}$-Normal-Silbernitratlösung nach Zusatz von 3 Tropfen Kaliumchromatlösung als Indikator titriert. Der Faktor der $^1/_{10}$-Normal-Silbernitratlösung ist

$$F_{AgNO_3} = \frac{20}{\text{verbrauchte Anzahl ccm } ^1/_{10}\text{-Normal-Silbernitratlösung}} \, .$$

Aufbewahrung: Vor Licht geschützt.

Stärkelösung.

1 Teil *Weizenstärke ist in 99 Teilen siedendem Wasser zu lösen und die Lösung durch ein Faltenfilter zu filtrieren. Die Lösung ist vor der Verwendung auf Zimmertemperatur abzukühlen. Zur Erhöhung der Haltbarkeit wird eine geringe Menge *Quecksilberjodid zugesetzt. Eine Mischung von 5 ccm Stärkelösung und 100 ccm Wasser muß durch 1 Tropfen Jodlösung reinblau gefärbt werden.

---

[1] Die Vorschrift des DAB lautet nicht Gramm, sondern ccm. 150 ccm Salzsäure entsprechen etwa 168 g Salzsäure, die etwa 42 g HCl enthalten. Da das Äquivalentgewicht aber 36,47 ist, so hätte eine aus 150 ccm Salzsäure hergestellte Normalsäure einen anormal hohen Normalitätsfaktor.

[2] Die Angabe trifft nur zu, wenn frisch destilliertes Wasser und Gefäße aus Jenaer Glas verwendet werden. In allen andern Fällen muß mit der Alkalität des Glases und des in gewöhnlichen Glasgefäßen aufbewahrten Wassers gerechnet und der Faktor jeweils neu bestimmt werden.

Übersicht über die zwischen 10° und 25° eintretenden Veränderungen der Dichten.

Anlage V des Arzneibuchs.

Bei den Flüssigkeiten, deren Dichte bei 20° nicht auf *eine* Zahl beschränkt ist, sondern sich innerhalb gewisser Grenzen bewegen darf, ist eine Schwankung der Dichten bei jedem einzelnen Wärmegrad zwischen 10 und 25° in gleicher Höhe gestattet.

[Die hier angeführten Zahlen und Schwankungen der Dichten können nicht als wissenschaftlich exakt angesehen werden. Der durch Nichtberücksichtigung der Reduktion auf den luftleeren Raum gemachte Fehler beträgt bei Bestimmungen der Dichte bei 20° für Dichten von 0,900 bis 1,300 jedoch nur weniger als eine Einheit der dritten Dezimale.]

Betreffs der Dichtebestimmungen sei auf die Bemerkungen zu Ziffer 7 der Allgemeinen Bestimmungen S. 2 ff. verwiesen.

	20°	10°	11°	12°	13°	14°
Acetonum	0,790—0,793	0,803	0,802	0,801	0,800	0,799
Acidum aceticum	höchst. 1,058	1,069	1,068	1,067	1,066	1,065
Acidum aceticum dilutum	1,037—1,038	1,043	1,042	1,042	1,041	1,041
Acidum formicicum	1,057—1,060	1,065	1,046	1,064	1,063	1,063
Acidum hydrochloricum	1,122—1,123	1,127	1,127	1,126	1,126	1,125
Acidum hydrochloricum dilutum	1,059—1,061	1,063	1,063	1,062	1,062	1,062
Acidum lacticum	1,206—1,216	1,220	1,219	1,218	1,217	1,216
Acidum nitricum	1,145—1,148	1,154	1,153	1,152	1,152	1,151
Acidum nitricum crudum	1,372—1,392	1,396	1,395	1,393	1,392	1,390
Acidum nitricum fumans	mind. 1,476	1,493	1,491	1,490	1,488	1,486
Acidum phosphoricum	1,150—1,153	1,156	1,156	1,155	1,155	1,154
Acidum sulfuricum	1,829—1,834	1,842	1,841	1,840	1,839	1,838
Acidum sulfuricum crudum	mind. 1,829	1,839	1,838	1,837	1,836	1,835
Acidum sulfuricum dilutum	1,106—1,111	1,113	1,113	1,113	1,112	1,112
Aether	0,713	0,724	0,723	0,722	0,721	0,720
Aether aceticus	0,896—0,900	0,910	0,909	0,907	0,906	0,905
Aether bromatus	1,440—1,444	1,462	1,460	1,458	1,456	1,454
Alcohol absolutus	0,791—0,792	0,799	0,798	0,797	0,796	0,796
Amylenum hydratum	0,810—0,815	0,822	0,821	0,820	0,819	0,818
Amylium nitrosum	0,872—0,882	0,888	0,887	0,886	0,885	0,884
Aqua Amygdalarum amararum	0,967—0,977	0,976	0,975	0,975	0,975	0,974
Benzaldehyd	1,046—1,050	1,058	1,057	1,056	1,055	1,054
Benzaldehydcyanhydrin	1,115—1,120	1,127	1,126	1,125	1,124	1,123
Benzinum Petrolei	0,661—0,681	0,680	0,679	0,678	0,677	0,676
Bromoformium	2,814—2,818	2,842	2,840	2,837	2,834	2,832
Chloroformium	1,474—1,478	1,496	1,494	1,492	1,490	1,488
Eucalyptolum	0,923—0,926	0,934	0,933	0,932	0,931	0,930
Formaldehyd solutus	1,075—1,086	1,088	1,087	1,086	1,086	1,085
Glycerinum	1,221—1,231	1,232	1,231	1,231	1,230	1,229
Kreosotum	mind. 1,075	1,084	1,083	1,082	1,081	1,080
Liquor Aluminii acetici	mind. 1,044	1,046	1,046	1,046	1,046	1,045
Liquor Aluminii aceticotartarici	1,258—1,262	1,266	1,265	1,265	1,264	1,263
Liquor Amonii anisatus	0,861—0,865	0,872	0,871	0,870	0,869	0,868
Liquor Amonii caustici	0,957—0,958	0,961	0,960	0,960	0,960	0,960
Liquor Calcii chlorati	1,226—1,233	1,235	1,234	1,234	1,233	1,233
Liquor Ferri albuminati	0,982—0,992	0,990	0,990	0,989	0,989	0,989
Liquor Ferri oxychlorati dialysati	1,041—1,045	1,045	1,045	1,045	1,045	1,044
Liquor Ferri sesquichlorati	1,275—1,285	1,284	1,284	1,283	1,283	1,283
Liquor Kali caustici	1,135—1,137	1,141	1,140	1,140	1,139	1,139
Liquor Kali acetici	1,172—1,176	1,179	1,179	1,178	1,178	1,177
Liquor Natri caustici	1,165—1,169	1,172	1,171	1,171	1,170	1,170
Liquor Natrii silicici	1,296—1,396	1,351	1,351	1,350	1,350	1,349
Liquor Plumbi subacetici	1,232—1,237	1,238	1,238	1,237	1,237	1,237
Methylium salicylicum	1,180—1,185	1,193	1,192	1,191	1,190	1,189
Oleum Amygdalarum	0,911—0,916	0,921	0,920	0,920	0,919	0,918
Oleum Angelicae	0,848—0,913	0,889	0,888	0,887	0,886	0,885
Oleum Anisi	0,979—0,989	—	—	—	—	—
Oleum Arachidis	0,912—0,917	0,922	0,921	0,921	0,920	0,919
Oleum Calami	0,954—0,965	0,967	0,967	0,966	0,965	0,964
Oleum Carvi	0,903—0,915	0,917	0,916	0,915	0,914	0,913
Oleum Caryophylli	1,039—1,065	1,061	1,060	1,059	1,058	1,057
Oleum Chenopodii thelmintici	0,958—0,985	0,981	0,980	0,979	0,978	0,977

15°	16°	17°	18°	19°	20°	21°	22°	23°	24°	25°
0,798	0,796	0,795	0,794	0,793	0,792	0,791	0,789	0,788	0,787	0,786
1,064	1,062	1,061	1,060	1,059	1,058	1,057	1,056	1,055	1,054	1,053
1,040	1,039	1,039	1,038	1,038	1,037	1,036	1,036	1,035	1,035	1,034
1,062	1,062	1,061	1,060	1,060	1,059	1,059	1,058	1,058	1,057	1,056
1,125	1,124	1,124	1,123	1,123	1,122	1,122	1,121	1,121	1,120	1,120
1,061	1,061	1,061	1,060	1,060	1,060	1,059	1,059	1,059	1,058	1,058
1,215	1,214	1,214	1,213	1,212	1,211	1,210	1,209	1,208	1,207	1,206
1,150	1,149	1,149	1,148	1,148	1,147	1,146	1,146	1,145	1,144	1,144
1,389	1,388	1,386	1,385	1,383	1,382	1,380	1,379	1,377	1,376	1,374
1,485	1,483	1,481	1,479	1,478	1,476	1,474	1,473	1,471	1,469	1,468
1,154	1,153	1,153	1,153	1,152	1,152	1,152	1,151	1,151	1,150	1,150
1,837	1,836	1,835	1,834	1,833	1,832	1,831	1,831	1,830	1,829	1,828
1,834	1,833	1,832	1,831	1,830	1,829	1,828	1,827	1,826	1,825	1,824
1,111	1,111	1,110	1,110	1,109	1,109	1,108	1,108	1,107	1,107	1,106
0,719	0,718	0,717	0,715	0,714	0,713	0,712	0,711	0,710	0,709	0,708
0,904	0,903	0,902	0,900	0,899	0,898	0,897	0,895	0,894	0,893	0,892
1,452	1,450	1,448	1,446	1,444	1,442	1,440	1,438	1,436	1,434	1,432
0,795	0,794	0,793	0,792	0,791	0,791	0,790	0,789	0,788	0,788	0,787
0,817	0,816	0,816	0,815	0,814	0,813	0,812	0,811	0,810	0,809	0,808
0,883	0,882	0,880	0,879	0,878	0,877	0,876	0,875	0,874	0,873	0,872
0,974	0,974	0,973	0,973	0,972	0,972	0,972	0,971	0,971	0,970	0,970
1,053	1,052	1,051	1,050	1,049	1,048	1,048	1,047	1,046	1,045	1,044
1,122	1,122	1,121	1,120	1,119	1,118	1,118	1,117	1,116	1,115	1,115
0,676	0,675	0,674	0,673	0,672	0,671	0,670	0,669	0,668	0,667	0,666
2,829	2,827	2,824	2,822	2,819	2,816	2,814	2,811	2,808	2,806	2,803
1,486	1,484	1,482	1,480	1,478	1,476	1,474	1,472	1,470	1,468	1,466
0,929	0,928	0,928	0,927	0,926	0,925	0,924	0,923	0,922	0,921	0,921
1,085	1,084	1,083	1,083	1,082	1,081	1,081	1,080	1,080	1,079	1,079
1,229	1,228	1,227	1,227	1,226	1,226	1,225	1,224	1,224	1,223	1,223
1,079	1,078	1,077	1,076	1,075	1,075	1,074	1,073	1,072	1,071	1,070
1,045	1,045	1,045	1,045	1,044	1,044	1,044	1,043	1,043	1,043	1,042
1,263	1,262	1,262	1,161	2,261	1,260	1,259	1,259	1,258	1,258	1,257
0,867	0,866	0,866	0,869	0,864	0,863	0,862	0,861	0,860	0,859	0,859
0,959	0,959	0,959	0,959	0,958	0,958	0,958	0,958	0,957	0,957	0,957
1,232	1,232	1,231	1,231	1,230	1,230	1,229	1,229	1,228	1,228	1,227
0,989	0,988	1,988	0,988	0,987	0,987	0,987	0,986	0,986	0,986	0,985
1,044	1,044	1,044	1,044	1,043	1,043	1,043	1,043	1,043	1,042	1,042
1,282	1,282	1,281	1,281	1,280	1,280	1,280	1,279	1,279	1,278	1,278
1,139	1,138	1,138	1,137	1,137	1,136	1,136	1,136	1,135	1,135	1,134
1,177	1,176	1,176	1,175	1,175	1,174	1,174	1,173	1,173	1,172	1,172
1,169	1,169	1,168	1,168	1,167	1,167	1,166	1,165	1,165	1,164	1,164
1,349	1,348	1,348	1,347	1,347	1,346	1,346	1,345	1,345	1,344	1,344
1,237	1,236	1,236	1,236	1,235	1,235	1,235	1,234	1,234	1,234	1,233
1,188	1,187	1,186	1,185	1,184	1,183	1,182	1,181	1,180	1,179	1,178
0,918	0,917	0,916	0,916	0,915	0,914	0,913	0,913	0,912	0,911	0,911
0,885	0,884	0,883	0,882	0,881	0,881	0,880	0,879	0,878	0,878	0,877
0,988	0,987	0,986	0,985	0,985	0,984	0,983	0,982	0,981	0,981	0,980
0,919	0,918	0,917	0,917	0,916	0,915	0,915	0,914	0,913	0,913	0,912
0,964	0,963	0,962	0,961	0,961	0,960	0,959	0,958	0,958	0,957	0,956
0,913	0,912	0,911	0,910	0,909	0,909	0,908	0,907	0,907	0,906	0,905
1,057	1,056	1,055	1,054	1,053	1,052	1,051	1,050	1,050	1,049	1,048
0,976	0,975	0,975	0,974	0,973	0,972	0,972	0,971	0,970	0,969	0,968

	20°	10°	11°	12°	13°	14°
Oleum Cinnamomi	1,018—1,035	1,036	1,035	1,034	1,033	1,032
Oleum Citri	0,852—0,856	0,862	0,861	0,861	0,860	0,859
Oleum Citronellae	0,880—0,896	0,898	0,897	0,896	0,895	0,894
Oleum Crotonis	0,936—0,956	0,953	0,952	0,951	0,951	0,950
Oleum Eucalypti	0,905—0,925	0,923	0,922	0,921	0,920	0,919
Oleum Foeniculi	0,960—0,970	0,973	0,972	0,971	0,971	0,970
Oleum Jecoris Aselli	0,920—0,928	0,931	0,930	0,930	0,929	0,928
Oleum Juniperi	0,856—0,876	0,874	0,873	0,872	0,871	0,871
Oleum Lavandulae	0,877—0,890	0,892	0,892	0,891	0,890	0,889
Oleum Lini	0,926—0,936	0,938	0,937	0,937	0,936	0,935
Oleum Menthae piperitae ...	0,895—0,915	0,913	0,912	0,911	0,911	0,910
Oleum Myristicae aethereum	0,860—0,925	0,901	0,901	0,900	0,899	0,898
Oleum Olivarum	0,911—0,914	0,919	0,919	0,918	0,917	0,917
Oleum Persicarum	0,911—0,916	0,921	0,920	0,920	0,919	0,918
Oleum Rapae	0,906—0,913	0,917	0,916	0,915	0,915	0,914
Oleum Ricini	0,946—0,966	0,963	0,962	0,961	0,961	0,960
Oleum Rosmarini	0,895—0,915	0,913	0,912	0,911	0,911	0,910
Oleum Santali	0,968—0,980	0,981	0,981	0,980	0,979	0,979
Oleum Sesami	0,917—0,920	0,926	0,926	0,925	0,924	0,924
Oleum Sinapis	1,015—1,020	1,029	1,028	1,027	1,025	1,024
Oleum Terebinthinae	0,855—0,872	0,873	0,872	0,871	0,870	0,869
Oleum Terebinthinae rectificatum	0,855—0,865	0,869	0,868	0,867	0,866	0,865
Oleum Thymi	mind. 0,895	0,903	0,902	0,901	0,900	0,900
Oleum Valerianae	0,955—0,999	0,985	0,985	0,984	0,983	0,982
Paraffinum liquidum	mind. 0,881	0,888	0,887	0,886	0,886	0,885
Paraldehyd	0,992—0,994	1,004	1,003	1,002	1,001	1,001
Phenolum liquefactum	1,063—1,066	—	—	—	—	—
Spiritus	0,824—0,828	0,835	0,834	0,833	0,832	0,831
Spiritus aethereus	0,800—0,804	0,811	0,811	0,810	0,809	0,808
Spiritus Aetheris nitrosi	0,835—0,845	0,850	0,849	0,848	0,847	0,846
Spiritus Angelicae compositus	0,880—0,884	0,891	0,890	0,889	0,888	0,887
Spiritus camphoratus	0,879—0,883	0,890	0,889	0,888	0,887	0,886
Spiritus dilutus	0,887—0,891	0,897	0,897	0,896	0,895	0,894
Spiritus Formicarum	0,889—0,893	0,900	0,899	0,898	0,897	0,896
Spiritus Juniperi	0,877—0,881	0,887	0,886	0,886	0,885	0,884
Spiritus Lavandulae	0,877—0,881	0,887	0,886	0,886	0,885	0,884
Spiritus Melissae compositus.	0,877—0,881	0,887	0,886	0,886	0,885	0,884
Spiritus Menthae piperitae ..	0,831—0,835	0,841	0,841	0,840	0,839	0,838
Spiritus saponatus	0,920—0,930	0,933	0,932	0,932	0,931	0,930
Spiritus Sinapis	0,828—0,832	0,839	0,838	0,837	0,836	0,836
Tinctura Jodi	0,898—0,902	0,910	0,909	0,908	0,907	0,906

15°	16°	17°	18°	19°	20°	21°	22°	23°	24°	25°
1,032	1,031	1,030	1,029	1,028	1,027	1,027	1,026	1,025	1,024	1,024
0,858	0,857	0,857	0,856	0,855	0,854	0,854	0,853	0,852	0,852	0,851
0,893	0,892	0,891	0,890	0,889	0,888	0,887	0,886	0,885	0,884	0,883
0,949	0,949	0,948	0,947	0,947	0,946	0,945	0,945	0,944	0,943	0,943
0,919	0,918	0,917	0,916	0,915	0,915	0,914	0,913	0,912	0,911	0,910
0,969	0,968	0,967	0,966	0,965	0,965	0,964	0,963	0,962	0,961	0,960
0,928	0,927	0,926	0,926	0,925	0,924	0,924	0,923	0,922	0,922	0,921
0,870	0,869	0,868	0,868	0,867	0,866	0,865	0,864	0,863	0,863	0,862
0,889	0,888	0,887	0,886	0,885	0,884	0,883	0,883	0,882	0,881	0,880
0,935	0,934	0,933	0,932	0,932	0,931	0,930	0,930	0,929	0,928	0,928
0,909	0,908	0,907	0,907	0,906	0,905	0,904	0,903	0,903	0,903	0,902
0,897	0,896	0,896	0,895	0,894	0,893	0,892	0,892	0,891	0,890	0,889
0,916	0,915	0,915	0,914	0,913	0,913	0,912	0,911	0,911	0,910	0,909
0,918	0,917	0,916	0,916	0,915	0,914	0,913	0,913	0,912	0,911	0,911
0,913	0,913	0,912	0,911	0,911	0,910	0,909	0,909	0,908	0,907	0,907
0,959	0,959	0,958	0,957	0,957	0,956	0,955	0,955	0,954	0,953	0,953
0,909	0,908	0,907	0,907	0,906	0,905	0,904	0,903	0,903	0,902	0,901
0,978	0,977	0,977	0,971	0,975	0,974	0,974	0,973	0,973	0,972	0,971
0,923	0,922	0,921	0,921	0,920	0,919	0,919	0,918	0,918	0,917	0,916
1,023	1,022	1,021	1,020	1,019	1,018	1,017	1,016	1,015	1,014	1,013
0,868	0,868	0,867	0,866	0,865	0,864	0,864	0,863	0,862	0,861	0,860
0,864	0,864	0,863	0,862	0,861	0,860	0,860	0,859	0,858	0,857	0,856
0,899	0,898	0,897	0,896	0,896	0,895	0,894	0,893	0,893	0,892	0,891
0,981	0,980	0,980	0,979	0,978	0,977	0,976	0,976	0,975	0,974	0,973
0,884	0,884	0,883	0,882	0,882	0,881	0,881	0,880	0,879	0,879	0,878
0,999	0,998	0,996	0,995	0,994	0,993	0,992	0,991	0,990	0,989	0,987
1,069	1,068	1,067	1,066	1,066	1,065	0,064	1,063	1,062	1,062	1,061
0,831	0,830	0,829	0,828	0,827	0,826	0,825	0,825	0,824	0,823	0,822
0,807	0,806	0,805	0,804	0,803	0,802	0,801	0,800	0,799	0,799	0,798
0,845	0,844	0,843	0,842	0,841	0,840	0,839	0,838	0,837	0,836	0,836
0,886	0,886	0,885	0,884	0,883	0,882	0,881	0,881	0,880	0,879	0,878
0,885	0,885	0,884	0,883	0,882	0,881	0,880	0,880	0,879	0,878	0,877
0,893	0,893	0,892	0,891	0,890	0,889	0,889	0,888	0,887	0,886	0,885
0,895	0,895	0,894	0,893	0,892	0,891	0,890	0,889	0,889	0,888	0,887
0,883	0,882	0,881	0,880	0,880	0,879	0,878	0,877	0,876	0,875	0,875
0,883	0,882	0,881	0,880	0,880	0,879	0,878	0,877	0,876	0,875	0,875
0,883	0,882	0,881	0,880	0,880	0,879	0,878	0,877	0,876	0,875	0,875
0,837	0,836	0,835	0,834	0,834	0,833	0,832	0,831	0,830	0,829	0,828
0,929	0,929	0,928	0,927	0,926	0,925	0,925	0,924	0,923	0,922	0,922
0,835	0,834	0,833	0,832	0,831	0,830	0,829	0,828	0,828	0,827	0,826
0,905	0,904	0,903	0,902	0,901	0,900	0,899	0,898	0,898	0,897	0,896

Übersicht über die Dichten bei 15°,

**bezogen auf die Dichte des Wassers bei 15° als Einheit
(= spezifisches Gewicht des DAB 5).**

Anlage VI des Arzneibuchs.

Acetonum	0,796—0,799	Oleum Angelicae	0,853—0,918
Acidum aceticum	höchst. 1,064	Oleum Arachidis	0,916—0,921
Acidum aceticum		Oleum Calami	0,959—0,970
dilutum	1,040—1,041	Oleum Carvi	0,907—0,919
Acidum formicicum	1,061—1,064	Oleum Caryophylli	1,044—1,070
Acidum hydrochloricum	1,126—1,127	Oleum Chenopodii	
Acidum hydrochloricum		anthelminthici	0,963—0,990
dilutum	1,061—1,063	Oleum Cinnamomi	1,023—1,040
Acdium lacticum	1,210—1,220	Oleum Citri	0,857—0,861
Acidum nitricum	1,149—1,152	Oleum Citronellae	0,885—0,901
Acidum nitricum crudum	1,380—1,400	Oleum Crotonis	0,940—0,960
Acidum nitricum fumans	mind. 1,486	Oleum Eucalypti	0,910—0,930
Acidum phosphoricum	1,153—1,156	Oleum Foeniculi	0,965—0,975
Acidum sulfuricum	1,836—1,841	Oleum Jecoris Aselli	0,924—0,932
Acidum sulfuricum		Oleum Juniperi	0,860—0,880
crudum	mind. 1,836	Oleum Lavandulae	0,882—0,895
Acidum sulfuricum		Oleum Lini	0,930—0,940
dilutum	1,109—1,114	Oleum Menthae	
Aether	0,720	piperitae	0,900—0,920
Aether aceticus	0,902—0,906	Oleum Myristicae	
Aether bromatus	1,450—1,454	aethereum	0,865—0,930
Alcohol absolutus	0,796—0,797	Oleum Olivarum	0,915—0,918
Amylenum hydratum	0,815—0,820	Oleum Persicarum	0,915—0,920
Amylium nitrosum	0,878—0,888	Oleum Rapae	0,910—0,917
Aqua Amygdalarum		Oleum Ricini	0,950—0,970
amararum	0,970—0,980	Oleum Rosmarini	0,900—0,920
Benzaldehyd	1,052—1,056	Oleum Santali	0,973—0,985
Benzaldehydcyanhydrin	1,121—1,126	Oleum Sesami	0,921—0,924
Benzinum Petrolei	0,666—0,686	Oleum Sinapis	1,020—1,025
Bromoformium	2,829—2,833	Oleum Terebinthinae	0,860—0,877
Chloroformium	1,485—1,489	Oleum Terebinthinae	
Eucalyptolum	0,928—0,931	rectificatum	0,860—0,870
Formaldehyd solutus	1,079—1,090	Oleum Thymi	mind. 0,900
Glycerinum	1,225—1,235	Oleum Valerianae	0,959—1,003
Kreosotum	mind. 1,080	Paraffinum liquidum	mind. 0,885
Liquor Aluminii acetici	mind. 1,046	Paraldehyd	0,998—1,000
Liquor Aluminii		Phenolum liquefactum	1,068—1,071
acetico-tartarici	1,262—1,266	Spiritus	0,830—0,834
Liquor Ammonii		Spiritus aethereus	0,805—0,809
anisatus	0,866—0,870	Spiritus Aetheris nitrosi	0,840—0,850
Liquor Ammonii caustici	0,959—0,960	Spiritus Angelicae	
Liquor Calcii chlorati	1,229—1,236	compositus	0,885—0,889
Liquor Ferri albuminati	0,985—0,995	Spiritus camphoratus	0,884—0,888
Liquor Ferri oxychlorati		Spiritus dilutus	0,892—0,896
dialysati	1,043—1,047	Spiritus Formicarum	0,894—0,898
Liquor Ferri sesqui-		Spiritus Juniperi	0,882—0,886
chlorati	1,28—1,29	Spiritus Lavandulae	0,882—0,886
Liquor Kali caustici	1,138—1,140	Spiritus Melissae	
Liquor Kalii acetici	1,176—1,180	compositus	0,882—0,886
Liquor Natri caustici	1,168—1,172	Spiritus Menthae	
Liquor Natrii silicici	1,300—1,400	piperitae	0,836—0,840
Liquor Plumbi subacetici	1,235—1,240	Spiritus saponatus	0,925—0,935
Methylium salicylicum	1,185—1,190	Spiritus Sinapis	0,833—0,837
Oleum Amygdalarum	0,915—0,920	Tinctura Jodi	0,903—0,907

Übersicht über die Veränderungen des Siedepunkts einiger Arzneimittel bei Änderungen des Luftdrucks zwischen 800 und 650 mm[1].

Anlage VII des Arzneibuchs.

Arzneimittel	800	790	780	770
	t_0			
Acidum trichloraceticum	197,0	196,5	196,0	195,5
Aether	36,1	35,7	35,3	34,9
Aether aceticus	75,9—78,9	75,4—78,4	74,9—77,9	74,5—77,5
Aether bromatus	39,6—41,6	39,2—41,2	38,8—40,8	38,4—40,4
Aether chloratus	13,4—13,9	13,0—13,5	12,7—13,2	12,3—12,8
Alcohol absolutus	79,4—80,4	79,0—80,0	78,7—79,7	78,3—79,3
Amylenum hydratum	100,6—104,6	100,2—104,2	99,8—103,8	99,4—103,4
Amylium nitrosum	96,6—98,6	96,2—98,2	95,8—97,8	95,4—97,4
Benzaldehyd .	179,2—181,2	178,7—180,7	178,1—180,1	177,6—179,6
Bromoformium	150,0—152,0	149,5—151,5	149,0—151,0	148,5—150,5
Chloroformium	61,6—63,6	61,2—63,2	60,8—62,8	60,4—62,4
Methylium salicylicum ...	223,4—227,4	222,8—226,8	222,2—226,2	221,6—225,6
Paraldehyd ..	124,7—126,7	124,3—126,3	123,8—125,8	123,4—125,4
Phenolum ...	179,7—183,7	179,3—183,3	178,9—182,9	178,4—182,4
Wasser	101,4	101,1	100,7	100,4

[1] In dieser Tabelle ist auch der Siedepunkt des Wassers bei verschiedenen Barometerständen angegeben. Diese Angabe ist für die in den „Allgemeinen Bestimmungen" vorgeschriebene Nachprüfung der Fundamentalpunkte des Thermometers erforderlich.

Arzneimittel	760	755	750	745
			t_0	
Acidum trichloraceticum	195,0	194,7	194,5	194,2
Aether	34,5	34,3	34,1	33,9
Aether aceticus	74,0—77,0	73,8—76,8	73,5—76,5	73,3—76,3
Aether bromatus	38,0—40,0	37,8—39,8	37,6—39,6	37,4—39,4
Aether chloratus	12,0—12,5	11,8—12,3	11,7—12,2	11,5—12,0
Alcohol absolutus	78,0—79,0	77,8—78,8	77,7—78,7	77,5—78,5
Amylenum hydratum	99,0—103,0	98,8—102,8	98,6—102,6	98,4—102,4
Amylium nitrosum	95,0—97,0	94,8—96,8	94,6—96,6	94,4—96,4
Benzaldehyd .	177,0—179,0	176,7—178,7	176,4—178,4	176,2—178,2
Bromoformium	148,0—150,0	147,7—149,7	147,5—149,5	147,2—149,2
Chloroformium	60,0—62,0	59,8—61,8	59,6—61,6	59,4—61,4
Methylium salicylicum ...	221,0—225,0	220,7—224,7	220,4—224,4	220,1—224,1
Paraldehyd ..	123,0—125,0	122,8—124,8	122,6—124,6	122,4—124,4
Phenolum ...	178,0—182,0	177,8—181,8	177,6—181,6	177,4—181,4
Wasser	100,0	99,8	99,6	99,4

740	735	730	725	720
		t_0		
194,0	193,7	193,5	193,2	193,0
33,7	33,5	33,3	33,1	32,9
73,1—76,1	72,8—75,8	72,6—75,6	72,4—75,4	72,1—75,1
37,2—39,2	37,0—39,0	36,8—38,8	36,6—38,6	36,4—38,4
11,3—11,8	11,1—11,6	11,0—11,5	10,8—11,3	10,6—11,1
77,3—78,3	77,1—78,1	77,0—78,0	76,8—77,8	76,6—77,6
98,2—102,2	98,0—102,0	97,8—101,8	97,6—101,6	97,3—101,3
94,2—96,2	94,0—96,0	93,8—95,8	93,6—95,6	93,4—95,4
175,9—177,9	175,6—177,6	175,3—177,3	175,0—177,0	174,8—176,8
147,0—149,0	146,7—148,7	146,5—148,5	146,2—148,2	146,0—148,0
59,2—61,2	59,0—61,0	58,8—60,8	58,5—60,5	58,3—60,3
219,8—223,8	219,5—223,5	219,2—223,2	218,9—222,9	218,6—222,6
122,2—124,2	121,9—123,9	121,7—123,7	121,5—123,5	121,3—123,3
177,1—181,1	176,9—180,9	176,7—180,7	176,5—180,5	176,3—180,3
99,3	99,1	98,9	98,7	98,5

Arzneimittel	715	710	705	700
	t_0			
Acidum tri-chloraceticum	192,7	192,5	192,2	192,0
Aether	32,7	32,5	32,3	32,1
Aether aceticus	71,9—74,9	71,7—74,7	71,4—74,4	71,2—74,2
Aether broma-tus	36,2—38,2	36,0—38,0	35,8—37,8	35,6—37,6
Aether chlora-tus	10,5—11,0	10,3—10,8	10,1—10,6	9,9—10,4
Alcohol absolu-tus	76,4—77,4	76,3—77,3	76,1—77,1	75,9—76,9
Amylenum hy-dratum	97,1—101,1	96,9—100,9	96,7—100,7	96,5—100,5
Amylium nitro-sum	93,2—95,2	93,0—95,0	92,8—94,8	92,6—94,6
Benzaldehyd	174,5—176,5	174,2—176,2	173,9—175,9	173,6—175,6
Bromoformium	145,7—147,7	145,5—147,5	145,2—147,2	145,0—147,0
Chloroformium	58,1—60,1	57,9—59,9	57,7—59,7	57,5—59,5
Methylium sali-cylicum ...	218,3—222,3	218,0—222,0	217,7—221,7	217,4—221,4
Paraldehyd ..	121,1—123,1	120,9—122,9	120,7—122,7	120,5—122,5
Phenolum ...	176,1—180,1	175,9—179,9	175,6—179,6	175,4—179,6
Wasser	98,3	98,1	97,9	97,7

690	680	670	660	650
		t_0		
191,5	191,0	190,5	190,0	189,5
31,7	31,3	30,9	30,5	30,1
70,7—73,7	70,3—73,3	69,8—72,8	69,3—72,3	68,9—71,9
35,3—37,3	34,9—36,9	34,5—36,5	34,1—36,1	33,7—35,7
9,6—10,1	9,3—9,8	8,9—9,4	8,6—9,1	8,2—8,7
75,6—76,6	75,2—76,2	74,9—75,9	74,6—75,6	74,2—75,2
96,1—100,1	95,7—99,7	95,3—99,3	94,9—98,9	94,5—98,5
92,2—94,2	91,8—93,8	91,4—93,4	91,0—93,0	90,6—92,6
173,1—175,1	172,5—174,5	172,0—174,0	171,4—173,4	170,9—172,9
144,5—146,5	144,0—146,0	143,5—145,5	143,0—145,0	142,5—144,5
57,1—59,1	56,7—58,7	56,3—58,3	55,9—57,9	55,5—57,7
216,8—220,8	216,2—220,3	215,6—219,7	215,0—219,1	214,4—218,5
120,0—122,0	119,6—121,6	119,2—121,2	118,8—120,8	118,3—120,3
175,0—179,0	174,8—178,8	174,3—178,3	173,8—177,8	173,3—177,3
97,3	96,9	96,6	96,2	95,9

Die Aufbewahrung der Arzneimittel.

1. Tabelle B.

Unter Verschluß und sehr vorsichtig sind aufzubewahren:

Acidum arsenicosum
Arecolinum hydrobromicum
Arsacetin
Atropinum sulfuricum
Benzaldehydcyanhydrin
Colchicinum
Homatropinum hydrobromicum
Hydrargyrum bichloratum
Hydrargyrum bijodatum
Hydrargyrum cyanatum
Hydrargyrum oxycyanatum
Hydrargyrum oxydatum
Hydrargyrum oxydatum via humida paratum
Hydrargyrum praecipitatum album
Hydrargyrum salicylicum

Liquor Kalii arsenicosi
Natrium acetylarsanilicum
Natrium kakodylicum
Nitroglycerinum solutum
Pastilli Hydrargyri bichlorati
Pastilli Hydrargyri oxycyanati
Phosphorus
Phosphorus solutus
Physostigminum salicylicum
Physostigminum sulfuricum
Salvarsanpräparate
Scopolaminum hydrobromicum
Strophanthinum
Strychninum nitricum
Suprarenin (Adrenalin, Epirenan usw.)
Veratrinum

2. Tabelle C.

Von den übrigen getrennt und vorsichtig sind aufzubewahren:

Acetanilidum
Acetum Sabadillae
Acidum agaricinicum
Acidum carbolicum
Acidum carbolicum liquefactum
Acidum chromicum
Acidum diaethylbarbituricum
Acidum hydrochloricum
Acidum nitricum
Acidum nitricum crudum
Acidum nitricum fumans
Acidum phenylaethylbarbituricum
Acidum sulfuricum
Acidum sulfuricum crudum
Acidum trichloraceticum
Aether bromatus
Aether chloratus
Aethylmorphinum hydrochloricum
Agaricinum
Airol
Alypin hydrochloricum
Alypin nitricum
Aymlenum hydratum
Amylium nitrosum
Anaesthesin

Antifebrin
Antipyrin
Apomorphinum hydrochloricum
Aqua Amygdalarum amararum
Argentum nitricum
Argentum nitricum cum Kalio nitrico
Aspidinolfilicinum oleo solutum
Barium chloratum
Bismutum oxyjodogallicum
Bromoformium
Bromum
Bulbus Scillae
Cantharides
Cerussa
Chloralum hydratum
Chloroformium
Cocainum hydrochloricum
Cocainum nitricum
Codeinum phosphoricum
Coffeinum
Coffeinum-Natrium benzoicum
Coffeinum-Natrium salicylicum
Collodium cantharidatum
Cotarninium chloratum
Cresolum crudum

Cuprum aluminatum
Cuprum sulfuricum
Cuprum sulfuricum crudum
Diacetylmorphinum hydrochloricum
Dihydrooxycodeinonum hydrochloricum
Dimethylamino-phenyldimethylpyrazolonum
Dionin
Diuretin
Dulcin
Emetinum hydrochloricum
Eukodal
Euphorbium
Extractum Belladonnae
Extractum Colocynthidis
Extractum Filicis
Extractum Hydrastis fluidum
Extractum Hyoscyami
Extractum Opii
Extractum Secalis cornuti fluidum
Extractum Strychni
Filmaronöl
Folia Belladonnae
Folia Digitalis
Folia Hyoscyami
Folia Stramonii
Folia Stramonii nitrata
Formaldehyd solutus
Formalin
Fructus Colocynthidis
Glandulae Thyreoideae siccatae
Gutti
Herba Lobeliae
Heroin hydrochlor.
Hydrargyrum chloratum
Hydrargyrum chloratum vapore paratum
Hydrastininium chloratum
Hydrastinium hydrochloricum
Jodoformium
Jodum
Kali causticum fusum
Kalium dichromicum
Kalium jodatum
Kreosotum
Lactophenin
Lactylphenetidium
Liquor Cresoli saponatus
Liquor Kali caustici
Liquor Natri caustici
Liquor Plumbi subacetici
Lithargyrum
Lobelinum hydrochloricum
Luminal
Luminal-Natrium
Medinal
Methylsulfonalum
Minium

Morphinum hydrochloricum
Narcophin
Natrium diaethylbarbituricum
Natrium jodatum
Natrium nitrosum
Natrium phenylaethylbarbituricum
Novocain
Novocain hydrochloricum
Novocain nitricum
Oleum Chenopodii anthelminthici
Oleum Crotonis
Oleum Sinapis
Opium
Opium concentratum und alle Zubereitungen, die etwa 50% Morphin und außerdem die Hauptmenge der übrigen Opiumbestandteile enthalten
Opium pulveratum
Papaverinum hydrochloricum
Paraldehyd
Phenacetinum
Phenolphthaleinum
Phenolum
Phenolum liquefactum
Phenyldimethylpyrazolonum
Phenyldimethylpyrazolonum salicylicum
Pilocarpinum hydrochloricum
Plumbum aceticum
Podophyllinum
Pulvis Ipecacuanhae opiatus
Pyramidon
Pyrazolonum dimethylaminophenyldimethylicum
Pyrazolonum phenyldimethylicum
Pyrazolonum phenyldimethylicum salicylicum
Radix Ipecacuanhae
Resina Jalapae
Rhizoma Filicis
Rhizoma Hydrastis
Rhizoma Veratri
Salipyrin
Santoninum
Secale cornutum
Semen Colchici
Semen Sabadillae
Semen Strophanthi
Semen Strychni
Stypticin
Sulfonalum
Suprarenin (Adrenalin, Epirenan usw.), handelsübliche Lösungen
Tartarus stibiatus
Theobromino-natrium salicylicum
Theophyllinum
Tinctura Cantharidum
Tinctura Colchici
Tinctura Colocynthidis

Tinctura Digitalis
Tinctura Ipecacuanhae
Tinctura Jodi
Tinctura Lobeliae
Tinctura Opii benzoica
Tinctura Opii crocata
Tinctura Opii simplex
Tinctura Scillae
Tinctura Strophanthi
Tinctura Strychni
Tinctura Veratri

Trional
Tropacocainum hydrochloricum
Tubera Jalapae
Tuberkuline
Urethanum
Veronal
Veronal-Natrium
Yohimbinum hydrochloricum
Zincum chloratum
Zincum sulfuricum.

3.

Vor Licht geschützt sind aufzubewahren:

Acid. benzoic.
Acid. gallicum
Aether
Aether pro narcosi
Aether bromatus
Aether chloratus
Albargin
Amylen. hydrat.
Amylium nitros.
Anaesthesin
Apomorphin. hydrochlor.
Aqua Amygdal. amar.
Argentum colloidale
Argentum nitricum
Argentum nitricum cum Kalio nitrico
Argentum proteinicum
Bismutum oxyjodogallicum
Bismutum subsalicylicum
Bromoform
Chininum ferrocitricum
Chininum hydrochloricum
Chininum sulfuricum
Chininum tannicum
Chloralum hydratum
Chloramin
Chloroform
Chloroform. pro narcosi
Colchicinum
Crocus
Dimethylamino-phenyldimethylpyra-
    zolonum
Emetinum hydrochloricum
Eucalyptolum
Ferrum lacticum
Folia Digitalis
Formaldehyd solutus
Hydrargyrum bijodat.
Hydrargyrum chlorat.
Hydrargyrum chlorat. v. p.
Hydrargyrum oxycyanatum
Hydrargyrum oxydat.

Hydrargyrum oxydat. v. h. p.
Hydrargyrum praecipitat. album
Hydrargyrum sulfurat. rubr.
Hydrogenium peroxydatum solutum
Hydrogenium peroxydatum solutum
    concentratum
Jodoformium
Kal. permanganic.
Liquor ferri oxychlorati dialysati
Liquor ferri sesquichlorati
Methylenum caeruleum
Naphtholum
Natr. salicylicum
Nitroglycerinum solutum
Olea aetherea
Oleum Cacao
Paraldehyd
Pastilli Hydrargyri bichlor.
Pastilli Hydrargyri oxycyanati
Pellidol
Phenolum
Phenolum liquefactum
Phosphorus
Phosphorus solutus
Physostigmin. sulfuric.
Phenyldimethylpyrazolonum salicylic.
Pilocarpinum hydrochlor.
Pyrogallolum
Resorcinum
Rhizoma Filicis et pulv.
Salvarsanpräparate
Santonium
Sera
Stibium sulfur. aurant.
Suprarenin und seine Lösungen
Tct. Digitalis (in braunen Flaschen)
Tct. Jodi
Theobromino-Natrium salicylic.
Theophyllinum
Tuberkuline

4.

In gutverschlossenen Gefäßen sind aufzubewahren:

Acid. trichloraceticum
Alumen ustum
Ammon. carbonic.
Amylum Oryzae
Benzaldehyd
Calcaria usta
Calcium sulfuric. ust.
Cantharides
Chininum sulfuricum
Chloramin
Crocus
Extracta sicca
Flores Verbasci
Ferr. carbon. sacch.
Kal. sulfuratum
Magnes. sulfuric. sicc.

Natr. bromat.
Natr. jodat.
Natr. kakodylicum
Natr. nitrosum
Natr. sulfuric. sicc.
Olea aetherea
Oleum Cacao (in trocknen)
Phenolum
Pilocarpinum hydrochlor.
Rhizoma Filicis et pulv. (über gebranntem Kalk)
Saccharum amylaceum
Secale cornut. (nicht als Pulver)
Tincturae
Tinctura Digitalis (braun)

5.

In kleinen, gutverschlossenen Gläsern sind aufzubewahren:

Aether p. narc. (höchstens 150 ccm, fast ganz gefüllt, braun)
Aether bromat. (höchstens 100 ccm, fast ganz gefüllt, braun)
Aether chlorat. (in zugeschmolzenen Röhren oder mit besonderem Verschluß)
Bromoformium (trocken)
Chloroform. pro narcosi (höchstens 60 ccm, fast ganz gefüllt, trocken, braun)
Folia Digitalis (Stöpsel mit Paraffin überzogen)
Infusum Sennae compositum

Liqu. Plumbi subacetici
Mucilago Gummi arab. (ganz gefüllt)
Sir. Althaeae
Sir. Ferri jodati
Sir. Mannae
Sir. Menthae piperitae
Sir. Rhei
Sir: Senegae
Sir. Sennae
Sir. simplex
Tuberkulin (die Originalflaschen dürfen nicht angebrochen sein)
Tuberkulinverdünnungen (keimfrei und in zugeschmolzenen Glasampullen)

6.

Kühl sind aufzubewahren:

Aether
Aether pro narcosi
Aether bromat.
Aether chlorat.
Calcaria chlorata
Chloramin
Hydrogen. peroxydat. sol. et conc.

Liquor ferri oxychlor. dialysati.
Mucilago Gummi arab.
Ol. Cacao
Phosphorus solutus
Salvarsanpräparate (frostfrei)
Sera (frostfrei)
Tuberkuline (frostfrei)

7.

Trocken bzw. vor Feuchtigkeit geschützt sind aufzubewahren:

Acidum chromicum
Amylum Oryzae
Bulbus Scillae
Calcaria chlorata
Calcaria usta

Charta sinapisata
Extracta sicca
Folia Digitalis
Natrium phenylaethylbarbituricum
Pastilli Hydrargyri bichlorati

Pastilli Hydrargyri oxycyanati	Pilocarpinium hydrochlor.
Pellidol	Rhizoma Filicis (über gebranntem Kalk)
Physostigmin. sulfuric.	Zincum chloratum

8.

An einem möglichst hellen Ort ist aufzubewahren:

Sirupus ferri jodati

9.

Unter Wasser sind aufzubewahren:

Guttapercha in bacillis (mit 10% Glyzerin- oder Weingeistzusatz)	Phosphor

10.

Bei einer nicht unter 9° liegenden Temperatur ist aufzubewahren:

Formaldehyd solutus

Zusammenstellung
der für das Apothekenlaboratorium erforderlichen Geräte.

Diese Zusammenstellung basiert einmal auf den Geräteverzeichnissen in den Einführungsverordnungen der Länder zum DAB 6 und zweitens auf dem Arzneibuch selbst, das die Ausführung einer Anzahl von Reaktionen usw. vorschreibt, zum Teil sogar unter Verwendung besonders genannter Geräte, ohne daß die vorgeschriebenen bzw. erforderlichen Geräte in die genannten Geräteverzeichnisse aufgenommen wären.

Von den Ländern haben *Anhalt* und *Baden* überhaupt keine Geräteverzeichnisse bekanntgegeben.

Preußen (P.), *Bayern* (B.), *Sachsen* (Sa.), *Württemberg* (W.) und *Thüringen* (Th.) haben besondere Geräteverzeichnisse in ihre Einführungsverordnungen aufgenommen, auf die in dem folgenden Verzeichnis durch Zusatz der entsprechenden Buchstaben Bezug genommen ist. Alle anderen Länder haben ein vom Reichsministerium des Innern herausgegebenes Geräteverzeichnis in ihre Verordnungen eingefügt. Die darin enthaltenen Geräte sind hier durch Vorsatz eines * gekennzeichnet.

*Probierrohre (Reagenzgläser), von 15 mm Weite. B. Sa. (P. 10 St.) (W. Th. davon mindestens 6 St. mit Teilung in $^1/_1$ ccm.)

Probierrohre, in $^1/_2$ und $^1/_{10}$ ccm eingeteilt. Sa.

Probierrohre, 30 mm weit (Schmelzpunktsbestimmung, Ziffer 27 b), (W. Th. 3 St.) Sa.

Probierrohre, 2 bis 3 cm weit (Kal. sulfoguajacol.).

Probierrohre, enge (Coffein. Natr. salicyl.).

Probierrohre, sehr enge (Hydrarg. salicyl.).

Probierrohre, starkwandige (Rhz. Rhei).

1 Reagenzgläsergestell. W. Th.

Bunsen- bzw. Bartelbrenner.

1 Teklu- oder ähnlicher Brenner für starkes Glühen.

1 Lampe zur Vornahme von Veraschungen mit genügendem Luftzug, falls Gas nicht vorhanden. W. Th.

1 Mikrobrenner (Flammenhöhe 1 cm) zur Mikrosublimation und Destillation.

1 Stativ, eisernes, mit Ringen, Muffen, Klemmen. Sa. W. Th.

1 Dreifuß von Eisen. Sa. Th.

Dreiecke aus Eisen und solche mit Tonrohren. Sa. Th.

Drahtnetze. Sa. W. Th.

   Im einzelnen:

      gewöhnliche (Arg. colloid.). W.

      mit Asbestlauflage (Cera). Sa. W.

      Messingdrahtnetze (1 mm Maschenweite, Ziffer 29 b). W.

      Messingdrahtnetze (3 mm Maschenweite, Ziffer 29 b). W.

1 Asbestplatte (Ziffer 25). Sa. W.

Asbestplatte, 100 mm Seitenlänge mit runder Öffnung von 20 mm Durchmesser in der Mitte (Ziffer 29 b).

Porzellantiegel mit Deckel, verschieden große. P. B. W. Th. (Sa. 45, 55, 70 mm Durchmesser.)

Porzellantiegel, flache (Bi-Verbindungen).

1 Tiegel aus Platin oder Quarz. Th. W.

1 Glühtiegelzange. Sa. W. Th.

*Exsikkator. P. B. Sa. (W. Th. mit Chlorkalzium, gebranntem Kalk oder Schwefelsäure.)

Glühröhrchen aus schwer schmelzbarem Glas, 4 mm weit. Sa.

1 Sandbad (Aeth. brom.).

1 Lötrohr (Acid. arsenic.). Sa. W. Th.

*1 Platinblech. P. B. Sa. W. Th.

*1 Platindraht. P. B. Sa. W. Th.

*Kupferblech, P. B. W. Th. (Sa. 4 qcm, $^{1}/_{2}$ mm stark, Camphora.)

1 Kobaltglas. Th. W.

*Glasröhren aus Kaliglas, mindestens 75 cm lang, ungefähr 5 mm weit. P. B. W. Th. (Sa. „Kühlröhren aus Kaliglas".)

Je 1 Destillationsrohr 30 bzw. 75 cm lang, 2mal rechtwinklig gebogen. Sa.

*Glasstäbe. P. B. Sa. W. Th.

*1 Kassiakölbchen, 100 ccm Inhalt. P. B. Sa. W. Th.

*1 Azetylierungskölbchen. P. B. Sa. W. Th.

*Bechergläser, verschieden große. P. Sa. W. Th. (Bis 1 Liter, Benzaldehyd, Camphora.)

Erlenmeyerkolben (Sa. verschiedene Größen und 1 St. 300 ccm mit Marken bei 150 und 200 ccm); Kochkolben (W. Th. mehrere). Sa.: Titrierbecher, verschiedene Größen.

*Mehrere Siedekolben (P. darunter 1 Kolben aus Jenaer Glas).

*Kolben aus Jenaer Glas, 150, 200 ccm. Sa. (W. Th. 1 St.)

Kolben aus Jenaer Glas, langhalsige, 100 ccm (Methylen. caerul.). Sa.

Kolben, weithalsige, 100 ccm (Ziffer 26), 150 ccm (Carrageen).

Rundkolben, 1 Liter Inhalt (Ziffer 26). Sa.

Kolben (oder Scheidetrichter) von 300 ccm Inhalt mit Marken bei 150 und 200 ccm (Ziffer 26).

*Fraktionierkolben, verschieden große. Sa.

*Kölbchen mit eingeriebenem Glasstopfen, 100 ccm. B. Th. (P. W. 1 St.) (Sa. aus Jenaer Glas mit eingeschliffenem Hohlstopfen.)

Glasflaschen mit eingeriebenem Glasstopfen, *200 ccm. B. (P. W. Th. 2 Jodzahlkolben) (Sa. Erlenmeyerkolben aus Jenaer Glas, 200 ccm mit eingeschliffenem
Hohlstopfen), 300 ccm.
Glasflaschen mit Glasstopfen, 3 cm weit (Aether brom.). (Sa. 10 bis 20 ccm).
1 Glasretorte (Spir. Aeth. nitros.).
1 Spritzflasche. Sa. W. Th.
*Trichter, verschieden große. P. B. Sa. W. Th.
Scheidetrichter, 50 bis 100 ccm (Cantharides), *200, *500 ccm B. Sa. (P. W. Th. je
1 St.), *1000, *2000 ccm (P. B. W. Sa. falls in der Apotheke Opium concentratum
hergestellt wird; Th. nicht vorgeschrieben). (Da der Artikel Opium concentratum
des DAB zur Zeit außer Kraft gesetzt ist, dürfte die Anschaffung der hierfür
bestimmten Scheidetrichter von 1000 und 2000 ccm nicht erforderlich sein.)
Tropftrichter (H_2S-Herstellung).
Filternutschen (am besten Porzellan- oder Glassinter). (Cresolum crudum.)
Saugpumpe, Saugflasche, Druckschlauch.
Filtrierpapier.
Aschefreie Filter (sog. quantitative).
Gehärtete Filter (Secale cornutum).
Leinwandstücke, 100 qcm große (Chininsalze).

*Meßkolben je 1 St.:

   *1000 ccm
   * 500 ccm   P. B. Sa. W. Th.
   * 100 ccm
   * 50 ccm

Vollpipetten, je 1 St. *5, *10, *20, *25, *30, *50 ccm. P. B. Sa. W. Th.

2 Meßpipetten, *5 und *10 ccm Inhalt, in $^1/_{10}$ ccm geteilt. P. B. Sa. W. Th.

2 Büretten, *25 bis 50 ccm in $^1/_{10}$ ccm geteilt, mit *Glasverschluß. P. B. W. Th. (Sa. mit seitlichem Glashahn) und mit Quetschhahn.

*1 Feinbürette, 10 ccm Inhalt in $^1/_{50}$ ccm geteilt, Glasverschluß. P. B. W. Th. (Sa. mit seitlichem Glashahn.)

> Amtlich geprüft und beglaubigt.

1 Bürettenhalter.
1 Pipettengestell.

*3 Glaszylinder mit eingeriebenem Glasstopfen (Meßzylinder) 100, 200, 300 ccm, in $^1/_1$ ccm geteilt. Th. (P. B. Sa. W. je 1 St.)

*1 Glaszylinder mit eingeriebenem Glasstopfen (Meßzylinder), 25 ccm, in $^1/_{10}$ ccm geteilt. P. B. Sa. Th.

*1 Glaszylinder mit eingeriebenem Glasstopfen (Meßzylinder), 50 ccm, in $^1/_1$ ccm geteilt, Skala 14 cm lang. P. B. Sa. W. Th.

> In Sachsen amtlich geprüft und beglaubigt.

*1 Siedethermometer, amtlich geprüft und beglaubigt. P. B. W. Th. (Sa. bis 360°,
etwa 6 mm Durchmesser.)
*Eine Einrichtung zur Schmelzpunktsbestimmung. B. Sa. (P. nach Ziff. 27a) (W.
Th. Rundkolben mit 30 ccm langem Probierrohr nach Ziff. 27a.) Hierzu gehören:
nach Ziff. 27a:
    1 Probierrohr, 15 mm weit, 30 cm lang,
    1 Rundkolben, Hals 3 cm weit, 20 cm lang, Inhalt 80 bis 100 ccm,
    Schmelzpunktsröhrchen, 1 mm lichte Weite, einseitig zugeschmolzen. Sa.;
nach Ziff. 27b:
    1 Probierrohr, 30 mm weit,
    Schmelzpunktsröhrchen, 1 mm lichte Weite, beiderseits offen. Sa. W. Th.

*Eine Einrichtung zur Bestimmung des Siedepunkts und der Alkoholzahl. B. Sa. (P. W. vgl. Ziff. 27a und 29b der Allgemeinen Bestimmungen.) Hierzu gehören: nach Ziff. 29a:

> Glasröhrchen von 3 mm lichter Weite, einseitig zugeschmolzen. Sa. W. Th.
> Kapillarröhrchen, 1 mm lichte Weite, unten offen, das in einer Entfernung von 2 mm vom eintauchenden Ende eine zugeschmolzene Stelle hat. Sa.
> Dazu der Apparat zur Bestimmung des Schmelzpunkts nach Ziff. 27a;

nach Ziff. 29b:

> 1 Siederohr, starkwandiges Probierrohr, 20 mm weit, 180 mm lang,
> 1 Siedekolben, ähnlich dem Siederohr, doch mit einer Kugel von 5 cm Durchmesser am unteren Ende,
> Tariergranaten, 2 bis 2,5 mm Durchmesser (nach Ziff. 26). Sa.
> Siedestäbchen,
> Siedeaufsatz nach Abb. auf S. XLIV des DAB 6.

*1 Waage zur Bestimmung des spezifischen Gewichts und für feinere Wägungen, die bei 100 g Belastung noch 0,001 g erkennen läßt. P. (B. Sa. W. Th. nur Waage für feinere . . . usw.)

1 analytischer Gewichtssatz.

Wägegläser. Sa.

1 Pinzette. W. Th.

1 Einrichtung zur Bestimmung der Dichte. Th.

1 Mohrsche oder Westphalsche Waage. Pyknometer (B. oder ein gleichwertiges Gerät zur Bestimmung des spez. Gew.) (W. 10 ccm), Aräometerspindeln (W. 4 St.).

*Glasschalen, P. B. W. (Kristallisierschalen), darunter auch zylindrische, B. (P. Sa. W. Th. mindestens 1) von 4 cm Durchmesser, 2 cm Höhe.

*Uhrgläser mit Klemme. P. B. Sa. W. Th.

*Porzellanschalen, verschiedene Größen. P. B. Sa. W. Th.

*1 Glaskühler (Liebigscher), 55 cm Rohrlänge, 22 cm Kühlmantellänge. P. B. Sa. W. Th.

1 Kühler, langer (Carbo med.).

1 Rückflußkühler (Bals. tolut. und viele andere).

1 Kippscher Apparat (Gelatine).

*1 Mikroskop mit Okularmikrometer, Vergrößerung mindestens bis 350fach linear P. B. W. Th. (Sa. und Objektmikrometer.)

*1 Lupe, sechsfach. P. B. Sa. W. Th.

Objektträger, Deckgläschen, Holundermark, 1 Rasiermesser.

1 Normaltropfenzähler. B. Sa. W. Th.

1 Barometer (Ziffer 8 und 29). Sa.

1 Halbschattenpolarisationsapparat.

Korkbohrer, 1 Satz. Sa. W. Th.

Kork- und Gummistopfen. W. Th.

1 Dreikantfeile oder 1 Glasmesser.

Federfahnen.

1 Handgebläse aus Gummi (Chantharides).

Gummischlauch.

1 Abzug.

1 Presse mit verzinnten Einsätzen. P. B. Sa.

Siebe. Sa.

1 Wasserbad mit Ringen. Sa. W. Th.

1 Dampfbad mit Kesseln und Ringen. Sa.

1 Dampfdestillier- und Kocheinrichtung. P. B.

*1 Trockenschrank. P. B.

1 Trockenschränkchen. B. (Sa. W. Th. Luftbad.)

*1 Einrichtung zum Trocknen über gebranntem Kalk. P. B. (Sa. Kalktrocken-kasten.)

*1 Vakuumapparat (Einrichtung zum Destillieren im luftverdünnten Raum). Sa. (P. B. falls Extrakte hergestellt werden.) (In W. Th. heißt es zwar in den Einführungsverordnungen ebenfalls: ,,Zur Herstellung der Extrakte ist eine Einrichtung zum Eindampfen in luftverdünntem Raum zu verwenden.'' Sie wird aber nicht unter den anzuschaffenden Apparaten aufgeführt.) (Ist in das braunschweigische Verzeichnis nicht aufgenommen.)

1 Sterilisierapparat. Sa.

*1 Perkolator. P. B. (Sa. Perkolatoren.)

1 Vorrichtung zum Kolieren und Filtrieren von Flüssigkeiten. P. B.

1 Dialysiervorrichtung (Liq. Ferri oxychlor. dial.).

1 Pflasterstreichmaschine (Collemplastra).

Sachverzeichnis.

Die einzelnen Artikel des Deutschen Arzneibuches in der alphabetischen Reihenfolge der lateinischen Namen und die Anlagen des Deutschen Arzneibuches sind hier nicht aufgeführt.